N. Burns/S. K. Grove

Pflegeforschung verstehen
und anwenden

Nancy Burns
Susan K. Grove

Pflegeforschung verstehen und anwenden

Aus dem Amerikanischen von Cathrine Hornung

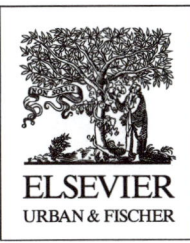
ELSEVIER
URBAN & FISCHER

URBAN & FISCHER

Zuschriften und Kritik an:
Elsevier GmbH, Urban & Fischer Verlag, Lektorat Pflege, Karlstraße 45, 80333 München
pflege@elsevier.de

Titel der Originalausgabe: Understanding Nursing Research, 3 rd. Edition
© 2003, W. B. Saunders Company. Alle Rechte vorbehalten.

Wichtiger Hinweis für den Benutzer
Die Erkenntnisse in Pflege und Medizin unterliegen laufendem Wandel durch Forschung und klinische Erfahrungen. Herausgeber, Autoren und Gutachter dieses Werkes haben große Sorgfalt darauf verwendet, dass die in diesem Werk gemachten Angaben dem derzeitigen Wissensstand entsprechen. Das entbindet den Nutzer dieses Werkes aber nicht von der Verpflichtung, Entscheidungen in eigener Verantwortung zu treffen.

Wie allgemein üblich wurden Warenzeichen bzw. Namen (z. B. bei Pharmapräparaten) nicht besonders gekennzeichnet.

Bibliografische Information Der Deutschen Bibliothek
Die Deutsche Bibliothek verzeichnet diese Publikation in der Deutschen Nationalbibliografie; detaillierte bibliografische Daten sind im Internet unter http://dnb.ddb.de abrufbar.

05   06   07   08   09   5   4   3   2   1

Um den Textfluss nicht zu stören, wurde bei Patienten und Berufsbezeichnungen möglichst eine neutrale Form gewählt. In Fällen, in denen die maskuline oder feminine Form verwendet wird, sind selbstverständlich immer Frauen und Männer gemeint.

Planung und Projektmanagement: Christine Schwerdt, München
Fachliches Gutachten: Monika Linhart, PhD (c), München
Lektorat: Ulrike Frühwald, Hamburg
Herstellung: Nicole Ballweg, München
Satz: Kösel, Krugzell
Druck und Bindung: LegoPrint, Lavis/Italien
Umschlaggestaltung: SpieszDesign, Neu-Ulm
Titelfotografie: ZEFA-Stockbyte

ISBN 3-437-25996-2

Für Helen Hough, außergewöhnliche Bibliothekarin, die immer über die Norm hinausgeht, um Lehrenden und Studierenden zu helfen, und die alle Tricks kennt, um in dieser komplizierten Welt der elektronischen Bibliotheksquellen jene Literaturquelle zu beschaffen, die ich für meine Arbeit brauche. Ihr Engagement für Pflegestudierende und ihre Freude daran, zuzusehen, wie sie neues Wissen entdecken, ist ein wundervolles Geschenk für die Studierenden.

Nancy

Für Sheryl Grove, meine Schwester und meine beste Freundin. Sie hat mein Leben auf so viele wunderbare Weisen berührt.

Susan

Rezensenten

Patricia Lee Ackermann, PhD, RN, CPND
Division of Nursing
California State University
Sacramento, California

Wendy C. Budin, PhD, RNC
Associate Professor of Nursing
Seton Hall University
South Orange, New Jersey

Ann Harley, EdD, RN
Dean and Professor of Nursing
Chair of Graduate Studies in Nursing
Carson-Newman College
Jefferson City, Tennessee

Kathleen Collins INsel, PhD, RN
University of Texas Health Science Center at San Antonio
San Antonio, Texas

Erika Madrid, DNSc, RN, CS
School of Nursing
University of California, San Francisco
San Francisco, California

Cora Newell-Withrow, DSN, RN, MPH, FAAN
Professor
College of Health Sciences
Eastern Kentucky University
Richmond, Kentucky

Karen E. Pugsley, MN, RN
Shepherd College
Shepherdstown, West Virginia

Vorwort

Forschung ist ein wesentliches Potenzial in der Pflege, und das Wissen, das aus ihr hervorgeht, verändert die Praxis, die Ausbildung und die Gesundheitspolitik. Unser Ziel beim Schreiben dieses grundlegenden Buches *Pflegeforschung verstehen* war es, bei Studierenden im Grundstudium* die Freude an der Forschung zu wecken. Es betont, wie wichtig es ist, dass Pflegende mit Bachelor-Abschluss in der Lage sind, Forschungsstudien kritisch zu bewerten und die Erkenntnisse in der Praxis anzuwenden, um eine Evidence-based Practice für die Pflege zu entwickeln. Daher zieht sich die kritische Beurteilung der einzelnen Schritte des Forschungsprozesses mit dem Ziel, Forschungserkenntnisse in der Praxis anzuwenden, wie ein roter Faden durch das gesamte Buch. Indem wir die Pflegeforschung zu einem integralen Bestandteil der Bachelor-Ausbildung machen, hoffen wir, dazu beizutragen, dass Forschung verstärkt in den Mainstream der Pflege integriert wird. Wir hoffen außerdem, dass dieses Buch bei den Studierenden nicht nur das Bewusstsein für das Wissen erweitert, das mit Hilfe der Pflegeforschung gewonnen wurde und das für ihre Praxis wichtig ist, sondern auch dafür, wie wichtig es ist, eine Praxis zu haben, die auf wissenschaftlichen Beweisen aus der Forschung basiert. Nur mittels Forschung kann die Pflege auch wirklich als eine Profession mit dokumentierten effektiven Pflegeresultaten für Patienten, Angehörige, Pflegende und das Gesundheitssystem Anerkennung finden.

Die Bearbeitung der dritten Auflage von *Pflegeforschung verstehen* gab uns die Gelegenheit, den Inhalt noch mehr auf Studierende im Grundstudium zuzuschneiden und zu verbessern. Das Buch ist so angelegt, dass es Studierenden im Grundstudium helfen kann, die häufig auftretenden Schwierigkeiten beim Versuch, die in der Pflegeforschung verwendete Fachsprache zu verstehen, zu bewältigen. Die Änderungen in der dritten Auflage basieren auf unseren eigenen Erfahrungen mit den Texten sowie auf den Anregungen engagierter Rezensenten und neugieriger Studierender, die uns viele wertvolle Anregungen zukommen ließen.

Kapitel 1, „Pflegeforschung entdecken", bietet dem Leser eine Einführung in die Pflegeforschung, die Forschungsgeschichte und verweist auf die Signifikanz der Forschung für die Pflegepraxis. Die Diskussion von Forschungsmethodologien und deren Bedeutsamkeit für die Schaffung einer Evidence-based Practice für die Pflege wurde erweitert. Die historischen Informationen über die Pflegeforschung wurden auf den neuesten Stand gebracht, um aktuelle Trends und Ereignisse in der Pflege zu berücksichtigen. Kapitel 2, „Einführung in den quantitativen Forschungsprozess", stellt kurz die einzelnen Schritte des quantitativen Forschungsprozesses vor und gibt Studierenden eine Einführung in die Schwerpunkte und Erkenntnisse quantitativer Forschung. Es werden ausführliche, aktuelle Beispiele von deskriptiven, korrelationalen, quasi-expe-

---

* Anmerkung der Gutachterin: Die hier beschriebenen US-Studiengänge sind nur in begrenztem Umfang mit deutschen Pflegestudiengängen vergleichbar.

rimentellen und experimentellen Studien vorgestellt, die die Qualität der aktuellen Pflegeforschung reflektieren. Kapitel 3, „Forschungsprobleme, -zwecke und -hypothesen", enthält eine verbesserte Definition des Forschungsproblems und verdeutlicht den Unterschied zwischen Forschungsproblem und Forschungszweck. Beispiele für Problem- und Zweckaussagen aus aktuellen qualitativen, quantitativen und Ergebnisstudien wurden mit einbezogen. Das Hintergrundwissen für das Lesen, die kritische Beurteilung und die Zusammenfassung von Forschungsliteratur, um das aktuelle Wissen auf einem bestimmten Themengebiet ermitteln zu können, das in der Praxis zur Anwendung kommen sollte, bietet Kapitel 4, „Der Literaturüberblick". Dieses Kapitel wurde vollständig überarbeitet und enthält jetzt die Verwendung von Online-Literaturquellen und relevanten Praxisinformationen aus dem Internet. Kapitel 5, „Theorie und theoretischer Bezugsrahmen in der Forschung", betont die Bedeutung theoretischer Bezugsrahmen in der Forschung und bietet Richtlinien für deren kritische Beurteilung in veröffentlichten Studien, während sich Kapitel 6, „Ethik in der Pflegeforschung", der detaillierten Diskussion von ethischen Gesichtspunkten in der Forschung widmet. In dieser Auflage werden ethische Aspekte in der qualitativen Forschung sowie in der Ergebnisforschung eingehender behandelt und mittels Beispielen aus aktuellen Studien verdeutlicht. Die Informationen über wissenschaftliche Verfehlung wurden aktualisiert, um so die aktuellen Regelungen wiederzugeben. Kapitel 7, „Forschungsdesigns verdeutlichen", wurde erweitert und umfasst nun auch klinische Versuche in der Pflege- und Interventionsforschung. Außerdem wird der Unterschied zwischen quasi-experimentellen und experimentellen Designs herausgestellt. Kapitel 8, „Populationen und Stichproben", enthält nun einen Abschnitt über die Verwendung von Stichprobenverfahren in der qualitativen Forschung und verdeutlichende Beispiele aus aktuellen Studien. Auf den neuesten Stand gebracht wurde Kapitel 9, „Messung und Datensammlung in der Forschung", um aktuelles Wissen aus der Literatur berücksichtigen zu können. Kapitel 10, „Statistik in der Forschung verstehen", wurde vollständig überarbeitet und enthält nun folgende grundlegende Themen: Durchführen von Datenanalysen, Verstehen des Denkprozesses hinter der Statistik, Beschreiben, Voraussagen und Überprüfen von Hypothesen anhand von Statistiken, Untersuchen von Beziehungen anhand von Statistiken, Interpretieren statistischer Ergebnisse und Beurteilen der Eignung statistischer Verfahren. In Kapitel 11, „Einführung in die qualitative Forschung", werden die qualitativen Forschungsmethoden ausführlicher behandelt, und es werden nun auch narrative Analysen und das Geschichtenerzählen berücksichtigt. In diesem Kapitel wird Studierenden die Gelegenheit gegeben, erste Erfahrungen mit dem Sammeln und der Analyse von qualitativen Daten in der Gruppe zu machen. Kapitel 12, „Pflegestudien kritisch beurteilen", fasst den Inhalt zur kritischen Beurteilung aus den vorangehenden Kapiteln zusammen, um darauf aufzubauen, und bietet Richtlinien für die kritische Beurteilung von quantitativen und qualitativen Studien. Kapitel 13, „Die Anwendung von Forschung in der Pflegepraxis mit dem Ziel einer Evidence-based Practice", wurde überarbeitet und behandelt eine Vielzahl traditioneller und computergestützter Ansätze zur Verbreitung und Anwendung von Forschungserkenntnissen in der Praxis. Dieses Kapitel enthält eine Diskussion von Evidence-based Practice, hervorragender Praxis und Praxisrichtlinien als Grundlage für die Schaffung einer Evidence-based Practice in der Pflege. Es wird ein Modell vorgestellt, das die Anwendung von Forschungserkenntnissen in der Praxis erleichtern und Pflegende dazu anregen soll, eine Evidence-based Practice zu leisten.

Eine Reihe von Änderungen wurde in der dritten Auflage dieses Buches vorgenommen: So wurden verstärkt Strategien berücksichtigt, die dem Leser helfen sollen, Forschungserkenntnisse in die Praxis einzubinden. Ein Beispiel für diese Strategien ist die Auswahl von Studien, zu denen Studierende leicht Zugang finden. Die Forschungsbeispiele wurden aktualisiert und umfassen quantitative, qualitative und Ergebnispflegestudien, die in jüngster Zeit veröffentlicht wurden.

Die dritte Auflage von *Pflegeforschung verstehen* ist für die Verwendung in verschiedenen Forschungskursen im Studium oder im Rahmen von Fortbildungsmaßnahmen geeignet, da sie eine Einführung in unterschiedliche Forschungsmethoden, wie quantitative, qualitative und Ergebnisforschung, bietet. Wir sind der Meinung, dass dieses Buch Studierende dabei unterstützen wird, Forschungsliteratur zu lesen, veröffentlichte Studien kritisch zu beurteilen und Forschungserkenntnisse für die Verwendung in der Praxis zusammenzufassen. Außerdem gehen wir davon aus, dass es eine wertvolle Ressource für praktizierende Pflegende darstellt, die Forschungserkenntnisse kritisch beurteilen und in ihrem klinischen Umfeld anwenden wollen.

Begleitendes Lehrmaterial für *Pflegeforschung verstehen*, 3. Auflage

Der vollständige Begleitkurs für Lehrende ist sowohl online als auch als CD-ROM erhältlich. Das begleitende Material für Lehrende umfasst ein Handbuch (*Instructor's Manual*), Testmaterial, eine PowerPoint-Präsentation und eine digitalisierte Sammlung von Bildmaterial.*

Handbuch für Lehrkräfte

Das Handbuch für Lehrkräfte *(Instructor's Manual)** enthält Zweck, Zielsetzungen, Lernaktivitäten und Bewertungsstrategien für jedes Kapitel von *Pflegeforschung verstehen*. Die Zweckbeschreibung jedes Kapitels führt die Konzepte an, die dem Leser bei der Lektüre des Kapitels vorgestellt werden. Relevante Zielsetzungen für Studierende im Grundstudium werden entwickelt. Lehrkräfte können jeweils die Zielsetzungen auswählen, die sich für ihren Unterricht und das jeweilige Kursniveau eignen. Die zur Verfügung gestellten Lernübungen sind Aufgaben, die die Studierenden innerhalb oder außerhalb des Unterrichts bearbeiten können. Ihr Ziel ist es, das Erlernen von Inhalten der Forschung zu fördern. Zu den Strategien zur Bewertung von Studien finden sich in jedem Kapitel inhaltliche Fragen mit Antworten oder stehen entsprechende Seitenverweise zur Verfügung. Das Handbuch für Lehrkräfte enthält auch Beispiele für Lehrpläne, die Ihnen bei der Planung Ihres Forschungsunterrichts helfen. Das Handbuch kann heruntergeladen, überarbeitet und ausgedruckt werden, um Ihren individuellen Unterrichtsbedingungen und Ihrem Unterrichtsstil angepasst zu werden.

* Anmerkung des Verlags: Liegt nur in der englischen Version vor.

Testmaterial*

Das Testmaterial ist ein ganz neuer Bestandteil dieser Auflage. Es besteht aus ca. 300 Multiple-Choice-Fragen inklusive Thema, Zielsetzung, kognitiven Niveaus, korrekter Antwort, Begründung und Textangabe. Auch das Testmaterial kann heruntergeladen, überarbeitet und ausgedruckt werden, um Ihren individuellen Bedürfnissen zu genügen.

PowerPoint-Präsentation*

Die PowerPoint-Präsentation enthält mehr als 700 Folien. Sie können Ihre Präsentationen individuell gestalten, indem Sie die Reihenfolge der Folien verändern. Diese Unterrichtshilfe soll die Unterrichtsvorbereitung und -gestaltung erleichtern.

Digitalisierte Sammlung von Bildmaterial*

Die digitalisierte Sammlung von Bildmaterial besteht aus etwa 26 Abbildungen aus dem Text. Sie kann im Unterricht verwendet werden, um den Lernprozess der Studierenden zu unterstützen.

Studienhandbuch*

Das Studienhandbuch *(Study Guide)*, das als Ergänzung zu diesem Buch erhältlich ist, enthält drei vor kurzem veröffentlichte Pflegestudien, die als Diskussionsmaterial im Unterricht und als Grundlage für die im Studienhandbuch enthaltenen Fragen verwendet werden können. Es bietet Übungen, die auf das Verständnis und die Bedeutung der Konzepte in jedem Kapitel abzielen. Diese Übungen, einschließlich der Lückentexte, der Zuordnungen von Fragen und Antworten sowie der Multiple-Choice-Fragen, sollen Studierende anregen, den Lernstoff zu wiederholen und ihr Verständnis der jeweiligen Kapitelinhalte zu überprüfen. Übungen zur kritischen Beurteilung von Studien bieten den Studierenden die Gelegenheit, ihr neu erworbenes Forschungswissen bei den Studien im Schlussteil des Handbuchs anzuwenden. Und auf Studierende, die beim Lernen Spaß haben möchten, warten Kreuzworträtsel, die sich auf den Inhalt der einzelnen Kapitel beziehen.

Begleitendes Online-Lernmaterial* für das Studienhandbuch von *Pflegeforschung verstehen*, 3. Auflage

Die Fragen der letzten Auflage wurden überarbeitet, und neue Fragen kamen hinzu, so dass es jetzt zu jedem Kapitel 25 statt 20 Fragen gibt. Studierende die das Handbuch verwenden, werden angeregt, ins Internet zu gehen und auf diese Fragen zuzugreifen.

* Anmerkung des Verlags: Liegt nur in der englischen Version vor.

Danksagungen

Die Erstellung dieses Grundlagentexts über Forschung war ein zwei Jahre dauerndes Projekt, und es gibt viele Menschen, denen wir an dieser Stelle unseren Dank aussprechen möchten. Wir danken Dean* Elizabeth Poster, Associate Dean Carolyn Cason und Assistent Dean Josie L. O'Quinn sowie dem Lehrkörper der Pflegefakultät der *University of Texas* in Arlington für ihre unentwegte Unterstützung und Ermutigung. Wir möchten uns auch bei den anderen Pflegeprofessoren überall in den Vereinigten Staaten bedanken, die unser Buch beim Unterrichten von Forschung eingesetzt und wertvolle Zeit darauf verwendet haben, uns Ideen zukommen zu lassen und Fehler im Text ausfindig zu machen. Besonderen Dank an die Studierenden, die unser Buch gelesen haben, für ihr ehrliches Feedback bezüglich der Verständlichkeit und Nützlichkeit des Textes. Wir möchten uns auch für die hervorragenden Besprechungen der Kollegen bedanken, die uns dabei geholfen haben, wichtige Textänderungen vorzunehmen.

Schließlich bedanken wir uns bei allen Mitarbeiterinnen und Mitarbeitern von *ELSEVIER Science*, die zur Realisierung dieses Projekt beigetragen haben. Besonders möchten wir folgenden Personen danken, die sehr viel Zeit auf die Erstellung der dritten Auflage, des Begleitmaterials für Lehrende, des Studienhandbuchs sowie all der internetgestützten Materialien verwendet haben: Barbara Nelson Cullen, Programmleiterin, Victoria Bruno, Lektorin, Linda McKinley, Vertriebsmanagerin, Julia Dummit, Grafikerin, und Michele Trope, Projektmanagerin, Electronic Publishing.

Nancy Burns PhD, RN, FAAN
Susan K. Grove PhD, RN, ANP, GNP, APRN, BC

* Anmerkung der Gutachterin: Die englischen Titel und Berufsbezeichnungen wurden beibehalten, da es im Deutschen nur selten entsprechende Bezeichnungen gibt.

Vorwort zur deutschen Übersetzung

Die Übersetzung eines fremdsprachigen Buches ist immer ein schwieriges Unterfangen, besonders wenn es sich um ein Fachbuch handelt. In einem solchen Fall sind vor allem zwei Faktoren wichtig:

- eine korrekte und gut lesbare Übersetzung
- eine verständliche Übertragung der fachlichen Inhalte, der Fachsprache und der landesspezifischen Besonderheiten der Fachdisziplin.

Auf diese Weise soll gewährleistet werden, dass der Inhalt für den – in diesem Fall deutschsprachigen – Leser nachvollziehbar ist, der Charakter des Originals jedoch erhalten bleibt.

Bei dem vorliegenden Buch – *Pflegeforschung verstehen* – haben wir versucht, auf all diese Aspekte einzugehen, um dem ursprünglichen Anliegen des Lehrbuchs gerecht zu werden. Denn dieses Buch soll zu einem verbesserten Verständnis der Grundlagen des Forschungsprozesses beitragen und für die Anwendung von Pflegeforschungserkenntnissen in der Praxis hilfreich sein.

Mitunter waren bei der Übersetzung sprachlich eigene Wege notwendig. Zudem bestand die Gefahr, dass länder- und kulturspezifische Charakteristika der amerikanischen Pflege Verständnisprobleme verursachen könnten.

Beim Lesen und Arbeiten mit diesem Buch ist es daher wichtig, sich nicht mit der Diskussion aufzuhalten, ob etwa ein Beispiel nun „wirklich" der deutschen Pflegeperspektive entspricht. Viel wichtiger ist, wofür ein Beispiel eingesetzt wird – zur Verdeutlichung von Schritten des Forschungsprozesses.

Zwei besondere Übersetzungsprobleme stellten die englischen Begriffe „concept" und „evidence-based" dar.

„Concept" ist ein klassisches Beispiel für so genannte „false friends", also für englische Wörter, für die es im Deutschen einen ähnlichen Begriff gibt. Das deutsche „Konzept" hat jedoch inhaltlich eine andere Bedeutung als „concept". Somit kann es leicht zu Verständnisproblemen kommen, wenn man bei „concept" an „Konzept", also an „Plan" oder „Entwurf" denkt und versucht, in amerikanischen Texten die Grundlagen der Theorie in der Pflege zu verstehen. Denn das englische „concept" steht für „abstrakter Begriff" und meint den kleinsten Baustein einer Theorie. Erst wenn man diese unterschiedliche Bedeutung richtig verstanden hat und anwenden kann, ergibt das vermittelte Wissen einen Sinn.

Hinzu kommt, dass es in der deutschsprachigen Pflege noch keinen Konsens gibt, welches Wort in der Übersetzung für „concept" verwendet werden sollte. Zurzeit reichen die Übersetzungen von „Begrifflichkeit" bis hin zu „theoretischer Begriff". Da wir uns einerseits mit keiner dieser Möglichkeiten anfreunden konnten und andererseits nicht mit einer weiteren „Neuschöpfung" zur Verwirrung beitragen wollten, entschlossen wir uns, an der – zwar inhaltlich unkorrekten – Version „Konzept" festzuhalten. Diese Erklärung und die Fußnoten, die auf die inhaltlichen Unterschiede hinweisen, sollen jedoch Verständnisprobleme vermeiden.

Ein ähnlicher Fall liegt bei dem Begriff „evidence-based" vor, der sich ebenfalls nicht direkt ins Deutsche übertragen lässt. Zunächst existiert ein inhaltliches Problem, denn im Deutschen bedeutet Evidenz „Augenscheinlichkeit". Gemeint ist ein Zustand, der nicht hinterfragt werden muss. Im Englischen hingegen steht „evidence" für einen „Beweis", durch den ein Sachverhalt bestätigt oder widerlegt wird. Das bedeutet, „evidence" schließt nicht aus, dass eine wissenschaftliche Erkenntnis oder eine wissenschaftlich fundierte Pflegemethode weiter hinterfragt werden sollte. In diesem Zusammenhang wird auch die Schwierigkeit bei der Übersetzung von „evidence-based nursing" sichtbar. Da keine der bislang existierenden deutschen Übersetzungen die originale Bedeutung wirklich wiedergibt – nämlich eine Methode zur Auswahl und Beurteilung von Pflegemaßnahmen, die auf die besten aktuellen wissenschaftlichen Erkenntnisse [Beweis] basiert – erschien es uns als die beste Lösung, den englischen Begriff beizubehalten. Mitunter waren dabei „englisch-deutsche" Wörter notwendig, um den Lesefluss bestmöglich zu erhalten, beispielsweise bei evidence-basierte Gesundheitsversorgung.

Von besonderer Bedeutung sind auch die Unterschiede hinsichtlich der amerikanischen und deutschen pflegewissenschaftlichen Tradition. Auch diese galt es bei der Übersetzung zu beachten. Bei einigen Beispielen in diesem Buch handelt es sich um Forschungsstudien, die sich mit Themen befassen, die vielen von Ihnen fremd vorkommen werden oder bei denen Sie sich die Frage stellen: „Ist das wirklich eine pflegewissenschaftliche Fragestellung?" Was aus deutscher Sicht bezweifelt werden könnte, kann aus amerikanischer Sicht mit einem deutlichen Ja beantwortet werden. Zum Beispiel wenn es sich um Studien aus dem Bereich der „physiological nursing research" handelt. Dies ist ein spezifischer Forschungsbereich der amerikanischen Pflegewissenschaft, der sich seit einigen Jahren in Ergänzung zur medizinischen Forschung entwickelt und etabliert hat. Diskussionen über unterschiedliche Pflegeperspektiven sollen hier keineswegs im Keim erstickt werden, jedoch ist es wichtig, darauf hinzuweisen, dass die Beispiele in diesem Buch vor allem als Mittel zum Zweck zu verstehen sind – zur plastischen Darstellung der Pflegeforschung.

Zwei weitere Aspekte, die bei der Übersetzung diskutiert wurden, sind, ob wegen der unterschiedlichen Aus- und Weiterbildungssysteme der Pflege in den USA und Deutschland eine Übersetzung sinnvoll ist.

Der erste Aspekt bezieht sich auf die Unterschiede in der pflegerischen Grundausbildung und der akademischen Weiterbildung. Der Originaltext spricht zwar meist „Bachelorstudents" als Hauptzielgruppe an, aus deutscher Sicht bedeutet dies allerdings nicht, dass sich das Buch ausschließlich an akademisch ausgebildete Pflegefachkräfte richtet. Es ist sogar eher das Gegenteil der Fall: Dieses Buch richtet sich an alle an Forschung interessierten Pflegefachkräfte – unabhängig davon, ob sie in der Praxis oder im akademischen Bereich tätig sind. Dies lässt sich damit erklären, dass in den USA schon die Grundausbildung in der Pflege als Bachelor-Studiengang organisiert ist und somit im Deutschen eher mit der traditionellen Pflegausbildung an Berufsfachschulen als mit Diplom-Studiengängen verglichen werden kann. Die Zielgruppen dieses Buches sind also sowohl interessierte Auszubildende als auch Studierende in Pflegestudiengängen, die einen Einblick in die Pflegeforschung gewinnen wollen. Nicht zuletzt hilft dieses Buch in der Ausbildung tätigen

Lehrpersonen, pflegewissenschaftliche Erkenntnisse in den Unterricht zu integrieren. Um den Lesefluss nicht zu stören, wird meist von Studierenden gesprochen, gemeint sind jedoch stets auch interessierte Auszubildende, Praktiker und Lehrer und selbstverständlich sind stets Männer und Frauen gemeint. Bei der Nennung von höheren akademischen Abschlüssen wurden die amerikanischen Bezeichnungen beibehalten, da auch hier zurzeit Übereinstimmungen zwischen den Systemen noch selten sind.

Der zweite Aspekt, bei dem die amerikanischen Bezeichnungen beibehalten wurden, bezieht sich auf die unterschiedlichen pflegerischen Berufsbilder, z. B. Nurse Practitioner oder Clinical Nurse Specialist. Diese hoch spezialisierten akademischen Weiterbildungen lassen sich schon allein auf Grund der Unterschiede in der Kompetenzzuordnung nicht auf die deutsche Pflege übertragen. Das heißt, es gibt auch inhaltlich einige Unterschiede zwischen der deutschen und amerikanischen Pflege, die sich unter anderem dadurch ausdrücken, dass amerikanische Pflegefachkräfte Aufgaben ausführen, die nach unserem Verständnis eindeutig dem ärztlichen Bereich zugeordnet sind.

Zum Abschluss möchte ich mich für die gute und äußerst konstruktive Zusammenarbeit zwischen allen an diesem Projekt beteiligten Personen bedanken. Die Qualität einer fachlichen und sprachlichen Bearbeitung eines fremdsprachigen Textes hängt sehr stark von einer kontinuierlichen Kooperation zwischen Übersetzerin, Projektleiterin des Verlags, Lektorin und Fachgutachterin ab. Dies funktionierte in diesem Fall sehr gut und führte zu einem Lehrbuch, welches seinen Beitrag zur Weiterentwicklung der Pflegewissenschaft in deutschsprachigen Ländern leisten wird.

Monika Linhart, PhD (c)   München, im Januar 2005

Inhaltsverzeichnis

1 Pflegeforschung entdecken

ZIELE

Die vollständige Lektüre dieses Kapitels sollte Ihnen ermöglichen:
1. Forschung und Pflegeforschung zu definieren,
2. die Bedeutung von Forschung für die Entwicklung einer Evidence-based Practice für die professionelle Pflege zu erörtern,
3. Ihre Rolle als professionelle Pflegefachkraft in der Forschung zu identifizieren,
4. die Entwicklung der Pflegeforschung von der Zeit Florence Nightingales bis ins 21. Jahrhundert zu beschreiben,
5. die Mittel und Wege der Aneignung von Pflegewissen zu beschreiben, das Sie in der Praxis anwenden: Tradition, Autorität, Entlehnung, Versuch und Irrtum, persönliche Erfahrung, Rollenbildung, Intuition, Argumentation und Forschung,
6. die unterschiedlichen Typen von quantitativer und qualitativer Forschung zu identifizieren, die in der Pflege durchgeführt werden,
7. den Beitrag von quantitativer und qualitativer Forschung sowie von Ergebnisforschung für die Entwicklung von Pflegewissen zu erörtern.

RELEVANTE BEGRIFFE

Argumentation
Versuch und Irrtum
Autorität
Beschreibung
Evidence-based Practice
Deduktives Denken
Entlehnung
Ergebnisforschung
Erklärung
Fallstudie
Forschung
Induktives Denken
Intuition

Kontrolle
Kritische Bewertung
Mentorenschaft
Persönliche Erfahrung
Pflegeforschung
Prämisse
Qualitative Forschung
Quantitative Forschung
Rollenbildung
Traditionen
Voraussage
Wissen

Willkommen in der Welt der Pflegeforschung! Vielleicht erscheint es Ihnen eigenartig, Forschung als eine „Welt" zu bezeichnen, aber sie ist tatsächlich eine neue Art der Wirklichkeitserfahrung. Eine neue Welt zu betreten setzt voraus, dass man eine besondere Sprache und neue Regeln lernt und dass man neue Erfahrungen nutzt, um zu lernen, wie man in dieser Welt sinnvoll interagiert. Indem Sie Teil dieser neuen Welt werden, wird sich auch Ihre Wahrnehmung und Denkweise verändern und erweitern. Forschung bedeutet beispielsweise, Fragen zu stellen, und Sie werden dazu ermutigt werden, folgendermaßen zu fragen: Warum wird gerade diese Pflegeintervention eingesetzt? Worin besteht die Wirkung dieser Intervention? Wäre eine andere Intervention wirksamer? Welche Forschungen wurden bislang auf diesem Gebiet durchgeführt? Sind die Studien, anhand derer die Wirksamkeit dieser Intervention bestimmt wurde, qualitativ hochwertig? Bieten die Ergebnisse dieser Studien fundierte Fakten, die sich in die Praxis umsetzen lassen? Wie können Sie die Forschungsergebnisse in Ihrer Praxis anwenden?

Da Forschung für viele von Ihnen eine neue Welt darstellt, haben wir dieses Buch geschrieben, um Ihnen den Einstieg in diese Welt und deren Verständnis zu erleichtern und damit einen Beitrag zur Umsetzung von qualitativ hochwertiger Pflege zu leisten. Ziel dieses Kapitels ist es, die Welt der Pflegeforschung in groben Zügen zu beschreiben. Es wird sowohl die Signifikanz von Pflegeforschung für die Entwicklung einer Evidence-based Practice angesprochen als auch Ihre Rolle in der Forschung. Vergangenheit, Gegenwart und Zukunft der Pflegeforschung werden eingehend betrachtet, einschließlich der wissenschaftlichen Leistungen, die in den letzten 150 Jahren im Pflegebereich erzielt wurden. Darüber hinaus werden Mittel und Wege der Wissensaneignung in der Pflege erörtert, einschließlich der Bedeutung von Forschung für die Entwicklung von Pflegewissen. Das Kapitel schließt mit einer Erörterung der geläufigen Forschungsmethoden, die zur Erzeugung von Pflegewissen verwendet werden: quantitative und qualitative Forschung sowie Ergebnisforschung.

1.1 Was ist Pflegeforschung?

Der Begriff *Forschung* bedeutet „genau untersuchen" (im Englischen *research*, also wörtlich *wiedersuchen* bzw. *noch einmal durchleuchten*). Genauer gesagt bedeutet Forschung eine sorgfältige, systematische Untersuchung oder Studie, die bereits vorhandenes Wissen bestätigt und verbessert sowie neues Wissen entwickelt. Eine sorgfältige, systematische Studie setzt Planung, Organisation und Beharrlichkeit voraus. Letztendlich besteht das Ziel und die Motivation von Forschung darin, einen empirischen Wissensbereich für eine Disziplin oder ein Berufsfeld wie die Pflege zu entwickeln.

Die Definition von Pflegeforschung setzt voraus, dass man bestimmt, worin relevantes Wissen für Pflegefachkräfte besteht. Da es sich bei der Pflege um ein praktisches Berufsfeld handelt, dient die Forschung in erster Linie der Entwicklung und Verbesserung des Wissens, das zur Verbesserung der klinischen Praxis genutzt werden kann. Praktizierende Pflegefachkräfte sollten in der Lage sein, Forschungsberichte zu lesen, wirksame Interventionen für die Praxis zu erkennen und diese Interventionen umzusetzen, um positive Resultate für Patienten und Angehörige zu erzielen. So wurden beispielsweise ausführliche Forschungen durchgeführt, um die wirksamste Methode der Verabreichung von Medikationen durch intramuskuläre (i. m.) Injektionen zu identifizieren. Beyea und Nicoll (1995) fassten diese Forschungen zusammen und entwickelten Richtlinien für die Verabreichung von i. m. Injektionen. Das Zusammenfassen von Forschungen setzt voraus, dass Studien zu einem ausgewählten Thema oder Praxisproblem, wie etwa die sichere Verabreichung von i.m. Injektionen, kritisch rezensiert und die Ergebnisse dieser Studien zusammengeführt werden, um offen zu legen, was auf einem bestimmten Themengebiet bekannt ist und was nicht. Diese Zusammenfassung von aktuellem Forschungswissen dient dazu, Richtlinien für die Praxis zu erstellen. Die Richtlinien von Beyea und Nicoll (1995) identifizieren die jeweils günstigste Nadelgröße und -länge zur Verabreichung von unterschiedlichen Medikationsarten, die sicherste Injektionsstelle (ventroglutäaler Punkt) für eine Vielzahl von Medikationen und die beste Injektionstechnik, um eine Medikation zu verabreichen, dem Patienten dabei möglichst geringe Beschwerden zuzufügen und physische Schäden zu vermeiden. Diese Informationen sind für Sie bei der Verabreichung von i.m. Injektionen wesentlich, um sicherzustellen, dass Medikationen akkurat verabreicht werden und dem Patienten minimale Beschwerden und kein körperlicher Schaden zugefügt werden. (Diese Richtlinien für die Verabreichung von i.m. Injektionen werden in Kapitel 13 vorgestellt.)

Die Pflegeforschung wird auch benötigt, um Wissen über Pflegeausbildung, Pflegemanagement, Versorgungsdienste des Gesundheitswesens, Eigenschaften der Pflegefachkräfte sowie Rollenbilder in der Pflege zu generieren. Die Ergebnisse dieser Studien beeinflussen auf indirekte Weise die Pflegepraxis und bereichern somit den Wissensbereich der Pflege. Forschungen auf dem Gebiet der Lehre werden benötigt, um den Studierenden im Pflegebereich eine qualitativ hochwertige Ausbildung zu ermöglichen. Studien über das Pflegemanagement und den Gesundheitsdiensten dienen der Verbesserung von Qualität und Kosteneffzienz im Gesundheitswesen. Studien über Pflegefachkräfte und Rollenbilder in der Pflege können dazu beitragen, die Produktivität, die berufliche Zufriedenheit sowie die Verweildauer von Pflegefachkräften zu steigern. In Zeiten der kontinuierlichen Kürzungen im Pflegebereich werden darüber hinaus zusätzliche Studien benötigt, die wirksame Mittel und Wege finden, um Menschen für Pflegeberufe zu rekrutieren und sie dauerhaft in diesem Berufsfeld zu halten. Diese Art der Forschung könnte möglicherweise eine wesentliche Auswirkung auf die Qualifikation und Anzahl von Pflegenden haben, die in Zukunft Pflegedienste für Patienten und Angehörige leisten werden.

Das grundlegende Ziel der Pflegeforschung ist die Erzeugung einer empirischen Wissensbasis, um die Praxis anzuleiten. Für die Entwicklung von fundiertem empirischen Wissen, das dann zu einer evidence-basierten Grundlage für die Pflegepraxis zusammengefasst wird, sind umfassende Forschungen notwendig, die dazu beitragen, Richtlinien, Standards, Protokolle oder politische Leitlinien zu entwerfen, um die Implementierung einer Vielzahl von Pflegeinterventionen anzuleiten. Das grundlegende Ziel der Pflegeforschung besteht in der Bereitstellung einer evidence-basierten Pflege, die qualitative Verbesserungen für Patienten, Angehörige, im Gesundheitsbereich Beschäftigte und für das Gesundheitssystem fördert (Brown 1999, Omery & Williams 1999). Eine Evidence-based Practice bezieht die Nutzung kollektiver Ergebnisse aus qualitativer und quantitativer Forschung und aus der Ergebnisforschung mit ein, um 1. die Erfahrungen von Patienten und Angehörigen im Hinblick auf Gesundheit und Krankheit besser zu verstehen (ein Aspekt, auf den sich vor allem die qualitative Forschung konzentriert); 2. wirksame Pflegeinterventionen umzusetzen, um so die Gesundheit von Patienten zu fördern (ein Aspekt, auf den sich vor allem die quantitative Forschung konzentriert); und 3. für qualitativ hochwertige, kosteneffiziente Pflege im Gesundheitswesen zu sorgen (ein Aspekt, der im Mittelpunkt der Ergebnisforschung steht). Beispielsweise wurden Forschungen im Zusammenhang mit der Verabreichung von i.m. Injektionen kritisch rezensiert, zusammengefasst und zu Richtlinien entwickelt, um die Verabreichung von Medikationen auf intramuskulärem Wege an Säuglinge, Kinder und Erwachsene in verschiedenen Praxissettings anzuleiten. Die Umsetzung dieser forschungsbasierten Richtlinien in der Praxis umfassen folgende Aspekte: 1. die adäquate Verabreichung von Medikationen, um die Gesundheit des Patienten zu fördern, 2. minimale Beschwerden für den Patienten und 3. kein physischer Schaden für den Patienten, was wiederum einer qualitativ hochwertigen, kosteneffizienten Pflege zugute kommt. Mit der Nutzung von forschungsbasierten Richtlinien in der Praxis steigt die Wahrscheinlichkeit, dass diese positiven Ergebnisse auch tatsächlich erzielt werden.

Zusammenfassend lässt sich sagen, dass Pflegeforschung benötigt wird, um Wissen zu produzieren, das die Pflegepraxis direkt oder indirekt beeinflusst. In diesem Text wird *Pflegeforschung* als wissenschaftlicher Prozess definiert, der vorhandenes Wissen bekräftigt und verbessert und darüber hinaus neues Wissen erzeugt, das die Pflegepraxis direkt oder indirekt beeinflusst.

1.2 Warum ist Pflegeforschung entscheidend für die Entwicklung einer Evidence-based Practice?

Pflegeforschung ist entscheidend für die Erzeugung von wissenschaftlichen Erkenntnissen, die es den Pflegenden ermöglichen, eine evidence-basierte Pflege zu leisten (Brown 1999; Omery & Williams 1999). Die Pflegeberufe sind im Allgemeinen der Gesellschaft gegenüber verpflichtet, für eine qualitativ hochwertige und kosteneffiziente Pflege für Patienten und Familien zu sorgen. Das bedeutet, dass die Pflege, die von Pflegefachkräften angeboten wird, anhand von neuem und verbessertem Wissen ständig überprüft und verbessert werden muss. Durch die Pflegeforschung können wissenschaftliche Erkenntnisse dahingehend entwickelt werden, dass sie die Patientenversorgung, die Auswirkungen auf den Gesundheitszustand des Patienten und das Dienstleistungssystem des Gesundheitswesens verbessern. So sind Pflegende beispielsweise auf wissenschaftliche Erkenntnisse angewiesen, um ihre Entscheidungsfindung beim Setzen von Prioritäten und bei der Organisation der Patientenversorgung zu verbessern. Eine solide Forschungsbasis wird benötigt, um die Wirksamkeit ausgesuchter Pflegeinterventionen zu dokumentieren, indem bestimmte Patientenprobleme untersucht und somit positive Ergebnisse bei Patienten und Angehörigen erzielt werden. Darüber hinaus müssen Pflegende auf Forschungsergebnisse zurückgreifen, um die wirksamsten Methoden im Bereich der Pflegedienstleistungen identifizieren zu können und um dadurch sicherzustellen, dass möglichst viele Menschen Zugang zu Pflegedienstleistungen erhalten. Um diese Zielsetzungen zu realisieren, sollten Sie Forschungsergebnisse kritisch rezensieren, zusammenfassen und anwenden können, da diese Ihnen dabei helfen, Phänomene in Ihrer klinischen Praxis zu beschreiben, zu erklären, vorauszusagen und zu kontrollieren.

1.2.1 Beschreibung

Beschreibung bedeutet, das Wesen von Pflegephänomenen und gegebenenfalls auch ihre Beziehungen untereinander zu identifizieren und zu verstehen (Chinn & Kramer 1998). Forschungen ermöglichen es Pflegenden, 1. zu beschreiben, was in der Pflegepraxis existiert, 2. neue Informationen zu entdecken, 3. das Verständnis von Situationen zu vertiefen und 4. Informationen einzuordnen, um sie innerhalb der Disziplin anwenden zu können. So führte zum Beispiel Jacobs (2000) eine Studie durch, um die Informationsbedürfnisse von Chirurgie-Patienten nach ihrer Entlassung zu beschreiben. Die Ergebnisse dieser Studie konnten dazu verwendet werden, Entlassungsrichtlinien für Chirurgie-Patienten zu entwickeln. Die Studie kommt zu dem Schluss, dass Entlassungsrichtlinien Informationen über Belastungsniveaus, Methoden der Schmerzbewältigung und Strategien enthalten müssen, um Komplikationen zu vermeiden (Jacobs 2000). Diese Forschungsinformationen können dazu genutzt werden, Entlassungsrichtlinien zu entwickeln oder die existierenden Richtlinien in Ihrer klinischen Einrichtung zu überarbeiten. Forschungen, in deren Mittelpunkt Beschreibungen stehen, leisten eine wesentliche Vorarbeit für Studien, die sich auf die Erklärung, Voraussage und Kontrolle von Pflegephänomenen konzentrieren.

1.2.2 Erklärung

Erklärung bedeutet, Aufschluss über die Beziehungen zwischen Phänomenen zu geben und festzustellen, warum bestimmte Ereignisse auftreten. Beispielsweise untersuchten Pronk, Goodman, O'Connor und Martinson (1999) die Beziehungen zwischen modifizierbaren Gesundheitsrisiken (Bewegungsmangel, Übergewicht und Rauchen) und den finanziellen Belastungen des Gesundheitswesens und fanden heraus, dass sich mangelnde Vorsorge in Form deutlich höherer Kosten auf das Gesundheitswesen niederschlägt. Demnach müssen Planungen im Gesundheitsmanagement sowie Anbieter von Pflegedienstleistungen, die versuchen, Kosten zu reduzieren, Interventionen finden und implementieren, die einen negativen Umgang mit Gesundheitsrisiken wie Bewegungsmangel, Übergewicht und Rauchen wirksam modifizieren. Diese Studie dient als Beispiel dafür, wie nützlich erklärende Forschung für die Bestimmung von Beziehungen zwischen Variablen wie Gesundheitsrisiken, Gegenmaßnahmen, Pflegeresultaten und Kosten ist. Die Identifizierung der Beziehungen zwischen Pflegephänomenen stellt eine Basis für Forschungen dar, die sich auf Voraussage und Kontrolle konzentrieren.

1.2.3 Voraussage

Durch *Voraussage* kann die Wahrscheinlichkeit eingeschätzt werden, mit der ein bestimmtes Ergebnis in einer bestimmten Situation eintritt (Chinn & Kramer 1998). Die Voraussage eines Ergebnisses bedeutet jedoch nicht unbedingt, dass eine Pflegefachkraft dieses Ergebnis modifizieren oder kontrollieren kann. Anhand von voraussagendem Wissen können Pflegende aber möglicherweise die Wirkweisen von Pflegeinterventionen auf Patienten und Angehörige vorauskalkulieren. Beispielsweise führte Defloor (2000) eine Studie durch, um herauszufinden, wie Lagerung und Matratzenarten die Druckeinwirkung auf die Haut von bettlägerigen Personen beeinflussen. Er kam zu dem Ergebnis, dass eine Semi-Fowler-Lagerung im 30°-Winkel und eine Polyäthylen-Urethan-Matratze die Druckeinwirkung der Matratze auf die entsprechenden Hautstellen deutlich mindern. Diese Art von Studie kann jedoch nicht klären, ob durch die Druckentlastung die Häufigkeit von Druckgeschwüren auch tatsächlich gesenkt wird. Weitere Forschungen sind hier notwendig, um zu klären, ob die Kontrolle von Lagerung und Matratzenart die Häufigkeit der Dekubitusentstehung bei bettlägerigen Patienten senkt. Voraussagende Studien isolieren unabhängige Variablen, die jedoch in weiteren Forschungen untersucht werden müssen, damit sichergestellt werden kann, dass die Manipulation dieser Variablen auch tatsächlich zu erfolgreichen Ergebnissen führt, wie sie bei bestimmten abhängigen Variablen gemessen wurden (Omery, Kasper & Page 1995).

1.2.4 Kontrolle

Wenn das Ergebnis einer Situation vorausgesagt werden kann, besteht der nächste Schritt darin, die Situation zu kontrollieren bzw. zu manipulieren, um das gewünschte Ergebnis zu erzielen. *Kontrolle* kann als Fähigkeit beschrieben werden, etwas anzuordnen, um das gewünschte Ergebnis herbeizuführen. Gegenwärtig ordnen Pflegefachkräfte spezifische Interventionen im Rahmen ihrer Pflegeplanung an und helfen so Patienten und Angehörigen dabei, ihre Gesundheitsziele zu verwirklichen. Diese Pflegepläne müssen die aktuellsten evidence-basierten Interventionen berücksichtigen, um qualitativ hochwertige, kosteneffiziente Ergebnisse für Patienten und Familien zu erzielen. In der Studie von Parker, McFarlane, Soeken, Silva und Reel (1999) beispielsweise wurde eine angeordnete Intervention umgesetzt, um dem Missbrauch von schwangeren Frauen vorzubeugen. Die Forscher fanden heraus, dass die Frauen in der Interventionsgruppe über deutlich weniger Gewalt und Missbrauch berichteten als die Frauen in der Vergleichsgruppe. Somit ließ sich die Situation manipulieren bzw. kontrollieren, indem eine Intervention durchgeführt wurde, um das positive Ergebnis eines niedrigeren Gewalt- und Missbrauchpotenzials gegen schwangere Frauen zu erzielen.

Zusammenfassend kann gesagt werden, dass Studien, die die Wirksamkeit spezifischer Pflegeinterventionen dokumentieren, die Implementierung von evidence-basierter Pflege ermöglichen, die wiederum die besten Ergebnisse für Patienten und Angehörige erzielt. Die Qualität der Forschungen, die auf dem Gebiet der Pflege durchgeführt werden, beeinflusst nicht nur die Qualität der geleisteten Pflege, sondern auch die Autorität der Pflegenden, Entscheidungen, die das Dienstleistungssystem des Gesundheitswesens betreffen, zu fällen. Nur eine begrenzte Anzahl an Studien produzierte bislang Wissen, das für die Voraussage und Kontrolle in der Pflegepraxis nützlich ist. Jedoch hat die große Anzahl an Pflegestudien, die in den vergangenen zwei Jahrzehnten durchgeführt wurden, die wissenschaftlichen Erkenntnisse, die Ihnen dabei helfen, Phänomene in Ihrer Pflegepraxis zu beschreiben, zu erklären, vorauszusagen und zu kontrollieren, deutlich erweitert.

1.3 Worin besteht Ihre Rolle in der Pflegeforschung?

Nun, da Sie in die Welt der Pflegeforschung eingeführt worden sind, worin, denken Sie, besteht Ihre Rolle in der Pflegeforschung? Vielleicht glauben Sie, dass Sie in der Forschung keine Rolle spielen, dass die Forschung in den Zuständigkeitsbereich anderer Pflegefachkräfte fällt. Wie dem auch sei, die Schaffung einer wissenschaftlichen Erkenntnisbasis und das Nutzbarmachen von Forschungsbeweisen für die Praxis erfordert die Mitwirkung aller Pflegenden bei den verschiedensten Forschungstätigkeiten. Einige Pflegefachkräfte betreiben aktiv Forschung und führen Studien durch, um Wissen für die Pflegepraxis zu erzeugen und zu ergänzen. Andere sind Forschungskonsumenten und nutzen die Forschungsergebnisse zur Verbesserung ihrer Pflegepraxis.

Professionelle Pflegeverbände, wie die *American Nurses Association*, (ANA 1989) und die *American Association of Colleges of Nursing* (AACN 1999), veröffentlichten Stellungnahmen, die die Mitwirkung von Pflegefachkräften in der Forschung von der Qualität ihrer Ausbildung abhängig machen. Pflegende mit einem einfachen akademischen Abschluss in Pflege (*Associate Degree in Nursing*, ADN), einem Bachelor-Abschluss (*Bachelor of Science Degree in Nursing*, BSN), einem Magisterabschluss (*Master of Science Degree in Nursing*, MSN), einem Doktortitel oder einer Postdoc-Ausbildung haben jeweils eine klar definierte Rolle in der Forschung (ANA 1989) (☞ Abb. 1.1). Die Rolle, die eine Pflegefachkraft in der Forschung einnimmt, hängt von ihrem Ausbildungsgrad und ihrem Fachwissen ab. So kommt beispielsweise einer Pflegefachkraft mit einem Bachelor-Abschluss in Pflegewissenschaften eine wichtige Rolle bei der kritischen Rezension und der Verbindung von Forschungsergebnissen aus dem Pflegebereich und aus anderen Disziplinen im Hinblick auf die Anwendbarkeit in der Praxis zu. Diese Pflegefachkräfte sind darüber hinaus wichtige Mitglieder in Gesundheitsfürsorge-Teams, die forschungsbasierte Veränderungen in der Pflege sowie im Gesundheitswesen allgemein planen und implementieren (AACN 1999). Außerdem leisten Pflegende mit einem Bachelor-Abschluss wertvolle Hilfe bei der Identifizierung von Forschungsproblemen und bei der Datensammlung für Forschungsstudien.

Pflegefachkräfte mit einem Magisterabschluss in Pflegewissenschaften sind aufgrund ihrer Ausbildung dazu qualifiziert, Gesundheitsfürsorge-Teams bei der Durchführung wesentlicher Veränderungen in der Pflegepraxis und im Gesundheitswesen anzuleiten. Pflegefachkräfte mit Magistertitel führen darüber hinaus klar begrenzte Initialstudien in Zusammenarbeit mit anderen Pflegewissenschaftlern und -wissenschaftlerinnen durch (ANA 1989). Pflegenden mit Doktortitel kommt bei der Durchführung von Forschungen und der Produktion von Pflegewissen auf ausgewählten Interessengebieten eine wesentliche Rolle zu. Diese Pflegewissenschaftlerinnen koordinieren häufig Forschungsteams, die Pflegefachkräfte sowohl mit Bachelor- als auch mit Magistertitel einschließen, um die Durchführung von Qualitätsstudien in einer Vielzahl von Einrichtungen des Gesundheitswesens zu ermöglichen. Eine Postdoc-Pflegefachkraft füllt in der Regel die Rolle der Forschenden in all ihren Facetten aus und leitet geförderte Forschungsprogramme. Diese Wissenschaftlerinnen gelten meist als Expertinnen auf spezifischen Gebieten und fungieren als Mentorinnen für den wissenschaftlichen Nachwuchs. Durch ihre Postdoc-Tätigkeit hervorragend qualifiziert, besitzen sie den notwendigen Hintergrund für die Beaufsichtigung aller Forschungsaktivitäten auf den unterschiedlichen Ebenen (☞ Abb. 1.1).

Dieses Buch wurde geschrieben, um Sie zu ermutigen, ein „Forschungskonsument" zu werden. Es stellt Sachverhalte vor, die Ihnen dabei helfen werden, Forschungsberichte zu lesen, diese Berichte kritisch zu rezensieren und die Ergebnisse zusammenzufassen, um sie in der Praxis anwenden zu können. Die wissenschaftliche Wissensgrundlage der Pflege wächst dank der Produktion neuer Ergebnisse durch Pflegefachkräfte und anderer Fachkräfte des Gesundheitswesens, die verschiedenste Forschungsmethoden einsetzen, schnell und konti-

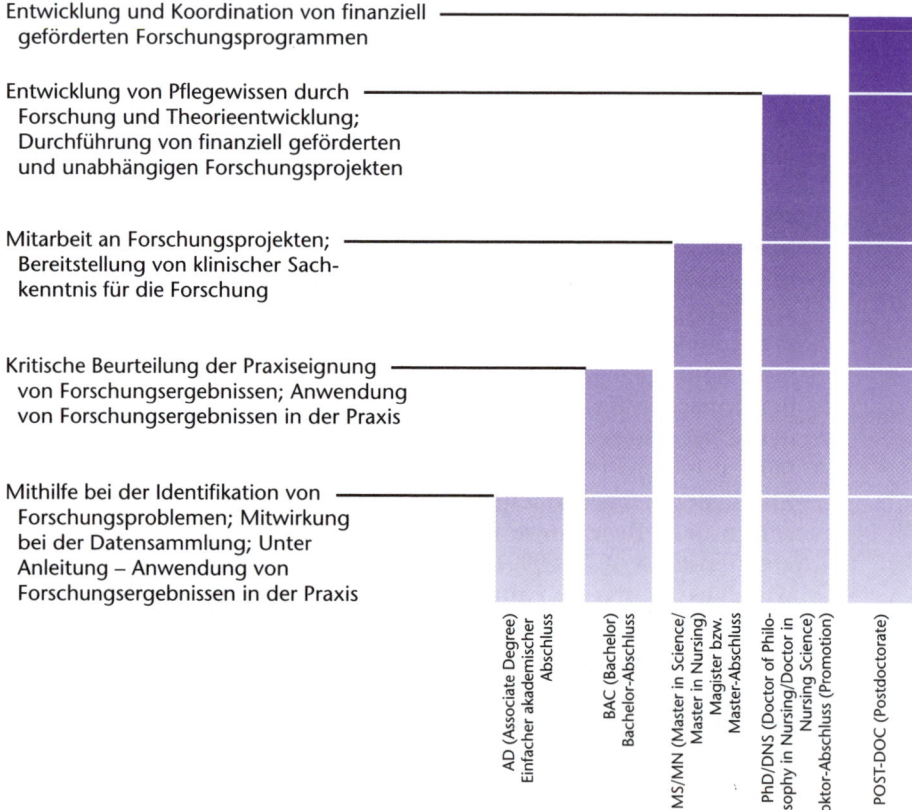

Abb. 1.1: Forschungsbeteiligung auf verschiedenen Qualifikations- bzw. Ausbildungsebenen (American Nurses Association [1989]. *Education for Participation in Nursing Resaearch*. Kansas City, MO: American Nurses Association). Nachdruck mit freundlicher Genehmigung.

nuierlich. Sie können etwas über diese relevanten Forschungsergebnisse lernen, indem Sie Forschungsbeiträge in klinischen Fachzeitschriften lesen oder an Fachkonferenzen und -treffen teilnehmen und indem Sie die vielen Studien, evidence-basierten Richtlinien und Protokolle im Gesundheitswesen unter die Lupe nehmen, die im Internet zur Verfügung stehen. Das Lesen von Forschungsberichten setzt ein Verständnis des Forschungsprozesses voraus, der in diesem Buch detailliert beschrieben wird. Die *kritische Rezension* von Forschung erfordert eine gründliche Überprüfung aller Aspekte einer Studie, um ihre Stärken und Schwächen, ihre Bedeutung und Signifikanz beurteilen zu können. Die kritische Bewertung von Studien ist ein zentrales Thema dieses Buches, ebenso wie die Methoden der kritischen Rezension, die in jedem Kapitel hervorgehoben werden. Die Ergebnisse mehrerer Studien zu einem spezifischen Themengebiet müssen zusammengefasst werden, um ihre potenzielle Anwendbarkeit in der Praxis beurteilen zu können. In den folgenden Kapiteln finden Sie Anleitungen zur Lektüre, kritischen Rezension und Zusammenfassung von Forschungsliteratur als Grundlage für die Durchführung von Veränderungen in Ihrer Praxis. Wir hoffen, dass dieses Buch Ihr Verständnis von Forschung vertiefen und Ihnen die Implementierung einer Evidence-based Practice erleichtern wird.

1.4 Die Beteiligung der Pflege an der Forschung: Von der Vergangenheit in die Gegenwart

Die Beteiligung der Pflege an der Forschung hat sich im Laufe der letzten 150 Jahre drastisch verändert, und der Ausblick auf das 21. Jahrhundert ist viel versprechend. In ihren Anfängen entwickelte sich die Pflegeforschung nur langsam, von den Untersuchungen Florence Nightingales im 19. Jahrhundert über die Studien zur Pflegeausbildung in den 1930er und 40er Jahren bis hin zu den Forschungen über Pflegende und Pflegerollen in den 50er und 60er Jahren. Von den 70er Jahren bis in die 90er Jahre konzentrierten sich Pflegestudien zunehmend auf klinische Probleme und erzielten Ergebnisse, die einen direkten Einfluss auf die Praxis hatten. Die klinische Forschung bildet auch im 21. Jahrhundert den Mittelpunkt, mit der Zielsetzung, eine evidence-basierte Pflegepraxis zu entwickeln. Ein Rückblick auf die Geschichte der Pflegeforschung soll Ihnen ermöglichen, die bisherigen Errungenschaften zu erkennen und die Notwendigkeit weiterer Forschungen zu verstehen. Tabelle 1.1 bietet einen Überblick über die wichtigsten historischen Ereignisse, die die Entwicklung der Pflegeforschung beeinflussten.

1.4.1 Florence Nightingale

Die ersten Forschungen der Engländerin Florence Nightingale (1859) konzentrierten sich auf die Bedeutung eines gesunden Umfelds für die Unterstützung des physischen und psychischen Wohlbefindens des Patienten. Sie untersuchte einzelne Aspekte des Umfelds wie Belüftung, Sauberkeit, Reinheit des Wassers und Ernährung, um den Einfluss auf die Gesundheit von Patienten zu bestimmen (Herbert 1981). Florence Nightingale ist jedoch vor allem für ihre Samm-

Jahr	Historisches Ereignis
1850	Florence Nightingale, Pionierin der Pflegeforschung
1900	Die Zeitschrift *American Journal of Nursing* wird erstmals herausgegeben
1923	Das *Teacher's College* der Columbia-Universität bietet den ersten Promotionsstudiengang für Lehrkräfte in der Pflege an
1929	Die Universität Yale bietet den ersten Magisterstudiengang in Pflege an
1932	Gründung der *Association of Collegiate Schools of Nursing*
1950	Studie der *American Nurses' Association* über Pflegefunktionen und -tätigkeiten
1952	Erstmalige Herausgabe der Zeitschrift *Nursing Research*
1953	Gründung des *Institute of Research and Service in Nursing Education*
1955	Gründung der *American Nurses Foundation*
1963	Erstmalige Herausgabe der Zeitschrift *International Journal of Nursing Studies*
1965	ANA sponsert die ersten Konferenzen zur Pflegeforschung
1967	*Image*, die Zeitschrift der Gesellschaft *Sigma Theta Tau*, wird erstmals herausgegeben. Sie erscheint heute unter dem Titel *Journal of Nursing Scholarship*
1970	Gründung der ANA-*Commission on Nursing Research*
1972	Gründung des ANA-*Council of Nurse Researchers*
1973	Erste Konferenz zur Pflegediagnostik
1978	Erstausgaben der Zeitschriften *Research in Nursing & Health* sowie *Advances in Nursing Science*
1979	Erstausgabe der Zeitschrift *Western Journal of Nursing Research*
1982–1983	Veröffentlichung des *Conduct and Utilization of Research in Nursing* (CURN) *Project*
1983	Erstausgabe der Zeitschrift *Annual Review of Nursing Research* (Jahresüberblick zur Pflegeforschung)
1985	Gründung des *National Center for Nursing Research* (NCNR) innerhalb des staatlichen Gesundheitsdienstes
1987	Erstausgabe der Zeitschrift *Scholarly Inquiry for Nursing Practice* →

Jahr	Historisches Ereignis
1988	Erstausgaben der Zeitschriften *Applied Nursing Research* und *Nursing Science Quarterly*
1989	Gründung der *Agency for Health Care Policy and Research* (AHCPR); erstmalige Veröffentlichung von Pflegerichtlinien durch die AHCPR
1992	Das Gesundheits- und Sozialministerium veröffentlicht *Healthy People 2000*
1993	Das *National Center of Nursing Research* (NCNR) wird in *National Institute of Nursing Research* (NINR) umbenannt
1994	Erstausgabe der Zeitschrift *Qualitative Nursing Research*
1999	Die *Agency for Health Care Policy and Research* (AHCPR) wird in *Agency for Healthcare Research and Quality* (AHRQ) umbenannt Die *American Association of Colleges of Nursing* veröffentlicht eine Grundsatzerklärung zur Pflegeforschung
2000	Das NINR legt die vordringlichen Forschungsbereiche und die Prioritäten für die Vergabe öffentlicher Mittel für den Zeitraum 2000–2004 fest: http://www.nih/gov/ninr Die AHRQ legt die vordringlichen Forschungsbereiche und die Prioritäten für die Vergabe öffentlicher Mittel fest: http://www.ahrq.gov Das Gesundheits- und Sozialministerium veröffentlicht *Healthy People 2010*

Tab. 1.1: Historische Ereignisse, die die Pflegeforschung beeinflussten.

lung und Analyse von Daten zu Krankheiten und zur Sterblichkeit von Soldaten während des Krimkriegs berühmt. Dank dieser Forschungen gelang es ihr, die Einstellungen von Militär und Gesellschaft zur Pflege von Kranken grundlegend zu ändern. Das Militär begann, das Recht von Kranken auf angemessene Kost, geeignete Quartiere und die richtige medizinische Versorgung zu berücksichtigen. Diese Interventionen führten zu einer drastischen Senkung der Sterblichkeitsrate während des Krimkriegs von 43 auf zwei Prozent (Cook 1913). Darüber hinaus nutzte Florence Nightingale ihre Forschungserkenntnisse dazu, signifikante Veränderungen in der Gesellschaft durchzusetzen; dazu zählen zum Beispiel die Überprüfung von Trinkwasser, die Verbesserung des Sanitätswesens, Maßnahmen gegen den Hunger sowie eine Reduzierung der Krankheits- und Sterblichkeitsrate (Palmer 1977).

1.4.2 Pflegeforschung: Von der Jahrhundertwende (1900) bis in die 1970er Jahre

Die Zeitschrift *American Journal of Nursing*, die erstmals im Jahr 1900 sowie in den späten 20er und 30er Jahren erschien, begann mit der Veröffentlichung von Fallstudien. Eine *Fallstudie* beinhaltet eine ausführliche Analyse und eine systematische Beschreibung eines Patienten oder einer Gruppe von ähnlichen Patienten zur Förderung des Verständnisses von Pflegemaßnahmen. Fallstudien sind ein Beispiel für praxisorientierte Forschungen, wie sie im Laufe des letzten Jahrhunderts im Pflegebereich durchgeführt wurden.

Die Ausbildungsmöglichkeiten in der Pflege stiegen, als das *Teacher's College* der Columbia-Universität 1923 den ersten Promotionsstudiengang für Lehrkräfte in der Pflege anbot und die Universität Yale 1929 den ersten Magisterstudiengang in der Pflege schuf. 1950 gab die *American Nurses Association* (ANA) den Anstoß zu einer fünfjährigen Studie über Pflegefunktionen und -tätigkeiten. 1959 wurden die Ergebnisse dieser Studie dazu verwendet, um Aussagen über Funktionen, Standards und Qualifikationen für beruflich Pflegende zu treffen. In dieser Zeit begann auch die klinische Forschung zu expandieren, indem Pflegefachgruppen zum Beispiel aus kommunalen Pflegeeinrichtungen, psychiatrisch-mentalen Gesundheitseinrichtungen, dem medizinisch-chirurgischen Bereich, der Pädiatrie und der Geburtshilfe bestimmte Pflegestandards entwickelten. Die Forschungen, die von der ANA und diversen Fachgruppen durchgeführt wurden, schufen die Grundlage für jene Standards der Pflegepraxis, die auch heute die professionelle Praxis bestimmen (Gortner & Nahm 1977). Der Anstieg der Forschungsaktivitäten in den 40er Jahren führte im Jahre 1952 zur Veröffentlichung der ersten Zeitschrift für Pflegeforschung, *Nursing Research*.

In den 50er und 60er Jahren begannen Pflegehochschulen, Grundlagen der Forschung und die einzelnen Schritte des Forschungsprozesses in die Bachelor-Studienpläne aufzunehmen, und Pflegekräfte in den Masterstudiengängen wurde ein Hintergrundwissen zur Durchführung von Forschungsprojekten vermittelt. 1953 wurde am *Teacher's College* der Columbia-Universität, New York, das *Institute for Research and Service in Nursing Education* gegründet, das Doktoranden praktische Forschungserfahrungen ermöglichte (Gortner & Nahm 1977).

In den 60er Jahren konzentrierten sich klinische Studien vor allem auf die Pflegequalität und auf die Entwicklung von Kriterien zur Messung ihrer Wirkweisen auf Patienten. Es wurden Intensivpflegestationen gebildet, die die Untersuchung von Pflegemaßnahmen, Personalmodellen und Wirtschaftlichkeit der Pflege vorantrieben (Gortner & Nahm, 1977). Eine weitere Forschungszeitschrift, das *International Journal of Nursing Studies*, wurde 1963 herausgegeben. 1965 sponserte die ANA die erste einer ganzen Reihe von Konferenzen zur Pflegeforschung, um die Kommunikation von Forschungsergebnissen und deren Umsetzung in der Praxis zu fördern.

In den späten 1960er und 70er Jahren wurden Pflegefachkräfte an der Entwicklung von Modellen, konzeptuellen Rahmen und Theorien zur Anleitung der Pflegepraxis beteiligt. Die Arbeiten der Pflegetheoretiker waren richtungsweisend für spätere Pflegeforschungen. 1978 begann Chinn mit der Herausgabe der Zeitschrift *Advances in Nursing Science*, die die Arbeiten von Pflegetheoretikern und damit zusammenhängende Forschungen veröffentlichte. Ein weiteres Ereignis, das in den 70er Jahren die Forschung beeinflusste, war 1970 die Gründung der ANA-*Commission on Nursing Research*. 1972 gründete der Ausschuss den *Council of Nurse Researchers*, um Forschungsaktivitäten voranzutreiben, den Austausch von Ideen zu ermöglichen und herausragende Forschungsleistungen anzuerkennen. Darüber hinaus hatte der Ausschuss Einfluss auf die Entwicklung staatlicher Richtlinien im Zusammenhang mit Untersuchungen am Menschen und unterstützte Forschungsprogramme auf nationaler und internationaler Ebene (See 1977).

Die Vermittlung von Forschungsergebnissen wurde in den 70er Jahren zu einem Hauptthema (Barnard, 1980). *Sigma Theta Tau*, die internationale Ehrengesellschaft der Pflege, sponserte nationale und internationale Forschungskonferenzen. Die Ortsgruppen dieser Organisation unterstützten darüber hinaus zahlreiche Konferenzen auf lokaler Ebene, um Forschungsergebnisse vorzustellen. *Image*, eine Zeitschrift, die jetzt unter dem Titel *Journal of Nursing Scholarship* erscheint und Forschungsartikel und Zusammenfassungen von Forschungen zu ausgewählten Themengebieten enthält, wurde erstmals 1967 von *Sigma Theta Tau* herausgegeben. Zwei weitere Zeitschriften kamen erstmals in den 70er Jahren heraus: *Research in Nursing & Health* 1978 und das *Western Journal of Nursing Research* im Jahre 1979.

1.4.3 Pflegeforschung: Die 80er und 90er Jahre

In den 80er Jahren stand die Durchführung klinischer Forschungen im Mittelpunkt, und klinische Zeitschriften begannen verstärkt, Studien zu veröffentlichen. 1987 erschien eine neue Forschungszeitschrift mit dem Titel *Scholarly Inquiry for Nursing Practice*, zwei weitere folgten 1988: *Applied Nursing Research* und *Nursing Science Quarterly*. Obgleich sich die Zahl empirischer Erkenntnisse in den 80er Jahren dank der klinischen Forschungen rasch vergrößerte, wurde nur ein kleiner Teil dieses Wissens in die Praxis umgesetzt. 1982–83 wurde das Forschungsmaterial des staatlich finanzierten Projekts *Conduct and Utilization of Research in Nursing* (CURN) veröffentlicht, um die Umsetzung von Forschungen zu erleichtern und so die Pflegepraxis zu verbessern (Horsley, Crane, Crabtree & Wood 1983). Der erste Band des *Annual Review of Nursing Research* wurde 1983 veröffentlicht (Werley & Fitzpatrick 1983). Diese Jahrbücher enthalten von Fachleuten verfasste Forschungsübersichten, die in vier Gebiete eingeteilt werden: Pflegepraxis, Ausübung von Pflege, Pflegeausbildung und Fragen der Profession Pflege. Diese Zusammenfassungen aktuellen Pflegewissens fördern die praktische Umsetzung von Forschungsergebnissen und sind richtungsweisend für zukünftige Forschungen. Der *Annual Review of Nursing Research* wird nach wie vor veröffentlicht, mit Beiträgen von führenden Pflegewissenschaftlern, die Forschungsüberblicke aus ihren jeweiligen Fachgebieten zur Verfügung stellen.

In den späten 70er Jahren wurde die qualitative Forschung eingeführt, die ersten Studien in Pflegezeitschriften dazu erschienen aber erst in den 80er Jahren. Schwerpunkt der qualitativen Forschung war ein holistischer Ansatz mit der Absicht, Bedeutungen zu entdecken und neue Einblicke in Pflegephänomene zu gewinnen und deren Verständnis zu vertiefen. Die Zahl der Forschenden und der Untersuchungen in der qualitativen Forschung nahm in den 90er Jahren beträchtlich zu: Qualitative Studien wurden nun in den meisten pflegewissenschaftlichen und klinischen Zeitschriften veröffentlicht. 1994 wurde erstmals eine Zeitschrift mit dem Titel *Qualitative Nursing Research* herausgegeben, die sich ganz auf die qualitative Forschung konzentrierte. Die quantitative Forschung stellt jedoch nach wie vor die am häufigsten verwendete Forschungsmethode in der Pflegeforschung dar.

Ein weiterer Schwerpunkt der 80er Jahre bestand in der verstärkten Bemühung um Gelder für die Finanzierung von Projekten in der Pflegeforschung. Die staatlichen Mittel flossen vorwiegend in medizinische Studien zur Diagnose und Behandlung von Erkrankungen. 1985 errang die ANA jedoch einen bedeutenden politischen Sieg, indem sie das *National Center for Nursing Research* (NCNR) ins Leben rief. Zweck dieser Einrichtung war die Verbreitung von Wissen, das aus klinischen Pflegeforschungen, Schulungen und verschiedenen Programmen im Bereich der Patientenversorgung gewonnen wurde, zu unterstützen (Bauknecht 1985). 1993 wurde das NCNR unter der Leitung von Dr. Ada Sue Hinshaw in das *National Institute of Nursing Research* (NINR) umgewandelt. Während der 90er Jahre konzentrierte sich die Arbeit des NINR vor allem auf fünf Forschungsprioritäten: Pflegemodelle auf kommunaler Basis, die Wirksamkeit von Pflegeinterventionen bei HIV (*Human Immunodeficiency Virus*, menschliches Immundefektvirus) und AIDS (*Acquired Immunodeficiency Syndrome*, erworbenes Immundefektsyndrom), kognitive Beeinträchtigungen, Leben mit chronischen Krankheiten sowie biologische Verhaltensfaktoren im Zusammenhang mit Immunkompetenz. Die NINR-Internetseite stellt die neuesten Informationen über Forschungsprioritäten und aktuelle Forschungsaktivitäten zur Verfügung (☞ Tabelle 1.1).*

In den 80er und 90er Jahren trat außerdem die Ergebnisforschung als eine wichtige Methode zur Dokumentation der Wirksamkeit von Dienstleistungen im Gesundheitswesen hervor. Diese ergebnisorientierte Forschungsrichtung entwickelte sich 1972 aus den Qualitätsbeurteilungen und Qualitätsgarantien jener Organisationen, die für die Überprüfung professioneller Richtlinien zuständig waren (die so genannten PSROs, *professional standards review organizations*). William Roper, der Leiter der *Health Care Finance Administration* (HCFA), der Verwaltungsbehörde zur Finanzierung des Gesundheitswesens, förderte während der 80er Jahre die Ergebnisforschung insbesondere im Hinblick auf Qualität und Kosteneffizienz der Patientenversorgung. 1989 wurde die *Agency for Health Care Policy and Research* (AHCPR) (Agentur für Gesundheitspolitik und Forschung) gegründet, um die Durchführung von Ergebnisforschung zu erleichtern (Rettig, 1991). Die AHCPR spielte außerdem eine wesentliche Rolle bei der Vermittlung von Forschungsergebnissen an praktizierende Pflegefachkräfte *(practitioners)*** und war für die Veröffentlichung der ersten klinischen Praxisrichtlinien im Jahre 1989 verantwortlich. Diese Richtlinien, die von Fachleuten aus unterschiedlichen Bereichen erstellt wurden, enthielten eine Zusammenfassung der aktuellen Forschungsergebnisse mit Anleitungen für deren Umsetzung in die Praxis. Einige dieser evidence-basierten Richtlinien wurden auch in den 90er Jahren veröffentlicht und dienten als Standards für die Praxis in Pflege und Medizin. Der *Healthcare Research and Quality Act* von 1999 erweiterte nochmals die Befugnisse der AHCPR, die

---

* Anmerkung der Gutachterin: Die amerikanische Pflegeforschung beschäftigt sich traditionell neben humanwissenschaftlichen Forschungsinhalten – wie in Deutschland üblich – auch sehr intensiv mit naturwissenschaftlichen Fragen, der *physiological nursing research*.
** Anmerkung der Gutachterin: *Nurse practitioner* ist in den USA ein eigenes Berufsbild, zu dem „einfachere" Aufgaben in der Diagnostik und Therapie von Erkrankungen gehören.

ihren Namen in *Agency for Healthcare Research and Quality* (AHRQ) änderte. Diese signifikante Neuorientierung verlieh der AHQR den Status einer wissenschaftlichen Institution mit den entsprechenden privaten und öffentlichen Bereichen, die dazu beitrugen, die Qualität und die Sicherheit der Patientenversorgung zu verbessern. Die Internetseite der AHRQ liefert die neuesten Informationen über diese Institution sowie über die aktuellen Richtlinien für die klinische Praxis (☞ Tab. 1.1).

1.4.4 Pflegeforschung: Ins 21. Jahrhundert

Die Zielsetzung für die Pflege im 21. Jahrhundert besteht in der Entwicklung einer wissenschaftlichen Wissensbasis, die es Pflegefachkräften ermöglicht, eine *Evidence-based Practice* (EBP) zu implementieren (Brown 1999, Omery & Williams 1999). Diese Vorstellung stimmt mit den Aufgaben und Zielen des NINR überein, „klinische Forschung und Basisforschung zu fördern, um eine wissenschaftliche Basis für die Pflege von Individuen in allen Lebensphasen zu entwickeln – von der Versorgung von Patienten während Krankheit und Genesung über die Reduzierung von Krankheits- und Behinderungsrisiken, die Förderung eines gesunden Lebensstils und die Verbesserung der Lebensqualität von chronisch Kranken bis hin zur Begleitung und Pflege von Menschen am Ende ihres Lebens" (siehe auch http://www.nih.gov/ninr). Das NINR ist dabei, verstärkt Geldmittel für die Pflegeforschung zu erschließen und fördert darüber hinaus den Einsatz der unterschiedlichen Forschungsmethoden (quantitative und qualitative Forschung sowie Ergebnisforschung), um grundlegendes Wissen für die Pflegepraxis zu gewinnen.

Die AHRQ gilt als führende Stelle zur Förderung von Forschungen, die dazu dienen, die Qualität der Pflege zu verbessern, ihre Kosten zu senken, die Sicherheit der Patienten zu erhöhen, die medizinische Fehlerquote zu minimieren sowie den Zugang zu den wesentlichen Gesundheitsdiensten auszubauen. Sie führt Forschungen durch und sponsert Forschungsprojekte, die evidenzbasierte Kenntnisse über Ergebnisse, Qualität, Kosten, Umsetzung und Zugang der Gesundheitsfürsorge zur Verfügung stellen. Diese Forschungserkenntnisse sind notwendig, um in Gesundheitsfragen eine wirksame Entscheidungsfindung seitens von Patienten, klinischem Personal, Vertretern des Gesundheitssystems sowie Politikern herbeiführen zu können.

Im Mittelpunkt der Forschung und Finanzierung im Gesundheitswesen stehen neben der Behandlung von Krankheiten auch zunehmend die Gesundheitsförderung sowie Maßnahmen zur Vorbeugung von Erkrankungen. *Healthy People 2010*, ein Leitfaden, der vom Gesundheits- und Sozialministerium herausgegeben wurde, verdeutlicht und bestimmt die Forschungsprioritäten zur Gesundheitsförderung. Pflegefachkräfte könnten im 21. Jahrhundert eine entscheidende Rolle bei der Entwicklung von Pflegeinterventionen spielen, und so dazu beitragen, Gesundheit zu fördern und Erkrankungen von Individuen, Familien und Gemeinden vorzubeugen. Um wirksame Forschungen im Pflegebereich sicherzustellen, muss die Disziplin 1. eine Forschungskultur schaffen, 2. qualitativ hochwertige Ausbildungsprogramme (Bachelor-, Magister-, Promotions- und Postdoc-Programme) zur Verfügung stellen, um ein Potenzial an Pflegewissenschaftlern zu bilden, 3. eine solide Forschungsinfrastruktur schaffen und 4. ausreichende Finanzierungsmöglichkeiten für wichtige Forschungen erschließen (AACN 1999).

1.5 Die Aneignung von Wissen in der Pflege

Einige Schlüsselfragen über Wissen könnten folgendermaßen lauten: Was ist eigentlich Wissen? Wie wird Wissen in der Pflege erworben? Basiert der Großteil an Pflegewissen auf Forschungen? *Wissen* besteht aus Informationen, die auf unterschiedliche Weise erworben und verinnerlicht werden und die Handlungen einer Person bestimmen, von denen erwartet wird, dass sie die Realität möglichst genau reflektieren (Kaplan 1964). Während der Pflegeausbildung wird mittels schulischer und klinischer Erfahrungen eine beträchtliche Menge an Wissen erworben. Sie mussten dieses Wissen erlernen, zusammenfassen, verinnerlichen und anwenden, um als Pflegefachkraft praktizieren zu können.

Die Qualität Ihrer Pflegepraxis hängt von der Qualität des Wissens ab, das Sie erworben haben. Das bedeutet, dass Sie die Qualität und die Glaubwürdigkeit neuer Informationen, die Sie lesen oder hören, stets hinterfragen müssen. Auf welchen Quellen beruhte beispielsweise das Wissen, das Sie während Ihrer Ausbildung erworben haben? Basierten die Pflegeinterventionen, die unterrichtet wurden, auf Forschung oder auf Tradition? Welche Interventionen basierten auf Forschungen und welche müssten genauer untersucht werden, um ihre Wirksamkeit zu belegen? Die Geschichte der Pflege zeigt, dass Wissen in der Vergangenheit basierend auf Traditionen, Autorität, Entlehnung, Versuch und Irrtum, persönlichen Erfahrungen, Rollenbildung, Intuition und Argumentation erworben wurde. Erst in den letzten zehn Jahren fanden viele Forschungsergebnisse den Weg in die Pflegelehrbücher oder Unterrichtspläne. Der folgende Abschnitt stellt verschiedene Wege der Wissensaneignung in der Pflege vor. Dabei wird deutlich, dass einige Pflegemaßnahmen auf fundierten wissenschaftlichen Erkenntnissen basieren, während andere hinterfragt, untersucht und revidiert werden müssen, um aktuellen Forschungsergebnissen zu entsprechen.

1.5.1 Traditionen

Traditionen beinhalten „Wahrheiten" oder Überzeugungen, die auf Bräuchen und Trends beruhen. Pflegetraditionen aus der Vergangenheit wurden mittels schriftlicher und mündlicher Kommunikation sowie Rollenbildung auf die Gegenwart übertragen und beeinflussen auch weiterhin die Pflegepraxis. So enthalten beispielsweise viele Praxis- und Verfahrenshandbücher in Krankenhäusern traditionelle Vorstellungen. Traditionen können die Pflegepraxis positiv beeinflussen, da sie aus wirksamen Erfahrungen in der Vergangenheit entwickelt wurden.

Auf der anderen Seite können Traditionen das Wissen, das für die Pflegepraxis gebraucht wird, auch einengen und beschränken. So werden Pflegestationen häufig nach starren Regeln oder Traditionen organisiert und geleitet, die weder effizient noch effektiv sind. Oft werden diese Traditionen weder in Frage gestellt noch verändert, weil sie seit vielen Jahren bestehen und häufig von Personen in Machtpositionen vertreten werden. Viele Traditionen sind nie durch Forschungen auf ihre Stimmigkeit oder Effizienz getestet worden, und sogar die, die von der Forschung nicht bestätigt wurden, bleiben häufig erhalten. Zum Beispiel werden viele herzkranke Patienten dazu veranlasst, sich während des gesamten Krankenhausaufenthalts ausschließlich am Waschbecken zu waschen, trotz Erkenntnissen aus der Pflegeforschung, die besagen, dass „die physiologischen Belastungen der drei Waschmethoden (Waschbecken, Badewanne, Dusche) gleich sind. Unterschiede in den Reaktionen auf das Waschen sind eher auf die individuellen Patienten als auf die Waschmethode zurückzuführen, und viele Herzpatienten können bereits zu einem früheren Zeitpunkt ihres Krankenhausaufenthalts duschen oder ein Bad nehmen" (Winslow, Lane & Gaffney 1985, S. 164). Wenn Pflegefachkräfte verstärkt Einfluss auf die Gesundheitsfürsorge und die Auswirkungen auf den Gesundheitszustand des Patienten nehmen sollen, benötigt Pflegewissen eher eine empirische als eine traditionelle Basis.

1.5.2 Autorität

Eine *Autorität* ist eine Person mit Fachwissen und Macht, die in der Lage ist, Meinungen und Verhaltensweisen zu beeinflussen. Einer Person wird Autorität bescheinigt, wenn davon ausgegangen wird, dass sie auf einem bestimmten Fachgebiet über mehr Kenntnisse verfügt als andere. Die Vermittlung von Wissen durch eine Autorität tritt dann ein, wenn eine Person eine andere als Wissensquelle anerkennt. Pflegefachkräfte, die Artikel oder Bücher veröffentlichen oder Theorien entwickeln, werden häufig als Autoritäten angesehen. Auszubildende betrachten ihre Lehrer für gewöhnlich als Autoritäten, und klinische Pflegeexperten werden innerhalb ihres klinischen Umfelds als Autoritäten angesehen. Autoritäten verfügen über viel traditionelles Wissen; daher ist, wie bei Traditionen üblich, ein großer Teil des Wissens, das von Autoritäten erworben wird, nicht durch Forschung bestätigt worden. Obgleich dieses Wissen nützlich sein kann, muss es durch Forschung hinterfragt und verifiziert werden.

1.5.3 Entlehnung

Einige führende Pflegeforscher betrachten einen Teil des vorhandenen Pflegewissens als Informationen, die aus anderen Fachbereichen wie Medizin, Soziologie, Psychologie, Physiologie und Pädagogik entlehnt wurden (McMurrey 1982). *Entlehnung* in der Pflege bedeutet die Aneignung und das Nutzbarmachen von Wissen aus anderen Fachgebieten zur Anleitung der Pflegepraxis. Die Pflege entlehnt Wissen auf zwei Arten. Einige Pflegefachkräfte haben über Jahre hinweg Informationen aus anderen Fachgebieten übernommen und diese direkt auf die Pflegepraxis angewandt. Diese Informationen wurden jedoch nicht in den spezifischen Kontext der Pflege integriert. Beispielsweise verwendeten Pflegende das medizinische Modell zur Anleitung ihrer Pflegepraxis und stellten so die Diagnose und Behandlung von Erkrankungen in den Mittelpunkt. Diese Art der Entlehnung ist nach wie vor aktuell, zumal Pflegefachkräfte die Fortschritte der Technologie dazu nutzen, sich in großem Maße zu spezialisieren, und sich so verstärkt auf die Erkennung und Behandlung von Erkrankungen konzentrieren.

Die zweite Art der Entlehnung, die für den Pflegebereich jedoch sinnvoller ist, besteht darin, Informationen aus anderen Fachgebieten in den Pflegekontext zu integrieren. Da verschiedene Disziplinen häufig über ein gemeinsames Wissen verfügen, sind die Grenzen zwischen der Wissensbasis der Pflege und der anderer Disziplinen manchmal fließend. Auf jeden Fall aber ist entlehntes Wissen für die Beantwortung vieler Fragen, die die Pflegepraxis aufwirft, unzureichend.

1.5.4 Versuch und Irrtum

Versuch und Irrtum (trial and error) stellt einen Ansatz mit unbekanntem Ausgang dar, der in einer Situation, in der Unsicherheit herrscht, angewandt wird, wenn andere Wissensquellen nicht verfügbar sind. Angesichts der Tatsache, dass jeder Patient auf unterschiedliche Weise auf eine bestimmte Situation reagiert, besteht in der Pflegepraxis grundsätzlich ein gewisses Potenzial an Unsicherheit. Daher müssen Pflegefachkräfte bei der Ausführung von Pflegeleistungen nach dem Prinzip Versuch und Irrtum vorgehen. Dieser Ansatz zieht jedoch meist keine formelle Dokumentation über wirksame und unwirksame Pflegemaßnahmen nach sich. Vielmehr handelt es sich um eine Strategie, bei der Wissen aus Erfahrungen gewonnen wird, häufig jedoch nicht mit anderen geteilt wird. Versuch und Irrtum kann außerdem zeitaufwendig sein, da möglicherweise viele verschiedene Interventionen ausprobiert werden müssen, bevor eine gefunden wird, die tatsächlich wirksam ist. Darüber hinaus besteht das Risiko, dass ein Patient durch die Pflegemaßnahmen Schaden nimmt. Wenn dagegen Studien über Pflegeinterventionen durchgeführt werden, kann die Auswahl und Implementierung von Interventionen anstatt zufällig wissenschaftlich fundiert erfolgen.

1.5.5 Persönliche Erfahrung

Persönliche Erfahrung impliziert die Aneignung von Wissen durch eine persönliche Beteiligung und das individuelle Erleben eines Ereignisses, einer Situation oder eines Umstands. Persönliche Erfahrung ermöglicht es der Pflegenden, durch die Pflege von Patienten und ihren Angehörigen in klinischen Zusammenhängen, Fähigkeiten und Sachkenntnis zu gewinnen. Ein Lernprozess, der durch persönliche Erfahrungen motiviert wird, befähigt die Pflegende dazu, einzelne Vorstellungen zu einem bedeutungsvollen Ganzen zusammenzufügen. Sie können beispielsweise nachlesen, wie eine Injektion verabreicht wird, oder Sie werden in der Ausbildung darüber informiert, aber Sie „wissen" nicht wirklich, wie man eine Injektion verabreicht, bevor Sie nicht andere Pflegende dabei beobachtet haben oder selbst mehrere Injektionen verabreicht haben.

Der Umfang persönlicher Erfahrungen beeinflusst die Vielschichtigkeit der Wissensbasis, auf die eine Pflegefachkraft zurückgreifen kann. Benner (1984) beschreibt fünf Erfahrungsebenen, die bei der Entwicklung von klinischem Wissen und Sachkenntnis wichtig sind: 1. Novizin, 2. fortgeschrittene Anfängerin, 3. kompetente Pflegefachkraft, 4. erfahrene Pflegefachkraft und 5. Pflegeexpertin. Pflegenovizinnen verfügen über keine persönlichen Erfahrungen in der Tätigkeit, die sie einmal ausführen werden, sie haben aber vorgefasste Ideen und Vorstellungen von der klinischen Praxis, die sie sich während ihrer Ausbildung aneignen. Diese Ideen und Vorstellungen werden dann durch persönliche Erfahrungen im klinischen Umfeld herausgefordert, konkretisiert, bestätigt oder verworfen. Fortgeschrittene Anfängerinnen verfügen gerade über so viel Erfahrung, um Situationen, die sich häufig wiederholen, zu erfassen und entsprechend einzugreifen. Eine fortgeschrittene Anfängerin ist zum Beispiel fähig, den Schmerzzustand eines Patienten zu erkennen und entsprechend zu intervenieren. Kompetente Pflegefachkräfte können aufgrund ihrer jahrelangen Erfahrung langfristige Ziele und Planungen entwickeln und umsetzen. Die kompetente Pflegefachkraft ist dank ihres persönlichen Wissens außerdem in der Lage, bewusste und selbstständige Entscheidungen zu treffen, die effizient und gut organisiert sind. Die erfahrene Pflegefachkraft greift auf einen komplexen Fundus an Wissen zurück und betrachtet den Patienten daher ganzheitlich und als Teil einer Familie oder Gemeinschaft. Sie erkennt, dass jeder Patient und jede Familie unterschiedlich auf Krankheit und Gesundheit reagiert. Die Pflegefachkraft auf Expertenniveau hat einen breiten Erfahrungshintergrund und kann eine Situation genau einschätzen und fachmännisch intervenieren. Persönliche Erfahrungen befähigen die Expertin dazu, eine Situation intuitiv, genau und rasch zu erfassen. Benners qualitative Forschung (1984) liefert ein vertieftes Verständnis der Wissensaneignung durch persönliche Erfahrung. Zusätzliche Forschungen sind notwendig, um die Dynamik der professionellen Pflegepraxis zu verdeutlichen und um Methoden zu finden, die es Auszubildenden und frisch diplomierten Pflegefachkräften erleichtern, wichtige persönliche Erfahrungen zu sammeln.

1.5.6 Rollenbildung

Rollenbildung bedeutet Lernen durch Nachahmen der Verhaltensweisen eines Experten. Rollenbildung in der Pflege hilft Pflegenovizinnen dabei, durch die Interaktion mit hoch kompetenten Pflegefachkräften und deren Vorbildfunktion zu lernen. Vorbilder können geschätzte Lehrer sein, klinische Pflegefachkräfte auf Expertenniveau, Forschende oder Menschen, die andere durch ihr vorbildliches Verhalten inspirieren (Rempusheski 1992). Eine intensive Form der Rollenbildung ist die Mentorenschaft, bei der eine Pflegefachkraft auf Expertenniveau als Lehrer, Förderer, Leitbild und Berater für eine Pflegeschülerin fungiert. Das Wissen, das durch persönliche Erfahrungen erworben wird, wird durch eine qualitativ hochwertige Beziehung mit einem Vorbild oder Mentor vertieft. Einige frisch diplomierte Pflegefachkräfte beteiligen sich an Praktikumsprogrammen, die von klinischen Stellen angeboten werden, bei denen ihnen erfahrene Pflegefachkräfte während der ersten Monate ihrer Tätigkeit beratend zur Seite stehen.

1.5.7 Intuition

Intuition ist die nicht logisch erklärbare Fähigkeit, ein Ereignis oder eine Situation als Ganzes zu erfassen und zu verstehen (Rew & Barrow 1987). Da es sich bei der Intuition um eine Wissensform handelt, die scheinbar zufällig auftritt, kann sie auch als „Bauchgefühl" oder „leise Ahnung" bezeichnet werden. Angesichts der Tatsache, dass es nicht leicht ist, Intuition wissenschaftlich zu erklären, löst sie bei vielen Menschen Unbehagen aus. Einige glauben sogar, dass es sie gar nicht gibt. Wie dem auch sei, Intuition bedeutet keinesfalls einen Mangel, sondern sollte eher als das Resultat einer Art „Tiefenwissens" betrachtet werden (Benner 1984). Dabei ist das Wissen so sehr verinnerlicht, das es nur schwer auf bewusstem Wege an die Oberfläche gebracht und auf logische Weise erklärt werden kann. Einige Pflegefachkräfte können intuitiv erkennen, wenn ein Patient eine Gesundheitskrise durchmacht. Indem sie auf intuitives Wissen zurückgreifen, können sie den Zustand des Patienten beurteilen und den Arzt verständigen, damit dieser auf medizinischem Wege eingreift.

1.5.8 Argumentation

Argumentation bezieht sich auf die Verarbeitung und Organisation von Ideen, um Schlussfolgerungen ziehen zu können. Argumentation ermöglicht es den Menschen, sowohl ihren Gedanken als auch ihren Erfahrungen Bedeutung zu verleihen. Diese Art des logischen Denkens wird häufig bei mündlichen Präsentationen eines Themas deutlich, bei denen die einzelnen Teile miteinander verbunden werden, um zu einem logischen Schluss zu gelangen. Der Wissenschaftszweig der Logik umfasst induktives und deduktives Denken. *Induktives Denken* verläuft vom Besonderen hin zum Allgemeinen. Dabei werden spezifische Fälle beobachtet und anschließend zu einem größeren Ganzen zusammengefügt bzw. in einer allgemeinen Aussage zusammengeführt (Chinn & Kramer 1998). Hier ein Beispiel für induktives Denken:

Spezifische Fälle
Kopfschmerzen stellen einen veränderten Gesundheitszustand dar, der belastend ist.
Eine unheilbare Krankheit stellt einen veränderten Gesundheitszustand dar, der belastend ist.

Allgemeine Aussage
Daraus lässt sich herleiten (bzw. induktiv erarbeiten), dass alle Veränderungen des Gesundheitszustands belastend sind.

Deduktives Denken verläuft dagegen vom Allgemeinen hin zum Besonderen bzw. von einer allgemeinen Behauptung hin zu einer spezifischen Situation oder Schlussfolgerung (Chinn & Kramer 1998). Eine *Prämisse* bzw. eine Annahme ist die Aussage über die behauptete Beziehung zwischen zwei oder mehreren Konzepten. Hier ein Beispiel für deduktives Denken:

Prämissen
Alle Menschen machen die Erfahrung eines Verlusts.
Alle Jugendliche sind Menschen.

Schlussfolgerung
Daraus kann gefolgert (bzw. deduziert) werden, dass alle Jugendlichen die Erfahrung eines Verlusts machen.

In diesem Beispiel dient deduktives Denken dazu, über zwei allgemeine Behauptungen über Menschen und Jugendliche zu dem Schluss zu gelangen, dass alle Jugendlichen die Erfahrung eines Verlusts machen. Die Schlussfolgerungen, die mittels deduktiver Denkarten gezogen werden, sind jedoch nur dann gültig, wenn sie auf gültigen Behauptungen beruhen. Forschung ist ein Mittel, um eine Prämisse zu überprüfen und sie dann entweder zu bestätigen oder zu verwerfen und so gültige Behauptungen als Argumentationsbasis in der Pflegepraxis zu verwenden.

1.6 Die Aneignung von Wissen durch Pflegeforschung

Die Aneignung von Wissen durch Traditionen, Autorität, Entlehnung, Versuch und Irrtum, persönliche Erfahrung, Rollenbildung, Intuition und Argumentation sind in der Pflege durchaus von Bedeutung. Jedoch sind diese Wege der Wissensaneignung unzureichend, wenn es darum geht, eine wissenschaftliche Wissensbasis für die Pflegepraxis zu entwickeln. In der Praxis wird sowohl spezifisches und holistisches als auch prozess- und ergebnisorientiertes Wissen benötigt. Das bedeutet, dass es einer Vielzahl von Forschungsmethoden bedarf, um dieses Wissen zu erzeugen. Der folgende Abschnitt stellt quantitative, qualitative und ergebnisorientierte Forschungsmethoden vor, die zur Wissensproduktion für die Pflegepraxis genutzt worden sind.

1.6.1 Einführung in die quantitative und qualitative Forschung

Quantitative und qualitative Forschung ergänzen einander, indem sie verschiedene Arten von Wissen erzeugen, die für die Pflegepraxis nützlich sind. Kenntnisse über diese beiden Forschungsarten werden Ihnen dabei helfen, die entsprechenden Studien in Zeitschriften und Büchern auszumachen, zu verstehen und kritisch zu bewerten. In mancher Hinsicht ähneln sich quantitative und qualitative Forschungsmethoden. Beide verlangen Fachwissen seitens der Forschenden, fordern eine strikte Implementierung und erzeugen wissenschaftlich fundiertes Wissen für die Pflegepraxis. Einige der Unterschiede zwischen den beiden Methoden werden in Tabelle 1.2 aufgeführt.

Die meisten Studien, die in der Pflege durchgeführt werden, stützen sich auf quantitative Forschungsmethoden. *Quantitative Forschung* ist ein systematischer Prozess, bei dem nummerische Daten dazu verwendet werden, Informationen über die Welt zu gewinnen. Der quantitative Ansatz und seine wissenschaftliche Ausrichtung gehen aus einem Zweig der Philosophie hervor, der sich logischer Positivismus nennt und anhand strikter Regeln wie Logik, Wahr-

Merkmale	Quantitative Forschung	Qualitative Forschung
Philosophischer Ursprung	Logischer Positivismus	Naturalistisch, interpretierend, humanistisch
Ausrichtung	Präzise, objektiv, reduktiv	Umfassend, subjektiv, holistisch
Denkart	Logistisch, deduktiv	Dialektisch, induktiv
Wissensbasis	Ursache-und-Wirkung-Beziehung	Bedeutung, Entdeckung, Verständnis
Theoretische Ausrichtung	Überprüfen von Theorien	Entwicklung von Theorien

Tab. 1.2: Eigenschaften quantitativer und qualitativer Forschung.

heit, Gesetzmäßigkeiten und Voraussage verfährt. Quantitativ Forschende gehen davon aus, dass „Wahrheit" absolut ist und dass eine einzige gültige Wahrheit mittels genauer Messungen bestimmt werden kann. Um die Wahrheit herauszufinden, muss die Forschende objektiv sein, was bedeutet, dass die eigenen Werte, Gefühle und persönlichen Wahrnehmungen keinen Einfluss auf die Messungen der Realität nehmen dürfen. Quantitative Forschungen werden durchgeführt, um Theorien zu testen, indem man Variablen beschreibt, Beziehungen zwischen Variablen untersucht und die Beziehung zwischen Ursache und Wirkung von Variablen bestimmt (Burns & Grove 2001).

Qualitative Forschung ist ein systematischer, subjektiver Ansatz, der herangezogen wird, um Lebenserfahrungen und Situationen zu beschreiben und ihnen Bedeutung zu verleihen (Munhall 2001). Diese Forschungsmethode entwickelte sich aus der Verhaltens- und Sozialwissenschaft als eine Methode zum Verständnis der einzigartigen, dynamischen und holistischen Natur des Menschen. Die philosophische Grundlage qualitativer Forschung ist interpretierend, humanistisch und naturalistisch, und darauf ausgerichtet, das Verständnis der Bedeutung sozialer Interaktionen seitens der Beteiligten zu vertiefen. Die qualitative Forschung geht davon aus, dass „Wahrheit" sowohl komplex als auch dynamisch, das heißt veränderlich ist, und nur herausgefunden werden kann, indem Individuen beim Interagieren in ihrer jeweiligen soziohistorischen Umgebung beobachtet werden (Munhall 1989, 2001). In den späten 1970er Jahren begannen auch Pflegefachkräfte, sich für die qualitative Forschung zu interessieren. Gegenwärtig werden verstärkt qualitative Studien durchgeführt, die verschiedene qualitative Forschungsansätze verwenden. Qualitative Forschung fördert das Verständnis von menschlichen Erfahrungen und Situationen und dient dazu, Theorien zu entwickeln, die diese Erfahrungen und Situationen beschreiben. Da menschliche Emotionen nur sehr schwer zu quantifizieren sind (das heißt, man kann ihnen kaum einen numerischen Wert zuordnen), scheint die qualitative Forschung gegenüber der quantitativen Forschung die effektivere Methode zur Untersuchung emotionaler Reaktionen zu sein (☞ Tab. 1.2).

Zur Generierung von Pflegewissen für die Praxis wurden verschiedene Arten der quantitativen und qualitativen Forschung durchgeführt. Diese Forschungstypen können auf unterschiedliche Weise klassifiziert werden. Das in diesem Buch verwendete Klassifikationssystem (☞ Tab. 1.3) umfasst die gängigsten Arten quantitativer und qualitativer Forschung, die im Pflegebereich durchgeführt werden. Die quantitativen Forschungsmethoden werden in vier Kategorien eingeteilt: deskriptiv, korrelativ, quasi-experimentell und experimentell. Deskriptive Forschung dient der Analyse neuer Forschungsfelder und der Beschreibung von Situationen, die real existieren. Korrelative Forschung dient dazu, Beziehungen zu untersuchen und erklärendes Wissen für die Pflegepraxis zu entwickeln sowie zu verbessern. Quasi-experimentelle und experimentelle Studien werden durchgeführt, um die Auswirkungen von Pflegeinterventionen in Hinsicht auf die positiven Ergebnisse für Patienten und Familien zu bestimmen. Diese Forschungstypen werden in Kapitel 2 ausführlich behandelt.

Die qualitativen Forschungsmethoden, die in diesem Buch berücksichtigt werden, umfassen die phänomenologische Forschung, Grounded Theory, ethnographische sowie historische Forschung (☞ Tab. 1.3). Phänomenologische Forschung ist ein induktiver deskriptiver Ansatz, der dazu dient, eine Erfahrung so zu beschreiben, wie sie von einem Individuum erlebt wird, wie beispielsweise das Erleben chronischer Schmerzen. Grounded Theory ist eine induktive Forschungsmethode, die herangezogen wird, um eine Theorie über ein bestimmtes Phänomen zu formulieren, zu testen und zu verbessern. Sie wurde ursprünglich von Glaser und Strauss (1967) entwickelt und dazu verwendet, eine Theorie über den Prozess des Trauerns zu entwickeln. Die ethnographi-

I. Quantitative Forschungstypen
Deskriptive Forschung
Korrelative Forschung
Quasi-experimentelle Forschung
Experimentelle Forschung
II. Qualitative Forschungstypen
Phänomenologische Forschung
Grounded Theory
Ethnographische Forschung
Historische Forschung
III. Ergebnisforschung

Tab. 1.3: Klassifikationssystem für Pflegeforschungsmethoden.

sche Forschung hat ihre Wurzeln in der Anthropologie, die Kulturen mittels detaillierter Studien über ihre Mitglieder untersucht. Gesundheitspraktiken variieren je nach Kultur und müssen bei der Pflege von Patients, Familien und Gemeinschaften berücksichtigt werden. Dagegen ist die historische Forschung eine narrative bzw. erzählende Beschreibung oder Analyse von Ereignissen, die sich in der fernen oder jüngeren Vergangenheit ereignet haben. Historische Forschungen untersuchen zum Beispiel Fehler, die in der Vergangenheit begangen wurden, und ermöglichen es somit, gegenwärtige Situationen besser einschätzen und entsprechend auf sie reagieren zu können (Munhall 2001). Qualitative Forschungsmethoden werden im Kapitel 11 ausführlich behandelt.

1.6.2 Einführung in die Ergebnisforschung

Die Kostenexplosion im Gesundheitswesen hat viele Fragen über Qualität und Wirksamkeit von Gesundheitsdienstleistungen und deren Auswirkungen auf die Patienten aufgeworfen. Klienten möchten genau wissen, für welche Leistungen sie zur Kasse gebeten werden und ob diese Leistungen auch tatsächlich gesundheitsfördernd sind. Wirtschaftsexperten und Politiker im Gesundheitswesen möchten dagegen wissen, ob die Leistungen kostenwirksam und qualitativ hochwertig sind. Diese Anliegen führten zu einer vermehrten Zunahme von Ergebnisforschungen, da sich diese vor allem auf Pflegeresultate und auf Veränderungen des Gesundheitszustands eines Patienten konzentrieren (Rettig 1991). Vier wesentliche Gebiete müssen durch Ergebnisforschung untersucht werden: 1. Patientenreaktionen auf medizinische und Pflegeinterventionen, 2. die funktionale Aufrechterhaltung oder Verbesserung der Körperfunktionen des Patienten, 3. Einsparungen, die durch Vorsorgemaßnahmen der Gesundheitsdienste erzielt werden, und 4. die Zufriedenheit des Patienten mit dem erzielten Gesundheitszustand, der erhaltenen Versorgung und der Dienstleister im Gesundheitswesen (Jones 1993). Pflegende spielen bei der Durchführung von Ergebnisforschung eine aktive Rolle, indem sie an multidisziplinären Forschungsteams beteiligt sind, die die Ergebnisse von Dienstleistungen im Gesundheitswesen untersuchen. Dieses Wissen bietet eine Basis zur Qualitätsverbesserung der Pflege, die Pflegefachkräfte in der Praxis ausführen.

> **ZUSAMMENFASSUNG**
>
> Zweck dieses Kapitels war es, Sie in die Welt der Pflegeforschung einzuführen. Als Forschung wird eine sorgfältige, systematische Untersuchung bezeichnet, die dazu dient, bereits vorhandenes Wissen zu bestätigen oder zu verbessern und neues Wissen zu erzeugen. Pflegeforschung wird als ein wissenschaftlicher Prozess definiert, der vorhandenes Wissen bestätigt oder verbessert und neues Wissen hervorbringt, das die Pflegepraxis direkt oder indirekt beeinflusst. Das oberste Ziel der Pflegeforschung besteht darin, eine empirische Erkenntnisbasis zur Anleitung der Pflege zu bilden. Um fundiertes empirisches Wissen zu erzeugen, werden umfassende Forschungen benötigt, mit deren Hilfe aus diesem Wissen Fakten geschaffen werden können, die als Grundlage für die Pflegepraxis dienen. Diese Forschungsbeweise können eingesetzt werden, um Richtlinien, Stan- →

dards, Protokolle oder politische Leitlinien zu entwickeln, die zur Implementierung der verschiedensten Pflegeinterventionen dienen. Das oberste Ziel der Pflege besteht darin, eine evidence-basierte Pflege zur Verfügung zu stellen, die qualitativ hochwertige Ergebnisse für Patienten, Familien, Dienstleister und das Gesundheitswesen erzielt. Eine Evidence-based Practice beinhaltet die Nutzung gesammelter Ergebnisse aus qualitativer und quantitativer Forschung sowie Ergebnisforschung unter verschiedenen Gesichtspunkten: 1. um das Verständnis von Erfahrungen zu vertiefen, die Patienten und Angehörige im Umgang mit Gesundheit und Krankheit machen (ein zentrales Anliegen der qualitativen Forschung), 2. zur Implementierung wirksamer Pflegeinterventionen, die den Gesundheitszustand des Patienten verbessern (ein zentrales Anliegen der quantitativen Forschung) und 3. um eine qualitativ hochwertige, kosteneffiziente Pflege innerhalb des Gesundheitssystems zur Verfügung zu stellen (ein zentrales Anliegen der Ergebnisforschung). Damit diese Zielsetzungen realisiert werden können, sollten Sie in der Lage sein, Forschungsergebnisse kritisch zu bewerten, zusammenzufassen und anzuwenden, die Phänomene in Ihrer klinischen Praxis beschreiben, erklären, voraussagen und kontrollieren.

Die Beteiligung von Pflegefachkräften an der Forschung hat sich während der letzten 150 Jahre drastisch verändert. Anfangs entwickelte sich die Forschung eher langsam, von den Untersuchungen Florence Nightingales im 19. Jahrhundert über die Studien zur Pflegeausbildung in den 1930er und 40er Jahren bis hin zu den Forschungen über Pflegende und deren Rolle in den 50er und 60er Jahren. Von den 70er bis in die 90er Jahre dagegen konzentrierte sich eine zunehmende Zahl von Studien auf klinische Probleme. Die Durchführung klinischer Forschung ist auch im 21. Jahrhundert ein zentraler Punkt, wobei das Ziel in der Entwicklung einer forschungs- bzw. evidence-basierten Praxis für die Pflege besteht. Die Bildung des *National Institute of Nursing Research* (NINR) stellte einen wichtigen Erfolg für die Pflege dar, da dieses Institut die essenzielle Finanzierung für zukünftige Forschungen im Pflegebereich zur Verfügung stellt. Der historische Rückblick auf die Leistungen der Pflegeforschung machen die Fortschritte deutlich, die in der Entwicklung von Pflegewissen erzielt wurden.

Historisch betrachtet bezog die Pflege ihr Wissen vor allem aus Traditionen, Autorität, Entlehnung, Versuch und Irrtum, persönlicher Erfahrung, Rollenbildung, Intuition und Argumentation. Diese Mittel und Wege der Wissensaneignung sind jedoch unzureichend, wenn es darum geht, eine wissenschaftliche Wissensbasis für die Pflege zu generieren. Um wissenschaftlich begründetes Wissen für die Nutzung in der Praxis zu entwickeln und zu verbessern, bedarf es der Forschung. Das Wissen, das Pflegefachkräfte brauchen, ist keineswegs nur begrenzt und spezifisch, sondern auch umfassend und holistisch. Es werden also verschiedene Forschungsmethoden benötigt, um Pflegewissen zu erzeugen. Pflegende betreiben sowohl quantitative als auch qualitative Forschung, um Pflegeprobleme anzugehen. Quantitative Forschung ist ein formeller, objektiver, systematischer Prozess, der numerische Daten verwendet, um Informationen über die Welt zu gewinnen. Diese Forschungsmethode dient dazu, Beziehungen zu beschreiben und zu untersuchen sowie Ursache und Wirkung zu identifizieren. Qualitative Forschung ist ein systematischer, subjektiver Ansatz, der dazu dient, Lebenserfahrungen zu beschreiben und ihnen Sinn zu verleihen. Das Wissen, das aus qua- →

litativer Forschung gewonnen wird, liefert Bedeutungen und vertieft das Verständnis spezifischer Emotionen, Werte und Lebenserfahrungen. Quantitative und qualitative Forschungen ergänzen einander, da sie verschiedene Arten von Wissen hervorbringen, das für die Pflegepraxis nützlich ist.

Verschiedene Forschungsmethoden können auf unterschiedliche Weise klassifiziert werden. In diesem Buch wird die quantitative Forschung in vier Kategorien unterteilt: deskriptiv, korrelativ, quasi-experimentell und experimentell. Die vier Arten der qualitativen Forschung, die hier berücksichtigt werden, sind die phänomenologische Forschung, die Grounded Theory, die ethnographische sowie die historische Forschung. Eine dritte Forschungsmethode, die in diesem Kapitel vorgestellt wurde, ist die Ergebnisforschung, die vor allem Pflegeresultate untersucht und die Veränderungen des Gesundheitszustands eines Patienten bestimmt. Die Kostenexplosion im Gesundheitswesen hat viele Fragen zur Qualität und Wirksamkeit von Dienstleistungen im Gesundheitswesen und die damit zusammenhängenden Pflegeresultate aufgeworfen. Diese Fragen werden meist am besten durch Ergebnisforschungen angegangen.

Abschließend wird darauf hingewiesen, dass dieses Buch mit dem Ziel geschrieben wurde, Sie zum Forschungskonsum zu ermutigen. Es soll Ihnen zeigen, wie Sie Forschungsberichte lesen, diese kritisch beurteilen und deren Ergebnisse zusammenfassen, um sie in der Praxis anwenden zu können. Wir hoffen, dass Sie die Forschung und deren Bedeutung, die sie für Ihre Praxis, den Pflegeberuf und das Gesundheitssystem haben kann, schätzen lernen.

LITERATURVERZEICHNIS

American Association of Colleges of Nursing. (1999). Position statement: Nursing research. Journal of Professional Nursing, 15(4), 253–257.

American Nurses Association (ANA). (1989). Education for participation in nursing research. Kansas City, MO: American Nurses Association.

Barnard, K. E. (1980). Knowledge for practice: Directions for the future. Nursing Research, 29(4), 208–212.

Bauknecht, V. L. (1985). Capital commentary: NIH bill passes, includes nursing research center. American Nurse, 17(10), 2.

Benner, P. (1984). From novice to expert: Excellence and power in clinical nursing practice. Menlo Park, CA: Addison-Wesley.

Beyea, S. C. & Nicoll, L. H. (1995). Administration of medications via the intramuscular route: An integrative review of the literature and research-based protocol for the procedure. Applied Nursing Research, 8(1), 23–33.

Brown, S. J. (1999). Knowledge for healthcare practice: A guide to using research evidence. Philadelphia: Saunders.

Burns, N. & Grove, S. K. (2001). The practice of nursing research: Conduct, critique, and utilization (4th ed.). Philadelphia: Saunders.

Chinn, P. L. & Kramer, M. K. (1998). Theory and nursing: A systematic approach (5th ed.). St. Louis: Mosby.

Cook, E. (1913). The life of Florence Nightingale (Vol. 1). London: Macmillan.

Defloor, T. (2000). The effect of position and mattress on interface pressure. Applied Nursing Research, 13(1), 2–11.

Glaser, B. G. & Strauss, A. L. (1967). The discovery of grounded theory: Strategies for qualitative research. Chicago: Aldine.

Gortner, S. R. & Nahm, H. (1977). An overview of nursing research in the United States. Nursing Research, 26(1), 10–33.

Herbert, R. G. (1981). Florence Nightingale: Saint, reformer or rebel? Malabar, FL: Robert E. Krieger.

Horsley, J. A., Crane, J., Crabtree, M. K., & Wood, D. J. (1983). Using research to improve nursing practice: A guide, CURN Project. New York: Grune & Stratton.

Jacobs, V. (2000). Informational needs of surgical patients following discharge. Applied Nursing Research, 13(1), 12–18.

Jones, K. R. (1993). Outcomes analysis: Methods and issues. Nursing Economics, 11(3), 145–152.

Kaplan, A. (1964). The conduct of inquiry. New York: Harper & Row.

McMurrey, P. H. (1982). Toward a unique knowledge base in nursing. Image, 14(1), 12–15.

Munhall, P. L. (1989). Philosophical ponderings on qualitative research methods in nursing. Nursing Science Quarterly, 2(1), 20–28.

Munhall, P. L. (2001). Nursing Research: A qualitative perspective (3rd ed.). Boston: Jones and Bartlett Publishers.

National Institute of Nursing Research (NINR) (September 23, 1993). National nursing research agenda: Setting nursing research priorities. Bethesda, MD: National Institutes of Health.

Nightingale, F. (1859). Notes on Nursing: What it is, and what it is not. Philadelphia: Lippincott.

Omery, A. Kasper, C. E., & Page, G. G. (1995). In search of nursing science. Thousand Oaks: Sage Publications.

Omery, A., & Williams, R. P. (1999). An appraisal of research utilization across the United States. Journal of Nursing Administration, 29(12), 50–56.

Palmer, I. S. (1977). Florence Nightingale: Reformer, reactionary, researcher. Nursing Research, 26(2), 84–89.

Parker, B., McFarlane, J., Soeken, K., Silva, C., & Reel, S. (1999). Testing an intervention to prevent further abuse to pregnant women. Research in Nursing & Health, 22(1), 59–66.

Pronk, N. P., Goodman, M. J., O'Connor, P. J., & Martinson, B. C. (1999). Relationship between modifiable health risks and short-term healthcare charges. Journal of the American Medical Association, 282(23), 2235–2239.

Rempusheski, V. F. (1992). A researcher as resource, mentor, and preceptor. Applied Nursing Research, 5(2), 105–107.

Rettig, R. (1991). History, development, and importance to nursing of outcomes research. Journal of Nursing Quality Assurance, 5(2), 13–17.

Rew, L., & Barrow, E. M. (1987). Intuition: A neglected hallmark of nursing knowledge. Advances in Nursing Science, 10(1), 49–62.

See, E. M. (1977). The ANA and research in nursing. Nursing Research, 26(3), 165–171.

Werley, H. H., & Fitzpatrick, J. J. (1983). Annual review of nursing research (Vol. 1). New York: Springer.

Winslow, E. H., Lane, L. D. & Gaffney, F. A. (1985). Oxygen uptake and cardiovascular responses in control adults and acute myocardial infarction patients during bathing. Nursing Research, 34(3), 164–169.

2 Einführung in den quantitativen Forschungsprozess

ZIELE

Die vollständige Lektüre dieses Kapitels sollte Ihnen ermöglichen:

1. quantitative Forschung zu definieren und ihre Signifikanz für die Erzeugung von Wissen für die Pflegepraxis zu erörtern,
2. Begriffe zu definieren, die für die quantitative Forschung relevant sind: Basisforschung, angewandte Forschung, Präzision und Kontrolle,
3. die Anwendung von Kontrolle in der quantitativen Forschung zu vergleichen und abzuwägen,
4. natürliche, teilweise kontrollierte und hoch kontrollierte Settings zu definieren, in denen quantitative Forschung durchgeführt wird,
5. den Problemlösungs-, Pflege- und Forschungsprozess zu vergleichen und gegenüberzustellen,
6. die einzelnen Schritte des quantitativen Forschungsprozesses zu beschreiben,
7. Sinn und Zweck einer Pilotstudie zu erklären,
8. Literaturquellen zu identifizieren, die Pflegeforschungsberichte veröffentlichen,
9. Forschungsberichte zu lesen,
10. die einzelnen Schritte eines quantitativen Forschungsprozesses in einem Forschungsartikel zu identifizieren,
11. eine erste kritische Beurteilung eines Forschungsberichtes durchzuführen,
12. die verschiedenen Arten quantitativer Forschungsberichte zu untersuchen: deskriptive, korrelationale, quasi-experimentelle und experimentelle Forschung.

RELEVANTE BEGRIFFE

Abstract
Angewandte (praktische) Forschung
Annahmen
Einschränkungen
   Methodische Einschränkungen
   Theoretische Einschränkungen
Datenanalyse
Datensammlung
Design
Deskriptive Forschung
Exaktheit
Experiment

Experimentelle Forschung
Forschungsbericht
Forschungsergebnisse
Forschungsproblem
Forschungsprozess
Forschungszweck
Grundlagenforschung (reine Forschung)
Interpretation von Forschungsergebnissen
Kontrolle
Konzept*   →

* Anmerkung der Gutachterin: Konzept bedeutet hier „abstrakter Begriff" entsprechend dem englischen Orginal ‚concept' und nicht wie im deutschen Sprachgebrauch ‚Plan oder Entwurf'.

RELEVANTE BEGRIFFE

Korrelationsforschung
Lesen von Forschungsberichten
   Analyse von Forschungsberichten
   Querlesen bzw. Überfliegen von
   Forschungsberichten
   Verständnis von Forschungs-
   berichten
Literaturüberblick
Messung
Pflegeprozess
Pilotstudie
Population
Problemlösungsprozess
Prozess

Quantitative Forschung
Quantitativer Forschungsprozess
Quasi-experimentelle Forschung
Stichprobe
Setting
   Hochkontrolliertes Setting
   Natürliches (Feld-)Setting
   Teilweise kontrolliertes Setting
Theoretischer Bezugsahmen
Theorie
Variablen
   Konzeptionelle Definition
   Operationale Definition
Verallgemeinerung

Woran denken Sie, wenn Sie das Wort *Forschung* hören? Häufig kommt einem das Wort *Experiment* in den Sinn. Experimentieren kann mit dem randomisierten Einteilen von Teilnehmern in Gruppen gleichgesetzt werden, dem Sammeln von Daten oder der Durchführung statistischer Analysen. In der Regel wird davon ausgegangen, dass ein Experiment durchgeführt wird, um etwas zu beweisen, zum Beispiel, dass ein Medikament zur wirksamen Behandlung einer Erkrankung dient. Diese Vorstellungen werden mit quantitativer Forschung assoziiert. Quantitative Forschung umfasst spezifische Schritte, die in Forschungsberichten ausführlich dargestellt werden. Die Lektüre und kritische Bewertung quantitativer Studien setzt voraus, neue Begriffe zu lernen, die einzelnen Schritte der quantitativen Forschung zu verstehen und eine Vielzahl analytischer Fähigkeiten einzusetzen.

  Dieses Kapitel bietet eine Einführung in die quantitative Forschung sowie den nötigen Hintergrund zum Lesen eines Forschungsberichts. Es werden relevante Begriffe definiert, und der Problemlösungs- und Pflegeprozess wird als Grundlage für das Verständnis des quantitativen Forschungsprozesses dargestellt. Ferner werden die einzelnen Schritte des quantitativen Forschungsprozesses vorgestellt sowie eine deskriptive Korrelationsstudie, die als Beispiel für diesen Prozess und für dessen tieferes Verständnis dient. Das Kapitel schließt mit einer Erörterung kritischer Denkweisen, die zur Lektüre eines Forschungsberichts notwendig sind und als Anleitung für eine erste kritische Bewertung dieser Berichte dienen. Der Anhang dieses Kapitels legt die einzelnen Schritte des Forschungsprozesses dar, und zwar anhand einer veröffentlichten quasi-experimentellen und einer experimentellen Studie.

2.1 Was ist quantitative Forschung?

Quantitative Forschung ist ein formeller, objektiver, präziser, systematischer Prozess, der dazu dient, Informationen über die Welt zu erschließen. Quantitative Forschung wird beispielsweise durchgeführt, um neue Situationen, Ereignisse oder Konzepte in der Welt zu beschreiben, wie beispielsweise das Klonen und seine potenziellen Auswirkungen auf die Gesundheitsfürsorge, oder um Beziehungen zwischen Konzepten oder Vorstellungen zu untersuchen, zum Beispiel die Beziehung zwischen Rotweinkonsum und dem Cholesterinspiegel, oder um die Wirksamkeit einer Behandlung beispielsweise mit Arzneimitteln auf der Basis von Kräutern für die Gesundheit von Patienten und deren Familien zu identifizieren. Die experimentellen Forschungsdesigns zum Testen der Wirksamkeit von Behandlungen wurden ursprünglich von Sir Ronald Fisher (1935) entwickelt. Er ist zudem für die Strukturierung der einzelnen Schritte des Forschungsprozesses mit Begriffen wie Hypothese, Forschungsdesign und statistische Analyse berühmt. Fishers Studien lieferten die Grundlage für einen Forschungstyp, der heute als experimentelle Forschung bekannt ist.

Im Laufe der Jahre wurde eine Reihe von unterschiedlichen quantitativen Forschungsansätzen entwickelt. Campbell und Stanley (1963) entwarfen quasi-experimentelle Ansätze, um die Wirkweisen von Behandlungen unter weniger kontrollierten Bedingungen zu untersuchen. Karl Pearson entwickelte statistische Ansätze, um die Beziehungen zwischen Variablen zu erforschen, was zu einer verstärkten Ausübung der Korrelationsforschung beitrug. Die Forschungsfelder der Soziologie, der Pädagogik und der Psychologie sind für die Entwicklung und Erweiterung von deskriptiven Forschungsstrategien bekannt. Um Wissen für die Pflegepraxis zu entwickeln, ist eine breite Palette von Forschungsansätzen notwendig. Der folgende Abschnitt stellt die verschiedenen Typen quantitativer Forschung vor und liefert Definitionen der Begriffe, die für den quantitativen Forschungsprozess relevant sind.

2.1.1 Quantitative Forschungstypen

Dieser Text berücksichtigt vier Richtungen der quantitativen Forschung: 1. deskriptive, 2. korrelationale, 3. quasi-experimentelle und 4. experimentelle Forschung. Welcher Forschungstyp eingesetzt wird, hängt von dem aktuellen Wissen ab, das zu einem bestimmten Forschungsproblem zur Verfügung steht. Wenn nur auf ein geringes Wissen zurückgegriffen werden kann, werden häufig deskriptive Studien durchgeführt. Entsprechend dem steigenden Wissensniveau werden korrelationale, quasi-experimentelle oder experimentelle Verfahren herangezogen.

2.1.1.1 Deskriptive Forschung

Deskriptive Forschung bedeutet die Untersuchung und Beschreibung von Phänomenen in Situationen des wirklichen Lebens. Sie gibt ein genaues Bild von den Eigenschaften bestimmter Individuen, Situationen oder Gruppen wieder (Kerlinger & Lee 1999). Anhand von deskriptiven Studien entdecken Forschende neue Bedeutungen, beschreiben das, was existiert, identifizieren die

Häufigkeit, mit der ein Phänomen auftritt und kategorisieren Informationen. Ergebnisse der deskriptiven Forschung sind die Beschreibung von Konzepten, die Identifizierung von Beziehungen und die Aufstellung von Hypothesen, die die Grundlage für zukünftige quantitative Forschungen bilden.

2.1.1.2 Korrelationsforschung

Unter *Korrelationsforschung* versteht man die systematische Untersuchung von Beziehungen zwischen zwei oder mehreren Variablen. Dazu misst die Forschende die ausgewählten Variablen innerhalb einer Stichprobe und greift dann auf die Korrelationsstatistik zurück, um die Beziehungen zwischen den Variablen zu herauszufinden. Die Korrelationsanalyse ermöglicht es der Forschenden, den Grad bzw. die Stärke sowie die Art (positiv oder negativ) einer Beziehung zwischen zwei Variablen zu identifizieren. Die Stärke einer Beziehung reicht von −1 (perfekte negative Korrelation) bis +1 (perfekte positive Korrelation), wobei 0 das Nichtvorhandensein einer Beziehung bezeichnet. Eine positive Beziehung bedeutet, dass die beiden Variablen sich miteinander verändern, das heißt, beide Variablen nehmen zu oder ab. Beispielsweise hat die Forschung gezeigt, dass je mehr ein Mensch raucht, desto größer die Lungenschädigung ist, die er erleidet. Eine negative Beziehung bedeutet, dass die Variablen sich in entgegengesetzte Richtungen entwickeln; während eine Variable zunimmt, nimmt die andere ab. Beispielsweise konnte nachgewiesen werden, dass die Zahl der Jahre, in denen ein Mensch raucht, in Korrelation mit einer sinkenden Lebenserwartung steht. Das Hauptanliegen der Korrelationsforschung besteht darin, das Wesen von Beziehungen in der realen Welt zu erklären, und nicht etwa, Ursache und Wirkung zu identifizieren. Korrelationsstudien dienen jedoch dazu, Hypothesen zu entwickeln, anhand derer sich quasi-experimentelle und experimentelle Studien durchführen lassen, die sich dann insbesondere auf Ursache-und-Wirkungs-Beziehungen konzentrieren.

2.1.1.3 Quasi-experimentelle Forschung

Der Zweck der *quasi-experimentellen Forschung* besteht darin, kausale Beziehungen zu untersuchen bzw. die Wirkung einer Variablen auf eine andere zu identifizieren. Quasi-experimentelle Studien bestehen beispielsweise darin, eine bestimmte Behandlung einzusetzen und dann die Wirkungen dieser Behandlung anhand ausgewählter Messmethoden zu untersuchen (Cook & Campbell 1979). Quasi-experimentelle Studien unterscheiden sich von experimentellen Studien durch das Maß der Kontrolle, das die Forschende erreicht. Quasi-experimentellen Forschungen fehlt in der Regel ein bestimmtes Ausmaß an Kontrolle über die Manipulation der Behandlung, die Organisation des Settings oder die Auswahl der Teilnehmer. Wenn es um die Untersuchung menschlicher Verhaltensweisen, vor allem in einem klinischen Umfeld, geht, ist es Forschenden häufig nicht möglich, die Teilnehmer zufällig auszuwählen oder bestimmte Variablen, die mit den Teilnehmern oder dem Umfeld zusammenhängen, zu manipulieren bzw. zu kontrollieren. Forschende im Pflegebereich führen mehr quasi-experimentelle als experimentelle Studien durch.

2.1.1.4 Experimentelle Forschung

Experimentelle Forschung ist eine objektive, systematische, hochkontrollierte Untersuchung mit der Zielsetzung, Phänomene in der Pflegepraxis vorauszusagen und zu kontrollieren. In einer experimentellen Studie wird der Kausalität zwischen den unabhängigen und den abhängigen Variablen unter hochkontrollierten Bedingungen (zum Beispiel Laborbedingungen) nachgegangen (Kerlinger & Lee 1999). Experimentelle Forschung wird aufgrund ihrer strikten Kontrolle der Variablen als die wirksamste quantitative Methode angesehen. Die drei Hauptmerkmale experimenteller Forschung sind 1. kontrollierte Manipulation von mindestens einer Behandlungsvariablen (unabhängige Variable); 2. Beteiligung einiger Probanden an einer Behandlung (experimentelle Gruppe) und Nichtbeteiligung der übrigen Probanden (Kontrollgruppe) sowie 3. zufällige Verteilung der Teilnehmer entweder auf die experimentelle Gruppe oder die Kontrollgruppe. Durch die zufällige Auswahl von Teilnehmern wird die Kontrolle in einer experimentellen Studie verstärkt. Das Maß an Kontrolle, das in einer experimentellen Studie erreicht wird, variiert abhängig von der Population und den Variablen, die untersucht werden.

2.1.2 Definition relevanter Begriffe in der quantitativen Forschung

Um quantitative Forschung zu verstehen, ist es notwendig, sich mit den Begriffen *Basisforschung*, *angewandte Forschung*, *Präzision* und *Kontrolle* vertraut zu machen. Im folgenden Abschnitt werden diese Termini definiert und Beispiele aus quantitativen Studien aufgeführt.

2.1.2.1 Grundlagen- bzw. Basisforschung

Grundlagenforschung, auch Basisforschung oder *(reine) Forschung*, sind wissenschaftliche Untersuchungen, die nach „Wissen um des Wissens willen" streben bzw. durch die Freude am Lernen und an der Wahrheitsfindung motiviert werden (Miller 1991). Die grundlagenwissenschaftliche Forschung ist auf der Suche nach neuem Wissen über Gesundheitsphänomene, mit der Absicht, allgemeine Grundsätze aufzustellen. Der Zweck der Grundlagenforschung besteht also darin, Theorien zu entwickeln und zu verbessern. Das bedeutet, dass die Ergebnisse häufig keinen direkten Nutzen für die Praxis haben (Wysocki 1983). Basispflegeforschungen über physiologische Variablen können Laboruntersuchungen von Tieren oder Menschen mit einschließen, um Grundsätze zu physiologischen Funktionsweisen und Pathologien zur Wirkung von Behandlungen auf physiologische und pathologische Funktionsweisen aufzustellen. Diese Studien können dazu dienen, unser Verständnis von Sauerstoffversorgung, Perfusion, Flüssigkeits- und Elektrolytgleichgewicht, Säure-Basen-Haushalt, Ess- und Schlafmuster, Wohlbefinden oder Pathophysiologie des Immunsystems zu vertiefen (Bond & Heitkemper 1987).

Folgende von McCarthy, Lo, Nguyen und Ney (1997) durchgeführte Studie ist ein Beispiel für eine Grundlagenforschung. Diese Laborstudie wurde durchgeführt, um festzustellen, ob eine Erhöhung des Eiweißanteils in der

Nahrung einen positiven Einfluss auf das Gesamteiweiß und die Nahrungsaufnahme bei Ratten mit Tumorerkrankungen hat. Die Ergebnisse zeigten, dass eine Erhöhung des Eiweißanteils in der aufgenommenen Nahrung einen Anstieg der Gesamteiweißaufnahme bewirkte, gleichzeitig aber auch zur Verminderung der Nahrungsaufnahme sowohl bei den gesunden Tieren als auch bei den Tieren mit Tumorerkrankungen führte. Das bedeutet, dass die erhöhte Eiweißaufnahme den Ernährungsstatus der kranken Ratten nicht beeinflusste, was anhand ihres Körpergewichts, des Gesamteiweißanteils im Blutserum, des Insulins sowie des insulinähnlichen Wachstumsfaktors 1 deutlich wurde. Basisforschung bildet normalerweise die Grundlage für angewandte Forschung bzw. geht ihr voraus. Es gibt nur wenige Forschungen, die die Hypothese stützen, dass eine erhöhte Nahrungsaufnahme die Morbidität und Sterblichkeit von Krebspatienten beeinflusst. Die von McCarthy et al. (1997) durchgeführte Basisstudie bietet dennoch eine Grundlage für Untersuchungen über die Wirkweisen von Nahrungsinterventionen auf Appetit und Nahrungsaufnahme bei Krebspatienten.

2.1.2.2 Angewandte Forschung

Unter *angewandter Forschung* (bzw. *praktischer Forschung*) versteht man eine wissenschaftliche Untersuchung mit der Zielsetzung, Wissen zu erzeugen, das unmittelbar zur Verbesserung der klinischen Praxis dient. Der Zweck der angewandten Forschung besteht darin, Probleme zu lösen, Entscheidungen zu treffen oder Ergebnisse im Hinblick auf reale Praxissituationen vorauszusagen bzw. zu kontrollieren. Die Resultate aus der angewandten Forschung können möglicherweise auch für politische Entscheidungsträger sehr wertvoll sein, da sie als Grundlage zur Auseinandersetzung mit sozialen Problemen herangezogen werden können (Miller 1991). Viele der Studien, die im Pflegebereich durchgeführt werden, sind der angewandten Forschung zuzuordnen, da Forschende es vielfach vorziehen, sich auf klinische Probleme und die Untersuchung der Wirkweisen von Pflegeinterventionen auf Patienten in einem klinischen Setting zu konzentrieren. Die angewandte Forschung wird auch verwendet, um Theorien zu überprüfen und ihren Nutzen für die klinische Praxis zu bewerten. Oftmals untersucht die angewandte Forschung neues Wissen, das zuvor durch die Grundlagenforschung erschlossen wurde, auf seine Nützlichkeit in der Praxis, so dass diese beiden Ansätze einander ergänzen (Wysocki 1983).

Neuberger et al. (1997) führten eine angewandte Forschung durch, um die Auswirkungen von körperlicher Bewegung auf die Ermüdung, die sportliche Leistungsfähigkeit und den Grad der Krankheitsaktivität bei Personen mit rheumatoider Arthritis (bzw. [primär]-chronischer Polyarthritis, [P]cP) zu untersuchen. Die Probanden nahmen zwölf Wochen lang an einem Programm teil, das leichte sportliche Betätigung vorsah (Behandlungsvariable bzw. unabhängige Variable). Die abhängigen Variablen bzw. Ergebnisvariablen, das heißt Ermüdung, sportliche Leistungsfähigkeit und Grad der Krankheitsaktivität wurden im Laufe der Studie dreimal gemessen. Dabei stellte sich heraus, dass das Ermüdungsniveau bei den Teilnehmern, die mit einer mittleren bis hohen Häufigkeit trainierten, abnahm, während es bei jenen, die weniger häufig trainierten, zunahm. Bei allen Probanden, die an dem Bewegungsprogramm teilnahmen, stieg die sportliche Leistungsfähigkeit sowie die Griffstärke der Hände, während Unbeweglichkeit und Schmerzen abnahmen. Diese Verbesserung im Hinblick auf das Ermüdungsniveau und die sportliche Leistungsfähigkeit vollzog sich ohne wesentliche Veränderungen der (P)cP-Erkrankung, wie mittels Gelenkuntersuchung und Blutsenkungsgeschwindigkeit (BSG) nachgewiesen werden konnte.

Die Studie von Neuberger et al. (1997) spricht ein Problem der klinischen Praxis an, nämlich die Beweglichkeit, Kraft und Unabhängigkeit von (P)cP-Patienten zu erhalten. Die Ergebnisse der Studie können direkt auf die Praxis übertragen werden. So können Pflegende diese Forschungsinformationen nutzen, um Bewegungsprogramme mit geringen sportlichen Anforderungen für Patienten mit (P)cP zu entwickeln und so deren Ermüdungsgrad reduzieren und ihre sportliche Leistungsfähigkeit steigern, ohne dabei die Symptome ihrer Arthritis zu verschlechtern.

2.1.2.3 Exaktheit in der quantitativen Forschung

Unter *Exaktheit* versteht man das Streben nach bestmöglichen Forschungsleistungen, wobei Disziplin, Detailgenauigkeit und äußerste Sorgfalt vonnöten sind. Eine exakt durchgeführte quantitative Studie verfügt über präzise Messgeräte, eine repräsentative Stichprobe und ein streng kontrolliertes Forschungsdesign. Um die Exaktheit einer Studie zu überprüfen, muss man ihre Beweisführung und Genauigkeit eingehend betrachten. Logisches Argumentieren sowie deduktives und induktives Denken sind für die Durchführung quantitativer Studien unerlässlich. Der Forschungsprozess umfasst bestimmte Arbeitsschritte, die mit äußerster Akribie entworfen und auf logische Weise miteinander verknüpft werden müssen. Diese Schritte, zum Beispiel Design, Messung, Stichprobe, Datensammlung und statistische Analyse, müssen auf Fehler und Schwächen geprüft werden.

Ein weiterer Aspekt der Exaktheit ist die Präzision, die Sorgfalt, Detail und Ordnung beinhaltet. Präzision äußert sich in einer genauen Angabe des Forschungszwecks und einer detaillierten Beschreibung des Forschungsdesigns. Das offensichtlichste Beispiel für Präzision ist jedoch die Messung bzw. die Quantifizierung der Forschungsvariablen. Die Forschende kann zum Beispiel einen Herzmonitor einsetzen, um die Herzfrequenz eines Teilnehmers während einer Bewegungsübung zu messen und aufzuzeichnen, anstatt 30 Sekunden lang den Radialispuls zu palpieren und auf einem Datenblatt einzutragen.

2.1.2.4 Kontrolle in der quantitativen Forschung

Kontrolle bedeutet, dass die Forschende bestimmte Regeln aufstellen muss, um die Wahrscheinlichkeit eines Irrtums zu minimieren und somit die Wahrscheinlichkeit zu erhöhen, dass die Ergebnisse der Studie die Realität exakt widerspiegeln. Die Regeln, mit deren Hilfe in der Forschung Kontrolle erzielt wird, bezeichnet man als *Design*. Die quantitative Forschung besitzt daher unterschiedliche Kontrollgrade, die, je nach Art der Studie, von unkontrolliert bis hochkontrolliert reichen (☞ Tab 2.1). Deskriptive Studien sehen wenig oder keine Kontrolle durch die Forscherin vor, da die Teilnehmer in ihrem natürlichen Umfeld bzw. Setting, zum Beispiel zu Hause, am Arbeitsplatz oder in der Schule, untersucht werden. Experimentelle Studien befassen sich mit der Wirksamkeit einer Behandlung (unabhängige Variable), indem sie ein gewünschtes Ergebnis (abhängige Variable) in einem kontrollierten Setting herbeiführen. Das bedeutet, dass experimentelle Studien an Probanden in Forschungsabteilungen von Einrichtungen des Gesundheitswesens durchgeführt werden oder an Versuchstieren in Labors.

Kontroll- bzw. Störvariablen Durch Kontrolle kann die Forschende den Einfluss von Störvariablen drosseln. Kontroll- bzw. Störvariablen kommen in allen Studien vor und sie können verhindern, dass eindeutige Erkenntnisse bezüglich der Beziehungen zwischen den Forschungsvariablen gewonnen werden. Wenn sich eine Studie beispielsweise mit der Wirkung von Entspannungstherapie auf die Schmerzwahrnehmung von Operationswunden befasst, sollten die Kontroll- bzw. Störvariablen, zum Beispiel die Art der Operationswunde sowie Zeitpunkt, Dosis und Art der Schmerzmedikation, die nach dem Eingriff verabreicht wurde, überprüft werden, um zu verhindern, dass sie die Schmerzwahrnehmung des Patienten beeinflussen. Einige dieser Störvariablen könnten kontrolliert werden, indem man ausschließlich Patienten mit abdominaler Inzision auswählt, die stationär behandelt werden und denen postoperativ nur eine Art von Schmerzmittel intravenös verabreicht wird. Eine Studie kann also durch die entsprechende Auswahl der Teilnehmer (Stichprobenauswahlverfahren) und des Settings so angelegt werden, dass der Einfluss von Störvariablen in Grenzen gehalten wird. Indem die Forschende die Störvariablen kontrolliert, kann er die Wirkung einer unabhängigen Variablen (bzw. Behandlungsvariablen) auf eine abhängige Variable (bzw. Ergebnisvariable) genau identifizieren.

Stichprobenauswahlverfahren Unter einem Stichprobenauswahlverfahren versteht man den Vorgang, bei dem Teilnehmer ausgewählt werden, welche für die Population, die untersucht werden soll, repräsentativ sind. Eine zufällige

Quantitativer Forschungstyp	Kontrolle der Forschenden	Setting
Deskriptiv	Unkontrolliert	Natürliches Umfeld, teilweise kontrolliert
Korrelational	Unkontrolliert, teilweise kontrolliert	Natürliches Umfeld, teilweise kontrolliert
Quasi-experimentell	Teilweise kontrolliert, hochkontrolliert	Teilweise kontrolliert
Experimentell	Hochkontrolliert	Hochkontrolliert, Labor

Tab. 2.1: Kontrolle in der quantitativen Forschung.

bzw. randomisierte Teilnehmerauswahl gewährleistet in der Regel eine für eine Population repräsentative Stichprobe, da die Mitglieder unabhängig voneinander ausgewählt und mit gleicher Wahrscheinlichkeit in die Studie aufgenommen werden. In der quantitativen Forschung verwendet man sowohl zufällige als auch nicht zufällige Stichproben. Deskriptive Studien werden häufig mit nicht zufälligen Stichproben oder Nicht-Wahrscheinlichkeitsstichproben durchgeführt, wobei die Teilnehmer unter praktischen Gesichtspunkten ausgewählt werden. Korrelationsstudien und quasi-experimentelle Studien greifen entweder auf nicht zufällige oder zufällige Stichproben zurück, während hochkontrollierte experimentelle Studien durch zufällig ausgewählte Stichproben bestätigt werden. In der Pflegeforschung ist es meist sehr schwierig, eine randomisierte Stichprobe zu erhalten, so dass quantitative Studien häufig mit Gefälligkeitsstichproben (also den verfügbaren Stichproben) durchgeführt werden. Um die Kontrolle und Exaktheit einer Studie zu steigern und gleichzeitig das Verzerrungspotenzial zu senken, werden die Teilnehmer einer Gefälligkeitsstichprobe zufällig auf die Behandlungs- oder Kontrollgruppen verteilt.

Forschungssettings　Unter *Setting* versteht man den Ort oder das Umfeld, an bzw. in dem eine Studie stattfindet. Es gibt drei geläufige Arten von Settings, in denen Forschungen durchgeführt werden: das natürliche, das teilweise kontrollierte sowie das hochkontrollierte Setting (☞ Tab. 2.1). Ein *natürliches Setting* oder *Feldsetting* ist ein unkontrolliertes, reales Umfeld bzw. eine unkontrollierte Situation aus dem wirklichen Leben (Miller 1991). Die Durchführung einer Studie in einem natürlichen Setting bedeutet, dass die Forschende das Umfeld für diese Untersuchung nicht manipuliert oder verändert. Deskriptive Studien und Korrelationsstudien finden häufig in natürlichen Settings statt. So führte zum Beispiel Kelly (2001) eine deskriptive Studie durch, um die Ernährungsgewohnheiten von Vorschulkindern, die in einem Obdachlosenheim lebten, zu beurteilen. Die Gefälligkeitsstichprobe umfasste 75 Kinder, von denen 75 Prozent Afro-Amerikaner, 16 Prozent Hispano-Amerikaner und neun Prozent Kaukasier waren. Die Studie wurde von Pflegestudierenden und Pflegedozenten in einem Obdachlosenheim durchgeführt, einem natürlichen Setting also, das wie folgt beschrieben wird:

Setting
„Das Heim befindet sich im Industriegebiet einer großen Stadt im Südwesten der USA. Es besitzt 70 Zimmer mit jeweils vier Erwachsenenbetten. Kinderbetten stehen für Säuglinge sowie Kinder unter einem Jahr zur Verfügung. Der Essbereich, der auch als Aufenthaltsraum dient, befindet sich im Zentrum des zweistöckigen Gebäudes. Alle Zimmer liegen auf einem Stockwerk und führen auf diesen Bereich. Die Küche befindet sich an einem Ende des Gebäudes, und das Essen wird von der Küche aus im Cafeteria-Stil serviert" (Kelly 2001, S. 149).

Die Daten zu den Ernährungsgewohnheiten der Kinder wurden von den Müttern während ihres Aufenthalts im Heim gesammelt. Im Verlauf der Studie wurden keinerlei Versuche unternommen, das Umfeld des Heims zu manipulieren, zu verändern oder zu kontrollieren. Die Absicht der Forschenden war es also, die Ernährung dieser obdachlosen Kinder im natürlichen, realen Umfeld des Heims zu untersuchen. Die Studie führte unter anderem dazu, dass das Heimpersonal angeregt wurde, häufigere Mahlzeiten für die Kinder einzuplanen und Portionen anzubieten, die ihrem Alter gerecht wurden.

Ein *teilweise kontrolliertes Setting* ist ein Umfeld, das von der Forschenden in gewisser Weise manipuliert oder verändert wird. Immer mehr Pflegestudien werden in teilweise kontrollierten Settings durchgeführt. Neuberger et al. (1997) führten eine quasi-experimentelle Studie durch, um die Wirkweisen von körperlicher Bewegung auf die Ermüdung, die sportliche Leistungsfähigkeit und den Krankheitsverlauf bei Personen mit rheumatoider Arthritis ([P]cP) in einem teilweise kontrollierten Setting zu untersuchen. Die Studie beinhaltete die Implementierung eines Bewegungsprogramms, das

„(…) von zwei Physiotherapeuten, dem unterrichtenden Sportlehrer sowie vom Forschungsleiter entworfen wurde. Das Trainingsprogramm bestand aus vier Phasen: Übungen zum Aufwärmen und zur Kräftigung, leichten Aerobic-Übungen sowie Übungen zum Abkühlen. (…) Der Bewegungsunterricht fand in einem Raum der Sporteinrichtungen auf dem Gelände des Gesundheitszentrums statt" (S. 199).

Die Forschenden kontrollierten die Entwicklung des Bewegungsprogramms und die Implementierung der Behandlung durch den speziell ausgebildeten Sportlehrer in einem ausgewählten Raum der Sporteinrichtungen. Andere Aspekte des Umfelds kontrollierten die Forschenden dagegen nicht, etwa die Interaktion der Teilnehmer während des Unterrichts, die körperliche Betätigung der Teilnehmer außerhalb des Unterrichts, die Unterstützung des Bewegungsprogramms durch die Angehörigen oder die Interaktion der Teilnehmer mit anderen Gesundheitsfachleuten während des Programms. Ebensowenig wurden die persönlichen Eigenschaften der Teilnehmer, wie etwa ihr Motivationsniveau oder ihr physischer Konditionsstatus kontrolliert. Diese Faktoren beeinflussten möglicherweise die Ermüdung, die sportliche Belastungsfähigkeit sowie den Krankheitsstatus der Teilnehmer im Verlauf der Studie.

Unter einem *hochkontrollierten Setting* versteht man ein künstlich geschaffenes Umfeld, das ausschließlich für Forschungszwecke entwickelt wurde. Labors, Forschungs- oder Versuchszentren sowie Versuchsabteilungen in Krankenhäusern oder anderen Gesundheitseinrichtungen stellen hochkontrollierte Settings dar, in denen häufig experimentelle Studien durchgeführt werden. Diese Art des Settings reduziert den Einfluss von Störvariablen, wodurch es der Forschenden ermöglicht wird, die Wirkung einer Variablen auf eine andere genau zu untersuchen. McCarthy et al. (1997) führten ihre Studie über die Auswirkung des Proteinanteils in der Nahrung auf die Nahrungsaufnahme und den Ernährungsstatus von Ratten mit Tumorerkrankungen in einem Laborsetting durch. Das Umfeld der Ratten wurde von den Forschenden stark kontrolliert, wobei jede Ratte

„einzeln untergebracht und auf einen Zwölf-Stunden-hell-dunkel-Zyklus eingestellt wurde, der um 6 Uhr morgens begann. Nahrung und Wasser waren frei zugänglich. Die Tiere wurden über fünf Tage hinweg an die Behausung ge-

> wöhnt, bevor der Versuch begann, und sie wurden die ganze Zeit über entsprechend der Richtlinien für die Pflege und Nutzung von Versuchstieren (*Guidelines for the Care and Use of Laboratory Animals*) des Ministeriums für Gesundheit, Bildung und Soziales behandelt. (…) Die Tiere wurden nach Gewicht in Gruppen eingeteilt, und insgesamt 30 wurden zufällig für das Tumorimplantat ausgewählt, während 30 gesunde Tiere als Kontrollgruppe verblieben" (S. 132–133).

Die Studie verweist deutlich auf die Nutzung eines hochkontrollierten Settings, die zufällige Auswahl von Teilnehmern für die Behandlungs- und Kontrollgruppen sowie die kontrollierte Implementierung von Forschungsverfahren, die für die Durchführung experimenteller Forschung wesentlich sind.

2.2 Problemlösungs- und Pflegeprozesse: Grundlagen für das Verständnis des quantitativen Forschungsprozesses

Forschung ist ein Prozess und ähnelt in mancher Hinsicht anderen Prozessen. Daher ist es hilfreich für die Forschung, wenn bereits zu einem frühen Zeitpunkt der Pflegeausbildung Kenntnisse über den Problemlösungs- und Pflegeprozess vermittelt werden. Ein *Prozess* besteht aus einem Zweck, einer Reihe von Handlungen und einem Ziel. Der Zweck ist dabei richtungsweisend für die Implementierung einer Reihe von Handlungen, die wiederum dazu dienen, ein gesetztes Ziel zu erreichen. Die spezifischen Schritte des Prozesses können revidiert und erneut ausgeführt werden, um den Endpunkt bzw. das Ziel zu erreichen. Der Problemlösungs-, Pflege- und Forschungsprozess wird in Tabelle 2.2 dargestellt. Der Vergleich des Forschungsprozesses mit dem Problemlösungs- und dem Pflegeprozess kann dabei helfen, die einzelnen Schritte des quantitativen Forschungsprozesses besser zu verstehen.

2.2.1 Vergleich des Problemlösungsprozesses mit dem Pflegeprozess

Der *Problemlösungsprozess* umfasst die systematische Identifizierung eines Problems, die Festsetzung der damit zusammenhängenden Ziele, die Auswahl möglicher Ansätze, um diese Ziele zu erreichen (Planung), die Implementierung der gewählten Ansätze sowie die Evaluation der erreichten Ziele. Problemlösung wird bei alltäglichen Abläufen und natürlich auch in der Pflegepraxis ständig eingesetzt: Beispielsweise wenn Sie entscheiden, was Sie anziehen oder wo Sie leben möchten, oder auch wenn Sie einen Patienten mit gebrochener Rippe umlagern.

Der *Pflegeprozess* stellt eine Teilmenge des Problemlösungsprozesses dar. Er besteht aus den Schritten Beurteilung, Diagnose, Planung, Implementierung, Evaluation und Modifizierung (☞ Tab. 2.2). Die Beurteilung beinhaltet die Sammlung und Deutung von Daten zur Entwicklung der Pflegediagnosen. Die-

Problemlösungsprozess	Pflegeprozess	Forschungsprozess
Datensammlung	Beurteilung, Datensammlung, Dateninterpretation	Wissen über die Welt der Pflege, klinische Erfahrungen, Literaturübersicht
Problembeurteilung	Pflegediagnose	Identifizierung von Problem und Zweck
Planung, Zielsetzung, Lösungsfindung	Planung, Zielsetzung, geplante Interventionen	Methodenplanung, Design, Stichprobe, Messmethoden, Datensammlung, Datenanaylse
Implementierung	Implementierung	Implementierung
Evaluation und Revision	Evaluation und Modifizierung	Ergebnisse, Vermittlung der Ergebnisse sowie Umsetzung der Ergebnisse in die Praxis

Tab. 2.2: Vergleich des Problemlösungs-, Pflege- und Forschungsprozesses.

se Diagnosen bestimmen die weiteren Schritte des Pflegeprozesses ebenso, wie der Schritt der Problemidentifizierung im Problemlösungsprozess alle weiteren Schritte bestimmt. Der Planungsschritt im Pflegeprozess entspricht dem des Problemlösungsprozesses. Beide Prozesse beinhalten Implementierung (die Umsetzung des Plans in Handlungen) und Evaluation (die Identifizierung der Wirksamkeit des Prozesses). Ist der Prozess ineffizient, müssen alle Schritte überdacht und entsprechend revidiert (modifiziert) werden. Der Prozess kann erst dann als abgeschlossen betrachtet werden, wenn die Probleme gelöst, die diagnostizierten Beschwerden rückläufig und die gesetzten Ziele erreicht sind.

2.2.2 Vergleich des Pflegeprozesses mit dem Forschungsprozess

Pflege- und Forschungsprozess verfügen über bedeutende Gemeinsamkeiten und Unterschiede. Die beiden Prozesse sind ähnlich, da beide abstraktes, kritisches Denken und komplexe Argumentation beinhalten (Miller & Babcock 1996). Durch die Verwendung dieser Prozesse können neue Informationen erschlossen, Beziehungen entdeckt sowie Voraussagen über Phänomene getroffen werden. In beiden Prozessen werden Informationen gesammelt, Beobachtungen gemacht, Probleme identifiziert, Pläne entwickelt (Methodologie) und Handlungen unternommen (Datensammlung und Analyse) (Whitney 1986). Beide Prozesse werden bezüglich ihrer Wirksamkeit und Effizienz überprüft. Der Pflegeprozess wird evaluiert und die Ergebnisse des Forschungsprozesses werden bestimmt (☞ Tab. 2.2). Die Implementierung beider Prozesse erweitert und vertieft jeweils das Wissen des Anwenders. Dieser Zugewinn an Wissen und kritischem Denken ermöglicht ihm, immer komplexere Pflegeprozesse und -studien zu realisieren.

Jedoch weisen Pflege- und Forschungsprozess auch deutliche Unterschiede auf. Die Kenntnis des Pflegeprozesses hilft Ihnen dabei, den Forschungsprozess zu verstehen. Der Forschungsprozess ist jedoch viel komplexer als der Pflegeprozess, weil er das Verständnis einer spezifischen Sprache voraussetzt und die strikte Umsetzung verschiedener Forschungsmethoden erfordert (Burns 1989, Burns & Grove 2001). Außerdem ist der Forschungsprozess breiter angelegt als der Pflegeprozess, bei dem sich die Pflegefachkraft auf einen bestimmten Patienten bzw. eine bestimmte Familie konzentriert. Die Forschende dagegen beschäftigt sich mit Patientengruppen und deren Angehörigen. Darüber hinaus muss die Forschende gute Kenntnisse über die Welt der Pflege besitzen, um Probleme erkennen zu können, die der Untersuchung bedürfen. Diese Kenntnisse bezieht sie aus klinischen und persönlichen Erfahrungen sowie aus dem gezielten Studium der Fachliteratur.

Die theoretische Grundlage des Forschungsprozesses ist sehr viel umfassender als die des Pflegeprozesses. Alle Schritte des Forschungsprozesses sind auf logische Weise miteinander sowie mit der theoretischen Grundlage der Studie verknüpft. Die Durchführung von Forschung erfordert größere Präzision, Exaktheit und Kontrolle als die Implementierung des Pflegeprozesses. Die Ergebnisse der Forschung werden in der Regel mittels Präsentationen und Publikationen an viele Pflegefachkräfte und andere Berufsgruppen des Gesundheitswesens vermittelt. Außerdem können die Ergebnisse aus vielen verschiedenen Studien zusammengefasst werden und so fundierte Erkenntnisse für die Pflegepraxis zur Verfügung stellen.

2.3 Identifizierung der einzelnen Schritte des quantitativen Forschungsprozesses

Der *quantitative Forschungsprozess* umfasst die Konzeption, Planung und Implementierung eines Forschungsprojekts sowie die Kommunikation der Ergebnisse. Abb. 2.1 stellt jene Schritte des quantitativen Forschungsprozesses dar, die für gewöhnlich in einen Forschungsbericht aufgenommen werden. Das Schaubild macht den logischen Ablauf des Prozesses deutlich, bei dem ein Schritt auf dem nächsten aufbaut. In diesem Kapitel werden die einzelnen Schritte des quantitativen Forschungsprozesses kurz vorgestellt, ausführlich behandelt werden sie in den Kapiteln 3 bis 10. Die deskriptive Korrelationsstudie (Hulme & Grove 1994) über die Symptome von Frauen, die als Kinder Opfer sexuellen Missbrauchs wurden, wird als Beispiel angeführt, um die einzelnen Schritte des quantitativen Forschungsprozesses zu veranschaulichen.

2.3.1 Forschungsproblem und Forschungszweck

Unter einem *Forschungsproblem* versteht man ein Interessengebiet, bei dem es Lücken in der für die Pflegepraxis notwendigen Wissensbasis gibt. Die Problemstellung in einer Studie bezieht sich normalerweise auf ein Interessengebiet, das für eine bestimmte Population von Bedeutung ist und der Untersuchung bedarf. Daraufhin werden Forschungen durchgeführt, die der Erzeu-

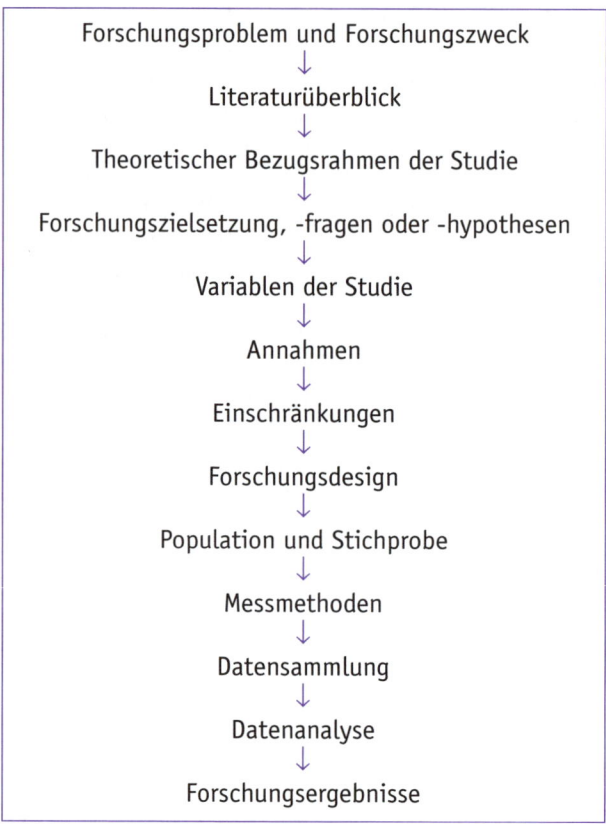

Forschungsproblem und Forschungszweck
↓
Literaturüberblick
↓
Theoretischer Bezugsrahmen der Studie
↓
Forschungszielsetzung, -fragen oder -hypothesen
↓
Variablen der Studie
↓
Annahmen
↓
Einschränkungen
↓
Forschungsdesign
↓
Population und Stichprobe
↓
Messmethoden
↓
Datensammlung
↓
Datenanalyse
↓
Forschungsergebnisse

Abb. 2.1: Schritte des quantitativen Forschungsprozesses.

gung wichtigen Wissens für Praxisanliegen dienen, deren Endziel also darin besteht, für eine Evidence-based Practice zu sorgen. Der *Forschungszweck* wird von der Problemstellung abgeleitet und legt das spezifische Ziel der Studie fest. Das Ziel einer Studie kann die Identifizierung, Beschreibung oder Erklärung einer Situation sein, die Voraussage einer Lösung für eine bestimmte Situation oder auch die Kontrolle einer Situation, um positive Ergebnisse für die Praxis zu gewinnen. Der Zweck beinhaltet die Variablen, die Population und häufig auch das Setting einer Studie. Eine ausführliche Erörterung von Forschungsproblem und Forschungszweck finden Sie in Kapitel 3. Hulme und Grove (1994) bestimmten folgendes Problem und folgenden Zweck für ihre Studie über Frauen, die als Kinder Opfer sexuellen Missbrauchs wurden:

Forschungsproblem
„Es ist nicht bekannt, wie hoch gegenwärtig die Quote sexuellen Missbrauchs von Kindern ist, es wird jedoch davon ausgegangen, dass sie hoch ist. Bagley und King (1990) schlossen aus zusammengetragenen Forschungen, dass mindestens 20 Prozent aller Frauen der untersuchten Stichproben Opfer schweren sexuellen Missbrauchs mit ungewolltem oder erzwungenem sexuellen Kontakt bis zum Alter von 17 Jahren geworden waren. Die Fakten deuten darauf hin,

dass die Häufigkeit bei Frauen, die nach 1960 geboren wurden, größer ist (Bagley 1990).

Den Auswirkungen des sexuellen Missbrauchs auf das Leben der jungen Opfer und der Frauen, zu denen sie heranwachsen, wurde erst in letzter Zeit die verdiente Aufmerksamkeit zuteil. (…) Das Wissen, welches aus Forschung und Theorie gewonnen wurde, führte nach und nach dazu, dass die Langzeiteffekte sexuellen Missbrauchs sowohl für die Opfer als auch für die Gesellschaft insgesamt zur Kenntnis genommen wurden. (…) Vor kurzem entwickelten Brown und Garrison (1990) einen Fragebogen für erwachsene Überlebende von Inzest (*Adult Survivors of Incest*, ASI), um die Muster der Symptome und die Faktoren, die zur Schwere dieser Symptome bei Überlebenden von Kindesmissbrauch beitragen, zu bestimmen. Diese Methode benötigt zusätzliche Untersuchungen, um feststellen zu können, ob sie für die Identifizierung der Symptome und der mitverantwortlichen Faktoren bei erwachsenen Überlebenden von Inzest und anderen Arten sexuellen Kindesmissbrauchs von Nutzen ist" (S. 519–520).

Forschungszweck
„Daher hatte diese Studie einen doppelten Zweck: 1. die Beschreibung der Muster physischer und psychologischer Symptome bei weiblichen Überlebenden von sexuellem Missbrauch unter Verwendung des ASI-Fragebogens und 2. die Untersuchung der Beziehungen zwischen den Symptomen und den erkannten mitverantwortlichen Faktoren" (S. 520).

2.3.2 Literaturüberblick

Forschende verschaffen sich einen *Literaturüberblick*, um sich ein Bild davon zu machen, was über ein bestimmtes Problem bekannt ist und was nicht. Relevante Literatur besteht nur aus den Quellen, die sachdienlich sind bzw. wichtiges Detailwissen zur Verfügung stellen, das für die Untersuchung eines ausgewählten Problems notwendig ist. Der Literaturüberblick zeigt, ob ausreichend Wissen vorhanden ist, um Veränderungen in der Praxis vorzunehmen, oder ob zusätzliche Forschungen benötigt werden. Der Prozess der Literaturüberprüfung wird in Kapitel 4 vorgestellt. Der Literaturüberblick, den sich Hulme und Grove (1994) verschafften, beinhaltete relevante Theorien und Studien zu sexuellem Kindesmissbrauch und dessen entscheidende Faktoren und Langzeitauswirkungen.

„Theoretiker wiesen darauf hin, dass (…) die Tat des sexuellen Kindesmissbrauchs als ein Machtmissbrauch beschrieben werden kann, der durch eine vertraute, in der Regel männliche Elternfigur an einem abhängigen Kind verübt wird, und so Körper und Seele des Kindes verletzt. Die Familie, die normalerweise dazu da ist, das Kind zu hegen und es vor Schaden zu beschützen, erfüllt diese Funktion nicht, sondern vermittelt dem Kind ein Gefühl von Vertrauensbruch und Machtlosigkeit. Die Kenntnisnahme des unmittelbaren psychologischen Traumas, das durch sexuellen Kindesmissbrauch hervorgerufen wird, lieferte schließlich den Impuls dafür, auch die Langzeiteffekte in Betracht zu ziehen.

Studien über sowohl klinische als auch nicht klinische Populationen bestätigten diese theoretische Entwicklung. Im Vergleich mit Kontrollgruppen, die sich aus Frauen zusammensetzen, die als Kinder nicht sexuell missbraucht wurden, weisen die Überlebenden sexuellen Missbrauchs durchgehend eine höhere Depressionsquote und eine deutlich geringere Selbstachtung auf. Zu den weiteren festgestellten psychosozialen Langzeitauswirkungen zählen Suizidpläne, Ängste, eine gestörte Körperwahrnehmung, eingeschränkte sexuelle Befriedigung, geringes allgemeines soziales Anpassungsvermögen, ein eingeschränktes Gefühlsleben, negative Persönlichkeitsmerkmale sowie das Gefühl, ‚anders' zu sein als die anderen. (…) Die physischen Langzeiteffekte, die die Forschung aufzeigte, sind unter anderem gastrointestinale Beschwerden wie Geschwüre, spastische Colitis, Reizkolon und chronische Bauchschmerzen, gynäkologische Störungen, chronische Kopfschmerzen, Übergewicht und eine lebenslang erhöhte Anfälligkeit für Erkrankungen.

Im Vergleich zu den Forschungen, die sich mit den Langzeitauswirkungen von sexuellem Kindesmissbrauch befassen, existieren nur wenige – und weniger aufschlussreiche – Studien über die beeinflussenden Faktoren, die sich zusätzlich auf die traumatische Belastung auswirken könnten. Man kann jedoch davon ausgehen, dass Faktoren wie eine dysfunktionale Familie, ein großer Altersunterschied zwischen dem Opfer und dem Täter, die Androhung oder Anwendung von Gewalt, mehrere Täter, Eltern oder Sorgeberechtigte als Täter, Aufdringlichkeiten oder Missbrauch über einen langen Zeitraum hinweg sowie starke emotionale Bindungen an den Täter mit Vertrauensbruch dazu beitragen, die Intensität der Langzeiteffekte zu steigern" (S. 521–522).

2.3.3 Theoretischer Bezugsrahmen der Studie

Unter dem *theoretischen Bezugsrahmen* versteht man die abstrakte, theoretische Basis einer Studie, die der Forschenden hilft, die Ergebnisse mit dem bereits vorhandenen Pflegewissen zu verbinden. In der quantitativen Forschung besteht der Bezugsrahmen aus einer überprüfbaren Theorie, die im Pflegebereich oder in einer anderen Disziplin wie Psychologie, Physiologie oder Soziologie entwickelt wurde. Eine *Theorie* besteht aus einer einheitlichen Zusammenstellung von definierten Konzepten und Beziehungsaussagen, die eine bestimmte Sichtweise eines Phänomens vorstellen und dazu dienen, das Phänomen zu beschreiben, zu erklären, vorauszusagen oder zu kontrollieren. Durch Forschungen werden die Beziehungsaussagen, nicht etwa die Theorie selbst getestet. Der Bezugsrahmen einer Studie kann in Form eines Schaubilds oder Diagramms dargestellt werden, das die Beziehungen aufführt, die die Basis der Studie bilden, oder er kann mit Worten geschildert werden. Kapitel 5 liefert den Hintergrund, um den theoretischen Bezugsrahmen einer Studie verstehen und kritisch beurteilen zu können. Der Bezugsrahmen für die Studie von Hulme und Grove (1994) basiert auf Brownes und Finkelhors

(1986) Theorie traumagener Dynamiken im Zusammenhang mit sexuellem Kindesmissbrauch und wird in Form eines Schaubilds dargestellt.

„(…) Wie in Abb. 2.2 gezeigt wird, steht sexueller Kindesmissbrauch im Mittelpunkt des Lebens einer erwachsenen Überlebenden. Aus dem Missbrauch entwickeln sich vier traumagenerierende Dynamiken: traumatische Sexualisierung, Verrat, Machtlosigkeit sowie Stigmatisierung. Diese traumatischen Dynamiken führen zu Verhaltensauffälligkeiten, die alle auf eine Vorgeschichte von sexuellem Kindesmissbrauch hindeuten. Die Verhaltensauffälligkeiten wurden als physische und psychosoziale Symptome für den Zweck dieser Studie operationalisiert. Faktoren wie die charakteristischen Merkmale des sexuellen Kindesmissbrauchs an sich und andere, die im späteren Leben der Opfer auftreten, beeinflussen die Existenz der erwachsenen Überlebenden und die Schwere der Verhaltensauffälligkeiten zutiefst (Alexander, N.M. Follette & W.C. Follette 1991). Die beeinflussenden Faktoren, die in dieser Studie untersucht wurden, sind das Alter, in dem der Missbrauch begann, die Dauer des Missbrauchs sowie andere Formen der Misshandlung. Dazu gehören vergangene oder gegenwärtige physische und emotionale Misshandlung, Vergewaltigung, Kontrolle durch andere sowie Prostitution" (S. 522–523).

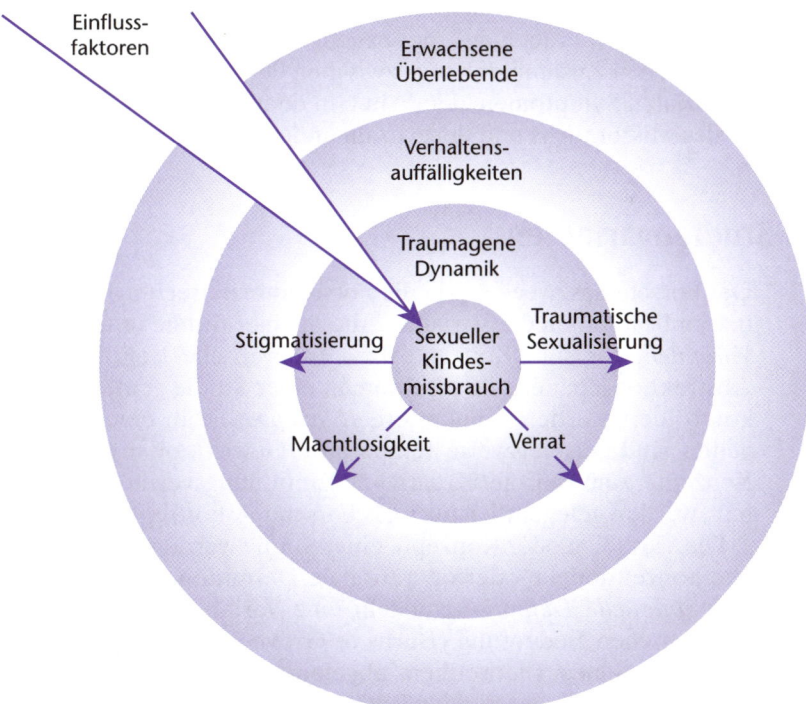

Abb. 2.2: Langzeiteffekte von sexuellem Kindesmissbrauch. (Modifiziert übernommen aus: P.A. Hulme & S.K. Grove. *Symptoms of Female Survivors of Sexual Abuse. Issues in Mental Health Nursing* 15/5, 123. Washington, DC: Taylor & Francis. Nachdruck mit freundlicher Genehmigung. Alle Rechte vorbehalten.)

2.3.4 Forschungszielsetzungen, -fragen und -hypothesen

Forschungszielsetzungen, -fragen oder *-hypothesen* werden gestellt, um die Kluft zwischen dem eher abstrakt formulierten Forschungsproblem und -zweck einerseits und dem Studiendesign sowie der Planung der Datensammlung und -analyse andererseits zu überbrücken. Zielsetzungen, Fragen und Hypothesen sind im Vergleich zum Zweck weniger breit angelegt und spezifizieren häufig nur eine oder zwei Forschungsvariablen, identifizieren die Beziehung zwischen den Variablen und verweisen auf die Population, die untersucht werden soll. Einige deskriptive Studien beziehen nur den Forschungszweck mit ein, während andere den Zweck sowie entweder die Zielsetzungen oder die Fragen integrieren, die für die Studie maßgeblich sind. Einige Korrelationsstudien schließen den Zweck und einige spezifische Fragen oder Hypothesen mit ein. Quasi-experimentelle und experimentelle Studien müssen Hypothesen integrieren, um der Durchführung einer Studie und der Interpretation der Ergebnisse eine Richtung zu verleihen. Kapitel 3 bietet Richtlinien für die kritische Beurteilung von Zielsetzungen, Fragen und Hypothesen in Forschungsberichten. Hulme und Grove (1994) entwickelten die folgenden Forschungsfragen zur Anleitung ihrer Studie.

Forschungsfragen
1. „Welche Muster physischer und psychosozialer Symptome treten bei 18- bis 40-jährigen Frauen auf, die sexuellen Kindesmissbrauch erlitten haben?
2. Bestehen Zusammenhänge zwischen der Anzahl an physischen und psychosozialen Symptomen, dem Alter, in dem der Missbrauch begann, der Dauer des Missbrauchs und der Anzahl anderer Missbrauchsformen?" (S. 523).

2.3.5 Studienvariablen

Der Forschungszweck sowie die Forschungszielsetzungen, -fragen oder -hypothesen bestimmen die Variablen, die in einer Studie untersucht werden sollen. *Variablen*, das sind Konzepte bzw. theoretische Begriffe auf verschiedenen Abstraktionsebenen, die im Rahmen einer Studie gemessen, manipuliert oder kontrolliert werden. Konkretere *Konzepte*, die in einer Studie als Variablen gelten, sind beispielsweise Temperatur, Gewicht oder Blutdruck. Abstraktere Konzepte, zum Beispiel Kreativität, Einfühlungsvermögen oder sozialer Rückhalt, werden gelegentlich auch als Forschungskonzepte bezeichnet.

Die Variablen oder Konzepte einer Studie werden funktionalisiert, indem ihnen konzeptionelle oder operationale Definitionen zugeordnet werden. Eine *konzeptionelle Definition* versieht eine Variable oder ein Konzept mit einer theoretischen Bedeutung (Burns & Grove 2001) und wird entweder von der Definition eines Theoretikers abgeleitet oder mittels einer Konzeptanalyse entwickelt. Eine *operationale Definition* wird entwickelt, damit die Forschungsvariable in einer Studie gemessen oder manipuliert werden kann. Das Wissen, das aus der Untersuchung der Variablen gewonnen wird, vertieft das Verständnis des theoretischen Konzepts, das die Variable repräsentiert. Kapitel 3 bietet eine ausführlichere Erörterung von Variablen. Entsprechend ihren zuvor formulierten Forschungsfragen bzw. Forschungsabsichten lieferten Hulme und Grove (1994) konzeptionelle und operationale Definitionen von Forschungsvariablen, wie von physischen und psychologischen Symptomen, dem Alter, in dem der Missbrauch begann, der Dauer des Missbrauchs und den Formen der Misshandlung. Nachstehend werden nur die Definitionen für physische Symptome und Formen der Misshandlung als Beispiele zitiert:

Physische Symptome
Konzeptionelle Definition
Physische Symptome sind „Verhaltensauffälligkeiten, die direkt oder indirekt auf die traumagene Dynamik sexuellen Kindesmissbrauchs zurückgehen" (Hulme & Grove 1994, S. 522).

Operationale Definition
Der ASI-(*Adult Survivors of Incest*)-Fragebogen wurde verwendet, um die physischen Symptome zu messen.

Misshandlungen
Konzeptionelle Definition
Erwachsene Überlebende, die mehrere Formen der Misshandlung erlitten haben, einschließlich „vergangenen und gegenwärtigen physischen und emotionalen Missbrauch, Vergewaltigung, Kontrolle durch andere sowie Prostitution" (S. 523).

Operationale Definition
Der ASI-Fragebogen wurde verwendet, um Misshandlungsformen zu messen.

2.3.6 Annahmen

Unter *Annahmen* versteht man Aussagen, die als selbstverständlich bzw. als wahr betrachtet werden, selbst wenn sie nicht wissenschaftlich getestet wurden. Häufig sind Annahmen (unbewusst) Teil unseres Denkens und Verhaltens, und um diese Annahmen – im wahrsten Sinne des Wortes – zu „entdecken", bedarf es der Selbstbeobachtung bzw. eines fundierten Wissens auf einem bestimmten Forschungsgebiet. Die Quellen der Annahmen sind allgemein akzeptierte Wahrheiten (zum Beispiel „Alle Menschen sind vernunftbegabte Wesen"), Theorien, vorherige Forschungen sowie die Pflegepraxis (Myers 1982).

Was Forschungsstudien betrifft, so sind die Annahmen im philosophischen Unterbau des theoretischen Bezugsrahmens, dem Studiendesign sowie der Interpretation der Ergebnisse verankert. Theorien und Forschungsinstrumente werden aufgrund von Annahmen entwickelt, die der Forschenden bewusst sind oder auch nicht. Diese Annahmen beeinflussen die Entwicklung und Implementierung des Forschungsprozesses. Wenn die Forschende ihre Annahmen erkennt, so ist dies eine Stärke und keineswegs eine Schwäche. Annahmen beeinflussen die Logik einer Studie, ihre Aufdeckung führt damit zu einer präziseren Entwicklung der Studie. Williams (1980) beurteilte bereits veröffentlichte Pflegestudien und andere Literatur aus dem Gesundheitsbereich, und deckte 13 allgemein übliche Annahmen auf:

„1. Die Menschen wollen die Kontrolle über ihre Gesundheitsprobleme übernehmen.
2. Stress sollte vermieden werden.
3. Die Menschen sind sich der Erfahrungen bewusst, die ihre Lebensentscheidungen am stärksten beeinflussen.
4. Gesundheit hat für die meisten Menschen oberste Priorität.
5. Wenn Menschen gezwungen sind, sich in Bereichen oder einem Umfeld aufzuhalten, das sie nicht verdienen, fühlen sie sich unwürdig.
6. Die meisten messbaren Geisteshaltungen werden in einem Maße aufrechterhalten, in dem sie das Verhalten einer Person bestimmen.
7. Menschen, die im Gesundheitsbereich arbeiten, sehen das Gesundheitswesen mit anderen Augen als Laien.
8. Humanbiologische und chemische Faktoren weisen im Vergleich mit kulturellen und sozialen Faktoren weniger Variabilität auf.
9. Der Pflegeprozess ist das beste Mittel, um die Pflegepraxis zu konzeptionalisieren.
10. Die Variablen, die geprüft werden, stehen in Zusammenhang mit statistisch signifikanten Unterschieden.
11. Die Menschen agieren auf der Basis von kognitiven Informationen.
12. Je mehr Wissen über ein Ereignis existiert, desto geringer ist die Angst vor diesem Ereignis.
13. Das Anbieten von Gesundheitsdienstleistungen im eigenen Zuhause ist der Pflege in einer Einrichtung vorzuziehen" (S. 48).

Hulme und Grove (1994) selbst haben für ihre Studie keine Annahmen festgelegt, aber die folgenden Annahmen scheinen eine Grundlage für diese Studie zu bilden: 1. Das Kind trägt keinerlei Verantwortung für den sexuellen Kontakt, 2. Überlebende sind in der Lage, sich zu erinnern, und sind bereit, über den sexuellen Missbrauch, den sie als Kind erlitten haben, zu sprechen, und 3. Verhaltensauffälligkeiten (physische und psychologische Symptome) sind Ausdruck eines veränderten Gesundheitszustandes und veränderter Funktionsweisen.

2.3.7 Einschränkungen

Unter *Einschränkungen* oder *Limitationen* versteht man methodische oder theoretische Beeinträchtigungen einer Studie, die die Glaubwürdigkeit der Ergebnisse sowie die Möglichkeit, sie zu verallgemeinern, herabsetzen. *Verallgemeinerung* bedeutet, dass die logischen Schlussfolgerungen, die aus den Forschungsergebnissen einer Stichprobe gezogen werden, auf eine größere Population übertragen werden. So können beispielsweise die Ergebnisse, die aus einer Studie über weibliche Überlebende von sexuellem Kindesmissbrauch stammen, von der untersuchten Stichprobe auf alle Frauen übertragen werden, die sexuellen Kindesmissbrauch überlebt haben. Es gibt zwei Arten der Einschränkung: die theoretische und die methodische. *Theoretische Einschränkungen* beeinträchtigen die abstrakte Verallgemeinerung der Ergebnisse und spiegeln sich im theoretischen Bezugsrahmen der Studie sowie in den konzeptionellen und operationalen Definitionen der Variablen wider. Theoretische Einschränkungen können sein: 1. ein Konzept, dessen Definition in der Theorie, die zur Entwicklung der Studie herangezogen wird, unklar ist, 2. unklare Beziehungen zwischen einzelnen Konzepten der theoretischen Grundlage, 3. eine Forschungsvariable, die in keinem klaren Zusammenhang mit einem Konzept im Bezugsrahmen der Studie steht, und 4. eine Zielsetzung, eine Frage oder eine Hypothese, die in keinem klaren Zusammenhang mit einer Beziehung (oder einer Behauptung) steht, die im Bezugsrahmen einer Studie formuliert wird.

Methodische Einschränkungen können die Glaubwürdigkeit der Ergebnisse herabsetzen und die Population begrenzen, auf die sich die Ergebnisse übertragen lassen. Methodische Einschränkungen resultieren aus Faktoren wie zum Beispiel eine nicht repräsentative Stichprobe, ein schwaches Forschungsdesign, ein spezifisches Setting, das sich nicht verallgemeinern lässt, beschränkte Kontrolle über die Implementierung der Behandlung, Instrumente mit beschränkter Zuverlässigkeit und Gültigkeit, eingeschränkte Kontrolle über die Datensammlung oder die unsaubere Verwendung statistischer Analysen. Hulme und Grove (1994) erkannten die folgenden methodischen Einschränkungen:

Methodische Einschränkungen
„(…) Diese Studie eignet sich aufgrund der relativ kleinen Nicht-Wahrscheinlichkeitsstichprobe nur begrenzt zur Verallgemeinerung (…)" (S. 528).

„Zusätzliche Replikationsstudien, die sich auf unterschiedliche soziale Klassen und Altersgruppen stützen, sind notwendig, um die Ergebnisse von Brown und Garrison (1990) besser zu verallgemeinern und ihrem Messinstrument Zuverlässigkeit und Gültigkeit bescheinigen zu können" (S. 529).

2.3.8 Forschungsdesign

Unter *Forschungsdesign* versteht man den Entwurf für die Durchführung einer Studie, der die Kontrolle über jene Faktoren maximiert, die mit den gewünschten Ergebnissen der Studie in Konflikt geraten könnten. Die Form des Designs bestimmt die Auswahl der Population, die Stichprobentechnik, die Messmethoden sowie die Planung der Datensammlung und Datenanalyse. Die Wahl des Forschungsdesigns hängt von den Sachkenntnissen der Forschenden, dem Forschungsproblem und -zweck sowie von der Absicht ab, die Ergebnisse zu verallgemeinern. Manchmal deutet das Design einer Studie darauf hin, dass bereits eine Pilotstudie durchgeführt wurde. Eine *Pilotstudie* wird in der Regel als Kurzversion einer beabsichtigten Studie definiert und dient zur Verbesserung der Methodik. Die Pilotstudie wird häufig auf ähnliche Weise wie die eigentliche Studie geplant, indem sie ähnliche Teilnehmer, das gleiche Setting, die gleiche Behandlung und die gleichen Techniken der Datensammlung und -analyse verwendet. Prescott und Soeken (1989) gehen jedoch davon aus, dass eine Pilotstudie zur Weiterentwicklung und Verbesserung der einzelnen Schritte des Forschungsprozesses durchgeführt werden kann. Eine Pilotstudie wird durchgeführt, um

1. festzustellen, ob die beabsichtigte Studie machbar ist (Stehen zum Beispiel Teilnehmer zur Verfügung? Verfügt die Forschende über ausreichend Zeit und Geldmittel, um die Studie zu realisieren?),

2. eine Forschungsbehandlung zu entwickeln oder zu verbessern,
3. ein Protokoll zur Implementierung einer Behandlung zu entwickeln,
4. Probleme mit dem Design aufzudecken,
5. festzustellen, ob die Stichprobe die Population ausreichend repräsentiert oder ob die Stichprobentechnik effektiv ist,
6. die Zuverlässigkeit und Gültigkeit der Forschungsinstrumente zu untersuchen,
7. Instrumente zur Datensammlung zu entwickeln oder zu verbessern,
8. die Pläne zur Datensammlung und -analyse zu verbessern,
9. der Forschenden die Möglichkeit zu geben, Erfahrungen mit den Teilnehmern, dem Setting, der Methodik sowie den Messmethoden zu sammeln,
10. die Methoden der Datenanalyse zu implementieren (Prescott & Soeken 1989, van Ort 1981).

Forschungsdesigns wurden entwickelt, um eventuell auftretenden spezifischen Forschungsbedürfnissen entgegenkommen zu können. Das bedeutet, dass im Laufe der Zeit eine Vielzahl unterschiedlicher deskriptiver, korrelationaler, quasi-experimenteller und experimenteller Designs entwickelt wurden. In deskriptiven Studien und Korrelationsstudien, bei denen keine Behandlung durchgeführt wird, besteht der Zweck des Designs in der Verbesserung der Messpräzision. Quasi-experimentelle und experimentelle Forschungsdesigns beinhalten normalerweise Behandlungs- und Kontrollgruppen und konzentrieren sich darauf, ein hohes Niveau der Kontrolle sowie der Messpräzision zu erzielen. Das Design einer Studie wird für gewöhnlich im methodischen Teil eines Forschungsberichts erläutert. In der Studie von Hulme und Grove (1994) wurde ein deskriptives, korrelationales Design verwendet. Dieses Design wird in Abb. 2.3 in Form eines Diagramms dargestellt und verweist auf die beschriebenen Variablen sowie auf die untersuchten Beziehungen. Die Ergebnisse, die aus korrelationalen Forschungen gewonnen werden, bieten eine Grundlage für die Erzeugung von Untersuchungshypothesen, die in zukünftigen Forschungen eingesetzt werden können.

2.3.9 Population und Stichprobe

Unter *Population* versteht man alle Elemente (Individuen, Objekte oder Substanzen), die bestimmten Kriterien entsprechen und somit an einer Studie beteiligt werden können (Kerlinger & Lee 1999). Eine *Stichprobe* ist die Teilmenge der Population, die für eine bestimmte Studie ausgewählt wurde; die Mitglieder einer Stichprobe werden als *Teilnehmer* bezeichnet. *Stichprobenauswahlverfahren* bezeichnet den Prozess, bei dem eine Gruppe von Personen, Ereignisse, Verhaltensweisen oder andere Elemente ausgewählt werden, mit denen eine Studie durchgeführt wird. Kapitel 8 bietet den Hintergrund für die kritische Beurteilung von Populationen und Stichproben in Forschungsberichten. Der folgende Textauszug stellt die Stichprobentechnik, das Setting, die Stichprobengröße, die Population, die Stichprobenkriterien sowie die Stichprobenmerkmale der von Hulme und Grove (1994) durchgeführten Studie vor:

MESSUNG VON VARIABLEN

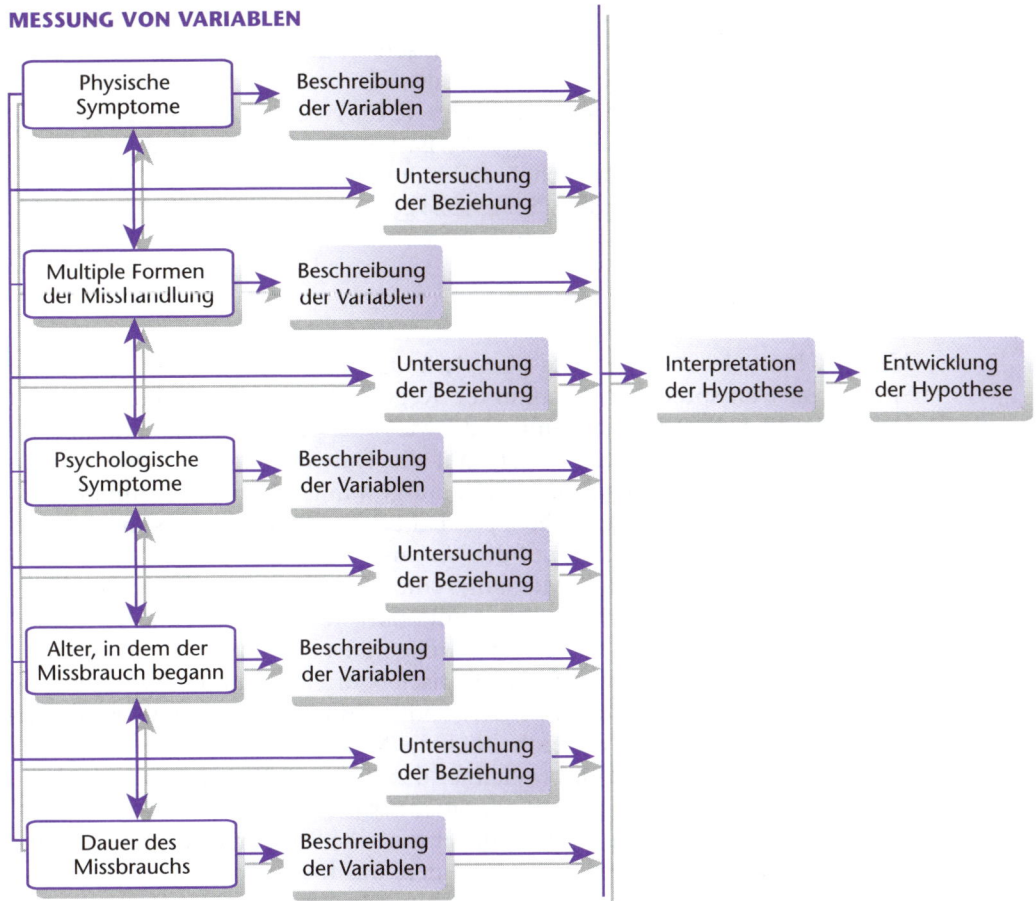

Abb. 2.3: Vorschlag eines deskriptiven korrelationalen Designs für die Studie von Hulme und Grove über Symptome bei weiblichen Überlebenden von sexuellem Kindesmissbrauch.
(Aus: Hulme, P.A. & Grove, S.K. [1994]. Physical and psychological symptomatology of female survivors of child-sexual abuse, 55. Abdruck mit Genehmigung.)

„Die Gefälligkeitsstichprobe [Stichprobentechnik] wurde mit Hilfe von Aushängen an drei verschiedenen staatlichen Universitäten im Südwesten [Setting] zusammengestellt. Trotz des sensiblen Themas der Studie konnten 22 [Stichprobengröße] verwendbare Interviews durchgeführt werden. Die Stichprobe umfasste 18- bis 39-jährige Frauen (arithmetisches Mittel = 28 Jahre, Standardabweichung = 6,5 Jahre), die alle Überlebende sexuellen Kindesmissbrauchs waren [Population; Stichprobenkriterien]. Diese Frauen waren überwiegend Weiße (91 %) und Studentinnen (82 %). Etwas mehr als die Hälfte von ihnen waren allein stehend (54 %), sieben waren geschieden (32 %) und drei waren verheiratet (14 %). Die meisten (64 %) waren kinderlos. Ein kleiner Prozentsatz (14 %) war in irgendeiner Form auf staatliche Fürsorge angewiesen, und 14 Prozent waren mindestens einmal festgenommen worden. 27 Prozent der Probanden hatten Stiefeltern oder -geschwister, die Eltern von 14 Probanden waren nach wie vor verheiratet (64 %). Die Hälfte der Väter kamen entweder aus der Arbeiterklasse oder waren selbstständig, die anderen waren in Fachberufen tätig. Die Mütter kamen entweder aus der Arbeiterklasse oder waren selbstständig (50 %), Hausfrauen (27 %) oder in Fachberufen tätig (11 %). Die meisten Probanden (95 %) hatten Geschwister, und 36 Prozent wussten oder glaubten, dass auch ihre Geschwister sexuell missbraucht worden waren [Stichprobenmerkmal]" (S. 523–524).

2.3.10 Messmethoden

Messung bezeichnet den Prozess, bei dem „Objekten (oder Ereignissen oder Situationen) entsprechend bestimmter Regeln Zahlen zugeordnet werden" (Kaplan 1964, S. 177). Ein Bestandteil der Messung ist die Instrumentation, also die Anwendung bestimmter Regeln auf die Entwicklung eines Messmittels oder -instruments. Ein Instrument wird ausgewählt, um eine bestimmte Variable in einer Studie zu untersuchen. Die Daten, die mit Hilfe eines Instruments erzeugt werden, sind entweder auf der Nominal-, Ordinal-, Intervall- oder Verhältnisebene. Die Ebene der Messung – die Nominalebene ist die niedrigste Form der Messung, die Verhältnisebene die stärkste – bestimmt die Art der statistischen Analyse, die mit den Daten durchgeführt werden kann.

Um die Messmethode einer Studie kritisch beurteilen zu können, untersucht man ihre Reliabilität (Zuverlässigkeit) und Validität (Gültigkeit). Die Zuverlässigkeit hängt davon ab, wie einheitlich die Messmethode eine Variable oder ein Konzept misst. Gültigkeit bezeichnet das Ausmaß, in dem das Instrument auch tatsächlich das widerspiegelt oder misst, was es messen soll. Wenn ein Instrument z. B. dazu entwickelt wurde, um chronische Schmerzen zu messen, zeigt sich seine Gültigkeit in dem Ausmaß, in dem das Instrument tatsächlich chronische Schmerzen misst, während seine Zuverlässigkeit von der Beständigkeit abhängt, mit der es chronische Schmerzen misst. Kapitel 9 stellt das Konzept des Messens vor und erklärt die unterschiedlichen Arten von Reliabilität und Validität. Hulme und Grove (1994) verwendeten den ASI-(*Adult Survivors of Incest*)-Fragebogen, um die Forschungsvariablen zu messen:

„Der ASI-Fragebogen enthält zehn Abschnitte: Angaben zur Person, Familie, Ausbildung, Beschäftigungsverhältnisse und staatliche Fürsorge, juristische Vorgeschichte, Merkmale des sexuellen Kindesmissbrauchs (Dauer, Täter, Schwangerschaft, Art und Weise, Formen der Bedrohung), vergangene und gegenwärtige Misshandlungen, vergangene und gegenwärtige physische Symptome, vergangene und gegenwärtige psychosoziale Symptome, Verhältnis zu den eigenen Kindern. Jedem Abschnitt folgt eine Auswahl von Antworten, wobei Platz für eigene Antworten (‚other') zur Verfügung steht. Die inhaltliche Validität wurde von Brown und Garrison (1990) anhand einer Tiefenanalyse von 132 Patientenakten bestätigt. (…) Für diese deskriptive korrelationale Studie (…) wurde die inhaltliche Validität des Instruments untersucht, indem eine offene Frage gestellt wurde: ‚Gibt es noch weitere Informationen, die Sie uns mitteilen möchten?'" (S. 524).

2.3.11 Datensammlung

Unter *Datensammlung* versteht man das präzise, systematische Zusammentragen von Informationen, die für den Forschungszweck oder die spezifischen
Forschungsziele, -fragen oder -hypothesen einer Studie relevant sind. Um Daten zu sammeln, muss die Forscherin die Genehmigung des Umfelds bzw. der
Einrichtung einholen, in der die Studie durchgeführt werden soll. Ebenso müssen sich die Testpersonen damit einverstanden erklären, an der Studie teilzunehmen. Häufig werden sie gebeten, eine Einwilligungserklärung zu unterschreiben, welche die Studie beschreibt, den Teilnehmern Vertraulichkeit ga-
rantiert und darauf hinweist, dass sie das Recht haben, jederzeit aus der Studie
auszusteigen. Die Genehmigung einer Einrichtung zur Durchführung einer
Studie sowie die Zustimmung der Teilnehmer, sich an der Studie zu beteiligen,
sollte im Forschungsbericht dokumentiert werden (☞ Kapitel 6).

Während der Datensammlung werden die Forschungsvariablen mittels einer
Vielzahl von Methoden gemessen, zum Beispiel durch Beobachtung, Interviews, Fragebögen oder Skalen. In einer zunehmenden Zahl von Studien messen Pflegefachkräfte physiologische Variablen mit hochtechnologischer Ausrüstung. Die Daten werden zu jedem Teilnehmer systematisch gesammelt und
gespeichert und so organisiert, dass ihre Eingabe in den Computer erleichtert
wird. Die Datensammlung wird für gewöhnlich im methodischen Teil des Forschungsberichts beschrieben, und zwar unter der Überschrift „Vorgehensweisen". Hulme und Grove (1994) beschrieben folgende Vorgehensweise für die
Datensammlung:

„Obgleich die Datensammlung mittels des Fragebogens auf selbstständiger
Basis erfolgen kann, wurden persönliche Interviews geführt, um die Ausführungen bei der Antwortkategorie ‚other' sorgfältig ausarbeiten zu können. Die
Interviews dauerten ungefähr eine Stunde und wurden in einem privaten
Raum durchgeführt, welcher von der University of Texas in Arlington zur Verfügung gestellt wurde. Jedes Interview begann mit einer Erörterung des Nutzens und der Risiken der Studie, und dem Unterschreiben einer Einwilligungserklärung. Die Risiken umfassten mögliche schmerzvolle Erinnerungen, Zorn
und Niedergeschlagenheit während des Interviews ebenso wie emotionale und
physische Beschwerden nach Beendigung des Interviews. Die Probanden wurden auf private und öffentliche Beratungsstellen hingewiesen, die ihnen bei der
Verarbeitung von Problemen, die möglicherweise im Zusammenhang mit der
Studie auftreten könnten, helfen könnten" (S. 524–525).

2.3.12 Datenanalyse

Eine *Datenanalyse* wird durchgeführt, um die gesammelten Daten zu reduzieren, zu organisieren und um ihnen eine Bedeutung zu verleihen. Zu den Analysemethoden, die in der quantitativen Forschung eingesetzt werden, gehören
die deskriptive und Inferenzanalyse (☞ Kapitel 10) sowie einige anspruchsvolle, fortgeschrittenere Analysemethoden (Burns & Grove 2001). Welche Analysemethoden verwendet werden, hängt in erster Linie von den Forschungs-

zielsetzungen, -fragen oder -hypothesen sowie von den Messniveaus ab, die mit den Forschungsinstrumenten erzielt wurden. Der Prozess der Datenanalyse wird im Ergebnisteil des Forschungsberichts beschrieben, ein Abschnitt, der für gewöhnlich durch die Forschungszielsetzungen, -fragen oder -hypothesen gegliedert wird. Hulme und Grove (1994) führten Häufigkeits-, Prozent-, Mittel- und Standardabweichungsberechnungen sowie Pearson-Korrelationen durch, um ihre Forschungsfragen zu beantworten.

Ergebnisse

„Die erste Forschungsfrage galt den Mustern physischer und psychosozialer Symptome. Sechs physische Symptome traten bei 50 Prozent oder mehr der Probanden auf: Schlaflosigkeit, sexuelle Funktionsstörungen, übermäßiges Essen, Drogenmissbrauch, schwere Kopfschmerzen sowie zwei oder mehrere größere operative Eingriffe. (…) Elf psychosoziale Symptome traten bei 75 Prozent oder mehr der Testpersonen auf: Depressionen, Schuldgefühle, geringe Selbstachtung, Unfähigkeit, anderen zu vertrauen, Stimmungsschwankungen, Selbstmordgedanken, Beziehungsprobleme, Verwirrung, Flashbacks des Missbraucherlebnisses, extremer Zorn und Gedächtnisschwäche. (…) Selbstverletzendes Verhalten wurde von acht Probanden (33 %) berichtet" (S. 527–528).

„Die zweite Forschungsfrage konzentrierte sich auf die Beziehungen zwischen der Anzahl physischer und psychosozialer Symptome sowie drei dazu beitragender Faktoren (Alter, in dem der Missbrauch begann, die Dauer des Missbrauchs sowie andere Misshandlungsformen). Unter den Forschungsvariablen gab es fünf signifikante Korrelationen: physische Symptome mit anderen Misshandlungsformen ($r = .59, p = .002$)*, physische Symptome mit psychosozialen Symptomen ($r = .56, p = .003$), Alter, in dem der Missbrauch begann, mit Dauer des Missbrauchs ($r = -.50, p = .009$), psychosoziale Symptome mit anderen Misshandlungsformen ($r = .40, p = .033$) und Dauer des Missbrauchs mit psychosozialen Symptomen ($r = .40, p = .034$)" (S. 528).

2.3.13 Forschungsergebnisse

Die Ergebnisse, die aus Datenanalysen gewonnen werden, müssen interpretiert werden, damit man ihnen Bedeutungen zuordnen kann. *Die Interpretation von Forschungsergebnissen* umfasst folgende Schritte: die Ergebnisse aus der Datenanalyse durchsehen, Schlussfolgerungen ziehen, Implikationen für die Pflege in Betracht ziehen, die Bedeutung der Ergebnisse erwägen, die Ergebnisse verallgemeinern, weitere Studien vorschlagen. Die Forschungsergebnisse werden im Diskussionsteil des Forschungsberichts dargestellt. Hulme und Grove (1994) lieferten folgende Diskussion ihrer Ergebnisse, einschließlich deren Implikationen für die Pflege und Vorschläge für weitere Studien.

* Anmerkung der Gutachterin: r ist eine statistische Kenngröße und steht für die Größe des Korrelationskoeffizienten; siehe auch Glossar. *p-Wert* = Signifikanzniveau; $p < 0{,}0001$ steht für ein sehr hohes Signifikanzniveau, das heißt: Je höher das Signifikanzniveau, desto eher werden Unterschiede zwischen den Gruppen statistisch signifikant.

Diskussion

„Obgleich diese Studie aufgrund ihrer relativ kleinen Nicht-Wahrscheinlichkeitsstichprobe möglicherweise nur in begrenztem Maße verallgemeinert
werden kann, bestätigen die Ergebnisse frühere Studien. (…) Darüber hinaus
belegen die Ergebnisse den von Browne und Finkelhor (1986) entwickelten
theoretischen Bezugsrahmen, wonach die Langzeiteffekte sexuellen Kindesmissbrauchs eine Vielzahl von Verhaltensauffälligkeiten (physische und psychosoziale Symptome) umfassen" (S. 528).

„Der von Brown und Garrison (1990) entworfene ASI-Fragebogen erwies sich
als wirkungsvoll für die Identifizierung von Mustern physischer und psychosozialer Symptome bei Frauen, die als Kind sexuell missbraucht wurden. (…) Angesichts der Akkumulation von Daten zu Verhaltensauffälligkeiten (physische
und psychosoziale Symptome) sowie zur Auswirkung der mitverantwortlichen
Faktoren müssen Hypothesen aufgestellt werden, um Browns und Finkelhors
(1986) theoretischen Rahmen, der die Langzeiteffekte von sexuellem Kindesmissbrauch erklärt, weiter zu testen. (…) Mit Hilfe von zusätzlichen Forschungen könnte der ASI-Fragebogen für die Verwendung in klinischen Situationen
adaptiert werden. Dieser Fragebogen könnte zudem die Identifizierung und
Umsetzung angemessener Behandlungen von Frauen, die in ihrer Kindheit
sexuell missbraucht wurden, im klinischen Umfeld erleichtern" (S. 529–530).

2.4 Das Lesen von Forschungsberichten

Das Verständnis der einzelnen Schritte des Forschungsprozesses und die Aneignung neuer Begriffe, die mit diesen Schritten zusammenhängen, wird Ihnen
bei der Lektüre von Forschungsberichten helfen. Ein *Forschungsbericht* fasst
die wesentlichen Bestandteile einer Studie zusammen und zeigt auf, was diese
Studie zum Pflegewissen beiträgt. Forschungsberichte werden bei Fachtreffen
und -konferenzen vorgestellt und in Zeitschriften und Büchern veröffentlicht.
Diese Berichte haben auf Auszubildende, frisch examinierte Pflegefachkräfte
und Pflegestudierende häufig eine „überwältigende" Wirkung. Vielleicht hatten auch Sie Schwierigkeiten bei der Suche nach bestimmten Forschungsarti-
keln oder beim Verständnis des Inhalts dieser Artikel. Forschungsberichte werden in der Regel verfasst, um mit anderen Forschenden zu kommunizieren,
nicht mit klinischem Fachpersonal. Das bedeutet, dass der Stil dieser Berichte
oftmals fachspezifisch und mit viel Fachjargon angereichert ist, was für Pflegeschüler, praktizierende Pflegende und Studierende sehr verwirrend sein kann.
Wir möchten Sie dabei unterstützen, einige dieser Hürden auf dem Weg zu
einem besseren Verständnis der Forschungsliteratur zu überwinden, indem wir
Ihnen dabei helfen, 1) Literaturquellen ausfindig zu machen, in denen Forschungsberichte veröffentlicht werden und 2) den Inhalt eines Forschungsberichts zu beschreiben sowie 3) Tipps zum Lesen von Forschungsberichten
geben.

2.4.1 Literaturquellen für Forschungsberichte

Die geläufigsten Literaturquellen für Berichte aus der Pflegeforschung sind Fachzeitschriften. Forschungsberichte stehen im Mittelpunkt der folgenden Zeitschriften für Pflegeforschung: *Advances in Nursing Science, Applied Nursing, Clinical Nursing Research: An International Journal, Journal of Nursing Scholarship, Nursing Research, Qualitative Nursing Research, Research in Nursing & Health, Scholarly Inquiry for Nursing Practice: An International Journal* sowie *Western Journal for Nursing Research.* Zwei dieser Zeitschriften, *Applied Nursing Research* und *Clinical Nursing Research,* haben sich auf die Vermittlung von Forschungsergebnissen an praktizierende Pflegefachkräfte spezialisiert. Das bedeutet, dass diese Zeitschriften weniger Details zu Bezugsrahmen, Methodik und den statistischen Besonderheiten einer Studie beinhalten und sich dafür stärker auf die Diskussion der Ergebnisse und deren Implikationen für die Praxis konzentrieren. Viele der klinischen Pflegefachzeitschriften setzen zudem vorrangig auf die Veröffentlichung von Forschungsergebnissen. Tabelle 2.3 listet die klinischen Zeitschriften auf, deren Inhalt mindestens zur Hälfte aus Forschungsberichten besteht. In den Vereinigten Staaten werden mehr als 95 Pflegezeitschriften herausgegeben, und viele von ihnen enthalten Forschungsberichte (Swanson, McCloskey & Bodensteiner 1991).

Einige Forschungsberichte, wie beispielsweise jene über komplexe qualitative Studien, sind sehr umfangreich und können als Buch oder als einzelne Kapitel eines Buchs publiziert werden. Die Forschungsberichte, die von Studierenden zur Erlangung des Magistertitels verfasst werden, erscheinen in Form von Magisterarbeiten, und Doktorandinnen schreiben Dissertationen, in denen sie ihre Forschungsprojekte darlegen. Vor ihrer Veröffentlichung werden Forschungsberichte oftmals im Rahmen von lokalen, nationalen oder internationalen Konferenzen zu Themen des Pflege- oder Gesundheitswesens vorgestellt. Meist weisen die Broschüren, in denen der Ablauf einer Konferenz bekannt gegeben wird, darauf hin, ob Forschungsberichte zum Programm gehören. Darüber hinaus werden heute die Ergebnisse vieler Studien über das Internet verbreitet, da viele Zeitschriften auch online einsehbar sind, und ausgewählte Webseiten bieten Einblick in die neuesten Forschungen im Gesundheitsbereich.

2.4.2 Der Inhalt von Forschungsberichten

Zum momentanen Zeitpunkt überwältigt Sie vermutlich das Erscheinungsbild eines Forschungsberichts. Vielleicht fällt es Ihnen leichter, diese Art von Bericht zu lesen und zu verstehen, wenn Sie jeden seiner Bestandteile nachvollziehen können. Ein Forschungsbericht setzt sich normalerweise aus sechs Teilen zusammen: 1) Abstract, 2) Einleitung, 3) Methodik, 4) Ergebnisse, 5) Diskussion und 6) Literaturverzeichnis. Die einzelnen Bestandteile werden in diesem Abschnitt beschrieben, als Beispiel dient die Studie von Neuberger et al. (1997), in der beschrieben wird, welche Auswirkungen Bewegung auf den Gesundheitszustand von Menschen mit rheumatoider Arthritis hat.

Titel der Zeitschrift	Anteil an Forschungsartikeln in Prozent
Forschungszeitschriften	
Applied Nursing Research	100
Image: Journal of Nursing Scholarship	70
Nursing Research	80
Research in Nursing & Health	100
Scholarly Inquiry for Nursing Practice	60
Western Journal of Nursing Research	90
Klinische Zeitschriften	
American Journal of Alzheimer's Care & Related Disorders and Research	60
Birth	70
Cardiovascular Nursing	60
Computers in Nursing	70
Heart & Lung: Journal of Critical Care	50
Issues in Comprehensive Pediatric Nursing	100
Issues in Mental Health Nursing	67
Journal of Child and Adolescent Psychiatric and Mental Health Nursing	75
Journal of Continuing Education in Nursing	50
Journal of Holistic Nursing	50
Journal of National Black Nurses' Association	75
Journal of Nursing Education	80
Journal of Pediatric Nursing: Nursing Care of Children and Families	50
Journal of Transcultural Nursing	87
Maternal-Child Nursing Journal	75 →

Titel der Zeitschrift	Anteil an Forschungsartikeln in Prozent
Nursing Diagnosis	80
Public Health Nursing	75
Rehabilitation Nursing	50
The Diabetes Educator	75

Tab. 2.3: Zeitschriften, die sich auf Forschungsberichte konzentrieren. Aus: E.A. Swanson, J.C. McCloskey & A. Bodensteiner (1991*). Publishing opportunities for nurses: A comparison of 92 U.S. journals. Image: Journal of Nursing Scholarship*, 23 (1), 33–38.

2.4.2.1 Abstract

Ein Forschungsbericht beginnt in der Regel mit einem *Abstract*, also einer klaren, prägnanten Zusammenfassung der Studie (Crosby 1990). Abstracts bestehen aus etwa 100 bis 250 Wörtern und beschreiben normalerweise den Zweck der Studie, Design, Setting, Stichprobengröße, die wichtigsten Ergebnisse sowie Schlussfolgerungen. Die Forschenden bezwecken damit einerseits, die Ergebnisse ihrer Studie prägnant wiederzugeben, andererseits möchten sie Ihre Aufmerksamkeit auf die Studie lenken, in der Hoffnung, dass Ihnen der Abstract Appetit darauf macht, den ganzen Forschungsbericht zu lesen. Neuberger et al. (1997) verfassten den folgenden deutlichen und prägnanten Abstract, der die wichtigsten Informationen über ihre Studie vermittelt:

Abstract
„Die Auswirkungen eines zwölfwöchigen Bewegungsprogramms mit geringfügiger sportlicher Betätigung auf den Ermüdungszustand, die sportliche Belastbarkeit sowie die Krankheitsaktivität wurden im Rahmen einer quasi-experimentellen Zeitreihenstudie bei 25 Erwachsenen mit rheumatoider Arthritis (bezeihungsweise [primär-]chronischer Polyarthritis, [P]cP) untersucht. Die Messungen wurden vor der Intervention, nach der Hälfte der Behandlung (nach sechs Wochen Bewegungsprogramm), am Ende der Behandlung (nach zwölf Wochen Bewegungsprogramm) sowie bei einer Nachuntersuchung nach 15 Wochen vorgenommen. ANOVAs (*analysis of variances* = Varianzanalysen) für wiederholte Messungen zeigten, dass jene Probanden, die häufiger an den Übungen teilnahmen, von einem Rückgang der Ermüdungserscheinungen berichteten, während diejenigen, die sich seltener beteiligten, von einer gestiegenen Ermüdung sprachen. Alle Teilnehmer zeigten im Durchschnitt eine höhere sportliche Belastbarkeit, eine Zunahme der Griffstärke der rechten und linken Hand, weniger Schmerzen sowie eine erhöhte Beweglichkeit. Es wurde keine bemerkenswerte Verschlechterung bei Gelenksuntersuchungen oder ein signifikanter Anstieg der Blutsenkungsgeschwindigkeit (BSG) beobachtet. Außerdem wurden bei einer Nachuntersuchung 15 Wochen später deutliche Verbesserungen festgestellt. Die Ergebnisse deuten darauf hin, dass an rheu-

matoider Arthritis erkrankte Personen, die an einem Bewegungsprogramm teilnehmen, ihr Ermüdungsniveau senken und weitere positive Wirkungen erzielen können, ohne dabei die Arthritis zu verschlechtern" (S. 195).

Normalerweise folgen dem Abstract vier größere inhaltliche Komponenten: Einleitung, Methoden, Ergebnisse und Diskussion. Der Inhalt der jeweiligen Abschnitte wird in Tabelle 2.4 umrissen und im Folgenden kurz erörtert.

2.4.2.2 Einleitung

Der Einleitungsteil eines Forschungsberichtes bestimmt Beschaffenheit und Umfang der Problematik, die untersucht werden soll, und erläutert die Durchführung der Studie. Sie sollten in der Lage sein, die Bedeutung der Studie für die Generierung von Wissen für die Pflegepraxis klar zu beurteilen. Die Studie von Neuberger et al. (1997) war insofern signifikant, als dass sie Wissen darüber schuf, wie Menschen mit chronischen Krankheiten geholfen werden kann, ihren Gesundheitszustand zu verbessern und ihre Selbstständigkeit zu erhalten. Der Zweck dieser Studie wurde im ersten Satz des Abstracts deutlich dargelegt.

Je nach Art des Forschungsberichts können Literaturüberblick und theoretischer Bezugsrahmen entweder getrennte Abschnitte bilden oder Teil der Einleitung sein. Der Literaturüberblick dokumentiert das aktuelle Wissen über das zu untersuchende Problem und schließt die Literaturquellen, die zur Ent-

Einleitung
Darstellung des Forschungsproblems, dessen Hintergrund und Bedeutung
Darstellung des Forschungszwecks
Kurzer Literaturüberblick
Bestimmung des theoretischen Bezugsrahmens
Bestimmung der Forschungszielsetzung, -fragen oder -hypothesen (falls anwendbar)
Methoden
Festlegung des Forschungsdesigns
Beschreibung der Behandlung oder Intervention (falls anwendbar)
Beschreibung der Stichprobe und des Settings
Beschreibung der Messmethoden (einschließlich Reliabilität und Validität)
Diskussion des Datensammlungsprozesses   →

Ergebnisse
Beschreibung der Datenanalyse
Präsentation der Ergebnisse in Form von Tabellen, Abbildungen oder mit Worten, ausgerichtet am Forschungszweck und/oder den -zielsetzungen, -fragen oder -hypothesen
Diskussion
Diskussion der wichtigsten Ergebnisse
Bestimmung der Limitationen
Darstellung der Schlussfolgerungen
Implikationen der Ergebnisse für die Pflegepraxis
Empfehlungen für weitere Forschungen

Tab. 2.4: Inhaltliche Bestandteile eines Forschungsberichts.

wicklung der Studie und zur Interpretation ihrer Ergebnisse benutzt wurden, mit ein. Neuberger et al. (1997) beispielsweise fassten die Literatur zusammen, die sich auf die Konzepte Erschöpfung, Bewegung und rheumatoide Arthritis konzentrierten. Ein Forschungsbericht sollte auch einen theoretischen Bezugsrahmen enthalten, den jedoch nur etwa die Hälfte aller veröffentlichten Studien auch tatsächlich liefern (Moody et al. 1988). Neuberger et al. (1997) stellten ihren theoretischen Rahmen deutlich als einen verhaltensbiologischen Bezugsrahmen dar, der „auf Konzepten der Selbstregulierung und Selbstüberwachung basiert, die sich sowohl auf unbewusste als auch auf bewusste Mechanismen beziehen, welche von Individuen benutzt werden, um die Homöostase aufrechtzuerhalten und der Erschöpfung vorzubeugen. Die vier Konzepte dieses Bezugsrahmens sind Ressourcen, Anwendung, Aktivität und Wiederherstellung" (S. 197). Die Konzepte des Bezugsrahmens wurden klar definiert und miteinander verknüpft, und so eine theoretische Basis für die Studie hergestellt. Manchmal wird auch ein grafisch gestaltetes Modell bzw. ein Plan beigefügt, um die interne Logik des Bezugsrahmens zu veranschaulichen, was allerdings bei der Studie von Neuberger et al. (1997) nicht der Fall ist.

Der Literaturüberblick und der theoretische Bezugsrahmen werden so dargestellt, dass die Signifikanz der Studie, über die berichtet wird, zum Ausdruck kommt. Die Einleitung endet häufig mit der Darlegung der Zielsetzungen, Fragen oder Hypothesen, die für die Studie richtungsweisend waren. Da es sich bei Neuberger et al. (1997) um eine quasi-experimentelle Studie handelt, wurden folgende Hypothesen aufgestellt: „Die Teilnahme an einem Bewegungsprogramm mit geringfügiger sportlicher Belastung a) vermindert die Erschöpfung bei ambulanten Patienten mit (P)cP, b) erhöht die sportliche Belastbarkeit der Teilnehmer und c) zeigt keine erhöhten Messungen der Krankheitsaktivität" (S. 197).

2.4.2.3 Methoden

Der methodische Teil eines Forschungsberichts beschreibt, wie die Studie durchgeführt wurde, und beinhaltet normalerweise das Design, eventuelle Behandlungsmaßnahmen, die Stichprobe, das Setting, die Messmethoden sowie den Datensammlungsprozess. Dieser Abschnitt des Berichts sollte so ausführlich dargestellt werden, dass der Leser zu bewerten vermag, ob die Methoden adäquat waren und zu verlässlichen Ergebnissen führten (Tornquist, Funk, Champagne & Wiese 1993). Neuberger et al. (1997) identifizierten ihr Design als quasi-experimentelle Zeitreihe. Sie fügten das Unterkapitel „Stichprobe" hinzu, das Population, Stichprobentechnik, Stichprobengröße und -merkmale sowie Setting beschrieb. Der Abschnitt „Messungen", als Unterkapitel von „Methoden", stellt die Instrumente, die benutzt worden waren, um die unabhängigen Variablen Erschöpfung, sportliche Belastbarkeit und Krankheitsaktivität zu messen, vor. Reliabilität und Validität der Instrumente wurden sowohl im Hinblick auf frühere Studien als auch auf die eigene Studie untersucht. Das Unterkapitel „Verfahrensweise" legt die Übungsmaßnahmen (Behandlung) und deren Implementierung in der Studie dar und gibt Aufschluss darüber, wer die Behandlung durchführte, wer die Daten sammelte, wie das Verfahren der Datensammlung angelegt war und auf welche Art und wie oft Messungen vorgenommen wurden. Darüber hinaus muss die Wirksamkeit der Behandlung ebenso festgestellt werden wie ihre Durchführbarkeit im Klinikalltag. Außerdem wird im Unterkapitel „Verfahrensweise" auch auf die Sicherung der Teilnehmerrechte sowie auf das informelle Zustimmungsverfahren hingewiesen.

2.4.2.4 Ergebnisse

Der Ergebnisteil stellt die Resultate der statistischen Untersuchungen vor, die verwendet wurden, um die gesammelten Daten zu analysieren, und legt die Bedeutung dieser Ergebnisse dar. zur Strukturierung dieses Abschnitts werden der Forschungszweck bzw. die Forschungszielsetzungen, -fragen und -hypothesen, die für die Studie aufgestellt worden waren, herangezogen. Die statistischen Analysen, die durchgeführt wurden, um den Zweck der Studie zu verfolgen bzw. die verschiedenen Zielsetzungen, Fragen oder Hypothesen zu behandeln, werden dargelegt und die spezifischen Ergebnisse in Form von Tabellen, Abbildungen oder als Text präsentiert (Burns & Grove 2001). Die Verwirrung, die oftmals angesichts zu vieler Zahlen entsteht, kann vermieden werden, indem der Fokus stärker auf der Zusammenfassung der Ergebnisse und deren Bedeutung ruht als auf den statistischen Daten. Neuberger et al. (1997) führten statistische Analysen durch, um ihre Hypothesen zu testen. Die umfassenden Analysen wurden mittels Tabellen und Beschreibungen verständlich dargestellt. Um die Differenzen zwischen den drei Messungen (jeweils nach sechs, zwölf und 15 Wochen) zu untersuchen, wurde auf eine Varianzanalyse (ANOVA) für wiederholte Messungen zurückgegriffen. Die Ergebnisse zeigen einen signifikanten Rückgang der Ermüdung und eine erhöhte sportliche Belastbarkeit, ohne dass sich dabei der Krankheitsstatus verschlechterte. Die Resultate der Studie bestätigten somit die drei Hypothesen, welche für die Studie aufgestellt worden waren.

2.4.2.5 Diskussion

Der Diskussionsteil verbindet die anderen Komponenten des Forschungsberichts miteinander und verleiht ihnen so eine umfassende Bedeutung. Dieser Teil enthält die wesentlichen Ergebnisse, die Limitationen der Studie, die Schlussfolgerungen, die aus den Resultaten gezogen werden können, ihre Implikationen für die Pflege sowie Empfehlungen für weitere Forschungen. Neuberger et al. (1997) diskutieren ihre Ergebnisse ausführlich und vergleichen und kontrastieren sie mit den Ergebnissen früherer Forschungen. Außerdem stellen sie eine Verbindung zwischen ihren Ergebnissen und dem verwendeten theoretischen Bezugsrahmen her, und zwar mit folgender Aussage: „Die Ergebnisse deuten darauf hin, dass die Verbesserungen von sportlicher Belastbarkeit, Griffstärke, Beweglichkeit und Schmerzniveau nach der Bewegungsintervention möglicherweise dazu beigetragen haben, die Energieressourcen zu erhöhen und das Erschöpfungsniveau zu senken" (S. 203). Die Limitationen der Studie bestanden in der relativ kleinen Stichprobengröße, dem Fehlen einer separaten Kontrollgruppe sowie dem Fehlen eines unerkannten Beobachters. Die Empfehlungen für weitere Forschungen bauen auf diesen Einschränkungen auf. Die Implikationen der Ergebnisse für die Praxis werden hinsichtlich der Signifikanz leichter sportlicher Betätigung für Menschen mit (P)cP erörtert.

Die Schlussfolgerungen, die aus einem Forschungsprojekt gezogen werden, können in mindestens dreifacher Weise nützlich sein. Erstens kann man die Intervention oder Behandlung, die in einer Studie getestet wurde, an Patienten anwenden und so ihre Pflege verbessern und positive Auswirkungen auf ihren Gesundheitszustand erzielen. Zweitens könnte die Lektüre von Forschungsberichten Ihre Ansicht über die Situation eines Patienten ändern bzw. Ihnen einen vertieften Einblick in dessen Situation ermöglichen. Und schließlich tragen Studien nicht nur dazu bei, Ihr Bewusstsein für die Probleme von Patienten zu erhöhen, sie helfen Ihnen auch zu lernen, diese Probleme zu beurteilen und zu lösen.

2.4.2.6 Literaturverzeichnis

Dem Diskussionsteil folgt eine Literaturliste, die alle Literaturquellen auflistet, die im Forschungsbericht zitiert wurden. Das Literaturverzeichnis beinhaltet jene Studien und Theorien, die als Grundlage für die Durchführung der Studie dienten. Diese Quellen bieten die Möglichkeit, sich ausführlicher über das Forschungsproblem zu informieren. Wir fordern Sie ausdrücklich dazu auf, sich den Artikel von Neuberger et al. (1997) vorzunehmen, um die einzelnen Abschnitte eines Forschungsberichts zu identifizieren und den Inhalt jedes dieser Abschnitte zu studieren. Neuberger et al. (1997) präsentieren eine exakt durchgeführte quasi-experimentelle Studie in aller Ausführlichkeit, liefern Ergebnisse, die frühere Forschungen untermauern, und bieten Schlussfolgerungen, die fundierte Beweise zur Anleitung der Pflege von Patienten mit rheumatoider Arthritis zur Verfügung stellen.

2.4.3 Tipps zum Lesen von Forschungsberichten

Wenn Sie mit dem Lesen von Forschungsberichten beginnen, werden Sie wahrscheinlich zunächst von den vielen neuen Begriffen und komplexen Informationen überwältigt sein, die in diesen Berichten auftauchen. Hoffentlich lassen Sie sich davon nicht entmutigen, sondern nehmen die Herausforderung an, neues Wissen, das aus Forschungen gewonnen wurde, aufzunehmen und zu prüfen. Vermutlich müssen Sie diese Berichte langsam oder auch zwei-, dreimal lesen, und dabei das Glossar am Ende dieses Buches zur Hilfe nehmen, das eine Übersicht über die Definitionen unbekannter Begriffe bietet. Wir empfehlen Ihnen, erst den Abstract und dann den Diskussionsteil des Berichts zu lesen. Wir hoffen, dass Ihnen diese Herangehensweise hilft, die Bedeutung der Ergebnisse für Sie persönlich und für Ihre Pflegepraxis zu bestimmen. Sie sollten sich zunächst auf Forschungsberichte konzentrieren, von denen Sie annehmen, dass sie Ihnen relevantes Wissen für Ihre Arbeit bieten können.

Das *Lesen eines Forschungsberichts* setzt voraus, dass Sie verschiedene Techniken kritischen Denkens einsetzen, zum Beispiel das Querlesen, Begreifen und Analysieren, um das Verständnis einer Studie zu erleichtern (Miller & Babcock 1996). Unter dem *Querlesen eines Forschungsberichts* versteht man das systematische Überfliegen des Textes, um sich rasch ein Bild von dessen Inhalt zu machen. Dazu lesen Sie den Titel, den Namen des Autors, den Abstract oder die Einleitung sowie den Diskussionsteil. Wenn Sie die Ergebnisse der Studie kennen, haben Sie die nötige Grundlage, um den Rest des Artikels beurteilen zu können (Tornquist et al. 1993). Danach sollten Sie die Hauptüberschriften sowie ein oder zwei Sätze zu jeder Überschrift lesen. Schließlich könnten Sie nochmals die Schlussfolgerungen sowie die Implikationen der Studie für die Praxis durchsehen. Das Querlesen ermöglicht es Ihnen, sich ein vorläufiges Urteil über den Wert eines Textes zu bilden und zu entscheiden, ob Sie den gesamten Bericht lesen möchten.

Das *Verständnis eines Forschungsberichts* setzt voraus, dass der ganze Bericht sorgfältig gelesen wird. Sie sollten sich auf das Verständnis der wichtigsten Konzepte sowie auf den logischen Ablauf des Gedankengangs innerhalb der Studie konzentrieren. Sie können Informationen über die Forschenden mit einem Textmarker hervorheben, zum Beispiel ihre Ausbildung, ihre momentane berufliche Position oder gegebenenfalls die Finanzierung, mittels derer die Studie durchgeführt werden konnte. Während des Lesens können Sie auch die einzelnen Schritte des Forschungsprozesses markieren. Machen Sie sich Notizen am Rand, so dass es Ihnen leichter fällt, das Forschungsproblem, den Forschungszweck, den theoretischen Bezugsrahmen, die wichtigsten Variablen, das Design, die Behandlung, die Stichprobe, die Messmethoden, den Prozess der Datensammlung, die Analysemethoden sowie die Ergebnisse der Studie zu erkennen. Außerdem können Sie ihre eigenen kreativen Gedanken oder Ihre Fragen am Textrand notieren.

Wir möchten Sie dazu ermutigen, jene Teile des Artikels, die Sie nicht verstehen, zu markieren und Ihre Ausbilderin, Dozentin oder andere Pflegeforscherinnen darum bitten, sie Ihnen zu erklären. Die größten Schwierigkeiten bei der Lektüre eines Forschungsberichts werden Sie wahrscheinlich beim Verstehen der statistischen Analysen haben. Die Informationen, die Sie in Kapitel 10 finden, sollen Ihnen dabei helfen, diese zu verstehen. Im Wesentlichen sollten Sie die einzelnen Statistiken, die verwendet werden, erkennen sowie die Ergebnisse einer statistischen Analyse und deren Bedeutung bestimmen können. Statistische Analysen werden durchgeführt, um Variablen zu beschreiben, Beziehungen zwischen Variablen zu untersuchen oder Unterschiede zwischen Gruppen zu identifizieren (☞ Kapitel 10). Der Zweck der Studie sowie ihre spezifischen Zielsetzungen, Fragen oder Hypothesen weisen darauf hin, ob der Schwerpunkt auf der Beschreibung, den Beziehungen oder den Unterschieden liegt. Daher sollten Sie jede Analysemethode mit ihren jeweiligen Ergebnissen und anschließend mit dem Zweck, den Zielsetzungen, Fragen oder Hypothesen, die in der Studie präsentiert werden, verknüpfen.

Bei der dritten Lesetechnik, dem *Analysieren eines Forschungsberichts*, geht es darum, den Wert des Inhalts zu erkennen. Dabei wird dieser in Abschnitte eingeteilt, die eingehend auf ihre Genauigkeit, Vollständigkeit, die Einzigartigkeit ihres Informationsgehalts sowie ihre Struktur untersucht werden sollten. So kann festgestellt werden, ob die einzelnen Schritte des Forschungsprozesses logisch aufeinander aufbauen oder ob bestimmte Schritte fehlen bzw. unvollständig sind. Der Diskussionsteil des Berichts sollte darauf überprüft werden, ob die Forschenden überzeugende Argumente für die Umsetzung der Forschungsergebnisse in die Praxis liefern. Der konsequente Einsatz dieser Techniken – Querlesen, Verstehen und Analysieren – während des Lesens von Forschungsberichten wird Ihnen den Zugang zu Studien erleichtern, Ihnen dabei helfen, eine gut informierte Forschungskonsumentin zu werden, und darüber hinaus Ihr Wissen erweitern, das für die Umsetzung von Änderungen in der Praxis notwendig ist. Außerdem sind diese Lesefähigkeiten entscheidend für die Erstellung einer umfassenden Forschungskritik. Die Richtlinien für die kritische Bewertung von quantitativen und qualitativen Studien werden in Kapitel 12 vorgestellt.

2.5 Eine erste kritische Beurteilung von Forschungsberichten

Die Fähigkeit, Forschungsberichte zu lesen und die einzelnen Schritte des Forschungsprozesses zu identifizieren, sollte es Ihnen ermöglichen, eine erste kritische Beurteilung von Forschungsberichten zu vollziehen.

Die folgenden Fragen sind für die Durchführung einer ersten kritischen Beurteilung eines quantitativen Forschungsberichts wichtig:
1. Wurde eine quantitative oder eine qualitative Studie durchgeführt?
2. Wenn es sich um eine quantitative Studie handelt, ist sie deskriptiv, korrelational, quasi-experimentell oder experimentell?
3. Ist das Setting der Studie natürlich, teilweise kontrolliert oder hochkontrolliert?
4. Sind die einzelnen Schritte der Studie deutlich nachvollziehbar?
5. Können Sie die folgenden Abschnitte im Forschungsbericht bestimmen: Problem, Zweck, Literaturübersicht, theoretischer Bezugsrahmen, Vari-

ablen, Definition der Variablen, Design, eventuelle Behandlungsmaßnahmen, Stichprobe, Messmethoden, Datensammlung, Datenanalysen sowie Ergebnisse?

6. Fehlt einer der Schritte des Forschungsprozesses?

7. Sind die einzelnen Schritte der Studie auf logische Weise miteinander verbunden? Das bedeutet, dass das Forschungsproblem und der Forschungszweck die Basis für den Literaturüberblick und den Bezugsrahmen bieten müssen. Der Zweck und der Bezugsrahmen bilden wiederum die Grundlage für die Zielsetzungen, Fragen oder Hypothesen, die bestimmt wurden. Die Zielsetzungen, Fragen oder Hypothesen dagegen liefern die Basis für das Design der Studie, die Messungen, Datensammlung und Datenanalysen. Die Ergebnisse der Studie müssen mit dem Bezugsrahmen in Zusammenhang gebracht werden sowie mit vorangehenden Studien, die im Literaturverzeichnis zitiert werden.

ZUSAMMENFASSUNG

Die quantitative Forschung stellt den traditionellen Forschungsansatz in der Pflege dar. Pflegefachkräfte verwenden eine ganze Reihe quantitativer Ansätze einschließlich deskriptiver, korrelationaler, quasi-experimenteller und experimenteller Ansätze, um Pflegewissen zu entwickeln. Zu den Begriffen, die für die quantitative Forschung relevant sind, zählen Grundlagenforschung, angewandte Forschung, Exaktheit und Kontrolle. Unter Grundlagen-, Basis- oder (reiner) Forschung versteht man wissenschaftliche Untersuchungen, die nach „Wissen um des Wissens willen" streben bzw. von der Freude am Lernen und an der Wahrheitsfindung motiviert werden. Als angewandte (oder praktische) Forschung wird eine wissenschaftliche Untersuchung bezeichnet, die der Generierung von Wissen dient, das die klinische Praxis direkt beeinflusst oder verbessert.

Die Durchführung von quantitativer Forschung setzt Exaktheit voraus, also das Streben nach bestmöglichen Forschungsleistungen. Exaktheit erfordert Disziplin, das Festhalten am Detail und strikte Sorgfalt. Eine exakt vorgehende quantitativ Forschende ist stets um streng kontrollierte Studiendesigns bemüht, die präzise Messinstrumente, auf Protokollen basierende Behandlungen sowie repräsentative Stichproben beinhalten. Kontrolle bedeutet die Aufstellung bestimmter Regeln durch die Forschende, um die Einflussnahme von Störvariablen und potenzielle Fehler zu reduzieren und so die Wahrscheinlichkeit zu erhöhen, dass die Forschungsergebnisse die Realität genau reflektieren. Zu den Kontrollmechanismen in der quantitativen Forschung zählen die Auswahl von Teilnehmern und das Setting. Unter Stichprobenerhebung versteht man das Auswahlverfahren von Testpersonen, welche für die zu untersuchende Population repräsentativ sind. Die drei Arten von Settings, in denen Forschungen durchgeführt werden, sind das natürliche, das teilweise kontrollierte sowie das hochkontrollierte Setting.

Forschung ist ein Prozess, der in mancher Hinsicht anderen Prozessen gleicht. Deshalb ist der Hintergrund, den Sie sich bereits während Ihrer Pflegeausbildung angeeignet haben – was zum Beispiel den Problemlösungs- und Pflegeprozess betrifft – auch in der Forschung von Bedeutung. Wenn man den Problem- →

lösungs-, den Pflege- und den Forschungsprozess miteinander vergleicht, werden die Gemeinsamkeiten und Unterschiede dieser Prozesse deutlich, womit zugleich eine Basis für das Verständnis des Forschungsprozesses geschaffen wird.

Der quantitative Forschungsprozess umfasst die Konzeption eines Forschungsprojekts, die Planung und Implementierung dieses Projekts sowie die Vermittlung der Ergebnisse. Die einzelnen Schritte des quantitativen Forschungsprozesses wurden in diesem Kapitel kurz vorgestellt, eine ausführlichere Darstellung folgt in den Kapiteln 3 bis 10.

1. *Forschungsproblem und Forschungszweck:* Unter einem Forschungsproblem versteht man ein Interessengebiet, in dem es Wissenslücken gibt, die im Hinblick auf die Pflegepraxis gefüllt werden müssen. Der Forschungszweck ergibt sich aus dem Forschungsproblem und legt die spezifischen Zielsetzungen der Studie fest.
2. *Literaturüberblick:* Eine Übersicht über die relevante Literatur dient dazu, sich ein Bild davon zu machen, was über ein bestimmtes Thema bekannt ist und was nicht.
3. *Theoretischer Bezugsrahmen der Studie:* Unter dem theoretischen Bezugsrahmen versteht man die theoretische Basis einer Studie, welche ihre Entwicklung steuert und es dem Forschenden ermöglicht, die Ergebnisse mit dem bereits vorhandenen Pflegewissen zu verbinden.
4. *Forschungszielsetzungen, -fragen oder -hypothesen:* Forschungszielsetzungen, -fragen oder -hypothesen werden gestellt, um die Kluft zwischen dem eher abstrakt formulierten Forschungsproblem bzw. -zweck und dem Design der Studie sowie der Planung von Datensammlung und -analyse zu schließen. Sie sind richtungsweisend für die Entwicklung des Designs, der Datenanalyse und der Deutung der Ergebnisse.
5. *Studienvariablen:* Variablen sind Konzepte auf unterschiedlichen Abstraktionsebenen, die im Rahmen einer Studie gemessen, manipuliert oder kontrolliert werden.
6. *Annahmen:* Annahmen sind Aussagen, die als selbstverständlich oder wahr gelten, obwohl sie nicht wissenschaftlich getestet wurden.
7. *Limitationen:* Unter Limitationen bzw. Einschränkungen versteht man theoretische oder methodische Beeinträchtigungen in einer Studie, welche die Möglichkeit einer Verallgemeinerung der Ergebnisse verringern.
8. *Forschungsdesign:* Ein Forschungsdesign ist der Entwurf für die Durchführung einer Studie, der die Kontrolle über jene Faktoren maximiert, die mit den gewünschten Ergebnissen der Studie in Konflikt geraten könnten.
9. *Population und Stichprobe:* Unter Population versteht man alle Elemente, die bestimmten Kriterien entsprechen und somit an einer Studie beteiligt werden können. Eine Stichprobe ist die Teilmenge der Population, die für eine bestimmte Studie ausgewählt wurde; die Mitglieder einer Stichprobe werden als Teilnehmer oder Probanden bezeichnet.
10. *Messmethoden:* Messung bezeichnet den Prozess, bei dem Objekten, Ereignissen oder Situationen entsprechend bestimmter Regeln Zahlen zugeordnet werden. Messmethoden werden dazu bestimmt, um jede Variable in einer Studie zu messen.
11. *Datensammlung:* Der Prozess der Datensammlung umfasst das präzise und →

systematische Zusammentragen von Informationen, die für den Forschungszweck oder die spezifischen Forschungszielsetzungen, -fragen oder -hypothe-
sen einer Studie relevant sind.

12. *Datenanalyse:* Datenanalysen werden durchgeführt, um die gesammelten Daten zu reduzieren, zu strukturieren und ihnen Bedeutung zu verleihen sowie
um den Forschungszweck und/oder die Forschungszielsetzungen, -fragen und
-hypothesen zu verfolgen.

13. *Forschungsergebnisse:* Die Forschungsergebnisse umfassen die Schlussfolgerungen, die Verallgemeinerung der Ergebnisse, ihre Implikationen für die
Pflege sowie Vorschläge für weitere Forschungen.

Das Verständnis der einzelnen Schritte des quantitativen Forschungsprozesses
schafft den nötigen Hintergrund für das Lesen von Forschungsberichten. Um Ihnen bei der Lektüre von Forschungsliteratur zu helfen, wurden Literaturquellen
von Forschungsberichten aufgeführt, der Inhalt eines Forschungsberichts beschrieben und die Lesefähigkeiten für die Lektüre von Forschungsberichten im
Detail geschildert. Dieses Kapitel endet mit Richtlinien zur Durchführung einer
ersten kritischen Beurteilung einer quantitativen Studie. Im Anhang finden Sie
Beispiele für die einzelnen Schritte des Forschungsprozesses, die aus veröffentlichten quasi-experimentellen und experimentellen Studien stammen.

LITERATURVERZEICHNIS

Bagley, C. (1990). Development of a measure of unwanted sexual contact in childhood, for use in
community health surveys. Psychology Reports, 66(2), 401–402.

Bagley, C. & King, K.K. (1990). Child sexual abuse. The search for healing. New York: Travi-
stock/Routledge.

Bond, E.F. & Heitkemper, M.M. (1987). Importance of basic physiologic research in nursing
science. Heart & Lung, 16(4), 347–349.

Brown, B.E. & Garrison, C.J. (1990). Patterns of symptomatology of adult women incest survivors.
Western Journal of Nursing Research, 12(5), 587–600.

Brown, S.J. (1999). Knowledge for health care practice: A guide to using research evidence. Philadelphia: Saunders.

Browne, A. & Finkelhor, D. (1986). Initial and long-term effects: A review of the research. In D.
Finkelhor (Ed.), A source book on child sexual abuse (pp. 143–179). Beverly Hills, CA: Sage.

Burns, N. (1989). The research process and the nursing process: Distinctly different. Nursing Science Quarterly, 2(4), 157–158.

Burns, N. & Grove, S.K. (2001). The practice of nursing research: Conduct, critique, and utilization
(4th ed.). Philadelphia: Saunders.

Campbell, D.T. & Stanley, J.C. (1963). Experimental and quasi-experimental designs for research.
Chicago: Rand McNally.

Cook, T.D. & Campbell, D.T. (1979). Quasi-experimentation: Design and analysis issues for field
settings. Chicago: Rand McNally.

Crosby, L.J. (1990). The abstract: An important first impression. Journal of Neuroscience Nursing,
22(3), 192–194.

Fisher, Sir R.A. (1935). The designs of experiments. New York: Hafner.

Follette, N.M., Alexander, P.C. & Follette, W.C. (1991). Individual predictors of outcome in group
treatment for incest survivors. Journal of Consulting and Clinical Psychology, 59(1), 150–155.

Hastings-Tolsma, M.T., Yucha, C.B., Tompkins, J., Robson, L., & Szeverenyi, N. (1993). Effect of
warm and cold applications on the resolution of IV infiltrations. Research in Nursing & Health,
16(3), 171–178.

Hulme, P. A. & Grove, S. K. (1994). Symptoms of female survivors of child sexual abuse. Issues in Mental Health Nursing, 15(5), 519–532.

Kaplan, A. (1964). The conduct of inquiry: Methodology for behavioral science. New York: Chandler.

Kelly, E. (2001). Assessment of dietary intake of preschool children living in a homeless shelter. Applied Nursing Research, 14(3), 146–154.

Kerlinger, F. N. & Lee, H. B. (1999). Foundations of behavioral research. New York: Harcourt Brace.

Lewis, G. B. H. & Hecker, J. F. (1991). Radiological examination of failure of intravenous infusions. British Journal of Surgery, 78(4), 500–501.

MacCara, M. E. (1983). Extravasation: A hazard of intravenous therapy. Drug Intelligence and Clinical Pharmacy, 17(10), 713–717.

McCarthy, D. O. Lo, C., Nguyen, H. & Ney, D. M. (1997). The effect of protein density of food on food intake and nutritional status of tumor-bearing rats. Research in Nursing & Health, 20(2), 131–138.

Millam, D. A. (1988). Managing complications of I. V. therapy. Nursing 88, 18(3), 34–42.

Miller, D. C. (1991). Handbook of research design and social measurement (5th ed.). Newbury Park, CA: Sage.

Miller, M. A. & Babcock, D. E. (1996). Critical thinking applied to nursing. St. Louis: Mosby.

Moody, L. E. Wilson, M. E., Smyth, K., Schwartz, R., Tittle, M., & Van Cott, M. L. (1988). Analysis of a decade of nursing practice research: 1977–1986. Nursing Research, 42(4), 197–203.

Myers, S. T. (1982). The search for assumptions. Western Journal of Nursing Research, 4(1), 91–98.

Neuberger, G. B. Press, A. N., Lindsley, H. B., Hinton, R., Cagle, P. E., Carlson, K., et al. (1997). Effects of exercise on fatigue, aerobic fitness, and disease activity measures in persons with rheumatoid arthritis. Research in Nursing & Health, 20(3), 195–204.

Prescott, P. A. & Soeken, K. L. (1989). Methodology corner: The potential uses of pilot work. Nursing Research, 38(1), 60–62.

Swanson, E. A. McCloskey, J. C. & Bodensteiner, A. (1991). Publishing opportunities for nurses: A comparison of 92 U. S. journals. Image: Journal of Nursing Scholarship, 23(1), 33–38.

Tornquist, E. M. Funk, S. G., Champagne, M. T. & Wiese, R. A. (1993). Advice on reading research: Overcoming the barriers. Applied Nursing Research, 6(4), 177–183.

Van Ort, S. (1981). Research design: Pilot study. In S. D. Krampitz & N. Pavlovich (Eds.), Readings for nursing research (pp. 49–53). St. Louis: Mosby.

Whitney, F. W. (1986). Turning clinical problems into research. Heart & Lung, 15(1), 57–59.

Williams, M. A. (1980). Editorial: Assumptions in research. Research in Nursing & Health, 3(2), 47–48.

Wysocki, A. B. (1983). Basic versus applied research: Intrinsic and extrinsic considerations. Western Journal of Nursing Research, 5(3), 217–224.

Anhang: Beispiele quantitativer Studien

Quasi-experimentelle Studie

Quasi-experimentelle Studien werden durchgeführt, um die Wirkung einer Behandlung oder Intervention auf abhängige Variablen oder Ergebnisvariablen zu herauszufinden. Quasi-experimentellen Studien fehlt die Kontrolle über Design, Stichprobe oder Setting, die in einer experimentellen Studie eingesetzt werden kann. Hastings-Tolsma, Yucha, Tompkins, Robson und Szeverenyi (1993) führten eine quasi-experimentelle Studie über die „Wirkung warmer und kalter Anwendungen auf die Rückbildung von intravenösen (i. v.) Infiltrationen" durch (S. 171). Die einzelnen Schritte dieser Studie werden im folgenden Text beschrieben.

Schritte des Forschungsprozesses

1. Forschungsproblem

„Es wird geschätzt, dass mindestens 80 Prozent aller Krankenhauspatienten täglich eine intravenöse (i. v.) Therapie verabreicht bekommen (Millam 1988). I.v. Infiltration (das heißt, die i. v. Gabe geht „para") oder Einblutung tritt bei mindestens 23 Prozent aller i. v. Infusionsfehler auf (MacCara 1983) und stellt gleich nach der Phlebitis die häufigste Ursache für i. v. Morbidität dar (Lewis & Hecker 1991). Die resultierenden Gewebeverletzungen hängen vom klinischen Zustand des Patienten, der Art der Infusionslösung sowie vom Volumen des Infiltrats ab und können von leichten sichtbaren Verletzungen bis zu schweren Schädigungen reichen. Darüber hinaus können neben den beträchtlichen Leiden des Patienten und einem verlängerten Krankenhausaufenthalt auch erhebliche Kosten entstehen. Trotz der Häufigkeit und potenziellen Schwere der Verletzung ist wenig darüber bekannt, wie eine i. v. Infiltration, nachdem sie als solche erkannt wurde, effektiv behandelt werden kann" (Hastings-Tolsma et al. 1993, S. 171).

2. Forschungszweck

„Der Zweck dieser Forschung bestand darin, die Wirkung von warmen Anwendungen im Vergleich mit kalten Anwendungen auf die Schmerzintensität und die Geschwindigkeit der Rückbildung bzw. Resorption der Einlagerung verschiedener häufig verwendeter intravenöser Lösungen zu untersuchen" (S. 172).

3. Literaturüberblick

Der Literaturüberblick umfasst relevante aktuelle Literaturquellen, die im Zeitraum von 1976 bis 1991 veröffentlicht wurden. Der hier vorgestellte Zeitschriftenartikel wurde im April 1992 verfasst und im Januar 1993 als Publikation angenommen. Die Anzeichen und Symptome von i. v. Infiltrationen werden dargestellt und die dabei auftretende Gewebeschädigung beschrieben. Ebenso werden die Wirkungen des pH-Werts und der Osmolarität verschiedener Arten von Infusionslösungen auf i. v. Infiltrationen erörtert. Der Literaturüberblick endet mit der Beschreibung der Wirkweisen verschiedener Behandlungen, einschließlich warmer und kalter Anwendungen, auf die Rückbildung von i. v. Infiltrationen. Hastings-Tolsma et al. (1993, S. 172) folgern, dass „warme und kalte Anwendungen bei weniger toxischer Infiltraten bislang nicht sorgfältig unter kontrollierten Bedingungen untersucht worden sind".

4. Theoretischer Bezugsrahmen

Hastings-Tolsma und Kollegen (1993) legen keinen theoretischen Bezugsrahmen für ihre Studie fest. Sie identifizieren jedoch relevante Konzepte (i. v. Therapie, die Art der Infusionslösung, Gefäßschädigung, Einlagerung, Gewebeschädigung, Behandlung sowie Rückbildung) und erörtern die Beziehungen zwischen diesen Konzepten in ihrem Literaturüberblick. Eine mögliche Darstellung des Bezugsrahmen ihrer Studie ist in Abb. 2A.1 zu sehen. Es weist darauf hin, dass je häufiger Patienten eine i. v. Therapie verabreicht bekommen, desto höher die Wahrscheinlichkeit ist, dass bei ihnen eine Gefäßverletzung auftritt, die zur Einlagerung oder i. v. Infiltration führt. Ebenso beeinflusst die Art der Infusionslösung die Schwere von Gefäßschaden und Einlagerung. Eine Einlagerung führt zu Gewebeschädigungen, und je größer die Flüssigkeitsmenge ist, desto größer ist auch die Schädigung. Die Behandlung mit warmen und kalten Anwendungen hat eine bislang unbekannte Wirkung auf Einlagerung und Gewebeschädigung. Werden Einlagerung und Gewebeschädigung durch warme oder kalte Anwendungen reduziert, kann man von einer Rückbildung bzw. Resorption der Einlagerung beim Patienten sprechen.

5. Forschungsfragen

a) Worin bestehen die Unterschiede in der Gewebereaktion, gemessen durch Schmerz, Erythem, Verhärtung und interstitiellem Flüssigkeitsvolumen, zwischen warmen und kalten Anwendungen bei infiltrierten i. v. Stellen?
b) Worin besteht die Wirkung von warmen im Gegensatz zu kalten Anwendungen auf die Rückbildung infiltrierter Lösungen von unterschiedlicher Osmolarität, wenn der pH-Wert konstant gehalten wird?" (Hastings-Tolsma et al. 1993, S. 172–173). Um diese quasi-experimentelle Studie anzuleiten, wären Hypothesen möglicherweise eher angebracht gewesen.

6. Variablen

Die unabhängigen Variablen waren die Temperatur der Anwendungen (warm und kalt) und die Osmolarität der i.v. Lösung. Die abhängigen Variablen waren Schmerz, Erythem, Verhärtung sowie interstitielles Flüssigkeitsvolumen.

• Temperatur der Anwendungen
Konzeptionelle Definition: Lokale warme und kalte Anwendungen auf den

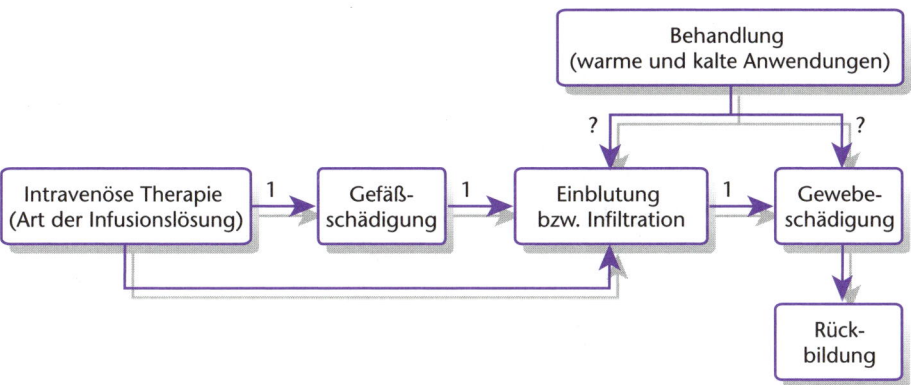

Abb. 2A.1: Vorschlag für die Darstellung des Bezugsrahmen der Studie von Hastings-Tolsma et al. (1993) über die Wirkung warmer und kalter Anwendungen auf die Rückbildung intravenöser Infiltrationen.

Einlagerungsstellen, um die Rückresorption der Infusionslösung und die Rückbildung der Infiltration zu fördern.

Operationale Definition: Warme (43 °C) oder kalte (0 °C) lokale Anwendungen unter Verwendung eines thermostatischen Kissens auf den Stellen der i. v. Infiltrationen.

- Osmolarität der i. v. Lösung

Konzeptionelle Definition: Osmolare Konzentration bzw. Menge der gelösten osmotisch wirksamen Teilchen pro Liter Flüssigkeit.

Operationale Definition: I. v. Lösungen mit 50 %-NaCl-Gehalt (154 mosmol/l), physiologischer Kochsalzlösung (308 mosmol/l) oder 3 %-NaCl-Gehalt (1027 mosmol/l), die an der i.v. Stelle des Teilnehmers infiltriert werden.

- Schmerzen

Konzeptionelle Definition: Durch Gewebeschädigung und entzündliche Reaktion ausgelöste Beschwerden.

Operationale Definition: Schmerzmessung mittels der „Analogue Chromatic Continuous Scale" (ACCS), einer eindimensionalen visuellen Analogskala zum Quantifizieren der Schmerzintensität, die vom Patienten selbst ausgefüllt wird.

- Erythem

Konzeptionelle Definition: Rötung an den i. v. Infiltrationsstellen infolge entzündlicher Reaktion.

Operationale Definition: Mit einem wasserfesten Filzstift werden die Ränder des Erythems markiert, um anschließend mit einem Lineal die jeweils größte Ausdehnung in der Senk- und in der Waagrechten zu messen. Die beiden Größen werden miteinander multipliziert, um die Größe des Erythems ungefähr zu bestimmen.

- Verhärtung

Konzeptionelle Definition: Schwellung an der i. v. Infiltrationsstelle, ausgelöst durch die i. v. Lösung, der Gewebeschädigung sowie der entzündlichen Reaktion.

Operationale Definition: Mit einem wasserfesten Filzstift werden die Ränder der Verhärtung markiert, um anschließend mit einem Lineal die jeweils größte Ausdehnung in der Senk- und in der Waagrechten zu messen. Die beiden Größen werden miteinander multipliziert, um die Ausbreitung der Verhärtung ungefähr zu bestimmen.

- Interstitielles Flüssigkeitsvolumen
Konzeptionelle Definition: Menge an Flüssigkeit, die aus dem geschädigten Blutgefäß in das umgebende Gewebe eindringt.

Operationale Definition: Kernspintomographie (*[Nuclear] Magnetic Resonance Imaging*, [N]MRI) wird genutzt, um das Ausmaß des Infiltrats zu quantifizieren, das an der i. v. Stelle zurückgeblieben ist.

7. Design

Das Design glich am ehesten dem einer unterbrochenen Zeitreihe, wobei jeder Teilnehmer sowohl warme als auch kalte Anwendungen (Behandlung) auf eine i. v. Stelle erhielt, die mit einem der drei Lösungstypen (50 %-NaCl-Lösung, physiologische Kochsalzlösung oder 3 %-NaCl-Lösung) infiltriert war (Behandlung). Die abhängigen Variablen waren Schmerz, Erythem, Verhärtung sowie interstitielles Flüssigkeitsvolumen. Sie wurden zu verschiedenen Zeitpunkten vor und während der Infiltration der drei i. v. Lösungen sowie während der warmen und kalten Anwendungen gemessen.

8. Stichprobe

„Die Stichprobe setzte sich aus 18 gesunden erwachsenen Freiwilligen zusammen. Die Teilnehmer waren weder schwanger noch nahmen sie Medikamente ein. (…) Von den 18 Teilnehmern waren 78 Prozent weiblich (n = 14) und 22 Prozent männlich (n = 4), ihr Alter lag zwischen 20 und 45 Jahren, das Durchschnittsalter betrug 35 Jahre (SA = 7). Alle Teilnehmer waren Kaukasier (offizielle Bezeichnung von weißen Amerikanern). Der *Health Science Center Institutional Review Board for the Protection of Human Subjects* (Institutioneller Untersuchungsausschuss zum Schutz von Versuchspersonen unter Schirmherrschaft des gesundheitswissenschaftlichen Zentrums) stimmte dem Forschungsprojekt zu. Nachdem die Studie den Interessenten erklärt worden war, wurde von den freiwilligen Teilnehmern eine schriftliche informierte Zustimmungserklärung eingeholt. Allen Testpersonen wurde für ihre Teilnahme eine finanzielle Entschädigung angeboten" (Hastings-Tolsma et al. 1993, S. 173).

9. Vorgehensweise

„Alle Messungen wurden im *Health Science Center's Department of Radiology NMR Laboratory* durchgeführt. Nachdem die Teilnehmer eine schriftliche informierte Zustimmungserklärung abgegeben hatten, wurden sie zum Kernspintomographieraum begleitet, wo die Infiltrationen und die anschließenden Messungen durchgeführt wurden. Der vollständige Zeitraum der Datensammlung betrug ungefähr 32 Stunden. Eine der drei Lösungen wurde in die Vena cephalica des Unterarms infiltriert: 50 %-NaCl-Lösung (154 mosmol/l), physiologische Kochsalzlösung (308 mosmol/l) oder 3 %-NaCl-Lösung (1027 mosmol/l). Diese Lösungen wurden sowohl aufgrund ihrer unterschiedlichen osmolaren Konzentration als auch wegen ihrer relativ häufigen Verwendung in der klinischen Praxis ausgewählt. Sie wurden abwechselnd infiltriert, so dass jedem Teilnehmer eine andere Lösung verabreicht wurde, entsprechend der Reihenfolge, nach der er in die Studie aufgenommen worden war. Ebenso zufällig wurde der rechte oder der linke Arm gewählt, und auch die Wahl der Anwendung – warm oder kalt – erfolgte zufällig" (S. 174).

10. Ergebnisse

„Die warmen und kalten Behandlungen auf die mit drei verschiedenen Lösungen infiltrierten i.v. Stellen zeigten signifikante Unterschiede in der Gewebereaktion, wie anhand des interstitiellen Flüssigkeitsvolumens gemessen wurde. (…) Bei allen drei Lösungen war das verbleibende Volumen bei der warmen Anwendung im Vergleich stets geringer als bei der kalten, $F_{(1,15)} = 46,69$, $p < ,001$. Was die Wirkung auf die Schmerzen angeht, wurden keine Unterschiede zwischen warmen oder kalten Anwendungen festgestellt. (…) Die Messungen der Flächen lieferten bei keiner der Lösungen einen Hinweis auf Erytheme. Die Oberflächenverhärtung zeigte mit der Zeit einen signifikanten Rückgang, $F_{(2,16)} = 14,38$, $p = ,001$, obwohl eine genaue Messung des Infiltrats nach der ersten bzw. zweiten kernspintomographischen Überprüfung praktisch unmöglich war, da die Ränder kaum mehr zu erkennen waren. (…) Eine signifikante Auswirkung von Wärme oder Kälte auf die Flächengröße war nicht festzustellen" (S. 175).

11. Diskussion

Dieser Teil umfasst die Schlussfolgerungen, Empfehlungen für weitere Forschungen sowie die Implikationen der Ergebnisse für die Pflegepraxis: „Diese Ergebnisse weisen darauf hin, dass Wärmeanwendungen auf i.v. Infiltrationsstellen zu einer schnelleren Rückbildung der Einlagerung führen als kalte Anwendungen, wie die eine Stunde dauernde Überwachung zeigte. (…) Interessant ist, dass Kälte im Gegensatz zu Wärme eine unmittelbarere, geradezu dramatische Wirkung auf die Zunahme des interstitiellen Ödems hatte, wenn sie direkt auf die Stelle des hyperosmolaren Infiltrats gebracht wurde. Die Ursache liegt vermutlich bei der Osmose von Flüssigkeit aus dem Plasma und dem umliegenden Gewebe in den Infiltrationsbereich. (…)

Andere Faktoren, die möglicherweise eine genaue Beurteilung und Behandlung von Infiltrationen beeinflussen können, müssen untersucht werden. Dazu sollten größere Mengen Flüssigkeit für das Extravasat und andere unterschiedlichere und kaustischere (ätzendere) Infusionslösungen sowie andere Vorgehensweisen, wie Hochlagerung, Wahl anderer i.v. Applikationsstellen und anderer Nadelstärken, eingesetzt werden. Zudem sollten auch Patienten unterschiedlicher Altersgruppen und in unterschiedlicher gesundheitlicher Verfassung miteinbezogen werden (…)" (S. 176).

„Die Pflegefachkraft trägt im Allgemeinen die Verantwortung für die i. v. Therapie. Und es besteht ein dringender Bedarf an Kriterien für eine akkurate Beurteilung und angemessene Interventionen. Die Ergebnisse dieser Forschung sprechen für den Einsatz von warmen Anwendungen auf Infiltrationsstellen nicht kaustischer Lösungen unterschiedlicher Osmolarität, sie werfen aber auch Fragen über die Angemessenheit aktuell verwendeter Bewertungskriterien von i. v. Infiltrationen auf. Weiterführende wissenschaftliche Untersuchungen sollten zur Entwicklung von Standards beitragen, welche für die Beurteilung und Behandlung von intravenösen Einlagerungen nützlich sind" (S. 177).

Experimentelle Studie

Der Zweck experimenteller Forschung besteht darin, die Ursache-Wirkung-Beziehungen zwischen unabhängigen und abhängigen Variablen unter hochkontrollierten Bedingungen zu untersuchen. Die Planung und Implementierung experimenteller Studien werden durch die Forschende stark kontrolliert, und häufig werden diese Studien in einem Laborsetting an Tieren oder Objekten durchgeführt. Nur wenige Pflegestudien sind rein experimentell. McCarthy, Lo, Nguyen und Ney (1997) führten eine experimentelle Studie über „die Auswirkung des Proteinanteils in der Nahrung auf die Nahrungsaufnahme und den Ernährungsstatus von Ratten mit Tumorerkrankungen" durch (☞ S. 74–81).

Die einzelnen Schritte des Forschungsprozesses

1. Forschungsproblem

„Anorexie und Gewichtsverlust stellen ernsthafte Probleme für Krebspatienten und ihre Angehörigen dar. (…) Die zunehmende Reduktion von Nahrungsaufnahme und Körpergewicht sind stark negative prognostische Indikatoren für das Überleben von Krebspatienten. (…) Der Abmagerungsprozess ist ein wichtiger Aspekt der verminderten Nahrungsaufnahme bei Krebspatienten. Die Literatur betont einheitlich die Bedeutung eines erhöhten Proteinanteils bei der Nahrungsaufnahme, in der Hoffnung, die ohnehin geringe Körpermasse des Krebspatienten zu erhalten. (…) Es wurde jedoch nachgewiesen, dass gesunde Tiere die Nahrungsaufnahme einschränken, wenn der Proteinanteil ihrer Nahrung erhöht wird. (…) Jedoch ist nicht bekannt, ob diese Reaktion auf einen erhöhten Proteinanteil in der Nahrung auch bei hypophagischen Ratten mit Tumorerkrankungen eintritt.

Es sollte außerdem darauf hingewiesen werden, dass das Tumorwachstum mit erniedrigten Serumwerten von Insulin im Zusammenhang steht, welche wiederum mit einem erniedrigten Serumgehalt des insulinähnlichen Wachstumsfaktors 1 (IGF-1) einhergehen. (…) Es ist nicht bekannt, ob sich der Serumgehalt von Insulin oder IGF-1 bei hypophagischen Ratten mit Tumorerkrankungen verbessert, wenn sie mit einer erhöht proteinhaltigen Nahrung gefüttert werden" (S. 130–132).

2. Forschungszweck

Zweck dieser Laborstudie „war es, festzustellen, ob a) eine Erhöhung des Proteinanteils der Nahrung Auswirkungen auf die Nahrungs- und Gesamtproteinaufnahme bei Ratten mit Tumorerkrankungen hat und b) ob eine erhöhte Eiweißaufnahme den Serumgehalt von Insulin und IGF-1 verändert, also von zwei Hormonen, die für die Proteinsynthese und den Gewebestoffwechsel erforderlich sind" (S. 132).

3. Literaturüberblick

Der Literaturüberblick umfasst aktuelle Literaturquellen von 1975 bis 1995, wobei 31 (80 %) der 39 Quellen in den letzten fünf Jahren (1991–1996) veröffentlicht wurden. Der hier vorgestellte Artikel wurde 1996 eingereicht, im Oktober 1996 zur Veröffentlichung angenommen, und schließlich im April 1997 publiziert. Der Literaturüberblick berücksichtigt vor allem Studien, die sich auf die Ursachen von tumorindizierter Anorexie und Gewichtsverlust bei Krebspatienten, die Wirkweisen einer Nahrung mit hohem Kalorien- und Proteinanteil bei gesunden Tieren sowie den Zusammenhang zwischen Tumorwachstum und Serumgehalt von Insulin und IGF-1 konzentrierten.

4. Theoretischer Bezugsrahmen

Diese Studie verfügt über einen angedeuteten theoretischen Rahmen, der eine Kombination aus physiologischen und pathologischen Theorien über Nahrungsstoffwechsel, Tumorentwicklung, Körperreaktionen auf Tumorentwicklung, Anorexie, Ernährung bei Anorexie sowie Körperreaktionen auf Nährstoffergänzung ist.

5. Variablen

Die unabhängige Variable war eine stark eiweißhaltige Diät. Die abhängigen Variablen waren Serum-Insulin, Serum-IGF-1, Nahrungsaufnahme, Proteinaufnahme und Körpergewicht.

- Unabhängige Variable – stark eiweißhaltige Diät
Konzeptionelle Definition: Nährstoffergänzung zur Erhöhung der Nährstoffaufnahme, Nährstoffverwertung und Gewichtsstabilisierung bei karzinösen Erkrankungen.
Operationale Definition: Isokalorische Nahrung mit einem Anteil von 40 % Kaseinproteinen (TD#93331, Harlan Tecklad, Madison, WI). (Die spezifischen Bestandteile dieser Diät werden im Artikel in einer Tabelle aufgeführt.)

- Abhängige Variablen – Serum-Insulin und IGF-1
Konzeptionelle Definition: Empfindliche Marker, die den Ernährungsstatus anzeigen und eine wichtige Rolle im Eiweiß- und Gewebestoffwechsel spielen.
Operationale Definitionen: „Die Analyse des Serum-Insulins wurde mittels eines Radio-Immunassays (RIA) durchgeführt. (…) Der Serum-IGF-1 wurde mittels RIA bestimmt, nachdem die IGF-bindenden Proteine mit Hilfe der

Hochleistungschromatographie und einer Säure entfernt worden waren" (McCarthy et al. 1997, S. 133).

• Abhängige Variablen – Nahrungs- und Proteinaufnahme
Konzeptionelle Definition: Nährstoffe, die von gesunden sowie von tumorkranken Tieren konsumiert werden.

Operationale Definition. Die Nahrungsaufnahme wurde funktionalisiert als die Menge (in Gramm) konsumierter Nahrung von sowohl gesunden als auch tumorkranken Tieren. Die Proteinaufnahme wurde funktionalisiert als die Menge (in Milligramm) an Protein, das sowohl von gesunden als auch von tumorkranken Ratten konsumiert wurde.

• Abhängige Variablen – Körpergewicht
Konzeptionelle Definition: Körpermasse von gesunden und tumorkranken Ratten.

Operationale Definition: Körpergewicht in Gramm von gesunden und tumorkranken Ratten an den Tagen 0, 15, 18, 24 und 27 des Experiments.

6. Design

Diese Studie besitzt ein experimentelles Design, das vier Gruppen umfasst: 1) 15 gesunde Ratten in der Kontrollgruppe bei normaler Ernährung, 2) 15 gesunde Ratten in einer Gruppe mit 40 Prozent Proteinanteil in der Nahrung, 3) 15 tumorkranke Ratten bei normaler Ernährung und 4) 15 tumorkranke Ratten mit 40 Prozent Proteinanteil in der Nahrung, bei wiederholten Messungen von drei der fünf abhängigen Variablen. „Der experimentelle Zeitraum umfasste 27 Tage. Während der ersten 15 Tage wurden alle Tiere bei einer halb aufbereiteten speziellen Nagetiernahrung gehalten, die 20 Prozent Kaseinproteine enthielt. Nach Tag 15 des Tumorwachstums wurde eine Hälfte der tumorkranken und eine Hälfte der Kontrollratten auf eine isokalorische Diät mit einem Anteil von 40 Prozent Kaseinproteinen umgestellt. Die abhängigen Variablen Serum-Insulin und Serum-IGF-1 wurden am 27. Tag, die anderen abhängigen Variablen Nahrungsaufnahme, Proteinaufnahme und Körpergewicht wurden am Tag 0, 15, 18, 24 und 27 gemessen" (S. 133).

7. Stichprobe und Setting

„Insgesamt 60 zufällig ausgewählte männliche Buffalo-Ratten mit einem Gewicht zwischen 100 und 120 Gramm wurden einzeln untergebracht und auf einen 12-Stunden-hell-dunkel-Zyklus eingestellt, der um 6 Uhr morgens begann. Nahrung und Wasser waren frei zugänglich. Die Tiere wurden fünf Tage lang an die Behausung gewöhnt, bevor der Versuch begann, und sie wurden die ganze Zeit über gemäß der Richtlinien für die Pflege und Nutzung von Versuchstieren *(Guidelines for the Care and Use of Laboratory Animals)* des Ministeriums für Gesundheit, Bildung und Soziales gehalten. (…) Die Tiere wurden nach Gewicht in Gruppen eingeteilt, und insgesamt 30 wurden zufällig für das Tumorimplantat ausgewählt, während 30 gesunde Tiere als Kontrollgruppe verblieben" (S. 132–133).

8. Datensammlung

„Die Nahrung wurde in kegelförmigen Näpfen in einem Metallgefäß verabreicht, um verschüttete oder verstreute Nahrungsreste aufzufangen. Die Gefäße wurden jeden Morgen auf einer tragbaren elektrischen Digitalwaage gewogen, welche vor jedem Wiegen auf null gestellt wurde. (…) Die Ratten wurden täglich gewogen, und am Ende des Versuchs wurden die Tumoren entfernt und gewogen. (…) Am 27. Tag des Tumorwachstums wurden die Tiere mit Ätherdämpfen leicht anästhesiert und mittels Herzpunktion zwischen 8 und 10 Uhr morgens ausgeblutet, um alle eventuellen tagesrhythmischen Abweichungen der Plasma-Hormonwerte zu kontrollieren. Das Blut konnte gerinnen, und Serum-Stichproben von 48 Tieren wurden bei –20 °C eingefroren (zwölf Proben wurden versehentlich zerstört)" (S. 133).

9. Ergebnisse

Die umfangreichen Ergebnisse der Studie wurden in fünf Abbildungen und in Textform präsentiert. „Ein signifikanter Haupteffekt des Tumorwachstums, $F_{(1,56)} = 26{,}6$, $p < ,001$, Ernährung, $F_{(1,56)} = 4{,}1$, $p = ,05$ sowie Tagen, $F_{(4,224)} = 29{,}6$, $p < ,001$, in Bezug auf die Grammzahl der durch die Ratten verzehrten Nahrung konnte nachgewiesen werden. (…) Aufgrund der Wirkung des Tumorwachstums auf die Nahrungsaufnahme konsumierten die tumorkranken Ratten bis zum 15. Tag weniger Proteine als die gesunden Kontrollratten: $F_{(1,59)} = 16$, $p = < ,001$. Am 18. Tag, drei Tage nach der Nahrungsumstellung, differierte die Proteinaufnahme je nach Tumorexistenz, $F_{(1,59)} = 377$ ($p < ,001$), oder Ernährungsform, $F_{(1,59)} = 176$, $p < ,001$, deutlich. (…) Das Körpergewicht bei den tumorkranken Ratten war während des Experiments deutlich geringer als das der gesunden Kontrolltiere, $F_{(1,56)} = 20{,}5$, $p < ,001$. (…) Es zeigte sich ein signifikanter Effekt des Tumorwachstums auf den durchschnittlichen Wert des Serum-Insulins, $F_{(1,4)} = 4{,}7$, $p = ,03$, allerdings zeigte die Ernährungsform keine Auswirkungen. (…) Vergleichbar war der Serum-IGF-1 bei den tumorkranken Ratten deutlich geringer als bei den gesunden Kontrollratten, $F_{(1,47)} = 25{,}7$, $p < ,001$, und wurde nicht durch die Diät beeinflusst" (S. 133–136).

10. Diskussion

Ergebnisse und Vorschläge für weitere Forschungen. „Die Erhöhung des Proteinanteils in der Nahrung von dem gewöhnlichen 20 %igen auf einen 40 %igen Anteil führte zu einer Abnahme der insgesamt aufgenommenen Nahrungsmenge und zu einer Zunahme der Proteinaufnahme sowohl bei den Kontrollratten als auch bei den tumorkranken Ratten. Die gestiegene Proteinaufnahme der tumorkranken Ratten, die mit einer Diät mit 40 %igem Proteinanteil gefüttert wurden, beeinflusste weder den Ernährungsstatus dieser Tiere, wie das Körpergewicht oder die Serumwerte des Gesamtproteins, Insulins oder IGF-1 zeigten, noch die Tumorgröße bei den kranken Tieren. (…) Diese Daten deuten darauf hin, dass die niedrigeren Serumwerte von IGF-1 und Insulin bei hypophagischen tumorkranken Ratten keine direkte Folge ihrer reduzierten Nahrungsaufnahme bzw., wie in diesem Fall, der verminderten Proteinzufuhr sind. (…) Die Erhöhung des Proteinanteils in der Nahrung führte zu einer Abnahme der Nahrungsaufnahme sowohl bei den gesunden Kontrollratten als auch bei den tumorkranken Tieren" (S. 136).

„Die Regulierung der Nahrungsaufnahme beim Menschen ist komplexer als bei Tieren, die bei standardisierter Ernährung und festen Fütterungszeiten gehalten werden. Es besteht Bedarf an Studien, welche die Wirkung von hochkalorischen und hochproteinhaltigen Nahrungsergänzungen auf die Gesamtaufnahme von Kalorien und Protein untersuchen, insbesondere im Hinblick auf die Ernährung von Krebspatienten. Es gibt Hinweise darauf, dass die Verwendung von Nahrungsergänzungen bei Patienten mit Kopf- und Nackenkrebserkrankungen zu einer signifikanten Abnahme von Kalorien- und Proteinaufnahme aus der Nahrung führt, obwohl der Kalorien- und Proteinanteil der Nahrungsergänzungen einen Nettozuwachs der Gesamtaufnahme von Kalorien und Protein bewirkt. (…) Allerdings gibt es kaum Beweise, dass eine gesteigerte Nahrungsaufnahme die Morbiditäts- und Sterblichkeitsrate bei Krebspatienten mit Gewichtsverlust beeinflusst. (…) Zweifellos besteht Bedarf an weiteren Studien über die metabolischen Wirkweisen von Nahrungsinterventionen sowie über den Einfluss hochkalorien- und/oder hochproteinhaltiger Nahrungsergänzungen auf das Essverhalten und den Appetit von Krebspatienten" (S. 137).

3 Forschungsprobleme, Forschungszwecke und Forschungshypothesen

ZIELE

Die vollständige Lektüre dieses Kapitels sollte Ihnen ermöglichen:
1. die Konzepte Forschungsgegenstand, -problem und -zweck zu definieren,
2. das Forschungsproblem vom Forschungszweck zu unterscheiden,
3. Forschungsgegenstände, -probleme und -zwecke in veröffentlichten quantitativen und qualitativen Studien sowie in Ergebnisstudien zu identifizieren,
4. die Signifikanz von Forschungsproblemen und -zwecken in veröffentlichten Studien zu überprüfen,
5. die Durchführbarkeit eines Forschungsproblems und -zwecks kritisch zu beurteilen anhand der Überprüfung von: der Expertise des Forschenden, dem finanziellen Aufwand, der Verfügbarkeit von Teilnehmern, den Mitteln und der Ausstattung, den ethischen Überlegungen der Studie,
6. den Umgang mit Zielsetzungen, Fragen und Hypothesen in veröffentlichten Studien zu überprüfen,
7. verschiedene Arten von Hypothesen zu unterscheiden (einfache versus komplexe Hypothese, ungerichtete versus gerichtete bzw. einseitige Hypothese, assoziative versus kausale Hypothese und statistische Hypothese versus Forschungshypothese),
8. die Qualität von Zielsetzungen, Fragen und Hypothesen, die in veröffentlichten Studien präsentiert werden, kritisch zu beurteilen,
9. die unterschiedlichen Arten von Variablen zu beschreiben,
10. konzeptionelle und operationale Definitionen von Variablen zu unterscheiden,
11. die konzeptionellen und operationalen Definitionen von Variablen kritisch zu beurteilen,
12. kritische Denkarten zur Identifizierung von Signifikanz und Transparenz der Probleme, Zwecke, Zielsetzungen, Fragen, Hypothesen sowie der Definitionen von Variablen in veröffentlichten Studien einzusetzen.

RELEVANTE BEGRIFFE

Forschungsfrage
Forschungsgegenstand
Forschungsproblem
Forschungszielsetzung
Forschungszweck
Hypothese
  Assoziative Hypothese
  Einfache Hypothese
  Forschungshypothese
  Gerichtete Hypothese
  Kausale Hypothese

Komplexe Hypothese
Nullhypothese
Überprüfbare Hypothese
Ungerichtete Hypothese
Konzeptionelle Definition
Operationale Definition
Stichprobeneigenschaften
Variablen
  Abhängige Variablen
  (Reaktion oder Ergebnis)

→

Demographische Variablen

Forschungsvariablen und -konzepte

Kontrollvariablen

Störvariablen

Umweltvariablen

Unabhängige (Behandlungs- oder experimentelle) Variablen

Wir stellen laufend Fragen, um uns selbst und die Welt um uns herum besser zu verstehen. Diese menschliche Fähigkeit, sich Gedanken zu machen und kreative Fragen zu stellen, ist der erste Schritt eines Forschungsprozesses. Indem sie Fragen stellen, können klinische Pflegefachkräfte und Pflegeforschende wichtige Forschungsthemen und -probleme erkennen, um Forschungsergebnisse zu generieren, die schließlich dazu genutzt werden können, Veränderungen in der Pflegepraxis zu bewirken. Ein *Forschungsgegenstand* ist ein Konzept oder ein weit gefasster Bereich, der für die Pflege von Bedeutung ist, wie akutes und chronisches Schmerzmanagement, Krankheitsbewältigung oder Gesundheitsförderung. Jedes Thema beinhaltet zahlreiche potenzielle Forschungsprobleme, die für quantitative, qualitative oder Ergebnisforschungen richtungsweisend sind. So ist beispielsweise Schmerzmanagement ein Forschungsgegenstand, der potenzielle Probleme aufwirft, wie etwa: Was sind chronische Schmerzen? Oder: Wie ist es, mit chronischen Schmerzen zu leben? Qualitative Forschung kann dazu verwendet werden, diese Probleme bzw. Interessengebiete zu untersuchen. Dagegen kann die quantitative Forschung Probleme wie diese angehen: Wie lassen sich chronische Schmerzen genau einschätzen? Oder: Was sind wirksame Interventionen für eine erfolgreiche Therapie chronischer Schmerzen? Die Methoden der Ergebnisforschung können schließlich dazu dienen, Ergebnisse von Patientenbehandlungen sowie die Rentabilität der Pflege zu untersuchen, die in einer schmerztherapeutischen Klinik geleistet wird.

Das Problem oder Interessengebiet bildet die Grundlage für die Entwicklung des Forschungszwecks. Der Zweck bzw. das Ziel einer Studie ist wiederum richtungsweisend für die Entwicklung der Zielsetzungen, Fragen oder Hypothesen. Diese überbrücken wiederum die Kluft zwischen dem eher abstrakt formulierten Problem und Zweck und dem detaillierten Design für die Durchführung der Studie. Zielsetzungen, Fragen und Hypothesen umfassen die Variablen, die Beziehungen zwischen den Variablen sowie häufig auch die Population, die untersucht werden soll.

Dieses Kapitel bietet Informationen, die Ihnen dabei helfen werden, ein Forschungsproblem von einem Forschungszweck zu unterscheiden sowie Probleme und Zwecke in publizierten quantitativen, qualitativen und Ergebnisstudien kritisch zu beurteilen. Außerdem werden Zielsetzungen, Fragen und Hypothesen erörtert und die verschiedenen Arten von Forschungsvariablen vorgestellt. Das Kapitel endet mit Übungen, die das kritische Denkvermögen schulen, das für die Beurteilung von Zielsetzungen, Fragen, Hypothesen und Variablen in publizierten Studien unerlässlich ist.

3.1 Was sind Forschungsprobleme und -zwecke?

Unter einem *Forschungsproblem* versteht man ein Interessengebiet, in dem es eine Wissenslücke gibt, die im Interesse der Pflegepraxis geschlossen werden soll. Forschung dient dazu, wichtiges Wissen zu produzieren, um Praxisprobleme angehen zu können, wobei das oberste Ziel darin besteht, Evidence-based Nursing anbieten zu können (Brown 1999, Fields 2000). In einer veröffentlichten Studie beschreibt das Forschungsproblem das Gebiet, das für eine bestimmte Zielgruppe von Interesse ist, und gibt einen Überblick über den Bedarf an zusätzlicher Forschung. Nicht in allen veröffentlichten Studien ist das Forschungsproblem deutlich ausformuliert; normalerweise wird das Problem aber im ersten oder zweiten Absatz des Artikels geschildert. Als Beispiel hier das Forschungsproblem der Studie von Foster-Fitzpatrick, Ortiz, Sibilano, Marcantonio und Braun (1999) über *Die Auswirkungen von übereinander geschlagenen Beinen auf die Blutdruckmessung* (S. 105):

„Die Beobachtung des Blutdrucks ist eine der am häufigsten verwendeten Diagnose- und Behandlungsmethoden bei den verschiedensten Gesundheitsproblemen. Die exakte Messung des Blutdrucks ist beispielsweise entscheidend für die Beurteilung von Hypertonie. Folglich sollte alles dafür getan werden, um Fehler bei der Messung des Blutdrucks zu vermeiden.

Zahlreiche Faktoren beeinflussen die Blutdruckmessung bei einer Einzelperson; dazu gehören zum Beispiel Medikationen, Arm- und Körperhaltung, Lärm, extreme Temperaturen, einengende Kleidung, fehlerhaftes Material, der „Weißkitteleffekt" (also der Respekt vor dem Arzt oder der Pflegefachkraft), das Auftreten der Person, die die Messungen ausführt, Angst, eine unpassende oder falsch positionierte Manschette sowie Sprechen. (…) Darüber hinaus wurde eine allgemeine Blutdruckschwankung im Tagesverlauf beobachtet. Bei Menschen, die tagsüber aktiv sind, sinkt der Blutdruck in der Nacht normalerweise um 15 Prozent, wobei bei Teilnehmern mit Bluthochdruck ein geringerer nächtlicher Abfall des Blutdrucks festgestellt wurde. Manche Menschen haben in den frühen Morgenstunden einen abrupten Blutdruckanstieg, was mit kardiovaskulären Komplikationen in Verbindung gebracht wurde (Kaplan 1998).

Obwohl keine akzeptable Praxis, ist die einmalige Blutdruckmessung häufig die Grundlage für klinische Entscheidungen, wie die Einstellung der Dosierung von Antihypertensiva bei einem Patienten. Es ist also notwendig, alle möglichen Fehlerquellen bei der Messung des Blutdrucks einer Person zu eliminieren (Hill & Grim 1991).

Einige Richtlinien für die exakte Messung des Blutdrucks weisen darauf hin, dass der Patient flach auf dem Boden liegen sollte. **Es gibt jedoch keine Forschungen über die Auswirkungen von auf Kniehöhe übereinander geschlagenen Beinen während der Blutdruckmessung**" (S. 105–106).

In diesem Beispiel wird im ersten Absatz deutlich das Problemgebiet für eine bestimmte Population geschildert, während die Absätze zwei bis vier einen präzisen Hintergrund sowie die Bedeutung dieses Problems liefern. Das Problem ist die exakte Blutdruckmessung und die Population sind Menschen, bei denen in einem klinischen Setting der Blutdruck gemessen wird. Es handelt sich um ein signifikantes Problem, da die Messung des Blutdrucks in der Diagnostik und Behandlung unterschiedlicher Gesundheitsprobleme sowie als Basis für klinische Entscheidungen im Zusammenhang mit der Einstellung blutdrucksenkender Medikamente (Antihypertensiva) verwendet wird. Vor dem Hintergrund früherer Forschungen wird deutlich, dass es zahlreiche Faktoren gibt, die die exakte Messung des Blutdrucks beeinflussen. Die Erörterung des Problems schließt mit einer präzisen *Problemfeststellung* (im Beispiel **fett** gedruckt), die auf eine Lücke in der Wissensbasis verweist, die für die Pflegepraxis benötigt wird.

Dieses Beispiel eines Forschungsproblems schließt Konzepte mit ein, zum Beispiel die exakte Messung des Blutdrucks, Faktoren, die die Blutdruckmessung beeinflussen sowie Pflegeinterventionen zur Förderung exakter Blutdruckmessung. Eine Vielzahl von Pflegeinterventionen könnten implementiert werden, um ihre Auswirkungen auf die Blutdruckmessung herauszufinden. Das bedeutet, dass jedes Problem die Ausgangsbasis für eine Vielzahl von Forschungszwecken bildet. In dieser Studie ist es die Wissenslücke hinsichtlich der Auswirkungen übereinander geschlagener Beine auf die Blutdruckmessung, welche für die Formulierung des Forschungszwecks richtungsweisend ist.

Unter dem *Forschungszweck* versteht man eine klare, präzise Aussage über die spezifischen Ziele der Studie. Das Ziel einer Studie kann möglicherweise darin bestehen, eine Situation zu identifizieren, zu beschreiben oder zu erklären oder eine Lösung für ein bestimmtes Problem vorauszusagen. Der Zweck schließt auch die Variablen, die Population und häufig das Setting mit ein, in dem eine Studie durchgeführt werden soll. Ein präzise formulierter Forschungszweck vermag die Substanz einer Studie in einem einzigen Satz zusammenzufassen und ist entscheidend für die verbleibenden Schritte des Forschungsprozesses (Creswell 1994). In einer veröffentlichten Studie wird die Zweckfeststellung meist im Anschluss an das Problem oder den Literaturüberblick präsentiert. Zudem erscheint der Zweck häufig auch im Titel der Studie und bildet den ersten Satz des Abstracts. Foster-Fitzpatrick et al. (1999) nannten den Zweck ihrer Studie zunächst im Titel ihres Artikels, dann im Abstract und schließlich im Anschluss an die Problemfeststellung. Die Forscher legten deutlich dar, dass der Zweck ihrer Studie darin bestand, „festzustellen, ob die Messung des Blutdrucks durch das Übereinanderschlagen der Beine auf Kniehöhe im Vergleich zu flach auf dem Boden aufliegenden Beinen beeinflusst wird" (S. 106).

Das Ziel dieser Studie war es, die Wirkungen der beiden Positionen (auf Kniehöhe übereinander geschlagene Beine und flach auf dem Boden aufliegende Beine) auf die Blutdruckmessung zu untersuchen. Diese quasi-experimentelle Studie wurde durchgeführt, um die Wirkungen von zwei unabhängigen Variablen oder Behandlungsarten (auf Kniehöhe übereinander geschlagene Beine und flach aufliegende Beine) auf die abhängige Variable bzw. die Ergebnisse der Blutdruckmessung herauszufinden. Die Ergebnisse zeigten, dass die systolischen und diastolischen Werte bei übereinander geschlagenen

Beinen beträchtlich anstiegen ($p < ,0001$)*. Das bedeutet, dass Patienten dazu aufgefordert werden sollten, ihre Beine während der Blutdruckmessung flach auf den Boden zu legen, um eine Fehlerquelle auszuschalten (Foster-Fitzpatrick et al. 1999).

3.2 Identifizieren von Forschungsproblem und -zweck in quantitativen und qualitativen Studien sowie in Ergebnisstudien

Ansätze der quantitativen und qualitativen Forschung sowie der Ergebnisforschung ermöglichen es Pflegenden, die verschiedensten Forschungsprobleme und -zwecke zu untersuchen. Im folgenden Abschnitt werden Beispiele von Forschungsthemen, Forschungsproblemen und Forschungszwecken für verschiedene Typen der quantitativen, qualitativen und der Ergebnisforschung vorgestellt.

3.2.1 Probleme und Zwecke verschiedener quantitativer Forschungstypen

Beispiele von Forschungsthemen, -problemen und -zwecken für verschiedene Typen der quantitativen Forschung (deskriptive, korrelationale, quasi-experimentelle und experimentelle) werden in Tabelle 3.1 dargestellt. Wenn über einen Themenbereich wenig bekannt ist, beginnt die Forschende für gewöhnlich mit einer deskriptiven Studie und fährt dann mit quasi-experimentellen und experimentellen Studien fort. Beim Studium der Probleme und Zwecke in Tabelle 3.1 können Sie die Unterschiede und Ähnlichkeiten zwischen den quantitativen Forschungstypen feststellen. Die meisten veröffentlichten Studien enthalten klar formulierte Forschungsprobleme und -zwecke. Jedoch kann es auch vorkommen, dass Problem und Zweck dem Einleitungteil eines Forschungsberichts entnommen werden müssen.

Der Forschungszweck lässt für gewöhnlich auf die Art von Studie schließen, die durchgeführt wurde. Der Zweck von deskriptiver Forschung ist es, Konzepte oder Variablen zu beschreiben, mögliche Beziehungen zu identifizieren und Unterschiede zwischen Gruppen zu beschreiben. Edel, Houston, Kennedy und LaRocco (1998) führten eine komparative deskriptive Studie durch, welche die Anzahl und Arten von Mikroben beschrieb, die auf künstlichen, lackierten und natürlichen Fingernägeln gefunden wurden, und zwar nach einer fünfminütigen chirurgischen Handwäsche. Die Autoren fanden heraus, dass künstliche Fingernägel eine signifikant höhere Anzahl an Bakterien aufwiesen als natürliche oder lackierte Nägel und dass lackierte Nägel wiederum eine signifikant höhere Anzahl an Bakterien aufwiesen als natürliche Nägel. Diese Forschungs-

---

* Anmerkung der Gutachterin: p-Wert = Signifikanzniveau; $p < 0,0001$ steht für ein sehr hohes Signifikanzniveau, das heißt je höher das Signifikanzniveau, desto eher werden Unterschiede zwischen den Gruppen statistisch signifikant.

ergebnisse stimmen mit den Schlussfolgerungen vorheriger Studien überein. Somit verfügen Pflegefachkräfte über empirische Beweise darüber, dass natürliche Fingernägel im Vergleich zu lackierten oder künstlichen Fingernägeln sicherer sind, was die Übertragung von Bakterien in der klinischen Praxis betrifft.

Der Zweck korrelationaler Forschung besteht darin, die Stärke (schwach, mäßig oder hoch) und die Art (positiv oder negativ) von Beziehungen zwischen Forschungsvariablen zu herauszufinden. Bournaki (1997, S. 147) führte eine Korrelationsstudie durch, um die „Beziehungen zwischen Alter, Geschlecht, schmerzvollen medizinischen Erfahrungen in der Vergangenheit, Temperament, Ängsten sowie Erziehungsmethoden und Schmerzreaktionen bei der Venenpunktion bei Kindern im Schulalter" zu untersuchen (☞ Tabelle 3.1). Der Forscher stellte fest, dass Alter, Angst erzeugende Arzterfahrungen in der Vergangenheit sowie Temperament eine Voraussetzung für Schmerzreaktionen bei der Venenpunktion darstellten. Diese Ergebnisse unterstreichen die Vielschichtigkeit von Schmerzreaktionen bei Kindern sowie die Notwendigkeit, die Schmerzen von Kindern in der Praxis zu beurteilen und zu handhaben.

Quasi-experimentelle Studien werden durchgeführt, um die Wirkung einer Behandlung bzw. einer unabhängigen Variablen auf zuvor ausgewählte abhängige Variablen oder Ergebnisvariablen zu identifizieren. Artinian, Washington und Templin (2001) untersuchten die Wirkungen zweier unabhängiger Variablen, Heim-Telemonitoring (*home telemonitoring*, HT) und die Überwachung durch kommunale Gesundheitsdienste (*community-based monitoring,* CBM) auf die abhängige Variable Blutdruckkontrolle bei einer Population afro-amerikanischer Frauen (☞ Tabelle 3.1). Bei der Nachuntersuchung nach drei Monaten wurden sowohl bei den Teilnehmerinnen in der HT-Gruppe als auch in der CBM-Gruppe deutlich niedrigere systolische und diastolische Blutdruckwerte festgestellt als bei den Teilnehmerinnen in der Vergleichsgruppe. Mit weiterführenden Studien könnten diese beiden Interventionen (Heim-Telemonitoring und Überwachung durch ambulante Pflegedienste) wirksame Möglichkeiten für Pflegefachkräfte darstellen, den Blutdruck von Patienten, die Minderheiten angehören, zu überwachen und somit deren Hypertonie zu kontrollieren und zu verbessern.

Experimentelle Studien werden in hochkontrollierten Settings und unter hochkontrollierten Bedingungen durchgeführt, um die Wirkung einer oder mehrerer unabhängigen Variablen auf eine oder mehrere abhängige Variablen zu identifizieren. Landis und Whitney (1997) führten eine experimentelle Studie über die Wirkungen eines 72-stündigen Schlafentzugs auf die Wundheilung bei Ratten in einem Laborsetting durch. Im Rahmen dieser Grundlagenstudie fanden sie heraus, dass Schlafentzug die Wundheilung verzögert, wobei jedoch zusätzliche Untersuchungen am Menschen benötigt werden, bevor die Ergebnisse in die Pflegepraxis umgesetzt werden können.

Forschungstyp: *Deskriptive Forschung*
Forschungsgegenstand: Desinfektionsmethode (chirurgische Handwäsche), mikrobielle Flora, Hygiene der Fingernägel
Forschungsproblem und -zweck: *Titel der Studie:* „Auswirkungen einer fünfminütigen chirurgischen Handwäsche auf die mikrobielle Flora, die auf künstlichen, lackierten und natürlichen Fingernägeln zu finden ist, bei OP-Personal" (Edel, Houston, Kennedy & LaRocco 1998).
Problem: „Über viele Jahre gehörten kurze und unlackierte Fingernägel zu den Praxisempfehlungen für die Hand- und Kleidungshygiene von OP-Personal. (...) Da jedoch künstliche Fingernägel in den vergangenen Jahren immer beliebter wurden, stellten Ärztinnen, Pflegefachkräfte und Angehörige anderer Gesundheitsberufe im OP-Dienst diese Richtlinien mit dem Argument, dass Fingernägel, die der häufigen Pflege durch eine Nageltechnikerin unterzogen werden, gesünder seien als unmanikürte, natürliche Nägel, in Frage. (...) Bislang wurden nur wenige Studien durchgeführt, um den Zusammenhang von künstlichen Fingernägeln und Bakterienbesiedlung zu klären. (...) Nur eine einzige Studie befasste sich bis jetzt mit der Bakterienbesiedlung im Zusammenhang mit lackierten Fingernägeln" (Edel et al. 1998, S. 54–55).
Zweck: „Der Zweck dieser Studie war es, festzustellen, ob es Unterschiede bezüglich des Auftretens und der Art der Mikroben gibt, die auf Fingernägeln und im Nagelbett von OP-Personal mit natürlichen, lackierten oder künstlichen Nägeln vor und nach einer fünfminütigen chirurgischen Handwäsche gefunden wurden" (Edel et al. 1998, S. 55).

Forschungstyp: *Korrelationsforschung*
Forschungsgegenstand: Schmerzreaktionen, Venenpunktion
Forschungsproblem und -zweck: *Titel der Studie:* „Beeinflussende Faktoren auf Schmerzreaktionen bei der Venenpunktion bei Schulkindern" (Bournaki 1997).
Problem: „Venenpunktionen werden von hospitalisierten Kindern als schmerzhafte Vorgänge beschrieben (van Cleve, Johnson & Pothier 1996, Wong & Baker 1988); am schwierigsten ist der Umgang damit für jugendliche Onkologie-Patienten. (...) Jedoch reagieren nicht alle Kinder gleich auf Venenpunktionen. Zwischen vier und 17 Prozent der Schulkinder bezeichneten ihre Schmerzintensität bei einer Venenpunktion als stark (...) und 38 Prozent der Kinder zwischen drei und zehn Jahren mussten während einer Venenpunktion festgehalten werden. (...) In einer neueren Studie von van Cleve et al. (1996) bewerteten stationär behandelte Schulkinder Venenpunktionen oder das Legen intravenöser Kanülen als mäßig schmerzhaft. Die Faktoren, die für die Variabilität der Reaktionen von Kindern auf Venenpunktionen verantwortlich sind, wurden bislang nicht vollständig analysiert" (Bournaki 1997, S. 147).
Zweck: „Der Zweck dieser Studie war es daher, die Beziehungen zwischen einer Reihe von Faktoren, zu denen Alter, Geschlecht, schmerzhafte Erlebnisse in der Vergangenheit, Temperament, allgemeine Ängste und Krankenhausangst sowie Erziehungspraktiken gehören, im Bezug auf Verhalten, Herzfrequenz und subjektive Reaktionen bei Venenpunktionen bei Schulkindern zu untersuchen" (Bournaki 1997, S. 147).

Forschungstyp: *Quasi-experimentelle Forschung*
Forschungsgegenstand: Blutdruck, Behandlung von Hypertonie, Telemonitoring, Überwachung durch kommunale Pflegedienste
Forschungsproblem und -zweck: *Titel der Studie:* „Wirkweisen von Heim-Telemonitoring und Überwachung durch kommunale Pflegedienste auf die Kontrolle des Blutdrucks (*blood pressure*, BP) bei afro-amerikanischen Städtern. Eine Pilotstudie" (Artinian, Washington & Templin 2001).
Problem: „Einer von vier Erwachsenen leidet an Hypertonie (*hypertension*, HTN), was die Häufigkeit von HTN als kardiovaskulären Risikofaktor verdeutlicht (American Heart Association 1999). (...) Laut der Weltgesundheitsorganisation (WHO) (WHO Expert Committee 1996) ist HTN weltweit der zweithäufigste Grund für Arztbesuche. Afro-Amerikaner weisen eine größere   →

Häufigkeit und Schwere von HTN auf als andere Minderheiten und Weiße. (…) Obwohl wissenschaftliche Daten bewiesen, dass es eine beachtliche Anzahl an sowohl pharmakologischen als auch nicht pharmakologischen Strategien gibt, um BP zu senken, nimmt das Bewusstsein für die Behandlung und Kontrolle von HTN unter der US-Bevölkerung ab. Dadurch steigt das Risiko insbesondere für Afro-Amerikaner. (JNC-VI-Joint National Committee on Detection, Evaluation and Treatment of High Blood Pressure 1997). Inadäquate BP-Überwachung ist ein wichtiger Faktor, der die BP-Kontrolle beeinflusst. (…) Eine Möglichkeit, das Bewusstsein für und die Kontrolle von HTN zu verbessern, besteht darin, den Zugang zur Gesundheitsversorgung zu erhöhen, und zwar unter Berücksichtigung der Tatsache, dass dieser Zugang sich nicht zwangsläufig auf eine Klinik, eine Notaufnahme oder eine Arztpraxis beschränken muss. Es besteht ein hoher Bedarf an tertiären, alternativen Strategien zur Förderung der BP-Kontrolle" (Artinian et al. 2001, S. 191–192).

Zweck: Der Zweck dieser Studie war es daher, „die Wirkweisen des Heim-Telemonitorings sowie der Überwachung durch kommunale Pflegedienste auf den Blutdruck bei afro-amerikanischen Städtern herauszufinden" (Artinian et al. 2001, S. 191).

Forschungstyp: *Experimentelle Forschung*
Forschungsgegenstand: Schlafentzug, Wundheilung
Forschungsproblem und -zweck: *Titel der Studie:* „Die Auswirkungen eines 72-stündigen Schlafentzugs auf die Wundheilung bei Ratten" (Landis & Whitney 1997).
Problem: „Schlaf wird als notwendige Voraussetzung für die Genesung betrachtet, und mangelnder oder gestörter Schlaf gilt als Hemmnis der Wundheilung (Wiederherstellung des Gewebes) nach einer Verletzung. Schlafstörungen und Schlaflosigkeit sind in der unmittelbaren postoperativen Phase durchaus üblich (…) und Patienten klagen nach operativen Eingriffen häufig über Schlafverlust. (…) Die Konsequenzen des Schlafverlusts stellen ein besonderes Problem für Pflegende und anderes Klinikpersonal dar, da sie die Pflege von Patienten nach akuten chirurgischen oder durch Unfälle verursachten Verletzungen anleiten und ausführen und dafür verantwortlich sind, den Patienten das Schlafen zu erleichtern und sie über die Bedeutung des Schlafes aufzuklären. Bezüglich der möglichen Auswirkungen von Schlafverlust auf die Regeneration des Gewebes sowie der Mechanismen, durch die sich Schlafverlust eventuell negativ auf die Wundheilung auswirken kann, sind viele Fragen offen (Lee & Scotts 1990), jedoch untersuchte bisher niemand systematisch die Auswirkungen von Schlafverlust auf die Wiederherstellung von Gewebe auf zellulärer und subzellulärer Ebene" („Landis & Whitney 1997, S. 259).
Zweck: „Der Zweck dieser Studie war es, die Auswirkungen eines 72-stündigen Schlafentzugs auf die Zellstruktur in der proliferativen Phase und der frühen Kollagen-Biosynthese-Phase des Wundheilungsprozesses herauszufinden" (Landis & Whitney 1997, S. 261).

Tab. 3.1: Quantitative Forschung: Themen, Probleme und Zwecke.

3.2.2 Probleme und Zwecke verschiedener qualitativer Forschungstypen

Die Probleme, die für die qualitative Forschung formuliert werden, bestimmen Interessengebiete, auf denen Untersuchungen durchgeführt werden müssen, um neue Einblicke zu gewinnen, das Verständnis zu vertiefen oder den Bedeutungsumfang besser zu erfassen (Munhall 2001). Der Zweck einer qualitativen Studie verweist auf das zentrale Thema der Studie, welches ein Konzept, zum Beispiel Schmerz, sein kann, ein Ereignis wie der Verlust eines Kindes, oder auch der Aspekt einer Kultur, beispielsweise indianische Heilmethoden. Darüber hinaus bestimmt der Zweck häufig den qualitativen Ansatz, der verwendet wird, sowie die Grundannahmen für diesen Ansatz (Creswell 1994). Beispiele für Forschungsthemen, -probleme und -zwecke bei verschiedenen qualitativen Forschungstypen (phänomenologische Forschung, Grounded Theory, Ethnographie und historische Forschung), die gemeinhin in der Pflege durchgeführt werden, werden in Tabelle 3.2 vorgestellt.

Phänomenologische Forschungen dienen dazu, das Verständnis menschlicher Erfahrungen aus der individuellen Perspektive einer Forschenden zu vertiefen, zum Beispiel die gelebten Erfahrungen amerikanischer Arbeiter mit ihrem Status als Nichtkrankenversicherte (Orne, Fishman, Manka & Pagnozzi 2000). Orne und Kollegen (2000) machten vier Themen aus, die die realen Erfahrungen von Menschen ohne Krankenversicherung zusammenfassen: 1) Leben am Rande der Gesellschaft, 2) sich mit unüberwindbaren Schwierigkeiten konfrontiert sehen, 3) zu riskieren, Entscheidungen zu fällen und 4) mehr oder weniger über die Runden kommen. Diese Studie bietet einen Einblick und fördert das Verständnis des dringlichen Problems von einer wachsenden Zahl amerikanischer Arbeiter, die ohne Krankenversicherung leben.

In der Grounded-Theory-Forschung bestimmt das Forschungsproblem das Interessengebiet und der Forschungszweck verweist auf die Ausrichtung der Theorie, die aus der Forschung entwickelt werden soll (Munhall 2001). Logan und Jenny (1997) untersuchten beispielsweise die Probleme von Patienten während der maschinellen Beatmung und der anschließenden Entwöhnungsphase, um eine Theorie über das Abtrainieren der Beatmung zu entwickeln. Diese Theorie könnte dazu verwendet werden, Patienten die Entwöhnung vom Beatmungsgerät in unterschiedlichen Gesundheitseinrichtungen zu erleichtern.

In der ethnographischen Forschung bestimmen Forschungsproblem und -zweck eine Kultur und deren spezifischen Merkmale, die untersucht, beschrieben, analysiert und interpretiert werden sollen (Germain 2001). Kauffman (1995) beschreibt eine Anlaufstelle, die von einem Seniorenzentrum für ältere Afro-Amerikaner geführt wird und in einem Innenstadt-Ghetto liegt, das für Gewalt und Verbrechen im Zusammenhang mit Drogen bekannt ist. Die Ergebnisse der Studie verwiesen darauf, dass die soziale Interaktion und die mentale Gesundheit der älteren Menschen durch die aktive Teilnahme an den Angeboten des Zentrums verbessert wurden. Die Forscherin forderte politische Entscheidungsträger und Anbieter des Gesundheitswesens dazu auf, die Bedürfnisse von Bewohnern der Innenstädte anzuerkennen und ihnen eine die Eigenheiten ihrer Kultur berücksichtigende Gesundheitsfürsorge zur Verfügung zu stellen.

Das Forschungsproblem und der Forschungszweck historischer Forschungen konzentrieren sich auf einzelne Individuen, ein spezifisches gesellschaftliches Merkmal, ein Ereignis oder eine Situation der Vergangenheit ebenso wie auf weitere Erkenntnisse über die in der Studie untersuchte historische Epoche (Fitzpatrick 2001). Gegenstand der historischen Studie von Krisman-Scott (2000) war beispielsweise die Aufklärung von Patienten über die Tatsache, dass sie sich im Endstadium einer letalen Erkrankung befinden, im Zeitraum von den 1930er bis zu den 1990er Jahren. Die Studienergebnisse belegten, dass sich das Mitteilungsverhalten bezüglich des Erreichens des Endstadiums mit der Zeit langsam veränderte, von der Verheimlichung in den 30er Jahren hin zu einer größeren allgemeinen Akzeptanz dieser Mitteilung in der heutigen Zeit. Diese Veränderung vollzog sich zunächst in den 50er und 60er Jahren und kulminierte in den 70er Jahren, im Zusammenhang mit einer erweiterten Sichtweise bezüglich der Rechte des Einzelnen, der Wahrnehmung des Todes sowie des Verantwortungsbewusstseins der Gesundheitsanbieter.

Forschungstyp: *Phänomenologische Forschung*
Forschungsgegenstand: Phänomen, keine Krankenversicherung, Leben am Rande der Gesellschaft, gelebte Erfahrungen
Forschungsproblem und -zweck: *Titel der Studie:* „Leben am Rande: Eine phänomenologische Studie über amerikanische Arbeiter ohne Krankenversicherung" (Orne, Fishman, Manka & Pagnozzi 2000)
Problem: „Der Umstand, ohne Krankenversicherung zu leben, stellt ein bedrohliches Hindernis für Millionen von Amerikanern dar, die auf Gesundheitsfürsorge angewiesen sind. (...) 1997 stellte eine nationale Umfrage fest, dass einer von drei Erwachsenen während der vergangenen zwei Jahre für unbestimmte Zeit ohne Krankenversicherung war und dass 57 Prozent dieser Befragten in einem Vollzeit-Arbeitsverhältnis standen (...)" (Kuttner 1999).
Trotz statistischer Beweise, welche das Problem von amerikanischen Arbeitern verdeutlichen, die ohne den Rückhalt einer Krankenversicherung leben, ist wenig darüber bekannt, wie dieses Phänomen das emotionale, soziale und physische Wohlbefinden der Betroffenen beeinflusst. Es besteht ein Mangel an Forschungen über die individuellen Auswirkungen dieser Erfahrung. Es ist jedoch unbedingt notwendig, dieser Perspektive Beachtung zu schenken, wenn Gesundheitsträger, Verwaltungsbehörden und politische Entscheidungsträger wirksame Strategien entwickeln wollen, um die Probleme dieses schutzlosen Bevölkerungsteils in Angriff zu nehmen. Dies gilt insbesondere für Pflegende, also jene Fachkräfte, die im Vergleich zu anderen Anbietern des Gesundheitswesens über einen längeren Zeitraum hinweg und in unterschiedlicheren Umgebungen einen engeren Kontakt zu den Betroffenen haben" (Orne et al. 2000, S. 204–205).
Zweck: „Diese Studie wurde entwickelt, um die Erfahrung eines Lebens ohne Krankenversicherung aus der Perspektive amerikanischer Arbeiter zu untersuchen, die sich tatsächlich in dieser Situation befanden. Der Zweck dieser Studie war es, zu beschreiben und zu erklären, was diese Erfahrung für den Einzelnen bedeutet, und welchen Einfluss sie auf das tägliche Leben hat" (Orne et al. 2000, S. 205).

Forschungstyp: *Grounded-Theory-Forschung*
Forschungsgegenstand: Maschinelle Beatmung, Entwöhnung, Erfahrungen von Patienten
Forschungsproblem und -zweck: *Titel der Studie:* „Qualitative Analyse der Anstrengungen von Patienten während maschineller Beatmung und Entwöhnung" (Logan & Jenny 1997).
Problem: „Maschinelle Beatmung und Entwöhnung stellen große Herausforderungen für das klinische Personal dar. Eine nicht unwesentliche Anzahl an Patienten, die maschinell beatmet werden, hat beträchtliche Probleme mit der Entwöhnung vom Beatmungsgerät, was ein Grund für unverhältnismäßig hohe Kosten im Gesundheitswesen ist. (...) Faktoren einer erfolgreichen Entwöhnung wurden ausführlich untersucht, vor allem aus physiologischer und technischer Sicht. Dagegen wurde der subjektiven Erfahrung von Patienten mit maschineller Beatmung und Entwöhnung wenig Aufmerksamkeit geschenkt, obgleich psychologische Aspekte als entscheidende Faktoren für eine erfolgreiche Entwöhnung gelten, vor allem bei Patienten, die über einen langen Zeitraum hinweg beatmet wurden" (Logan & Jenny 1997, S. 140).
Zweck: „Der Zweck dieser Studie war es, die subjektiven Erfahrungen von Patienten mit maschineller Beatmung und Entwöhnung zu untersuchen, um frühere Forschungen zu bewerten und →

zu ergänzen. Die Studie gewährt der in Entwicklung befindlichen Theorie über die Entwöhnung vom Beatmungsgerät außerdem eine andere Perspektive (Logan & Jenny 1997, S. 141).

Forschungstyp: *Ethnographische Forschung*
Forschungsgegenstand: Ghettos der Innenstädte, Überleben, ältere Menschen, Drogenmilieu
Forschungsproblem und -zweck: *Titel der Studie:* „Zentrum als Anlaufstelle: Ergebnisse einer urbanen Ethnographie" (Kauffman 1995).
Problem: „In den unterversorgten Ghettos der Innenstädte, die für Drogenkriminalität und Gewalt bekannt sind, ist eine aktive Beteiligung am sozialen Leben gefährlich und sogar lebensbedrohlich. Dies gilt vor allem für ältere Menschen, die an Altersbeschwerden leiden und keine Möglichkeit haben, ihre soziale Isolation zu kompensieren. Nur wenige Forscher wagten sich in die sozialen Brennpunkte der Innenstädte, die als problematisch und gefährlich gelten. (...) Aus diesem Grund weiß man wenig über die sozialen Beziehungen der Menschen dort, insbesondere über die von älteren Menschen, die leicht angreifbar sind und häufig Opfer von Drogenverbrechen werden" (Kauffmann 1995, S. 231).
Zweck: „Diese urbane Ethnographie wurde über einen Zeitraum von drei Jahren in einem hauptsächlich afro-amerikanischen Innenstadt-Ghetto durchgeführt. Die Hauptfrage, auf die eine Antwort gesucht wurde, war: Wie überleben ältere Menschen inmitten eines „Drogenkriegs" in einem innerstädtischen Bezirk, der für seine gefährlichen Straßen und öffentlichen Plätze bekannt ist?" (Kauffman 1995, S. 231).

Forschungstyp: *Historische Forschung*
Forschungsgegenstand: Aufklärung über das Endstadium, Tod, Sterben, historische Analyse
Forschungsproblem und -zweck: *Titel der Studie:* „Eine historische Studie zur Aufklärung über das Endstadium einer letalen Erkrankung" (Krisman-Scott 2000).
Problem: „Im Laufe des letzten Jahrhunderts hat sich die Art und der Ort des Sterbens im amerikanischen Bewusstsein verändert. Der plötzliche Tod ist seltener, langsames Sterben häufiger geworden. (...) Häufig geben Sterbende vor, sich ihres Zustandes nicht bewusst zu sein, um so eine Auseinandersetzung mit dem Tod zu vermeiden. Diese Vermeidungsstrategie ist alles andere als hilfreich, da sie einem Menschen die Möglichkeit nimmt, angemessene Entscheidungen am Ende seines Lebens zu treffen und Macht und Kontrolle über die verbleibende Lebenszeit zu bewahren. (...) Pflegende haben es aus verschiedenen Gründen zumeist vermieden, Patienten mitzuteilen, dass sie bald sterben müssen, obwohl dieses Verschweigen ernsthafte Probleme bei der Pflege von Sterbenden aufwirft. (...) Der Informationsgrad, mit dem Patienten über Krankheit, Behandlung und Prognose aufgeklärt wurden, hat sich im Laufe der Zeit verändert. In den letzten 60 Jahren lässt sich ein Trend hin zu einer größeren Bereitschaft, Patienten über ihre Krankheit aufzuklären, feststellen" (Krisman-Scott 2000, S. 47).
Zweck: „Der Zweck dieser Studie war es, das Konzept, wie eine Sterbeprognose mitgeteilt wird, zu untersuchen und seine historische Entwicklung und Praxis in den USA über die letzten 60 Jahre hinweg nachzuvollziehen. (...) Die Fähigkeit eines Individuums, die angemessenen Entscheidungen am Ende eines Lebens zu treffen und wenn möglich über den Ort und die Art zu sterben zu bestimmen sowie sich selbst und nahe stehende Personen auf diesen Verlust vorzubereiten, hängt vom Wissen und dem Bewusstsein ab, dass das Leben dem Ende entgegengeht" (Krisman-Scott 2000, S. 47).

Tab. 3.2: Qualitative Forschung: Themen, Probleme und Zwecke.

3.2.3 Probleme und Zwecke der Ergebnisforschung

Ergebnisforschungen werden durchgeführt, um die Auswirkungen der Pflege zu untersuchen. In Tabelle 3.3 wird der Forschungsgegenstand, das Forschungsproblem und der Forschungszweck einer Ergebnisstudie von Rudy et al. (1995) vorgestellt. Diese Studie diente der Ergebnisbestimmung für Patienten, die schwer chronisch krank sind und auf einer Spezialpflegestation (*special care unit*, SCU) sowie im Vergleich auf einer Intensivstation (*intensive care unit*, ICU) behandelt werden. Allgemeine Aspekte wie Kosten, Zufriedenheit der Patienten, Dauer des Aufenthalts, Komplikationen und Wiedereinlieferung wurden im Hinblick auf die Auswirkungen der Pflege, die auf diesen beiden Stationen geleistet wurde, sowohl auf die Patienten als auch auf das Gesundheitssystem untersucht. Die Resultate dieser vier Jahre dauernden Studie zeigten, dass Case-Manager für chronisch und kritisch Kranke auf einer Spezialpflegestation (SCU) die gleichen bzw. sogar bessere Pflegeresultate bewirken können, als auf der traditionellen Intensivstation (ICU) erzielt werden. Darüber hinaus war die Patientenversorgung auf der SCU kosteneffizienter als die Pflegeleistung auf der ICU.

Forschungstyp: *Ergebnisforschung*
Forschungsgegenstand: Ergebnisse bei Patienten, Spezialpflegestation, Intensivstation, schwer chronisch Kranke
Forschungsproblem und -zweck: *Titel der Studie:* „Ergebnisse bei schwer chronisch kranken Patienten: Spezialpflegestation im Vergleich zur Intensivstation" (Rudy et al. 1995, S. 324).
Problem: „Der ursprüngliche Zweck von Intensivstationen (ICUs) bestand darin, Patientengruppen zusammenzulegen, die ähnliche Bedürfnisse an besonderer Überwachung und Pflege hatten, die von speziell ausgebildetem Gesundheitspersonal geleistet wurde. Während die positiven Resultate der ICUs wuchsen und sich entwickelten, wurde die Annahme, dass ein typischer ICU-Patient nur für kurze Zeit während der primär akuten Phase einer Krankheit auf der Station bleiben muss, von der Erkenntnis abgelöst, dass Aufenthalte auf der Intensivstation nicht selten einen Monat oder länger dauern. (...) Diese Langzeit-Intensivpatienten stellen eine Herausforderung für unser Gesundheitssystem dar, nicht nur wegen der Kosten, sondern auch wegen der Folgen für den Patienten. (...) Während umfassende Beweise bestätigen, dass diese spezielle Gruppe von Intensivpatienten eine Belastung der Krankenhausressourcen darstellt, versuchten bislang nur wenige Studien, die Wirkungen eines Pflegesystems außerhalb der Intensivstation hinsichtlich der Befindlichkeit des Patienten, die Kosten und die Pflegeergebnisse auszuwerten" (Rudy et al. 1995, S. 324).
Zweck: „Der Zweck dieser Studie war es, die Wirkungen eines weniger technisierten Pflegeumfelds und des Systems des fallspezifischen Case-Managements (Spezialpflegestation, SCU) mit dem traditionell hochtechnisierten Umfeld der Intensivstation (ICU) und einem Bezugspflegesystem im Hinblick auf den Gesundheitszustand des Patienten, der Verweildauer, Mortalität, Wiedereinlieferung, Komplikationen, Zufriedenheit seitens des Patienten und Kosten zu vergleichen" (Rudy et al. 1995, S. 324).

Tab. 3.3: Ergebnisforschung: Themen, Probleme und Zwecke.

3.3 Identifizieren der Signifikanz eines Forschungsproblems und -zwecks

Ein Forschungsproblem ist dann für die Pflege von Bedeutung, wenn es über das Potenzial verfügt, relevantes Wissen für die Praxis zu erzeugen oder zu verbessern. Während Sie die Signifikanz des Forschungsproblems und -zwecks in einer veröffentlichten Studie kritisch bewerten, sollten Sie entscheiden, ob das Wissen, das in der Studie generiert wurde, 1. die Pflegepraxis beeinflusst, 2. auf vorherigen Forschungen aufbaut, 3. das Testen oder die Entwicklung von Theorien fördert und 4. aktuelle Probleme oder Prioritäten in der Pflege anspricht (Burns & Grove 2001, Moody, Vera, Blanks & Visscher 1989).

3.3.1 Einfluss auf die Pflegepraxis

Die Pflegepraxis sollte auf empirischem Wissen bzw. auf Wissen basieren, das durch Forschung generiert wurde. Das bedeutet, dass jene Studien als signifikant bezeichnet werden, die klinische Belange ansprechen und zu Erkenntnissen führen, die die Pflegepraxis verbessern. Viele Forschungsprobleme und -zwecke konzentrierten sich auf die Wirkungen von Pflegeinterventionen oder auf Möglichkeiten, diese Interventionen zu verbessern. So untersuchten Forschende unterschiedliche Wirkweisen beispielsweise von 1. Übungen zur Stärkung der Beckenmuskulatur auf stressbedingte Harninkontinenz (Johnson 2001), 2. Bewegungstraining auf chronisch obstruktive Atemwegserkrankungen (*chronic obstructive pulmonary disease*, COPD) (Carrieri-Kohlmann et al. 2001), 3. warmen und kalten Anwendungen auf intravenöse Infiltrationen (Hastings-Tolsma, Yucha, Tompkins, Robson & Szeverenyi 1993). Diese Studien gelangten zu Erkenntnissen, die die Pflege von Patienten und ihrer Familien potenziell verbessern können.

3.3.2 Aufbau auf vorherigen Forschungen

Signifikante Forschungsprobleme und -zwecke bauen auf vorherigen Forschungen auf. Einleitung und Literaturüberblick eines Forschungsartikels enthalten relevante Studien, die eine Basis für das aktuelle Vorhaben bilden. Meist deutet eine Zusammenfassung der aktuellen Literatur darauf hin, was auf dem zu untersuchenden Gebiet bekannt ist und was nicht. Die Lücken in der aktuellen Wissensbasis bestätigen und dokumentieren die Signifikanz des Forschungszwecks. Beispielsweise lieferten Foster-Fitzpatrick et al. (1999) aus unterschiedlichen Quellen Beweismaterial darüber, inwiefern die Messung des Blutdrucks (*blood pressure*, BP) durch zahlreiche Faktoren beeinflusst wird. Nicht bekannt war jedoch die Auswirkung von auf Kniehöhe übereinander geschlagenen Beinen auf die systolischen und diastolischen Blutdruckwerte bei Patienten mit Bluthochdruck. Was über das Thema Blutdruckmessungen nicht bekannt war, wurde also zum Gegenstand der Studie von Foster-Fitzpatrick (1999). Ihre Absicht war es, zusätzliche Erkenntnisse zu gewinnen, um die Beurteilung von Blutdruckmessungen bei hypertensiven Patienten in klinischen Settings zu verbessern.

3.3.3 Fördern von Theorieüberprüfung und Theorieentwicklung

Signifikante Forschungsprobleme und -zwecke werden durch Theorien unterstützt. Dabei kann sich eine Studie entweder auf das Testen oder auf die Entwicklung von Theorien konzentrieren (Chinn & Kramer 1998). So testeten beispielsweise Jemmott & Jemmott (1991) die Theorie des Vernunfthandelns von Ajzen & Fishbein (1980) in ihrer Studie über den Gebrauch von Kondomen bei schwarzen Frauen. Sie überprüften die folgende These bzw. relationale Aussage der Theorie: „Eine Verhaltensabsicht wird durch die Einstellung zu einem spezifischen Verhalten und die subjektive Norm im Hinblick auf dieses Verhalten bestimmt" (S. 228). Daraufhin setzten sie die Aussage in Zusammenhang mit ihrer Studie, indem sie behaupteten, dass „folglich die Absicht einer Frau, Kondome zu verwenden, von ihrer Einstellung – positiv oder negativ – gegenüber dem Gebrauch von Kondomen abhängt, und ihrer Wahrnehmung dessen, was der Lebenspartner [subjektive Norm] als richtig empfindet" (S. 229). Ausgehend von dieser theoretischen Aussage entwickelten Jemmott & Jemmott die folgenden Hypothesen:

„Erstens: Frauen, die eine positive Einstellung zu Kondomen haben, werden eine größere Absicht äußern, diese zu verwenden, als Frauen, die Kondome gegenüber weniger positiv eingestellt sind. Zweitens: Frauen, die subjektive Normen [Lebenspartner] für den Gebrauch von Kondomen als unterstützend wahrnehmen, werden größere Absichten äußern, diese zu verwenden, als Frauen, die subjektive Normen für den Gebrauch von Kondomen als weniger unterstützend wahrnehmen" (S. 229–230).

Mit dieser Studie überprüften Jemmott & Jemmott (1991) die Theorie des Vernunfthandelns, um ihre Nützlichkeit für die Beschreibung von Einstellungen und Verhaltensweisen in Bezug auf die Verwendung von Kondomen herauszufinden. Die Ergebnisse dieser Studie bestätigten die Hypothese, dass Einstellungen und wahrgenommene subjektive Normen die Verwendung von Kondomen bei schwarzen Frauen beeinflussen. Damit wurden die Aussagen der Theorie bestätigt.

3.3.4 Thematisieren von Prioritäten in der Pflegeforschung

Seit 1975 haben Forschungsexperten, Fachgruppen und Finanzierungsstellen eine Reihe von Prioritäten in der Pflegeforschung festgestellt. Lindeman (1975) entwickelte eine erste Liste von Forschungsprioritäten für die klinische Praxis mit Pflegeinterventionen, die sich auf Altenpflege, Schmerzmanagement und Patientenschulung konzentrierten. Pflegefachkräfte forschen bis heute in diesen Bereichen mit dem Ziel, eine evidence-basierte Pflegepraxis zu entwickeln.

Viele Berufsverbände legten Forschungsprioritäten fest, die über das Internet kommuniziert werden. Beispielsweise stellt die *American Association of Critical-Care Nurses* (AACN) ihre aktuellen Forschungsprioritäten unter http://www.aacn.org/ ins Internet. Zu diesen Prioritäten zählen: 1. ein effektiver und angemessener Technologieeinsatz, um eine optimale Patientenbeurteilung, ein optimales Patientenmanagement und bestmögliche Pflegeresultate zu erreichen; 2. die Schaffung einer heilend wirkenden, humanen Umgebung; 3. die Entwicklung von Prozessen und Systemen, die den optimalen Einsatz von Intensivpflegekräften fördern; 4. effektive Ansätze im Bereich des Symptommanagements und 5. die Prävention von und der Umgang mit Komplikationen. Diese Webseite kann hilfreich sein, um die Signifikanz von Studien im Bereich der Pflege Intensivpflege zu beurteilen.

Die *American Organization of Nurse Executives* (AONE) stellte für das Jahr 2000 die folgenden Forschungsprioritäten auf: 1. Personal, 2. Befürwortung der patientenorientierten Pflege und 3. Technologie. Das Thema Personal umfasst Forschungen, die sich auf ethnisch und kulturelle Vielfalt unter den Mitarbeitern, Zusammensetzung des Personals, professionelles Wachstum, Verantwortlichkeit sowie Rekrutierung und Bindung von Mitarbeitern konzentrieren. Unter dem Begriff Befürwortung der patientenorientierten Versorgung sind Forschungsthemen wie Beziehungen zwischen dem medizinischen Fachpersonal sowie Beziehungen in Gesundheitseinrichtungen, der effiziente Einsatz von Ressourcen, neuen Managementmethoden und -techniken oder kontinuierliche Verbesserungen des Pflegeprozesses und der Pflegeergebnisse zusammengefasst. Im Bereich der Technologie müssen Studien die Ergebnisse von Technologieumstellungen, Systemverbesserungen und infrastrukturellen Veränderungen untersuchen, um Platz für neue Technologien und ein fachkundiges Management für technologische Veränderungen zu schaffen. AONE erläutert ihre Forschungsprioritäten im Internet unter http://www.aone.org/practiceresearch/research_priorities.htm.

Eine wichtige Einrichtung für die Finanzierung von Pflegeforschung ist das *National Institute for Nursing Research* (NINR). Es erstellt einen Forschungsplan (*National Nursing Research Agenda*), der folgende Bereiche abdeckt: Identifizierung von Prioritäten in der Pflegeforschung, Entwurf eines Plans für die Implementierung vorrangiger Studien sowie die Erschließung der nötigen Ressourcen, um diese vorrangigen Projekte zu unterstützen. NINR entwickelte vier Ziele, die die Aktivitäten des Instituts für einen Zeitraum von fünf Jahren (2000–2004) bestimmen. Ziel eins ist es, Forschungsvorhaben zu erkennen und zu unterstützen, die hervorragende wissenschaftliche Ergebnisse versprechen und signifikante Beiträge zur Gesundheitsforschung leisten. Die vorrangigen Gebiete, die ausgewählt wurden, sind unter anderen: Forschungen zur palliativen Pflege und zur Pflege in der Endphase des Lebens, Erfahrungen mit chronischen Krankheiten, Lebensqualität und Pflegequalität, Forschungen zur Gesundheitsförderung und Krankheitsvorsorge, Symptommanagement und -behandlung, Einsatz von Telemonitoring sowie kulturelle und ethnische Betrachtungsweisen von Gesundheit und Krankheit. Ziel zwei besteht in der Identifizierung und Unterstützung zukünftiger Forschungsfelder, um Untersuchungen über eine qualitativ hochwertige und zugleich kosteneffiziente Pflege zu fördern und die wissenschaftlichen Grundlagen für die Pflegepraxis zu schaffen. Zu den Prioritäten im Zusammenhang mit dieser Zielsetzung gehören Forschungen in folgenden Bereichen: chronische Krankheiten und Langzeitpflege, Gesundheitsförderung und Risikoverhalten, kardiopulmonale Gesundheit und Intensivpflege, Neurofunktion und sensorische Erkrankungen, Immunreaktion und Onkologie sowie Reproduktionsgesundheit und Gesundheit im Säuglings- und Kleinkindalter. Auf die Kommunikation und Verbreitung von Forschungsergebnissen, die mit NINR-finanzierten Studien erzielt werden, konzentriert sich Ziel drei, und Ziel vier ist es, den wissenschaftlichen Nachwuchs in der Pflegeforschung durch entsprechende Ausbildungs- und Karrieremöglichkeiten zu fördern. Details zum Programm, zu den Zielsetzungen und Finanzierungsgebieten des NINR sind im Internet zu finden unter http://www.nih.gov/ninr/.

Eine andere staatliche Institution, die Forschungen im Gesundheitswesen finanziert, ist die *Agency for Healthcare and Quality* (AHQR), ehemals *Agency for Health Care Policy and Research* (AHCPR). Absicht der AHQR ist es, Qualität, Angemessenheit und Wirksamkeit der Gesundheitsdienste zu fördern sowie den Zugang zu diesen Dienstleistungen zu verbessern, und zwar durch die Schaffung einer breiten Ausgangsbasis für wissenschaftliche Forschungen und durch die Förderung von Verbesserungen in der klinischen Praxis und in der Organisation, Finanzierung und Ausführung von Gesundheitsdienstleistungen. Zu den aktuellen Finanzierungsschwerpunkten gehören Forschungen über die mentale Gesundheit von Kindern und Drogenmissbrauch; Krebsvorsorge, Reihenuntersuchungen und Pflege; Pflege in der Endphase des Lebens sowie pflegerische Grundversorgung. Eine komplette Liste von Finanzierungsmöglichkeiten und Stipendienangeboten finden Sie auf der Internetseite der AHQR unter http://www.ahcpr.gov.

Erfahrene Forscherinnen, Berufsverbände und staatliche Einrichtungen erarbeiteten also Forschungsprioritäten, um zukünftigen Forschungsprojekten im Gesundheitsbereich eine Richtung vorzugeben. Wenn Sie eine Studie kritisch bewerten, sollten Sie daher besonders darauf achten, ob das Forschungsproblem und der -zweck auf vorherigen Studien, auf Theorien sowie auf aktuellen Forschungsprioritäten basieren. Außerdem sollten Sie prüfen, ob die Ergebnisse Auswirkungen auf die Pflegepraxis haben. Die vier Faktoren, die in diesem Abschnitt erörtert wurden, dokumentieren die Bedeutung einer Studie für die Entwicklung und Verbesserung von Pflegewissen.

3.4 Überprüfen der Ausführbarkeit von Forschungsproblem und -zweck

Zur kritischen Beurteilung einer Studie gehört die Überprüfung der Ausführbarkeit des Forschungsproblems und des Forschungszwecks. Diese wird bestimmt, indem man die Expertise der Forscherin, den finanziellen Aufwand, die Verfügbarkeit von Teilnehmern, Einrichtungen und Ausstattung sowie die ethischen Überlegungen der Studie untersucht (Kahn 1994, Rogers 1987). Die Ausführbarkeit der Studie von Foster-Fitzpatrick et al. (1999) über die Auswirkungen von übereinander geschlagenen Beinen auf die Messung des Blutdrucks wird hier als Beispiel angeführt und kritisch rezensiert.

3.4.1 Expertise der Forschenden

Das Forschungsproblem und der Forschungszweck der Studie sollten aus dem Fachgebiet der Forschenden stammen. Forschungsartikel geben in der Regel Auskunft über die Ausbildung der Forschenden und über ihre derzeitige berufliche Position. Diese Informationen lassen auf ihre Forschungskenntnis und ihr klinisches Spezialgebiet schließen.

> Die folgenden Fragen dienen dazu, die Sachkenntnisse der Forschenden in einem Forschungsbericht zu beurteilen:
> 1. Waren die Forschenden für die Durchführung der Studie in angemessener Weise ausgebildet? Pflegende mit einem Doktortitel, die über einen fundierten Forschungshintergrund verfügen, arbeiten bei der Durchführung von Studien häufig mit Pflegenden zusammen, die einen Magistertitel und umfassende klinische Sachkenntnisse haben.
> 2. Verfügen die Forschenden über ausreichend klinische Sachkenntnisse und Erfahrungen, um die Studie durchzuführen?
> 3. Verweisen die Forschenden auf andere Studien, die sie auf diesem Gebiet durchgeführt haben?
> 4. Erkennen die Forschenden die Hilfe anderer Personen bei der Durchführung der Studie an?

Fünf Pflegefachkräfte arbeiteten bei der Studie über die Auswirkungen von übereinander geschlagenen Beinen auf die Messung des Blutdrucks bei 100 männlichen Bluthochdruckpatienten (Foster-Fitzpatrick et al. 1999). Die Hauptautorin, Foster-Fitzpatrick, hatte einen Magisterabschluss und war Case-Managerin in einer großen Klinik. Die zweite Autorin, Ortiz, war eine Pflegefachkraft mit Bachelor-Abschluss und ebenfalls Case-Managerin in derselben Klinik. Sibilano war eine auf Lungenheilkunde spezialisierte klinische Pflegefachkraft mit Doktortitel, Marcantonio ein promovierter leitender Quality-Assurance-Analyst und Braun eine promovierte Professorin und Nurse-Practitioner. Die Referenzen und Positionen dieser Autoren verweisen auf eine hohe klinische und forschungsspezifische Expertise für die Durchführung dieser Studie. Diese liefert zudem den Beweis, dass Pflegefachkräfte mit unterschiedlichen Ausbildungsniveaus (vom Bachelor bis zum Doktor) eine aktive Rolle bei der Durchführung eines Forschungsprojekts spielen können.

3.4.2 Finanzieller Aufwand

Forschungsproblem und -zweck werden auch von den Geldmitteln beeinflusst, die den Forschenden zur Verfügung stehen. Die Kosten eines Forschungsprojekts können von ein paar Dollars für die wenig aufwendige Studie einer Studierenden bis zu hunderten und tausenden von Dollars für umfassende Projekte reichen. Einer der Punkte, denen man bei der kritischen Beurteilung einer Studie auf den Grund gehen sollte, ist, ob den Forschenden ausreichend finanzielle Mittel zur Verfügung standen, um eine qualitativ hochwertige Studie durchzuführen.

Normalerweise werden die Finanzierungsquellen einer Studie im Forschungsbericht angegeben. Die Studie kann beispielsweise durch ein staatliches Stipendium oder durch einen Berufsverband, zum Beispiel *Sigma Theta Tau* oder *American Nurses Association*, finanziert worden sein. Außerdem erhielten die Forschenden möglicherweise finanzielle Unterstützung von Firmen, die die notwendige Ausstattung zur Verfügung stellten. Wird eine Studie mit Geldmitteln gefördert, bedeutet das, dass sie zuvor von einem Sachverständigenausschuss geprüft wurde, der eine finanzielle Unterstützung befürwortete. Foster-Fitzpatrick et al. (1999) erwähnten nicht, ob ihre Studie finanziert wurde. Diese Art von Studie könnte jedoch auch ohne externe Finanzierung realisiert worden sein. Die Einrichtungen, für die die Autoren arbeiten, stellten vermutlich die notwendige Unterstützung für die Datensammlung, -aufzeichnung und -analyse zur Verfügung.

3.4.3 Verfügbarkeit von Teilnehmern, Einrichtungen und Ausstattung

Forschende benötigen eine adäquate Stichprobengröße, die entsprechenden Einrichtungen und die richtige Ausstattung, um ihre Studie durchführen zu können. Die meisten veröffentlichten Studien verweisen im methodischen Teil des Forschungsberichts auf die Stichprobengröße und das Setting.

Die folgenden Fragen können hilfreich sein, um die Angemessenheit der Stichprobe, des Settings und der Ausstattung zu beurteilen:
1. Entsprach die Stichprobengröße den Anforderungen des Forschungszwecks?
2. War die Einrichtung hinsichtlich des Forschungsproblems und -zwecks geeignet und angemessen?
3. War die Größe der vom designierten Setting erhobenen Stichproben angemessen?
4. Benötigte die Studie ein hochspezialisiertes Laborsetting oder war ein natürliches Setting angemessen?
5. War für die Durchführung der Studie eine spezielle Ausstattung notwendig?
6. Stand die Ausstattung zur Verfügung, die für die Durchführung der Studie erforderlich war?
7. Funktionierte die Ausstattung bzw. Gerätschaft während der Studie ordnungsgemäß?

Die meisten Pflegestudien werden in einem natürlichen oder teilweise kontrollierten Setting wie zu Hause, auf einer Krankenhausstation oder in einer ambulanten Klinik durchgeführt. Viele dieser Einrichtungen gestatten einen unkomplizierten Zugang, und die Krankenhäuser und ambulanten Kliniken verfügen über eine große Anzahl an Patienten und damit über potenzielle Teilnehmer. Foster-Fitzpatrick et al. (1999) erhoben eine angemessene Stichprobe von 100 männlichen Bluthochdruckpatienten aus den Polikliniken eines medizinischen Zentrums für Kriegsveteranen.

Um festzustellen, ob eine adäquate und einwandfrei funktionierende Ausstattung zur Verfügung stand, sollten Sie stets den methodischen Teil eines Forschungsartikels überprüfen. Häufig benötigen Pflegestudien lediglich eine begrenzte Anzahl an Geräten, zum Beispiel einen Kassetten- oder Videorekorder für Interviews oder physiologische Geräte wie ein Elektrokardiogramm (EKG) oder ein Thermometer. Für die Studie von Foster-Fitzpatrick et al. (1999) war folgende Ausstattung nötig: 1. ein Blutdruck-(BP)-Monitor, IVAC Vital.Check® Vital Signs Measurement System 4200; 2. zwei verschieden große Manschetten, normal adult (24 × 42 cm) und large adult (33 × 56 cm). Vor Beginn der Studie wurde der Blutdruckmonitor entsprechend dem IVAC-Servicehandbuch präzise geeicht.

3.4.4 Ethische Überlegungen

Der Forschungszweck, der für eine Untersuchung ausgewählt wurde, muss ethisch vertretbar sein, das heißt, die Rechte der Studienteilnehmer und anderer Personen im betreffenden Setting müssen geschützt werden (Burns & Grove 2001).

Die folgenden Fragen können dabei helfen, die ethische Beschaffenheit einer Studie zu ergründen:
1. Verletzt der Forschungszweck die Rechte der Teilnehmer? Normalerweise besteht bei jeder Studie ein gewisses Risiko, das jedoch nie den Wert des durch die Studie erzeugten Wissens überwiegen sollte.
2. War die Durchführung der Studie im Hinblick auf Risiken und Nutzen ethisch korrekt?
3. In welchem Verhältnis stehen Nutzen und Risiko der Studie zueinander? Kapitel 6 beinhaltet die einzelnen Schritte zur Identifizierung des Nutzen-Risiko-Verhältnisses in einer Studie.

Was die Studie von Foster-Fitzpatrick et al. betrifft, so ist der Nutzen, welcher von der Identifizierung der Auswirkungen übereinander geschlagener Beine auf die Blutdruckmessung ausgeht, signifikant für die Diagnose und Behandlung von Hypertonie. Die Risiken der Studie sind minimal, lediglich zu berücksichtigen ist der Zeitaufwand, eine gewisse Ermüdung und gegebenenfalls ein Druckgefühl im Arm durch die zusätzlichen Blutdruckmessungen. Die Probanden gaben ihr mündliches Einverständnis, an der Studie teilzunehmen. Daraus geht hervor, dass die Forscher offensichtlich die Rechte der Teilnehmer schützten und eine Studie durchführten, bei der der Nutzen die Risiken bei weitem überwog.

3.5 Die kritische Bewertung von Forschungsproblemen und -zwecken in veröffentlichten Studien

Das Problem und der Zweck sollten in einer veröffentlichten Studie klar und präzise formuliert sein. Darüber hinaus sollte die Signifikanz sowie die Ausführbarkeit von Problem und Zweck überprüft werden.

Die folgenden Fragen sind bei der kritischen Bewertung des Forschungsproblems und -zwecks einer Studie hilfreich:

1. Wird das Forschungsproblem gleich zu Beginn der Studie klar und präzise formuliert?
2. Ist das Problem auf einen sinnvollen Rahmen beschränkt, ohne dabei nur eine geringfügige Bedeutung zu haben?
3. Wird der Forschungszweck deutlich formuliert?
4. Begrenzt und verdeutlicht der Zweck den Schwerpunkt bzw. das Ziel der Studie?
5. Bestimmt der Zweck die Variablen, Population sowie das Setting der Studie?
6. Sind Forschungsproblem und -zweck signifikant für die Gewinnung von Pflegewissen? Basiert die Studie auf vorherigen Forschungen, Theorien und aktuellen Forschungsprioritäten? Werden die Ergebnisse eine Auswirkung auf die Pflegepraxis haben?
7. War es den Forschenden in der Praxis möglich, das bereits identifizierte Problem und den Zweck zu untersuchen bzw. zu verfolgen? Besaßen sie die nötige Sachkenntnis, um die Studie durchzuführen? Verfügten sie über angemessene Geldmittel, Teilnehmer, ein adäquates Setting und die entsprechende Ausstattung? War der Zweck der Studie ethisch vertretbar?

3.6 Untersuchen von Forschungszielsetzungen, -fragen und -hypothesen in Forschungsberichten

Forschungszielsetzungen, -fragen und -hypothesen entwickeln sich aus dem Problem und Zweck sowie dem theoretischen Bezugsrahmen der Studie und sind für die weiteren Schritte des Forschungsprozesses richtungsweisend. In einer veröffentlichten Studie werden die Zielsetzungen, Fragen und Hypothesen normalerweise im Anschluss an den Literaturüberblick und unmittelbar vor dem methodischen Teil präsentiert. Der folgende Abschnitt soll dabei helfen, Zielsetzungen, Fragen und Hypothesen in veröffentlichten Studien zu identifizieren und kritisch zu bewerten.

3.6.1 Forschungszielsetzungen

Unter der *Forschungszielsetzung* versteht man eine eindeutige, präzise und im Präsens formulierte Absichtserklärung. Der Deutlichkeit halber konzentriert sich eine Forschungszielsetzung normalerweise auf zwei oder mehr Variablen und gibt an, ob diese bestimmt oder beschrieben werden. Manchmal liegt die Absicht von Forschungszielsetzungen darin, die Beziehungen zwischen Variablen herauszufinden oder Unterschiede zwischen zwei Gruppen im Hinblick auf die ausgewählten Variablen zu identifizieren. Bisweilen gliedert sich die Absichtserklärung in zwei oder drei Zielsetzungen. Eine deskriptive Studie von Brown (1997) dient hier als Beispiel, um die logische Abfolge vom Forschungsproblem über den Forschungszweck bis zu den Forschungszielsetzungen darzustellen.

Forschungsproblem
„In den Vereinigten Staaten fordern kardiovaskuläre Erkrankungen mehr Todesfälle als alle anderen Krankheiten zusammen. Ungefähr ein Drittel aller Todesfälle in den USA sind auf ischämische Herzkrankheiten (*ischaemic heart disease*, IHD) zurückzuführen, und die Hälfte davon werden durch einen akuten Myokardinfarkt (*acute myocardial infarction*, AMI) verursacht. (…) Derzeit gibt es eine neue Bevölkerungsgruppe, die dem Risiko kardiovaskulärer Krankheiten ausgesetzt ist: die Kokainkonsumenten. (…) Der Konsum von Kokain als Freizeitdroge hat seit den frühen 80er Jahren unter jungen Erwachsenen auffallend zugenommen und zu einer beträchtlichen Zunahme von Notaufnahmen, Morbidität und Mortalität geführt. (…) Bislang wurde über den akuten Myokardinfarkt in Verbindung mit Kokainkonsum nur in einzelnen Fallstudien, Tierversuchen und kleinen Patientenstichproben berichtet. **Über Beschwerden wie Brustschmerzen nach dem Kokainkonsum, die klinische Symptomatologie der Patienten in der Notaufnahme oder das Profil der Risikofaktoren des Kokainkonsumenten ist wenig bekannt**" (S. 136).

Forschungszweck
„Der Zweck dieser Studie war es, das Auftreten von Brustschmerzen und Kokainkonsum bei 18- bis 40-Jährigen zu untersuchen, die in einer öffentlichen Notaufnahme in der Innenstadt vorstellig wurden" (S. 136).

Forschungszielsetzungen
Die Zielsetzungen dieser Studie werden in einer detaillierten Absichtserklärung formuliert, die darauf verweist, dass die Studie durchgeführt wurde, um „1. das Auftreten von Kokainkonsum und Klagen über Brustschmerzen bei 18 bis 40 Jahre alten Personen, die in der Notaufnahme eines innerstädtischen Krankenhauses vorstellig wurden, zu beschreiben, und 2. herauszufinden, ob eine Beziehung besteht zwischen demographischen, physiologischen, diagnostischen und anamnestischen Daten, die mit Brustschmerzen und Kokainkonsum in Zusammenhang stehen" (S. 136).

Die kardialen Probleme, die, wie Brown (1997) herausfand, bei Kokainkonsum auftreten können, stellen ein großes Gesundheitsproblem dar, das in der heutigen Gesellschaft immer häufiger wird. Der Zweck von Browns (1997) Studie identifiziert das Ziel der Untersuchung und enthält die Studienvariablen (Kokainkonsum und Risikoprofil des Kokainkonsumenten), die Population (Kokainkonsumenten mit Brustschmerzen) sowie das Setting (Notaufnahmen). Der Zweck der ersten Zielsetzung ist es, das Auftreten von Kokainkonsum (Variable) bei 18- bis 40-Jährigen zu beschreiben, die über Brustschmerzen klagen und sich in den Notaufnahmen der Krankenhäuser vorstellen. Die zweite Zielsetzung fokussiert die Untersuchung von Beziehungen zwischen ausgewählten Variablen, die das Risikoprofil eines Kokainkonsumenten (demographisch, physiologisch, diagnostisch und anamnestisch) ausmachen und dem Auftreten von Brustschmerzen bei Kokainkonsum. Die Benennung des Problems (im Beispiel **fett** gedruckt) liefert die Grundlage für den Zweck. Die Zielsetzungen entwickeln sich wiederum aus dem Zweck und weisen deutlich auf den Kern der Studie hin.

3.6.2 Forschungsfragen

Unter einer *Forschungsfrage* versteht man eine genau und im Präsens formulierte Frage, die eine oder mehrere Variablen (oder Konzepte) betrifft. Im Zentrum von Forschungsfragen steht die Beschreibung von Variablen oder Konzepten, die Erforschung von Beziehungen zwischen Variablen sowie die Identifizierung von Unterschieden zwischen zwei oder mehr Gruppen im Hinblick auf ausgewählte Variablen. Bostrom et al. (1996) untersuchte mit Hilfe einer deskriptiven Korrelationsstudie die Pflegemaßnahmen, -kosten und -ergebnisse zur Prävention von Hautschädigungen. Das Forschungsproblem, der Forschungszweck und die Forschungsfragen, die für diese Studie richtungsweisend waren, bauen auf logische Weise aufeinander auf und werden deutlich formuliert.

Forschungsproblem

„Eines der Hauptprobleme, mit denen sich Pflegemanager konfrontiert sehen, ist effizientes Handeln angesichts der zunehmenden Einschränkungen, verursacht durch ein kleiner werdendes Budget. Pflegefachkräfte stehen vor der Herausforderung, nicht nur die wirksamsten Pflegeinterventionen zu ermitteln, sondern auch die Kosten zu berücksichtigen, die durch die verschiedenen Interventionen entstehen. Eine Pflegemaßnahme, die über ein großes Potenzial zur Verbesserung des Pflegeplans und folglich auch zur Reduzierung der Kosten verfügt, ist die Prävention und die Behandlung von Hautschädigungen. Die Kosten, die für den Erhalt eines intakten Hautzustands aufgewendet werden müssen, reichen von 20 Dollar für Schutzverbände bis zu mehreren tausend Dollar für ein Spezialbett. (…) Eine Vielzahl von Interventionsstudien zur Prävention von Druckgeschwüren wurden mit Patienten durchgeführt, die ein großes Risiko für Hautläsionen hatten. (…) **Kostenanalysen im Zusammenhang mit der Anwendung dieser verschiedenen Interventionen wurden bislang nicht veröffentlicht**" (Bostrom et al. 1996, S. 184–185).

Forschungszweck

„Der spezifische Zweck der Untersuchung bestand darin, die Beziehungen zwischen der Entwicklung von Druckgeschwüren während eines akuten Krankenhausaufenthalts und a) dem Risiko für Hautschädigungen und b) den verschiedenen Formen und den Kosten von Präventionsstrategien, die von Pflegefachkräften eingesetzt werden, zu bewerten" (S. 184).

Forschungsfragen

In dieser Studie wurden die folgenden Fragen angesprochen:
1. „Worin besteht die Beziehung zwischen der auf der Braden-Skala zur Einschätzung und Beurteilung der Dekubitusgefährdung erreichten Punktzahl und dem tatsächlichen Auftreten von Hautschädigungen in einem spezifischen Setting?
2. Worin besteht die Beziehung zwischen der auf der Braden-Skala zur Einschätzung und Beurteilung der Dekubitusgefährdung erreichten Punktzahl und den Strategien, die zur Prävention von Hautschädigungen eingesetzt werden?

3. Worin besteht die Beziehung zwischen der auf der Braden-Skala erreichten Punktzahl und den ergriffenen Präventionsmaßnahmen einerseits und dem tatsächlichen Auftreten von Hautschädigungen andererseits?
4. Wie hoch sind die Kosten für die Strategien zur Prävention von Hautschädigungen?" (S. 185).

Hautschädigung stellt ein schwerwiegendes Gesundheitsfürsorgeproblem dar, das kosteneffiziente Pflegeinterventionen zur Vorsorge erfordert. Der Forschungszweck bestimmt deutlich das Ziel der Studie: Die Untersuchung der Beziehungen zwischen der Entwicklung von Druckgeschwüren und dem Risiko für Hautschädigungen sowie der Arten und Kosten von Präventionsstrategien (Variablen) bei Patienten (Population) während akuter Krankenhausaufenthalte (Setting). Die ersten drei Forschungsfragen konzentrieren sich auf die Untersuchung von Beziehungen (Zusammenhänge) zwischen den Studienvariablen (auf der Braden-Skala erreichte Punktzahl, Auftreten von Hautschädigungen sowie Präventionsstrategien). Die vierte Forschungsfrage beschäftigt sich mit den Kosten, die durch Präventionsstrategien zur Vermeidung von Hautläsionen entstehen. Die Forschungsfragen spiegeln die Problemfeststellung (im Beispiel **fett** gedruckt) und den Forschungszweck wider und verweisen deutlich auf den Schwerpunkt der Studie. Diese Fragen werden unmittelbar vor dem methodischen Teil des Artikels aufgeführt und sie sind richtungsweisend für die Implementierung der Vorgehensweise und die Analyse der Studiendaten.

Qualitativ Forschende bestimmen manchmal Forschungsfragen, um Studien eine bestimmte Richtung vorzugeben. Die Fragen in qualitativen Studien umfassen die Variablen oder Konzepte, die untersucht werden sollen, und verdeutlichen den Schwerpunkt der Studie, der auf der Beschreibung einer individuellen Erfahrung, dem Verständnis einer Gesundheitspraktik in einer bestimmten Kultur oder auf der Darlegung der Entwicklungsgeschichte einer Pflegeintervention liegen kann. Orne et al. (2000) führten eine phänomenologische Studie über amerikanische Arbeiter ohne Krankenversicherung durch. Das Problem und der Zweck der Studie wurden bereits in Tabelle 3.2 vorgestellt. Die Forschenden formulierten aber auch eine Forschungszielsetzung und eine Forschungsfrage, die ihre Studie anleitete:

„Das Ziel war es, das Bewusstsein von Pflegenden zu schärfen, ihr Verständnis zu erhöhen, und eine Antwort auf die Frage zu finden: Was ist es für eine gelebte Erfahrung, zu arbeiten, ohne dabei krankenversichert zu sein?" (Orne et al. 2000, S. 205).

Das Ziel dieser qualitativen Studie war es, das Bewusstsein und das Verständnis von Pflegenden für die Problematik von arbeitenden und zugleich nicht krankenversicherten Amerikanern zu erhöhen. Der Schwerpunkt lag auf der Beschreibung der individuellen Erfahrungen eines Lebens ohne Krankenversicherung. Die Beschreibung von individuellen Erfahrungen im Bezug auf ein bestimmtes Phänomen bildet allgemein den Schwerpunkt der phänomenologischen Forschung (Munhall 2001).

3.6.3 Hypothesen

Unter einer *Hypothese* versteht man eine formelle Aussage über die zu erwartenden Beziehungen zwischen zwei oder mehr Variablen in einer bestimmten Population. Die Hypothese übersetzt das Forschungsproblem und den Forschungszweck in eine klare Erklärung bzw. Voraussage der zu erwartenden Ergebnisse einer Studie. Eine eindeutig formulierte Hypothese beinhaltet die Variablen, die manipuliert oder gemessen werden sollen, bestimmt die Population, die untersucht werden soll, und prognostiziert die Ergebnisse der Studie. Hypothesen beeinflussen auch das Studiendesign, die Stichprobenmethode, die Datensammlungs- und -analysemethoden sowie die Interpretation der Ergebnisse. Im folgenden Abschnitt werden verschiedene Arten von Hypothesen beschrieben und eine überprüfbare Hypothese erörtert.

3.6.3.1 Hypothesenarten

In Hypothesen werden unterschiedliche Arten von Beziehungen und Anzahlen an Variablen identifiziert. Eine Studie kann eine, drei, fünf oder mehr Hypothesen umfassen, je nach Komplexität. Die Art der Hypothese, die aufgestellt wird, hängt vom Zweck der Studie ab. Hypothesen können in vier Kategorien eingeteilt werden, die hier in Form von Gegensatzpaaren aufgelistet werden: 1. assoziative Hypothese – kausale Hypothese; 2. einfache Hypothese – komplexe Hypothese; 3. ungerichtete Hypothese – gerichtete Hypothese; 4. Nullhypothese – Forschungshypothese.

Assoziative und kausale Hypothesen   Beziehungen, die in Hypothesen identifiziert werden, sind entweder assoziativ oder kausal. Eine *assoziative Hypothese* geht von Beziehungen zwischen Variablen aus, die gemeinsam in der realen Welt existieren, und wenn sich eine Variable verändert, so verändert sich auch die andere (Reynolds 1971). Assoziative Hypothesen werden üblicherweise mit Hilfe folgender Formulierungen ausgedrückt:
1. Variable X steht in Beziehung zu den Variablen Y und Z in einer spezifizierten Population (Sagt die Beziehungen zwischen den Variablen voraus, deutet jedoch nicht auf die Arten von Beziehungen hin).
2. Variable X nimmt zu, wenn Variable Y in einer spezifizierten Population zunimmt (Sagt eine positive Beziehung voraus).
3. Variable X nimmt ab, wenn Variable Y in einer spezifizierten Population abnimmt (Sagt eine positive Beziehung voraus).
4. Variable X nimmt zu, wenn Variable Y in einer spezifizierten Population abnimmt (Sagt eine negative Beziehung voraus).

Assoziative Hypothesen bestimmen Beziehungen zwischen Variablen in einer Studie. Sie sagen jedoch nichts darüber aus, ob eine Variable eine ursächliche Wirkung auf eine andere Variable hat. Lanza, Kayne, Pattison, Hicks & Islam (1996) studierten die Beziehung zwischen Verhaltensweisen und gewalttätigem Verhalten und formulierten ihr Forschungsproblem, den Forschungszweck sowie assoziative Hypothesen folgendermaßen:

Forschungsproblem

„Gewalt stellt derzeit das dringlichste Thema des *Center for Disease Control* (CDC) dar (Rosenberg 1993). Gewalttätige Übergriffe von Patienten auf andere Patienten und Personal nehmen sowohl auf Krankenhausstationen als auch im ambulanten Bereich epidemische Ausmaße an. Die hohe Gewaltrate stellt ein beträchtliches Problem für die unterschiedlichen Institutionen dar. (…) In den Krankenhäusern nimmt die Gewaltrate zu und spiegelt somit die zunehmende Gewalt in der Gesellschaft wider, was ein ernstes Problem für das öffentliche Gesundheitswesen darstellt. (…) **Ein besseres Verständnis der Problematik gewalttätigen Verhaltens wird dem Klinikpersonal helfen, genauere Einschätzungen und effektivere Maßnahmen zu treffen, um das Auftreten von Gewalt einzudämmen"** (S. 6–7).

Forschungszweck

„Zweck dieser Studie war es, Patienten zu charakterisieren, die während des Beobachtungszeitraums ein oder mehrere Male gewalttätig wurden, und sie mit Patienten zu vergleichen, die nicht gewalttätig wurden. Die Faktoren, die verglichen wurden, waren Verhaltensbeurteilungen und soziodemographische Variablen" (S. 8).

Hypothesen

1. „Patienten, die während des Beobachtungszeitraums gewalttätig werden, unterscheiden sich von Patienten, die nicht gewalttätig werden, durch eine Vorgeschichte, die mit größerer Wahrscheinlichkeit Gewalttaten und Alkoholmissbrauch aufweist.
2. Patienten, die gewalttätig werden, lassen in höherem Maße sichtbare Anzeichen erkennen (feindselige Aussprüche, verstärkte motorische Aktivität, Argwohn) als nicht gewalttätige Patienten.
3. Patienten, die gewalttätig werden und sichtbare Anzeichen dafür an den Tag legen (feindselige Aussprüche, verstärkte motorische Aktivität, Argwohn), werden auf der Rückzug-Verzögerungs-Subskala (*Withdrawal-Retardation Subscale*) niedriger eingestuft …" (S. 10).

Das Forschungsproblem verweist auf den Themenbereich der Studie, nämlich Gewalt im Gesundheitsbereich, und auf die Notwendigkeit, dieses Problem näher zu untersuchen, um es in den Griff zu bekommen (☞ Problemformulierung im Fettdruck). Der Zweck basiert auf dem Problem und identifiziert deutlich das Ziel der Studie. Er bestimmt zudem die Studienvariablen (Gewalttätigkeit, Verhaltenseinschätzung und soziodemographische Variablen) sowie die Population (Patienten) und das Setting (Krankenhaus). Die Hypothesen eins und zwei stellen positive Assoziationen fest; das bedeutet, wenn eine Variable zunimmt, ist auch bei den anderen Variablen eine Zunahme festzustellen. Hypothese eins sagt voraus, dass eine Zunahme von Gewalttätigkeiten mit einer wahrscheinlichen Vorgeschichte, die von Gewalt und gehäuftem Alkoholmissbrauch geprägt ist, zusammenhängt (positive [+] Beziehung).

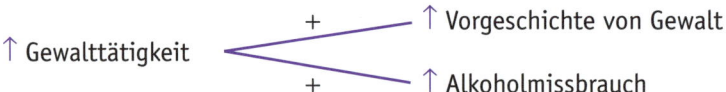

↑ Gewalttätigkeit
 + ——— ↑ Vorgeschichte von Gewalt
 + ——— ↑ Alkoholmissbrauch

Hypothese 2 sagt voraus, dass eine Zunahme von Gewalttätigkeit mit einer Zunahme an sichtbaren Anzeichen zusammenhängt (positive [+] Beziehung).

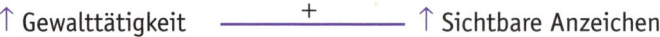

↑ Gewalttätigkeit ———— + ———— ↑ Sichtbare Anzeichen

Hypothese 3 sagt voraus, dass Patienten, die verstärkt Gewalttätigkeiten begehen und deutlich sichtbare Anzeichen dafür an den Tag legen, einen niedrigeren Wert auf der Rückzug-Verzögerungs-Subskala haben (negative [−] bzw. entgegengesetzte Beziehung).

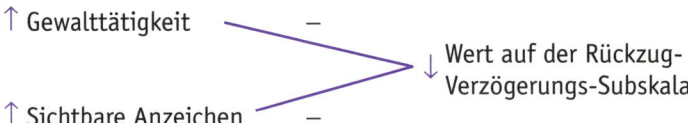

↑ Gewalttätigkeit ——— −
 ↓ Wert auf der Rückzug-
 Verzögerungs-Subskala
↑ Sichtbare Anzeichen ——— −

Diese Hypothesen identifizieren deutlich die Studienvariablen sowie die Population und verweisen auf die Ergebnisse der Studie. Die Resultate der Studie untermauern die Hypothesen jedoch nur teilweise. Gewalttätiges Verhalten konnte mit einer gewalttätigen Vorgeschichte, nicht aber mit Alkoholabhängigkeit in Verbindung gebracht werden. Bedrohliche Äußerungen und eine erhöhte motorische Aktivität waren wichtige Anzeichen für Gewalttätigkeit, Argwohn dagegen nicht. Es gab keinen Unterschied zwischen den Werten der gewalttätigen und der nicht gewalttätigen Patienten auf der Rückzug-Verzögerungs-Subskala (Lanza et al. 1996).

Eine *kausale Hypothese* geht von einer Ursache-und-Wirkung-Beziehung zwischen zwei oder mehr Variablen aus, die als unabhängige und abhängige Variablen bezeichnet werden. Die unabhängige Variable (Behandlungs- oder experimentelle Variable) wird vom Forschenden manipuliert, um eine Wirkung auf die abhängige Variable zu erzielen. Die abhängige Variable (Ergebnis- oder Kriteriumsvariable) wird gemessen, um die Wirkung zu untersuchen, die durch die unabhängige Variable hervorgerufen wurde. Eine Möglichkeit, eine kausale Hypothese zu formulieren, ist diese: Die Teilnehmer einer experimentellen Gruppe, die dem Einfluss einer unabhängigen Variablen ausgesetzt sind, weisen größere Veränderungen auf, welche durch die abhängige Variable gemessen werden können, als die Teilnehmer der Kontrollgruppe, die dem Einfluss der unabhängigen Variablen nicht ausgesetzt sind.

Artinian et al. (2001, S. 191) untersuchten die „Wirkungen von Heim-Telemonitoring sowie die Überwachung durch kommunale Pflegedienste auf die Blutdruckkontrolle bei afro-amerikanischen Städtern". Die folgende kausale Hypothese war für ihre Studie richtungsweisend.

„Personen, die unter Anleitung einer Pflegefachkraft an einem Programm des Heim-Telemonitorings (HT) oder an einer Überwachung durch kommunale Pflegedienste (*community-based monitoring*, CBM) in Kombination mit den üblichen Pflegeleistungen teilnehmen, werden nach drei Monaten, dem Zeitraum zwischen der ersten Messung und einer Kontrolluntersuchung, eine stärkere Verbesserung des Blutdrucks (*blood pressure*, BP) aufweisen als Personen, die lediglich die üblichen Pflegeleistungen erhalten" (S. 191).

Die beiden Varianten der durch eine Pflegefachkraft angeleiteten Blutdrucküberwachung (Heim-Telemonitoring und Überwachung durch kommunale Pflegedienste) stellen die unabhängigen Variablen dar, während die Blutdruckkontrolle die abhängige Variable repräsentiert. Die Population wird deutlich als afro-amerikanische Städterinnen mit Hypertonie beschrieben, die in einem Familienzentrum in Detroit (Setting) rekrutiert wurden. Die Ergebnisse der Studie unterstützten die Hypothese und deuten darauf hin, dass die beiden Überwachungsmaßnahmen im Hinblick auf die Verbesserung der Blutdruckkontrolle bei hypertensiven Afro-Amerikanerinnen effektiv waren. Ein kausaler Pfeil (↑) wird hier verwendet, um die Beziehung zwischen den unabhängigen und der abhängigen Variablen darzustellen:

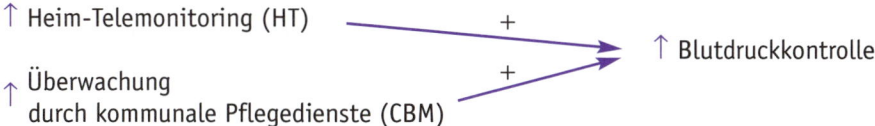

↑ Heim-Telemonitoring (HT) ⟶ + ⟶ ↑ Blutdruckkontrolle

↑ Überwachung durch kommunale Pflegedienste (CBM) ⟶ +

Einfache und komplexe Hypothesen Eine einfache Hypothese stellt die Beziehung (assoziativ oder kausal) zwischen zwei Variablen fest. Moser und Dracup (2000) untersuchten die Auswirkung der Teilnahme bei einem kardiopulmonalen Wiederbelebungs-(*cardiopulmonary resuscitation*, CPR)-Training auf das Gefühl von Kontrolle, das die Partner von Patienten, die von einer Herzkrankheit genesen, empfinden. Die Forscher formulierten zwei einfache Hypothesen, die für ihre Studie richtungsweisend waren:

„Hypothese 1: Die Wahrnehmung eines erhöhten Kontrollniveaus wird mit einer verringerten emotionalen Belastung seitens der Partner von Patienten, die sich von einer Herzkrankheit erholen, assoziiert.
Hypothese 2: Die Teilnahme an einem kardiopulmonalen Wiederbelebungstraining erhöht das Niveau der wahrgenommenen Kontrolle seitens der Partner von Patienten, die sich von einer Herzkrankheit erholen" (S. 271).

Hypothese eins ist assoziativ, einfach und stellt eine negative bzw. entgegengesetzte Beziehung zwischen zwei Variablen fest:

↑ Wahrnehmung von Kontrolle ——— − ——— ↓ emotionale Belastung

Hypothese zwei ist kausal, einfach und stellt fest, dass die unabhängige Variable (Teilnahme an einem kardiopulmonalen Wiederbelebungstraining) eine Zunahme der abhängigen Variablen verursachen würde (wahrgenommene Kontrolle):

↑ kardiopulmonale Wiederbelebung ——— + ⟶ ↑ wahrgenommene Kontrolle

Eine *komplexe Hypothese* sagt die Beziehung (assoziativ oder kausal) zwischen drei oder mehr Variablen voraus. Artinian et al. (2001) stellten eine komplexe, kausale Hypothese auf, die zwei unabhängige und eine abhängige Variable enthielt. Die Hypothese und die Variablen werden in Tabelle 3.4 aufgeführt. Moore und Dolansky (2001) führten eine quasi-experimentelle Studie durch, „um die Wirkungen eines frühzeitigen ambulanten Informations- und Rehabilitationsprogramms auf Körperfunktionen, psychologische Belastung und Symptomhäufigkeit einen Monat nach einer koronaren Bypassoperation zu testen (S. 93). Diese komplexe kausale Hypothese wird in Tabelle 3.4 vorgestellt, in der Zahl und Arten von untersuchten Variablen identifiziert werden.

Eine *ungerichtete Hypothese* stellt fest, dass eine Beziehung existiert, trifft jedoch keine Aussage über das Wesen der Beziehung. Wenn die Richtung der Beziehung, die untersucht wird, in der klinischen Praxis oder in der theoretischen bzw. empirischen Literatur nicht klar ist, bedeutet das, dass die Forschende keinen klaren Hinweis auf das Wesen der Beziehung hat. In diesen

Hypothesen	Unabhängige Variablen	Abhängige Variablen
„Personen, die unter Anleitung einer Pflegefachkraft an einem Programm des Heim-Telemonitorings (HT) oder an einer Überwachung durch kommunale Pflegedienste (CBM) in Kombination mit den üblichen Pflegeleistungen teilnehmen, werden über einen Zeitraum von drei Monaten von der ersten Messung bis zu einer Kontrolluntersuchung eine stärkere Verbesserung des Blutdrucks (BP) aufweisen als Personen, die lediglich die üblichen Pflegeleistungen erhielten" (Artinian et al. 2001, S. 191).	Heim-Telemonitoring, Überwachung durch kommunale Pflegedienste	Blutdruck
„Sowohl die Männer als auch die Frauen, die an der CHIP-(*Cardiac Home Informationsprogramm*) -Intervention teilnahmen, werden ein niedrigeres psychologisches Belastungsniveau, ein höheres physiologisches Funktionsniveau und weniger negative Symptome aufweisen als jene Männer und Frauen, die nicht an einem solchen Programm teilnahmen" (Moore & Dolansky 2001, S. 94).	*Cardiac Home Information Program*, CHIP	Psychologische Belastung, physiologische Funktionen, negative Symptome

Tab. 3.4: Komplexe kausale Hypothesen und ihre Variablen.

Fällen werden ungerichtete Hypothesen entwickelt, wie jene, die Jirovec und Kasno (1990) zur Anleitung ihrer Studie entwickelten:

1. „Die Selbsteinschätzung älterer Pflegeheimbewohner bezüglich ihrer Selbstpflegefähigkeiten hängt mit den grundlegenden Faktoren Geschlecht, soziokulturelle Orientierung, Gesundheit sowie Familieneinfluss zusammen.
2. Die Selbsteinschätzung älterer Pflegeheimbewohner bezüglich ihrer Selbstpflegefähigkeiten hängt mit ihrer Wahrnehmung der Pflegeheimumgebung zusammen" (S. 304).

Die erste Hypothese ist komplex (fünf Variablen), assoziativ und ungerichtet. Die zweite Hypothese ist einfach (zwei Variablen), assoziativ und ungerichtet. Beide Hypothesen stellen die Behauptung auf, dass eine Beziehung existiert, geben jedoch keinen Hinweis auf die Richtung dieser Beziehung. Die Hypothesen bestimmen außerdem deutlich die Studienvariablen (Selbsteinschätzung der Fähigkeit zur Selbstpflege, grundlegende Faktoren sowie Wahrnehmung der Pflegeheimumgebung), Population (ältere Menschen) sowie Setting (Pflegeheim) und verweisen auf die zu erwartenden Ergebnisse der Studie.

Eine *gerichtete Hypothese* formuliert das Wesen (positiv oder negativ) der Interaktion oder Beziehung von zwei oder mehr Variablen. Gerichtete Hypothesen werden aus theoretischen Behauptungen, den Ergebnissen vorheriger Studien sowie klinischen Erfahrungen entwickelt. Sobald das Wissen, auf dem eine Studie basiert, zunimmt, kann die Forschende die Richtung der Beziehung zwischen den untersuchten Variablen voraussagen. Baker, Garvin, Kennedy und Polivka (1993) stelllten beispielsweise eine gerichtete Hypothese auf, um die Wirkung von Umweltgeräuschen und Kommunikation auf die Herzfrequenz (*heart rate*, HR) und den Blutdruck (*blood pressure*, BP) von Patienten auf einer kardiologischen Station zu untersuchen. Wie aus dem folgenden Zitat hervorgeht, entwickelten die Autoren ihre Studienhypothese aus früheren Forschungen und Theorien heraus:

„Im Großen und Ganzen lassen die Ergebnisse vorheriger Studien darauf schließen, dass umgebungsbedingte und soziale Stressfaktoren in der kardiologischen Pflege mit kardiovaskulären (*cardiovascular*, CV) Veränderungen beim Patienten zusammenhängen. Es ist jedoch nicht bekannt, ob bei Hintergrundgeräuschen oder bei Kommunikation jeweils unterschiedliche kardiovaskuläre Effekte auftreten. Da Stress als eine Person-Umwelt-Beziehung betrachtet wird (Lazarus, Delongis, Folkman & Gruen 1985), bestand das Ziel dieser Studie darin, Faktoren in einem natürlichen Umfeld zu untersuchen, die im Zusammenhang mit Stressreaktionen stehen. Es wurde die Behauptung aufgestellt, dass Geräusche, die in einem natürlichen Umfeld auftreten, zum Beispiel Gesprächs- und Gerätegeräusche, eine individuelle Bedeutung für Personen haben. Der Patient beurteilt die Bedeutung mittels kognitiver Prozesse, welche wiederum nicht beeinflussbare kardiovaskuläre Reaktionen hervorrufen können. Die Daten deuten darauf hin, dass Personen mit kardiovaskulären Erkrankungen stärker auf mentalen Stress reagieren als Personen ohne kardiovaskuläre Erkrankungen (Contrada & Krantz 1988). Es wurde folglich die Hypothese aufgestellt, dass Herzfrequenz und Blutdruck von Patienten bei hohen umgebungsbedingten Stressfaktoren (Umweltgeräuschen) und hohen sozialen Stressfaktoren (Gesprächen) im Vergleich zu einer ruhigeren Umgebung zunehmen" (S. 416).

Die Verwendung von Begriffen wie *weniger*, *mehr*, *Zunahme*, *Abnahme*, *höher* und *niedriger* in einer Hypothese verweist auf die Richtung einer Beziehung. In der komplexen, assoziativen gerichteten Hypothese von Baker et al. (1993) besteht zwischen Umweltgeräuschen und Gesprächen einerseits und Herzfrequenz und Blutdruck eines Patienten andererseits eine positive Beziehung. Das bedeutet, dass bei einer Zunahme von Umweltgeräuschen und Gesprächen auch Herzfrequenz und Blutdruck des Patienten steigen.

Eine kausale Hypothese sagt die Wirkung einer unabhängigen Variablen auf eine abhängige Variable voraus und spezifiziert somit die Richtung der Beziehung. Die unabhängige Variable bewirkt, dass jede abhängige Variable entweder zu- oder abnimmt. Somit sind alle kausalen Hypothesen gerichtet. Betrachten Sie die kausalen Hypothesen in Tabelle 3.4 eingehend und stellen Sie die Wirkungen der unabhängigen Variablen auf die abhängigen Variablen in den beiden Studien fest.

Nullhypothesen und Forschungshypothesen Die *Nullhypothese* (H_0), die auch als *statistische Hypothese* bezeichnet wird, wird bei statistischen Tests und zur Interpretation statistischer Ergebnisse eingesetzt. Selbst wenn die Nullhypothese nicht formuliert wird, so wird sie dennoch impliziert, da sie die Umkehrung der Forschungshypothese darstellt (Kerlinger & Lee 1999). Einige Forscherinnen formulieren die Nullhypothese, da sie aufgrund der Ergebnisse von statistischen Analysen einfacher interpretiert werden kann. Die Nullhypothese wird auch dann verwendet, wenn die Forschende davon ausgeht, dass keine Beziehung zwischen zwei Variablen besteht, oder wenn zu wenige theoretische oder empirische Informationen zur Verfügung stehen, um eine Forschungshypothese aufzustellen.

Eine Nullhypothese kann einfach oder komplex sowie assoziativ oder kausal sein. Ein Beispiel für eine einfache, assoziative Nullhypothese ist: „Es besteht keine Beziehung zwischen der Anzahl an Erfahrungen, die an der Entwicklung einer Beurteilungsfähigkeit beteiligt sind, und dem Erlernen dieser Fähigkeit" (Koniak 1985, S. 85). Fahs und Kinney (1991) entwickelten folgende kausale Nullhypothese, um ihre Studie anzuleiten: „Bei einer Therapie mit niedrig dosiertem Heparin besteht kein Unterschied bezüglich des Auftretens von Hämatomen an der Injektionsstelle, auch wenn die Injektion an drei unterschiedlichen subkutanen Stellen (Abdomen, Oberschenkel oder Arm) verabreicht wird" (S. 204). Statistisch gesehen bestand kein signifikanter Unterschied bei der Ausbildung von Hämatomen innerhalb eines Zeitraums von 60 bis 72 Stunden nach einer Injektion an allen drei Stellen. Somit wurde die Nullhypothese bestätigt und ist richtungsweisend für die Verabreichung von Heparin in der klinischen Praxis.

Eine *Forschungshypothese* stellt die alternative Hypothese (H_1 oder H_A) zur Nullhypothese dar und behauptet, dass eine Beziehung zwischen zwei oder mehr Variablen besteht. Alle Hypothesen, die im vorangegangenen Abschnitt dieses Kapitels aufgeführt wurden, sind Forschungshypothesen. Forschungshypothesen können einfach oder komplex, ungerichtet oder gerichtet, assoziativ oder kausal sein. Jadack, Hyde und Keller (1995) stellten sowohl eine Forschungs- als auch eine Nullhypothese auf, um „geschlechtsspezifische Unterschiede in Bezug auf das Wissen über HIV, riskantes sexuelles Verhalten sowie sichere sexuelle Praktiken unter jungen Erwachsenen zu untersuchen" (S. 313). Eine Formulierung der Hypothesen im Präsens wäre der Formulierung im Futur möglicherweise vorzuziehen, da sie deutlicher und präziser ausfallen würde. Jede der Hypothesen wird in Verbindung mit einer Beschreibung aufgeführt, die auf die Art der Hypothese verweist:

1. „Zwischen Männern und Frauen wird hinsichtlich des Wissens über die Wege der HIV-Übertragung (sexuell, gemeinsame Benutzung von Nadeln und zufällig) kein Unterschied bestehen [besteht kein Unterschied]" (Jadack et al. 1995, S. 315). Es handelt sich um eine assoziative, einfache und ungerichtete Nullhypothese mit zwei Variablen, nämlich Geschlecht und Wissen über die Übertragungswege von HIV.
2. „Zwischen Männern und Frauen wird hinsichtlich des Wissens über die Wirksamkeit von Maßnahmen, die einer sexuellen Übertragung von HIV vorbeugen, kein Unterschied bestehen [besteht kein Unterschied]" (Jadack et al. 1995, S. 315). Es handelt sich um eine assoziative, einfache und ungerichtete Nullhypothese mit zwei Variablen, nämlich Geschlecht und Wissen über die Maßnahmen, um einer Übertragung von HIV auf sexuellem Wege vorzubeugen.
3. „Männer und Frauen werden sich hinsichtlich der Häufigkeit und Art der Verhaltensweisen, die möglicherweise zu einer Übertragung von HIV führen, unterscheiden [unterscheiden sich]" (Jadack et al. 1995, S. 315). Es handelt sich um eine assoziative, komplexe und ungerichtete Forschungshypothese. Die Variablen sind Geschlecht, Häufigkeit der Verhaltensweisen und Art des Verhaltens. Diese Hypothese ist ungerichtet, weil sie nicht darauf hinweist, inwiefern sich Männer und Frauen unterscheiden, und assoziativ, weil eine Beziehung vorausgesagt wird, ohne auf Ursache und Wirkung zu verweisen.
4. „Männer und Frauen werden sich hinsichtlich des Grades, in dem sie mit sicheren sexuellen Praktiken vertraut sind, unterscheiden [unterscheiden sich]" (Jadack et al. 1995, S. 315). Es handelt sich um eine komplexe, assoziative und ungerichtete Forschungshypothese. Die Variablen sind Geschlecht, Grad der Vertrautheit sowie sichere sexuelle Praktiken. Die Hypothese ist ungerichtet, ohne Verweis darauf, inwiefern sich Männer und Frauen unterscheiden, und assoziativ, weil die Beziehung nicht auf eine Ursache-und-Wirkung-Interaktion zwischen den Variablen verweist.

3.6.3.2 Überprüfbare Hypothesen

Eine überprüfbare Hypothese ist klar formuliert und sagt eine Beziehung zwischen zwei oder mehr Variablen voraus. Hypothesen sind eindeutiger ohne den Satz „Es besteht kein *signifikanter* Unterschied", weil das Signifikanzniveau lediglich eine statistische Methode ist, die bei einer Stichprobe angewandt wird.

Außerdem sollten Hypothesen keine methodischen Aspekte, wie Stichproben-auswahlverfahren, Messung oder Datenanalyse, beinhalten (Kerlinger & Lee 1999). Daher sind Sätze wie *„gemessen durch"*, *„in einer randomisierten Stich-probe"* oder *„unter Verwendung von ANOVA"* (Varianzanalyse) unangebracht, da sie die Hypothesen auf die Messmethoden, die Stichprobe oder die Ana-lysemethoden, welche für eine Studie identifiziert wurden, reduzieren. Außer-dem müssen Hypothesen die Variablen und die Population reflektieren, die im Forschungszweck beschrieben wurden, und sie sollten im Präsens, nicht im Futur formuliert werden. Eine Formulierung der Hypothesen im Präsens be-schränkt diese nicht auf die aktuelle Studie, sondern ermöglicht ihre Verwen-dung bei weiteren Forschungen.

Der Wert einer Hypothese lässt sich letztendlich davon ableiten, ob sie in der realen Welt überprüfbar ist. Eine *überprüfbare Hypothese* enthält Variablen, die messbar sind oder sich manipulieren lassen. Daher muss die unabhängige Variable klar definiert werden, häufig anhand eines Protokolls, damit sie in der Studie präzise und konsequent als eine Behandlung implementiert werden kann. Die abhängige Variable muss präzise definiert werden, um zu zeigen, wie sie exakt gemessen werden kann.

Eine überprüfbare Hypothese muss außerdem eine Beziehung voraussagen, die „bestätigt" oder „nicht bestätigt" werden kann, je nach Datensammlung und -analyse. Wenn die Hypothese eine assoziative Beziehung behauptet, wer-den korrelationale Analysen der Daten durchgeführt, um die Existenz, die Art und die Stärke der Beziehung zwischen den Variablen zu bestimmen. Eine Hy-pothese, die eine kausale Beziehung zwischen der unabhängigen und der ab-hängigen Variablen formuliert, wird anhand von statistischen Verfahren evalu-iert, die Unterschiede zwischen der experimentellen Gruppe und der Kontroll-gruppe, zum Beispiel *t*-Test und ANOVA (Varianzanalyse), untersuchen. Die Nullhypothese (formuliert oder impliziert) wird überprüft, um festzustellen, ob die unabhängige Variable eine signifikante Wirkung auf die abhängige Variable hat.

3.7 Kritische Beurteilung von Forschungsziel-setzungen, -fragen und -hypothesen in veröffent-lichten Studien

Die Forschungszielsetzungen, -fragen und -hypothesen müssen in Studien klar eingegrenzt und präzise formuliert werden. Zielsetzungen und Fragen werden sowohl in qualitativen Studien als auch in deskriptiven und korrelationalen quantitativen Studien verwendet, wobei die Fragen in qualitativen Studien all-gemeiner formuliert sind. Einige Korrelationsstudien konzentrieren sich auf die Voraussage von Beziehungen und können Hypothesen beinhalten. Quasi-experimentelle und experimentelle Studien müssen dagegen von Hypothesen angeleitet werden.

Die folgenden Fragen können für die Rezension der Forschungszielsetzungen, -fragen und -hypothesen einer Studie hilfreich sein:

1. Werden die Zielsetzungen, Fragen oder Hypothesen in der Studie formell angegeben? Falls sie nicht genannt werden: Waren sie notwendig, um die Durchführung der Studie anzuleiten? Wenn die Studie quasi-experimentell oder experimentell ist, sind Hypothesen für die Anleitung der Studie zwingend.
2. Sind die Zielsetzungen, Fragen oder Hypothesen der Studie eindeutig fokussiert und präzise formuliert? Bestimmen sie deutlich die untersuchten Variablen und die Population?
3. Basieren die Zielsetzungen, Fragen oder Hypothesen auf dem Forschungszweck? Sie sollten keine neuen Konzepte oder Variablen enthalten, die im Problem oder im Zweck nicht benannt wurden.
4. Werden die Variablen und Beziehungen zwischen den Variablen, die in den Zielsetzungen, Fragen oder Hypothesen identifiziert werden, mit dem theoretischen Bezugsrahmen der Studie in Verbindung gebracht?
5. Sagt jede Hypothese eine Beziehung zwischen den Variablen voraus?
6. Sind die Hypothesen assoziativ oder kausal, einfach oder komplex, gerichtet oder ungerichtet, Forschungs- oder Nullhypothesen?
7. Sind die Hypothesen in dieser Studie überprüfbar? Wenn ja, werden sie deutlich im Präsens formuliert, mit messbaren abhängigen Variablen und den geeigneten unabhängigen Variablen, die im Verlauf der Studie konsequent implementiert werden können?

3.8 Studienvariablen verstehen

Der Forschungszweck und die Forschungszielsetzungen, -fragen und -hypothesen beinhalten die Variablen oder Konzepte, die in einer Studie untersucht werden sollen. *Variablen* sind Qualitäten, Eigenschaften oder Merkmale von Personen, Dingen oder Situationen, welche sich verändern oder variieren. Variablen sind außerdem Konzepte auf verschiedenen Abstraktionsniveaus, die präzise formuliert werden, damit sie im Rahmen einer Studie besser gemessen oder manipuliert werden können (Chinn & Kramer 1998). Im folgenden Abschnitt werden verschiedene Arten von Variablen beschrieben und konzeptionelle und operationale Definitionen von Variablen diskutiert.

3.8.1 Arten von Variablen

Variablen werden in eine Vielzahl von Arten unterteilt, um ihre Verwendung in der Forschung zu erklären. Einige Variablen werden manipuliert, andere werden kontrolliert. Manche Variablen werden bestimmt, aber nicht gemessen, andere wiederum werden mit präzisen Messinstrumenten erfasst. Die unterschiedlichen Arten von Variablen, die im folgenden Abschnitt präsentiert werden, umfassen unabhängige und abhängige Variablen, Forschungs-und Kontroll- bzw. Störvariablen sowie demographische Variablen.

3.8.1.1 Unabhängige und abhängige Variablen

Die Beziehung zwischen unabhängigen und abhängigen Variablen ist grundlegend für die Formulierung einer Hypothese für korrelationale, quasi-experimentelle und experimentelle Studien. Eine *unabhängige Variable* ist ein Stimulus bzw. eine Aktivität, die vom Forschenden manipuliert oder verändert wird, um eine Wirkung auf die abhängige Variable zu erzielen. Die unabhängige Variable wird auch als *Behandlungs-* oder *experimentelle Variable* bezeichnet. Eine *abhängige Variable* ist die Reaktion, das Verhalten oder das Ergebnis, welches die Forschende voraussagen oder erklären möchte. Es wird davon ausgegangen, dass Veränderungen in der abhängigen Variablen durch die Einwirkung der unabhängigen Variablen verursacht werden.

Lim-Levy (1982) überprüfte folgende Nullhypothese: „Die Sauerstoffinhalation über eine O_2-Brille bis zu 6 l O_2/min hat keine Auswirkung auf die orale Temperatur" (S. 150). Die unabhängige Variable ist die Sauerstoffinhalation über eine Sauerstoffbrille; der Sauerstoff wurde in drei Stufen verabreicht: 2, 4 und 6 l O_2/min. Die abhängige Variable ist die orale Temperatur, die mit einem elektronischen Thermometer gemessen wurde. Die Nullhypothese, dass die Sauerstoffinhalation über eine O_2-Brille keine Auswirkungen auf die orale Temperatur hat, wurde durch die Studie bestätigt. Das Ergebnis liefert eine eindeutige Orientierungshilfe für Pflegende, die die Temperatur eines Patienten messen, dem über eine O_2-Brille Sauerstoff verabreicht wird.

3.8.1.2 Forschungsvariablen oder Konzepte

Qualitative Studien sowie einige quantitative (deskriptive und korrelationale) Studien beinhalten die Untersuchung von Forschungsvariablen bzw. Konzepten. *Forschungsvariablen* oder *Konzepte* sind die Qualitäten, Eigenschaften oder Merkmale, welche im Forschungszweck und in den Forschungszielsetzungen oder -fragen identifiziert und in einer Studie beobachtet oder gemessen werden. Forschungsvariablen oder Konzepte werden dann verwendet, wenn die Absicht einer Studie darin besteht, Variablen so zu beobachten oder zu messen, wie sie in ihrem natürlichen Setting auftreten, ohne dass eine Behandlung implementiert wird. Das bedeutet, dass keine unabhängige Variable manipuliert und keine Ursachen-Wirkung-Beziehung untersucht wird. Logan und Jenny (1997) führten eine qualitative Studie durch, um die Erinnerungen von Patienten an ihre Erfahrungen während der maschinellen Beatmung und der Entwöhnungsphase vom Beatmungsgerät *(weaning)* zu beschreiben, und um die in der Entwicklung befindlichen Pflegetheorie über das Weaning zu erweitern. Die Autoren verwendeten Methoden der Grounded Theory, um die folgenden Konzepte zu untersuchen: 1. Erfahrungen mit maschineller Beatmung und 2. Erfahrungen während der Entwöhnungsphase.

3.8.1.3 Kontroll- bzw. Störvariablen

Kontroll- bzw. *Störvariablen (extraneous variables)* kommen in allen Studien vor und können die Messungen von Studienvariablen sowie die Beziehungen zwischen diesen Variablen beeinflussen. Kontroll- oder Störvariablen stellen besonders in quantitativen Studien ein Problem dar, weil sie ein eindeutiges Verständnis der relationalen oder kausalen Dynamik innerhalb der Studie verhindern können. Diese Variablen werden als „erkannt" oder „nicht erkannt" und „kontrolliert" oder „nicht kontrolliert" kategorisiert. Einige Störvariablen werden erst erkannt, wenn die Studie bereits läuft oder abgeschlossen ist, aber ihre Anwesenheit beeinflusst die Ergebnisse der Studie.

Forschende versuchen bereits im Vorfeld von quasi-experimentellen und experimentellen Studien, so viele Störvariablen wie möglich ausfindig zu machen und zu kontrollieren. Es wurden spezifische Forschungsdesigns entwickelt, um den Einfluss dieser Variablen kontrollieren zu können. Lim-Levy (1982) kontrollierte einige der Störvariablen in ihrer Studie über die Wirkung von Sauerstoffinhalation über eine O_2-Brille auf die orale Temperatur mittels spezifischer Stichprobenausschlusskriterien. Die Teilnehmer, die durch den Mund atmeten, hyperventilierten oder eine Entzündung im Mundbereich aufwiesen, wurden ausgeschlossen, da diese Merkmale die orale Temperatur möglicherweise beeinflussen konnten.

Die Störvariablen, die erst erkannt werden, wenn eine Studie bereits läuft, oder die vor Beginn einer Studie identifiziert wurden, jedoch nicht kontrolliert werden können, werden als *reine Störvariablen (confounding variables)* bezeichnet. Manchmal können Störvariablen während der Studie gemessen und während der Analyse statistisch kontrolliert werden. Moore und Dolansky (2001) verwendeten eine Kovarianzanalyse (ANCOVA), um die Effekte von Störvariablen wie Alter, Nebenerkrankungen und präoperativen kardiologischen Status zu kontrollieren, die möglicherweise die Ergebnisse eines Heim-Kardio-Informationsprogramms (*Cardiac Home Information Program*, CHIP) beeinflussen konnten, das Patienten angeboten wurde, die einer koronaren Bypassoperation unterzogen wurden. Störvariablen, die nicht kontrolliert oder gemessen werden können, stellen jedoch eine Schwäche des Forschungsdesigns dar und können die Interpretation der Ergebnisse beeinträchtigen. In dem Maß, in dem die Kontrolle in quasi-experimentellen und experimentellen Studien abnimmt, nimmt der potenzielle Einfluss von Störvariablen zu.

Umweltvariablen sind eine Art von Störvariablen, die das Setting bilden, in dem eine Studie durchgeführt wird. Beispiele für diese Variablen sind unter anderem Klima, Familie, Gesundheitssystem und staatliche Institutionen. Werden Menschen in einem unkontrollierten, natürlichen Setting studiert, ist es weder möglich noch wünschenswert, alle Störvariablen zu kontrollieren. In qualitativen und einigen quantitativen (deskriptiven und korrelationalen) Studien wird kaum ein Versuch unternommen, Störvariablen zu kontrollieren. Es steht vielmehr die Intention dahinter, Menschen in ihrer natürlichen Umgebung zu studieren, ohne das Setting oder die Situation zu verändern oder zu kontrollieren. Die Umweltvariablen in quasi-experimentellen und experimentellen Forschungen können dagegen kontrolliert werden, indem ein Laborsetting oder eine eigens eingerichtete Station in einem Krankenhaus eingesetzt wird. Die Kontrolle der Umgebung ist für die Durchführung einer experimentellen Studie äußerst wichtig.

3.8.1.4 Demographische Variablen

Demographische Variablen sind Eigenschaften oder Merkmale von Teilnehmern, die gesammelt werden um eine Stichprobe zu beschreiben. Einige gängige demographische Variablen sind Alter, Ausbildung, Geschlecht, ethnische Abstammung (Rasse), Familienstand, Einkommen, Beruf sowie medizinische Diagnose(n). Ist eine Studie abgeschlossen, werden die demographischen Daten analysiert, um ein Bild von der Stichprobe zu bekommen, und sie werden als *Stichprobeneigenschaften* bezeichnet. Die Stichprobeneigenschaften einer Studie können in einer Tabelle oder in Textform präsentiert werden. Wie in diesem Kapitel bereits diskutiert wurde, führten Moore und Dolansky (2001) eine randomisierte Untersuchung über ein ambulantes Rehabilitationsprogramm nach einer Bypassoperation anhand einer Stichprobe von 180 Patienten durch. Die demographischen Variablen, die in dieser Studie untersucht wurden, umfassten Alter, Ausbildung, Anzahl der Bypässe, Geschlecht, Dauer des stationären Aufenthalts, Nebenerkrankungen, Klassifikationen der *New York Heart Association* (NYHA), Rasse, Familienstand und Beschäftigungsstatus. Tab. 3.5 zeigt das demographische Profil der Studienteilnehmer, auch als Stichprobeneigenschaften oder demographische Daten der Studie bezeichnet.

Stichprobeneigenschaften können im Forschungsartikel auch in Textform präsentiert werden. Ein Beispiel: In einer Grounded-Theory-Studie über die Probleme von Patienten während maschineller Beatmung und Weaning, beschrieben Logan und Jenny (1997) ihre aus 20 Teilnehmern bestehende Stichprobe folgendermaßen:

„(…) Elf waren Frauen und neun waren Männer. Ihr Alter reichte von 19 bis 83 Jahre (Mittelwert 57,5 Jahre). Zwölf Teilnehmer waren verheiratet. Elf Patienten hatten verschiedene medizinische Diagnosen, und an neun waren operativen Eingriffe ausgeführt worden. Die Schwere der Erkrankungen gemäß der APACHE-III-Skala lag zum Zeitpunkt der Einlieferung zwischen 5 und 44 (Mittelwert 20,8). Die Patienten bekamen maschinelle Beatmungsunterstützung über einen Zeitraum von fünf bis 214 Tage (Mittelwert 31,5, Median 14,5 Tage). (…) Die Dauer des Weanings ersteckte sich von einem bis 45 Tage (Mittelwert 15,1, Median 6,24 Tage" (S. 141).

3.8.2 Konzeptionelle und operationale Definitionen von Variablen

Eine Variable wird in einer Studie durch die Entwicklung von konzeptionellen und operationalen Definitionen operationalisiert, das heißt „einsatzbereit gemacht". Eine *konzeptionelle Definition* liefert die theoretische Bedeutung einer Variablen (Chinn & Kramer 1998), und wird von der theoretischen Definition eines verwandten Konzepts abgeleitet. In einer veröffentlichten Studie umfasst der theoretische Bezugsrahmen Konzepte und deren Definitionen, und die Variablen werden ausgewählt, um die Konzepte zu repräsentieren. Somit werden die Variablen konzeptionell definiert und schaffen einen Zusammenhang mit den Konzepten des theoretischen Bezugsrahmens. Eine *ope-*

Gruppe	Kontrollgruppe ($n^* = 90$)	Interventionsgruppe ($n = 90$)
Alter (in Jahren)	63,2 ± 10,0	62,0 ± 10,8
Ausbildung (in Jahren)	13,5 ± 3,3	12,8 ± 3,0
Anzahl an Bypässen	3,5 ± 1,0	3,3 ± 1,2
Dauer des Aufenthalts	6,5 ± 2,8	6,0 ± 1,7
Nebenerkrankungen	1,2 ± 1,4	1,1 ± 1,2
*NYHA**-Klasse*	Prozent	Prozent
I	32,2	35,6
II	26,7	22,2
III	26,7	28,9
IV	14,4	13,3
Familienstand		
Verheiratet	62,2	71,1
Rasse		
Kaukasier	88,9	83,3
Afroamerikaner	11,1	14,4
Asiaten/Hispanoamerikaner	0,0	2,3
Beschäftigungsverhältnis		
Erwerbstätig	41,1	51,1

Tab. 3.5: Demographische Daten der Stichprobe.

* Anmerkung der Gutachterin: *n* ist eine statistische Kenngröße und steht für die Anzahl, beispielsweise die Anzahl der Teilnehmer einer Studie.
** NYHA = New York Heart Association. Aus Moore, S.M. & Dolansky, M.A. (2001). Randomized trial of a home recovery intervention following coronary artery bypass surgery. *Research in Nursing & Health,* 24(2), 96.

rationale Definition wird aus einer Reihe von Verfahrensweisen und aufeinander folgenden Handlungen abgeleitet, welche die Forschende ausführt, um Sinneswahrnehmungen (zum Beispiel Hör-, Seh- oder Tastwahrnehmungen) zu erlangen, die auf die Existenz oder den Existenzgrad einer Variablen verweisen (Reynolds 1971). Operationale Definitionen müssen unabhängig von Zeit und Ort sein, damit die Variablen zu unterschiedlichen Zeitpunkten und in unterschiedlichen Settings anhand der stets gleichen operationalen Definitionen untersucht werden können. Eine operationale Definition wird entwickelt, damit eine Variable in einer konkreten Situation gemessen oder manipuliert werden kann. Das Wissen, das aus der Untersuchung der Variablen gewonnen wird, dient dazu, das Verständnis des durch diese Variable repräsentierten theoretischen Konzepts zu vertiefen.

Corff, Seideman, Venkataraman, Lutes und Yates (1995) führten eine Studie durch, um „die Effektivität einer „unterstützenden Beugung" *(facilitated tucking)*, einer nicht pharmakologischen Pflegeintervention, zu bestimmen, die als beruhigende Maßnahme zur Regulierung der physiologischen und Verhaltensreaktionen auf leichte Schmerzen bei Frühgeborenen dient" (S. 143). Die Hypothese für diese prospektive Studie war, dass „Frühgeborene, die in der Position einer „unterstützenden Beugung" gehalten werden, eine geringere Schwankungen der Herzfrequenz, der Sauerstoffsättigung und der Schlafphasen (kürzere Weinphasen und Schlafunterbrechungen sowie geringere Schwankungen der Schlafphasen) in Reaktion auf den schmerzhaften Reiz eines Nadelstichs in die Ferse zeigen werden als in ungebeugter Stellung (Corff et al. 1995, S. 144). Die Variablen dieser Studie werden im folgenden Abschnitt identifiziert sowie konzeptionell und operational definiert.

Unabhängige Variable – unterstützende Beugung *(facilitated tucking)*
Konzeptionelle Definition   Eine nicht pharmakologische, beruhigende Pflegeintervention, die die motorische Ruhigstellung von Armen und Beinen des Neugeborenen beinhaltet.
Operationale Definition   Die Arme und Beine des Neugeborenen werden ruhig gestellt „indem man sie mit den Händen leicht gebeugt an den Rumpf des Neugeborenen legt. Das Neugeborene liegt dabei entweder auf der Seite oder auf dem Rücken" (S. 144) (☞ Abb. 3.1).

Abhängige Variable – Herzfrequenz und Sauerstoffsättigung
Konzeptionelle Definition   Physiologische kardiovaskuläre Reaktionen, die durch schmerzvolle Reize beeinflusst werden.
Operationale Definition   Herzfrequenz und Sauerstoffsättigung wurden mittels Pulsoxymetrie „visuell aufgezeichnet und unter Verwendung eines *System IV Air Shields Infant Monitor With Data Logger* graphisch dargestellt" (S. 145).

Abhängige Variable – Schlafphase
Konzeptionelle Definition   Durch schmerzhafte Reize beeinflusste Verhaltensreaktionen wie Weinen, Dauer der Schlafunterbrechung und Schwankungen der Schlafphasen.
Operationale Definition   „Der Schlafphasen wurden jeweils von einem der beiden Beobachter aufgezeichnet, die beim Beobachten der Schlafphasen entsprechend der Definition des *Neonatal Individualized Developmental Care and Assessment Program* (Programm zur individuellen Entwicklungspflege und Beurteilung von Neugeborenen) eine 90%ige Verlässlichkeit erzielten. Die einzelnen Schlafphasen werden wie folgt definiert: Phase 1 = Tiefschlaf, Phase 2 = leichter Schlaf, Phase 3 = Schläfrigkeit, Phase 4 = wach, aufmerksam, Phase

5 = aufgeweckt, verspielt, Phase 6 = Weinen. (…) Die Schlaftiefe wurde während einer zwölfminütigen Baseline-Phase, während des Nadelstichs in die Ferse sowie während einer 15-minütigen Post-Nadelstichphase sowohl bei den Kontroll- als auch bei den experimentellen Versuchen aufgezeichnet" (S. 145).

Die Variablen in quasi-experimentellen und experimentellen Forschungen sind eng und spezifisch ausgerichtet und können quantifiziert (in Zahlen ausgedrückt) oder manipuliert werden. Dies geschieht in spezifischen Schritten, die häufig in einem Versuchsprotokoll entwickelt werden. Außerdem werden die Variablen objektiv definiert, um eine Verzerrung der Daten durch die Forscherin zu vermeiden, wie im vorherigen Beispiel beschrieben. Die Forschungsvariablen oder -konzepte in deskriptiven und korrelationalen quantitativen Studien sowie bisweilen in qualitativen Studien werden normalerweise abstrakter und allgemeiner definiert. In vielen qualitativen Studien steht die Definition der zu untersuchenden Konzepte im Mittelpunkt. Beispielsweise führten Orne et al. (2000) ihre Studie mit der Zielsetzung durch, „eine anschauliche Schilderung der gelebten Erfahrung, zwar berufstätig, aber nicht krankenversichert zu sein, zu geben" (S. 205). Die konzeptionelle Definition für den Umstand, berufstätig, aber nicht krankenversichert zu sein, wird im Analyseteil des Forschungsberichts in Form einer Tabelle dargestellt.

Forschungskonzept – Berufstätig, aber nicht krankenversichert sein
Konzeptionelle Definition   Tabelle 3.6 stellt die Definition dar.
Operationale Definition   Das Konzept, berufstätig, aber nicht krankenversichert zu sein, wurde mit Hilfe von persönlichen, unstrukturierten Interviews untersucht. Im Mittelpunkt der Studie von Orne et al. (2000) stand also die Definition und Beschreibung des Konzepts, berufstätig, aber nicht krankenversichert zu sein. Die Ergebnisse dieser Studie könnten die Grundlage für zusätzliche Forschungen bilden, die unsere Fähigkeit, mit dem Problem einer nicht existenten Krankenversicherung umzugehen, und unser Verständnis dafür verbessern.

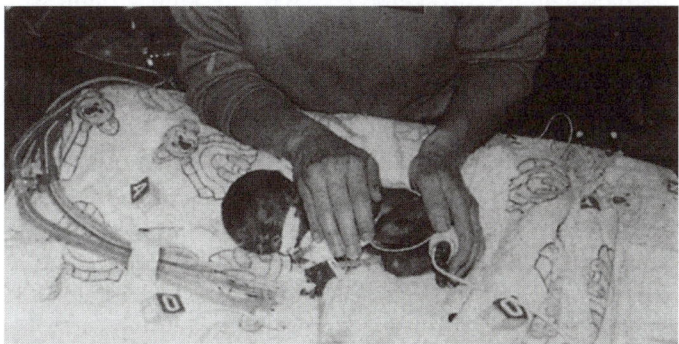

Abb. 3.1: „Unterstützende Beugung" *(facilitated tucking)* bei einem Frühgeborenen.
(Aus Corff, K. E., Seideman, R., Venkataraman, P. S., Lutes, L. & Yates, B. [1995]. *Facilitated tucking: A nonpharmacologic comfort measure for pain in preterm neonates.* Journal of Obstetric, Gynecologic and Neonatal Nursing, 24[2], 144. Abdruck mit Genehmigung.)

Themengruppen	Themen
Ein Leben am Rande der Gesellschaft	Von allen Seiten angreifbar Grenzen, Verluste und schwere Zeiten
Sich mit unüberwindbaren Schwierigkeiten konfrontiert sehen	Die Widersprüchlichkeit von *Middle Ground* Verstrickt in Macht und Politik
Mal riskieren, Entscheidungen zu fällen	Prioritäten setzen – die Chancen abwägen Mit Kompromissen leben; Russisches Roulette
Mehr oder weniger über die Runden kommen	So weit Glück gehabt; Widerstandskraft; Sich mit der Not abfinden; das emotionale Preisschild

Tab. 3.6: Thematische Analyse.
Orne, R.M., Fishman, S.J., Manka, M., Pagnozzi. M.E. (2000). Living on the edge: A phenomenological study of medically uninsured working Americans. *Research in Nursing & Health,* 23(3), Tabelle 1, S. 207.

3.9 Kritische Beurteilung von Forschungsvariablen in veröffentlichten Studien

Variablen müssen in einer veröffentlichten Studie klar identifiziert sowie konzeptionell und operativ definiert werden.

Die folgenden Fragen können für eine kritische Beurteilung von Variablen in einer Studie hilfreich sein:
1. Werden die unabhängigen und die abhängigen Variablen sowie die Forschungsvariablen oder Konzepte bestimmt?
2. Stimmen die Variablen, die in der Studie manipuliert oder gemessen werden, mit jenen Variablen überein, welche im Forschungszweck oder in den Forschungszielsetzungen, -fragen oder -hypothesen bestimmt wurden?
3. Reflektieren die Variablen die Konzepte, die im theoretischen Bezugsrahmen der Studie identifiziert wurden?
4. Werden die Variablen sowohl konzeptionell als auch operational klar definiert und basieren sie auf Theorien und früheren Forschungen?
5. Stimmt die konzeptionelle Definition der Variablen mit der operationalen Definition überein?
6. Wurden die wesentlichen demographischen Variablen untersucht und zusammengefasst?
7. Wurden die Kontroll- bzw. Störvariablen identifiziert und, falls nötig, kontrolliert?
8. Gibt es unkontrollierte Störvariablen, welche die Ergebnisse der Studie beinträchtigen könnten? Wird der potenzielle Einfluss dieser Variablen auf die Ergebnisse diskutiert?

ZUSAMMENFASSUNG

Dieses Kapitel beschäftigte sich mit dem Forschungsproblem, dem Forschungszweck sowie den Forschungszielsetzungen, -fragen und -hypothesen, die dazu dienen, eine Studie anzuleiten. Unter dem Forschungsproblem versteht man ein Interessengebiet, auf dem eine Lücke in der für die Pflege nötigen Wissensbasis besteht. Der Forschungszweck ist eine präzise, deutliche Aussage über das spezifische Ziel bzw. die Absicht(en) der Studie. Das Ziel einer Studie könnte darin bestehen, eine Lösung für eine Situation in der klinischen Praxis zu identifizieren, zu beschreiben, zu erklären oder vorauszusagen.

Das Problem und der Zweck einer Studie müssen professionell signifikant sein sowie über potenzielle oder tatsächliche Signifikanz für die Gesellschaft verfügen. Wollen Sie die Signifikanz des Problems oder des Zwecks einer Studie kritisch beurteilen, müssen Sie bestimmen, ob das durch die Studie generierte Wissen die Pflegepraxis beeinflusst, auf vorherigen Forschungen aufbaut, die Entwicklung von Theorien fördert und/oder aktuelle Probleme oder Prioritäten in der Pflege anspricht. Die Machbarkeit der Untersuchung eines bereits identifizierten Problems und Zwecks in einer Studie wird auch in der kritischen Rezension von Forschungen untersucht. Die Machbarkeit einer Studie wird evaluiert, indem man die Expertise der Forscherin, den finanziellen Aufwand, die Verfügbarkeit von Studienteilnehmern, Einrichtungen und Ausstattung sowie die ethischen Gesichtspunkte der Studie überprüft. Es wurden Richtlinien zur Verfügung gestellt, anhand derer Sie die kritische Beurteilung der Forschungsprobleme und -zwecke in quantitativen und qualitativen sowie in Ergebnisforschungsberichten nachvollziehen können.

Forschungszielsetzungen, -fragen oder -hypothesen werden formuliert, um die Kluft zwischen dem eher abstrakt formulierten Forschungsproblem und -zweck und dem detaillierten Design und der Datenanalyse zu überbrücken. Forschungszielsetzungen sind eindeutige und präzise Aussagen, die im Präsens verfasst werden. Forschungsfragen sind präzise gestellte Fragen, die im Präsens formuliert werden und eine oder mehrere Variablen beinhalten. Forschungszielsetzungen und -fragen konzentrieren sich auf die Beschreibung von Variablen, die Untersuchung von Beziehungen zwischen Variablen sowie die Bestimmung von Unterschieden zwischen zwei oder mehr Gruppen im Hinblick auf die ausgewählten Variablen.

Unter einer Hypothese versteht man die formelle Behauptung der zu erwartenden Beziehung(en) zwischen zwei oder mehr Variablen in einer bestimmten Population. Die Hypothese übersetzt das Forschungsproblem und den Forschungszweck in eine deutliche Erklärung oder Voraussage der erwarteten Resultate der Studie. Hypothesen können anhand von vier Kategorien beschrieben werden: 1. assoziativ oder kausal, 2. einfach oder komplex, 3. ungerichtet oder gerichtet und 4. Nullhypothese oder Forschungshypothese. Überprüfbare Hypothesen enthalten Variablen, die messbar oder manipulierbar sind. Diese Hypothesen werden anhand von statistischen Analysen evaluiert. Es wurden Richtlinien für die kritische Beurteilung von Forschungszielsetzungen, -fragen und -hypothesen in veröffentlichten Studien zur Verfügung gestellt.

Der Forschungszweck und die Forschungszielsetzungen, -fragen oder -hypothesen bestimmen die Variablen, die in einer Studie untersucht werden sollen. →

Unter Variablen versteht man die Qualitäten, Eigenschaften oder Merkmale von Personen, Dingen oder Situationen, die sich verändern oder variieren. Die verschiedenen Arten von Variablen, die in diesem Kapitel diskutiert wurden, umfassen unabhängige und abhängige Variablen, Forschungsvariablen, Stör- bzw. Kontrollvariablen, Umweltvariablen sowie demographische Variablen. Eine unabhängige Variable ist ein Stimulus oder eine Aktivität, die von der Forschenden manipuliert oder verändert wird, um eine Wirkung auf die abhängige Variable zu bewirken. Eine abhängige Variable ist die Reaktion, das Verhalten oder das Ergebnis, das die Forschende voraussagen oder erklären möchte. Forschungsvariablen bzw. Konzepte stellen die Qualitäten, Merkmale oder Eigenschaften dar, die in einer Studie beobachtet oder gemessen werden. Forschungsvariablen werden häufig in deskriptiven und korrelationalen quantitativen Studien untersucht, in qualitativen Studien können Forschungskonzepte oder -variablen untersucht werden. Kontroll- bzw. Störvariablen kommen in allen Studien vor und können die Messungen der Studienvariablen sowie der Beziehungen zwischen diesen Variablen beeinflussen. Umweltvariablen sind eine Art von Kontroll- bzw. Störvariablen und bilden das Setting, in dem eine Studie durchgeführt wird. Demographische Variablen sind Eigenschaften oder Merkmale der Teilnehmer, die gesammelt und analysiert werden, um die Stichprobe der Studie zu beschreiben.

Eine Variable wird in einer Studie präzisiert, indem konzeptionelle und operationale Definitionen entwickelt werden. Eine konzeptionelle Definition liefert die theoretische Bedeutung einer Variablen und wird von der Definition eines Theoretikers von einem zusammenhängenden Konzept abgeleitet. Die konzeptionelle Definition liefert zugleich auch die Grundlage für die Formulierung einer operationalen Definition. Eine operationale Definition wird aus einer Reihe von Verfahren und aufeinander folgenden Handlungen abgeleitet, welche die Forschende ausführt, um Sinneswahrnehmungen zu erzielen, die auf die Existenz oder den Existenzgrad einer Variablen verweisen. Operationale Definitionen weisen darauf hin, wie eine unabhängige bzw. Behandlungsvariable implementiert und wie die abhängige Variable gemessen werden soll. Operationale Definitionen müssen unabhängig von Zeit und Ort sein, damit die Variablen zu unterschiedlichen Zeitpunkten und in verschiedenen Settings anhand der gleichen Definitionen untersucht werden können. Das Kapitel endete mit Richtlinien für die kritische Beurteilung von Studienvariablen in Forschungsberichten.

LITERATURVERZEICHNIS

Ajzen, I. & Fishbein, M. (1980). Understanding attitudes and predicting social behavior. Englewood Cliffs, NJ: Prentice-Hall.

American Heart Association. (1999). 1999 heart and stroke statistical update. Dallas: American Heart Association.

Artinian, N. T. Washington, O. G. & Templin, T. N. (2001). Effects of home telemonitoring and community-based monitoring on blood pressure control in urban African Americans: A pilot study. Heart & Lung: The Journal of Critical Care, 30(3), 191–199.

Baker, C. F. Garvin, B. J., Kennedy, C. W. & Polivka, B. J. (1993). The effect of environmental sound and communication on CCU patients' heart rate and blood pressure. Research in Nursing & Health, 16(6), 415–421.

Bostrom, J., Mechanic, J., Lazar, N., Michelson, S., Grant, L. & Nomura, L. (1996). Preventing skin breakdown: Nursing practices, costs, and outcomes. Applied Nursing Research, 9(4), 184–188.

Bournaki, M. C. (1997). Correlates of pain-related responses to venipunctures in school-age children. Nursing Research, 46(3), 147–154.

Brown, S. C. (1997). Chest pain and cocaine use in 18 to 40 year-old persons: A retrospective study. Applied Nursing Research, 10(3), 136–142.

Brown, S. J. (1999). Knowledge for health care practice: A guide to using research evidence. Philadelphia: Saunders.

Burns, N. & Grove, S. K. (2001). The practice of nursing research: Conduct, critique, and utilization (4th ed.). Philadelphia: Saunders.

Carrieri-Kohlman, V., Gormley, J. M., Eiser, S., Demir-Deviren, S., Nguyen, H., Paul, S. M., et al. (2001). Dyspnea and the affective response during exercise training in obstructive pulmonary disease. Nursing Research, 50(3), 136–146.

Chinn, P. L. & Kramer, M. K. (1998). Theory and nursing: Integrated knowledge development. St. Louis: Mosby.

Contrada, R. J. & Krantz, D. S. (1988). Stress, reactivity, and type A behavior: Current status and future directions. Annals of Behavioral Medicine, 10(2), 64–70.

Corff, K. E., Seideman, R., Venkataraman, P. S., Lutes, L. & Yates, B. (1995). Facilitated tucking: A nonpharmacologic comfort measure for pain in preterm neonates. Journal of Obstetric, Gynecologic, & Neonatal Nursing, 24(2), 143–147.

Creswell, J. W. (1994). Research design: Qualitative and quantitative approaches. Thousand Oaks, CA: Sage.

Edel, E., Houston, S., Kennedy, V. & LaRocco, M. (1998). Impact of a 5-minute scrub on the microbial flora found on artificial, polished, or natural fingernails of operating room personnel. Nursing Research, 47(1), 54–59.

Fahs, P. S. S. & Kinney, M. R. (1991). The abdomen, thigh, and arm as sites for subcutaneous sodium heparin injections. Nursing Research, 40(4), 204–207.

Fields, S. D. (2000). Clinical practice guidelines: Finding and appraising useful, relevant recommendations for geriatric care. Geriatrics, 55(1), 59–64.

Fitzpatrick, M. L. (2001). Historical research: The method. In P. L. Munhall, (Ed.), Nursing research: A qualitative perspective (pp. 403–415). Boston, MA: National League for Nursing Press.

Foster-Fitzpatrick, L., Ortiz, A., Sibilano, H., Marcantonio, R. & Braun, L. T. (1999). The effects of crossed leg on blood pressure measurement. Nursing Research, 48(2), 105–108.

Germain, C. P. (2001). Ethnography: The method. In P. L. Munhall, (Ed.), Nursing Research: A qualitative perspective (pp. 277–306). Boston, MA: National League for Nursing Press.

Hastings-Tolsma, M. T., Yucha, C. B., Tompkins, J., Robson, L. & Szeverenyi, N. (1993). Effect of warm and cold applications on the resolution of IV infiltrations. Research in Nursing & Health, 16(3), 171–178.

Hill, M. N. & Grim, C. M. (1991). How to take a precise blood pressure. American Journal of Nursing, 91(2), 38–42.

Jadack, R. A., Hyde, J. S. & Keller, M. L. (1995). Gender and knowledge about HIV, risky sexual behaviors, and safer sex practices. Research in Nursing & Health, 18(4), 313–324.

Jemmott, L. S. & Jemmott, J. B., III. (1991). Applying the theory of reasoned action to AIDS risk behavior: Condom use among black women. Nursing Research, 40(4), 228–234.

Jirovec, M. M. & Kasno, J. (1990). Self-care agency as a function of patient-environmental factors among nursing home residents. Research in Nursing & Health, 13(5), 303–309.

Johnson, V. Y. (2001). Effects of a submaximal exercise protocol to recondition the pelvic floor musculature. Nursing Research, 50(1), 33–41.

JNC-IV-National Committee on Detection, Evaluation, and Treatment of High Blood Pressure. (1997). The sixth report of the Joint National Committee on prevention, detection, evaluation, and treatment of high blood pressure. NIH Publication No. 98-4080. Bethesda, MD: National Institutes of Health.

Kahn, C. R. (1994). Picking a research problem: The critical decision. The New England Journal of Medicine, 330(21), 1530–1533.

Kaplan, N. M. (1998). Clinical hypertension. Baltimore: Williams & Wilkins.

Kauffman, K. S. (1995). Center as haven: Findings of an urban ethnography. Nursing Research, 44(4), 231–236.

Kerlinger, F.N. & Lee, H.B. (1999). Foundations of behavioral research (4th ed.). New York: Harcourt Brace.

Krisman-Scott, M.A. (2000). An historical analysis of disclosure of terminal status. Journal of Nursing Scholarship, 32(1), 47–52.

Koniak, D. (1985). Autotutorial and lecture-demonstration instruction: A comparative analysis of the effects upon students' learning of a developmental assessment skill. Western Journal of Nursing Research, 7(1), 80–100.

Kuttner, R. (1999). The American health care system – Health insurance coverage. The New England Journal of Medicine, 340(3), 163–168.

Landis, C.A. & Whitney, J.D. (1997). Effects of 72 hours of sleep deprivation on wound healing in the rat. Research in Nursing & Health, 20(3), 259–267.

Lanza, M.L., Kayne, H.L., Pattison, I., Hicks, C. & Islam, S. (1996). The relationship of behavioral cues to assaultive behaviors. Clinical Nursing Research, 5(1), 6–27.

Lazarus, R.S., Delongis, A., Folkman, S. & Gruen, R. (1985). Stress and adaptational outcomes: The problem of confounded measures. American Psychologist, 40(7), 770–779.

Lee, K.A. & Stotts, N.A. (1990). Support of the growth hormone-somatomedin system to facilitate healing. Heart & Lung, 19(2), 157–164.

Lim-Levy, F. (1982). The effect of oxygen inhalation on oral temperature. Nursing Research, 31(3), 150–152.

Lindeman, C.A. (1975). Delphi survey of priorities in clinical nursing research. Nursing Research, 24(6), 434–441.

Logan, J. & Jenny, J. (1997). Qualitative analysis of patients' work during mechanical ventilation and weaning. Heart & Lung, 26(2), 140–147.

Moody, L., Vera, H., Blanks, C. & Visscher, M. (1989). Developing questions of substance for nursing science. Western Journal of Nursing Research, 11(4), 393-404.

Moore, S.M. & Dolansky, M.A. (2001). Randomized trial of a home recovery intervention following coronary artery bypass surgery. Research in Nursing & Health, 24(2), 93–104.

Moser, D.K. & Dracup, K. (2000). Impact of cardiopulmonary resuscitation training on perceived control in spouses of recovering cardiac patients. Research in Nursing & Health, 23(4), 270–278.

Munhall, P.L. (2001). Nursing research: A qualitative perspective. Boston, MA: National League for Nursing Press.

Orne, R.M., Fishman, S.J., Manka, M. & Pagnozzi, M.E. (2000). Living on the edge: A phenomenological study of medically uninsured working Americans. Research in Nursing & Health, 23(3), 204–212.

Reynolds, P.D. (1971). A primer in theory construction. Indianapolis: Bobbs-Merrill.

Rogers, B. (1987). Research corner: Is the research project feasible? American Association of Occupational Health Nurses Journal, 35(7), 327–328.

Rosenberg, M. (November 15, 1993). Understanding violence – A public health perspective. Paper presented at the American Academy for Nursing Conference, Violence: Nursing Debates the Issues. Washington, DC.

Rudy, E.B., Daly, B.J., Douglas, S., Montenegro, H.D., Song, R. & Dyer, M.A. (1995). Patient outcomes for the chronically critically ill: Special care unit versus intensive care unit. Nursing Research, 44(6), 324–330.

Van Cleve, L., Johnson, L. & Pothier, P. (1996). Pain responses of hospitalized infants and children to venipuncture and intravenous cannulation. Journal of Pediatric Nursing, 11(3), 161–168.

WHO Expert Committee. (1996). Hypertension control. Geneva: World Health Organization.

Wong, D.L. & Baker, C.M. (1988). Pain in children: Comparison of assessment scales. Pediatric Nursing, 14(1), 9–17.

4 Der Literaturüberblick

ZIELE

Die vollständige Lektüre dieses Kapitels sollte Ihnen ermöglichen:
1. die Literaturquellen und den Inhalt eines Literaturüberblicks in einem Forschungsbericht zu beschreiben,
2. zwischen theoretischen und empirischen Literaturquellen zu unterscheiden,
3. die Funktion des Literaturüberblicks in quantitativen und qualitativen Studien zu erörtern,
4. den Literaturüberblick einer publizierten Studie kritisch zu beurteilen,
5. den Prozess der Identifizierung und Lokalisierung von Forschungsquellen zu erörtern,
6. eine computergestützte Literaturrecherche durchzuführen,
7. das Internet für die Suche nach relevanten elektronischen Publikationen zu nutzen,
8. eine Vielzahl von Literaturquellen für die Erarbeitung eines Literaturüberblicks zu verwenden,
9. die Forschungsliteratur auf einem bestimmten Interessengebiet zusammenzufassen, um die Nutzung evidence-basierten Wissens in der Pflegepraxis zu fördern.

RELEVANTE BEGRIFFE

Benchmarking
Beweise für eine bestmögliche Praxis
Bibliographische Datenbank
Bibliotheksquellen
Dissertation
Elektronische Zeitschrift
Empirische Literatur
Fachbibliothek
Fernleihe
Gruppiert
Integrativer Forschungsüberblick
Komplexe Literaturrecherche
Linking
Literaturangabe
Literaturüberblick
Magisterarbeit

Meilensteinstudie
Meta-Analysen
Monographien
Öffentliche Bibliothek
Paraphrasieren
Periodika
Primärquellen
Quellensynthese
Schlüsselwörter
Sekundärquellen
Suchfelder
Surfen im Internet
Theoretische Literatur
Volltext-Datenbanken
Wissenschaftliche Bibliothek

Die Fülle an Forschungsinformationen, die uns zur Verfügung stehen, wächst beständig: Tagtäglich entstehen ungefähr 6000 neue wissenschaftliche Artikel. Bei diesem Tempo verdoppelt sich das wissenschaftliche Wissen quasi alle fünf Jahre (Naisbitt & Aburdene 1990). Die Anzahl an Pflegezeitschriften hat seit 1961 um 575 Prozent zugenommen, und eine Vielzahl dieser Forschungsberichte stehen im Internet zur Verfügung. Das bedeutet, dass das *Literaturverzeichnis* im Gegensatz zu früher eine viel bedeutendere Rolle spielt, doch computergestützte Datenbanken haben dazu beigetragen, uns den Prozess der Literaturrecherche wesentlich zu erleichtern. Ein Literaturüberblick stellt im Endeffekt die Zusammenfassung von aktuellen theoretischen und wissenschaftlichen Erkenntnissen über ein bestimmtes Problem dar, und es ist die Quintessenz dessen, was über dieses Problem bekannt und was nicht bekannt ist. Ein Literaturüberblick kann zusammengestellt werden, um das forschungsbasierte Wissen für die Praxis zu bündeln oder um die Entwicklung einer Studie so zu steuern, dass sie möglichst viel Erkenntnisse liefert, die für die Praxis maßgeblich sind. Dieses Kapitel bietet wichtige Informationen, die Ihnen dabei helfen werden, den Literaturüberblick von quantitativen und qualitativen Studien kritisch zu beurteilen, die Literatur zu überprüfen und Forschungsergebnisse so zu synthetisieren, dass sie die Praxis sinnvoll anleiten können. Ein Literaturüberblick zur Voraussage und Vorbeugung von Druckgeschwüren (Ulkus) wird als Beispiel für Forschungswissen angeführt, das für die Anwendung in der Praxis bereitsteht.

4.1 Den Literaturüberblick in publizierten Studien verstehen

Forschende präsentieren in publizierten Studien Literaturüberblicke, um dem Leser einen Hintergrund zu dem untersuchten Problem zu bieten. Er beschreibt den aktuellen Wissensstand bezüglich eines Praxisproblems, die Lücken in dieser Wissensbasis sowie den Beitrag, den die aktuelle Studie zur Gewinnung von Wissen in diesem Themenbereich leistet. Ein Literaturüberblick sollte so breit angelegt sein, dass er es dem Leser gestattet, sich mit dem Forschungsproblem vertraut zu machen, und gleichzeitig sollte er so kurz und präzise gefasst sein, dass er sich vor allem auf die relevanten Literaturquellen beschränkt. Unter *relevanten Literaturquellen* versteht man die Literatur, die im direkten Zusammenhang mit dem untersuchten Problem steht. Um Ihr Verständnis von Literaturüberblicken in veröffentlichten Studien zu vertiefen, werden die folgenden Themenbereiche angesprochen: 1. die in einem Literaturüberblick enthaltenen Quellen und 2. die Funktionen des Literaturüberblicks in quantitativen und qualitativen Studien.

4.2 Literaturquellen, die ein Literaturüberblick enthält

Im Überblick über die Forschungsliteratur werden hauptsächlich zwei Arten von Literaturquellen angeführt: theoretische und empirische Quellen. Der Begriff *empirisch* wird als Wissen definiert, das aus Forschungen gewonnen wird. Weitere Arten von veröffentlichten Informationen, zum Beispiel Beschreibungen von klinischen Gegebenheiten, weiterbildende Literatur und Stellungnahmen, werden zwar bei der Literaturprüfung durch die Forschende berücksichtigt, jedoch angesichts ihrer Subjektivität (Pinch 1995) nur selten in einer Forschungspublikation angeführt. Wenn die Forscherin eine Literaturquelle wörtlich zitiert, als Beispiel verwendet oder anführt, um eine bestimmte Position zu untermauern, spricht man von einer *Literaturangabe*. Bei theoretischen und empirischen Literaturquellen kann es sich ursprünglich sowohl um Primär- als auch um Sekundärliteratur handeln, jedoch werden normalerweise nur Primärquellen in einem Literaturüberblick berücksichtigt. Der folgende Abschnitt beschreibt die theoretische und empirische Literatur, die in publizierten Studien angeführt wird, und verdeutlicht die Unterschiede zwischen primären und sekundären Quellen in Literaturüberblicken

4.2.1 Theoretische und empirische Literatur

Theoretische Literatur umfasst Konzeptanalysen, Modelle, Theorien und konzeptionelle Bezugsrahmen, die ein ausgewähltes Forschungsproblem sowie den Forschungszweck untermauern. Theoretische Literaturquellen findet man in Periodika und in Monographien. *Periodika*, zum Beispiel Fachzeitschriften, werden über einen längeren Zeitraum hinweg publiziert und nach dem Erscheinungsjahr nummeriert. *Monographien*, wie Bücher, Konferenzberichte oder Pamphlete, werden üblicherweise nur einmal verfasst und gegebenenfalls in einer neuen Auflage aktualisiert. Periodika und Monographien sind in einer Vielzahl von Medienformen erhältlich, beispielsweise als Printmedien, online oder als CD-ROM. In einer veröffentlichten Studie werden theoretische und konzeptionelle Literaturquellen beschrieben und zusammengefasst, um das aktuelle Verständnis des Forschungsproblems zu reflektieren und eine Grundlage für den theoretischen Bezugsrahmen einer Studie zu schaffen.

Empirische Literatur umfasst veröffentlichte Studien, für gewöhnlich in Zeitschriften oder Büchern, sowie unveröffentlichte Studien, wie Magisterarbeiten und Dissertationen.* Unter einer *Magisterarbeit* versteht man die schriftliche Ausarbeitung eines Forschungsprojekts, die von einer Studierenden als Teil der Anforderungen für die Erlangung eines Magistertitels erbracht werden muss. Eine *Dissertation* oder Doktorarbeit ist die schriftliche Ausarbeitung eines umfangreichen und in der Regel originären Forschungsprojekts, die zur Erlangung des Doktortitels verfasst werden muss. Welche empirische Literatur in einem Literaturüberblick berücksichtigt wird, hängt letztlich von dem Studienprob-

---

* Anmerkung der Gutachterin: Hier besteht ein Unterschied zum deutschen System, da in Deutschland Dissertationen grundsätzlich veröffentlicht werden müssen.

lem und der Art der Forschung ab, die durchgeführt wird. Zu Forschungsproblemen, die bereits häufig untersucht wurden oder aktuell erforscht werden, steht wesentlich mehr empirische Literatur zur Verfügung als zu neuen oder eher außergewöhnlichen Themen. Deskriptive Studien werden normalerweise auf neuen Forschungsgebieten durchgeführt, so dass die Zahl der zur Verfügung stehenden Studien im Vergleich zu jener, auf die quasi-experimentelle oder experimentelle Studien zurückgreifen können, eher beschränkt ist.

4.2.2 Primär- und Sekundärquellen

Veröffentlichte Literatur umfasst Primär- und Sekundärquellen. Eine *Primärquelle* wird von einem Autor verfasst, der der Urheber ihres Inhalts ist und sich für die veröffentlichten Ideen verantwortlich zeichnet. Bei empirischen Publikationen wird eine Primärquelle von der oder den Personen verfasst, die die Forschung durchführten. Eine primäre theoretische Quelle wird von dem Theoretiker verfasst, der die Theorie bzw. den konzeptionellen Inhalt entwickelte. Eine *Sekundärquelle* zitiert aus Primärquellen oder fasst diese zusammen. Das bedeutet, dass Verfasser von Sekundärquellen die Arbeiten von Forschenden und Theoretikern frei wiedergeben. Das Problem von Sekundärquellen besteht darin, dass der Autor die Arbeiten eines anderen interpretiert, und diese Interpretation wird von der subjektiven Wahrnehmung und der Voreingenommenheit des Autors beeinflusst. Bisweilen werden Irrtümer und Fehlinterpretationen von Autoren verbreitet, die anstelle von Primärquellen Sekundärquellen verwendeten. Primärquellen werden hauptsächlich in Forschungsberichten angeführt. Sekundärquellen werden dagegen nur dann verwendet, wenn Primärquellen nicht ausfindig gemacht werden können oder wenn die Sekundärquelle weiterführende Gedanken oder eine besondere Aufbereitung von Informationen bietet, die in keiner Primärquelle vorhanden sind.

4.3 Die Funktion des Literaturüberblicks in der quantitativen Forschung

Der Überblick über die Literatur dient in der quantitativen Forschung dazu, die Entwicklung und Implementierung einer Studie anzuleiten. Die hauptsächliche Überprüfung der Literatur geschieht zu Beginn des Forschungsprozesses; eine begrenzte Überprüfung wird während der Abfassung des Forschungsberichtes durchgeführt, um die neuesten Studien zu berücksichtigen. Der Zweck des Literaturüberblicks ist für die verschiedenen Arten von quantitativer Forschung (deskriptiv, korrelational, quasi-experimentell und experimentell) ähnlich. Relevante Literaturquellen werden in einem quantitativen Forschungsbericht an verschiedenen Stellen aufgeführt, in der Einleitung, im methodischen Teil, im Ergebnisteil und in der Diskussion. In der Einleitung wird der Hintergrund und die Signifikanz des Forschungsproblems unter Bezugnahme auf die relevanten Literaturquellen zusammengefasst. Der Literaturüberblick selbst umfasst sowohl die theoretischen als auch die empirischen Literaturquellen, die den aktuellen Wissensstand über das untersuchte Problem dokumentieren. Der theoretische Bezugsrahmen wird aus der theoretischen Literatur und bisweilen auch aus der empirischen Literatur hergeleitet, je nach Ausrichtung der Studie. Der methodische Teil des Forschungsberichts beschreibt das Design, die Stichprobe, die Messmethoden, die Vorgehensweise und die Zusammenstellung von Daten, die auf vorherigen Forschungen basieren. Im Ergebnisteil wird unter Einbeziehung der Ergebnisse früherer Studien die Datenanalyse durchgeführt. Der Diskussionsteil des Forschungsberichts präsentiert die Schlussfolgerungen, die zugleich eine Synthese der Ergebnisse früherer Forschungen und denen der aktuellen Studie darstellen.

4.4 Die Funktion des Literaturüberblicks in der qualitativen Forschung

In der qualitativen Forschung variieren der Zweck des Literaturüberblicks sowie der Zeitpunkt, zu dem die Überprüfung der Literatur erfolgt, je nach Art der beabsichtigten Studie (☞ Tab. 4.1). Phänomenologen sind der Ansicht, dass der Literaturüberblick erst nach der Datensammlung und -analyse erfolgen sollte, damit die Informationen, die die Forschende der Literatur entnimmt, nicht ihre Neutralität beeinflussen (Munhall 2001). Sollte sich eine Forscherin zum Beispiel dazu entschließen, das Phänomen des Sterbens zu untersuchen, so würde sie bei der Literaturrecherche unweigerlich auf Kübler-Ross' Publikation über die fünf Phasen des Trauerns (1969) stoßen. Kennt die Forschende jedoch die Details dieser Phasen, könnten diese Informationen ihre Sichtweise dieses Phänomens bereits während der Datensammlung und -analyse beeinflussen. Nach der Datenanalyse werden die Informationen aus der Literatur aber auf jeden Fall mit den Ergebnissen der aktuellen Studie verglichen, um Ähnlichkeiten und Unterschiede festzustellen. Die Ergebnisse werden dann zusammengefasst, um den aktuellen Wissensstand über dieses Phänomen zu reflektieren.

In der Grounded-Theory-Forschung verschafft man sich gleich zu Beginn des Forschungsprozesses einen nur kleinen Überblick über die relevante Literatur. Er dient lediglich dazu, die Forschende darüber zu informieren, welche Studien bislang durchgeführt wurden. Die Informationen aus diesen Studien werden nicht dazu verwendet, die Datensammlung oder Theorieentwicklung der aktuellen Studie anzuleiten. Die Forschende nutzt die Literatur in erster Linie, um die Theorie der eigenen Studie zu erklären, zu untermauern und zu erweitern (Munhall 2001).

Der Literaturüberblick in der ethnographischen Forschung ähnelt dem in der quantitativen Forschung. Die Literatur wird zu einem frühen Zeitpunkt im Forschungsprozess überprüft, um ein allgemeines Verständnis für die Variablen zu erzeugen, die in einer ausgewählten Kultur untersucht werden sollen. Die Literatur ist in der Regel theoretisch, da in dem Interessensgebiet üblicherweise nur wenige Forschungen durchgeführt wurden. Mittels der Literaturquellen wird ein theoretischer Bezugsrahmen entwickelt, um komplexe menschliche Konstellationen in der ausgewählten Kultur zu untersuchen

Qualitativer Forschungstyp	Funktion des Literaturüberblicks
Phänomenologische Forschung	Die Ergebnisse der Studie werden mit den Erkenntnissen in der Literatur verglichen und verknüpft, um den aktuellen Wissensstand über ein Phänomen zu bestimmen.
Grounded-Theory-Forschung	Die Literatur wird dazu herangezogen, die Theorie, die in der Studie entwickelt wurde, zu erklären, zu untermauern und zu erweitern.
Ethnographische Forschung	Die Literatur wird, wie in der quantitativen Forschung, überprüft, um einen Hintergrund zu schaffen, vor dem die Studie durchgeführt wird.
Historische Forschung	Die Literatur wird überprüft, um Forschungsfragen zu entwickeln. Sie dient der Studie zudem als Datenquelle.

Tab. 4.1: Funktionen des Literaturüberblicks in der qualitativen Forschung.

(Munhall 2001). Der Literaturüberblick liefert auch den Hintergrund für die Durchführung der Studie und die Interpretation der Ergebnisse.

In der historischen Forschung wird ein erster Literaturüberblick durchgeführt, um einen Forschungsgegenstand auszuwählen und Forschungsfragen zu entwickeln. Daraufhin macht die Forschende eine Bestandsaufnahme der Literaturquellen, lokalisiert diese Quellen und untersucht sie. Das bedeutet, dass die Literatur eine Hauptquelle für Daten in der historischen Forschung ist. Da historische Forschung ein umfassendes Studium der Literatur erfordert, die zudem oftmals nur schwer zugänglich ist, kann eine Forscherin Monate oder sogar Jahre darauf verwenden, Literaturquellen aufzuspüren und zu untersuchen. Die Informationen, die aus der Literatur gewonnen werden, werden analysiert und in einem Bericht zusammengestellt, um zu erklären, wie sich ein bestimmtes Phänomen über einen bestimmten Zeitraum hinweg entwickelte (Munhall 2001).

4.5 Den Literaturüberblick in einer publizierten Studie kritisch beurteilen

Der Literaturüberblick eines Forschungsberichts muss im Hinblick auf seine Qualität beurteilt und kritisch rezensiert werden. Der Überblick über die Literatur kann in einem leicht identifizierbaren Teil des Forschungsbericht oder auch in der Einleitung erfolgen. Ein qualitativ hochwertiger Literaturüberblick liefert auf logische Weise Argumente für die vorliegende Studie. Das bedeutet, dass die Lektüre des Literaturüberblicks ein grundlegendes Verständnis für das Studienproblem schaffen und die Bestätigung dafür liefern sollte, dass die durchgeführte Studie auf dem aktuellen Wissensstand zu diesem Thema basiert. Der folgende Abschnitt bietet Richtlinien für die kritische Beurteilung des Literaturüberblicks in einer publizierten Studie sowie ein Muster für die Rezension eines Literaturüberblicks.

4.6 Richtlinien für eine kritische Beurteilung des Literaturüberblicks

Die kritische Beurteilung des Literaturüberblicks schließt die Prüfung von Qualität und Inhalt der angeführten Quellen mit ein. Der Inhalt des Literaturüberblicks umfasst das, was über das Forschungsproblem bekannt und was nicht bekannt ist, und legt den Fokus der Studie fest. Das bedeutet, dass der Überblick eine Grundlage für den Studienzweck liefern muss, und häufig wurde er im Hinblick auf die Variablen des Studienzwecks zusammengestellt. Die angeführten Literaturquellen müssen hinsichtlich des Forschungsproblems und -zwecks relevant und aktuell sein. Um festzustellen, ob die zitierten Quellen relevant sind, müssen diese Quellen selbst oder die Abstracts dieser Quellen ausfindig gemacht und überprüft werden. Das ist sehr zeitaufwendig und wird deshalb bei der kritischen Beurteilung eines Artikels normalerweise nicht gemacht. Sie können aber die Liste der Literaturangaben durchsehen und die Schwerpunkte der Literaturquellen, die Anzahl der zitierten theoretischen und empirischen Quellen sowie deren Erscheinungsjahr und -ort bestimmen.

Der Literaturüberblick sollte möglichst aktuelle Literaturquellen (nicht älter als fünf bis zehn Jahre bezogen auf das Erscheinungsdatum der Publikation) enthalten. Die zitierten Quellen sollten zudem sowohl umfassend als auch auf dem aktuellen Stand sein, was davon abhängt, ob das untersuchte Problem bereits seit Jahren bekannt oder relativ neu ist. Einige Forschungsprobleme werden schon seit Jahren untersucht, und tatsächlich schließt der Literaturüberblick häufig Meilensteinstudien mit ein, die bereits etliche Jahre zurückliegen. Unter *Meilensteinstudien* versteht man signifikante Forschungsprojekte, die für Erkenntnisse sorgten, die eine Disziplin und bisweilen sogar die Gesellschaft beeinflussten. Diese Studien werden oft reproduziert oder bilden die Grundlage für die Durchführung zusätzlicher Studien. Williams (1972) untersuchte zum Beispiel Faktoren, die zur Schädigung der Haut beitragen; seine Ergebnisse waren Basis zahlreicher Studien über die Prävention und Behandlung von Druckgeschwüren. Viele dieser Studien wurden zusammengefasst, um Richtlinien für die Voraussage und Prävention von Druckulzera in der klinischen Praxis zur Verfügung zu stellen (Barczak, Barnett, Childs & Bosley 1997, Bergstrom et al. 1994, Cullum, Deeks, Sheldon, Song & Fletcher 2001, Harrison, Wells, Fisher & Prince 1996, National Pressure Ulcer Advisory Panel 1989, Panel for the Prediction and Prevention of Pressure Ulcer in Adults 1992, Whittemore 1998).

Die kritische Beurteilung des Literaturüberblicks einer veröffentlichten Studie fällt Studierenden häufig schwer, da sie mit dem Thema weniger vertraut sind als die Autoren des Artikels. Häufig sind die Literaturüberblicke zu

komprimiert, um den aktuellen Wissensstand zu ausgewählten Themen darzustellen, weil sie gekürzt werden, um einem vorgegebenen begrenzten Umfang zu entsprechen (Downs 1999a, b). Die folgenden Fragen können hilfreich sein, um die Qualität des Literaturüberblicks einer Studie zu beurteilen:

1. Werden im Literaturüberblick Primärquellen angeführt?
2. Sind die Literaturangaben aktuell?
3. Werden relevante Studien identifiziert und beschrieben?
4. Werden relevante Theorien identifiziert und beschrieben?
5. Werden relevante Meilensteinstudien beschrieben?
6. Werden relevante Studien kritisch rezensiert?
7. Werden die Literaturquellen nicht wörtlich zitiert, um eine gut verständliche Wiedergabe des Inhalts zu gewährleisten?
8. Wird der aktuelle Wissensstand über das Forschungsproblem dargestellt?
9. Identifiziert der Literaturüberblick die Lücke in der Wissensbasis, die die
   grundlegende Motivation für die Durchführung der Studie ist?
10. Ist der Literaturüberblick klar strukturiert, logisch entwickelt und präzise
    formuliert?

Ein Beispiel für die kritische Bewertung des Literaturüberblicks einer Studie
Der Literaturüberblick aus der Studie von Vyhlidal, Moxness, Bosak, Van
Meter und Bergstrom (1997) über die Wirkungen ausgewählter Matratzen-
oberflächen auf die Entstehung von Druckulzera dient hier als Beispiel: „Der
Zweck der Studie bestand darin, das Auftreten von Druckulzera bei 40 neu ein-
gelieferten Risikopatienten (Wert auf der Braden-Skala < 18) in Pflegeheimen
zu vergleichen. Den Patienten wurden zufällig entweder Schaumstoff-
Matratzenüberzüge der Marke Iris 3000 (*Bio Clinic of Sunrise Medical Corp*,
Ontario, Kalifornien) (n = 20) oder Schaumstoff-Matratzenauflagen der Marke MAXIFLOAT (*BG Industries*, Northridge, Kalifornien) (n = 20) zugeteilt"
(S. 111). Der Literaturüberblick wird auf den Seiten 112–113 des Forschungsartikels präsentiert, die Literaturangaben auf S. 120.

Hintergrund oder Literaturrückblick
„Landis (1930) fand heraus, dass der Durchschnittswert des physiologischen
Drucks in den Kapillaren bei gesunden Individuen 32 mmHg beträgt. Insbe-
sondere in Anlehnung an die Ergebnisse von Landis sind sich Anwender und
Entwickler von Matratzenauflagen darüber einig, dass eine ungehinderte
Druckeinwirkung, die höher als 32 mmHg ist, eine Gewebe-Ischämie hervorruft, die wiederum zur Entstehung von Druckulzera führen kann (Hedrick-
Thompson, Halloran, Strader & McSweeney 1993, Jester & Weaver 1990,
Krouskop, Williams, Krebs, Herszkowicz und Garber 1985, Panel for the Prediction and Prevention of Pressure Ulcers in Adults 1992). Außerdem ist bekannt, dass hohe Druckeinwirkungen von kurzer Dauer und niedrige Druckeinwirkungen von langer Dauer zur Entstehung von Druckgeschwüren führen
können (Husain 1953, Kosiak 1959). Hersteller von Matratzenauflagen verwenden den Wert von 32 mmHg Kapillardruck als Maßstab, um das Potenzial
der Druckreduzierung eines Produkts zu bewerten. Es wird angenommen, dass
Matratzenauflagen, die die Druckeinwirkung zwischen dekubitusgefährdeten

Körperpartien (Körperstellen, an denen sich zwischen Haut und darunterliegendem Knochen kaum Muskulatur oder Unterhautfettgewebe befindet) und der Matratzenauflage reduzieren (Auflagedruck), auch das Risiko der Dekubitusentstehung mindern.

Produktstudien testeten den Auflagedruck vor allem an Gesunden und nicht an Personen, die ein erhöhtes Dekubitusrisiko aufweisen (Hedrick-Thompson et al. 1993, Jester & Weaver 1990). Die Studie von Jester und Weaver verglich Produkte anhand einer Stichprobe, die aus gering risikobelasteten oder gesunden Freiwilligen bestand, die für unbestimmte Zeiträume auf den Matratzenauflagen gelagert wurden. Dabei stellte sich heraus, dass die MAXIFLOAT-Schaumstoff-Matratzenauflagen von den vier Produktgruppen (Auflagen, luftgefüllte Matratzen, Schaumstoffmatratzen und andere Matratzen) die geringsten Auflagedruckwerte aufwiesen, jedoch waren diese Druckwerte nicht so niedrig wie die Werte bei Luftkissen- oder Luftdruckspezialbetten. Eine Studie über eine 10 cm dicke, geschichtete Schaumstoffmatratzenauflage zeigte, dass diese Auflagen wesentlich geringere Auflagedruckwerte aufwiesen als Standardbetten (Krouskop et al. 1985). Auch Hedrick-Thompson et al. (1993) fanden heraus, dass 10 cm dicke Schaumstoffauflagen geringere Druckwerte aufwiesen als Standardbetten, jedoch höhere Druckwerte als luftgefüllte Matratzenauflagen und Luftdruckspezialbetten.

Eine aufschlussreichere Methode, um die Effizienz von Produkten zu bewerten, ist die Untersuchung von patientenbasierten Resultaten, also ob der Patient Druckulzera entwickelt oder nicht. Jedoch evaluierten bislang nur wenige Wissenschaftler die Produkteffizienz im Hinblick auf diese Ergebnisse. Es ließen sich keine Studien über die Wirksamkeit der MAXIFLOAT- oder Iris-3000-Schaumstoffmatratzenauflagen finden. Dafür wurden einige wenige Studien über 10 cm dicke Schaumstoffauflagen anderer Marken ausfindig gemacht. Die Teilnehmer dieser Studien waren fast ausschließlich Krankenhauspatienten oder Pflegeheimbewohner. Eine Studie kam zu dem Schluss, dass keine statistischen Unterschiede bezüglich der Hautergebnisse zwischen 10 cm dicken Schaumstoffauflagen und Wechseldruck-Matratzen (Whitney, Fellows & Larson 1984) existieren. Im Gegensatz dazu stellten Stoneberg, Pitcock und Myton (1986) ein verstärktes Auftreten und eine erhöhte Schwere von Druckulzera bei 10 cm dicken Schaumstoffauflagen im Vergleich zu Wechseldruckmatratzen fest. Kemp et al. (1993) fanden heraus, dass kompakte 10 cm dicke Schaumstoffauflagen statistisch gesehen weniger Druckulzera bewirkten als die geschichteten Schaumstoffauflagen, unter Berücksichtigung der auf der Braden-Mobilitäts-Subskala erreichten Werte.

Forschungen zu MAXIFLOAT-Schaumstoffmatratzen beschränken sich auf Erklärungen über den Auflagedruck. Es gibt keine Untersuchungen speziell über die Iris-3000-Schaumstoffauflage und nur widersprüchliche Ergebnisse über die Druckreduzierung und die Entstehung von Druckulzera im Zusammenhang mit anderen 10 cm dicken Schaumstoffauflagen. Die vorliegende Studie vergleicht diese beiden Schaumstoffprodukte im Hinblick auf die Entstehung von Druckulzera in einer gefährdeten Population. Die Resultate werden dem Klinikpersonal aussagekräftige Daten zur Verfügung stellen und ihm so bei der Auswahl eines kostenwirksamen und nützlichen Produkts helfen" (Vyhlidal et al. 1997, S. 112–113).

Der Literaturüberblick bietet trotz seiner Kürze einen hochwertigen Inhalt und relevante Literaturquellen, die die Grundlage für die Durchführung dieser Studie bilden. Der Überblick über die Literatur ist gut strukturiert und auf die Studienvariablen fokussiert (Druckulzera, Iris-3000-Schaumstoff-Matrazen-auflagen und MAXIFLOAT-Schaumstoff-Spezialmatratzen). Die ersten beiden Absätze beschreiben, was über das Forschungsproblem bekannt bzw. nicht bekannt ist, und der dritte Absatz konzentriert sich auf Letzteres, also auf die Lücke in der für die Praxis notwendigen Wissensbasis. Der letzte Absatz fasst die wesentlichen Punkte des Literaturüberblicks kurz zusammen und thematisiert die Signifikanz der aktuellen Studie bezüglich ihres Beitrags zur Entwicklung von Praxiswissen.

Die Wissenschaftler zitieren qualitativ hochwertige, relevante Literaturquellen aus exzellenten medizinischen und pflegerelevanten Forschungszeitschriften, zum Beispiel dem *Journal of the American Medical Association*, *Journal of ET Nursing*, *Ostomy/Wound Management*, *Research in Nursing & Health*, *Archives of Physical Medicine and Rehabilitation*, *Journal of Rehabilitation Research and Developement*, *Heart* sowie dem *Journal of Gerontological Nursing*. *The clinical practice guideline for the prediction and prevention of pressure ulcers* (Klinische Praxisrichtlinien für die Voraussage und Prävention von Druckulzera) sind eine hervorragende Literaturquelle, die von Gesundheits-fachleuten (Ärzten und Pflegefachkräften), Politikern und Konsumenten entwickelt wurden, die Experten auf dem Gebiet der Dekubitusprophylaxe, -beurteilung und -behandlung sind (Panel for the Prediction and Prevention of Pressure Ulcers in Adults 1992). Die Literaturquellen, die aus der Zeit von 1930 bis 1995 stammen, sind sowohl aktuell als auch umfassend. Die Forschungen von Landis (1930) stellen eine Meilensteinstudie dar, die den Druckwert dokumentiert, bei dem Druckulzera entstehen können. Die meisten Studien wurden in den späten 1980ern und in den 90er Jahren veröffentlicht.

Die Studie von Vyhlidal und Kollegen (1997) lieferte in der Tat nützliche Ergebnisse für die Praxis. Die Forscher fanden heraus, dass MAXIFLOAT-Schaumstoffspezialmatratzen deutlich effektiver für die Dekubitusprophylaxe sind als Iris-3000-Schaumstoffmatratzenauflagen. Das traf auch dann zu, wenn die Probanden, die auf MAXIFLOAT gelagert werden, schwerer waren und die Matratzen über einen längeren Zeitraum hinweg benutzten als die Probanden auf den Iris-3000-Matratzenauflagen. „MAXIFLOAT erwies sich als effektiver und zudem kosteneffizienter bei der Prävention von Druckulzera bei einer gefährdeten und spezieller Pflege bedürfenden Population" (S. 111). Dieses Wissen ist wertvoll bei der Entscheidungsfindung über Bettauflagen für ältere, dekubitusgefährdete Patienten.

4.7 Erstellen eines Literaturüberblicks

Der entsprechende Hintergrund für die Lektüre von Forschungsberichten und die kritische Beurteilung des Literaturüberblicks in veröffentlichten Studien kann Ihnen auch bei der Erstellung eines Überblicks über die Literatur auf einem bestimmten Interessengebiet von Nutzen sein. Der folgende Abschnitt konzentriert sich auf die Überprüfung relevanter Literatur, um einen Eindruck davon zu bekommen, was über ein Problem bekannt bzw. nicht bekannt ist, und um festzustellen, ob das vorhandene Wissen in der Praxis anwendbar ist. Beispielsweise haben Sie vielleicht bemerkt, dass viele Krankenhauspatienten ältere Menschen sind und dass noch immer zu viele von ihnen während des Krankenhausaufenthalts Druckulzera entwickeln. Ein Überblick über die Forschungsliteratur kann mögliche Lösungen für dieses Problem erschließen. Die Schritte, anhand derer Sie sich einen Überblick über die Literatur verschaffen, sind folgende: 1. Benutzung der Bibliothek, 2. Identifizierung relevanter Forschungsquellen und 3. Finden dieser Literaturquellen.

4.8 Benutzung der Bibliothek

Dieser Abschnitt stellt Ihnen Informationen über Bibliotheken sowie einige Tipps zu ihrer Benutzung zur Verfügung. Es gibt drei Hauptarten von Bibliotheken: öffentliche, wissenschaftliche und Fachbibliotheken (Strauch, Linton & Cohen 1989). Eine *öffentliche Bibliothek* ist auf die Bedürfnisse der Bevölkerung, die zu ihr Zugang hat, zugeschnitten und besitzt normalerweise nur wenige Forschungsberichte. Die *wissenschaftliche Bibliothek* ist Teil einer höheren Bildungseinrichtung. Sie verfügt über zahlreiche Forschungsberichte in Zeitschriften und Büchern und bietet einen Online-Zugang zu vielen anderen Quellen. Die meisten akademischen Bibliotheken bieten die Möglichkeit der Fernleihe, die dann nützlich sein kann, wenn Sie einen bestimmten Forschungsartikel nicht finden. Mit diesem bibliotheksübergreifenden Service können Bücher, Broschüren, Konferenzberichte sowie Artikel normalerweise innerhalb von ein bis zwei Wochen in anderen Bibliotheken ausfindig gemacht und beschafft werden.

Eine *Fachbibliothek* besitzt eine Materialsammlung zu einem bestimmten Themen- oder Fachgebiet, wie Pflege oder Medizin. Große Kliniken und Krankenhäuser, Gesundheitszentren und Gesundheitsforschungseinrichtungen haben eigene Fachbibliotheken mit für Beschäftigte und Forschende im Gesundheitswesen relevanten Literaturquellen. Beispielsweise befindet sich die umfangreichste Sammlung von nationaler und internationaler Pflegeliteratur im *Center for Nursing Scholarship* in Indianapolis, Indiana, zur Verfügung. Fachbibliotheken, zum Beispiel in Krankenhäusern, haben häufig einen Bibliothekar, der Pflegefachkräften bei der Literaturrecherche behilflich ist.

Die Abläufe der Bibliotheksbenutzung und die Literatursuche haben sich im Computerzeitalter dramatisch verändert. Heutzutage bieten gute Bibliotheken Zugang zu einer Vielzahl von elektronischen Datenbanken, die in großem Ausmaß national und international erhältliche Literatur ausfindig machen. Somit sind Bibliotheksbenutzer in der Lage, relevante Literaturquellen schnell zu identifizieren oder auch vollständige Versionen vieler dieser Quellen sofort auszudrucken. Einzelne Artikel aus Zeitschriften, die Teil des Bibliotheksbestands sind, können kopiert werden, und Kopien von Artikeln, die in Ihrer Bibliothek nicht erhältlich sind, können in der Regel über ein nationales und internationales Fernleihsystem aus anderen Bibliotheken beschafft werden.

Unter Umständen müssen sie nicht einmal in die Bibliothek gehen, um den Service in Anspruch zu nehmen, den Sie brauchen. Über das Internet haben autorisierte Benutzer jederzeit Zugang zu vielen Bibliotheksdienstleistungen. Beratung zur Bibliotheksbenutzung, Datenbankrecherchen, Fernleihen, Downloads von ganzen Artikeln und vieles mehr wird Lehrenden und Studierenden angeboten, auch wenn sie weit entfernt von der Universität leben. Das Internet ermöglicht mittels direkter Modemverbindungen und E-Mail eine Verbindung zu den Universitätsbibliotheken. Dort stehen auch dem Benutzer vor Ort Computer zur Verfügung. Jedoch variiert die Computer-Ausstattung von Bibliothek zu Bibliothek. Eine schriftliche Anleitung zeigt normalerweise Schritt für Schritt, wie die elektronischen Hilfsmittel benutzt werden. Wenn Sie zum ersten Mal die Dienstleistungen einer Bibliothek in Anspruch nehmen, können Sie sich an das Bibliothekspersonal wenden, um sich bei der Materialsuche mit Hilfe des Computers besser orientieren zu können. Das Bibliothekspersonal in der Präsenzabteilung ist mit den Beständen und den Abläufen der Bibliothek vertraut und kann Ihnen bei der Computerbenutzung und der Erschließung von digitalen Quellen, Indexen, Abstracts und Präsenzbeständen in der Bibliothek helfen. Die üblichen *Bibliotheksquellen* für Forschungsberichte sind Zeitschriften, Bücher, Konferenzberichte, Magisterarbeiten und Dissertationen (Strauch et al. 1989).

4.9 Identifizieren relevanter Forschungsquellen

Ist ein Problem in der klinischen Praxis einmal identifiziert worden, kann die Recherche nach Studien, die mit diesem Problem zusammenhängen, beginnen. Bevor Sie mit der Literatursuche beginnen, sollten Sie sich jedoch genau überlegen, welche Informationen Sie suchen. Die schriftliche Planung der Recherchestrategie kann viel Zeit sparen. Ihr Plan sollte eine Aufstellung der Datenbanken enthalten, die durchsucht werden sollen, die ausgewählten Schlüsselwörter, die Lokalisierung relevanter Literatur sowie die Speicherung der Literaturangaben mit einer entsprechenden Software zum Management von Literaturangaben. Es ist durchaus möglich, dass nicht nur eine, sondern mehrere elektronische Recherchen notwendig sind, um die Studien, die Sie brauchen, zu finden.

4.9.1 Auswahl der Datenbanken für die Literaturrecherche

Eine *bibliographische Datenbank* ist eine Sammlung von Literaturangaben. Eine *Literaturangabe* liefert die notwendigen Informationen, um eine Literaturquelle ausfindig zu machen. Um zum Beispiel einen Zeitschriftenartikel zu finden, benötigt man den Namen des Autors bzw. der Autoren, das Jahr der Veröffentlichung, den Titel des Artikels, den Namen der Zeitschrift, die Bandnummer, die Nummer der Ausgabe sowie die Seitenangaben. Eine Datenbank kann Literaturangaben, die für einen bestimmten Fachbereich relevant sind, oder eine breite Sammlung von Literaturangaben aus unterschiedlichen Disziplinen enthalten. Die wichtigste Pflege-Datenbank ist CINAHL, die Sie unter http://www.cinahl.com finden, und die Angaben zu Pflegeliteratur bietet, die nach 1955 veröffentlicht wurde. Eine weitere Datenbank, die üblicherweise von Pflegewissenschaftlerinnen benutzt wird, ist MEDLINE, die Online-Version von *Index Medicus*. Die *National Library of Medicine* gestattet den freien Zugang zu MEDLINE über PubMed, unter http://www.ncbi.nih.gov/entrez/query.fcgi. Aus verschiedenen Gründen, zu denen unter anderem die Kosten für Porto, Archivierung und die Serviceleistungen für Bibliotheksbenutzer gehören, lassen inzwischen viele Bibliotheken ihre Abonnements für gebundene Zeitschriftenausgaben auslaufen und beziehen stattdessen die elektronische Version. Außerdem schließen sich Bibliotheken immer häufiger Anbietern an, die gegen eine Gebühr Software zur Verfügung stellen wie Silver Platter, OVID oder PaperChase, deren Einsatz den Zugang zu den verschiedensten bibliographischen Datenbanken ermöglicht. Für einige Zeitschriften gibt es inzwischen *Volltextdatenbanken* für Zeitschriftenartikel. Das bedeutet, dass Sie eine computergestützte Literaturrecherche zu einem bestimmten Thema durchführen können, eine Liste der Literaturangaben erhalten, diejenigen Einträge auswählen, die Ihnen relevant erscheinen und schließlich die „Volltext-option" wählen, um den Text online zu lesen, ihn auszudrucken oder als Computerdatei zu speichern. Was für eine Zeitersparnis! CINAHL bietet neuerdings Zugang zum Volltext vieler Zeitschriftenartikel.

4.9.2 Auswahl der Schlüsselwörter

Unter *Schlüsselwörtern* versteht man die maßgeblichen Konzepte oder Variablen eines Forschungsproblems oder -gegenstands. Diese Begriffe bilden die Schlüsselwörter, mit denen Sie Ihre Suche beginnen. In die meisten Datenbanken können sowohl einzelne Wörter als auch ganze Sätze eingegeben werden. Sind die relevanten Studien einmal identifiziert, können sie auf weitere Begriffe hin untersucht werden, die Ihnen als weitere Schlüsselwörter dienen könnten. Auch gleichbedeutende Begriffe (Synonyme) für Konzepte oder Variablen können als Schlüsselwörter verwendet werden. Die meisten Datenbanken verfügen über einen Thesaurus, der benutzt werden kann, um Schlüsselsuchbegriffe zu ermitteln. Der Zugriff auf den Thesaurus erfolgt über die Verbindung mit der Datenbank. Das Abkürzen von Wörtern kann Ihnen zu mehr Literaturangaben verhelfen, die sich auf diesen Suchbegriff beziehen. Beispielsweise könnten Autoren die Begriffe *intervenieren, interveniert, Intervention* oder *Interventionist* verwendet haben. Um all diese Begriffe zu treffen, kann eine Abkürzung, wie beispielweise *interven, interven** oder *interven$* für die Suche benutzt werden, wobei die Eingabeform von der jeweiligen Suchmaschine abhängt, die Sie verwenden. Auch unregelmäßige Pluralformen wie Lexikon und Lexika beziehungsweise Lexiken sollten als Suchbegriffe berücksichtigt werden. Wird häufig ein bestimmter Autor erwähnt, kann auch eine Suche unter Verwendung seines Namens gestartet werden. In diesem Fall muss der Suchbegriff jedoch als Autorenname, nicht als Schlüsselwortbegriff angegeben werden.

Jeder Suchbegriff, der verwendet wird, sollte in einem Rechercheplan notiert werden. Werden neue Suchbegriffe entdeckt, werden auch diese in die Liste aufgenommen. Für jede Suche sollte festgehalten werden: 1. der Name der verwendeten Datenbank, 2. das Datum der Suche, 3. die genaue Suchstrategie, die verwendet wurde, 4. die Anzahl der gefundenen Artikel und 5. der Prozentsatz an relevanten Artikeln, die gefunden wurden. Sie können gegebenenfalls auch eine Tabelle anfertigen, um die Informationen aus den verschiedenen Suchstrategien festzuhalten (☞ Tabelle 4.2). Die Resultate jeder Suche speichern Sie in Ihrem Computer, auf einer Diskette oder auf einem Zip-Laufwerk, damit Sie später darauf zurückgreifen können. Den Dateinamen der gespeicherten Suchergebnisse sollten Sie Ihren Recherche-Aufzeichnungen hinzufügen.

4.9.3 Nutzung von Software zum Management von Literaturangaben

Die Nutzung von Software zum Management von Literaturangaben kann die Lokalisierung von Literaturangaben, auf die Sie während einer Recherche gestoßen sind, wesentlich vereinfachen. Diese Art von Software kann verwendet werden, um Recherchen durchzuführen und die Informationen aller Suchfelder für jede gefundene Literaturangabe einschließlich des Abstracts zu speichern. Alle benötigten Informationen über die Literaturangaben und die Abstracts stehen dann digitalisiert zur Verfügung und können beim Verfassen des Literaturüberblicks einfach abgerufen werden. Bei der Lektüre der einzelnen Artikel können eigene Kommentare in die entsprechende Datei eingefügt werden.

Software zur Verwaltung von Literaturangaben wurde entwickelt, um auf direktem Weg Schnittstellen mit den gängigsten Textverarbeitungsprogrammen zu schaffen und um die Informationen zu den Literaturangaben sinnvoll organisieren zu können, unabhängig davon, welchen Zitierstil Sie festlegen. Literaturangaben können direkt in den Text, den Sie gerade abfassen, übertragen werden – Sie müssen nur ein, zwei Tasten drücken. Hier die beiden am häufigsten verwendeten Softwarepakete und die Internetseiten, die weitere Informationen über sie enthalten:

ProCite: http://www.isiresearchsoft.com/pc/Pchome.asp

EndNote: http://www.endnote.com/

Durchsuchte Datenbank	Datum der Recherche	Suchstrategie	Anzahl der gefundenen Artikel	Prozentsatz der relevanten Artikel
CINAHL				
MEDLINE				
Academic Search Premier				
Cochrane Library				

Tab. 4.2: Rechercheplan.

Eine Demoversion der jeweiligen Software kann aus dem Internet herunter-geladen und für ein oder zwei Aufsätze verwendet werden. Auf diese Weise können Sie selbst die Effektivität des jeweiligen Programms bei der Suche und dem Zitieren von Literaturangaben beurteilen und entscheiden, ob Sie es kaufen möchten.

4.9.4 Lokalisieren relevanter Literatur

Die Literaturrecherche beginnt in allen Datenbanken mit der Einzelsuche nach jedem der ausgewählten Schlüsselwörter. Weil Suchmaschinen keine Rechtschreibfehler verzeihen, sollten Sie auf die korrekte Schreibweise achten. In den meisten Datenbanken können Sie direkt angeben, wo Sie nach dem Begriff suchen möchten – in den Titeln der Artikel, den Zeitschriftennamen, den Schlüsselwörtern, den Zwischenüberschriften oder in den Volltexten der Artikel. Die Literaturangaben werden für gewöhnlich so aufgelistet, dass die jüngste Publikation an erster Stelle steht.

Die meisten Datenbanken stellen die Abstracts der Artikel, in denen der Suchbegriff vorkommt, zur Verfügung. Sie gestatten es Ihnen somit, sich ein Bild von deren Inhalt zu machen, so dass Sie beurteilen können, ob der Suchbegriff im Bezug auf das von Ihnen gewählte Thema sinnvoll ist. Wird eine wichtige Literaturangabe gefunden, wird diese in der entsprechenden Datei abgespeichert.

Zu diesem Zeitpunkt sollten Sie jedoch nicht alle der aufgelisteten Literaturangaben untersuchen. Stattdessen sollte die Anzahl der gefundenen Angaben (oder „Treffer") notieren. In manchen Fällen kann die Anzahl der Treffer zu groß sein, um sie alle eingehender zu betrachten. Im April 2002 ergab beispielsweise eine Recherche mit dem Schlüsselwort *coping* 5039 Treffer, der Begriff *social support* kam auf 9191 Treffer.

Wenn ein Suchdurchlauf abgeschlossen ist, sollten Sie die Resultate in einer Datei speichern und die Anzahl der Literaturangaben festhalten, bevor Sie mit dem nächsten Schlüsselwort die Suche fortsetzen. Wenn der Vorgang der Schlüsselwortsuche beendet ist, haben Sie so eine Vorstellung über das Ausmaß der verfügbaren Literatur auf Ihrem Interessengebiet und gleichzeitig verfügen Sie über ausreichend Informationen, um mit komplexeren Recherchen zu beginnen.

4.9.5 Durchführung einer komplexen Literaturrecherche

Eine *komplexe Literaturrecherche* verbindet zwei oder mehr Konzepte bzw. Synonyme in einem Suchvorgang. Die Auswahl der Konzepte oder Synonyme, die miteinander kombiniert werden, kann auf den Ergebnissen vorheriger Recherchen aufbauen. Die Methode der Durchführung komplexer Literaturrecherchen ist je nach bibliographischer Datenbank unterschiedlich. Nutzen Sie eine bestimmte Datenbank zum ersten Mal, ist es am besten, wenn Sie die Bedienungsanleitungen oder auch einen Bibliotheksmitarbeiter konsultieren.

In einigen bibliographischen Datenbanken wird das Wort „und" *(and)* verwendet, um verschiedene Begriffe miteinander zu kombinieren. In anderen wiederum muss das Wort „UND" *(AND)* großgeschrieben werden. Manchmal müssen die Konzepte in Anführungszeichen gesetzt werden – beispielsweise „coping" oder „social support". In anderen Datenbanken genügt es dagegen, einfach nur coping oder social support einzugeben, und die gewünschten Literaturangaben werden aufgelistet. Wenn Sie die CINAHL- oder OVID-Software benutzen, können Sie zunächst Recherchen nach einzelnen Begriffen durchführen und dann eine komplexe Suche starten, indem Sie die „Combine-Option" am oberen Bildschirmrand anklicken. Es erscheint eine neue Maske, welche die vorherigen Suchvorgänge auflistet, die Sie durchgeführt haben. Sie können zwei oder mehr dieser Vorgänge auswählen, um diese miteinander zu kombinieren. Beispielsweise könnten Sie die Konzepte coping UND (AND) social support miteinander kombinieren. Im April 2002 erzielte die „Combine AND"-Option bei CINAHL für die coping-Suche in Kombination mit der social support-Suche 1064 Treffer.

Recherchen in bestimmten Themengebieten können auch ergeben, dass viele der Treffer nutzlos sind, weil die ausgewählten Suchbegriffe auch andere Begriffe enthalten, die für Ihre Suche unwichtig sind, zum Beispiel wenn Sie Studien über Coping untersuchen möchten, jedoch nicht solche, die sich mit Coping im Zusammenhang mit sozialer Unterstützung befassen. Um Literaturangaben mit dem Begriff support auszuschließen, verwenden Sie „coping" NICHT (NOT) „support".

Es gibt weitere komplexe Abläufe, mit deren Hilfe Datenbanken durchsucht werden können, jedoch sollten Ihnen die hier beschriebenen Methoden für den Anfang genügen. Detaillierte Anweisungen, wie Sie die jeweiligen Suchoptionen einsetzen, sollten in der Datenbank, die Sie benutzen, zur Verfügung stehen. Einige Datenbanken bieten eine erweiterte Suchoption an, bei der mehrere Begriffe in separate Kästen eingetragen werden können. Hier könnten Sie beispielsweise den Nachnamen eines Autors, einen oder mehrere Schlüsselbegriffe und einen Zeitschriftentitel in ein und demselben Suchvorgang miteinander kombinieren.

4.9.6 Einschränken der Literatursuche

Wenn selbst nach der Durchführung einer komplexen Recherche noch immer zu viele Treffer übrig bleiben, kann man verschiedene Strategien einsetzten, um eine Literatursuche einzuschränken. Die Einschränkungen, die gemacht werden können, sind je nach Datenbank unterschiedlich. Bei CINAHL kann man eine Suche beispielsweise auf Artikel in englischer Sprache beschränken. Ebenso können Sie die Suche auf bestimmte Jahrgänge, etwa auf Publikationen der letzten zehn Jahre, reduzieren. Eine Suche lässt sich auch eingrenzen, indem man sie auf bestimmte Texte reduziert, etwa nur auf Forschungsartikel, Rezensionen, Artikel, die in Verbraucherzeitschriften für Gesundheitsthemen erscheinen, Artikel, die Abstracts enthalten oder solche, die als Volltext verfügbar sind.

Als die kombinierte Suche nach coping und social support, die im letzten Abschnitt beschrieben wurde, auf Forschungsartikel in englischer Sprache beschränkt wurde, ergab sie 641 Treffer. Bei CINAHL beispielsweise kann eine Suche eingeschränkt werden, indem man das Symbol „Limit", eine Scheibe mit einem roten Pfeil, oberhalb der Suchlegende anklickt. Bei einer weiteren Begrenzung der Suche auf Forschungsartikel in englischer Sprache, die zwischen 1997 und 2002 erschienen sind, wurden 260 Treffer erzielt. Und eine Suche, die auf Forschungsartikel in englischer Sprache, die als Volltexte abrufbar sind, reduziert wurde, erzielte 32 Treffer. Grundsätzlich kann davon ausgegangen werden, dass die Beschränkung einer Suche auf Volltextartikel die relevanten Artikel, die derzeit über CINAHL erhältlich sind, deutlich reduziert. CINAHL erhöht laufend die Anzahl an Volltextartikeln, so dass dieser Suchansatz in der nahen Zukunft durchaus praktikabel sein wird.

Diejenigen Treffer, die aufgrund ihrer Titel für ein bestimmtes Thema relevant zu sein scheinen, können durch einen Klick auf das Kästchen links neben der Literaturangabe auf der Liste (OVID-Software) ausgewählt werden. Daraufhin können die ausgewählten Literaturangaben entweder ausgedruckt oder in einer Datei abgespeichert werden. Wenn die Literaturangabe erst in einer Datei gespeichert und anschließend über ein Textverarbeitungsprogramm ausdruckt wird, ist der Papierverbrauch deutlich geringer, als wenn sie direkt aus der Datenbank gedruckt wird. Die Volltextoption kann logischerweise nur bei Treffern gewählt werden, bei denen der Volltext zur Verfügung steht. Diese Texte können sofort ausgedruckt oder in einer Datei abgespeichert werden, um sie später auszudrucken oder direkt auf dem Bildschirm zu lesen.

4.9.7 Auswählen der Suchfelder

Suchfelder verweisen auf die unterschiedlichen Arten von Informationen, die eine bibliographische Datenbank über einen Artikel zur Verfügung stellt. Die Felder unterscheiden sich je nach Datenbank. Wenn Sie bei CINAHL die „Search Fields"-Option am oberen Rand der Suchseite wählen, können Sie die jeweiligen Suchfelder aussuchen, die Ihnen die Literaturangaben liefern sollen. Die folgende Liste erklärt die Suchfelder, die bei CINAHL zur Verfügung stehen:

Accession number (Zulassungsnummer) Die Nummer, die der Literaturangabe zugeteilt wurde, als sie in die CINAHL-Datenbank aufgenommen wurde.

Special fields contained (Enthält besondere Felder) Liste spezieller Suchfelder, die für eine bestimmte Literaturangabe verfügbar sind. Dazu gehören Abstracts und verwendete Quellen.

Authors (Autoren) Namen der Autoren, zuerst die Nachnamen, dann die Initialen der Vornamen. Die Autorinnennamen erscheinen in blauer Schrift und sind unterstrichen. Die Unterstreichung verweist darauf, dass durch Anklicken des Namens eine Suche eingeleitet wird, die alle Literaturangaben in der Datenbank auflistet, in denen der Name des Autors vorkommt. Mit dieser Option können Sie weitere Publikationen von Autoren herausfinden, die für das Wissensgebiet relevant sind, das Sie für Ihre Studien ausgewählt haben.

Institution (Institution) Die Institution, der der Autor oder die Autoren zum Zeitpunkt der Veröffentlichung des Artikels angehörten. Diese Information kann dann nützlich sein, wenn Sie einen Autor kontaktieren möchten.

Title (Titel) Titel des Artikels.

Source (Literaturquelle) Zeitschriftentitel, Bandnummer, Ausgabenummer, Seitenzahlen, Jahr, Monat sowie Anzahl der Literaturangaben.

Abbreviated source (Abgekürzte Literaturquelle)   Kurzversion von Zeitschriftentitel, Bandnummer, Ausgabenummer, Seitenzahlen, Jahr, Monat und Anzahl der Literaturangaben.

Document delivery (Dokumentzustellung)   Die Bestandsidentifikationsnummer der *National Library of Medicine* (NLM). Diese Nummer ist dann nützlich, wenn Sie die Zustellung eines Textes per Fax, E-Mail oder Post wünschen. Meist wird für diesen Service jedoch eine ziemlich hohe Gebühr verlangt.

Journal subset (Zeitschriftenkategorie)   Die Rubrik, unter der eine Zeitschrift archiviert wurde. Eine Zeitschrift kann zum Beispiel als Haupt-*(Core)*-Pflegezeitschrift, als Pflegezeitschrift, als Fachzeitschrift mit Experten-Review oder als US-Zeitschrift kategorisiert werden.

Special interest category (Spezialgebiet-Kategorie)   Das Spezialgebiet, dem eine Zeitschrift zugeordnet wurde. Eine Zeitschrift kann zum Beispiel unter der Kategorie *Oncologic Care* archiviert sein.

CINAHL subject headings (CINAHL-thematische Stichwörter)   Die Schlüsselwörter aus dem CINAHL-Thesaurus, die dem Artikel zugeordnet wurden. Untersucht man die bei einer Suche erhaltenen Literaturangaben auf diese Stichwörter hin, können weitere Schlüsselwörter gefunden und der Liste von Suchbegriffen zugefügt werden.

Instrumentation (Ausstattung)   Eine Liste von Messinstrumenten, die in der Studie verwendet wurden.

Abstract (Abstract)   Ein Abstract der Studie.

ISSN (ISSN)   Die *International Standard Serial Number*, die Identifikationsnummer der Zeitschrift.

Publication type (Publikationsart)   Die Art der Publikation, zum Beispiel Zeitschriftenartikel, Forschungszeitschriftenartikel, Dissertation. Verweist auch auf das Vorhandensein von Tabellen, Grafiken und Diagrammen.

Language (Sprache)   Die Sprache, in der der Artikel verfasst wurde. Viele Artikel, die nicht in Englisch geschrieben wurden, haben englische Abstracts.

Entry month (Monat des Eintrags)   Der Monat, in dem die Literaturangabe in die CINAHL-Datenbank aufgenommen wurde.

Cited references (Aufgeführte Literaturangaben)   Liste der vollständigen Angaben für alle Literaturquellen, die in einem Text verwendet wurden. Diese Angaben können nützlich sein, da sie es Ihnen gestatten, die Vollständigkeit Ihrer Computer-Recherche zu überprüfen.

Sie können die Gegenprobe machen, indem Sie die aufgeführten Literaturangaben der Artikel aus der Datenbank mit der Literaturliste vergleichen, die sich aus Ihrer Recherche ergab. Diese Gegenprobe ist sehr einfach, wenn Sie die entsprechende Software zum Management von Literaturangaben verwenden. Häufig stoßen Sie dabei auf „Schätze", die Ihnen entgangen wären, wenn Sie sich nur auf die Computer-Recherche verlassen hätten. Einige der Literaturangaben, bei denen es sich um Zeitschriften oder Bücher handelt, die nicht in der benutzten Datenbank aufgelistet wurden, könnten Hinweise auf andere Datenbanken geben, die Ihnen möglicherweise weitere nützliche Literaturquellen nennen. Diese Angaben liefern wiederum neue Schlüsselwörter für eine weitere Computer-Recherche in der von Ihnen verwendeten Datenbank.

4.9.8 Verlinken

Unter *Verlinken* (Verbindungen herstellen) versteht man das Verknüpfen einer Webseite mit anderen, so dass zwischen den einzelnen Seiten gewechselt werden kann. In Datenbanken wie CINAHL gelangen Sie von dem unterstrichenen Begriff *full text* (Volltext) direkt zu der elektronischen Volltextversion eines Artikels. Das ist deshalb möglich, weil ein Link zwischen der Datenbank und einem Archiv von Volltext-Zeitschriftenartikeln eingerichtet wurde. In den nächsten Jahren werden Pflege-Datenbanken Links von einem elektronischen Artikel zum nächsten anbieten, und schließlich auch zu elektronischen Büchern. Diese Methode des Verlinkens wird es dem Benutzer ermöglichen, eine Literaturangabe im Text oder in der Literaturliste eines elektronischen Artikels anzuklicken, um direkt zum Volltext des gewählten Artikels zu gelangen. Damit wird sich der Zeitaufwand, mit dem eine Literaturrecherche einschließlich der Lokalisierung einer Quelle zumeist verbunden ist, erheblich verkürzen. Derzeit existieren bereits eine Vielzahl von Archiven, die zwar Volltextversionen von Pflegezeitschriftenartikeln anbieten, jedoch noch nicht miteinander vernetzt sind. Es wird aber bereits daran gearbeitet, die Verlinkung unter den Datenbanken weiterzuentwickeln (Barber 2001).

4.9.9 Literaturrecherche in elektronischen Zeitschriften

In den letzten Jahren erschienen eine ganze Reihe neuer Pflegezeitschriften, die ausschließlich online veröffentlicht und als *elektronische Zeitschriften* bezeichnet werden. Aufgrund der hohen Kosten für die Veröffentlichung und den Vertrieb von Print-Zeitschriften ist für einen Verlag das finanzielle Risiko groß, es sei denn, für eine Zeitschrift existiert ein sehr breiter Markt. Die meisten der elektronischen Zeitschriften bedienen eine stark spezialisierte und damit relativ kleine Zielgruppe. Im Vergleich zu den herkömmlichen Zeitschriften enthalten die elektronischen Zeitschriften möglicherweise mehr aktuelle Informationen, da die Artikel, die die Autoren einreichen, wesentlich zügiger, nämlich innerhalb von drei bis vier Monaten, geprüft und veröffentlicht werden. Bei Print-Zeitschriften dagegen können vom Zeitpunkt der Einreichung eines Artikels bis zu seiner Veröffentlichung ein bis zwei Jahre vergehen (Fitzpatrick 2001).

Viele elektronische Zeitschriften werden an Universitäten von Lehrenden ins Leben gerufen, deren Interesse auf einem bestimmten Spezialgebiet liegt. In manchen Fällen ist das Abonnieren einer Online-Zeitschrift die einzige Möglichkeit, um Zugang zu den Artikeln zu bekommen. Einige elektronische Zeitschriften werden in den verfügbaren bibliographischen Datenbanken geführt, und Volltextartikel aus diesen Zeitschriften können über die Datenbank abgerufen werden. Jedoch sind viele der Online-Zeitschriften noch nicht in die bibliographischen Datenbanken aufgenommen oder sie sind nicht über die Datenbank verfügbar, auf die Sie zurückgreifen. Ingenta (http://www.ingenta.com) ist eine kommerzielle Webseite, über die man tausende von Online-Zeitschriften aus den verschiedensten Fachgebieten einsehen kann.

Relevante Artikel aus einer elektronischen Zeitschrift können gefunden werden, indem man zunächst die Zeitschrift im Internet ausfindig macht und dann die Titel der veröffentlichten Artikel überfliegt. Viele Bibliotheken haben Verträge mit Zeitschriftenanbietern, die es ihren registrierten Benutzern ermöglichen, auch außerhalb der Bibliotheksräume Zugang zu diesen Zeitschriften und Datenbanken zu erhalten. Einige Verträge verlangen dagegen, dass nicht registrierte Benutzer diese Ressourcen ausschließlich in der Bibliothek nutzen können. Andere Verträge wiederum erfordern, dass sich alle, die auf diese Ressourcen zurückgreifen möchten, in der Bibliothek oder einem anderen dazu bestimmten Ort einfinden müssen. Eine Liste der aktuellen Online-Pflegezeitschriften ist unter den folgenden Internet-Adressen erhältlich:

http://www.nursefriendly.com/nursing/linksections/nursingjournals.html
http://www.healthweb.org (Wählen Sie *nursing* aus der Liste aus.)
http://www.thornbury-nre.co.uk/index.asp (Unter *search* wählen Sie *Journals [Home Pages]*. Unter *category* klicken Sie die gewünschten Länder *[countries desired]* an. Es können Homepages von Pflegezeitschriften aus der ganzen Welt abgerufen werden.)

Viele Bibliotheken stellen ihren registrierten Benutzern Listen mit elektronischen Zeitschriften zur Verfügung. Wenn Sie in einer Bibliothek angemeldet sind, wird es Ihnen relativ leicht fallen, Zeitschriftenartikel ausfindig zu machen.

4.9.10 Literaturrecherche im Internet

Es ist eher unwahrscheinlich, dass Studien, die für ein bestimmtes Thema relevant sind, mit einer Internetrecherche ausfindig gemacht werden können. Sie können jedoch auf viele andere wichtige Informationen stoßen. Ein Vorteil der Informationen, die Sie aus dem Internet beziehen, ist, dass sie wahrscheinlich sehr viel aktueller sind als das Material, das Sie in Büchern finden. Der Nachteil besteht dagegen darin, dass die Informationen in puncto Genauigkeit meist nicht verlässlich sind. Es existiert keine „Überwachungsinstanz" für Informationen, die ins Netz gestellt werden. Das bedeutet, dass man eine beträchtliche Menge an Fehlinformationen finden kann, aber genauso gut einige „Juwelen", die man sonst nirgendwo findet. Es ist auf jeden Fall wichtig, die Quelle zu prüfen, aus der die Informationen stammen, damit ihre Gültigkeit beurteilt werden kann.

Eine ganze Reihe von Suchmaschinen stehen für Recherchen im Internet zur Verfügung. Suchmaschinen unterscheiden sich durch: 1. den Ansatz, der verwendet wird, um das Netz zu durchsuchen, 2. den Teil des Netzes, der abgedeckt wird (die meisten Suchmaschinen decken nicht das gesamte Internet ab, so dass Sie möglicherweise auf mehr als eine zurückgreifen müssen), 3. die Häufigkeit, mit der die registrierten Webseiten auf den neuesten Stand gebracht werden, und 4. die Bedienerfreundlichkeit. Fast täglich tauchen neue Suchmaschinen im Web auf, weswegen es wenig sinnvoll wäre, hier die „beste" Suchmaschine zu bestimmen. Die meisten Universitätsbibliotheken stellen Listen mit guten Suchmaschinen zur Verfügung.

Wurde eine vielversprechende Seite gefunden, kann ihre Adresse im Web-Browser gespeichert werden (im Netscape unter „Bookmarks" bzw. „Lesezeichen", im Internet Explorer unter „Favorites" bzw. „Favoriten"). Falls Sie eine Webseite als Literaturangabe verwenden möchten, denken Sie daran, dass das Datum, an dem Sie die Seite abgerufen haben sowie die Adresse, unter der sie zu diesem Zeitpunkt online war, zu einer korrekten Literaturangabe gehören (es gilt die Standardform URL, *Uniform Research Locator*).

Die Speicherung einer Internetadresse im Browser vereinfacht es, diese Seite bei der nächsten Recherche wiederzufinden, um Informationen zu überprüfen. Darüber hinaus werden viele Webseiten häufig auf den neuesten Stand gebracht und können regelmäßig nach neuen Einträgen durchsucht werden. Indem Sie einen Link (ein unterstrichenes oder hervorgehobenes Wort) anklicken, können Sie auf eine andere Webseite wechseln und so möglicherweise auf weitere nützliche Informationen stoßen. Das *Surfen im Internet*, also das Öffnen immer neuer Seiten über die jeweiligen Links, stellt einen wichtigen Teil der Internetrecherche dar. Dabei kann es auch passieren, dass man mit Informationen geradezu überschwemmt wird. Sie sollten bei Ihrer Recherche auf jeden Fall selektiv vorgehen.

Obgleich sowohl Netscape als auch der Internet Explorer eine Liste der Webseiten speichern, die Sie beim Surfen besucht haben, ist es ratsam, die jeweiligen Adressen im Browser zu speichern. So vermeiden Sie, dass Sie die Spuren über die Links zurückverfolgen müssen. Außerdem werden Webseiten häufig verändert oder gelöscht, so dass es sinnvoll ist, besonders brauchbare Seiten als Datei zu speichern. Es können sowohl Texte als auch Grafiken aus dem Internet heruntergeladen werden. Wenn der Raum auf Ihrer Festplatte knapp wird, besteht die Möglichkeit, ein Zip-Laufwerk zu verwenden, auf dem die Datei in komprimierter Form abgespeichert werden kann.

So genannte Metasearchers stellen eine relativ neue Ansatzweise für die Internetrecherche dar. Diese Programme führen eine Suche durch, indem sie multiple Suchmaschinen verwenden, und ermöglichen es auf diese Weise, in einem einzigen Suchvorgang einen größeren Anteil des Netzes abzudecken. Während wir dieses Kapitel schreiben, ist unser bevorzugter Metasearcher Dogpile, der unter http://www.dogpile.com zu finden ist. Dogpile setzt eine innovative Suchstrategie ein, die die Anzahl an Treffern zu einem bestimmten Thema erhöht.

4.9.11 Systematisches Aufführen von Literaturquellen

Die bibliographischen Informationen über eine Literaturquelle sollten auf systematische Weise dokumentiert werden, konsequenterweise in Übereinstimmung mit dem Format, das im Literaturverzeichnis verwendet wird. Viele Zeitschriften und akademische Institutionen verwenden das Format, das von der *American Psychological Association* (APA) 2001 entworfen wurde. Die Literaturangaben in diesem Buch werden zum Beispiel in einem modifizierten APA-Format aufgeführt. Computerlisten von Literaturquellen enthalten normalerweise vollständige Angaben und sollten für eine künftige Verwendung immer abgelegt oder in einer Datei gespeichert werden. Sie können auch einfach eine computerbasierte Datenbank durchsuchen und vollständig zitierte Literaturangaben erhalten.

Literaturquellen, die in einer akademischen Arbeit zitiert werden oder in eine Literaturliste aufgenommen werden, sollten immer zwei- oder dreimal auf Fehler überprüft werden. Damrosch und Damrosch (1996) haben einige der häufigsten Fehler ausgemacht, die Autoren bei der Anwendung des APA-Formats unterlaufen, und sie geben einen Leitfaden an die Hand, wie sich diese Fehler vermeiden lassen. Die zitierten Quellen in einem Literaturverzeichnis sollten das folgende korrekte Format für Print- und Online-(Volltext-)Versionen einhalten:

Print-Version
Plawecki, H.M. (1996). *Improving a Manuscript's Chances for Acceptance. Journal of Holistic Nursing*, 14, 3–5.

Online-Volltext-Version
Plawecki, H.M. (1996). Improving a manuscript's chances for acceptance. *Journal of Holistic Nursing*, 14, 3–5. Available: OVID File: Periodical Abstracts Research II Item: 02993150.

4.10 Einschätzung von Beweisen für eine bestmögliche Praxis anhand von Literaturüberblicken

Der Prozess der Literaturüberprüfung in der Vorbereitungsphase einer Studie beinhaltet die sorgfältige Beurteilung der Methodik und eine umfassende Untersuchung der vorhandenen Literatur. Die Ergebnisse eines jeden Forschungsberichts werden vom Rezensenten geprüft und dann paraphrasiert. *Paraphrasieren* heißt, die Resultate eines Autors deutlich und präzise mit eigenen Worten wiederzugeben. Daraufhin wird eine neue Studie entworfen, um die Methodik zu verbessern und die Beweise für die Praxis zu untermauern. In den letzten Jahren ist es immer wichtiger geworden, dass die Literatur auch im Hinblick auf den Wissenschaftsstand auf einem bestimmten Praxisgebiet hin untersucht wird, und zwar anhand von integrativen Literaturüberblicken und Meta-Analysen.

4.10.1 Integrative Literaturüberblicke – Wissenschaftsstand

Ein *integrativer Forschungsüberblick* wird durchgeführt, um die Resultate unabhängiger Studien zu identifizieren, zu analysieren und zu synthetisieren, damit man eine Vorstellung vom aktuellen Wissensstand, also von dem, was auf einem bestimmten Gebiet bekannt ist und was nicht, bekommt (Ganong 1987, Hearn, Feuer, Higginson und Sheldon 1999, Jahad, Moher & Klassen 1998, Smith & Stullenbarger 1991). Eine Gruppe von Pflegefachkräften auf einer Pflegestation könnte einen integrativen Forschungsüberblick zu einem bestimmten Patientenproblem für notwendig erachten. Falls in der Literatur kein entsprechender Überblick gefunden werden kann, besteht die Möglichkeit, selbst eine Übersicht zu erstellen, die den spezifischen Bedürfnissen dieser Station gerecht wird. Die Resultate könnten richtungsweisend für die Erstellung eines Leitfadens sein oder zur Entwicklung eines kritischen Lösungswegs dienen. Die Studien werden aufgrund ihrer Qualität und ihrer Relation zu einem ausgewählten Praxisproblem in den Überblick aufgenommen. Das setzt voraus, dass die Studien zunächst einmal gelesen und rezensiert werden müssen. Anschließend werden die qualitativ hochwertigsten Studien ausgewählt und ihre Forschungszwecke, Methoden, Resultate und Schlussfolgerungen miteinander verglichen. Eine Tabelle mit den wesentlichen Informationen aus jeder Studie kann den Vergleichsvorgang erleichtern (☞ Tabelle 4.3) (Martin 1997). Ebenso kann es hilfreich sein, die Ergebnisse, die den unterschiedlichen Studien gemein sind, zu vergleichen und einander gegenüberzustellen. Tabelle 4.4 wurde als ein Beispiel entwickelt, wie Studien, die die Voraussage und Prävention von Druckulzera bei Erwachsenen untersuchten, miteinander verglichen werden können. Dabei sollte angestrebt werden, die Ergebnisse aller Studien zu berücksichtigen. Der Überlegungsweise, die beim Integrationsprozesses angewendet wird, ist die Synthese. Bei einer *Quellensynthese* werden die Ergebnisse aller ausgewählten Studien zusammengetragen, um gehäuft auftretende Ergebnisse *(clustered findings)* zu analysieren und zu interpretieren. Schließlich werden die Bedeutungen aus allen Studien miteinander kombiniert bzw. zu Clustern zusammengefasst, um den aktuellen Stand von forschungsbasiertem Wissen für ein bestimmtes Gebiet der klinischen Praxis zu bestimmen. Über die Prävention von Druckulzera wurde eine ganze Reihe von integrativen Forschungsüberblicken verfasst.*

Autor und Jahr	Zweck	Stichprobe	Messung	Behandlung	Resultate	Folgerungen
Allman (1991)						
Bergstrom, Braden, Laguzza & Holman (1987)						
Berlowitz & Wilking (1989)						
Braden & Bergstrom (1987)						
Harrison, Wells, Fisher & Prince (1996)						
Norton (1989)						
Norton, McLaren & Exton-Smith (1975)						
Okamoto, Lamers & Shurtleff (1983)						

Tab. 4.3: Synthesieren von Studien zur Erstellung eines Literaturüberblicks.

* Anthony 1996, Armstrong & Bortz 2001, Carlson & King 1990, Cooper 1987, Draper & Denis 1996, Hedrick-Thompson 1992, Land 1995, Panel for the Prediction and Prevention of Pressure Ulcers in Adults 1992, Rutledge, Donaldson & Pravikoff 2000, Witko & Whittemore 1998.

Experten aus Forschung und Praxis verfassten Publikationen, die das Pflege-wissen über eine Vielzahl von Themen zusammenfassen. 1983 wurde der erste Band des *Annual Review of Nursing Research* herausgegeben. Die integrativen Forschungsüberblicke, die in diesen jährlichen Publikationen enthalten sind, decken relevante Themenbereiche in der Pflegepraxis, Pflegeausbildung, zu Pflegehandlungen und Pflegeberufen ab. Integrative Überblicke wurden auch in einer Reihe von klinischen Zeitschriften und Forschungszeitschriften ver-öffentlicht. Das *Online Journal of Nursing Synthesis*, das von *Sigma Theta Tau* publiziert wird, veröffentlicht ausschließlich integrative Überblicke. Sowohl die *International Cochrane Collaboration* (http://www.cochrane.org), eine internationale Organisation zur systematischen Dokumentation und Aus-wertung von Therapien, die von Gesundheitsbehörden, Universitäten und wis-senschaftlichen Fonds unterstützt wird, als auch die *Agency for Health Care Research and Quality* (http://www.ahrq.gov) geben systematische Überblicke zu kritischen Gesundheitsbereichen in Auftrag. Auch die Zeitschrift *Evidence-Based Nursing* beteiligt sich an der Identifizierung praxisrelevanter klinischer Forschungen (Sermeus & Vanhaecht 2000).

Autor und Jahr	Ergebnis 1	Ergebnis 2	Ergebnis 3
Allman (1991)			
Bergstrom, Braden, Laguzza & Holman (1987)			
Berlowitz & Wilking (1989)			
Braden & Bergstrom (1987)			
Harrison, Wells, Fisher & Prince (1996)			
Norton (1989)			
Norton, McLaren & Exton-Smith (1975)			
Okamoto, Lamers & Shurtleff (1983)			

Tab. 4.4: Vergleich und Gegenüberstellung von Studienergebnissen über die Prognose und Präven-tion von Druckulzera.

4.10.2 Meta-Analysen

Meta-Analysen gehen über den integrativen Überblick hinaus, indem sie statistische Analysen durchführen und dabei auf die gesammelten Ergebnisse aus den verschiedensten Publikationen zurückgreifen. Diese Strategie ermöglicht eine pauschale Einschätzung bestimmter Faktoren, beispielsweise des Mittelwerts der Anzahl von Krankenhaustagen, die ein bestimmtes Behandlungsverfahren nach sich zieht, oder die Reduzierung der Stundenzahl, die ein Patient auf einer koronaren Herzstation als Folge einer bestimmten Pflegeintervention verbringt. Die Ergebnisse aus diesen Meta-Analysen werden bisweilen auch als *Benchmarking* bezeichnet (Rudy, Lucke, Whitman & Davidson 2001). Meta-Analysen werden in Kapitel 13 ausführlicher diskutiert.

4.11 Verfassen eines Literaturüberblicks

Ein Literaturüberblick soll den aktuellen Wissensstand zu einem bestimmten Thema dokumentieren und auf die Ergebnisse verweisen, die für den Einsatz in der Praxis zur Verfügung stehen. Meist wird zunächst ein detaillierter **Entwurf** gemacht, der die Abfassung des Literaturüberblicks steuert. Der Literaturüberblick beginnt mit einer Einleitung, stellt im Anschluss daran relevante Studien vor und schließt mit einer Zusammenfassung des aktuellen Wissens (Burns & Grove 2001). Die Überschriften und der wesentliche Inhalt eines Literaturüberblicks werden im Folgenden kurz dargestellt:

1. *Einleitung:* Die Einleitung weist auf die Ausrichtung oder den Zweck des Überblicks hin, beschreibt die Organisation der Literaturquellen und verweist auf das Prinzip für die Anordnung der Quellen – zum Beispiel von „wenig relevant" bis „am wichtigsten" oder von „älteren Datums" bis „hochaktuell". Dieser Abschnitt sollte möglichst kurz, aber dabei interessant genug sien, um die Aufmerksamkeit des Lesers zu wecken. Die Einleitung kann mehrere Male umgeschrieben werden, je nachdem in welche Richtung sich die anderen Teile des Literaturüberblicks entwickeln.

2. *Empirische Literatur:* Zur empirischen Literatur zählen Qualitätsstudien, die für ein ausgewähltes Anwendungsprojekt relevant sind. Für jede Studie sollte der Zweck, die Stichprobengröße, das Design und die spezifischen Resultate sowie eine wissenschaftliche, aber knappe Bewertung der Schwächen und Stärken der Studie angeführt werden. Die kritische Beurteilung sollte deutlich und präzise sein und nur die wichtigsten Studien beinhalten. Der Inhalt dieser Quellen wird am besten mit eigenen Worten beschrieben und zusammengefasst. Wird ein wörtliches Zitat verwendet, sollte es kurz gehalten werden, um den Ideenfluss nicht zu unterbrechen. Lange Zitate sind meist unnötig und stören den Gedankengang des Lesers.
Bei der Vorstellung von Forschungsquellen müssen ethische Aspekte berücksichtigt werden (Gunter 1981). Der Inhalt von Studien muss wahrheitsgemäß wiedergegeben werden; er darf nicht verfälscht werden, um ein ausgewähltes Anwendungsprojekt zu bestätigen. Die Schwächen einer Studie müssen angesprochen werden, aber es ist nicht nötig, überkritisch mit der Ar-

beit einer anderen Forscherin umzugehen. Die Kritik sollte sich daher auf den Inhalt beschränken und in irgendeiner Weise mit dem Projektvorhaben in Zusammenhang stehen. Sie sollte neutral und wissenschaftlich formuliert werden, nicht negativ oder tadelnd. Außerdem müssen die genannten wissenschaftlichen Arbeiten sorgfältig dokumentiert werden.

3. *Zusammenfassung:* Die Zusammenfassung besteht aus einer präzisen Darstellung des Forschungswissens über ein ausgewähltes Thema, einschließlich dessen, was bekannt beziehungsweise nicht bekannt ist. Das *Panel for the Prediction and Prevention of Pressure Ulcers in Adults* 1992 fasste die Forschungsliteratur zusammen, die sich mit der Prävention von Druckulzera bei Erwachsenen beschäftigt. Das folgende Zitat bietet Schlüsselinformationen bezüglich der Zusammenfassung über Messinstrumente für die Einschätzung von Dekubitusgefährdung und Risikofaktoren.

Instrumente zur Risikoeinschätzung und Risikofaktoren

ZIEL: „Identifizierung der gefährdeten, präventionsbedürftigen Personen und der spezifischen Faktoren, die diese gefährden.

Menschen, die an Rollstuhl oder Bett gebunden sind, sowie Personen mit eingeschränkter Fähigkeit, ihre Lage oder Sitzposition eigenständig zu verändern, sollten unter Berücksichtigung zusätzlicher Faktoren eingeschätzt werden, die das Risiko einer Dekubitusentstehung erhöhen. Zu diesen Faktoren gehören mangelnde Bewegung (Immobilität), Inkontinenz, Ernährungsfaktoren, zum Beispiel unzureichende Ernährung und ein reduzierter Ernährungsstatus, sowie eine veränderte Bewusstseinslage. Patienten sollten bei der Einlieferung in Akutpflege- und Rehabilitationskliniken, in Pflegeheime sowie bei der Aufnahme in ambulante Pflegeprogramme oder in andere Gesundheitseinrichtungen im Hinblick auf ihre Dekubitusdisposition eingeschätzt werden. Eine systematische Risikoeinschätzung kann anhand von wirksamen Instrumenten zur Ermittlung der individuellen Dekubitusgefährdung, wie der Braden- oder der Norton-Skala, erfolgen. Das Risiko einer Entstehung von Druckulzera sollte in periodischen Abständen neu beurteilt werden. Alle Ergebnisse dieser Einschätzungen sollten dokumentiert werden.

BEGRÜNDUNG: Um Druckulzera vorzubeugen, müssen gefährdete Personen identifiziert werden, so dass Risikofaktoren durch die entsprechenden Pflegemaßnahmen reduziert werden können. Die primären Risikofaktoren für die Entstehung von Druckulzera sind Immobilität und eingeschränkte Aktionsniveaus (Allman 1991, Berlowitz & Wilking 1989, Norton, McLaren & Exton-Smith 1975, Okamoto, Lamers & Shurtleff 1983). Daher sollten Personen mit eingeschränkter Fähigkeit, ihre Lage oder Sitzposition eigenständig zu verändern, oder Patienten, deren Aktionsradius auf das Bett oder einen Stuhl beschränkt ist, bezüglich ihrer Dekubitusgefährdung beurteilt werden. Um das Ausmaß des Risikos einzuschätzen, kann der Grad quantifiziert werden, in dem Mobilität und Aktionsniveau beeinträchtigt sind. Sowohl die Norton-Skala (Norton et al. 1975) als auch die Braden-Skala (Bergstrom, Braden, Laguzza & Holman 1987, Braden & Bergstrom 1987) berücksichtigen diese Faktoren.

Andere Risikofaktoren für die Entstehung von Druckulzera sind Inkontinenz, ein reduzierter Ernährungsstatus sowie eine veränderte Bewusstseinslage.

Inkontinenz wird anhand der Feuchtigkeitssubskala der Braden-Skala (Braden & Bergstrom 1987) und dem Inkontinenzkriterium der Norton-Skala beurteilt. (…) Ernährungsfaktoren werden indirekt im Allgemeinzustandskriterium der Norton-Skala (Norton 1989) sowie in der Ernährungsstatussubskala der Braden-Skala berücksichtigt. (…) Die veränderte Bewusstseinslage wird mittels der Bewusstseinslagesubskala der Norton-Skala und der Braden-Subskala für sensorisches Empfindungsvermögen eingeschätzt.

Es gibt eine Reihe von Instrumenten zur Risikoeinschätzung; Jedoch wurden nur die Braden-Skala und die Norton-Skala (sowohl die Originalversionen als auch die überarbeiteten Versionen) ausreichend getestet. Die Braden-Skala wurde in den verschiedensten Einrichtungen, darunter medizinisch-chirurgische und Intensivpflege-Stationen sowie Pflegeheime, evaluiert. Die Norton-Skala wurde an älteren Patienten in Krankenhaus-Settings getestet.

Den Berichten zufolge variieren Empfindlichkeit und Genauigkeit dieser Instrumente zur Risikoeinschätzung offenbar sehr stark. Diese Schwankungen sind vermutlich auf die unterschiedlichen Studien-Settings, Populationen und Ergebnismessungen zurückzuführen. (…) Der Grad, mit dem Prophylaxe-Maßnahmen als Reaktion auf die Ergebnisse der Risikoeinschätzungen implementiert wurden, trug möglicherweise ebenso zu der erwähnten Variabilität der Messergebnisse in diesen Studien bei. (…)

Trotz der Einschränkungen der Braden- und Norton-Skala, gewährleistet ihre Verwendung eine systematische Einschätzung von individuellen Risikofaktoren. Es gibt derzeit keine ausreichenden Informationen, die darauf hindeuten, dass adaptierte Versionen dieser Instrumente zur Risikobewertung oder zur Einschätzung eines einzelnen Risikofaktors bzw. einer Kombination von Risikofaktoren eine Dekubitusgefährdung genauso gut voraussagen wie der ermittelte Gesamtwert der diskutierten Instrumente.

Da der Zustand einer Person, die in eine Gesundheitseinrichtung eingewiesen wird, keineswegs statisch ist, bedürfen die Risiken für eine Dekubitusbildung einer routinemäßigen Neueinschätzung. Die Häufigkeit, mit der solche Neueinschätzungen erfolgen sollen, ist nicht bekannt. Wird eine Person jedoch bettlägerig oder von einem Rollstuhl abhängig oder fällt es ihr zunehmend schwerer, ihre Position ohne fremde Hilfe zu verändern, müssen die Dekubitusrisiken ermittelt werden. Eine genaue und umfassende Dokumentation aller Risikoeinschätzungen gewährleistet die Pflegekontinuität und kann als Grundlage für einen Hautpflegeplan verwendet werden" (Panel for the Prediction and Prevention of Pressure Ulcers in Adults 1992, S. 13–15).

Nachdem die Forschungsliteratur gelesen und zusammengefasst wurde, muss entschieden werden, ob adäquates Wissen zur Verfügung steht, das es gestattet, eine Veränderung in der klinischen Praxis vorzunehmen. Was würden Sie zum Beispiel in Ihrer Pflegepraxis verändern, nachdem Sie die Zusammenfassung der Forschungsliteratur über Instrumente der Risikoeinschätzung zur Dekubitusprophylaxe gelesen haben? Forschungen ergaben, dass sowohl die Braden-Skala (Braden & Bergstrom 1987) als auch die Norton-Skala (Norton 1989) effektiv bei der Einschätzung der Dekubitusgefährdung bei älteren Patienten sind. Sie könnten beide Skalen bei Ihrer Dienststelle einreichen, damit Verwaltung und Personal eine Skala zur Nutzung in der Praxis auswählen können. Der nächste Schritt wäre die Entwicklung eines Plans, um die Praxis in Anlehnung an die Forschungen zu verändern. Der Prozess der Umsetzung von Forschungsergebnissen in der Praxis steht im Mittelpunkt von Kapitel 13.

ZUSAMMENFASSUNG

Der Literaturüberblick in einem Forschungsbericht ist eine Zusammenfassung des aktuellen Wissens über ein bestimmtes Praxisproblem und enthält das, was über dieses Problem bekannt und was nicht bekannt ist. Die Literatur wird überprüft, um Wissen für die Anwendung in der Praxis zusammenzufassen oder um eine Grundlage für die Durchführung einer Studie zu schaffen. Um Ihr Verständnis der Literaturüberblicke, die in veröffentlichten Studien präsentiert werden, zu vertiefen, wurden in diesem Kapitel die folgenden Gebiete angesprochen: 1. die Literaturquellen, die in einem Literaturüberblick enthalten sind, und 2. die Funktionen des Literaturüberblicks in quantitativen und qualitativen Studien. Ein Literaturüberblick enthält meistens theoretische Literatur (Konzeptanalysen, Begriffsnetze oder konzeptionelle Modelle sowie Theorien) und empirische Literatur (Studien), die das untersuchte Forschungsproblem und den Forschungszweck untermauern. Normalerweise werden Primärquellen, keine Sekundärquellen angeführt. Aufgabe des Literaturüberblicks in der quantitativen Forschung ist es, die Entwicklung und die Implementierung der Studie anzuleiten, was für alle quantitativen Studientypen gilt (deskriptive, korrelationale, quasi-experimentelle und experimentelle Studien). In der qualitativen Forschung variieren Zweck und Zeitpunkt, an dem ein Literaturüberblick durchgeführt wird, je nach Art der Studie, die durchgeführt werden soll. Die Funktionen des Literaturüberblicks in der phänomenologischen, Grounded-Theory-, ethnographischen und historischen Forschung wurden besprochen.

Dieses Kapitel bot außerdem Richtlinien für die kritische Beurteilung eines Literaturüberblicks in einer veröffentlichten Studie. Es wurden Fragen ausgearbeitet, die hilfreich sind, um die Qualität des Literaturüberblicks einer Studie zu bestimmen. Der Literaturüberblick aus Vyhlidal et al. (1997) über die Wirkungen von Matratzenoberflächen auf die Entstehung von Druckulzera wurde als Beispiel angeführt und eine kritische Beurteilung dieses Überblicks präsentiert.

Der Prozess der Literaturrecherche hat sich dramatisch verändert, seitdem der Einsatz von Computern zugenommen hat. Durch die Nutzung elektronischer Datenbanken können große Mengen an Literaturangaben rasch abgefragt und lokalisiert werden. Bevor Sie mit der Literatursuche beginnen, sollten Sie einen schriftlichen Plan Ihrer Suchstrategie erstellen, die bibliographischen Datenbanken auswählen, die durchsucht werden sollen, und Schlüsselwörter bestimmen. Schlüsselwörter stehen für die Hauptkonzepte und -variablen, die in einer Recherche enthalten sein müssen. Eine Literatursuche beginnt mit mehreren separaten Recherchen zu jedem festgelegten Schlüsselwort. Daraufhin sollten die Resultate aus zwei oder mehr Suchvorgängen miteinander kombiniert werden, um die Anzahl an Literaturangaben auf eine sinnvolle Zahl zu begrenzen. Software zum Management von Literaturangaben kann verwendet werden, um die Angaben, die in den einzelnen Suchvorgängen gefunden wurden, zurückzuverfolgen.

Schließlich werden die relevanten Studien zusammengefasst, um das ak- →

tuelle Wissen bestimmen zu können. Zur Zusammenfassung der Forschungsliteratur gehören die Auswahl der relevanten Studien, die Synthese der jeweiligen
Studienergebnisse sowie das Verfassen des Literaturüberblicks. Eine umfassende
wissenschaftliche Synthese der Literatur tritt in veröffentlichten integrativen
Literaturüberblicken in Erscheinung. Diese Überblicke werden erstellt, um die
Resultate aus unabhängigen Studien zu identifizieren, zu analysieren und zu
synthesieren. So lässt sich der aktuelle Wissensstand auf einem bestimmten Gebiet ermitteln. Der Literaturüberblick beginnt üblicherweise mit einer Einleitung,
diskutiert empirische Literaturquellen und schließt mit einer Zusammenfassung
des aktuellen Wissens. Eine kurze Zusammenfassung der Forschungsliteratur, die
sich mit der Prävention von Druckulzera bei Erwachsenen befasst, wurde als Beispiel angeführt.

LITERATURVERZEICHNIS

Allman, R.M. (1991). Pressure ulcers among bedridden hospitalized elderly. Division of Geronto-
logy/Geriatrics, University of Alabama at Birmingham. Unpublished data compiled.

American Psychological Association. (2001). Publication manual of the American Psychological
Association (5th ed.). Washington, D C: Author.

Anthony, D. (1996). The treatment of decubitus ulcers: A century of misinformation in the text-
books. Journal of Advanced Nursing, 24(2), 309–316.

Armstrong, D. & Bortz, P. (2001). An integrative review of pressure relief in surgical patients.
AORN Journal, 73(3), 645, 647–648.

Barber, D. (April, 2001). A guide to electronic journal archives. Online Journal of Issues in Nursing,
5(11), Manuscript 7. Retrieved February 19, 2002 from http://www. nursingworld.org/ojin/
topic11_7.htm

Barczak, C.A., Barnett, R.I., Childs, E.J. & Bosley, L.M. (1997). Fourth national prevalence pressure ulcer prevalence survey. Advances in Wound Care, 10(4), 18–26.

Bergstrom, N. et al. (1994). Treatment of pressure ulcers. Clinical Practice Guideline, Number 15.
AHCPR Publication No. 95-0652. Rockville, MD: Agency for Health Care Policy and Research,
Public Health Service, U. S. Department of Health and Human Services.

Bergstrom, N., Braden, B.J., Laguzza, A. & Holman, V. (1987). The Braden Scale for predicting
pressure sore risk. Nursing Research, 36(4), 205–210.

Berlowitz, D.R. & Wilking, S.V. (1989). Risk factors for pressure sores. A comparison of cross-sectional and cohort-derived data. Journal of the American Geriatrics Society, 37(11), 1043–1050.

Braden, B. & Bergstrom, N. (1987). A conceptual schema for the study of the etiology of pressure
sores. Rehabilitation Nursing, 12(1), 8–12.

Burns, N. & Grove, S.K. (2001). The practice of nursing research: Conduct, critique, and utilization
(4th ed.). Philadelphia: Saunders.

Carlson, C.E. & King, R.B. (1990). Prevention of pressure sores. In J.J. Fitzpatrick, R.L. Taunton,
& J.O. Benoliel (Eds.), Annual review of nursing research (Vol. 8, pp. 35–56). New York:
Springer.

Cooper, D.M. (1987). Pressure ulcers: Unpublished research 1976–1986: Process to outcome. Nursing Clinics of North America, 22(2), 475–492.

Cullum, N., Deeks, J., Sheldon, T.A., Song, F., Fletcher, A.W. (2001). Beds, mattresses and cushions
for pressure sore prevention and treatment. The Cochrane Library (Oxford), 2(20), 1–20.

Damrosch, S. & Damrosch, G.D. (1996). Methodology corner. Avoiding common mistakes in APA
style: The briefest of guidelines. Nursing Research, 45(6), 331–333.

Downs, F.S. (1999a). How much is enough? Applied Nursing Research, 12(3), 164–165.

Downs, F.S. (1999b). How to cozy up to a research report. Applied Nursing Research, 12(4),
215–216.

Draper, S. & Denis, N. (1996). Preventing heel pressure ulcers: A review of studies evaluating body support surfaces and heel devices. Orthoscope, 2(3): 5–6.

Fitzpatrick, J.J. (2001). Scholarly publishing: Current issues of cost and quality, fueled by the rapid expansion of electronic publishing. Applied Nursing Research, 14(1), 1–2.

Ganong, L. H. (1987). Integrative reviews of nursing research. Research in Nursing & Health, 10(1), 1–11.

Gunter, L. (1981). Literature review. In S. D. Krampitz & N. Pavlovich (Eds.), Readings for nursing research (pp. 11–16), St. Louis: Mosby.

Harrison, M. B., Wells, G., Fisher, A. & Prince, M. (1996). Practice guidelines for the prediction and prevention of pressure ulcers: Evaluating the evidence. Applied Nursing Research, 9(1), 9–17.

Hearn, J., Feuer, D., Higginson, I.J. & Sheldon, T. (1999). Issues in research: Systematic reviews. Palliative Medicine, 13(1), 75–80.

Hedrick-Thompson, J. K. (1992). A review of pressure reduction device studies. Journal of Vascular Nursing, 10(4), 3–5.

Hedrick-Thompson, J., Halloran, T., Strader, T. & McSweeney, M. (1993). Pressure-reduction products: Making appropriate choices. Journal of ET Nursing, 20(6), 239–244.

Husain, T. (1953). An experimental study of some pressure effects on tissues with reference to the bed-sore problem. Journal of Pathology and Bacteriology, 66, 347–358.

Jadad, A. R., Moher, D. & Klassen, T. P. (1998). Guides for reading and interpreting systematic reviews. Archives of Pediatrics & Adolescent Medicine, 152(8), 812–817.

Jester, J. & Weaver, V. (1990). A report of clinical investigation of various tissue support surfaces used for the prevention, early intervention, and management of pressure ulcers. Ostomy/Wound Management, 26, 39–45.

Kemp, M. et al. (1993). The role of support surfaces and patient attributes in preventing pressure ulcers in elderly patients. Research in Nursing & Health, 16(2), 89–96.

Kosiak, M. (1959). Etiology and pathology of decubitus ulcers. Archives of Physical Medicine and Rehabilitation, 42, 19–29.

Krouskop, T., Williams, R., Krebs, M., Herszkowicz, I. & Garber, S. (1985). Effectiveness of mattress overlays in reducing interface pressures during recumbency. Journal of Rehabilitation Research and Development, 22(3), 7–10.

Kübler-Ross, E. (1969). On death and dying. New York: Macmillan.

Land, L. (1995). A review of pressure damage prevention strategies. Journal of Advanced Nursing, 22(2), 329–337.

Landis, E. (1930). Micro-injection studies of capillary blood pressure in human skin. Heart, 15, 209–278.

Martin, P. A. (1997). Ask an expert: Writing a useful literature review for a quantitative research project. Applied Nursing Research, 10(3), 159–162.

Munhall, P. L. (2001). Nursing research: A qualitative perspective (3rd ed.). Sudbury, MA: Jones & Bartlett.

Naisbitt, J. & Aburdene, P. (1990). Megatrends 2000: Ten new directions for the 1990's. New York: Morrow.

National Pressure Ulcer Advisory Panel (1989). Pressure Ulcers: Incidence, economics, risk assessment. Consensus development conference statement. West Dundee, IL: S–N Publications.

Norton, D. (1989). Calculating the risk: Reflections on the Norton Scale. Decubitus, 2(3), 24–31.

Norton, D., McLaren, R. & Exton-Smith, A. N. (1975). An investigation of geriatric nursing problems in hospital. London: Churchill Livingstone.

Okamoto, G. A., Lamers, J. V. & Shurtleff, D. B. (1983). Skin breakdown in patients with myelomeningocele. Archives of Physical Medicine Rehabilitation, 64(1), 20–23.

Panel for the Prediction and Prevention of Pressure Ulcers in Adults. (1992). Pressure ulcers in adults: Prediction and prevention. Clinical practice guidelines. AHCPR Publication No. 92-0047. Rockville, MD: Agency for Health Care Policy and Research, Public Health Service, U.S. Department of Health and Human Services.

Pinch, W.J. (1995). Synthesis: Implementing a complex process. Nurse Educator, 20(1), 34–40.

Rudy, E. B., Lucke, J. F., Whitman, G. R. & Davidson, L. J. (2001). Benchmarking patient outcomes. Journal of Nursing Scholarship, 33(2), 185–189.

Rutledge, D. N., Donaldson, N. E. & Pravikoff, D. S. (2000). Protection of skin integrity: Progress in pressure ulcer prevention since the AHCPR 1992 guideline. Online Journal of Clinical Innovations, 3(5), 1–67.

Sermeus, W. & Vanhaecht, K. (2000). WISECARE to support evidence in practice, Applied Nursing Research, 13(3), 159–161.

Smith, M. C. & Stullenbarger, E. (1991). A prototype for integrative review and meta-analysis of nursing research. Journal of Advanced Nursing, 16(11), 1272–1283.

Stoneberg, C., Pitcock, N. & Myton, C. (1986). Pressure sores in the homebound: One solution. American Journal of Nursing, 86(4), 426–428.

Strauch, K., Linton, R. & Cohen, C. (1989). Library research guide to nursing: Illustrated search strategy and sources. Ann Arbor, MI: Pierian Press.

Vyhlidal, S. K., Moxness, D., Bosak, K. S., Van Meter, F. G., & Bergstrom, N. (1997). Mattress replacement or foam overlay? Prospective study on the incidence of pressure ulcers. Applied Nursing Research, 10(3), 111–120.

Whitney, J., Fellows, B. & Larson, E. (1984). Do mattresses make a difference? Journal of Gerontological Nursing, 10(10), 20–25.

Whittemore, R. (1998). Pressure-reduction support surfaces: A review of the literature. Journal of Wound, Ostomy, and Continence Nursing, 25(1), 6–24.

Williams, A. (1972). A study of factors contributing to skin breakdown. Nursing Research, 21(3), 238–243.

Witko, A. (1998). A review of the literature on pressure-reduction support surfaces: Something is missing. Pressure-reduction support surfaces: A review of the literature. Journal of Wound, Ostomy, and Continence Nursing, 25(4), 177.

5 Theorie und theoretischer Bezugsrahmen in der Forschung

ZIELE

Die vollständige Lektüre dieses Kapitels sollte Ihnen ermöglichen:
1. die Funktion des theoretischen Bezugsrahmens einer Studie zu erklären,
2. die Komponenten des theoretischen Bezugsrahmens einer Studie zu identifizieren (Konzept, relationale Aussage, konzeptionelles Modell, Theorie sowie
   Begriffsnetz)
3. den theoretischen Bezugsrahmen einer veröffentlichten Studie zu ermitteln
   und ihn anhand eines Begriffnetzes darzustellen,
4. die Beziehung von Konzepten und Variablen in der Forschung zu diskutieren,
5. die Beziehung zwischen Theorie und Forschung zu erklären,
6. den theoretischen Bezugsrahmen einer Studie kritisch zu beurteilen.

RELEVANTE BEGRIFFE

Abstrakt	Phänomen (Phänomene)
Aussagen (Statement/Feststellung)	Philosophien
Begriffsnetz	Philosophische Haltung
Existenzaussagen	Relationale Aussagen
Impliziter Bezugsrahmen	Theoretische Behauptung
Konstrukte	Theoretischer Bezugsrahmen
Konzept*	Theorie
Konzeptionelle Definition	Variable
Konzeptionelles Modell	

Hat eine Forschende eine Idee zu einer Studie, stellt sie eine „Theorie" darüber auf, zu welchen Ergebnissen diese Studie führen könnte und warum. Diese Theorie wird möglicherweise weder geäußert noch niedergeschrieben, es handelt sich aber dennoch um eine Theorie. Nehmen wir an, eine Forscherin würde Ihnen etwas über ihre Forschungsideen erzählen, so würden Sie sie vermutlich fragen, warum sie eine bestimmte Variable verwendet oder warum sie bestimmte Studienresultate erwartet. Die Antwort, die Sie erhalten würden, wäre die Formulierung einer Theorie über diese Studie, da die Ideen, die eine Forscherin dazu bewegen, eine bestimmte Studie zu realisieren, ihre Wurzeln in der Theorie haben. Manchmal hat die Forschende etwas über eine Theorie gelesen oder die theoretischen Ideen vielleicht in der klinischen Praxis umgesetzt. Oder sie

---

* Anmerkung der Gutachterin: „Konzept" bedeutet hier „abstrakter Begriff" entsprechend
  dem englischen Original „concept" und nicht wie im deutschen Sprachgebrauch „Plan"
  oder „Entwurf".

hat Berichte über Studien gelesen, die diese Theorie überprüften. Es gibt auch Fälle, in denen die theoretischen Ideen nie zuvor niedergeschrieben wurden. Wenn eine Forscherin einen Plan für die Durchführung einer Studie entwickelt, wird die Theorie, auf der die Studie basiert, als theoretischer Bezugsrahmen der Studie formuliert. Der theoretische Bezugsrahmenverdeutlicht die Logik, von der die Forschende bei der Planung ihrer Studie Gebrauch macht. Wurde die Studie durchgeführt, kann sie die Frage beantworten, ob ihre Theorie richtig war. Das bedeutet, dass eine Studie die Stimmigkeit theoretischer Ideen überprüft. bei der Erläuterung der Studienergebnisse interpretiert die Forschende diese Resultate im Hinblick auf ihre Theorie.

Ein wichtiger Gesichtspunkt bei der kritischen Beurteilung der Qualität einer Studie ist die Identifizierung und Bewertung ihres theoretischen Bezugsrahmens. Das Verständnis der Theorie, auf der eine Studie basiert, wird Ihnen auch die Entscheidung erleichtern, ob es sinnvoll ist, die Studienergebnisse in Ihrer Praxis anzuwenden. Dieses Kapitel hilft Ihnen dabei, indem es diskutiert, was Theorien sind und wie sie überprüft werden, wie ein theoretischer Bezugsrahmen entwickelt wird, welche Strategien verwendet werden können, um den Bezugsrahmen in einer veröffentlichten Studie zu identifizieren, und wie ein theoretischer Bezugsrahmen kritisch beurteilt wird.

5.1 Was ist eine Theorie?

Wir verwenden Theorien, um das, was wir über ein Phänomen wissen, zu strukturieren. Eine *Theorie* wird formal als ein zusammenhängendes Set definierter Konzepte und Aussagen bezeichnet, die eine bestimmte Sichtweise von einem Phänomen darstellen und dazu verwendet werden können, dieses Phänomen zu beschreiben, zu erklären, vorauszusagen und/oder zu kontrollieren. In Kapitel 1 haben wir darauf hingewiesen, dass der Zweck von Forschung entweder in der Erzeugung oder in der Überprüfung von Theorien besteht. Quantitative Forschung ist vor allem auf das Testen von Theorien ausgerichtet. Theorien werden anhand von Forschungen überprüft, um die Richtigkeit ihrer Beschreibungen, Erklärungen, Voraussagen und Strategien zur Ergebniskontrolle zu bestimmen. Theorien können durch qualitative Forschung erzeugt werden. Diese Theorien werden als Resultate qualitativer Studien entwickelt und nicht etwa als Anleitung für die Entwicklung einer Studie, wie es in der quantitativen Forschung der Fall ist.

5.1.1 Theorien leiten die Pflegepraxis an

In der Pflege wurden Theorien entwickelt, um Phänomene zu erklären, die für die klinische Praxis wichtig sind. Wir haben zum Beispiel eine Theorie über das Unsicherheitsgefühl bei Erkrankungen (Mischel 1988), eine Theorie zu gesundheitsförderndem Verhalten (Pender, Murdaugh & Parsons 2001) und eine Theorie zur Mutter-Säuglings-Bindung (Walker 1992). Manchmal verwenden wir Theorien, die in anderen Disziplinen, zum Beispiel der Psychologie oder der Biologie, entwickelt wurden, und wenden sie auf Pflegesituationen an. Obwohl wir diese Theorien zur Steuerung unserer Praxis verwenden, haben wir in vielen Fällen nicht überprüft, ob die Pflegemaßnahmen, die die Theorie vorschlägt, auch tatsächlich die behaupteten Wirkungen besitzen.

In ihrer Theorie zur Mutter-Säuglings-Bindung stellten Klaus und Kennell (1976) die Behauptung auf, dass die Bindung zwischen einer Mutter und ihrem neugeborenen Kind innerhalb von Stunden oder Tagen im Anschluss an die Geburt entsteht. Die Autoren behaupten, dass, falls innerhalb dieser kurzen Zeitspanne kein physischer Hautkontakt zu Stande kommt, auch keine Bindung entsteht und dass die Beziehung zwischen Mutter und Kind dauerhaft Schaden nimmt. Pflegende stürzten sich förmlich auf diese Idee und versuchten mit allen Mitteln sicherzustellen, dass bereits früh ein physischer Kontakt zwischen Mutter und Neugeborenem entstand. Forschungen, die diese theoretische Vorstellung überprüften, zeigten jedoch, dass sie keineswegs der Realität entspricht (Walker 1992). Mutter und Neugeborenes sind auch dann in der Lage, eine Bindung herzustellen, wenn sie aufgrund von Krankheit oder anderen Umständen voneinander getrennt sind. Dieses Beispiel unterstützt das Argument, dass Theorien nicht in der klinischen Praxis angewendet werden sollten, bevor sie nicht durch Forschungen überprüft wurden. In diesem Fall entstand eine Bindungstheorie, die auf Langzeitstudien von Müttern und Säuglingen basierte. Diese Studien zeigten, dass die Entwicklung einer Bindung zwischen Mutter und Kind tatsächlich schwierig ist, dass es sich jedoch um einen Prozess von Monaten und nicht von Tagen handelt. Diese Resultate, die als Bindungstheorie formuliert wurden, leiten Pflegende bei der Pflege von Müttern und ihren Kindern nun an.

5.1.2 Theorien sind abstrakt

Theorien sind eher *abstrakt* als konkret. „Abstrakt" bedeutet, dass die Theorie Ausdruck einer übergeordneten Idee ist, losgelöst von einem spezifischen Beispiel. Eine abstrakte Vorstellung konzentriert sich auf das Allgemeine, während sich konkrete Ideen mit Realitäten oder Beispielen aus der Realität befassen, und sich somit eher mit dem Besonderen als mit dem Allgemeinen beschäftigen. Beispielsweise stellt der Begriff *Angst* eine abstrakte Idee dar. Ein Angehöriger, der im Warteraum einer Intensivstation auf und ab geht, ist dagegen ein Beispiel für einen realen Vorgang, und somit konkret. Die abstrakten Ideen, die in Theorien enthalten sind, können durch Forschungen überprüft werden, um zu verifizieren, dass sie auch in einer konkreten Situation Gültigkeit haben. Die abstrakte Vorstellung einer Mutter, die mit ihrem neugeborenen Kind innerhalb weniger Stunden oder Tage eine Bindung aufbaut, entsprach in der konkreten Situationen nicht der Realität. In manchen Fällen werden Theorien von Forschungsergebnissen abgeleitet. Die spezifischen Situationen, die im Verlauf einer Studie entdeckt werden, können vom Forschenden dazu benutzt werden, um abstraktere (oder allgemeine) Ideen zu einem bestimmten Phänomen zu entwickeln. Selyes (1976) Stresstheorie wurde anhand spezifischer Beispiele entwickelt, die mehrfach in Studien auftraten. Da Selye Arzt war, benutzte er Fallstudien als spezifische Beispiele für das Phänomen, das er beschrieb. Die spezifischen Beispiele, die im Verlauf einer qualitativen Studie entdeckt werden, werden häufig dazu verwendet, Theorien zu generieren. Um eine Theorie zu entwickeln, zu überprüfen oder konkrete Realitäten abstrakten Ideen zuzuordnen, bedarf es kritischen Denkens.

5.2 Konzeptionelle Modelle

Konzeptionelle Modelle ähneln Theorien und werden häufig als Theorien bezeichnet. Doch konzeptionelle Modelle sind sehr viel abstrakter als Theorien. Ein *konzeptionelles Modell* erklärt bestimmte Phänomene ganz allgemein, formuliert Annahmen und reflektiert eine philosophische Haltung. Unter einem *Phänomen* versteht man einen Umstand oder eine Erscheinung, die beobachtet und dabei vom Betrachter als außergewöhnlich empfunden wird, oder auch etwas, das im Geiste entsteht bzw. konstruiert wird. Pflegen ist ein Phänomen. Annahmen sind Behauptungen, die als selbstverständlich gelten oder für wahr gehalten werden, obgleich sie nicht wissenschaftlich überprüft wurden. Wir können beispielsweise annehmen, dass Menschen, die arm sind, sich auch arm fühlen. Unter *Philosophien* versteht man die rationale, intellektuelle Erforschung von Wahrheit, Prinzipien des Seins, des Wissens oder des Verhaltens. Eine *philosophische Haltung* ist eine spezifische philosophische Sichtweise, die von einem Einzelnen oder einer Gruppe von Individuen vertreten wird. Eine philosophische Haltung kann beispielsweise behaupten, dass es nicht nur eine einzige Realität gibt, sondern dass jedes Individuum die Realität unterschiedlich wahrnimmt, so dass man von vielen verschiedenen Realitäten ausgehen muss. Obwohl konzeptionelle Modelle aufgrund der unterschiedlichen Abstraktionsniveaus und Bandbreiten der Phänomene, die sie erklären, variieren, bieten sie doch alle ein Gesamtbild des Phänomens, das sie erklären. Konzeptionelle Modelle werden nicht generell als durch Forschungen überprüfbar angesehen. Jedoch können Theorien, die von einem konzeptionellen Modell abgeleitet werden, überprüft werden.

Die meisten Disziplinen verfügen über mehrere konzeptionelle Modelle, wobei ein jedes durch ein unverwechselbares Vokabular gekennzeichnet ist. In der Pflege wurde eine Reihe von konzeptionellen Modellen entwickelt. So beschreibt zum Beispiel das Modell von Roy und Andrews (1998) die Adaptation (Anpassung) als das entscheidende Phänomen, das für die Pflege von Interesse ist. Ihr Modell bestimmt die Bestandteile, die sie als wesentlich für die Adaptation erachten, und beschreibt, wie die einzelnen Bestandteile interagieren, um eine Adaptation zu bewirken. Orem (2001) hält die Selbstpflege für das zentrale Phänomen in der Pflege. Ihr Modell erklärt, wie Pflegende die Selbstpflege von Klienten fördern können. Rogers und Kollegen (1994) wiederum betrachten den Menschen selbst als das wesentliche Phänomen, das für die Pflege von Interesse ist. Ihr Modell ist so angelegt, dass es die Natur des Menschen erklärt. Ein konzeptionelles Modell kann die gleichen oder ähnliche Begriffe wie andere Modelle verwenden, sie jedoch auf unterschiedliche Weise definieren. So benutzen beispielsweise Roy, Orem und Rogers alle den Begriff „Gesundheit", definieren ihn jedoch auf unterschiedliche Weise.

5.3 Theoretischer Bezugsrahmen

Ein *theoretischer Bezugsrahmen* ist die kurze Erläuterung einer Theorie, oder auch der Teile einer Theorie, welche in einer Studie überprüft werden sollen. Jede Studie hat einen theoretischen Bezugsrahmen, ganz unabhängig davon, ob es sich um eine physiologische oder eine psychosoziale Studie handelt. Ein klar formulierter Bezugsrahmen deutet darauf hin, dass es sich um eine gut entwickelte Studie handelt. Vielleicht erwartet die Forschende, dass eine Variable eine andere bedingt. In einer gut durchdachten Studie würde die Forschende im Bezugsrahmen auf abstrakte Weise darlegen, warum sie davon ausgeht, dass eine Variable eine andere bedingt. Die Idee würde dann konkret in Form einer Hypothese formuliert werden, die anhand der Studienmethodik getestet werden soll.

In manchen Studien dagegen bleiben die Ideen, die den Bezugsrahmen bilden, leider nebulös und vage formuliert. Obgleich die Forschende glaubt, dass die untersuchten Variablen in gewisser Weise miteinander in Beziehung stehen, wird diese Annahme nur konkret formuliert. Die Forschende bemüht sich möglicherweise nicht genug, um zu erklären, warum sie davon ausgeht, dass zwischen den Variablen eine Beziehung besteht. Wie dem auch sei, die Grundlage eines Bezugsrahmen besteht auf jeden Fall in der Erwartung (die unter Umständen nicht direkt formuliert wird), dass zwischen den Studienvariablen eine oder mehrere wichtige Verbindungen bestehen. Manchmal werden rudimentäre Vorstellungen von einem Bezugsrahmen in der Einleitung oder im Literaturüberblick formuliert, wo Verbindungen zwischen Variablen diskutiert werden, die in früheren Studien entdeckt wurden, aber die Forschende entwickelt diese Ideen nicht vollständig zu einem Bezugsrahmen. In diesem Fall spricht man von einem *impliziten theoretischen Bezugsrahmen*. In den meisten Fällen gelingt es der aufmerksamen Leserin, einen impliziten Bezugsrahmen aus einem Text zu exzerpieren. Leider weisen viele Pflegestudien nur implizite Bezugsrahmen auf.

Da das Wissen, das mit einem Phänomen in Verbindung gebracht werden kann, beständig wächst, wird auch die Entwicklung eines Bezugsrahmens, der dieses Wissen zum Ausdruck bringt, immer einfacher. Daher können Bezugsrahmen für quasi-experimentelle und experimentelle Studien, die für gewöhnlich einen Hintergrund an deskriptiven und korrelationalen Studien haben, im Allgemeinen leichter und ausführlicher entwickelt werden, als das bei deskriptiven Studien der Fall ist. Deskriptive Studien untersuchen häufig multiple Faktoren, um ein Phänomen zu verstehen, das zuvor nicht ausführlich untersucht wurde. Es kann durchaus sein, dass theoretische Arbeiten zu einem Phänomen nur in Ansätzen oder überhaupt nicht existieren. Daher ist der theoretische Bezugsrahmen möglicherweise nicht besonders gut entwickelt.

In einigen Studien wird der Bezugsrahmen von einer ausführlich geprüften Theorie abgeleitet, die bereits in vielen Studien als theoretischer Bezugsrahmen diente. In der Pflegeforschung stammen die meisten Theorien, von denen der Bezugsrahmen abgeleitet wird, aus anderen Forschungsfeldern, und basieren auf theoretischen Arbeiten aus der Psychologie, zum Beispiel die Theorie über Stress und Coping (Lazarus & Folkman 1984), der Physiologie, zum Beispiel die Theorie über den Biorhythmus (Luce 1970), und der Soziologie, zum Beispiel die Theorie über interne Kontrolle im Gegensatz zu externer Kontrolle (Rotter 1966). In anderen Studien wiederum wird der theoretische Bezugsrahmen aus neu eingebrachten Theorien abgeleitet. In der Pflege gehen neu eingebrachte Theorien häufig aus Fragen hervor, die mit identifizierten Pflegeproblemen zusammenhängen, oder auch aus der klinischen Erkenntnis, dass zwischen bestimmten Elementen eine Beziehung besteht, welche für die gewünschten Pflegeresultate von Bedeutung ist. Diese Situationen sind in der Regel konkret und sie verlangen von einer kritisch denkenden Forschenden, dass sie diese konkreten Ideen in eine abstrakte Sprache überträgt. Neue Theorien können auch aus konzeptionellen Modellen heraus entwickelt werden oder aus Komponenten bereits existierender Theorien, die zuvor nicht miteinander in Verbindung gebracht wurden.

5.4 Komponenten von Theorien

Der erste Schritt, um Theorien zu verstehen, besteht darin, mit den Bestandteilen von theoretischen Ideen und ihrer Anwendung vertraut zu werden. Diese Komponenten umfassen Konzept, relationale Aussage und Begiffsnetz.

5.4.1 Konzept

Ein *Konzept* ist ein Begriff, der ein Objekt oder Phänomen auf abstrakte Weise beschreibt und benennt und ihm somit eine eigenständige Identität oder Bedeutung verleiht. Beispielsweise ist der Begriff *Angst* ein Konzept. Das Konzept stellt die Grundkomponente einer Theorie dar. Eine veröffentlichte Studie sollte Identifikationen und Definitionen aller Konzepte enthalten, die für den theoretischen Bezugsrahmen wichtig sind. Zwei Begriffe, die eng mit dem Konzept zusammenhängen, sind *Konstrukt* und *Variable*. In konzeptionellen Modellen haben Konzepte sehr allgemeine Bedeutungen und werden manchmal als *Konstrukte* bezeichnet. Ein Konstrukt, das mit dem Konzept Angst assoziiert wird, könnte „emotionale Reaktionen" heißen. Auf einer konkreteren Ebene werden Begriffe als Variablen bezeichnet, deren Definition eng gefasst ist. Eine *Variable* ist spezifischer als ein Konzept. Die Bezeichnung Variable impliziert, dass der Begriff so definiert ist, dass er messbar ist. „Variable" bedeutet auch, dass die numerischen Werte des Begriffs von einem Moment zum anderen *vari-ieren* können, daher die Bezeichnung *Variable*. Eine Variable, die mit Angst in Beziehung gestellt werden könnte, ist „schwitzende Handflächen", da eine spezifische Methode existiert, mit der unterschiedlich starken Schweißabsonderungen an den Handflächen numerische Werte zugeordnet werden können. Die Verbindungen zwischen Konstrukten, Konzepten und Variablen werden in der folgenden Skizze dargestellt:

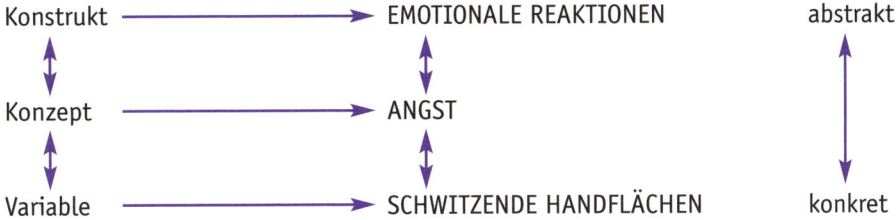

5.4.1.1 Konzepte definieren

Das Definieren von Konzepten ermöglicht eine konsequente Gebrauchsweise des Begriffs. Eine *konzeptionelle Definition* unterscheidet sich von der Definition eines Wortes, wie man sie etwa in einem Wörterbuch findet. Sie ist umfassender als eine denotative (oder Wörterbuch-)Definition und beinhaltet die assoziierten Bedeutungen, die ein Wort haben kann. Eine konzeptionelle Definition wird als konnotativ bezeichnet. Konnotationen eines Begriffs rufen subtil oder indirekt Erinnerungen, Stimmungen oder Bilder wach (*The American Heritage Dictionary* 2000). Beispielsweise könnte eine konzeptionelle Definition von Kaminfeuer die Bedeutungen von Gastfreundschaft und warmer Geborgenheit einschließen, die häufig mit Kaminfeuer assoziiert werden, wohingegen die Definition im Wörterbuch enger und spezifischer gefasst ist: „Eine offene Nische, in der unter einem Kamin ein Feuer entzündet wird" (*The American Heritage Dictionary* 2000). Viele Begriffe, die gemeinhin in der Pflegesprache verwendet werden, wurden nie klar definiert. Die Verwendung dieser Begriffe in Theorie oder Forschung erfordert die aufmerksame Berücksichtigung der konnotativen Bedeutungen, die diese Begriffe in der Pflege haben, und eine deutliche Formulierung ihrer Bedeutung im spezifischen Kontext einer Theorie oder Studie.

Wie wichtig es ist, über die denotative Wörterbuchdefinition eines Konzepts hinauszugehen, wird in einer Studie deutlich, die entworfen wurde, um die Bedeutung des Konzepts „sorgen für" (*caring*) zu untersuchen (Morse, Solberg, Neander, Bottorff & Johnson 1990) und die vom *National Center for Nursing Research* finanziert wurde. Die Fragen, die von den Wissenschaftlern gestellt wurden, veranschaulichen den kritischen Denkprozess, der der Entwicklung einer konzeptionellen Definition vorangehen muss. Obgleich das Konzept „sorgen für" im Mittelpunkt der Pflege steht, haben sich die Versuche, es zu definieren, als problematisch erwiesen. So haben zum Beispiel die Begriffe *sorgen für (caring)*, *Versorgung (care)* und *pflegerische Versorgung (nursing care)* unterschiedliche Bedeutungen. Bei „sorgen für" handelt es sich um eine Tätigkeit, die sowohl im Sinne von *sich kümmern* oder *sorgen um* bzw. *betreuen* als auch *sich einer Sache* bzw. *einer Person annehmen* gedeutet werden kann. „Sorgen für" kann aus der Perspektive der Pflegenden und aus der des Pflegeempfängers betrachtet werden. Die Autoren identifizierten fünf Kategorien von „sorgen für": 1. „sorgen für" als menschliche Eigenschaft, 2. „sorgen für" als moralische Pflicht (aus ethischer Sicht sind wir dazu verpflichtet, uns anderen Menschen anzunehmen), 3. „sorgen für" (im Sinne von „Sorge tragen") als eine emotional motivierte Handlung, 4. „sorgen für" als Form einer zwischenmenschlichen Beziehung und 5. „sorgen für" als therapeutische Maßnahme. „Sorgen für" hat sowohl Auswirkungen auf die subjektive Erfahrung des Patienten als auch auf dessen physische Reaktion.

Es gibt eine ganze Reihe von Fragen über „sorgen für", die beantwortet werden müssen. 1) „Ist ‚sorgen für' eine konstante und stets gleichbleibende Eigenschaft oder handelt es sich um einen Impuls, der bei den Menschen unterschiedlich stark ausgeprägt ist?" 2) „Ist ‚sorgen für' ein emotionaler Zustand, der sich erschöpfen kann?" 3) „Kann ‚sorgen für' auch nicht therapeutisch sein?" „Kann eine Pflegekraft zu viel für jemanden ‚sorgen'? 4) „Kann ‚sorgen für' ohne den Sinngehalt des ‚Sich-Kümmerns' erfolgen?" Kann eine Pflegekraft eine sichere Pflegepraxis anbieten, ohne zu ‚sorgen'?" 5) „Welchen Unterschied macht ‚sorgen für' für den Patienten?" (Morse et al. 1990, S. 9–11). Die Autoren kamen zu dem Schluss, dass es keine eindeutige konzeptionelle Definition von ‚sorgen für' gibt. Ihre Arbeit führte zu beachtlichen Bemühungen anderer Forscherinnen, die konzeptionelle Definition von ‚sorgen für' weiterzuentwickeln.

Ein damit zusammenhängendes Konzept, die „direkte Versorgung" *(direct caregiving)* wurde von Swanson, Jensen, Specht, Johnson und Maas (1997) sorgfältig untersucht und als „Bereitstellung von angemessener persönlicher und gesundheitlicher Versorgung durch ein Familienmitglied für einen Angehörigen oder einen Lebenspartner" definiert (S. 68–69). Die „direkte Versorgung" geht auf die emotionalen, sozialen und physischen Bedürfnisse des Pflegeempfängers ein. Damit eine „direkte Versorgung" eintreten kann, muss die versorgende bzw. pflegende Person über „Verantwortungsgefühl, familiäre Verpflichtungen, angemessene finanziellen Ressourcen, gute Gesundheit sowie die Unterstützung durch Familie und Partner" verfügen. Außerdem wurden „soziale Kompetenzen, seelische Unterstützung, die Geschichte der Beziehung zwischen Pflegeperson und Pflegeempfänger sowie Rollenakzeptanz als wichtige Voraussetzungen für die ‚direkte Versorgung' ausgemacht" (S. 69).

Angesichts der Signifikanz konzeptioneller Definitionen ist es wichtig, dass Sie bei der kritischen Beurteilung einer Studie die konzeptionellen Definitionen identifizieren, die der Autor bestimmten Begriffen zuordnet. Jede Variable sollte in der Studie mit einem Konzept, einer konzeptionellen Definition und einer Messmethode in Verbindung gebracht werden. Die Verbindungen zwischen den konzeptionellen Definitionen, den Studienvariablen sowie den entsprechenden Messmethoden sollten bestimmt werden. (Diese Verbindungen werden in Kapitel 3 diskutiert.)

Um einen theoretischen Bezugsrahmen angemessen zu beurteilen, sollten Sie Ihr kritisches Denkvermögen einsetzen und versuchen, die folgenden Fragen über die Konzepte, konzeptionellen Definitionen, Variablen und Messmethoden zu beantworten:
1. Was sind die Konzepte im theoretischen Bezugsrahmen?
2. Wie werden die Konzepte definiert?
3. Sind die konzeptionellen Definitionen deutlich und adäquat?
4. Was sind die Variablen in der Studie?

> 5. Wird jede Studienvariable mit einem Konzept und seiner Definition in Verbindung gebracht?
> 6. Welche Messmethoden werden in der Studie verwendet?
> 7. Stimmen die Messmethoden jeweils mit den zusammenhängenden Konzepten und konzeptionellen Definitionen überein?

Will man einen theoretischen Bezugsrahmen kritisch beurteilen, muss man seinen Blick über den Bezugsrahmen selbst hinausschweifen lassen, um seine Verbindungen mit anderen Komponenten der Studie zu untersuchen. Um die vorangehenden Fragen beantworten zu können, müssen zunächst die Konzepte und konzeptionellen Definitionen aus dem Text exzerpiert werden, und zwar aus der Einleitung, dem Literaturüberblick oder dem Diskussionsteil des Bezugsrahmens. Daraufhin müssen die Adäquatheit der Definitionen und die Verbindungen von Konzepten und Variablen sowie deren Messungen beurteilt werden.

5.4.1.2 Beispiel: Wie man Konzepte und konzeptionelle Definitionen aus einer veröffentlichten Studie exzerpiert

Der folgende Bezugsrahmen stammt aus einer Studie von Schmelzer, Case, Chappell und Wright (2000), mit dem Titel „Kolonreinigung, Flüssigkeitsabsorption und Beschwerden infolge von Einläufen mit Leitungswasser und Seifenlösungen". Die Studie wurde in *Applied Nursing Research* veröffentlicht. Im Text wurden die Konzepte eingekreist und die konzeptionellen Definitionen unterstrichen, um Ihnen zu demonstrieren, wie sie in veröffentlichten Studien ausfindig gemacht und markiert werden können. Bei physiologischen Studien kann es vorkommen, dass einige Konzepte nicht definiert wurden, da ihre Bedeutungen innerhalb der Disziplin allgemein bekannt sind. Diese Konzepte werden als primitive Konzepte bezeichnet.

„Die ideale Spülflüssigkeit sollte das Kolon effektiv und unter minimalen Nebenwirkungen reinigen. Die folgenden Abschnitte beschreiben den Mechanismus der Kolonreinigung und die Gefahren exzessiver Flüssigkeitsabsorption, Schädigung der Rektumschleimhaut sowie Beschwerden."

Kolonreinigung

Einläufe [*Konzept*] reinigen das Kolon, indem sie die Darmbewegung und Sekretion stimulieren. Drei wesentliche Faktoren beeinflussen die Wirksamkeit eines Einlaufs, die Defäkation zu stimulieren [*Konzept*]: Das Flüssigkeitsvolumen, das Vorhandensein chemischer Reizmittel [*Konzept*] sowie die Osmolarität [*Konzept*] oder Spannung der Spüllösung (Wood 1994). Die Instillation eines großen Flüssigkeitsvolumens [*Konzept*] in das Darmlumen [*Konzeptionelle Definition von Einlauf*] stimuliert die Darmbewegung; chemische Reizmittel regen sowohl die Darmbewegung als auch die Sekretion an, um das Kolon rasch zu entleeren (Chang, Sitrin & Black 1996). Hypertonische [*Konzept*] Lösungen wie Natriumphosphat-Einläufe stimulieren die Defäkation, indem sie mittels Osmose Flüssigkeit aus dem Körper in das Kolonlumen leiten und auf direktem Weg die Rektumschleimhaut reizen. [*Konzept*] Um die Flüssigkeitsabsorption des Kolons zu för-

Konzeptionelle Definition von Osmolarität

Konzeptionelle Definition von Defäkation

Konzeptionelle Definition von hypertonisch

Konzept

Konzeptionelle Definition von hypotonisch

dern, geht man davon aus, dass hypotonische Lösungen die Darmbewegung verlangsamen (Chang et al. 1996, Woods 1994). Da Leitungswasser, eine hypotonische Lösung, die Darmmukosa nicht reizt (Niv 1990), muss seine Wirkung allein vom Volumen abhängen. Seifenlösungen sind ebenfalls hypotonisch, jedoch wird die Defäkation sowohl durch ein großes Volumen als auch durch chemische Reize stimuliert.

Nur wenige Studien haben sich mit optimalem Einlaufvolumen und individueller Toleranz befasst. In der Pflegeliteratur werden Volumina, die von 0,5 bis 1 Liter reichen, empfohlen (Craven & Hirnle 1996, Sorensen & Luckmann 1986), es werden jedoch bis zu 2 Liter verabreicht (Hageman & Goei 1993). Da die rektale Kapazität beim Erwachsenen ungefähr 400 ml beträgt (Doughty & Jackson 1993), würden größere Volumina (500 bis 2000 ml) das Colon sigmoideum erreichen und darüber hinaus in einer Dehnung des Darmlumens resultieren.

Konzept

Flüssigkeitsabsorption

Konzept

Konzeptionelle Definition von Flüssigkeits- absorption

Konzept

Die Flüssigkeitsabsorption ist eine der Hauptfunktionen des Kolons. Von den ca. 9 Litern Flüssigkeit, die täglich vom Kolon aufgenommen werden, werden etwa 8,8 Liter von den Epithelzellen absorbiert, die das Kolonlumen begrenzen (Chang et al. 1996). Osmose fördert die Absorption, wenn der luminale Inhalt hypotonisch zum Plasma ist. Einläufe mit Leitungswasser wurden verwendet, um Patienten zu rehydrieren, bevor intravenöse Zugänge zur Verfügung standen (Harmer & Henderson 1944), jedoch können wiederholte Leitungswassereinläufe zu Hyponatriämie und Überwässerung führen (Chertow & Brady 1994).

Kon

Die Flüssigkeitsmenge, die vom Stuhl absorbiert wird, hängt davon ab, wie lange sie Kontakt mit den Epithelzellen des Kolons hat (Chang et al. 1996). Nachdem der Einlauf instilliert ist, fordern Pflegende nach eigenen Aussagen die Patienten dazu auf, die Defäkation so lange wie möglich zurückzuhalten (Schmelzer & Wright 1996), und Pflegelehrbücher verweisen darauf, dass eine längere Zurückhaltung bessere Resultate bewirkt (Craven & Hirnle 1996, Sorensen & Luckmann 1986). Diese Praxis scheint jedoch eine höhere Wasserabsorption zu fördern, das verfügbare Volumen zur Stimulierung der Defäkation herabzusetzen und das Risiko einer Überwässerung zu erhöhen.

Konzeptionelle Defin von chemischer Reiz

Reizung der Mukosa

Konzept

Konzeptionelle Definition von Darmbewegun- gen stimulieren

Wenn endokrine Zellen und sensorische Neuronen chemische Veränderungen durch fremde Antigene, Toxine oder chemische Substanzen entdecken, veranlassen sie eine sekretorische Reaktion, um den Reizstoff zu verdünnen, und setzen starke Schubkräfte ein, um ihn aus dem Körper auszustoßen (Wood 1994). Diese Reaktion kann nützlich sein, wenn die Reizung schwach genug ist, um die Defäkation zu stimulieren, ohne die Schleimhautzellen zu schädigen. Eine exzessive Reizung kann Schleimhautzellen jedoch schädigen, und die daraus resultierende Entzündung könnte Sekretion und Darmbewegungen dramatisch erhöhen (Chang et al. 1996).

Konz tione Defin tion sekre risch Reak

Obwohl Leitungswasser keinen Reiz darstellt (Niv 1990), wurden Seifenwassereinläufe mit ernsthaften Schleimhautreizungen und Kolitis in Verbindung gebracht (Kim, Cho & Levinsohn 1980, Orchard & Lawson 1986, Toffler

& Barry 1972). Trotz dieser Berichte werden Seifenwassereinläufe noch immer häufig zur Behandlung von Obstipation eingesetzt (Schmelzer & Wright 1993, 1996).

Störvariablen
Das Ausmaß der Einlaufausscheidungen kann von bestimmten Faktoren beeinflusst werden, unter anderem von Alter, Geschlecht sowie dem Zeitpunkt des letzten Stuhlgangs (…)."

5.4.2 Aussagen

Unter *Aussagen* versteht man Behauptungen, die für eine Theorie bedeutsam sind. Eine *Existenzaussage* behauptet, dass ein bestimmtes Konzept existiert oder dass es eine bestimmte Beziehung zwischen Konzepten gibt. Beispielsweise könnte eine Existenzaussage behaupten, dass ein Zustand existiert, den wir als Stress bezeichnen, und dass eine Beziehung zwischen dem Konzept „Stress" und dem Konzept „Gesundheit" besteht. Eine *relationale Aussage (Beziehungsaussage)* verdeutlicht die Art der Beziehung, die zwischen oder innerhalb von Konzepten besteht. So könnte eine relationale Aussage beispielsweise lauten, dass ein hohes Stressniveau in Beziehung zu einem verringerten Gesundheitsniveau steht. Eine weitere relationale Aussage könnte lauten, dass sportliche Betätigung in Beziehung zum Gewicht steht. Es sind die Aussagen einer Theorie, die durch die Forschung geprüft werden, nicht die Theorie selbst. Das Testen einer Theorie bedeutet, jede relationale Aussage dieser Theorie auf ihren Wahrheitsgehalt hin zu überprüfen. Jedoch kann eine einzelne Studie möglicherweise auch nur eine relationale Aussage überprüfen. Indem mehrere Studien unabhängig voneinander eine einzelne relationale Aussage untersuchen, nimmt auch die Beweiskraft zu, um die Wahrheit oder die Unrichtigkeit einer Aussage zu bestätigen. Um die Gültigkeit aller Aussagen einer Theorie zu überprüfen, sind viele Studien notwendig.

Theoretische Behauptungen (relationale Aussagen) können in Theorien auf unterschiedlichen Abstraktionsebenen formuliert werden. Die Aussagen, die in konzeptionellen Modellen erscheinen (allgemeine theoretische Behauptungen), werden auf einer hohen Abstraktionsebene formuliert. Aussagen in Theorien (spezifische theoretische Behauptungen) werden auf einer mittleren Abstraktionsebene vorgebracht. Hypothesen wiederum sind spezifisch und werden auf einer niedrigen Abstraktionsebene formuliert. Je niedriger das Abstraktionsniveau von Aussagen ist, desto enger sind sie gefasst (Fawcett & Downs 1992), wie im Folgenden gezeigt wird:

Allgemeine theoretische Behauptungen

↕

Spezifische theoretische Behauptungen

↕

Hypothesen

Aussagen auf unterschiedlichen Abstraktionsebenen, die Beziehungen zwischen oder unter den gleichen konzeptionellen Ideen behaupten, können auf hierarchische Weise angeordnet werden, von allgemein bis zu spezifisch. Damit sollten der Leserin die logischen Verbindungen zwischen den unterschiedlichen Abstraktionsebenen deutlich werden.

Roy und Roberts (1981) haben Aussagen im Zusammenhang mit Roys Pflegemodell zusammengestellt, die in theoretischen Bezugsrahmen für Forschungen verwendet werden können, wie die folgenden Auszüge zeigen:

Allgemeine theoretische Behauptung
„Der Umfang der internen und externen Stimuli hat einen positiven Einfluss auf die physiologische Reaktion eines intakten Systems."

Spezifische theoretische Behauptung
„Das Ausmaß an Bewegung in Form von sportlicher Betätigung hat einen positiven Einfluss auf das Maß an Muskelintegrität."

Hypothese
„Wenn die Pflegefachkraft den Patienten dabei unterstützt, den Muskeltonus durch die geeigneten Bewegungsübungen aufrechtzuerhalten, wird der Patient weniger Probleme mit Immobilität haben" (Roy & Roberts 1981, S. 90).

Bei der Rezension einer veröffentlichten Studie sollte kritisches Denken eingesetzt werden, um die Aussagen zu identifizieren, die als theoretische Behauptungen und Hypothesen formuliert wurden. Die folgenden Fragen können Ihnen dabei helfen, diese Aussagen zu erkennen und kritisch zu beurteilen:
1. Welche Aussagen werden in der Publikation formuliert?
2. Sind alle Studienkonzepte in diesen Aussagen enthalten?
3. Werden die Aussagen sowohl als theoretische Behauptungen als auch in Form von Hypothesen (oder Forschungsfragen) formuliert?
4. Werden eine oder mehrere Aussagen anhand des Studiendesigns überprüft?

5.4.2.1 Aussagen aus dem theoretischen Bezugsrahmen einer veröffentlichten Studie exzerpieren

In einigen Studien werden die Aussagen eher impliziert als deutlich formuliert und manchmal befinden sie sich in der Einleitung oder im Literaturüberblick statt in einem klar formulierten Bezugsrahmen. Wenn die Aussagen lediglich angedeutet und nicht deutlich geäußert werden, sollte kritisches Denken eingesetzt werden, um sie aus dem Text zu filtern und zu Aussagen umzuformulieren. Zunächst sollten Einleitung, Hintergrund und Bedeutung der Studie, Literaturüberblick und Bezugsrahmen auf Sätze untersucht werden, die Beziehungen zwischen Konzepten, die in der Studie vorkommen, auszudrücken scheinen. Der nächste Schritt besteht darin, einen einzelnen Satz niederzuschreiben, der offenbar eine relationale Aussage beinhaltet, und diese grafisch darzustellen. Beispielsweise könnte die Aussage „Sportliche Betätigung steht in Beziehung zum Körpergewicht" folgendermaßen dargestellt werden:

Sportliche Betätigung ⟷ Körpergewicht

Daraufhin kann die nächste Aussage als Beziehungsaussage identifiziert, aufgeschrieben und grafisch dargestellt werden. Auf diese Weise sollten Sie fortfahren, bis alle Aussagen, die in Beziehung zu den ausgewählten Konzepten stehen, notiert bzw. visualisiert wurden. Wenn Sie die Verbindungen zwischen den einzelnen Aussagen untersuchen, die Sie grafisch dargestellt haben, sollten die theoretischen Ideen, die im Text enthalten sind, nach und nach deutlicher werden.

Das Exzerpieren von Aussagen aus dem Text einer veröffentlichten Studie wird hier anhand der Studie von Schmelzer und Kollegen (2000) gezeigt. Sie sollten beachten, dass alle Konzepte, die zuvor identifiziert wurden, in diesen Aussagen enthalten sind. Allgemeine theoretische Behauptungen werden einfach, Hypothesen doppelt und spezifische Behauptungen mit Wellenlinien unterstrichen. Wenn Sie Textteile hervorheben, sollten Sie verschiedenfarbige Textmarker verwenden, um die unterschiedlichen Aussagetypen zu unterscheiden. Sie können sich außerdem am Rand des Textes Notizen machen.

Hintergrund

„Die ideale Spülflüssigkeit sollte das Kolon effektiv und unter minimalen Nebenwirkungen reinigen. Die folgenden Abschnitte beschreiben den Mechanismus der Kolonreinigung und die Gefahren exzessiver Flüssigkeitsabsorption, Schädigung der Rektumschleimhaut sowie Beschwerden."

Kolonreinigung

[Randnotiz: allgemeine theoretische Behauptung] Einläufe reinigen das Kolon, indem sie die Darmbewegung und Sekretion stimulieren. Drei wesentliche Faktoren beeinflussen die Wirksamkeit eines Einlaufs, die Defäkation zu stimulieren: *[Randnotiz: spezifische theoretische Behauptung]* Das Flüssigkeitsvolumen, das Vorhandensein chemischer Reizmittel sowie die Osmolarität oder Spannung der Spüllösung (Wood 1994). *[Randnotiz: spezifische theoretische Behauptung]* Die Instillation eines großen Flüssigkeitsvolumens in das Darmlumen stimuliert die Darmbewegung; chemische Reizmittel regen sowohl die Darmbewegung als auch die Sekretion an, um das Kolon rasch zu entleeren (Chang, Sitrin & Black 1996). *[Randnotiz: spezifische theoretische Behauptung]* Hypertonische Lösungen wie Natriumphosphat-Einläufe stimulieren die Defäkation, indem sie mittels Osmose Flüssigkeit aus dem Körper in das Kolonlumen leiten und auf direktem Weg die Rektumschleimhaut reizen. *[Randnotiz rechts: Spezifische theoretische Behauptung]* Um die Flüssigkeitsabsorption des Kolons zu fördern, geht man davon aus, dass hypotonische Lösungen die Darmbewegung verlangsamen (Chang et al. 1996, Woods 1994). *[Randnotiz rechts: Spezifische theoretische Behauptung]* Da Leitungswasser, eine hypotonische Lösung, die Darmmukosa nicht reizt (Niv 1990), muss seine Wirkung allein vom Volumen abhängen. Seifenlösungen sind ebenfalls hypotonisch, jedoch wird die Defäkation sowohl durch ein großes Volumen als auch durch chemische Reize stimuliert.

Nur wenige Studien haben sich mit optimalem Einlaufvolumen und individueller Toleranz befasst. In der Pflegeliteratur werden Volumina, die von 0,5 bis

1 Liter reichen, empfohlen (Craven & Hirnle 1996, Sorensen & Luckmann 1986), es werden jedoch bis zu 2 Liter verabreicht (Hageman & Goei 1993). Da die rektale Kapazität beim Erwachsenen ungefähr 400 ml beträgt (Doughty & Jackson 1993), würden größere Volumina (500 bis 2000 ml) das Colon sigmoideum erreichen und darüber hinaus in einer Dehnung des Darmlumens resultieren.

Flüssigkeitsabsorption

Allgemeine theoretische Behauptung —

Die Flüssigkeitsabsorption ist eine der Hauptfunktionen des Kolons. Von den ca. 9 Litern Flüssigkeit, die täglich vom Kolon aufgenommen werden, werden etwa 8,8 Liter von den Epithelzellen absorbiert, die das Kolonlumen begrenzen (Chang et al. 1996). Osmose fördert die Absorption, wenn der luminale Inhalt hypotonisch zum Plasma ist. Einläufe mit Leitungswasser wurden verwendet, um Patienten zu rehydrieren, bevor intravenöse Zugänge zur Verfügung standen (Harmer & Henderson 1944), jedoch können wiederholte Leitungswassereinläufe zu Hyponatriämie und Flüssigkeitsüberlastung führen (Chertow & Brady 1994).

Spezifische theoretische Behauptung —

Die Flüssigkeitsmenge, die vom Stuhl absorbiert wird, hängt davon ab, wie lange sie Kontakt mit den Epithelzellen des Kolons hat (Chang et al. 1996). Nachdem der Einlauf instilliert ist, fordern Pflegende nach eigenen Aussagen die Patienten dazu auf, die Defäkation so lange wie möglich zurückzuhalten (Schmelzer & Wright 1996), und Pflegelehrbücher verweisen darauf, dass eine längere Zurückhaltung bessere Resultate bewirkt (Craven & Hirnle 1996, Sorensen & Luckmann 1986). Diese Praxis scheint jedoch eine höhere Wasserabsorption zu fördern, das verfügbare Volumen zur Stimulierung der Defäkation herabzusetzen und das Risiko einer Flüssigkeitsüberlastung zu erhöhen.

Reizung der Mukosa

Spezifische theoretische Behauptung —

Wenn endokrine Zellen und sensorische Neuronen chemische Veränderungen durch fremde Antigene, Toxine oder chemische Substanzen entdecken, veranlassen sie eine sekretorische Reaktion, um den Reizstoff zu verdünnen, und setzen starke Schubkräfte ein, um ihn aus dem Körper auszustoßen (Wood 1994). Diese Reaktion kann nützlich sein, wenn die Reizung schwach genug ist, um die Defäkation zu stimulieren, ohne die Schleimhautzellen zu schädigen. Eine exzessive Reizung kann Schleimhautzellen jedoch schädigen, und die daraus resultierende Entzündung könnte Sekretion und Darmbewegungen dramatisch erhöhen (Chang et al. 1996).

Obwohl Leitungswasser keinen Reiz darstellt (Niv 1990), wurden Seifenwassereinläufe mit ernsthaften Schleimhautreizungen und Kolitis in Verbindung gebracht (Kim, Cho & Levinsohn 1980, Orchard & Lawson 1986, Toffler & Barry 1972). Trotz dieser Berichte werden Seifenwassereinläufe noch immer häufig zur Behandlung von Obstipation eingesetzt (Schmelzer & Wright 1993, 1996).

Störvariablen

Spezifische theoretische Behauptung —

Das Ausmaß der Einlaufausscheidungen kann von bestimmten Faktoren beeinflusst werden, unter anderem von Alter, Geschlecht sowie dem Zeitpunkt des letzten Stuhlgangs (…)." Nierenfunktion, Serumalbumin sowie der allgemeine Hydrationsstatus beeinflussen die individuelle Reaktion auf große Mengen zugeführter Flüssigkeit. Die Harn-Stickstoffkonzentration (*blood urea nitrogen*, BUN) im Blutserum sowie Kreatinin spiegeln die Nierenfunktion, Hämatokrit und Natrium bieten Aufschluss über den Hydrationsstatus."

5.4.3 Begriffsnetz

Eine Strategie, um einer Theorie Ausdruck zu verleihen, ist ein *Begriffsnetz (conceptual map)*, das die wechselseitigen Beziehungen der Konzepte und Aussagen grafisch darstellt (Artinian 1982, Fawcett & Downs 1992, Moody 1989, Newman 1979, Silva 1981). Es wird entworfen, um zu veranschaulichen, welche Konzepte ganz oder teilweise zu einem Ergebnis beitragen oder es bedingen. Das Begriffsnetz, das mit Literaturangaben untermauert sein sollte, fasst knapper und präziser als eine wörtliche Beschreibung zusammen, was über ein bestimmtes Phänomen bekannt ist, und ermöglicht so, ein Phänomen in seiner Gesamtheit zu begreifen.

Ein Begriffsnetz beinhaltet alle Hauptkonzepte, die in einer Theorie oder einem theoretischen Bezugsrahmen vorkommen. Diese Konzepte werden untereinander mit Pfeilen verbunden, die die behaupteten Beziehungen zwischen den Konzepten symbolisieren. Jede Verbindung, die anhand eines Pfeiles dargestellt wird, ist die grafische Veranschaulichung einer relationalen Aussage (theoretischen Behauptung) der Theorie. Die Erstellung von Begriffsnetzen ist für die Identifizierung von Lücken in der Logik einer Theorie von Nutzen und deckt Widersprüche, Mängel und Fehler auf (Artinian 1982). Schmelzer et al. (2000) lieferten für ihren theoretischen Bezugsrahmen kein Begriffsnetz. Die Aussagen, die aus ihrer veröffentlichten Studie exzerpiert wurden, dienten dazu, das Begriffsnetz in Abb. 5.1 zu erstellen.

Bei der Beurteilung eines Begriffsnetzes sollten Sie Ihr kritisches Denkvermögen einsetzen, um folgende Fragen zu beantworten:
1. Wird der theoretische Bezugsrahmen in Form eines Begriffsnetzes dargestellt?
2. Sind alle Konzepte der Studie im Begriffsnetz enthalten?
3. Stellt der Autor konzeptionelle Definitionen für jedes Konzept im Begriffsnetz zur Verfügung?
4. Stellt der Autor Aussagen für jede Verbindung zwischen den Konzepten zur Verfügung, die im Begriffsnetz angeführt werden?
5. Stellt der Autor Literaturangaben zur Verfügung, um die Verbindungen zwischen den Konzepten zu untermauern, die im Begriffsnetz angeführt werden?
6. Wird deutlich, welche Verbindungen im Begriffsnetz in der publizierten Studie getestet wurden? Wenn kein Begriffsnetz mitgeliefert wird, sollte eine Skizze, die den theoretischen Bezugsrahmen der Studie wiedergibt, angefertigt und beschrieben werden.

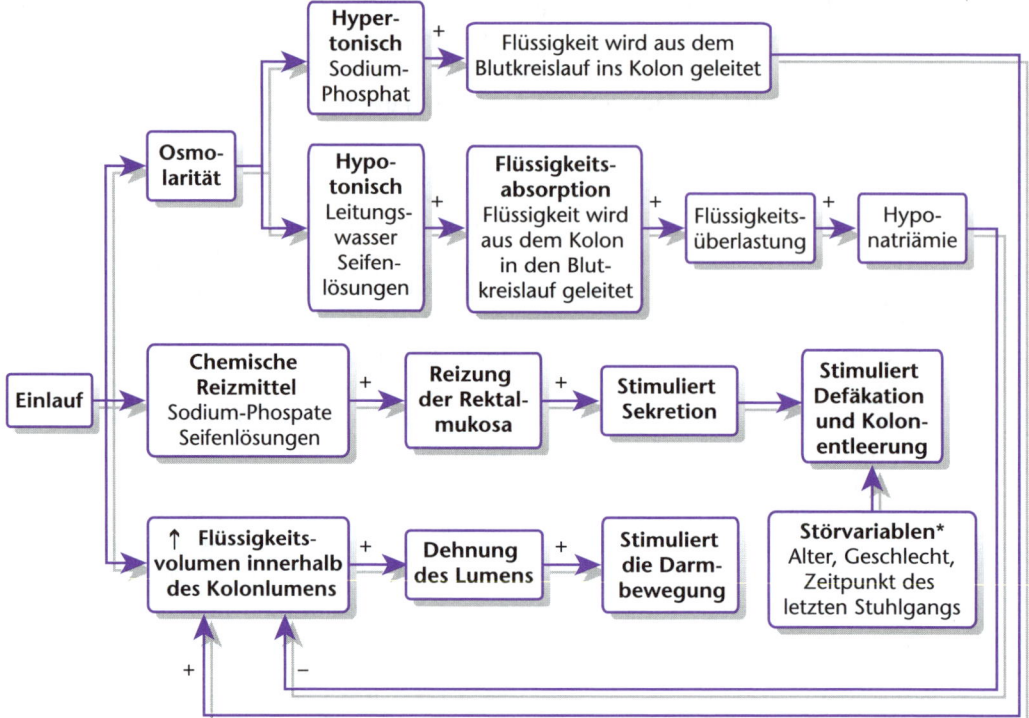

Abb. 5.1: Begriffsnetz, das anhand der Aussagen erstellt wurde, welche aus der Studie Schmelzer et al. exzerpiert wurden. Daten aus: M. Schmelzer, P. Case, S.M. Chappell, & K. B. Wright (2000). *Colonic cleansing, fluid absorption, and discomfort following tap water and soapsuds eneams. Applied Nursing Research* 13/2, 83–91.

* Der Effekt kann durch Unterschiede im Muskeltonus des Kolons erklärt werden.

5.5 Theoretische Bezugsrahmen für physiologische Studien

Noch bis vor kurzem tendierten physiologische Studien dazu, auf einen klar definierten theoretischen Bezugsrahmen zu verzichten. Einige Forscherinnen räumten der theoretischen Dimension in der physiologischen Forschung wenig Bedeutung ein. Ein Grund dafür war zum einen die Betonung psychosozialer Theorien in der Pflege. Außerdem tendierten viele Forschende dazu, biologisches Wissen unberücksichtigt zu lassen. Die theoretische Grundlage für physiologische Studien leitet sich aus der Physik, der Physiologie und der Pathophysiologie ab, und wird von einigen Forscherinnen gar nicht als Theorie bezeichnet. Das Wissen in diesen Bereichen ist durch Forschungen zuverlässig getestet, und theoretische Beziehungen werden häufig als Gesetze und Prinzipien bezeichnet, die theoretischen Beziehungen werden eher als Fakten und weniger als Theorien betrachtet. Jedoch können durchaus theoretische Behauptungen aus diesen Gesetzen und Prinzipien abgeleitet, überprüft und dann auf Pflegeprobleme angewendet werden. Die Entwicklung eines theoretischen

Bezugsrahmens, um die Logik, auf der die Studie basiert, zu verdeutlichen, ist sowohl für den Forschenden als auch für die Leser der veröffentlichten Studie hilfreich. Die kritische Beurteilung eines physiologischen Bezugsrahmens unterscheidet sich nicht von der anderer Bezugsrahmen. Jedoch sind Konzepte und konzeptionelle Definitionen in physiologischen Bezugsrahmen möglicherweise weniger abstrakt als jene in vielen psychosozialen Studien. Konzepte in physiologischen Studien können Begriffe wie Herzleistung, Dyspnoe, Wundheilung, Blutdruck, Gewebehypoxie, Metabolismus oder Funktionsstatus sein.

Timmerman und Stevenson (1996) entwickelten einen physiologischen Bezugsrahmen für eine Studie, die sich mit der Beziehung zwischen dem Schweregrad von Fressanfällen und dem Körperfett bei Frauen, die nach einer Essattacke nicht abführen, beschäftigt. Der folgende Abschnitt beschreibt diesen theoretischen Bezugsrahmen.

„Der konzeptionelle Bezugsrahmen dieser Studie war die Sollwerttheorie der Energieregulierung, nach der das Körperfett innerhalb bestimmter Parameter bzw. eines Sollwerts reguliert wird. Um diesen körpereigenen Richtwert zu verteidigen, werden Veränderungen bei der Nahrungsaufnahme durch Anpassungen auf der Ebene des Energieverbrauchs neutralisiert. Der Körper reagiert auf einen erhöhten Nahrungskonsum mit einer Erhöhung des Energieverbrauchs und auf eine erniedrigte Nahrungszufuhr mit einer Verlangsamung des Energieverbrauchs (Keesey 1986). Diese Theorie erklärt, warum eine Gewichtszunahme oder -abnahme nicht ausschließlich auf Veränderungen der Kalorienzufuhr zurückzuführen ist. Adipositas tritt dann ein, wenn das Körperfett einem erhöhten Richtwert angepasst wird. Obgleich es weiterer Forschungen darüber bedarf, wie es dazu kommt, dass der Sollwert ansteigt, wird der langfristige Konsum von stark fetthaltiger Nahrung als ein Faktor identifiziert, der den Richtwert potenziell erhöht (Hill, Dorton, Sykes & Digirolamo 1989).

Nach der Sollwerttheorie verteidigt der Körper seinen Richtwert gegen periodisch auftretende Essattacken, indem er den Energieverbrauch erhöht. Wenn jedoch das Ausmaß dieses anfallartigen Essverhaltens steigt (größere Mengen an Nahrung werden aufgenommen und die Essattacken werden häufiger), sollte auch der Sollwert des Körpers ansteigen. Eine lange Vorgeschichte gewohnheitsmäßiger Essattacken kann folglich zu einem Grad der Adipositas führen, bei dem der Sollwert nach und nach angehoben wird. Demnach sollten Personen mit unterschiedlich schweren Essattacken hypothetisch gesehen unterschiedliche Mengen an Körperfett aufweisen" (S. 390).

„Der Zweck dieser Studie war es, die Beziehung zwischen dem Schweregrad von Essattacken und dem Körperfettanteil zu klären, und zwar mittels präziserer Messungen des Ausmaßes des anfallartigen Essverhaltens (Kalorienzufuhr) und des Körperfetts (Unterwassergewicht) als jene, die in vorherigen Studien verwendet wurden. Außerdem wurde die Dauer der Vorgeschichte dieser Essattacken als separate Variable gemessen, um die Rolle zu bestimmen, die sie bei der Ansammlung von Körperfett spielt. Andere Faktoren, die anhand der Literatur identifiziert wurden (Gesamtkalorienzufuhr, Alter, Parität, Gewichtszyklen, Aktivitätsniveau, genetische Disposition für Adipositas sowie Alter, in dem die Adipositas einsetzte) wurden ebenfalls gemessen, um ihren

Einfluss auf den Anteil an Körperfett bei einer anfallartig essenden, nicht abführenden Population zu untersuchen.

Die Forschungsfragen waren: a) Worin besteht die Beziehung zwischen dem Schweregrad von Essattacken und dem Körperfett (Prozent des Körperfetts und BMI [Body-Mass-Index]) bei anfallartig essenden, nicht abführenden Frauen? Und b) Welches sind die besten Prädiktoren für Körperfett (Prozent des Körperfetts und BMI) bei anfallartig essenden, nicht abführenden Frauen?" (S. 391).

5.6 Theoretische Bezugsrahmen, die konzeptionelle Pflegemodelle einschließen

Verhältnismäßig wenige Pflegestudien verfügen über theoretische Bezugsrahmen, die ein konzeptionelles Pflegemodell enthalten. Moody und Kollegen (1988) fanden bei der Untersuchung von Pflegeforschungen im Zeitraum von 1977 bis 1986 heraus, dass es zunehmend Studien gab, denen ein Pflegemodell als Bezugsrahmen diente, und zwar verzeichneten sie einen Anstieg von acht Prozent in der ersten Hälfte des untersuchten Zeitraums bis 13 Prozent in der zweiten Hälfte. Die am häufigsten eingesetzten Modelle waren die von Orem, Rogers und Roy. Silva (1986) untersuchte das Ausmaß, in dem fünf Pflegemodelle (jene von Johnson, Roy, Orem, Rogers und Newman) als Bezugsrahmen für Pflegeforschungen verwendet wurden und stellte fest, dass 62 der zwischen 1952 und 1985 veröffentlichten Studien eines dieser Modelle als Bezugsrahmen verwendeten. Jedoch entsprachen nur neun davon Silvas spezifischen Kriterien zur tatsächlichen Überprüfung der Pflegetheorie. Nur in diesen neun Fällen entnahm das Studiendesign Aussagen aus der Pflegetheorie und überprüfte diese.

Um einen Wissenskomplex aufzubauen, der in Beziehung zu einem bestimmten konzeptionellen Modell steht, ist eine organisierte Abfolge von Forschungen notwendig. Dieses Forschungsprogramm wird als Forschungstradition bezeichnet. Eine Gruppe von Wissenschaftlern widmet sich der Durchführung von Forschungsstudien, die im Zusammenhang mit diesem Modell stehen, entwickelt Theorien, die mit dem Modell übereinstimmen, einschließlich theoretischer Behauptungen für dessen Überprüfung. Zudem einigte man sich auf einen organisierten Plan zur Überprüfung dieser Behauptungen. Forschende, die Studien durchführen, die mit einer bestimmten Forschungstradition übereinstimmen, pflegen häufig ein Kommunikationsnetzwerk im Zusammenhang mit ihren Arbeiten. In manchen Fällen werden alljährlich Konferenzen abgehalten, bei denen Forschungsergebnisse ausgetauscht, theoretische Ideen untersucht und Netzwerkkontakte gepflegt werden. Für konzeptionelle Modelle in der Pflege existieren noch keine gut etablierten Forschungstraditionen (Fawcett 1989). Für einige Pflegemodelle werden jedoch derzeit Forschungstraditionen entwickelt.

Ein Beispiel für ein Pflegemodell mit einer sich entwickelnden Forschungstradition ist Orems (2001) Modell der Selbstpflege. Dieses Modell ist auf die Domänen der Pflege und auf das, was Pflegefachkräfte tatsächlich tun, wenn sie

Pflege praktizieren, fokussiert. Nach der Vorstellung von Orem wissen Menschen in der Regel, wie sie für sich selbst sorgen müssen (Selbstpflege). Wenn sie auf irgendeine Weise abhängig sind (zum Beispiel sehr jung, sehr alt oder behindert), übernehmen normalerweise Familienangehörige diese Verantwortung (abhängige Versorgung). Wenn Individuen krank sind oder einen pathologischen Befund haben (etwa Diabetes oder eine Kolostomie), erlernen sie oder ihre Familienangehörigen häufig besondere Fähigkeiten, um den Pflegeerfordernissen gerecht zu werden (therapeutische Selbstpflege). Die Kapazität eines Individuums, Selbstpflege zu leisten, wird als Selbstpflegefähigkeit *(self-care agency)* bezeichnet. Ein Selbstpflegedefizit entsteht dagegen, wenn die Selbstpflegeerfordernisse die Selbstpflegefähigkeit übersteigen. Diese Ideen werden in Abb. 5.2 grafisch dargestellt.

Die Notwendigkeit für eine professionelle Pflege besteht nur dann, wenn ein Mangel bei der Selbstpflege oder der abhängigen Versorgung eintritt, die eine Person bzw. deren Familie leistet (Selbstpflegedefizit). In diesem Fall entwickelt die Pflegefachkraft ein Pflegesystem, um die erforderliche Pflege zur Verfügung zu stellen. Dieses System beinhaltet die Verordnung, die Gestaltung und die Ausführung der notwendigen Pflege. Das Ziel der professionellen Pflege besteht darin, die Reaktivierung der Selbstpflegefähigkeit eines Individu-

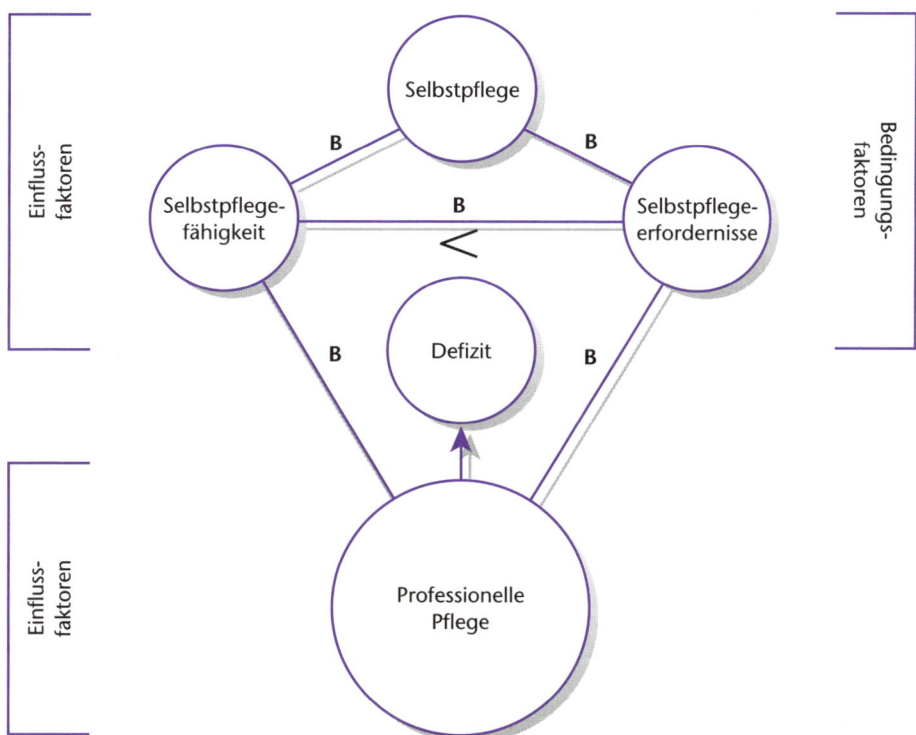

Abb. 5.2: Ein konzeptioneller Bezugsrahmen für die Pflege. Aus: D. E. Orem (1995). *Nursing: Concepts of Practice*, 5. Auflage. St. Louis: Mosby. Mit freundlicher Genehmigung. B, Beziehung; < tatsächliche oder projizierte Defizitbeziehung.

ums, seiner Familie (oder beider) zu ermöglichen. Es gibt drei Arten von Pflegesystemen: 1) kompensatorische Pflege, 2) teilweise kompensatorische Pflege und 3) unterstützende und aufklärende Pflege. Die Wahl eines dieser Systeme hängt von der Fähigkeit des Individuums ab, Selbstpflege zu leisten.

Die Idee der Selbstpflege als ein wichtiges Konstrukt für die Pflege rief das Interesse der Pflegeforscherinnen an Orems Arbeiten hervor. Viele unterschiedliche Studien wurden durchgeführt, die Selbstpflege in einer Vielzahl von Pflegesituationen untersuchten. Es wurden Instrumente entwickelt, die Orems Modell entsprechen, und die dazu dienen, einige ihrer Konzepte zu messen. Orem entwickelte drei Theorien, die im Zusammenhang mit ihrem Modell stehen: die „Theorie der Selbstpflegedefizite", die „Theorie der Selbstpflege" sowie die „Theorie des Pflegesystems" (auch als „allgemeine Theorie der Pflege" bekannt). Jedoch wurden nur wenige theoretische Behauptungen aus Orems Theorien überprüft.

Einige Jahre lang führten Dodd und Kollegen Studien durch, die auf Orems Modell basierten.* Viele dieser Studien wurden vom *National Institutes of Health* (NIH) finanziert. Dies ist ein wichtiges Beispiel für jene sorgfältig geplanten Forschungsprogramme, die notwendig sind, um die Nützlichkeit einer Pflegetheorie für die Anleitung der Pflegepraxis zu bewerten.

1996 führten Dodd et al. eine vom *National Cancer Institute* finanzierte Studie durch, um die Wirksamkeit eines von Pflegefachkräften initiierten systematischen Aufklärungsprogramms zur Mundhygiene zu testen, das der Prävention von durch Chemotherapie verursachten Entzündungen der Mundschleimhaut bei Patienten dienen sollte. In vorangehenden Studien stellten Dodd und Kollegen (1986–1990, 1988–1992) fest, dass das Pflegemanagement von Schleimhautentzündungen bei Patienten, die sich aufgrund einer Krebserkrankung einer Chemotherapie unterzogen, „ungeordnet" sei. Da die meisten Patienten Chemotherapie ambulant verabreicht bekommen, ist es unmöglich, den Zustand der Mundschleimhaut eines Patienten eingehend zu überwachen.

„Viele Patienten wurden darauf hingewiesen, dass sie infolge der Chemotherapie möglicherweise Mundprobleme bekommen könnten, sie wurden jedoch über keinerlei präventive Mundpflege aufgeklärt. Daher versuchten die meisten Patienten, bei denen Mundprobleme auftraten, diese zunächst selbst in den Griff zu kriegen, indem sie nach dem Prinzip „Versuch und Irrtum" vorgingen. Wenn Patienten den Arzt oder die Pflegenden um Rat fragten, wurden ihnen eine Vielzahl von Heilmitteln empfohlen, mit der Anweisung ‚spülen und spucken' *(swish and spit)*. Viele Patienten wiesen darauf hin, dass dieser Ansatz

---

* Dibble, Padilla, Dodd & Miaskowski 1998, Dodd 1982a, b, 1983a, b, 1984a, b, c, 1987a, b, 1988a, b, 1991, 1996, 1997, 1999, 2000, Dodd & Dibble 1993, Dodd, Dibble, Miaskowski et al. 20001, Dodd, Dibble & Thomas 1992a, b, Dodd, Janson et al. 2001, Dodd, Lindsey et al. 1986–1990, Dodd, Larson et al. 1996, Dodd et al. 1986–1990, Dodd, Lindsay, Stetz et al. 1988–1992, Dodd, Lovejoy et al. 1992, Dodd, Miaskowski et al. 2000, Dodd & Mood 1981, Dodd, Miaskowski & Paul 2001, Dodd, Thomas & Dibble 1991, Dodd, West et al. 2000, Facione & Dodd 1995, Facione, Dodd, Holzemer & Meleis 1997, Larson, Dodd & Aksamit 1998, Larson et al. 1998, Lovely, Miakowski & Dodd 1999, Mandrell, Ruccione, Dodd et al. 2000, Messias, Yeager, Dibble & Dodd 1997, Musci & Dodd 1990, Piper, Dibble, Dodd, Weiss, Slaughter & Paul 1998.

nicht nur unwirksam war, sondern ihre Beschwerden und Mundprobleme sogar verstärkte" (Dodd et al. 1996, S. 922).

Basierend auf Orems Theorie der Selbstpflegefähigkeit behauptete Dodd, dass ein durch Pflegefachkräfte initiiertes, systematisches Aufklärungsprogramm zur Mundhygiene (*PRO-SELF: Mouth Aware Program*, PSMA), das noch vor dem Auftreten einer Schleimhautentzündung angeboten wird, die Selbstpflegefähigkeit des Patienten fördern und das Auftreten und die Schwere von Schleimhautentzündungen reduzieren könnte (☞ Abb. 5.3). Die Anleitung zur Beurteilung des Mundbereichs (*Oral Assessment Guide*) von Eilers, Berger und Peterson (1988) wurde verwendet, um klinische Einschätzungen von Veränderungen der Mundschleimhaut infolge von Chemotherapie anzuleiten. Die Studie, die zur Überprüfung dieser Behauptung entwickelt wurde, testete auch die Wirksamkeit zweier Mundspülungen, die im Mundpflegeprotokoll angeführt wurden: Chlorhexidin sowie ein Placebo-Vergleich (steriles Wasser). Die Ergebnisse der Studie bestätigten Orems Konzept der Selbstpflegefähigkeit: „Das PSMA-Programm stellte den Patienten das erforderliche Wissen und die Fähigkeiten zur Verfügung, um das systematische Mundhygieneprotokoll durchzuführen. Es wurde nachgewiesen, dass die Patienten das PSMA-Programm wie angewiesen befolgten. (…) Die Daten aus dieser Studie zeigen, dass die Anwendung eines systematischen Mundhygieneprogramms, wie im PSMA-Programm verordnet, das Auftreten von Schleimhautentzündungen infolge einer Chemotherapie von einer Vorabschätzung von 44 Prozent auf weniger als 26 Prozent reduzierte" (S. 926).

Es wurden keine signifikanten Unterschiede in der Wirksamkeit der beiden in der Studie verwendeten Mundspüllösungen festgestellt. Daher empfehlen Dodd und Kollegen bei der Implementierung des PSMA-Programms die Verwendung von Wasser. Die Studie wurde 1996 durch die *Oncology Nursing Society* (ONS) und der *Schering Cooperation* für ihre Verdienste in der Krebspflegeforschung ausgezeichnet.

Die kritische Beurteilung eines Bezugsrahmens, der sowohl ein konzeptionelles Modell als auch eine Theorie enthält, ist wesentlich komplexer als die Rezension eines Bezugsrahmens, der nur auf einer Theorie basiert. Konstrukte und Konzepte sowie ihre jeweiligen Definitionen sollten identifiziert werden. Sowohl allgemeine als auch spezifische theoretische Behauptungen müssen erkannt und in Verbindung mit den Hypothesen oder Forschungsfragen gebracht werden. Die Einbeziehung sowohl eines konzeptionellen Modells als auch einer Theorie in ein und denselben Bezugsrahmen ist eine relativ neue Idee in der Pflege. Daher verfügen nur verhältnismäßig wenige veröffentlichte Studien über Bezugsrahmen, die ein konzeptionelles Modell, eine Theorie sowie ein Begriffsnetz enthalten, das die Verbindungen zwischen dem Modell und der Theorie verdeutlicht. Das Begriffsnetz für solch einen Bezugsrahmen muss sowohl das konzeptionelle Modell als auch eine überprüfbare Theorie beinhalten. Abb. 5.4 stellt das Beispiel eines Begriffsnetzes dar, das beides besitzt. Tulman und Fawcett (1990) entwickelten ein solches Begriffsnetz, basierend auf Roys Adaptationsmodell (Roy 1984), zur Veranschaulichung eines Bezugsrahmens, der zur Untersuchung des funktionellen Status nach einer Brustkrebsdiagnose entwickelt wurde.

Mundpflege

Ihre täglichen PFLICHTEN:
1. **Überprüfen** Sie jeden Morgen vor dem Zähneputzen, der Benutzung von Zahnseide sowie dem Ausspülen den gesamten Mundbereich einschließlich der Lippen. Achten Sie auf mögliche, unten aufgeführte Probleme.
2. **Putzen** Sie die Zähne 90 Sekunden lang, *zweimal am Tag* – nach dem Frühstück und vor dem Zubettgehen.
3. Benutzen Sie mindestens *einmal am Tag* **Zahnseide**.
4. **Spülen** Sie den Mund 30 Sekunden lang mit dem verordneten Mundwasser (eine Verschlusskappe voll), *zweimal am Tag* – nach dem Frühstück und vor dem Zubettgehen. Spülen Sie gründlich und spucken Sie das Mundwasser aus.
5. Nach der Anwendung des verordneten Mundwassers sollten Sie **30 Minuten lang weder essen noch trinken** (auch kein Wasser).
6. **Vermeiden** Sie Rauchen, alkoholische Getränke und scharf gewürzte Nahrung.

Komplikationen, auf die Sie Ihren Mund täglich überprüfen sollten:
Sollten Sie eine der folgenden Komplikationen bei sich bemerken, wenden Sie sich umgehend an Ihre Pflegefachkraft:
1. Entzündungen im Mund
2. Weiße Flecken im Mund
3. Schmerzen im Mund
4. Schwierigkeiten beim Essen oder Trinken
5. Ungewöhnlich starkes Bluten

Name der Pflegefachkraft: _____
Telefonnummer: _____

*Spezielle Anweisungen für Träger von Zahnprothesen wurden ausgehändigt.

Abb. 5.3: *PRO-SELF Mouth Aware Prevention* (PSMA)-Programm für Patienten ohne Zahnprothesen. Aus: Dodd et al. (1996). *Randomized clinical trial of chlorhexidine versus placebo for prevention of oral mucositis in patients receiving chemotherapy. Oncology Nursing Forum* 23/6, 921. Verwendung mit freundlicher Genehmigung.

Ein theoretischer Bezugsrahmen muss im Gesamtkontext der Studie rezensiert werden. Daher sollte kritisches Denken eingesetzt werden, um die logische Struktur des Bezugsrahmens an sich kritisch zu beurteilen und die folgenden Fragen zu beantworten:
1. War der Bezugsrahmen richtungsweisend für die Methodik der Studie? Um dies zu bestimmen, müssen die folgenden Kriterien berücksichtigt werden:
   a. Es wurde eine Verbindung zwischen den Konzepten und den gemessenen Variablen hergestellt.

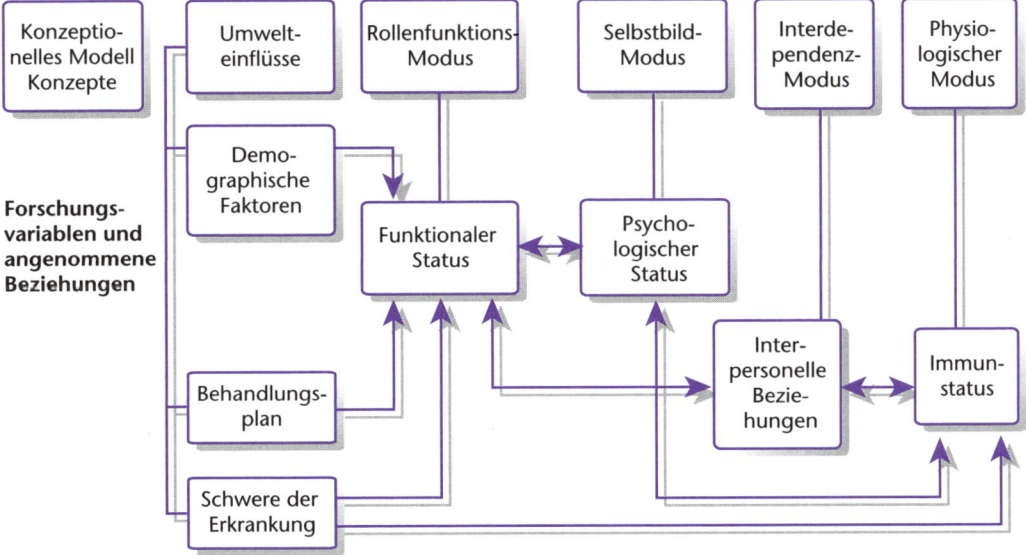

Abb. 5.4: Begriffsnetz, das ein konzeptionelles Pflegemodell (Roys Adaptationsmodell) und eine vorläufige Theorie enthält: ein theoretischer Bezugsrahmen für die Untersuchung des funktionellen Status nach einer Brustkrebsdiagnose. Aus: L. Tulman & J. Fawcett (1990). *A framework for studying functional status after diagnosis of breast cancer. Cancer Nursing* 13/2, 98. Verwendung mit freundlicher Genehmigung.

b. Die Konzepte werden in den Hypothesen, Forschungsfragen oder Forschungszielsetzungen von Variablen repräsentiert.

c. Die Studienhypothesen, Forschungsfragen oder -zielsetzungen gehen aus theoretischen Behauptungen im Bezugsrahmen der Studie hervor.

d. Die Hypothesen, Forschungsfragen oder -zielsetzungen wurden statistisch getestet.

2. Wurden die Studienresultate in Zusammenhang mit dem Bezugsrahmen gebracht? Untersuchen Sie die Diskussion der Ergebnisse. Suchen Sie nach Textstellen, in denen die Ergebnisse mit spezifischen Elementen des Bezugsrahmens in Verbindung gebracht werden. Der Autor kann zum Beispiel die Angemessenheit der Variablen und Messungen als Reflexionen der Konzepte diskutieren. Es sollten Kommentare identifiziert werden, die die Auswirkungen der Ergebnisse im Hinblick auf die Wahrheit oder Unrichtigkeit der theoretischen Behauptungen im Bezugsrahmen diskutieren. Die Autorin kann beispielsweise evaluierende Aussagen über den Gesamtbezugsrahmen treffen oder angesichts der Studienresultate Veränderungsvorschläge einbringen.

3. Stimmen die Ergebnisse zu jeder Hypothese, Frage oder Zielsetzung mit den Behauptungen im theoretischen Bezugsrahmen überein? Die Wahrheit oder Unrichtigkeit der Behauptungen im Bezugsrahmen sollte auf der Grundlage der Studienergebnisse beurteilt werden.

4. Was verraten Ihnen die Ergebnisse über die Nützlichkeit des theoretischen Bezugsrahmens für die klinische Praxis und zukünftige Studien?
5. Falls die Resultate nicht mit dem theoretischen Bezugsrahmen übereinstimmen, überprüfen Sie, ob die Methodik angemessen war, um die Hypothesen, die Forschungsfragen oder Forschungszielsetzungen zu testen. Diese Frage muss für jede Hypothese, jede Forschungsfrage und jede Forschungszielsetzung extra beantwortet werden. Vermutlich sollten Sie sich zunächst mit dem Inhalt der Kapitel 7 (Forschungsdesign), 8 (Stichprobenauswahlverfahren), 9 (Messung) und 10 (statistische Analyse) vertraut machen, um diese Fragen adäquat beantworten zu können.
6. Stimmen die Ergebnisse mit jenen anderer Studien überein, die denselben Bezugsrahmen verwenden (oder dieselben theoretischen Behauptungen überprüfen)? Ob Sie diese Frage beantworten können hängt davon ab, ob der Autor in der veröffentlichten Studie Informationen über andere Studien zur Verfügung stellt, die dieselben theoretischen Behauptungen überprüften.

ZUSAMMENFASSUNG

Forschung basiert auf Theorie. Wir verwenden Theorien, um das, was wir über ein Phänomen wissen, zu strukturieren. Eine Theorie wird definiert als ein zusammenhängendes Set von festgelegten Konzepten und Aussagen, die eine bestimmte Sichtweise von einem Phänomen darstellen und die dazu verwendet werden können, dieses Phänomen zu beschreiben, zu erklären, vorauszusagen oder zu kontrollieren. Theorien sind abstrakt, nicht konkret. Abstrakt bedeutet, dass die Theorie Ausdruck einer Idee ist, die losgelöst von einem spezifischen Beispiel steht. Konkrete Ideen befassen sich dagegen mit Realitäten bzw. faktischen Beispielen. Konzeptionelle Modelle ähneln Theorien und werden gelegentlich als Theorien bezeichnet. Sie sind jedoch sehr viel abstrakter als Theorien. Ein konzeptionelles Modell erklärt ein Phänomen in groben Zügen, formuliert Annahmen und reflektiert eine philosophische Haltung. Ein theoretischer Bezugsrahmen stellt eine kurze Erläuterung einer Theorie dar bzw. jener Teile einer Theorie, die in einer Studie getestet werden. Jede Studie verfügt über einen theoretischen Bezugsrahmen, obgleich einige Bezugsrahmen nur unzureichend formuliert werden. Ein Bezugsrahmen muss die Konzepte und die relationalen Aussagen, die getestet werden sollen, bestimmen und definieren. Da theoretische Bezugsrahmen für die Durchführung von Forschungen wichtig sind, ist die Identifizierung und Evaluierung des Bezugsrahmens ein wesentlicher Bestandteil der Rezension einer Studie. Um einen Bezugsrahmen kritisch zu beurteilen, sollte die Struktur von Theorien sowie die Logik, auf der sie basieren, verstanden werden.

Der erste Schritt zum Verständnis von Theorien besteht darin, sich mit den Begriffen im Zusammenhang mit theoretischen Ideen und ihrer Anwendung vertraut zu machen. Zu diesen Begriffen gehören Konzept, Beziehungsaussage und Begriffsnetz. Ein Konzept benennt und beschreibt auf abstrakte Weise ein Objekt oder Phänomen und verleiht ihm so eine eigenständige Identität bzw. Bedeutung. Die Definition eines Konzepts sorgt für die konsequente Verwendung →

des Begriffes. Eine Aussage stellt eine Behauptung auf, die für die Theorie von Bedeutung ist. Existenzaussagen behaupten, dass ein bestimmtes Konzept existiert oder dass eine bestimmte Beziehung vorkommt. Relationale Aussagen klären die Art von Beziehung, die zwischen oder unter Konzepten besteht. Aussagen können auf unterschiedlichen Abstraktionsebenen formuliert werden. Die Aussagen, die in konzeptionellen Modellen (allgemeine theoretische Behauptungen) vorkommen, werden auf einem hohen Abstraktionsniveau formuliert. Aussagen in Theorien (spezifische theoretische Aussagen) werden auf einer mittleren Abstraktionsebene formuliert. Hypothesen werden auf einem niedrigen Abstraktionsniveau formuliert und sind sehr spezifisch. Eine Strategie, um ein konzeptionelles Modell darzustellen, ist ein Begriffsnetz, das in Form eines Diagramms die wechselseitigen Beziehungen zwischen Konzepten und Aussagen aufzeigt. Es enthält alle wesentlichen Konzepte einer Theorie. Diese Konzepte werden mit Pfeilen miteinander verbunden, die die behaupteten Verbindungen zwischen den Konzepten repräsentieren. Eine Theorie testen bedeutet, die Richtigkeit jeder einzelnen relationalen Aussage in der Theorie zu überprüfen. Die kritische Beurteilung eines theoretischen Bezugsrahmens erfordert die Identifizierung und Evaluierung der Konzepte, ihrer Definitionen sowie der Aussagen, welche die Konzepte miteinander verbinden. In diesem Kapitel wurden Fragen formuliert, die Ihnen bei diesem Prozess behilflich sein können, und Rezensionsbeispiele gegeben, um den Prozess der kritischen Beurteilung einer veröffentlichten Studie zu veranschaulichen.

Verhältnismäßig wenige Pflegestudien verfügen über Bezugsrahmen, die ein konzeptionelles Pflegemodell mit einbeziehen. Eine organisierte Abfolge von Forschungen ist erforderlich, um einen Wissenskomplex zu erstellen, der im Zusammenhang mit dem Phänomen steht, das anhand eines bestimmten konzeptionellen Modells erklärt wird. Diese Abfolge wird als Forschungstradition bezeichnet. Ein Beispiel für ein Pflegemodell mit einer sich herausbildenden Forschungstradition ist Orems Modell der Selbstpflege. Das Beispiel eines theoretischen Bezugsrahmens, der Roys Modell beinhaltet wurde angeführt, um die Entwicklung eines Bezugsrahmens darzustellen, der sowohl über ein Modell als auch über eine Theorie verfügt.

LITERATURVERZEICHNIS

The American Heritage Dictionary of the English Language, (2000) (4th ed.) Boston: Houghton Mifflin.

Artinian, B. (1982). Conceptual mapping. Development of the strategy. Western Journal of Nursing Research, 4(4), 379–393.

Chang, E., Sitrin, M. & Black, D. (1996). Gastrointestinal, hepatobiliary, and nutritional physiology. Philadelphia: Lippincott-Raven.

Chertow, G.M. & Brady, H.R. (1994). Hyponatremia from tap-water enema [Letter] Lancet, 344(8924), 748.

Craven, R. & Hirnle, C. (1996). Fundamentals of nursing – Human health and function (2nd ed., pp. 1249–1253). Philadelphia: Lippincott.

Dibble, S.L., Padilla, G.V., Dodd, M.J. & Miaskowski, C. (1998). Gender differences in the dimensions of quality of life. Oncology Nursing Forum, 25(3), 577–583.

Dodd, M.J. (1982a). Chemotherapy knowledge in patients with cancer: Assessment and informational interventions. Oncology Nursing Forum, 9(3), 39–44.

Dodd, M.J. (1982b). Assessing patient self-care for side effects of cancer chemotherapy – Part I. Cancer Nursing, 5(6), 447–451.

Dodd, M.J. (1983a). Assessing patient self-care for side effects of cancer chemotherapy – Part II. Cancer Nursing, 5(6), 63–67.

Dodd, M.J. (1983b). Self-care for side effects of cancer chemotherapy: An assessment of nursing interventions. Cancer Nursing, 6(1), 63–67.

Dodd, M.J. (1984a). Patterns of self-care in cancer patients receiving radiation therapy. Oncology Nursing Forum, 10(3), 23–27.

Dodd, M.J. (1984b). Self-care for patients with breast cancer to prevent side effects of chemotherapy: A concern for public health nursing. Public Health Nursing, 1(4), 202–209.

Dodd, M. (1984c). Measuring informational intervention for chemotherapy knowledge and self-care behavior. Research in Nursing & Health, 7(1), 43–50.

Dodd, M.J. (1987a). Managing side effects of chemotherapy and radiation therapy: A guide for patients and nurses. Norwich, CT: Appleton & Lange.

Dodd, M.J. (1987b). Efficacy of proactive information on self-care in radiation therapy patients. Heart & Lung, 16(5), 538–544.

Dodd, M.J. (1988a). Efficacy of proactive information on self-care in chemotherapy patients. Patient Education and Counseling, 11(3), 215–225.

Dodd, M.J. (1988b). Patterns of self-care in patients with breast cancer. Western Journal of Nursing Research, 10(1), 7–14.

Dodd, M.J. (1991). Managing the side effects of chemotherapy and radiation: A guide for patients and their families (2nd ed.). Englewood Cliffs, NJ: Prentice Hall.

Dodd, M.J. (1996). Managing the side effects of chemotherapy and radiation therapy: A guide for patients and their families (3rd ed.). San Francisco: University of California, School of Nursing Press.

Dodd, M.J. (1997). Self Care: Ready or not! Oncology Nursing Forum, 24(6), 983–990.

Dodd, M.J. (1999). Self-care: Not as simple as we hoped... 32nd Annual Communicating Nursing Research Conference/13th Annual WIN Assembly, "Nursing Research: For the Health of Our Nation" held April 22–24, 1999, at the Bahia Hotel, San Diego. Communicating Nursing Research, 32, 43–56.

Dodd, M.J. (2000). Improving pain management: An ongoing journal. Introduction: Portrait of a scientist... Christine Miaskowski. Oncology Nursing Forum, 27(6), 935–937.

Dodd, M.J. & Dibble, S.L. (1993). Predictors of self-care: A test of Orem's model. Oncology Nursing Forum, 20(6), 895–901.

Dodd, M.J. et al. (2001). A comparison of the affective state and quality of life of chemotherapy patients who do and do not develop chemotherapy-induced oral mucositis. Journal of Pain & Symptom Management, 21(6), 498–505.

Dodd, M.J., Dibble, S.L. & Thomas, M.L. (1992a). Outpatient chemotherapy: Patients' and family members' concerns and coping strategies. Journal of Public Health Nursing, 9(1), 37–44.

Dodd, M.J., Dibble, S.L. & Thomas, M.L. (1992b). Self-care for patients experiencing cancer chemotherapy side effects: A concern for home care nurses. Home Healthcare Nurse, 9(1), 21–26.

Dodd, M. et al. (2001). Advancing the science of symptom management. Journal of Advanced Nursing, 33(5), 668–676.

Dodd, M.J. et al. (1996). Randomized clinical trial of chlorhexidine versus placebo for prevention of oral mucositis in patients receiving chemotherapy. Oncology Nursing Forum, 23(6), 921–927.

Dodd, M.J. et al. (1986–1990). Coping and self-care of cancer families: Nurse prospectus (Final report). Funded by the National Institutes of Health, R01 CA 1440.

Dodd, M.J. et al. (1988–1992). Self-care interventions to decrease chemotherapy morbidity (Final Report). Funded by the National Institutes of Health and the National Cancer Institute, R01 CA 48312.

Dodd, M.J. et al. (1992). Self-care intervention to decrease chemotherapy morbidity. Invited paper presented at the Seventeenth Annual Congress of the Oncology Nursing Society, San Diego, CA.

Dodd, M.J., Miaskowski, C. & Paul, S.M. (2001). Symptom clusters and their effect on the functional status of patients with cancer. Oncology Nursing Forum, 28(3), 465–470.

Dodd, M.J. et al. (2000). Factors influencing oral mucositis in patients receiving chemotherapy. Cancer Practice: A Multidisciplinary Journal of Cancer Care, 8(6), 291–297.

Dodd, M.J. & Mood, D.W. (1981). Chemotherapy: Helping patients to know the drugs they are receiving and their possible side effects. Cancer Nursing, 4(4), 311–318.

Dodd, M.J., Thomas, M.L. & Dibble, S.L. (1991). Self-care for patients experiencing cancer chemotherapy side effects: A concern for home care nurses. Home Healthcare Nurse, 9(6), 21–26.

Dodd, M., West, C., Tripathy, D., Miaskowski, C., Paul, S. & Koo, P. (2000). A RCT of the effectiveness of the PRO-SELF Pain Control Program… 33rd Annual Communicating Nursing Research Conference/14th Annual WIN Assembly, „Building on a Legacy of Excellence in Nursing Research" held April 13–15, 2000 at the Adam's Mark Hotel, Denver, Colorado. Communicating Nursing Research, 33: 242, 2000.

Doughty, D.B. & Jackson, D.B. (1993). Gastrointestinal disorders. St. Louis: Mosby.

Eilers, J., Berger, A.M. & Peterson, M.C. (1988). Development, testing, and application of the oral assessment guide. Oncology Nursing Forum, 15(3), 325–330.

Facione, N. & Dodd, M.J. (1995). Women's narratives of help seeking for breast cancer. Cancer Practice, 3(4), 219–225.

Facione, N.C., Dodd, M.H., Holzemer, W. & Meleis, A.I. (1997). Helpseeking for self-discovered breast symptoms: Implications for early detection. Cancer Practice: A Multidisciplinary Journal of Cancer Care, 5(4), 220–227.

Fawcett, H. & Downs, F. (1992). The relationship of theory and research (2nd ed.). Norwalk, CT: Appleton-Century-Crofts.

Fawcett, J. (1989). Analysis and evaluation of conceptual models of nursing (2nd ed.). Philadelphia: Davis.

Hageman, M. & Goei, R. (1993). Cleansing enema prior to double-contrast barium enema examination: Is it necessary? Radiology, 187(1), 109–112.

Harmer, B. & Henderson, V. (1944). Textbook of the principles and practice of nursing (p. 663). New York: Macmillan.

Hill, J., Dorton, J., Sykes, M. & Digirolamo, M. (1989). Reversal of dietary obesity is influenced by its duration and severity. International Journal of Obesity, 13(5), 711–722.

Keesey, R. (1986). A set point theory of obesity. In K. Brownell & J. Foreyt (Eds.). Handbook of eating disorders (pp. 63–87). New York: Basic Books.

Kim, S.K., Cho, C. & Levinsohn, E.M. (1980). Caustic colitis due to detergent enema. American Journal of Roentgenology, 134(2), 397–398.

Klaus, M.H. & Kennell, J.H. (1976). Maternal-infant bonding: The impact of early separation or loss on family development. St. Louis: Mosby.

Larson P.J., Dodd M.J. & Aksamit I. (1998). A symptom-management program for patients undergoing cancer treatment: The Pro-Self Program. Journal of Cancer Education, 13(4), 248–252.

Larson, P.J. et al. (1998). The PRO-SELF Mouth Aware program: An effective approach for reducing chemotherapy-induced mucositis. Cancer Nursing, 21(4), 263–268.

Lazarus, R. & Folkman, S. (1984). Stress, appraisal, and coping. New York: Springer.

Lovely, M.P., Miaskowski, C. & Dodd, M. (1999). Relationship between fatigue and quality of life in patients with glioblastoma multiformae. Oncology Nursing Forum, 26(5), 921–925.

Luce, G. (1970). Biological rhythms in psychiatry and medicine. Washington, DC: U.S. Public Health Service.

Mandrell, B.N. et al. (2000). Consensus statements: Applying the concept of self-care to pediatric oncology patients. Seminars in Oncology Nursing, 16(4), 315–316.

Messias, D.K.H., Yeager, K.A., Dibble, S.L. & Dodd, M.J. (1997). Patients' perspectives of fatigue while undergoing chemotherapy. Oncology Nursing Forum, 24(1), 43–48.

Mischel, M.H. (1988). Uncertainty in illness. Image: Journal of Nursing Scholarship, 20(4), 225–232.

Moody, L.E. (1989). Building a conceptual map to guide research. Florida Nursing Review, 4(1), 1–5.

Moody, L.E., Wilson, M.E., Smyth, K., Schwartz, R., Tittle, M. & Van Cott, M.L. (1988). Analysis of a decade of nursing practice research: 1977–1986. Nursing Research, 37(6), 374–379.

Morse, J.M., Solberg, S.M., Neander, W.L., Bottorff, J.L. & Johnson, J.L. (1990). Concepts of caring and caring as a concept. Advances in Nursing Science, 13(1), 1–14.

Musci, I. & Dodd, M. (1990). Predicting self-care with patients and family members' affective states and family function. Oncology Nursing Forum, 17(3), 394–400.

Newman, M.A. (1979). Theory development in nursing. Philadelphia: Davis.

Niv, Y. (1990). Enema preparation for proctosigmoidoscopy does not cause mucosal changes (Letter to the editor). Southern Medical Journal, 79(11), 1459–1460.

Orchard, J. & Lawson, R. (1986). Severe colitis induced by soap enemas. Southern Medical Journal, 79(11), 1459–1460.

Orem, D. E. (1995). Nursing: Concepts of practice (5th ed.). St. Louis: Mosby.

Orem, D. E. (2001). Nursing: Concepts of practice (6th ed.). St. Louis: Mosby.

Pender, N. J., Murdaugh, C. L. & Parsons, M. A. (2001). Health promotion in nursing practice (4th edition). Upper Saddle River, NJ: Prentice Hall.

Piper, B. F., Dibble, S. L., Dodd, M. J., Weiss, M. C., Slaughter, R. E. & Paul, S. M. (1998). The revised Piper Fatigue Scale: psychometric evaluation in women with breast cancer. Oncology Nursing Forum, 25(4), 677–684.

Rogers, M. E., Malinski, V. M. & Barrett, E. A. M. (1994). Martha E. Rogers: Her life and her work. Philadelphia: Davis.

Rotter, J. (1966). Generalized expectancies for internal versus external control of reinforcement. Psychological Monographs, 80(1), 1–28.

Roy, C. (1984). Introduction to nursing: An adaptation model (2nd ed.). Englewood Cliffs, NJ: Prentice-Hall.

Roy, C. & Andrews, H. A. (1998). Roy adaptation model. Norwalk, CT: Appleton & Lange.

Roy, C. & Roberts, S. L. (1981). Theory construction in nursing: An adaptation model. Englewood Cliffs, NJ: Prentice-Hall.

Schmelzer, M., Case, P., Chappell, S. M. & Wright, K. B. (2000). Colonic cleansing, fluid absorption, and discomfort following tap water and soapsuds enemas. Applied Nursing Research, 13(2), 83–91.

Schmelzer, M. & Wright, K. (1993). Say nope to soap, American Journal of Nursing, 93(3), 21.

Schmelzer, M. & Wright, K. (1996). Enema administration techniques used by experienced registered nurses. Gastroenterology Nursing, 19(5), 171–175.

Selye, H. (1976). The stress of life. New York: McGraw-Hill.

Silva, M. C. (1981). Selection of a theoretical framework. In S. D. Krampitz & N. Pavlovich (Eds.). Readings for nursing research (pp. 17–28). St. Louis: Mosby.

Silva, M. C. (1986). Research testing nursing theory: State of the art. Advances in Nursing Science, 9(1), 1–11.

Sorensen, K. & Luckmann, J. (1986). Basic nursing: A physiologic approach (2nd ed., pp. 839–842). Philadelphia: Saunders.

Swanson, E. A., Jensen, D. P., Specht, J., Johnson, M. L. & Maas, M. (1997). Caregiving: Concept analysis and outcomes. Scholarly Inquiry for Nursing Practice: An International Journal, 11(1), 65–79.

Timmerman, G. M. & Stevenson, J. S. (1996). The relationship between binge eating severity and body fat in nonpurge binge eating women. Research in Nursing & Health, 19(5), 389–398.

Toffler, R. B. & Barry, J. M. (1972). Colonic mucosal slough following detergent enemas. American Journal of Gastroenterology, 58(6), 638–640.

Tulman, L. & Fawcett, J. (1990). A framework for studying functional status after diagnosis of breast cancer. Cancer Nursing, 13(2), 95–99.

Walker, L. O. (1992). Parent-infant nursing science: Paradigms, phenomena, methods. Philadelphia: Davis.

Wood, J. (1994). Physiology of the enteric nervous system. In L. R. Johnson, (Ed.), Physiology of the gastrointestinal tract (3rd ed., pp. 423–482). New York: Raven Press.

6 Ethik in der Pflegeforschung

ZIELE

Die vollständige Lektüre dieses Kapitels sollte Ihnen ermöglichen:
1. die historischen Ereignisse auszumachen, die die Entwicklung ethischer Kodexe und Satzungen beeinflusst haben,
2. drei ethische Prinzipien zu beschreiben, die bei der Durchführung von Forschungen mit Versuchspersonen wichtig sind,
3. die Menschenrechte zu diskutieren, die in der Forschung geschützt werden müssen,
4. den Prozess der informierten Zustimmung zu beschreiben,
5. den Zustimmungsprozess bei einem Forschungsprojekt zu beurteilen,
6. die Funktionen einer institutionellen Überprüfungskommission in der Forschung zu beschreiben,
7. das Nutzen-Risiko-Verhältnis von Studien, die in klinischen Einrichtungen durchgeführt werden, zu untersuchen,
8. die unterschiedlichen Arten von wissenschaftlicher Verfehlung zu beschreiben, die gegenwärtig bei der Durchführung, der Berichterstattung und der Publikation von Forschungen vorkommen,
9. die Verwendung von Versuchstieren in der Forschung zu diskutieren,
10. die ethischen Informationen in einer publizierten Studie kritisch zu beurteilen.

RELEVANTE BEGRIFFE

Anonymität
Autonome Agenten
Eingeschränkte Autonomie
Einwilligungserklärung
Erfindung
Ethische Prinzipien
   Prinzip der Achtung von Personen
   Prinzip der Gerechtigkeit
   Prinzip der Wohltätigkeit
Fälschung
Forschungsverfehlung
Freiwillige Zustimmung
Informierte Zustimmung
Institutionelle Überprüfung
   Gesamtgutachten
   Schnellprüfung
   Überprüfungsbefreiung

Menschenrechte
Minimalrisiko
Nicht therapeutische Forschung
Nutzen-Risiko-Verhältnis
Plagiarismus
Privatsphäre
Schaden und Beschwerden
Täuschung
Therapeutische Forschung
Verdeckte Datensammlung
Verletzung der Privatsphäre
Vertrauensbruch
Vertraulichkeit
Wissenschaftliche Verfehlung
Zwang

Was ist unethische Forschung? Werden unethische Studien, bei denen die Rechte der Versuchspersonen verletzt werden oder die wissenschaftliche Verfehlungen involvieren, auch heutzutage durchgeführt? Man möchte glauben, dass unethische Studien wie die Experimente der Nazis während des Zweiten Weltkriegs der Vergangenheit angehören. Dies ist jedoch nicht der Fall, wie aus neueren Studien im Pflegebereich und anderen Disziplinen hervorgeht, bei denen erwiesenermaßen wissenschaftliche Verfehlungen, Verletzungen der Teilnehmerrechte sowie die Veröffentlichung unrichtiger wissenschaftlicher Informationen vorliegen (Njie & Thomas 2001, Ranking & Esteves 1997).

Verfehlungen können bei der Durchführung, der Berichterstattung oder der Publikation von Studien auftreten. *Wissenschaftliche Verfehlungen* in der Forschung umfassen solch betrügerische Praktiken wie Erfindung, Fälschung oder Manipulation von Daten, die unlautere Manipulation des Studiendesigns oder der Methoden, einschließlich Verletzungen des Protokolls, eine verfälschte Wiedergabe der Studienergebnisse sowie Plagiarismus (Ranking & Esteves 1997). Wissenschaftliche Verfehlungen stellen ein Hauptproblem dar: Gegen mehr als die Hälfte der führenden 50 Forschungsinstitutionen in den Vereinigten Staaten wurde wegen Betrugs ermittelt. Das bedeutet, dass die ethischen Aspekte von veröffentlichten Studien und von Forschungen, die im klinischen Bereich durchgeführt werden, kritisch beurteilt werden sollten. Die meisten Studien enthalten ethische Informationen über die Teilnehmerauswahl und den Datensammlungsprozess im methodischen Teil des Forschungsberichts. Ein institutioneller Überprüfungsausschuss (*institutional review board*, IRB), zum Beispiel eine Ethikkommission, sollte Studien, die im klinischen Bereich durchgeführt werden, grundsätzlich auf ihre ethischen Grundsätze hin überprüfen.

Um Ihnen einen Hintergrund für die Untersuchung ethischer Aspekte von Studien zu bieten, beschreibt dieses Kapitel ethische Kodexe und Satzungen, die derzeit die Durchführung von biomedizinischen Forschungen und Verhaltensforschungen anleiten. Die folgenden Elemente ethischer Forschung werden ausführlich behandelt: 1. Schutz der Rechte von Versuchspersonen, 2. Abwägen von Nutzen und Risiken einer Studie, 3. Einverständniserklärung der Studienteilnehmer und 4. Erteilung der amtlichen/offiziellen Zustimmung für eine Forschung. Außerdem wird die Rolle von Pflegefachkräften als Fürsprecher der Patienten diskutiert, wenn Forschungen in der eigenen Arbeitsstelle durchgeführt werden. Zwei zeitgemäße ethische Aspekte, wissenschaftliche Verfehlung und die Verwendung von Tieren in der Forschung, werden ebenfalls erörtert. Das Kapitel schließt mit Richtlinien, die Ihnen bei der kritischen Beurteilung helfen, ob eine Studie ethisch oder unethisch ist.

6.1 Historische Ereignisse, die die Entwicklung ethischer Kodexe und Satzungen beeinflussten

Seit den 1940er Jahren erregten insbesondere vier experimentelle Projekte wegen ihrer unethischen Behandlung der Versuchspersonen Aufsehen: die medizinischen Experimente der Nazis, die Tuskegee-Syphilis-Studie, die Willowbrook-Studie sowie die Jewish-Chronic-Disease-Hospital-Studie (Berger 1990, Levine 1986). Obwohl es sich um biomedizinische Studien handelte und die Forschungsleiter Ärzte waren, deutet alles darauf hin, dass die beteiligten Pflegekräfte den Charakter der Forschungen durchschauten, potenzielle Forschungsteilnehmer bestimmten, den Teilnehmern Behandlungen verabreichten und als Datensammler fungierten. Diese unethischen Studien machen deutlich, wie wichtig das ethische Verhalten von Pflegenden ist, wenn sie Pflegeforschungen beziehungsweise biomedizinische Forschungen überprüfen, durchführen oder an ihnen teilnehmen (Carico & Harrison 1990, Njie & Thomas 2001). Diese vier Studien beeinflussten auch die Formulierung jener ethischen Kodexe und Satzungen, die gegenwärtig die Durchführung von Forschungen anleiten.

6.1.1 Medizinische Experimente im Nationalsozialismus

Zwischen 1933 und 1945 führten die Handlanger des Dritten Reiches in Europa grauenvolle medizinische Unternehmungen durch. Das Programm des Nazi-Regimes sah Zwangssterilisationen, Euthanasie und medizinische Experimente vor, mit der Zielsetzung, rassisch reine Deutsche zu produzieren, deren Bestimmung die Weltherrschaft sein sollte. Die medizinischen Experimente wurden an Kriegsgefangenen und an Personen durchgeführt, die als rassisch minderwertig bzw. wertlos galten, zum Beispiel Juden, die in Konzentrationslagern interniert wurden. Bei diesen Experimenten wurden die Versuchspersonen großen Höhen, eisigen Temperaturen, Malaria, Giftstoffen, Typhus, nie getesteten Drogen sowie Operationen ausgesetzt, die zumeist ohne Anästhesie vorgenommen wurden. Die ausführliche Untersuchung der überlieferten Aufzeichnungen einiger dieser Studien zeigte, dass sie schlecht konzipiert und durchgeführt wurden. Das bedeutet, dass, wenn überhaupt, nur wenig brauchbare wissenschaftliche Erkenntnisse aus diesen Forschungen hervorgingen (Berger 1990, Steinfels & Levine 1976).

Die Experimente im Nationalsozialismus verletzten zahlreiche Rechte der Forschungsprobanden. Die Auswahl der Teilnehmer für diese Studien war rassisch motiviert und unfair, und die Probanden hatten keinerlei Wahl. Sie waren Gefangene, die zur Teilnahme gezwungen wurden. Nach den Experimenten wurden die Teilnehmer häufig getötet oder sie erlitten dauerhafte physische, mentale und soziale Schäden (Levine 1986).

6.1.2 Der Nürnberger Kodex

Den an den Nazi-Experimenten beteiligten Personen wurde vor dem Nürnberger Tribunal der Prozess gemacht, und ihre unethischen Forschungen erregten internationale Aufmerksamkeit. Die Misshandlung von menschlichen Versuchsteilnehmern in diesen Studien führte im Jahre 1949 zur Entwicklung des Nürnberger Kodexes (☞ Tabelle 6.1). Dieser Kodex enthält Richtlinien, die Ihnen dabei helfen sollen, den Zulassungsprozess, den Schutz von Studienteilnehmern vor Schaden sowie das Gleichgewicht von Nutzen und Risiko einer Studie zu bewerten (Nürnberger Kodex 1986).

6.1.3 Die Deklaration von Helsinki

Der Nürnberger Kodex lieferte die Grundlage für die Ausfertigung der Deklaration von Helsinki, die 1964 übernommen und 1975, 1983, 1989, 1996 und 2000 von der *World Medical Association* revidiert wurde (Levine 1986). Im Mittelpunkt des ursprünglichen Dokuments stand die Unterscheidung zwischen therapeutischer und nicht therapeutischer Forschung. *Therapeutische Forschung* bietet Patienten die Gelegenheit, eine experimentelle Behandlung zu erhalten, die möglicherweise vorteilhafte Resultate bewirkt. *Nicht therapeutische Forschung* wird durchgeführt, um Wissen für eine Disziplin zu generieren. Von den Ergebnissen einer Studie können möglicherweise zukünftige Patienten profitieren, aber sie kommen vermutlich nicht den aktuellen Forschungsteilnehmern zugute. Die Deklaration von Helsinki enthält die folgenden ethischen Prinzipien: 1. Der Forschende muss das Leben, die Gesundheit, die Privatsphäre und die Würde der Probanden schützen. 2. Der Forschende muss größte Sorgfalt walten lassen, um die Teilnehmer bei nicht therapeutischen Forschungen vor Schaden zu bewahren. 3. Der Forschende darf ausschließlich Forschungen durchführen, bei denen die Bedeutung der Zielsetzung mögliche Risiken sowie die Belastung der Studienteilnehmer überwiegt. Die ethischen Prinzipien der Deklaration von Helsinki können online unter http://www. wma.net/e/policy/17-c_e.html eingesehen werden. Die meisten Institutionen, die klinische Forschungen durchführen, richten sich nach dem Nürnberger Kodex und der Deklaration von Helsinki. Jedoch gab und gibt es immer wieder Fälle wissenschaftlicher Verfehlung in der biomedizinischen und in der Verhaltensforschung (Levine 1986).

6.1.4 Die Tuskegee-Syphilis-Studie

1932 initiierte der *U.S. Public Health Service* eine Studie über Syphilis bei männlichen Afro-Amerikanern in der kleinen Stadt Tuskegee im Bundesstaat Alabama (Levine 1986, Rothman 1982). Die Studie, die über 40 Jahre lief, wurde mit der Zielsetzung durchgeführt, den natürlichen Verlauf der Syphilis bei afro-amerikanischen Männern zu bestimmen. Viele der Probanden, die ihre Zustimmung zur Teilnahme an der Studie gaben, wurden nicht über deren Zweck und das Forschungsverfahren informiert. Einige waren sich gar nicht bewusst, dass sie als Versuchspersonen in einer Studie fungierten. Im Jahre 1936 war es offensichtlich, dass die Männer mit Syphilis mehr Komplikationen

1. Die freiwillige Zustimmung der Teilnehmer ist unbedingt erforderlich (...).

2. Der Versuch darf weder willkürlich noch überflüssig sein, sondern sollte zu brauchbaren Resultaten führen, die dem Gemeinwohl dienen und die nicht durch andere Studienmethoden und -mittel erzielt werden können.

3. Der Versuch sollte auf den Ergebnissen von Tierversuchen aufbauen sowie auf der Kenntnis des natürlichen Krankheitsverlaufs oder anderer untersuchter Probleme, und er muss so angelegt sein, dass die zu erwartenden Resultate die Durchführung des Versuchs rechtfertigen.

4. Der Versuch muss so durchgeführt werden, dass unnötige physische und mentale Leiden und Schäden vermieden werden.

5. Es darf kein Versuch durchgeführt werden, bei dem von vornherein Grund zur Annahme besteht, dass er ernsthafte Verletzungen oder den Tod zur Folge haben könnte, mit Ausnahme jener Versuche, bei denen die experimentierenden Ärzte gleichzeitig als Versuchspersonen dienen.

6. Das Ausmaß des Risikos, das eingegangen wird, darf niemals größer sein als das Ausmaß der humanitären Bedeutung des Problems, das durch das Experiment gelöst werden soll.

7. Es müssen angemessene Vorbereitungen getroffen und adäquate Vorrichtungen zur Vefügung stehen, um die Forschungsteilnehmer vor der geringsten Möglichkeit einer Verletzung, eines bleibenden Schadens oder sogar dem Tod, zu bewahren.

8. Der Versuch darf nur von wissenschaftlich qualifizierten Personen durchgeführt werden. Von denjenigen, die den Versuch durchführen oder an ihm beteiligt sind, wird in jeder Phase ein Höchstmaß an Fähigkeit und Umsicht erwartet.

9. Im Verlauf des Versuchs sollte der Teilnehmer die Freiheit haben, diesen zu beenden, wenn er an einen physischen oder mentalen Punkt angekommen ist, an dem ihm eine Fortführung des Versuchs unmöglich erscheint.

10. Während des Versuchs sollte der verantwortliche Wissenschaftler darauf vorbereitet sein, diesen jederzeit abzubrechen, wenn er aufgrund seines Sachverstands, seiner Fähigkeiten und seines umsichtigen Urteils guten Grund zu der Annahme hat, dass eine Fortführung des Versuchs wahrscheinlich zu einer Verletzung, bleibenden Schäden oder zum Tod der Versuchsperson führen wird. (...)

Tab. 6.1: Aus dem Nürnberger Kodex (1949).
In: R.J. Levine (Hrsg.) (1986). *Ethics and regulations of clinical research*, 2. Aufl., S. 425–426. Baltimore und München: Urban & Schwarzenberg.

entwickelt hatten als jene in der Kontrollgruppe. Zehn Jahre später war die Todesrate unter den Syphiliskranken doppelt so hoch wie bei den Probanden der Kontrollgruppe. Die Teilnehmer wurden zwar in regelmäßigen Abständen untersucht, die Syphilis jedoch nicht behandelt, obwohl bereits in den 40er Jahren feststand, dass Penicillin zur effektiven Behandlung der Krankheit eingesetzt werden kann. Informationen über eine wirksame Behandlung von Syphilis wurden den Teilnehmern jedoch bewusst verschwiegen, und es wurden Maßnahmen getroffen, um sie von einer Behandlung abzuhalten (Brandt 1978).

Publikationen über die Tuskegee-Syphilis-Studie erschienen erstmals im Jahre 1936, weitere Aufsätze wurden im Abstand von vier bis sechs Jahren veröffentlicht. Es wurde kein Versuch unternommen, die Studie zu stoppen. Tatsächlich entschied das *Center for Disease Control and Prevention* (damals *Center for Disease Control*), die Studie fortzusetzen. 1972 entfachte ein Beitrag über die Studie im *Washington Star* öffentliche Empörung. Erst zu diesem Zeitpunkt unterbrach das Gesundheitsministerium die Studie. Sie wurde überprüft und als ethisch unvertretbar beurteilt (Brandt 1978).

6.1.5 Die Willowbrook-Studie

Ab Mitte der 1950er Jahre bis in die frühen 1970er Jahre führte Dr. Saul Krugman Forschungen über Hepatitis in Willowbrook durch, einer Institution für geistig Behinderte in Staten Island, New York (Rothman 1982). Die Versuchspersonen waren Kinder, die vorsätzlich mit dem Hepatitisvirus infiziert wurden. Während der 20 Jahre dauernden Studie nahm Willowbrook wegen Überlastung keine Neuzugänge auf. Die Forschungsabteilung dagegen war weiterhin offen für Neuzugänge, jedoch hing die Aufnahme davon ab, ob Eltern die Erlaubnis für die Teilnahme ihre Kinder an der Studie gaben (Levine 1986).

Ab den späten 1950er Jahren bis in die frühen 1970er Jahre veröffentlichte Krugmans Forschungsteam verschiedene Artikel, die das Studienprotokoll und die Studienergebnisse beschrieben. Im Jahre 1966 zitierte Beecher die Willowbrook-Studie im *New England Journal of Medicine* als ein Beispiel für unethische Forschung. Die Forscher rechtfertigten die absichtliche Ansteckung der Kinder mit dem Virus dagegen damit, dass sie glaubten, die meisten Kinder würden sich bei der Aufnahme in die Institution ohnehin mit dem Virus infizieren. Außerdem betonten sie den Nutzen für die Probanden, nämlich das saubere Umfeld, die gute Betreuung sowie das hohe Patient-Pflegekraft-Verhältnis auf der Forschungsstation (Rothman 1982). Trotz der Kontroverse wurde diese unethische Studie bis in die frühen 1970er Jahre weitergeführt.

6.1.6 Die Jewish-Chronic-Disease-Hospital-Studie

Eine weitere unethische Studie, die für öffentliches Aufsehen sorgte, wurde in den 1960er Jahren am *Jewish Chronic Disease Hospital* in New York durchgeführt. Zweck dieser Studie war es, die Abstoßungsreaktionen von lebenden Krebszellen bei Patienten zu untersuchen. 22 Patienten wurde eine Injektion mit einer Suspension verabreicht, die lebende, aus menschlichem Gewebe gewonnene Krebszellen enthielt (Levine 1986). Da diese Patienten nicht darüber informiert worden waren, dass sie an einem Forschungsprogramm teilnahmen oder dass die Injektionen, die ihnen verabreicht wurden, lebende Krebszellen enthielten, wurden ihre Rechte nicht geschützt. Außerdem wurde die Studie niemals beim Forschungskomitee des *Jewish Chronic Disease Hospital* zur

Überprüfung eingereicht, und die Ärzte, die die betreffenden Patienten behandelten, wussten nicht, dass die Studie durchgeführt wurde. Der für die Studie verantwortliche Arzt war ein Angestellter des *Sloan-Kettering Institute for Cancer Research*, ein Krebsforschungszentrum, und es gab keinen Hinweis darauf, dass dort eine Überprüfung des Forschungsprojekts stattgefunden hatte (Hershey & Miller 1976). Diese unethische Studie, die potenziell zu Verletzungen, bleibenden Schäden oder Tod der Versuchspersonen führen konnte, wurde ohne die informierte Zustimmung der Teilnehmer und ohne eine institutionelle Überprüfung durchgeführt.

6.1.7 Die Satzungen zum Schutz der Versuchspersonen des *Department of Health, Education and Welfare* von 1973

Die fortlaufende Durchführung von schädigenden, unethischen Forschungen in den 1960er und 70er Jahren machten zusätzliche Kontrollen notwendig. 1973 veröffentlichte das *Department of Health, Education and Welfare* (DHEW; Ministerium für Gesundheit, Bildung und Sozialwesen) seine ersten Satzungen zum Schutz menschlichen Forschungsteilnehmern. Diese schützten auch jene Personen, die nur eine eingeschränkte Zustimmungskompetenz haben, zum Beispiel kranke, geistig beeinträchtigte oder sterbende Menschen (Levine 1986). Laut den DHEW-Satzungen müssen sämtliche Forschungen, in denen menschliche Probanden involviert sind, einer vollständigen institutionellen Überprüfung unterzogen werden, was seinerzeit den Schutz von Versuchspersonen erhöhte. Jedoch führte die konsequente Überprüfung aller Studien, ungeachtet ihres Risikopotenzials, zu einer starken zeitlichen Verzögerung bei der Bewilligung einer Studie, mit dem Ergebnis, dass weniger Studien durchgeführt wurden.

6.1.8 National Commission for the Protection of Human Subjects of Biomedical and Behavioral Research

Da das Problem des Schutzes von Versuchspersonen in der Forschung durch die DHEW-Satzungen nicht gelöst werden konnte, wurde 1978 die *National Commission for the Protection of Human Subjects of Biomedical and Behavioral Research* (Nationale Kommission zum Schutz von Versuchspersonen in der biomedizinischen Forschung und in der Verhaltensforschung) ins Leben gerufen. Diese Kommission wurde aufgrund eines nationalen Forschungsgesetzes (*National Research Act*, *Public Law* 93–348) gegründet, das 1974 verabschiedet wurde. Die Kommission bestimmte drei *ethische Prinzipien*, die für die Durchführung von Forschungen mit Versuchspersonen relevant sind: die Achtung von Personen, Wohltätigkeit und Gerechtigkeit. Das *Prinzip der Achtung von Personen* weist darauf hin, dass Personen als autonome Agenten behandelt werden müssen, mit dem Recht auf Selbstbestimmung und der Freiheit zu entscheiden, ob sie an Forschungen teilnehmen möchten oder nicht. Personen mit eingeschränkter Autonomie, wie Kinder, unheilbar Kranke oder geistig Behinderte sowie Gefangene, haben Anspruch auf zusätzlichen Schutz. Das *Prinzip der Wohltätigkeit* fordert die Forschende dazu auf, Gutes zu tun und „vor allem niemandem Schaden zuzufügen". Das *Prinzip der Gerechtigkeit* besagt, dass

Versuchspersonen hinsichtlich des Nutzens und der Risiken von Forschungen fair behandelt werden sollen. Bevor die Kommission 1978 aufgelöst wurde, entwickelte sie ethische Forschungsrichtlinien, die auf diesen drei Prinzipien basierten, und unterbreitete dem *Department of Health and Human Services* (DHHS) Empfehlungen, die im so genannten *Belmont-Report* zusammengefasst wurden. Informationen über den *Belmont-Report* und die drei ethischen Prinzipien Achtung von Personen, Wohltätigkeit und Gerechtigkeit können Sie im Internet unter http://ohrp.osophs.dhhs.gov/humansubjects/guidance/ abrufen, wenn Sie belmont.htm aus dem Menü wählen.

6.1.9 Aktuelle staatliche Satzungen zum Schutz von Versuchspersonen

Als Reaktion auf die Empfehlungen der *National Commission for the Protection of Human Subjects of Biomedical and Behavioral Research* entwickelte das DHHS eine Reihe von staatlichen Satzungen (DHHS 1991). Diese Satzungen umfassen folgende Bereiche: 1. allgemeine Anforderungen für informierte Zustimmung und die Dokumentation von informierter Zustimmung; 2. Kriterien für die Mitgliedschaft, Funktionen und Operationen eines institutionellen Ausschusses zur Überprüfung von Forschungen; 3. Weisungen für den Umgang mit wissenschaftlichen Verfehlungen und deren Anzeige (DHHS, 1981, 1983, 1989, 1991). Diese DHHS-Satzungen bilden nach wie vor die allgemein anerkannten Richtlinien für die Beurteilung von ethischen Aspekten in der Forschung. Die staatlichen Satzungen können im Internet unter http://ohrp.osoph. dhhs.gov/humansubjects/guidance/45cfr46.htm abgerufen werden. Das *Office for Human Research Protection* (OHRP, Behörde zum Schutz der Humanforschung) ist für die Auslegung und Beaufsichtigung der Implementierung dieser Satzungen zum Schutz von Versuchspersonen verantwortlich. Ausführliche Informationen über die Operationen und Funktionen des OHRP finden Sie im Internet unter http://ohrp.osoph.dhhs.gov/.

6.2 Schutz der Menschenrechte

Was sind Menschenrechte? Wie werden diese Rechte in der Forschung geschützt? *Menschenrechte* sind Ansprüche und Forderungen, die nach Ansicht eines Individuums oder einer Gruppe von Individuen, die darin übereinstimmt, gerechtfertigt sind. Pflegefachkräfte, die veröffentlichte Studien rezensieren, Forschungen im Hinblick auf deren Durchführbarkeit an ihrem Arbeitsplatz überprüfen oder bei der Datensammlung für eine Studie helfen, haben die ethische Verantwortung, festzustellen, ob die Rechte der Forschungsteilnehmer gewahrt bleiben. Die folgenden Menschenrechte müssen in der Forschung geschützt werden: 1. Selbstbestimmung, 2. Privatsphäre, 3. Anonymität und Vertraulichkeit, 4. faire Behandlung und 5. Schutz vor Belastung und Schaden (*American Nurses Association* 2001, *American Psychological Association* 1982, Silva, 1995).

6.2.1 Das Recht auf Selbstbestimmung

Das Recht auf Selbstbestimmung basiert auf dem ethischen Prinzip der Achtung von Personen und besagt, dass Menschen grundsätzlich fähig sind, ihr eigenes Schicksal zu kontrollieren. Demnach sollten Menschen als *autonome Agenten* behandelt werden, die über die Freiheit verfügen, ihr Leben so zu führen, wie sie es bestimmen, ohne äußere Kontrolle. Studienteilnehmer werden dann als autonome Agenten behandelt, wenn die Forschende 1. sie im Vorfeld über die Studie informiert, 2. ihnen zugesteht, selbst zu entscheiden, ob sie an der Studie teilnehmen wollen, und 3. ihnen gestattet, sich jederzeit und ohne Strafandrohung aus der Studie zurückzuziehen (Levine 1986). Flynn (1997) untersuchte die Gesundheitspraktiken obdachloser Frauen und dokumentierte, dass ihre Probandinnen als autonome Agenten behandelt wurden:

> „Die Studie wurde vom institutionellen Überprüfungsausschuss der Universität zum Schutz der Rechte von menschlichen Probanden zugelassen. Um den Schutz der Menschenrechte zu gewährleisten, wurden die potenziellen Teilnehmerinnen sowohl mündlich als auch schriftlich über die Wahrung der Vertraulichkeit und ihr Recht, die Teilnahme zu verweigern, informiert. Außerdem wurden die potenziellen Teilnehmerinnen ausdrücklich darauf hingewiesen, dass ihre Entscheidung, nicht an der Studie teilzunehmen, keinesfalls Einfluss auf ihre Rechte im Obdachlosenheim nehmen würde" (S. 74).

6.2.1.1 Verletzung des Rechts auf Selbstbestimmung

Das Recht eines Studienteilnehmers auf Selbstbestimmung kann durch die Ausübung von Zwang, durch verdeckte Datensammlung und Täuschung verletzt werden. Von *Zwang* spricht man dann, wenn eine Person einer anderen bewusst Schaden androht, oder wenn eine übertriebene Entschädigung in Aussicht gestellt wird, um eine Person fügsam zu machen. Es kommt vor, dass potenzielle Versuchspersonen sich gezwungen sehen, an einer Studie teilzunehmen, da sie Nachteile befürchten, wenn sie ihre Teilnahme verweigern. Beispielsweise vermuten manche Patienten, dass ihre Weigerung, an einer Studie teilzunehmen, negativen Einfluss auf ihre medizinische und pflegerische Versorgung haben könnte. Andere sehen sich gezwungen, an einer Studie teilzunehmen, da sie glauben, die übertriebene Entschädigung, zum Beispiel große Geldsummen, besondere Privilegien oder einen Arbeitsplatz, nicht ablehnen zu können (Rudy, Estok, Kerr & Menzel 1994).

Bei einer *verdeckten Datensammlung* wissen die Studienteilnehmer nicht, dass Forschungsdaten gesammelt werden (Reynolds 1979). So wussten beispielsweise im *Jewish Chronic Disease Hospital* die meisten Patienten und ihre Ärzte nicht, dass eine Studie durchgeführt wurde. Die Versuchspersonen wurden zwar darüber informiert, dass ihnen Injektionen verabreicht werden, das Wort „Krebs" wurde jedoch geflissentlich vermieden (Beecher 1966).

Der Einsatz von *Täuschung* (die willentliche Fehlinformation von Teilnehmern für Forschungszwecke) (Kelman 1967) kann ebenfalls das Recht eines Teilnehmers auf Selbstbestimmung verletzen. Ein klassisches Beispiel für Täuschung ist die Milgram-Studie (1963), bei der die Teilnehmer glaubten, einer Person Elektroschocks zu verabreichen. Bei dieser handelte es sich jedoch um einen professionellen Schauspieler, der vorgab, die Schocks zu spüren. Wenn in einer Studie für Forschungszwecke Täuschung eingesetzt wird, muss der Forschungsbericht darüber Auskunft geben, auf welche Weise die Teilnehmer getäuscht wurden, und bestätigen, dass die Teilnehmer am Ende der Studie über die tatsächlichen Forschungsaktivitäten und -ergebnisse aufgeklärt wurden.

6.2.1.2 Menschen mit eingeschränkter Autonomie

Manche Menschen haben eine *eingeschränkte Autonomie*, was bedeutet, dass sie aufgrund von Geschäftsunfähigkeit oder geistiger Beeinträchtigung, tödlichen Erkrankungen oder eines Zwangsaufenthalts in einer Einrichtung verletzbar und benachteiligt sind (DHHS 1991, Levine 1986). Bei diesen Personen muss das Recht auf Selbstbestimmung zusätzlich geschützt werden, da ihre Fähigkeit, ihr Einverständnis zu geben, eingeschränkt ist. Außerdem sind diese Personen durch Zwang und Täuschung in besonderem Maße verletzbar. Der Forschungsbericht sollte den Einsatz von Teilnehmern mit eingeschränkter Autonomie rechtfertigen, wobei die Rechtfertigungspflicht umso höher ist, je stärker die Selbstbestimmung der Studienteilnehmer eingeschränkt ist.

Geschäftsunfähige und geistig inkompetente Teilnehmer Kinder (Minderjährige), geistig inkompetente und bewusstlose Patienten sind juristisch und mental nicht dazu in der Lage, informierte Zustimmung zu leisten. Diese Individuen sind in der Regel nicht fähig, die Informationen über eine Studie zu verstehen und Entscheidungen über eine Teilnahme zu treffen. Bei diesen Personen besteht eine Bandbreite der Verletzbarkeit, die von gering bis absolut reicht. Der Einsatz von Personen mit eingeschränkter Autonomie als Forschungsteilnehmer ist dann eher akzeptabel, wenn Folgendes zutrifft: 1. Die Forschung ist therapeutisch, das heißt, die Teilnehmer könnten von dem experimentellen Prozess profitieren. 2. Die Forschende ist bereit, sowohl verletzbare als auch nicht verletzbare Individuen als Teilnehmer zuzulassen. 3. Das Risiko in der Studie wird minimiert. 4. Das Zustimmungsverfahren wird strikt eingehalten, um die Rechte der potenziellen Teilnehmer zu schützen (Levine 1986, Watson 1982).

Kinder Die Gesetze, die den Minderjährigenstatus eines Kindes definieren, sind vorgegeben und variieren von Staat zu Staat. Häufig wird die Zustimmungskompetenz eines Kindes durch das Alter festgelegt, wobei bis zum Alter von sieben Jahren unbestreitbar keine Zustimmungskompetenz besteht (Broome & Stieglitz 1992, Thompson 1987). Ab dem siebten Lebensjahr jedoch sind Kinder in der Lage, Vorgänge konkret zu erfassen, und können unter bestimmten Voraussetzungen darüber entscheiden, ob sie an Studien teilnehmen möchten (Thompson 1987). Mit fortschreitendem Alter und Reifegrad sollte das Kind stärker in den Einwilligungsprozess mit einbezogen werden.

Die DHHS-Satzungen fordern, dass „die Zustimmung der Kinder (wenn sie dazu in der Lage sind) sowie die Erlaubnis der Eltern oder Erziehungsberechtigten eingeholt wird. Zustimmung bedeutet die ausdrückliche Einwilligung eines Kindes, an Forschungen teilzunehmen. (…) Erlaubnis bedeutet die Einwilligung der Eltern oder Erziehungsberechtigten, dass das Kind bzw. Mündel an Forschungen teilnehmen kann" (DHHS 1991, Absatz 46.402, http://ohrp. osoph.dhhs.gov/humansubjects/guidance/45cfr46.htm). Die Entscheidung, ob Kinder als Versuchspersonen eingesetzt werden sollen, hängt auch von der therapeutischen Ausrichtung der Forschung und dem Nutzen-Risiko-Verhältnis ab. Thompson (1987) entwickelte im Zusammenhang mit informierter Zustimmung von Kindern einen Leitfaden, der auf dem Kompetenzniveau des Kindes, der therapeutischen Ausrichtung der Forschung und dem Verhältnis von Nutzen und Risiko einer Studie basiert (☞ Tabelle 6.2).

Es wird immer wichtiger, ethisch korrekte Forschungsprojekte mit Kindern als Probanden durchzuführen. Forschende sehen sich zu klinischen Tests an Kindern gezwungen, um die Wirksamkeit von ausgewählten pharmakologischen und nicht pharmakologischen Behandlungen für unterschiedliche Altersgruppen zu bestimmen (Rosato 2000). Tigges (2001) untersuchte bevorzugte Praktiken und den Gebrauch von Kondomen bei hispanischen und nicht hispanischen weißen Jugendlichen. Der methodische Teil des Artikels dokumentiert die Einwilligung der Eltern und die Zustimmung der Jugendlichen, an der Studie teilzunehmen.

	Nicht-therapeutisch		Therapeutisch	
	MMR-LB	*MR-LB*	*MR-HB*	*MMR-HB**
Kind, nicht kompetent (i.d.R. 0–7 Jahre)				
Einwilligung der Eltern Einwilligung des Kindes	Notwendig Optional[1]	Notwendig Optional[1]	Ausreichend[2] Optional	Ausreichend Optional
Kind, relativ kompetent (i.d.R. 7 Jahre und älter)				
Einwilligung der Eltern Einwilligung des Kindes	Notwendig Notwendig	Notwendig Notwendig	Ausreichend[3] Ausreichend[4]	Empfohlen Ausreichend

* MMR: more than minimal risk (erhöhtes Risiko); MR: minimal risk (geringes Risiko); LB: low benefit (geringer Nutzen); HB: high benefit (großer Nutzen).
[1] Kinder, die Einwände gegen eine Teilnahme erheben, werden davon normalerweise ausgeschlossen.
[2] Die Weigerung der Eltern kann durch das Prinzip übergangen werden, dass Eltern (bzw. ein Elternteil) kein Recht haben, Maßnahmen zu verhindern, die das Leben eines Kindes retten können.
[3] In Fällen, bei denen das Recht auf Privatsphäre eines „reifen Minderjährigen" nicht betroffen sind.
[4] In Fällen, bei denen das Recht auf Privatsphäre eines „reifen Minderjährigen" betroffen sind.

Tab. 6.2: Leitfaden für den Erhalt einer informierten Zustimmung, basierend auf dem Verhältnis zwischen dem Kompetenzniveau eines Kindes, der therapeutischen Ausrichtung der Forschung und der Relation von Nutzen und Risiko.

„An dieser Studie nahmen Schülerinnen und Schüler zweier öffentlicher High Schools in einer Stadt mit 60 000 Einwohnern im Norden New Mexicos teil. Die Schulen wurden aufgrund ihrer Bereitschaft ausgewählt, an einer Studie teilzunehmen, die sexuelles Verhalten untersuchte. Insgesamt 457 Schülerinnen und Schüler füllten unter Wahrung der Anonymität strukturierte Fragebögen aus. (...) Zwei Wochen vor der Verteilung der Fragebögen wurden Briefe an die Eltern aller Zwölftklässler versandt. Sie wurden darauf hingewiesen, dass sie die Formulare zurückschicken könnten, falls sie die Teilnahme ihrer Kinder an der Studie ablehnten. Die Schülerinnen und Schüler konnten die Teilnahme auch zum Zeitpunkt der Verteilung der Fragebögen ablehnen. Eine Teilnahmeverweigerung trat auf 1. wegen Ablehnung der Eltern: n = 6, 1 %; 2. wegen Ablehnung der Schülerinnen und Schüler: n = 8, 1 %; 3. wegen Abwesenheit an den Tagen der Erhebung: n = 135, 22 %" (S. 233).

Erwachsene   Bestimmte Erwachsene sind aufgrund von mentalen Krankheiten, kognitiven Einschränkungen oder eines komatösen Zustands nicht in der Lage, informierte Zustimmung zu leisten. Personen werden dann als nicht kompetent bezeichnet, wenn sie laut dem Urteil eines qualifizierten Klinikers die Voraussetzungen erfüllen, die in der Regel als Grundlage für die Attestierung von Inkompetenz betrachtet werden (Levine 1986). Die Inkompetenz kann temporär sein (zum Beispiel unter Alkoholeinfluss), bleibend (zum Beispiel bei fortgeschrittener seniler Demenz), oder subjektiv und vorübergehend (zum Beispiel bei Verhaltensweisen oder Symptomen, die auf eine Psychose hindeuten). Wird eine Person als nicht kompetent und somit als unfähig beurteilt, ihre Zustimmung zu erteilen, ist die Forschende verpflichtet, die Einwilligung sowohl vom potenziellen Teilnehmer selbst als auch von seinem gesetzlichen Stellvertreter einzuholen. Ein gesetzlicher Stellvertreter ist eine Person oder eine autorisierte Körperschaft, die bei geltendem Recht anstelle des potenziellen Teilnehmers über dessen Mitwirkung an einem Forschungsverfahren entscheiden kann (DHHS 1991, Absatz 46.102). Individuen können jedoch als nicht kompetent eingestuft werden und dennoch der Teilnahme an bestimmten Forschungen mit geringem Risiko zustimmen, wenn sie in der Lage sind zu verstehen, worum es geht (Levine 1986).

To und Chan (2000) führten eine Studie durch, bei der die Wirksamkeit eines progressiven Muskelentspannungsprogramms zur Minderung aggressiven Verhaltens bei geistig behinderten Patienten untersucht wurde. Da diese Patienten nicht kompetent waren, ihre Einverständnis zu erklären, folgten die Forschenden einem detaillierten Verfahren, um deren Einwilligung sowie die Zustimmung von Eltern beziehungsweise gesetzlichen Stellvertretern zu erhalten, an der Studie teilzunehmen. Das folgende Beispiel ist richtungsweisend für die kritische Beurteilung einer Studie, die mit eingeschränkt kompetenten Teilnehmern durchgeführt wurde.

Zustimmungsverfahren für die Studie

„Im Vorfeld der Studie wurden den potenziellen Studienteilnehmer und ihren Eltern oder gesetzlichen Stellvertretern sowohl schriftliche als auch mündliche Informationen angeboten, die den Zweck der Studie, mögliche Risiken und mögliche Vorteile, das Recht auf Vertraulichkeit und das Recht, jederzeit aus der Studie auszusteigen, erklärten. Da die kognitiven Fähigkeiten der Teilnehmer eingeschränkt waren, wurde davon ausgegangen, dass ein Verstehen der informierten Zustimmung nur unter Schwierigkeiten herbeizuführen wäre. Daher wurden besondere Maßnahmen ergriffen, um das Verständnis der Teilnehmer von den in diesem Dokument enthaltenen Informationen zu gewährleisten. Beispielsweise zeigten die Forschenden ein Video über die Muskelentspannungsübungen und fragten die Teilnehmer, ob sie diese Übungen erlernen wollten. Darüber hinaus wurden alle Teilnehmern darüber informiert, dass das Training ihnen dabei helfen würde, ihre aggressiven Verhaltensweisen zu verringern. Das heißt, ihnen wurde mitgeteilt, dass das Training das Lernen eines neuen Verhaltens ermögliche, das nützlich sein könne, wenn es ihnen nicht gut ginge. Nach einer ausführlichen Erklärung ließen alle Teilnehmer ein Verständnis von der Studie erkennen. Sowohl von den Teilnehmern als auch von ihren Eltern oder gesetzlichen Stellvertretern wurde eine schriftliche Einwilligung beziehungsweise Erlaubnis eingeholt" (S. 41).

Unheilbar kranke Teilnehmer Die Teilnahme an Forschungen könnte erhöhte Risiken und einen minimalen bzw. keinen Nutzen für unheilbar kranke Versuchspersonen haben. Davon abgesehen, könnte der Zustand der sterbenden Teilnehmer die Studienergebnisse beeinflussen und die Forschenden dazu verleiten, die Resultate falsch zu interpretieren (Watson 1982). So sind zum Beispiel Krebspatienten eine übermäßig erforschte Population geworden. Es ist durchaus nicht ungewöhnlich, dass für Forschungszwecke, und um Protokollanforderungen zu erfüllen, die Mehrzahl an Bluttests, Knochenmark-Scans, Lumbalpunktionen und Biopsien an Krebspatienten durchgeführt werden (Strauman & Cotanch 1988). Diese biomedizinischen Forschungsbehandlungen können die Pflege dieser Patienten teilweise beeinträchtigen, was bei klinischen Pflegefachkräften einen ethischen Konflikt auslösen kann. Pflegende übernehmen zunehmend Verantwortung dafür, dass die ethischen Standards in der Forschung eingehalten werden, da sie in institutionellen Überprüfungsverfahren mitwirken und als Fürsprecher der Patienten im klinischen Umfeld fungieren (Davis 1989, Njie & Thomas 2001).

McCorkle, Robinson, Nuamah, Lev und Benoliel (1998) untersuchten die „Wirkweisen von Heimpflege für unheilbar kranke Patienten auf den seelischen Zustand der Hinterbliebenen" (S. 2). Die Forschenden gingen beim Einholen der Zustimmung von Patienten und ihrer (Ehe-)Partner äußerst behutsam vor. Die Patienten wurden zunächst durch ihre Ärzte oder deren Mitarbeiter kontaktiert, um festzustellen, ob sie mit der Teilnahme einverstanden waren. Lediglich die Patienten, die zu einer Kontaktaufnahme bereit waren, wurden von den Forschenden angerufen und gefragt, ob sie an der Studie teilnehmen wollten. Nur 100 der 127 kontaktierten Patienten willigten ein. Auch die Ehepartner dieser Patienten wurden gefragt an der Studie teilzunehmen; doch nur 91 von ihnen führten die Studie bis zum Ende durch, da sich einige dazu entschlossen, auszusteigen, nachdem der Ehepartner verstorben war. Es ist wichtig, über unheilbar kranke Patienten zu forschen, damit essenzielles Wissen über ihre Pflege generiert werden kann, jedoch sollten die Rechte dieser Personen während der Studie penibel beachtet werden.

Teilnehmer in Institutionen   Gefangene sind Individuen, deren Leben sich innerhalb einer Institution abspielt und die laut Gesetz eine eingeschränkte Autonomie haben (DHHS, 1991, Unterartikel C, Absatz 46.301–46.306). Gefängnisinsassen könnten sich gezwungen fühlen, an Forschungen teilzunehmen, da sie möglicherweise Nachteile befürchten oder hoffen, dass ihre Teilnahme eine frühzeitige Entlassung, eine Sonderbehandlung oder finanzielle Vorteile bewirken könnte (Levine 1986).

Stationär behandelte Patienten stellen eine verletzbare Population dar, wobei ihre Autonomie laut Gesetz nicht eingeschränkt ist. Sie sind dennoch verletzbar, weil sie krank und darüber hinaus auf ein Umfeld beschränkt sind, das von Gesundheits- und Pflegepersonal kontrolliert wird. Krankenhauspatienten sehen sich möglicherweise verpflichtet, an Studien teilzunehmen, weil sie einem bestimmten Arzt oder einer bestimmten Pflegefachkraft bei seinen oder ihren Forschungen behilflich sein möchten. Andere wiederum könnten sich gezwungen fühlen, teilzunehmen, weil sie befürchten, dass ihre Pflege sonst nachteilig beeinflusst werden könnte. Daher sollten Forschende darauf achten, dass die Rechte von Patienten in Gesundheitsinstitutionen geschützt werden.

Bei der kritischen Beurteilung von Studien sollten Pflegestudierende die Selbstbestimmungsfähigkeit von Teilnehmern beurteilen und prüfen, ob die Rechte von Versuchspersonen mit eingeschränkter Autonomie geschützt wurden. Die folgenden Fragen können bei der kritischen Beurteilung einer Studie als Richtlinien verwendet werden:
1. Wurden die Teilnehmer über das Forschungsprojekt informiert?
2. Stimmten die aufgeklärten Probanden freiwillig zu, an der Studie teilzunehmen?
3. Besaßen die Teilnehmer die Freiheit, jederzeit aus der Studie auszusteigen?
4. Hatten die Teilnehmer eine eingeschränkte Autonomie, aufgrund von Geschäftsunfähigkeit oder geistiger Inkompetenz, einer unheilbaren Krankheit oder aufgrund eines Aufenthalts in einer Institution? Wenn ja, wurden besondere Vorkehrungen getroffen, um eine Zustimmung dieser Teilnehmer bzw. ihrer Eltern oder gesetzlichen Stellvertreter zu erhalten?

6.2.2 Das Recht auf Privatsphäre

Unter *Privatsphäre* versteht man die Freiheit eines Individuums, den Zeitpunkt, das Ausmaß sowie die allgemeinen Umstände zu bestimmen, unter denen private Informationen mitgeteilt oder vor anderen zurückgehalten werden. Private Informationen umfassen die Einstellungen, Überzeugungen, Verhaltensweisen, Meinungen und Unterlagen einer Person. Die Privatsphäre eines Forschungsteilnehmer wird dann geschützt, wenn der Teilnehmer aufgeklärt wird, freiwillig der Teilnahme an einer Studie zustimmt und der Forschenden aus freien Stücken private Informationen gibt (Levine 1986).

6.2.2.1 Verletzung der Privatsphäre

Eine *Verletzung der Privatsphäre* tritt ein, wenn private Informationen ohne Wissen der betreffenden Person oder gegen ihren Willen weitergegeben werden. Die Verletzung des Rechts von Studienteilnehmern auf Privatsphäre führte 1974 zur Verabschiedung des Gesetzes zur Privatsphäre. Aufgrund dieses Gesetzes haben Individuen das Recht, anderen Personen Einblick in ihre Unterlagen zu gewähren oder zu verweigern (Levine 1986). Ein Forschungsbericht weist in der Regel darauf hin, dass die Privatsphäre des Studienteilnehmers gewahrt wurde, und gibt Auskunft darüber, wie dieser Schutz der Privatsphäre gewährleistet wurde.

6.2.3 Das Recht auf Anonymität und Vertraulichkeit

Im Zusammenhang mit dem Recht auf Privatsphäre hat der Forschungsteilnehmer auch das Recht auf Anonymität sowie das Recht auf die Annahme, dass die gesammelten Daten vertraulich behandelt werden. Vollständige *Anonymität* wird dann gewährleistet, wenn die Identität des Studienteilnehmers von niemandem – nicht einmal von der Forschenden selbst – mit dessen individuellen Antworten in Verbindung gebracht werden kann (*American Nurses Association* 2001). So sicherte beispielsweise Mullins (1996) ihren Studienteilnehmern Anonymität zu, als sie Pflegeverhaltensweisen untersuchte, die von Patienten mit AIDS *(acquired immunodeficiency syndrome)* beziehungsweise HIV *(human immunodeficiency virus)* gewünscht wurden.

„Ein Brief, der die Studie erklärte, das CBA-(*Caring Behavior Assessment* [Beurteilung des Pflegeverhaltens])-Instrument, ein Schreiben an die potenziellen Teilnehmer sowie ein Formular mit Angaben zur Person wurden an die Verwaltungen von Gesundheitsanbietern gesendet. (…) Nachdem der Zugang zu den Kunden dieser Einrichtungen hergestellt worden war, wurden die potenziellen Teilnehmer, die den Stichprobenkriterien entsprachen, gefragt, ob sie bereit wären, an der Studie teilzunehmen. Denjenigen, die sich an der Studie interessiert zeigten, wurde ein Umschlag ausgehändigt, der das CBA-Instrument, einen Brief, der die Studie erläuterte, und das Formular mit Angaben zur Person enthielt. (…) Waren die Teilnehmer bereit, das CBA-Instrument und das Formular mit Angaben zur Person auszufüllen, willigten sie gleichzeitig ein, an der Studie teilzunehmen. Auf dem Fragebogen und dem Formular mit Angaben zur Person gaben die Teilnehmer weder Name noch Adresse an, wodurch ihre Anonymität gewährleistet wurde. Fragebogen und Formular wurden in keiner Weise kodiert und es bestand keine Möglichkeit, sie mit den jeweiligen Teilnehmern oder Einrichtungen in Verbindung zu bringen" (S. 20).

Bei den meisten Studien kennen die Forschenden die Identität der Teilnehmer, und sie versichern ihnen, dass ihre Identität gegenüber Dritten geheim gehalten wird und dass die Forschungsdaten vertraulich behandelt werden. *Vertraulichkeit* bezeichnet den Umgang der Forschenden mit privaten Informationen, die ihr der Teilnehmer mitteilte. Die Forschende darf diese Informationen ohne die Erlaubnis des Teilnehmers nicht weitergeben. Vertraulichkeit basiert auf den folgenden Prinzipien: „1. Personen können private Informationen in dem Maße mitteilen, wie es ihnen beliebt, und sie sind berechtigt, Informationen zurückzuhalten. 2. Personen können entscheiden, wem sie persönliche Informationen mitteilen möchten und wem nicht. 3. Diejenigen, denen persönliche Informationen mitgeteilt werden, sind dazu verpflichtet, diese Informationen vertraulich zu behandeln. 4. Experten, wie Forschende, haben eine besondere Verpflichtung, die Vertraulichkeit zu wahren. Eine Verpflichtung, die über die gewöhnliche Loyalität hinausgeht" (Levine 1986, S. 164).

Ein *Vertrauensbruch* kann dann eintreten, wenn die Forschende einer nicht autorisierten Person zufällig oder gezielt Zugang zu den Rohdaten einer Studie verschafft. Vertraulichkeit kann auch dann verletzt werden, wenn beim Berichten über eine Studie oder bei ihrer Veröffentlichung zufällig die Identität eines Teilnehmers aufgedeckt und somit sein Recht auf Anonymität verletzt wird (Ramos 1989). Vertrauensbruch stellt insbesondere bei qualitativen Studien ein Problem dar, da diese meist nur wenige Teilnehmer haben und deren Äußerungen ausführlich zitieren. Diese umfassenden Zitate können die Identität eines Teilnehmers enthüllen und so zu einem Vertrauensbruch führen (Sandelowski 1994). Zu den Vertrauensbrüchen, die einem Teilnehmer besonders schaden können, gehört die Offenlegung von Informationen über religiöse Neigungen, sexuelle Praktiken, Einkommen, Rassenvorurteile, Drogenkonsum, Kindesmissbrauch sowie persönliche Eigenschaften wie Intelligenz, Aufrichtigkeit und Mut.

Der Forschungsbericht sollte auf Hinweise untersucht werden, die darüber Aufschluss geben, ob die Vertraulichkeit gegenüber den Teilnehmern während der Datensammlung und -analyse eingehalten wurde. Darüber hinaus sollten die Forschungsresultate so dargestellt sein, dass ein Teilnehmer oder eine Gruppe von Teilnehmern nicht anhand ihrer Antworten identifiziert werden können. Brudenell (2000) führte „eine qualitative Studie [durch], welche die Erfahrungen von Frauen untersuchte, die einen Alkohol- bzw. Drogenentzug machten und gleichzeitig für ihre Säuglinge sorgten" (S. 82). Die Teilnehmerinnen dieser Studie stammten aus einer verletzbaren Population mit „einer Vorgeschichte des Missbrauchs verschiedener Drogen, wie Methamphetamine und Alkohol. (…)" (S. 83). Die Autorin legte im Verfahrensteil ihres Artikels ausführlich dar, wie sie die Rechte der Studienteilnehmerinnen auf Privatsphäre und Selbstbestimmung schützte:

Vorgehensweise
„Die Studie wurde durch die institutionelle Überprüfungskommission der *Oregon Health Sciences University* und von den kooperierenden Einrichtungen zugelassen, die sich dort befanden, wo die Studie durchgeführt wurde: in einem städtischen Gebiet im Westen der USA. Die Forscherin erhielt von jeder Teilnehmerin eine unterschriebene informierte Einwilligungserklärung, nachdem diese über die Studie aufgeklärt worden war. Die Einwilligungserklärung enthielt eine Klausel, die das Mandat der Pflegeforscherin betraf, über den Verdacht des Kindesmissbrauchs und der Kindesvernachlässigung berichten zu dürfen. Die Forschende erklärte die Studie mehrere Male und überprüfte bei den nachfolgenden Interviews die Teilnahmebereitschaft. Vertraulichkeit und Anonymität der Teilnehmerinnen wurden sorgsam geschützt. Beispielsweise

wurden alle Bandaufnahmen, Transkriptionen und Notizen ohne den Namen der Teilnehmerinnen kodiert und unter Verschluss gehalten" (S. 83).

In dieser Studie wurden die Daten bei einer Stichprobe von elf Teilnehmerinnen gruppenweise analysiert und die Ergebnisse wurden so dargestellt, dass einzelne Teilnehmerinnen anhand ihrer Antworten nicht identifiziert werden konnten.

Bei der kritischen Beurteilung einer Studie sollten Sie untersuchen, ob die Rechte der Teilnehmer auf Anonymität und Vertraulichkeit geschützt wurden, indem Sie folgende Fragen stellen:
1. Wurde die Identität der Teilnehmer anonym gehalten?
2. Wurde den Teilnehmern von der Forschenden Vertraulichkeit und Anonymität zugesichert?
3. Wurden die Forschungsdaten vertraulich behandelt?
4. Wurden die Daten so analysiert und präsentiert, dass die Anonymität der Teilnehmer im Forschungsbericht gewahrt wurde?

6.2.4 Das Recht auf faire Behandlung

Das *Recht auf faire Behandlung* basiert auf dem ethischen Prinzip von Gerechtigkeit. Laut diesem Prinzip sollten Menschen fair behandelt werden und das erhalten, was ihnen zusteht oder geschuldet wird. Der Forschungsbericht sollte Aufschluss darüber geben, ob die Auswahl der Teilnehmer und ihre Behandlung während der Studie fair waren.

6.2.4.1 Faire Auswahl und Behandlung von Versuchspersonen

In der Vergangenheit war soziale, kulturelle, rassische und sexuelle Voreingenommenheit in der Gesellschaft häufig für Ungerechtigkeiten bei der Teilnehmerauswahl verantwortlich. Viele Jahre lang wurden Forschungen an bestimmten „Kategorien" von Menschen ausgeführt, die als besonders geeignet für die Teilnahme an Studien galten, zum Beispiel Arme, auf Sozialleistungen angewiesene Patienten, Gefangene, Sklaven, Kleinbauern, Sterbende und andere, die als „unerwünscht" betrachtet wurden (Reynolds 1979). Forschende behandelten diese Teilnehmer häufig sehr schlecht und kümmerten sich kaum um den Schaden und die Beschwerden, die diese erlitten. Die medizinischen Experimente während der Naziherrschaft, die Tuskegee-Syphilis-Studie, die Willowbrook-Studie und die Jewish-Chronic-Disease-Hospital-Studie sind Beispiele für eine unfaire Teilnehmerauswahl.

Ein weiteres Problem bei der Teilnehmerauswahl tritt dann ein, wenn die Forschende einen Teilnehmer auswählt, weil sie für ihn Sympathie empfindet und ihm die Vorteile einer Studienteilnahme verschaffen möchte. Andere Forschende wurden durch Macht oder Geld dahingehend beeinflusst, bestimmte Patienten zu Forschungsteilnehmern zu machen, so dass diese in den Genuss von potenziell nutzbringenden Behandlungen kommen konnten. Die zufällige Auswahl von Studienteilnehmern kann dazu beitragen, die Voreingenommenheit seitens der Forschenden zu minimieren, welche möglicherweise die Auswahl ihrer Teilnehmer beeinflusst.

Forschende und Versuchspersonen sollten eine besondere Übereinkunft treffen, was die Rolle der Forschenden und die Teilnahme des Probanden an einer Studie angeht (*American Psychological Association* 1982). Im Verlauf der Studie sollte die Forschende den Teilnehmer fair behandeln und diese Übereinkunft respektieren. Beispielsweise sollten die Aktivitäten oder Abläufe, die der Teilnehmer ausführen soll beziehungsweise denen er ausgesetzt ist, nicht ohne dessen Zustimmung geändert werden. Ihm sollte der Nutzen zukommen, der ihm im Vorfeld in Aussicht gestellt wurde. Außerdem sollten alle Teilnehmer, ungeachtet des Alters, der Rasse, des Geschlechts oder der sozioökonomischen Stellung auf gleiche und angemessene Weise entschädigt werden.

Der Forschungsbericht sollte deutlich machen, dass die Auswahl und Behandlung der Teilnehmer fair war. Die Teilnehmer sollten aus Gründen ausgewählt worden sein, die im direkten Zusammenhang mit dem untersuchten Problem standen, und nicht wegen ihrer leichten Verfügbarkeit, einer benachteiligten Position, ihrer Manipulierbarkeit oder Freundschaft mit der Forschenden (*National Commission for the Protection of Human Subjects of Biomedical and Behavioral Research* 1978). Außerdem sollte der Verfahrensteil des Forschungsberichts über die faire und gleiche Behandlung der Studienteilnehmer während der Datensammlung Aufschluss geben. In diesem Kapitel erwähnten wir bereits die Studie von Mullins (1996), die sich mit dem Pflegeverhalten beschäftigte, das von Patienten mit AIDS bzw. HIV gewünscht wurde. Diese Studie demonstriert die faire Auswahl und Behandlung von Probanden.

„(…) Die Stichprobe für diese Studie umfasste Personen, bei denen AIDS/HIV diagnostiziert worden war, die bestimmte Kriterien für eine Stichprobenzugehörigkeit erfüllten und die zugestimmt hatten, an der Studie teilzunehmen. (…) Die Kriterien für eine Studienteilnahme waren folgende: Die Teilnehmer in der Stichprobe waren mindestens 18 Jahre alt, und bei allen war entweder AIDS oder ein HIV-positiver Status diagnostiziert worden. Die Teilnehmer mussten klar und nicht verwirrt sein, damit sie zuverlässliche Auskünfte geben konnten. (…) Patienten, bei denen die AIDS- oder HIV-Diagnose erst vor kurzem, während ihres Krankenhausaufenthalts, gestellt worden war, wurden in der Stichprobe nicht berücksichtigt. Dieses Kriterium wurde aufgestellt, um den Patienten, bei denen erst kurz zuvor AIDS bzw. HIV diagnostiziert worden war, Zeit zu geben, die Realität, an einer tödlichen Krankheit zu leiden, zu akzeptieren" (S. 19–20).

Mullins (1996) demonstrierte eine faire Auswahl der Teilnehmer, indem jedem potenziellen Teilnehmer die Option eingeräumt wurde, an der Studie teilzunehmen oder nicht. Patienten, die kognitiv eingeschränkt waren oder bei denen erst kurz zuvor AIDS oder HIV diagnostiziert worden war, wurden ausgeschlossen. Dieses Verfahren weist darauf hin, dass die Forschende bemüht war, Personen mit eingeschränkter Autonomie zu schützen, indem sie sie nicht an der Studie beteiligte. Die Teilnehmer wurden im Verlauf der Studie stets gleich behandelt. Sie wurden lediglich darum gebeten, das Formular mit Angaben zur Person und den Studienfragebogen auszufüllen.

6.2.5 Das Recht auf Schutz vor Belastung und Schaden

Das Recht auf Schutz vor Belastung und Schaden in einer Studie basiert auf dem ethischen Prinzip der Wohltätigkeit, das besagt, dass man Gutes tun und vor allem niemandem Schaden zufügen sollte. Laut diesem Prinzip sollten die Mitglieder einer Gesellschaft eine aktive Rolle dabei übernehmen, Belastungen und Schäden zu vermeiden und das Gute in der Welt und in ihrem Umfeld zu fördern. In der Forschung können *Belastungen und Schäden* physischer, emotionaler, sozialer, ökonomischer Natur oder eine Kombination aus allen vier sein (Wieder 2000). Reynolds (1972) bestimmte fünf Studienkategorien, denen verschiedene Belastungs- und Schädigungsniveaus zu Grunde liegen: „keinerlei vorhersehbare Auswirkungen", „zeitweise Belastung", „ungewöhnlich starke zeitweise Belastung", das „Risiko dauerhafter Schädigung" und die „Gewissheit dauerhafter Schädigung".

6.2.5.1 Keinerlei vorhersehbare Auswirkungen

Bei manchen Studien werden weder positive noch negative Auswirkungen für die Teilnehmer erwartet. Beispielsweise haben Studien, bei denen Patientenakten, Pathologieberichte oder andere Dokumente überprüft werden, keine vorhersehbaren Auswirkungen auf die Forschungsteilnehmer. Bei dieser Art von Studie interagiert die Forschende nicht direkt mit den Teilnehmern; es besteht dennoch ein potenzielles Risiko, dass die Privatsphäre eines Teilnehmers verletzt wird.

6.2.5.2 Zeitweise Belastung

Studien, die eine zeitweise Belastung verursachen, werden als Minimalrisikostudien bezeichnet, bei denen die Belastungen jenen ähneln, mit denen der Teilnehmer auch unter normalen Bedingungen im täglichen Leben konfrontiert werden würde, die zeitweise auftreten und mit Abschluss der Studie enden (DHHS 1991). Viele Pflegestudien erfordern das Ausfüllen von Fragebögen oder die Teilnahme an Interviews, was normalerweise ein minimales Risiko mit sich bringt und lediglich einen bestimmten Zeitaufwand für die Teilnehmer bedeutet. Die physische Belastung kann möglicherweise in Müdigkeit, Kopfschmerzen oder Muskelverspannungen bestehen. Die emotionalen und sozialen Risiken können Ängste oder Scham bei der Beantwortung bestimmter Fragen sein. Zu den ökonomischen Risiken können der Zeitaufwand für die Studienteilnahme oder die Reisekosten gehören.

Die meisten klinischen Pflegestudien, die die Auswirkungen einer Behandlung untersuchen, bergen ein minimales Risiko. Eine Studie könnte beispielsweise die Auswirkungen von sportlicher Betätigung auf den Blutzuckerspiegel bei Teilnehmern mit Diabetes untersuchen. Die Teilnahme an dieser Studie würde lediglich erfordern, dass die Probanden einmal mehr am Tag ihren Blutzuckerspiegel testen. Eine Belastung tritt bei der Blutentnahme auf, und es besteht ein potenzielles Risiko, dass die sportliche Betätigung physische Veränderungen bewirkt. Die Teilnehmer könnten darüber hinaus Angst vor der zusätzlichen Blutentnahme haben, und der Test könnte zu zusätzlichen Ausgaben führen. Die Diabetiker, die an dieser Studie teilnehmen würden, müssten sich im täglichen

Leben mit ähnlichen Belastungen auseinander setzen, und die durch die Studienteilnahme verursachte Belastung würde mit Abschluss der Studie enden.

6.2.5.3 Ungewöhnlich starke zeitweise Belastung

Bei Studien, die ein ungewöhnlich hohes temporäres Belastungsniveau mit sich bringen, sind die Teilnehmer häufig sowohl während der Studie als auch nach deren Abschluss starken Belastungen ausgesetzt. So könnten Teilnehmer zum Beispiel über einen längeren Zeitraum hinweg an Muskelschwäche, Gelenkschmerzen und Schwindel leiden, nachdem sie an einer Studie teilgenommen haben, bei der sie zehn Tage lang das Bett hüten mussten, um die Wirkweisen von Immobilität zu untersuchen. Studien, die von den Teilnehmern verlangen, Ängste, Versagen oder die Bedrohung ihrer Identität auszuhalten oder sich auf unnatürliche Art zu verhalten, haben ungewöhnlich hohe zeitweise Belastungsniveaus zur Folge. In manchen qualitativen Studien werden Teilnehmer gebeten, Fragen zu beantworten, die alte Wunden aufreißen oder zum erneuten Durchleben traumatischer Ereignisse führen (Ford & Reuter 1990). Wenn Teilnehmerinnen beispielsweise darum gebeten werden, ihr Vergewaltigungserlebnisse zu beschreiben, könnte sich dies in extremem Zorn, Angst, Traurigkeit oder in einer Kombination aus allen diesen Gefühlen niederschlagen. Bei solchen Studien sollten Forschende in ihrem Forschungsbericht deutlich machen, dass sie stets ein wachsames Auge auf die Belastung der Studienteilnehmer hatten und ihnen, wenn nötig, die erforderliche professionelle Hilfe zukommen ließen.

6.2.5.4 Das Risiko dauerhafter Schädigung

Bei manchen Studien kann es vorkommen, dass Teilnehmer eine dauerhafte Schädigung erleiden. Das passiert häufiger in der biomedizinischen Forschung als in der Pflegeforschung. So enthalten zum Beispiel medizinische Studien über neue Medikamente oder chirurgische Verfahrensweisen das Potenzial, bei Teilnehmern dauerhafte physische Schäden zu verursachen. Es gibt auch Bereiche, in denen Pflegefachkräfte Untersuchungen durchführen, die bei Teilnehmern potenziell zu emotionalen und sozialen Schäden führen können. Studien, die sensible Themen untersuchen, wie sexuelles Verhalten, Kindesmissbrauch, AIDS bzw. HIV-Status oder Drogenmissbrauch, können für Teilnehmer sehr riskant sein. Diese Studien bergen das Potenzial, die Persönlichkeit oder die Reputation eines Teilnehmers dauerhaft zu schädigen. Es besteht auch ein potenzielles wirtschaftliches Risiko, beispielsweise durch den Verlust der Leistungsfähigkeit im Beruf oder des Arbeitsplatzes.

6.2.5.5 Die Gewissheit dauerhafter Schädigung

Es gibt Forschungen, wie die medizinischen Experimente im Dritten Reich und die Tuskegee-Syphilis-Studie, in deren Folge die Teilnehmer dauerhafte Schäden erlitten. Die Durchführung von Forschungen, bei denen Teilnehmer dauerhaft geschädigt werden, ist äußerst fragwürdig, ungeachtet des Nutzens, der aus solchen Forschungen hervorgehen kann. Zudem kommt dieser Nutzen häufig nicht etwa den Probanden zugute, sondern anderen Profitmachern in der Gesellschaft. Studien, die eine dauerhafte Schädigung des Teilnehmers zur Folge haben, verletzten das fünfte Prinzip des Nürnberger Kodexes (☞ Tabelle 6.1) (Levine 1986).

Bei der kritischen Beurteilung einer veröffentlichten Studie sollte das Belastungs- und Schädigungsniveau bestimmt werden, das Teilnehmern zugemutet wurde.

1. Wie hoch war das Risiko bei einer Teilnahme an der Studie: keinerlei voraussichtlichen Auswirkungen, zeitweise Belastung, ungewöhnlich starke zeitweise Belastung, Risiko einer dauerhaften Schädigung oder Gewissheit einer dauerhaften Schädigung?
2. Stand das Risikopotenzial der Studie in einem vernünftigen Verhältnis zu dem potenziellen Nutzen des Wissens, das aus ihr hervorgehen sollte?
3. Hätte die Studie überarbeitet oder abgesagt werden sollen, weil das Risikopotenzial zu hoch war? Falls eine Revision angebracht gewesen wäre, auf welche Weise hätte die Studie verändert werden können?

6.3 Informierte Zustimmung verstehen

Was bedeutet informierte Zustimmung? Wie erhält man eine informierte Zustimmung von Forschungsteilnehmern? „Informieren" heißt, die wesentlichen Ideen und den Inhalt der Studie an den potenziellen Teilnehmer weiterzuleiten. Unter „Zustimmung" versteht man die Einwilligung des potenziellen Probanden, an einer Studie teilzunehmen. Jeder potenzielle Teilnehmer, sollte, je nach individuellem Fähigkeitsgrad, die Möglichkeit haben, frei zu entscheiden, ob er oder sie an einer Forschung teilnehmen möchte (Brent 1990, Cassidy & Odd 1986). Die *informierte Zustimmung* beinhaltet vier Aspekte: 1. die Darlegung der wesentlichen Informationen über die Studie, 2. das Verständnis dieser Informationen seitens des Teilnehmers, 3. die Kompetenz des Teilnehmers, seine Zustimmung zu geben, und 4. die freiwillige Zustimmung des Probanden, an der Studie teilzunehmen.

6.3.1 Wesentliche Informationen für die Zustimmung

Die *informierte Zustimmung* erfordert, dass die Forschende allen potenziellen Teilnehmern spezifische Informationen über die Studie mitteilt. Die folgenden Informationen werden als essenziell für den Erhalt einer informierten Zustimmung von Forschungsteilnehmern erachtet (DHHS 1991, Levine 1986).

1. *Einführung in die Forschungsaktivitäten:* Die ersten Informationen, die potenziellen Teilnehmern mitgeteilt werden, machen deutlich, dass es sich um eine wissenschaftliche Studie handelt, in der sie als Versuchspersonen teilnehmen sollen.
2. *Erläuterung des Forschungszwecks:* Die Forschende erläutert den unmittelbaren Forschungszweck sowie die Langzeitziele, die im Zusammenhang mit der Studie stehen.

3. *Auswahl von Forschungsteilnehmern:* Die Forschende erklärt den potenziellen Teilnehmern, warum sie als mögliche Versuchspersonen ausgewählt wurden.

4. *Erklärung des Studienablaufs:* Potenzielle Teilnehmer erhalten eine vollständige Beschreibung des Studienablaufs sowie eine Beschreibung aller experimenteller Verfahren (DHHS 1991, Absatz 46.116a).

5. *Beschreibung der Belastungen und Schäden:* Potenzielle Teilnehmer werden über sämtliche vorhersehbaren Risiken oder Belastungen (physisch, emotional, sozial und ökonomisch) aufgeklärt, die durch die Teilnahme an der Studie verursacht werden könnten (DHHS 1991, Absatz 46.116a).

6. *Beschreibung des Nutzens:* Die Forschende legt den Nutzen dar, der für die Teilnehmer, für andere Menschen oder zukünftige Patienten realistischerweise von der Forschung zu erwarten ist (DHHS 1991, Absatz 46.116a), einschließlich aller finanziellen Vorteile oder Entschädigungen für die Teilnahme an der Studie.

7. *Aufklärung über Alternativen:* Die Forschende gibt Auskunft über die angemessenen alternativen Verfahren oder Behandlungsabläufe, wenn vorhanden, die für die Teilnehmer von Vorteil sein könnten (DHHS 1991, Absatz 46.116a). Beispielsweise hätten die Forscher der Tuskegee-Syphilis-Studie die an Syphilis erkrankten Teilnehmer darauf hinweisen müssen, dass Penicillin eine wirksame Behandlung dieser Krankheit darstellt.

8. *Zusicherung von Anonymität und Vertraulichkeit:* Die potenziellen Teilnehmer sollten das Ausmaß kennen, in dem ihre Antworten und Aufzeichnungen geheim gehalten werden. Den zukünftigen Teilnehmern wird versichert, dass ihre Identität bei Vorträgen über die Studie und deren Veröffentlichungen anonym bleiben wird.

9. *Angebot, auf Fragen einzugehen:* Die Forschende bietet ausdrücklich an, alle Fragen zu beantworten, die die potenziellen Teilnehmer haben könnten.

10. *Zwangslosigkeitserklärung:* Die Teilnehmer werden gebeten, eine Zwangslosigkeitserklärung zu unterschreiben, womit sie versichern, dass ihre Teilnahme freiwillig und ohne Zwang erfolgt und dass eine Verweigerung der Teilnahme keinerlei Strafe oder Benachteiligung oder den Verlust von Unterstützung zur Folge hat, die dem Individuum unabhängig von einer Teilnahme an der Studie zusteht (DHHS 1991, Absatz 46.116a).

11. *Option, aus der Studie auszusteigen:* Teilnehmer werden darüber informiert, dass sie jederzeit und ohne Strafe oder Verlust der ihnen zustehenden Unterstützung aus der Studie aussteigen können (DHHS 1991, Absatz 46.116a).

12. *Zustimmung zu einer unvollständigen Aufklärung:* Bei manchen Studien werden Teilnehmer nicht vollständig über den Zweck der Studie aufgeklärt, da dieses Wissen ihr Verhalten beeinflussen würde. Zukünftigen Teilnehmern muss jedoch mitgeteilt werden, dass bestimmte Informationen bewusst zurückgehalten werden.

Eine Einwilligungserklärung ist ein schriftliches Dokument, das die Aspekte der informierten Zustimmung abdeckt, die laut DHHS-Satzungen (1991, Absatz 46.116) erforderlich sind. Eine Einwilligungserklärung kann außerdem weitere Informationen enthalten, die von der Einrichtung, in der die Studie durchgeführt wird, oder von der Einrichtung, die die Studie finanziert, ge-

Einwilligungserklärung

Titel der Studie: Die Bedürfnisse von Familienmitgliedern todkranker Erwachsener
Verantwortliche Forscherin: Linda L. Norris, R.N. (*Registered Nurse*)

Frau Norris ist eine examinierte Pflegefachkraft und untersucht die emotionalen und sozialen Bedürfnisse von Angehörigen von Patienten auf der Intensivstation **(Forschungszweck)**. Obwohl diese Studie Ihnen nicht direkt nutzen wird, wird sie Informationen liefern, die Pflegefachkräften helfen werden, die Bedürfnisse von Angehörigen zu erkennen und sie bei deren Befriedigung zu unterstützen **(potenzieller Nutzen)**.

Die Studie und ihre Verfahrensweise wurden durch qualifizierte Gutachter und Überprüfungskommissionen an der *University of Texas at Arlington* und dem X-Krankenhaus zugelassen **(IRB-[*institutional review board*]-Zulassung)**. Die Studienabläufe bergen kein vorhersehbares Risiko und keinen Schaden für Sie oder Ihre Familie **(potenzielles Risiko)**. Das Verfahren umfasst: 1. die Beantwortung eines Fragebogens zu den Bedürfnissen von Familienmitgliedern von kritisch kranken Patienten und 2. das Ausfüllen eines Formulars mit Angaben zur Person **(Erklärung des Verfahrens)**. Die Teilnahme an dieser Studie erfordert einen Zeitaufwand von etwa 20 Minuten **(Zeitaufwand)**. Sie können jederzeit Fragen zu dieser Studie oder Ihrer Teilnahme stellen und Sie können Frau Norris unter XXX (Dienststelle) oder XXX (zu Hause) anrufen, wenn Sie weitere Informationen benötigen **(Angebot, Fragen zu beantworten)**.

Ihre Teilnahme an dieser Studie ist freiwillig. Es besteht für Sie keinerlei Verpflichtung, teilzunehmen **(freiwillige Zustimmung)**. Sie haben das Recht, jederzeit aus der Studie auszusteigen, und die Pflege Ihres Angehörigen oder Ihr Verhältnis zum Stationsteam wird davon nicht beeinträchtigt werden **(Option, aus der Studie auszusteigen)**.

Die Studiendaten werden kodiert, so dass sie nicht mit Ihrem Namen in Verbindung gebracht werden können. Ihre Identität wird nicht preisgegeben, weder während der Durchführung der Studie noch bei deren Erwähnung oder Veröffentlichung. Alle Studiendaten werden von Frau Norris gesammelt, an einem sicheren Ort aufbewahrt und nicht ohne Ihre ausdrückliche Erlaubnis an Dritte weitergegeben **(Zusicherung von Anonymität und Vertraulichkeit)**.

Ich habe dieses Zustimmungsformular gelesen und willige freiwillig ein, an dieser Studie teilzunehmen.

_____
Datum, Unterschrift des Teilnehmers

_____
Datum, Unterschrift des gesetzlichen Stellvertreters (falls angebracht)

_____
Beziehung zum Teilnehmer

Ich habe die Studie dem o. g. Teilnehmer/der o. g. Teilnehmerin erläutert und sein/ihr Verständnis für informierte Zustimmung angestrebt.

_____
Datum, Unterschrift der Forschenden

Abb. 6.1: Beispiel für eine Einwilligungserklärung.

fordert werden. Abb. 6.1 stellt ein Beispiel für eine Einwilligungserklärung dar. Der Fettdruck verweist auf die essenziellen Zustimmungsinformationen.

6.3.2 Verständnis von informierter Zustimmung

Informierte Zustimmung bedeutet nicht nur, dass die Forschende dem potenziellen Teilnehmer Informationen über die Studie vermittelt, sie sollte auch sicherstellen, dass der potenzielle Teilnehmer diese Informationen verstanden hat. Die Forschende sollte genügend Zeit darauf verwenden, die Teilnehmer über die Studie zu unterrichten. Die Menge der Informationen, die vermittelt wird, hängt von den Forschungskenntnissen des Teilnehmers und vom jeweiligen Forschungsgegenstand ab. Der Nutzen und die Risiken der Studie sollten ausführlich diskutiert werden, unter Verwendung von Beispielen, die der potenzielle Teilnehmer verstehen kann. Vertreter der Patientenrechte in einem klinischen Setting sollten feststellen, ob Patienten, die an Forschungen beteiligt werden, den Zweck, die potenziellen Risiken und den Nutzen ihrer Teilnahme an einer Studie verstanden haben.

6.3.3 Zustimmungskompetenz

Autonome Individuen, die in der Lage sind, den Nutzen und die Risiken einer vorgeschlagenen Studie zu verstehen, sind fähig, die Einwilligung zu ihrer Teilnahme zu geben. Personen mit eingeschränkter Autonomie sind aufgrund von Geschäftsunfähigkeit oder geistiger Inkompetenz, einer unheilbaren Krankheit oder der örtlichen Beschränkung auf eine Institution normalerweise vor dem Gesetz nicht kompetent, ihre Einwilligung zur Teilnahme an Forschungen zu geben (☞ 6.2.1). In der Regel ist es die Forschende, die die *Zustimmungskompetenz* eines potenziellen Studienteilnehmers einschätzt (Douglas & Larson 1986). Im Forschungsbericht verweist die Forschende normalerweise auf die Kompetenz der Teilnehmer sowie auf das Verfahren, das verwendet wurde, um deren informierte Zustimmung zu erhalten.

6.3.4 Freiwillige Zustimmung

Freiwillige Zustimmung bedeutet, dass der zukünftige Teilnehmer aufgrund seines freien Willens und ohne Ausübung von Zwang oder irgendeiner ungebührlichen Beeinflussung entschieden hat, an einer Studie teilzunehmen (Douglas & Larson 1986). Die freiwillige Zustimmung erfolgt, nachdem der Teilnehmer über die Studie aufgeklärt worden ist und deutlich wird, dass er diese essenziellen Informationen verstanden hat.

Ein Forschungsbericht erörtert häufig den Zustimmungsprozess und nennt einige der wesentlichen Informationen, die den potenziellen Teilnehmern gegeben wurden. Alle Forschungsberichte sollten auf den Zustimmungsprozess im Vorfeld der Studie eingehen, wobei die Ausführlichkeit der Diskussion je nach Forschungszweck und Teilnehmertyp der Studie variiert. Wilson, Pittman und Wold (2000) führten eine qualitative Studie über schulpflichtige Kinder von Wanderarbeitern und deren individuelle Wahrnehmung ihrer Gesundheit durch. Die Autoren stellten den Zustimmungsprozess von Eltern und Kindern ausführlich im Verfahrensteil ihres Forschungsartikels dar.

Verfahrensweise

„Die Studie wurde erläutert, woraufhin die Schulbehörde die Erlaubnis erteilte, den Kontakt zu Eltern und Kindern aufzunehmen, die an einem Summer-School-Programm für Kinder von landwirtschaftlichen Wanderarbeitern im Süden von Georgia teilnahmen. Von den Eltern wurde eine schriftliche Einwilligungserklärung eingeholt, die Kinder, die an der Studie teilnahmen, erklärten sich mündlich einverstanden. Wir trafen die Lehrerinnen und Lehrer der Klassen drei bis acht und legten die Zeiten fest, die günstig waren, um mit den Schülern zu sprechen. Den Kindern wurde die Studie erklärt, und jene Kinder, die eine Erlaubnis ihrer Eltern hatten und sich einer Gruppe anschließen wollten, kamen mit uns in den vorgesehenen Raum. Bevor wir mit den Sitzungen der einzelnen Zielgruppen begannen, bauten wir ein Verhältnis zu den Kindern auf und ließen sie etwas auf Band sprechen. Als die Aufnahmen wiedergegeben wurden, schienen einige der Kinder erstaunt, ihre eigenen Stimmen zu hören. Einige lachten und andere waren fasziniert, die Stimmen ihrer Freunde zu hören. Jedes Kind wurde gefragt, ob es noch immer an der Studie teilnehmen wollte, und sein Ja, das auf Band aufgenommen wurde, galt als Einwilligungserklärung. Keiner der Namen der Kinder wurde auf Band aufgenommen, um Vertraulichkeit zuzusichern, und über alle Ergebnisse wurden in Form von Gruppendaten berichtet" (S. 140).

Wilson et al. (2000) gaben den Eltern und Kindern detaillierte Informationen über die Studie, um deren Verständnis bezüglich der Teilnahme zu fördern. Es wurde eine Beziehung zu den Kindern aufgebaut, und sie konnten mit dem Tonbandgerät spielen, um ihre Teilnahme an der Studie wie ein Spiel zu gestalten. Während der Datensammlung wurde den Kindern die Gelegenheit gegeben, aus der Studie auszusteigen, wenn sie wollten. Sowohl die Zustimmung der Eltern als auch die der Kinder wurde dokumentiert: eine unterschriebene Einwilligungserklärung der Eltern und die auf Band aufgezeichnete Zustimmung der Kinder. Die Zustimmung und Teilnahme von Eltern und Kindern schien freiwillig zu sein.

Die kritische Beurteilung eines Forschungsberichts erfordert die Untersuchung der ethischen Aspekte des Zustimmungsprozesses. Die folgenden Fragen dienen dazu, die kritische Beurteilung anzuleiten.
1. Wurden die Informationen, die für eine Einwilligung erforderlich sind, zur Verfügung gestellt?
2. Waren die Teilnehmer in der Lage, diese Informationen zu verstehen?
3. Stellte die Forschende sicher, dass die Teilnehmer die Zustimmungsinformationen verstanden hatten?
4. Waren die Teilnehmer kompetent genug, um ihre Zustimmung zu geben?
5. Falls die Teilnehmer nicht ausreichend kompetent waren, um ihre Zustimmung zu geben, wer fungierte als ihr gesetzlicher Stellvertreter?
6. War ersichtlich, dass die Probanden freiwillig an der Studie teilnahmen?

6.4 Institutionelle Überprüfung verstehen

Bei einer institutionellen Überprüfung untersucht eine Kommission von Fachleuten (*institutional review board*, IRB) Studien in Bezug auf ethische Bedenken. Sie könnten Teil eines solchen IRB sein, der in Ihrer Einrichtung Studien überprüft. Daher sollten Sie mit den Verfahrensweisen eines IRB vertraut sein und die Richtlinien kennen, die verwendet werden, um die ethische Akzeptabilität einer Studie zu bestimmen. Die Mitgliedschaft, Funktionen und Richtlinien für IRBs sind online erhältlich unter http://ohrp.osophs.dhhs.gov/humansubjects/guidance/45cfr46.htm.

Zu den Funktionen eines IRB gehört die Überprüfung von Forschungen, um festzustellen, ob 1. die Rechte und das Wohlergehen der Teilnehmer geschützt wurden, 2. die verwendeten Methoden angemessen waren, mittels derer die informierte Zustimmung der Teilnehmer erreicht wurde, und 3. der potenzielle Nutzen der Studie größer war als ihre potenziellen Risiken (Martin 1996). Die DHHS-Satzungen (1991) bestimmen drei Überprüfungsebenen: Überprüfungsbefreiung, Schnellprüfung und Gesamtgutachten. Die Vorsitzende des IRB, die Kommission, oder beide gemeinsam, entscheiden darüber, welche Überprüfungsebene bei welcher Studie erforderlich ist.

Studien erhalten in der Regel eine *Überprüfungsbefreiung*, wenn sie kein erkennbares Risiko für die Teilnehmer mit sich bringen. Forschungen, die gemäß den DHHS-Satzungen (1991 Absatz 46.101b) von der Überprüfung ausgenommen sind, werden in Tabelle 6.3 beschrieben. Pflegestudien, die kein vorhersehbares Risiko, sondern lediglich einen gewissen Zeitaufwand für die Teilnehmer mit sich bringen, werden vom Vorsitzenden des IRB in der Regel als überprüfungsbefreit eingestuft. Studien mit einem Risikopotenzial, das als minimal betrachtet wird, werden einer Schnellprüfung unterzogen. *Minimales Risiko* bedeutet, dass die voraussichtlichen Risiken bei dem vorgeschlagenen Forschungsprojekt hinsichtlich Wahrscheinlichkeit und Ausmaß nicht größer sind als die Risiken, denen der Teilnehmer im täglichen Leben oder bei routinemäßigen körperlichen oder psychologischen Untersuchungen ausgesetzt ist (DHHS 1991, Absatz 46.102i). Bei einer *Schnellprüfung* kann die Überprüfung sowohl durch den IRB-Vorsitzenden als auch durch ein oder mehrere erfahrene IRB-Mitglieder durchgeführt werden, die vom Vorsitzenden bestimmt werden. Tabelle 6.4 gibt einen Überblick über Forschungen, die für Schnellprüfungen qualifiziert sind.

Studien, deren Risikopotenzial größer als minimal ist, müssen sich einem umfassenden *Gesamtgutachten* durch ein IRB unterziehen. Um die Zulassung durch ein IRB zu erhalten, müssen Forschende folgende Punkte sicherstellen:

1. Die Risiken für die Teilnehmer müssen möglichst gering gehalten werden.
2. Die Risiken für die Teilnehmer müssen in einem vernünftigen Verhältnis zum voraussehbaren Nutzen stehen.
3. Die Auswahl der Studienteilnehmer muss fair sein.
4. Von jedem potenziellen Teilnehmer oder seinem gesetzlichen Stellvertreter muss eine informierte Zustimmung eingeholt werden.
5. Die informierte Zustimmung muss angemessen dokumentiert werden.

6. Der Forschungsplan muss adäquate Vorkehrungen für die Kontrolle der Datensammlung im Interesse der Teilnehmer erkennen lassen.

7. Es müssen adäquate Vorkehrungen getroffen werden, um die Privatsphäre der Teilnehmer zu schützen und die Vertraulichkeit der Daten sicherzustellen (DHHS 1991, Absatz 46.111a).

Im Forschungsbericht weist der Forschende in der Regel darauf hin, dass die Studie durch einen oder mehrere entsprechende IRBs zugelassen wurde. Brudenell (2000), die eine Studie über Frauen durchführte, die während ihres Drogen- bzw. Alkoholentzugs gleichzeitig für ihr Baby sorgten, wies ausdrücklich darauf hin, dass die Studie durch den IRB der Universität und die klinischen Einrichtungen zugelassen worden war, die als Setting für die Studie dienten:

„Die Studie wurde durch den IRB der *Oregon Health Sciences University* und von den beteiligten Einrichtungen zugelassen, die sich an jenem Ort befanden, an dem die Studie durchgeführt wurde, in einem städtischen Gebiet im Westen der USA" (S. 83).

---

1. Forschungen, die in etablierten und allgemein anerkannten Ausbildungseinrichtungen durchgeführt werden und normale Ausbildungsmethoden enthalten, zum Beispiel:

a. Forschungen über reguläre und besondere Ausbildungs- und Lehraktivitäten oder

b. Forschungen über die Effektivität oder den Vergleich von Lehrmethoden, Lehrplänen oder Methoden des Unterrichtsmanagements.

2. Forschungen, die die Verwendung von Ausbildungstests (kognitive, diagnostische, Begabungs- oder Leistungstests), Umfrage-, Interviewmethoden oder die Beobachtung öffentlichen Verhaltens beinhalten, außer:

a. die erhaltenen Informationen werden so aufgezeichnet, dass Studienteilnehmer direkt oder indirekt identifiziert werden können, und

b. eine Offenlegung der Antworten außerhalb des Forschungsrahmens könnte die Teilnehmer möglicherweise dem Risiko einer strafbaren oder legalen Verpflichtung aussetzen oder dem finanziellen Status, dem Anstellungsverhältnis oder der Reputation des Teilnehmers abträglich sein.

3. Forschungen, die die Verwendung von Ausbildungstests (kognitive, diagnostische, Begabungs- und Leistungstests), Umfrage-, Interviewmethoden oder die Beobachtung öffentlichen Verhaltens beinhalten, welche nicht in Paragraph 2b dieses Absatzes ausgenommen werden, wenn:

a. die Versuchspersonen von Beamten oder Beamtenanwärtern gewählt oder ernannt werden oder

b. staatliche Vorschriften es ausnahmslos erfordern, dass die Vertraulichkeit von individuell zuordenbarer Informationen den gesamten Forschungsprozess über sowie im Anschluss daran gewährleistet wird.   →

4. Forschungen, die die Sammlung oder Untersuchung von existenten Daten, Dokumenten, Aufzeichnungen, pathologischen Proben oder diagnostischen Proben, falls diese Quellen öffentlich zugänglich sind, beinhalten oder bei denen die Informationen durch die Forschende so dokumentiert werden, dass Teilnehmer weder direkt noch indirekt identifiziert werden können.

5. Forschungs- und Demonstrationsprojekte, die durch oder mit Zustimmung von Abteilungs- oder Einrichtungsleitern durchgeführt werden und die entwickelt wurden, um Folgendes zu untersuchen oder zu evaluieren:

a. öffentlichen Nutzen oder Dienstleistungsprogramme,

b. Verfahren, um mittels dieser Programme öffentlichen Nutzen oder Dienstleistungen zu erhalten,

c. mögliche Veränderungen von oder Alternativen zu diesen Programmen oder Verfahren oder

d. mögliche Veränderungen der Methoden oder der finanziellen Mittel für den Nutzen oder die Dienstleistungen im Rahmen dieser Programme.

6. Die Auswertung von Geschmacks- und Qualitätsstudien bei Nahrungsmitteln und von Verbraucherstudien:

a. Wenn gesunde Nahrungsmittel ohne Zusätze konsumiert werden oder

b. wenn ein Produkt konsumiert wird, das einen Nahrungsmittelbestandteil enthält, der bei oder unterhalb des Normwerts liegt und für sicher befunden wurde, oder landwirtschaftliche, chemische oder Umweltgiftstoffe enthält, die bei oder unter dem Normwert liegen und durch die *Food and Drug Administration* als sicher befunden wurden oder durch die *Environmental Protection Agency* oder den *Food Safety and Inspection Service* des US-Landwirtschaftsministeriums zugelassen wurden.

Tab. 6.3: Forschungen, die von der Überprüfung durch einen IRB ausgenommen sind. Soweit von Abteilungs- oder Einrichtungsleitern nicht anders gefordert, werden Forschungsvorhaben, bei denen Versuchspersonen lediglich in einer der folgenden Kategorien eingesetzt werden, von einem Überprüfungsverfahren ausgenommen. Auszug aus dem *Federal Register* vom 18. Juni 1991 (DHHS 1991, Absatz 46.101b).

Eine Schnellprüfung (durch die Vorsitzende der Kommission oder designierte Mitglieder) ist bei folgenden Forschungen, deren Risiko nicht höher als minimal ist, zulässig:

1. Die Sammlung von Haar- und Fingernagelproben auf nicht entstellende Weise, ausgefallene und feste Zähne, wenn die Patientenversorgung die Notwendigkeit einer Extraktion sieht.

2. Die Sammlung von Exkrementen und externen Sekretionen einschließlich Schweiß, nicht mittels einer Kanüle gewonnener Speichel, bei der Geburt entfernte Plazenta, Fruchtwasser, zum Zeitpunkt des Fruchtblasensprungs vor oder während der Wehentätigkeit. →

3. Die Aufzeichnung der Daten von Teilnehmern, die mindestens 18 Jahre alt sind, mittels nicht invasiver Verfahren, die in der klinischen Praxis routinemäßig verwendet werden. Dazu zählt die Verwendung von physikalischen Sensoren, die entweder auf der Oberfläche des Körpers oder aus einer bestimmten Distanz angewendet werden und die nicht mit einer Zufuhr von Substanzen oder signifikanten Mengen an Energie einhergehen oder eine Verletzung der Privatsphäre des Teilnehmers zur Folge haben. Eingeschlossen sind auch Verfahren wie Wiegen, Testen der sensorischen Sensibilität, Elektrokardiographie, Elektroenzephalographie, Thermographie, der Nachweis von natürlich auftretender Radioaktivität, diagnostische Echographie und Elektroretinographie. Ausgeschlossen ist die Aussetzung der Teilnehmer unter elektromagnetische Strahlung außerhalb eines bestimmten Rahmens (z.B. Röntgenstrahlen, Mikrowellen).

4. Die Sammlung von Blutproben mittels Venenpunktion, nicht mehr als 450 ml in einem Zeitraum von acht Wochen und nicht öfters als zweimal pro Woche und nur von Teilnehmern, die mindestens 18 Jahre alt, in gutem gesundheitlichen Zustand und nicht schwanger sind.

5. Die Sammlung von sowohl oberhalb als auch unter dem Zahnfleisch befindlicher Plaque und Zahnstein, vorausgesetzt, das Verfahren ist nicht in höherem Maße invasiv als ein routinemäßiges prophylaktisches Entfernen von Zahnstein und Zahnbelägen und die Behandlung erfolgt gemäß anerkannter prophylaktischer Methoden.

6. Die Sprachaufzeichnung für Forschungszwecke, zum Beispiel für die Untersuchung von Sprachfehlern.

7. Moderate sportliche Betätigung mit gesunden Freiwilligen.

8. Die Untersuchung von bereits vorhandenen Daten, Dokumenten, Aufzeichnungen, pathologischen Proben oder diagnostischen Proben.

9. Forschungen über individuelles Verhalten oder Gruppenverhalten oder über die Eigenschaften von Personen, zum Beispiel Studien über Empfindung und Wahrnehmung, Spieltheorie oder Testentwicklung, bei denen der Forschende das Verhalten der Teilnehmer nicht manipuliert und die Teilnehmer keiner übermäßigen Belastung ausgesetzt werden.

10. Forschungen über Medikamente oder Hilfsmittel, die weder eine Ausnahmeregelung für die Erforschung neuer Medikamente noch eine Ausnahmeregelung für die Erforschung neuer Hilfsmittel erfordern.

Tab. 6.4: Forschungen, die sich für eine IRB-Schnellprüfung eignen. Auszug aus dem Federal Register vom 18. Juni 1991 (DHHS 1991, Absatz 46.101). Zusätzliche Satzungen, welche für Forschungen gelten, die Föten, schwangere Frauen, In-vitro-Fertilisation und Gefangene betreffen, sind im *Federal Register* 1991, Teil 46 einsehbar.

6.5 Untersuchen des Nutzen-Risiko-Verhältnisses einer Studie

Pflegefachkräfte, die einem IRB ihrer Dienststelle angehören, fungieren als Fürsprecher für die Patienten. Wenn Forschungen in ihrer Dienststelle durchgeführt werden oder wenn sie gebeten werden, Daten für eine Studie zu sammeln, sollten Pflegefachkräfte das Verhältnis von Nutzen und Risiken in einer Studie untersuchen. Um dieses Gleichgewicht oder *Nutzen-Risiko-Verhältnis* zu bestimmen, müssen der Nutzen und die Risiken der Stichprobenmethode, des Zustimmungsprozesses, der Verfahrensweisen und der potenziellen Ergebnisse der Studie bewertet werden (☞ Abb. 6.2). Von den Teilnehmern sollte eine informierte Zustimmung eingeholt werden, und die Auswahl und Behandlung der Teilnehmer während der Studie muss fair sein. Ein wichtiges Ziel der Forschung ist die Gewinnung und die Verbesserung von Wissen. Es muss bestimmt werden, welche Art von Wissen aus der Studie gewonnen werden kann und wer von diesem Wissen profitieren wird.

Die Art des Forschungsprojekts (therapeutisch oder nicht therapeutisch), das durchgeführt wird, beeinflusst den potenziellen Nutzen für die Teilnehmer. In der therapeutischen Forschung könnten Teilnehmer von Studienverfahren in Bereichen wie Hautpflege, Bewegung, Berührung und anderer Pflegeinterventionen profitieren. Zu den Vorteilen einer Studienteilnahme könnte eine Verbesserung des physischen Zustands und somit emotionale oder auch soziale Vorteile gehören. Einige Forscherinnen stellten fest, dass eine Teilnahme an deskriptiven Forschungen die Probanden dazu ermutigte, Überlegungen, etwas in ihrem Leben zu verändern, anzustellen und zu äußern, und dass sich dieser Umstand positiv auf die Gesundheit und das Wohlbefinden der Teilnehmer auswirkte (Carpenter 1998). Nicht therapeutische Pflegeforschungen haben keinen direkten Nutzen für die Teilnehmer, sie sind aber dennoch wichtig, weil sie Pflegewissen für zukünftige Patienten, den Pflegeberuf und die Gesellschaft generieren und verbessern (King 2000). Alle Probanden profitieren von der Teilnahme an einer Studie, indem sie einen vertieften Einblick in den Forschungsprozess erhalten und die Resultate der Studie erfahren.

Wenn man das Nutzen-Risiko-Verhältnis untersucht, sollte man auch die Art, das Ausmaß und die Anzahl der Risiken beurteilen, denen ein Proband mit der Teilnahme an einer Studie möglicherweise ausgesetzt wird. Welche Risiken auftreten können, hängt von dem Zweck und von den Verfahrensweisen der Studie ab. Risiken können physischer, emotionaler, sozialer und ökonomischer Natur sein und sie können von bloßen Unannehmlichkeiten ohne vorhersehbares Risiko bis zu einem sicheren Risiko mit dauerhafter Schädigung reichen (☞ 6.2.5) (Levine 1986; Reynolds 1972). Wenn die Risiken den Nutzen überwiegen, ist die Studie aller Wahrscheinlichkeit nach unethisch und sollte nicht durchgeführt werden. Wenn der Nutzen die Risiken überwiegt, handelt es sich vermutlich um eine ethische Studie, die das Potenzial besitzt, einen wichtigen Beitrag zum Wissenskomplex der Pflege zu leisten (☞ Abb. 6.2).

Lassen Sie uns das Nutzen-Risiko-Verhältnis einer Studie näher betrachten, die die Wirkungen eines Sport- und Ernährungsprogramms auf die Serum-Lipidwerte und das kardiovaskuläre (*cardiovascular*, CV) Risikoniveau der Teil-

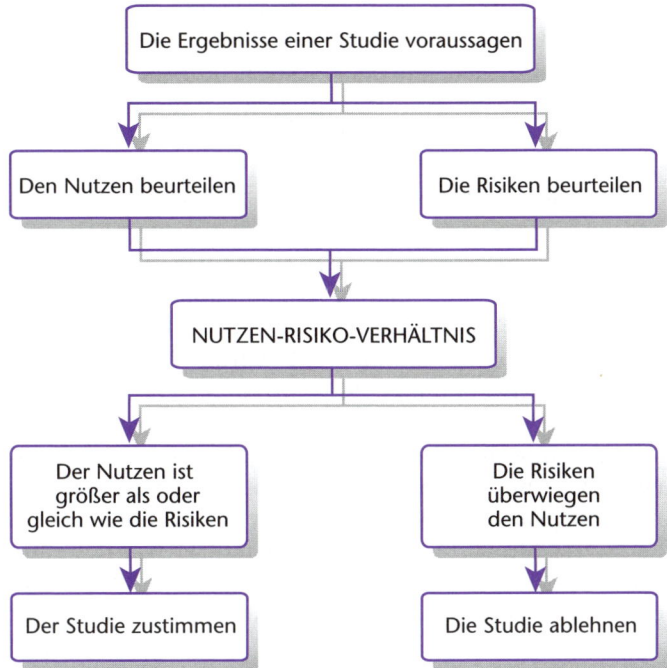

Abb. 6.2: Abwägen von Nutzen und Risiken einer Studie.

nehmer untersuchte. Die Serum-Lipidwerte, die untersucht wurden, waren Serum-Cholesterin, Low-density-Lipoprotein (LDL) und High-density-Lipoprotein (HDL). Die Probanden willigten freiwillig ein, an der Studie teilzunehmen, und unterzeichneten eine Einwilligungserklärung. Alle Teilnehmer wurden während des Auswahl- und Datensammlungsprozesses fair behandelt. Zum potenziellen Nutzen für die Teilnehmer zählten: 1. ein vertieftes Wissen über sportliche Betätigung und Ernährung, 2. ein vertieftes Wissen über Serum-Lipidwerte und CV-Risiken zu Beginn des Programms und ein Jahr danach, 3. ein verbesserter Serum-Lipidspiegel, 4. ein verringertes CV-Risikoniveau und 5. verbesserte Sport- und Ernährungsgewohnheiten. Zu den Risiken gehörte die Unannehmlichkeit einer zweimaligen Blutentnahme sowie der Zeitaufwand, der für die Teilnahme an der Studie aufgebracht werden musste (Bruce 1991, Bruce & Grove 1994). Diese Belastung war temporär und endete mit dem Abschluss der Studie. Darüber hinaus war sie nicht größer als die Belastung, der die Teilnehmer im täglichen Leben ausgesetzt gewesen wären. Die Zeit, die die Teilnehmer aufbringen mussten, wurde durch effiziente Organisation und die präzise Planung der Forschungsaktivitäten minimiert.

Bei der Beobachtung des Nutzen-Risiko-Verhältnisses dieser Studie, wird deutlich, dass der Nutzen die Risiken offenbar in Ausmaß und Signifikanz überwiegt. Die Risiken sind zeitlich begrenzt und können von der Forschenden minimiert werden. Die Forschende erhielt die Zulassung von den entsprechenden IRBs der Universität und der klinischen Einrichtung und holte von allen Teilnehmern eine informierte Zustimmung ein. Der Zustimmungsprozess umfasste folgende Punkte: 1. Jedem Teilnehmer wurden sowohl schriftlich als auch mündlich die wesentlichen Informationen über die Studie vermittelt. 2. Jeder Person wurde freigestellt, an der Studie teilzunehmen. 3. Jeder Teilnehmer wurde dazu veranlasst, eine Einwilligungserklärung zu lesen und zu unterschreiben. Die Studie war somit ethisch vertretbar und nutzte sowohl den Teilnehmern als auch ihren Familien. Darüber hinaus leistete sie einen Beitrag zur Entwicklung von Pflegewissen hinsichtlich der Wirkungen von sportlicher Betätigung und Ernährung auf Lipidspiegel und CV-Risikoniveau.

Wenn Sie Mitglied in einem IRB wären, der diese Studie untersuchen würde, würden Sie und die anderen Kommissionsmitglieder vermutlich für die Zulassung der Studie und ihre Ausführung in Ihrer Einrichtung stimmen. Da die Risiken der Studie minimal sind, würde wahrscheinlich eine Schnellprüfung ausreichen. Angenommen, Sie würden als Patientenanwalt fungieren, würden Sie den Nutzen und die Risiken der Studie abwägen, feststellen, ob die Studie die Zulassung durch einen IRB erhalten hat, und überprüfen, ob der informierte Zustimmungsprozess angemessen war. Da die Studie ethischen Richtlinien entspricht, würden Sie Patienten vermutlich dazu ermutigen, als Probanden an der Studie teilzunehmen, damit sie von den ausgewiesenen Vorteilen profitieren könnten. Sie wären wahrscheinlich auch dazu bereit, geeignete Teilnehmer zu nennen oder Daten für die Forschenden zu sammeln.

Die kritische Beurteilung einer Studie nach ethischen Gesichtspunkten
Die *ethischen Aspekte* einer Studie umfassen deren Zulassung durch einen Überprüfungsausschuss (zum Beispiel einer Ethikkommission) und die informierte Zustimmung ihrer Teilnehmer. Diese Informationen sollten in Forschungsberichten und veröffentlichten Studien enthalten sein. Die folgenden Fragen können für die kritische Beurteilung der ethischen Aspekte einer Studie herangezogen werden:
1. Wurde die Studie durch einen geeigneten IRB (*institutional review board*, zum Beispiel eine Ethikkommission) zugelassen?
2. Wurde von den Teilnehmern eine informierte Zustimmung eingeholt?
3. Falls die Teilnehmer nicht geschäftsfähig, geistig kompetent, unheilbar krank oder auf eine Institution beschränkt waren, wurden besondere Vorkehrungen getroffen, um ihre Zustimmung zu erhalten? Willigten die nicht kompetenten Probanden ein, an der Studie teilzunehmen? Erteilten ihre gesetzlichen Stellvertreter die Erlaubnis, dass sie an der Studie teilnehmen konnten?
4. Wurden die Rechte der Teilnehmer während dem Stichprobenauswahlverfahren, der Datensammlung und -analyse geschützt?
5. Wurde die Privatsphäre der Teilnehmer im Verlauf der Studie und im Forschungsbericht geschützt?
6. War das Nutzen-Risiko-Verhältnis der Studie annehmbar? Überwog der Nutzen die Risiken?

6.6 Wissenschaftliche Verfehlung verstehen

Ziel der Forschung ist es, fundierte wissenschaftliche Erkenntnisse zu gewinnen, was nur bei einer korrekten Durchführung, Berichterstattung und Veröffentlichung von qualitativ hochwertigen Forschungen möglich ist. Jedoch wurde in den vergangenen 20 Jahren eine zunehmende Zahl an betrügerischen Studien in angesehenen wissenschaftlichen Zeitschriften veröffentlicht. In den späten 1980er Jahren wurde wissenschaftliche Verfehlung als ein ernsthaftes Problem eingestuft, das durch den DHHS (1989) untersucht wurde. 1989 wurden zwei neue staatliche Stellen ins Leben gerufen, deren Aufgabe darin bestand, wissenschaftliche Verfehlung zu melden und zu untersuchen. Das *Office of Scientific Integrity Review* (OSIR, Behörde zur Überprüfung wissenschaftlicher Integrität) wurde gegründet, um wissenschaftliche Verfehlungen von Beziehern von Forschungsgeldern zu kontrollieren. Das *Office of Scientific Integrity* (OSI, Behörde für wissenschaftliche Integrität) beaufsichtigt die Implementierung der Regeln und Satzungen im Zusammenhang mit wissenschaftlichen Verfehlungen und organisiert die Überprüfungsverfahren (DHHS 1989, Hawley & Jeffers 1992). Die Untersuchungen des OSIR und des OSI deckten eine ganze Reihe von betrügerischen Handlungen auf. In einigen Fällen waren die vermeintlichen Studien niemals durchgeführt worden, und die Forschenden erfanden Daten und Ergebnisse. In anderen Fällen wurden die Studienergebnisse bewusst gefälscht. Einige der gängigen Arten von unaufrichtiger oder betrügerischer Forschung werden in Tabelle 6.5 beschrieben.

Ein Beispiel für wissenschaftliche Verfehlung waren die Veröffentlichungen von Dr. Robert Slutsky, einem Herzspezialisten an der medizinischen Fakultät der *University of California* in San Diego. Er schied 1986 aus dem Dienst aus, nachdem er mit Widersprüchlichkeiten in seinen Forschungspublikationen konfrontiert worden war. Seine Arbeiten enthielten „statistische Anomalien, die auf die Erfindung von Daten hindeuteten" (Friedman 1990, S. 1416). Innerhalb von sechs Jahren veröffentlichte Slutsky 161 Artikel und mitunter brachte er alle zehn Tage einen neuen Artikel heraus. Von den Artikeln wurden 18 als betrügerisch entlarvt und aus dem Verkehr gezogen, weitere 60 Artikel waren zumindest fragwürdig (Friedman 1990).

Dr. Stephen Breuning, ein Psychologe an der *University of Pittsburgh*, bediente sich bei der Berichterstattung über seine Forschungen über geistig retardierte Kinder täuschender und irreführender Methoden. Er benutzte seine betrügerischen Forschungen dazu, mehr als 300.000 $ staatlicher Fördermittel in Empfang zu nehmen. 1988 wurde er wegen Forschungsbetrug angeklagt. Er wurde für schuldig befunden, mit einem Bußgeld von 20.000 $ bestraft und musste mit bis zu zehn Jahren Gefängnis rechnen (Chop & Silva 1991).

1996 wurde eine Überprüfung und Revision der existierenden Praktiken im Umgang mit wissenschaftlicher Verfehlung eingeleitet, um 1. einheitliche Richtlinien im Umgang mit Forschungsverfehlungen zu entwickeln, die für alle staatlichen Einrichtungen gelten, 2. Richtlinien im Bezug auf Handlungen, die die Integrität der Forschung gefährden, zu etablieren und 3. Verfahrensweisen zu entwickeln, die die Vorgehensweise bei vermeintlicher Forschungsverfehlung festlegen. In diesen Richtlinien werden *Forschungsverfehlungen* als „Er-

Art	Beschreibung
Erfindung oder Fälschung	Mutwillige Erfindung nicht existenter Informationen
Manipulation des Designs oder der Methodik	Gezielte Planung des Studiendesigns und der Datensammlungsmethoden, damit die Resultate mit der Forschungshypothese übereinstimmen
Selektives Zurückhalten oder Manipulation von Daten	Es werden nur Daten berücksichtigt, die mit der Forschungshypothese übereinstimmen, die restlichen Daten werden bewusst zurückgehalten
Plagiarismus	Bewusste Darstellung der Arbeiten oder Ideen einer anderen Person als die eigenen oder das Umformulieren eigener Arbeiten, um einen neuen Beitrag über die gleichen Daten zu produzieren; Missbrauch vertraulich zu behandelnder Informationen anderer
Unverantwortliche Mitarbeit	Unfähigkeit, auf verantwortungsvolle Weise in einem Forschungsteam mitzuarbeiten oder der Verantwortung eines Co-Autors nachzukommen

Tab. 6.5: Unlauterkeit in der Forschung. Aus E. Larson (1989). *Maintaining Quality in Clinical Research and Evaluation: When Corrective Action Is Necessary*. Nachdruck in: *Journal of Nursing Quality Assurance*, 3, 30. Verwendung mit freundlicher Genehmigung von Aspen Publishers, Inc., Copyright 1989.

findung und Fälschung oder Plagiarismus beim Vorschlagen, Durchführen oder Überprüfen von Forschungen oder bei der Präsentation von Forschungsergebnissen definiert. *Erfindung* bedeutet, sich Forschungsresultate auszudenken, diese aufzuzeichnen und über sie zu berichten. Von *Fälschung* spricht man, wenn Forschungsmaterial, -ausstattung oder -prozesse manipuliert oder Daten bzw. Ergebnisse verändert oder zurückgehalten werden, so dass die Forschungen im Forschungsbericht nicht korrekt dargestellt werden. *Plagiarismus* bezeichnet die Aneignung von Ideen, Prozessen, Resultaten oder Aussagen einer anderen Person, ohne darauf in angemessener Weise (zum Beispiel durch die Verwendung von Zitaten) hinzuweisen; dies gilt auch für Informationen, die durch die heimliche Einsicht in die Forschungsmaterialien, -entwürfe oder -manuskripte anderer Personen gewonnen wurden. Aufrichtige Fehler oder die Wahl abweichender Verfahrensweisen werden nicht als Forschungsverfehlungen betrachtet" (DHHS ORI 2001, online unter http://ori.dhhs.gov/).

Forschungsverfehlungen sind eine deutliche Abkehr von der anerkannten Praxis der wissenschaftlichen Gemeinschaft zur Aufrechterhaltung der Forschungsintegrität. Die betrügerische Handlung muss, um als solche zu gelten, bewusst durchgeführt werden, und die Beschuldigung muss mittels umfassender Beweise nachgewiesen werden. Die DHHS-Grundsätze (1991) sprechen auch die Verantwortung an, die die staatlichen Forschungsinstitutionen beim Erhalt von Integrität im Forschungsprozess tragen. Es werden Richtlinien zur Verfügung gestellt, die Einrichtungen dabei helfen sollen, zeitgerechte und zugleich faire Verfahrensweisen bei Verdacht auf Forschungsverfehlung zu entwickeln. Die administrativen Maßnahmen, die in einem solchen Fall ergriffen werden, hängen von der Schwere der Verfehlung ab. Zu diesen Maßnahmen gehören zum Beispiel „Verweise; die Aufforderung, bestimmte Nachweise zu erbringen, um sicherzustellen, dass die geltenden Regelungen oder die Voraussetzungen für Forschungsgelder eingehalten wurden, die Aussetzung oder Einstellung laufender Forschungsgelder oder Suspendierung und Ausschluss aus der wissenschaftlichen Gemeinschaft" (DHHS 2001).

Die Veröffentlichung von betrügerischen Forschungen stellt ein ernsthaftes Problem in der Medizin und zunehmend auch im Pflegebereich dar. Die Einschnitte bei den verfügbaren finanziellen Mitteln und die steigende Bedeutung, die Forschungspublikationen gerade auch im Hinblick auf die Karriere spielen, tragen möglicherweise zu dieser Zunahme von betrügerischen Publikationen bei (Njie & Thomas 2001). Rankin und Esteves (1997) machten eine Umfrage, bei der herauskam, dass die folgenden Tatbestände wissenschaftlicher Verfehlung in vielen Institutionen auftraten: Plagiarismus, Täuschung bei der Datensammlung, falsche Darstellung der Ergebnisse, Verletzungen des Forschungsprotokolls, Unterschlagung fehlender Daten, Fälschung von Bibliografien und unlautere Darstellung der Autorenschaft. Alle Beschäftigten im Pflegebereich sollten klar zwischen ethischer und unethischer Forschungspraxis unterscheiden können und ethische Verhaltensweisen in der Forschung unterstützen. Wissenschaftliche Verfehlungen müssen aufgedeckt und angezeigt werden, um die Qualität der Pflegeforschung zu sichern (Burns & Grove 2001).

6.7 Die Rolle von Tieren in der Forschung

Der Einsatz von Tieren als Forschungssubjekte ist ein umstrittenes Thema, das auch Pflegeforscher in zunehmendem Maße betrifft (Burns & Grove 2001). Eine kleine, aber steigende Zahl von Pflegewissenschaftlerinnen führen physiologische Studien durch, die den Einsatz von Tieren erfordern. Viele Wissenschaftler, insbesondere Ärzte, glauben, dass die aktuelle Tierschutzbewegung die Zukunft der Gesundheitsforschung gefährden könnte. Diese Tierschutzgruppen sind in Antiforschungskampagnen aktiv und stützen sich auf enorme finanzielle Ressourcen, die 1988 auf 50 Millionen Dollar geschätzt wurden (Pardes, West & Pincus 1991). Einige versuchen, an das Gewissen der Forschenden und der Gesellschaft zu appellieren, um sicherzustellen, dass Tiere wohlüberlegt in der Forschung eingesetzt werden und human behandelt werden.

Zwei wichtige Fragen sollten gestellt werden: 1. Sollen Tiere als Subjekte in der Forschung eingesetzt werden? 2. Wenn Tiere in der Forschung eingesetzt werden, welche Maßnahmen können sicherstellen, dass sie human behandelt werden? Die Art des Forschungsprojekts beeinflusst die Auswahl der Subjekte. Tiere stellen lediglich eine von vielen unterschiedlichen Subjekten dar, die in der Forschung eingesetzt werden. Ansonsten werden Forschungen an Menschen, an Pflanzen oder anhand von digitalisierten Datensammlungen durchgeführt. Wenn möglich, versuchen die meisten Forschenden schon allein aus

Kostengründen auf den Einsatz von Versuchstieren zu verzichten. Wenn es sich um Studien mit einem geringen Risikopotenzial handelt, was bei den meisten Pflegestudien der Fall ist, werden in der Regel menschliche Probanden eingesetzt. Manche Studien erfordern jedoch den Einsatz von Versuchstieren, um die Forschungsfrage beantworten zu können. Jedes Jahr werden ungefähr 17 bis 22 Millionen Tiere in der Forschung eingesetzt, wobei 90 Prozent davon Nagetiere sind. Der Anteil an Hunden und Katzen in der Forschung beträgt lediglich ein bis zwei Prozent (Goodwin & Morrison 2000).

Da Tiere als wertvolle Subjekte für bestimmte Forschungsprojekte gelten, muss die Frage gestellt werden, welche Maßnahmen ihre humane Behandlung garantieren können. Es gibt mindestens fünf unabhängige Satzungen, die Versuchstiere vor Misshandlung schützen. Die Regierung, die einzelnen Bundesstaaten, unabhängige Organisationen, Berufsverbände sowie individuelle Institutionen arbeiten Maßnahmen aus, die sicherstellen, dass Versuchstiere nur wenn unbedingt notwendig und stets unter humanen Bedingungen herangezogen werden. Auf staatlicher Ebene werden Tierversuche in Übereinstimmung mit den Richtlinien für die humane Behandlung und Verwendung von Labortieren des *Public Health Service* (PHS, öffentlicher Gesundheitsdienst) durchgeführt, die 1986 übernommen und 1996 praktisch unverändert wieder aufgelegt wurden (National Institutes of Health, Office for the Protection from Research Risks, [NIH OPRR] 1996). Die PHS-Bestimmungen für die humane Behandlung und Verwendung von Labortieren definieren *Tiere* dabei als alle lebenden Wirbeltiere, die in der Forschung, im Forschungstraining, bei Experimenten oder biologischen Tests oder für einen ähnlichen Zweck eingesetzt werden sollen. Jede Institution, die Forschungen mit Tieren vorschlägt, muss eine schriftliche Zusicherung des humanen Umgangs mit Tieren *(Animal Welfare Assurance)* vorlegen, die mit den Bestimmungen des PHS und seinen Grundsätzen übereinstimmt. Alle schriftlichen Zusicherungen werden durch das OPRR der nationalen Gesundheitsinstitute evaluiert, um zu bestimmen, ob die beabsichtigte Behandlung und Verwendung von Versuchstieren in Forschungen, die vom PHS durchgeführt oder unterstützt werden, angemessen ist (NIH OPRR, 1996).

Die Einhaltung der PHS-Bestimmungen förderte die humane Behandlung und Verwendung von Versuchstieren in der Forschung. Darüber hinaus haben mehr als 700 Institutionen, die Forschungen im Gesundheitsbereich durchführen, die Zulassung durch die *American Association for Accreditation of Laboratory Animal Care* (AAALAC, Amerikanischer Verband für die Überwachung der Behandlung von Labortieren) beantragt, die eigens gegründet wurde, um die humane Behandlung von Tieren in der Forschung zu gewährleisten (Goodwin & Morrison 2000). Grundsätzlich sollten bei der Durchführung von Forschungen die Probanden wohl überlegt ausgewählt werden; wenn Tiere eingesetzt werden, sollten sie human behandelt werden.

ZUSAMMENFASSUNG

Wir würden gern davon ausgehen, dass unethische Forschungen wie die medizinischen Experimente unter der Naziherrschaft im Zweiten Weltkrieg der Vergangenheit angehören. Dies ist jedoch nicht der Fall. Vielmehr beweisen jüngst veröffentlichte Studien, dass die Rechte von Forschungsteilnehmern auch heute noch verletzt werden. Deshalb müssen die ethischen Aspekte in veröffentlichten Studien und in Forschungen, die in Einrichtungen durchgeführt werden, kritisch beurteilt werden. In diesem Kapitel wurden historische Ereignisse, ethische Kodexe und Satzungen als Richtlinien vorgestellt, die Ihnen dabei helfen können, zu beurteilen, ob eine Studie auf ethische Weise durchgeführt wurde.

Seit den 1940er Jahren haben vier experimentelle Projekte aufgrund ihrer unethischen Behandlung der menschlichen Teilnehmer besonders die öffentliche Aufmerksamkeit erregt: 1. die medizinischen Experimente im Nationalsozialismus, 2. die Tuskegee-Syphilis-Studie, 3. die Willowbrook-Studie und 4. die Jewish-Chronic-Disease-Hospital-Studie. Die unethischen Aspekte jeder dieser Studien wurden diskutiert. In Reaktion auf diese Studien wurde eine Reihe von Kodexen und Satzungen implementiert. Zwei historische Dokumente (der Nürnberger Kodex und die Deklaration von Helsinki) hatten einen starken Einfluss auf die Durchführung von Forschungen. In jüngerer Zeit verabschiedete das DHHS (1981, 1983, 1991) Satzungen, um eine ethische Haltung in der Forschung zu fördern, darunter: 1. allgemeine Anforderungen für informierte Zustimmung und 2. Richtlinien für die institutionelle Überprüfung von Forschung.

Um eine ethisch vertretbare Durchführung von Forschungen sicherzustellen, müssen die Menschenrechte der Teilnehmer gewahrt werden. Zu den Rechten, die in der Forschung geschützt werden müssen, gehören: 1. Selbstbestimmung, 2. Privatsphäre, 3. Anonymität und Vertraulichkeit, 4. faire Behandlung und 5. Schutz vor Belastung und Schaden. Pflegende können dazu beitragen, die Rechte von Forschungsteilnehmern zu wahren, indem sie: 1. den Prozess der informierten Zustimmung verstehen, 2. an der institutionellen Überprüfung von Forschungen in ihrer Einrichtung teilnehmen und 3. Nutzen und Risiken von Studien, die in ihrer Einrichtung durchgeführt werden, überprüfen.

Die informierte Zustimmung umfasst folgende Aspekte: 1. dem potenziellen Teilnehmer essenzielle Informationen über die Studie vermitteln, 2. sicherstellen, dass der potenzielle Teilnehmer die Informationen verstanden hat, 3. die Kompetenz des potenziellen Teilnehmers, einzuwilligen und 4. die freiwillige Zustimmung des Individuums, an der Studie teilzunehmen. Bei einer institutionellen Überprüfung untersucht eine Kommission von Fachleuten (zum Beispiel eine Ethikkommission) eine Studie im Hinblick auf ethische Aspekte. Der Überprüfungsprozess unterscheidet drei Ebenen: Studien, die von der Überprüfung ausgenommen sind, Schnellprüfungen und Gesamtgutachten. Das Kapitel stellte Richtlinien für das Einholen von informierter Zustimmung und die institutionelle Überprüfung von Studien zur Verfügung.

Um das Verhältnis von Nutzen und Risiken einer Studie abzuwägen, werden die Art, das Ausmaß und die Anzahl an Risiken einer Studie untersucht und der potenzielle Nutzen bestimmt. Wenn möglich, sollten die Risiken minimiert und der Nutzen maximiert werden, um das bestmögliche Nutzen-Risiko-Verhältnis zu erzielen. Patientenanwälte sollten bestimmen, ob die Forschungen, die an →

„ihren" Patienten durchgeführt werden, ethisch vertretbar sind. Das Kapitel stellte Fragen zur Verfügung, die bei der kritischen Beurteilung der ethischen Aspekte eines Forschungsberichts hilfreich sein können.

Das Kapitel schließt mit zwei aktuellen ethischen Gesichtspunkten: wissenschaftliche Verfehlung in der Forschung und der Einsatz von Versuchstieren. Die Durchführung, Berichterstattung und Veröffentlichung von betrügerischen Forschungen stellte in den vergangenen zwei Jahrzehnten ein ernsthaftes Problem dar. Forscher erfanden oder verfälschten Daten und Studienergebnisse, stellten sie in ihren Veröffentlichungen auf unlautere Weise dar oder missachteten die Umsetzung des Forschungsprotokolls. Forschende in allen Disziplinen sollten sich über das Potenzial von wissenschaftlicher Verfehlung im Klaren sein und verantwortungsvoll handeln, um die Integrität von wissenschaftlichem Wissen zu schützen. Ein weiterer ethischer Gesichtspunkt in der Forschung ist der Einsatz von Tieren. Einige der Tierschutzgruppen gefährden mit ihren Antiforschungskampagnen die Zukunft der Gesundheitsforschung. Im Lauf der Jahre brachten Forschungen mit Versuchstieren Wissen hervor, das essenziell für die Forschung am Menschen ist. Gegenwärtig wird der Einsatz von Tieren, wenn möglich, eher vermieden; wenn eine Studie jedoch den Einsatz von Tieren erfordert, sollten diese human behandelt werden.

LITERATURVERZEICHNIS

American Nurses Association. (2001). Code of ethics for nurses with interpretive statements. Washington, DC: American Nurses Association. Draft on-line http://ana.org/ethics/code9.htm.

American Psychological Association. (1982). Ethical principles in the conduct of research with human participants. Washington, DC: American Psychological Association.

Beecher, H. K. (1966). Ethics and clinical research. New England Journal of Medicine, 274(24), 1354–1360.

Berger, R. L. (1990). Nazi science: The Dachau hypothermia experiments. New England Journal of Medicine, 322(20), 1435–1440.

Brandt, A. M. (1978). Racism and research: The case of the Tuskegee syphilis study. Hastings Center Report, 8(6), 21–29.

Brent, N. J. (1990). Legal issues in research: Informed consent. Journal of Neuroscience Nursing, 22(3), 189–191.

Broome, M. E. & Stieglitz, K. A. (1992). The consent process and children. Research in Nursing & Health, 15(2), 147–152.

Bruce, S. L. (1991). The effect of a coronary artery risk evaluation program on the serum lipid values of a selected military population. Unpublished master's thesis, University of Texas at Arlington.

Bruce, S. L. & Grove, S. K. (1994). The effect of a coronary artery risk evaluation program on serum lipid values and cardiovascular risk levels. Applied Nursing Research, 7(2), 67–74.

Brudenell, I. (2000). Parenting an infant during alcohol recovery. Journal of Pediatric Nursing, 15(2), 82–88.

Burns, N. & Grove, S. K. (2001). The practice of nursing research: Conduct, critique, and utilization (4th ed.). Philadelphia: Saunders.

Carico, J. M. & Harrison, E. R. (1990). Ethical considerations for nurses in biomedical research. Journal of Neuroscience Nursing, 22(3), 160–163.

Carpenter, J. S. (1998). Methodology corner: Informing participants about the benefits of descriptive research. Nursing Research, 47(1), 63–64.

Cassidy, V. R. & Odd, L. F. (1986). Legal and ethical aspects of informed consent: A nursing research perspective. Journal of Professional Nursing, 2(6), 343–349.

Chop, R. M. & Silva, M. C. (1991). Scientific fraud: Definitions, policies, and implications for nursing research. Journal of Professional Nursing, 7(3), 166–171.

Davis, A. J. (1989). Informed consent process in research protocols: Dilemmas for clinical nurses. Western Journal of Nursing Research, 11(4), 448–457.

Department of Health and Human Services (DHHS) (January 26, 1981). Final regulations amending basic HHS policy for the protection of human research subjects. Code of Federal Regulations, Title 45 Public Welfare, Part 46.

Department of Health and Human Services (DHHS) (March 8, 1983). Protection of human subjects. Code of Federal Regulations, Title 45 Public Welfare, Part 46.

Department of Health and Human Services (DHHS) (1989). Final rule: Responsibilities of awardee and applicant institutions for dealing with and reporting possible misconduct in science. Federal Register, 54, 32446–32451.

Department of Health and Human Services (DHHS) (June 18, 1991). Protection of human subjects. Code of Federal Regulations, Title 45 Public Welfare, Part 46.

Department of Health and Human Services (DHHS), Office of Research Integrity (ORI) (2001). Introduction to the ORI [On-line]. Available at: http://ori.dhhs.gov/. Accessed 2001.

Douglas, S. & Larson, E. (1986). There's more to informed consent than information. Focus on Critical Care, 13(2), 43–47.

Flynn, L. (1997). The health practices of homeless women: A causal model. Nursing Research, 46(2), 72–77.

Ford, J. S. & Reuter, L. I. (1990). Ethical dilemmas associated with small samples. Journal of Advanced Nursing, 15(2), 187–191.

Friedman, P. J. (1990). Correcting the literature following fraudulent publication. Journal of the American Medical Association, 263(10), 1416–1419.

Goodwin, F. K. & Morrison, A. R. (2000). Science and self-doubt. Reason, 32(5), 22–28.

Hawley, D. J. & Jeffers, J. M. (1992). Scientific misconduct as a dilemma for nursing. Image: Journal of Nursing Scholarship, 24(1), 51–55.

Hershey, N. & Miller, R. D. (1976). Human experimentation and the law. Germantown, MD: Aspen.

Kelman, H. C. (1967). Human use of human subjects: The problem of deception in social psychological experiments. Psychological Bulletin, 67(1), 1–11.

King, N. M. (2000). Defining and describing benefit appropriately in clinical trials. Journal of Law, Medicine & Ethics, 28(2000), 332–343.

Larson, E. (1989). Maintaining quality in clinical research and evaluation: When corrective action is necessary. Journal of Nursing Quality Assurance, 3(4), 30.

Levine, R. J. (1986). Ethics and regulation of clinical research (2nd ed.). Baltimore and Munich: Urban & Schwarzenberg.

Martin, P. A. (1996). Member responsibilities on a nursing research committee. Applied Nursing Research, 9(3), 154–157.

McCorkle, R., Robinson, L., Nuamah, I., Lev, E. & Benoliel, J. Q. (1998). The effects of home nursing care for patients during terminal illness on the bereaved's psychological distress. Nursing Research, 47(1), 2–10.

Milgram, S. (1963). Behavioral study of obedience. Journal of Abnormal and Social Psychology, 67(4), 371–378.

Mullins, I. L. (1996). Nurse caring behaviors for persons with acquired immunodeficiency syndrome/human immunodeficiency virus. Applied Nursing Research, 9(1), 18–23.

National Commission for the Protection of Human Subjects of Biomedical and Behavioral Research (1978). Belmont report: Ethical principles and guidelines for research involving human subjects. DHEW Publication No. (05) 78-0012. Washington, DC: U.S. Government Printing Office.

National Institutes of Health, Office for Protection from Research Risks (NIH OPRR) (1996). Public health service policy on humane care and use of laboratory animals [On-line]. Available: http://grants1.nih.gov/grants/olaw/ references/phspol.htm (3/5/2002).

Njie, V. P. S. & Thomas, A. C. (2001). Quality issues in clinical research and the implications on health policy (QICRHP). Journal of Professional Nursing, 17(5), 233–242.

Nuremberg Code (1986). In R. J. Levine (Ed.), Ethics and regulation of clinical research (2nd ed., pp. 425–426). Baltimore and Munich: Urban & Schwarzenberg.

Pardes, H., West, A. & Pincus, H. A. (1991). Physicians and the animal-rights movement. New England Journal of Medicine, 324(23), 1640–1643.

Ramos, M. C. (1989). Some ethical implications of qualitative research. Research in Nursing & Health, 12(1), 57–63.

Rankin, M. & Esteves, M. D. (1997). Perceptions of scientific misconduct in nursing. Nursing Research, 46(5), 270–275.

Reynolds, P. D. (1972). On the protection of human subjects and social science. International Social Science Journal, 24(4), 693–719.

Reynolds, P. D. (1979). Ethical dilemmas and social science research. San Francisco: Jossey-Bass.

Rosato, J. (2000). The ethics of clinical trials: A child's view. Journal of Law, Medicine & Ethics, 28(2000), 362–378.

Rothman, D. J. (1982). Were Tuskegee and Willowbrook studies in nature? Hastings Center Report, 12(2), 5–7.

Rudy, E. B., Estok, P. J. Kerr, M. E. & Menzel, L. (1994). Research incentives: Money versus gifts. Nursing Research, 43(4), 253–255.

Sandelowski, M. (1994). Focus on qualitative methods: The use of quotes in qualitative research. Research in Nursing & Health, 17(6), 479–482.

Silva, M. (1995). Ethical guidelines in the conduct, dissemination, & implementation of nursing research. Washington, DC: American Nurses Association.

Steinfels, P. & Levine, C. (1976). Biomedical ethics and the shadow of Nazism. Hastings Center Report, 6(4), 1–20.

Strauman, J. J. & Cotanch, P. H. (1988). Oncology nurse research issues: Over studied populations. Oncology Nursing Forum, 15(5), 665–667.

Thompson, P. J. (1987). Protection of the rights of children as subjects for research. Journal of Pediatric Nursing, 2(6), 392–399.

Tigges, B. B. (2001). Affiliative preferences, self-change, and adolescent condom use. Journal of Nursing Scholarship, 33(3), 231–237.

To, M. Y. F. & Chan, S. (2000). Evaluating the effectiveness of progressive muscle relaxation in reducing the aggressive behaviors of mentally handicapped patients. Archives of Psychiatric Nursing, 14(1), 39–46.

Watson, A. B. (1982). Informed consent of special subjects. Nursing Research, 31(1), 43–47.

Weider, C. (2000). The ethical analysis of risk. Journal of Law, Medicine & Ethics, 28(2000), 344–361.

Wilson, A. H., Pittman, K. & Wold, J. L. (2000). Listening to the quiet voices of Hispanic migrant children about health. Journal of Pediatric Nursing, 15(3), 137–147.

7 Forschungsdesigns verdeutlichen

ZIELE

Die vollständige Lektüre dieses Kapitels sollte Ihnen ermöglichen:

1. den Zweck eines Forschungsdesigns zu identifizieren,
2. die Beziehungen zwischen dem theoretischen Bezugsrahmen, den Forschungszielsetzungen, -fragen oder -hypothesen und dem Studiendesign zu erklären,
3. die folgenden Konzepte zu diskutieren, die für ein Design wichtig sind: Kausalität, Multikausalität, Wahrscheinlichkeit, Verzerrung, Kontrolle, Manipulation und Validität,
4. die Rolle der Validität bei der Durchführung einer Forschung zu beschreiben,
5. die vier Arten von Validität zu unterscheiden und zu vergleichen: Validität von Schlussfolgerungen basierend auf statistischen Analysen, interne Validität, Konstruktvalidität und externe Validität,
6. die möglichen Gefahren für die vier Arten der Design-Validität zu beschreiben,
7. die Elemente eines guten Designs zu beschreiben: Kontrolle des Umfelds, Kontrolle der Äquivalenz von Teilnehmern und Gruppen, Kontrolle der Behandlung, Kontrolle der Messungen sowie Kontrolle von Störvariablen,
8. das Design von veröffentlichten Studien zu identifizieren,
9. die Qualität des Designs bei quantitativen Pflegestudien kritisch zu beurteilen,
10. Studien auszuwählen, deren Design gut genug ist, um wissenschaftliche Beweise zur Verfügung zu stellen, auf die sich die Praxis stützen kann,
11. die verschiedenen Arten von Designs zu unterscheiden, die in der Pflegeforschung verwendet werden: deskriptive, korrelationale, quasi-experimentelle und experimentelle Designs,
12. Designs von veröffentlichten Studien nachzuvollziehen.

RELEVANTE BEGRIFFE

Design-Validität	Homogen
Deskriptives Design	Interne Validität
Deskriptives korrelationales Design	Intervention
Ergebnisforschung	Kausalität
Exakte Replikation	Komparatives deskriptives Design
Experimentelles Design	Konstruktvalidität
Externe Validität	Kontrolle
Fallstudiendesign	Korrelationales Design
Forschungsdesign	Manipulation
Gleichzeitige Replikation	Multikausalität
Heterogen	Annähernde Replikation →

RELEVANTE BEGRIFFE

Quasi-experimentelles Design	Verzerrung
Replikationsstudien	Voraussagendes korrelationales Design
Validität von Schlussfolgerungen	Wahrscheinlichkeit
Systematische Erweiterungsreplikation	

Ein *Forschungsdesign* ist ein Plan für die Durchführung einer Studie, der die Kontrolle über die Faktoren maximiert, die die Validität der Ergebnisse beeinträchtigen könnten. Ebenso wie der architektonische Plan für einen Hausbau gemäß den spezifischen Anforderungen des Hauses, das gebaut werden soll, individuell erstellt wird, muss das Design speziell für eine bestimmte Studie entworfen werden. Je höher die Kontrolle, die dieses Design bietet, desto höher die Wahrscheinlichkeit, dass die Studienergebnisse die Realität akkurat widerspiegeln werden. Die Fähigkeit, das Studiendesign zu identifizieren und mögliche Gefährdungen der Validität zu erkennen, die aus Schwächen des Designs resultieren könnten, ist für die Rezension von Studien äußerst wichtig. Der Validität kommt in der Pflegeforschung eine zunehmende Bedeutung zu, da Studien gut entworfen sein müssen, um zu einer Evidence-based Practice beitragen zu können. Der Anteil an Pflegestudien, die mit dem Ziel entworfen werden, aussagekräftige Fakten über die Wirksamkeit von Pflegeinterventionen zu liefern, muss noch deutlich zunehmen.

Viele veröffentlichte Studien erläutern das verwendete Design nicht. Um dieses Design bestimmen zu können, müssen eventuell Informationen aus verschiedenen Abschnitten des Forschungsberichts zusammengetragen werden. Hinweise auf das Design können im Forschungszweck, im theoretischen Bezugsrahmen, in den Forschungszielsetzungen, -fragen und -hypothesen sowie in den Variablen gefunden werden. Zu den Elementen, die identifiziert werden müssen, um das Studiendesign zu bestimmen, gehören die Behandlung (falls vorhanden), die Anzahl der Gruppen in der Stichprobe, die Anzahl und der Zeitpunkt der geplanten Messungen, die Stichprobentechnik, der Zeitrahmen für die Datensammlung, die geplanten Vergleichstechniken zwischen Variablen oder Gruppen sowie die Strategien zur Kontrolle von Störvariablen.

Nachdem das Design identifiziert worden ist, sollte beurteilt werden, ob es für die Umsetzung des Forschungszwecks angemessen ist. Abgesehen davon, dass die Fähigkeit, Studien kritisch zu beurteilen, ein wichtiger Bestandteil der akademischen Lehre ist, stellt sie auch zunehmend einen essenziellen Bestandteil der Pflegepraxis dar. Zu den Anforderungen einer Evidence-based Practice gehört auch, dass praktizierende Pflegefachkräfte mit den aktuellen für ihre Praxis relevanten Forschungen vertraut sind. Jedoch sollten nur Studien ausgewählt werden, deren Design gut genug ist, um die Praxis anzuleiten. Dieses Kapitel stellt Informationen zur Verfügung, die notwendig sind, um das Design von veröffentlichten Studien zu identifizieren und kritisch zu beurteilen. Es enthält die Konzepte, die für ein Design wichtig sind, nennt einige Designs, die für gewöhnlich in Pflegestudien verwendet werden und beschreibt die Elemente eines guten Designs. Das Kapitel gibt außerdem Aufschluss darüber, wie experimentelle Interventionen definiert, Designs grafisch dargestellt und Ergebnisstudien und Replikationsstudien identifiziert werden.

7.1 Wichtige Konzepte für das Design

Viele Begriffe, die bei der Diskussion von Forschungsdesigns verwendet werden, haben in diesem spezifischen Kontext besondere Bedeutungen. Um den Zweck eines bestimmten Designs zu verstehen, ist es entscheidend, diese Bedeutungen zu verstehen. Einige der wesentlichen Konzepte, die in Forschungsdesigns verwendet werden, sind Kausalität, Multikausalität, Wahrscheinlichkeit, Verzerrung, Kontrolle, Manipulation und Validität.

7.1.1 Kausalität

Die Theorie der *Kausalität* besagt, dass Dinge Ursachen haben, und Ursachen zu Wirkungen führen. Das ursprüngliche Kriterium für Kausalität bestand darin, dass eine Variable jedes Mal eine bestimmte Wirkung hervorrief, wenn die Ursache für diese Wirkung auftrat. Es wurde ferner davon ausgegangen, dass jede Wirkung nur eine Ursache hat. Obgleich diese Annahmen für die Grundwissenschaften, wie Chemie oder Physik, durchaus zutreffen können, ist es eher unwahrscheinlich, dass sie sich für die Gesundheits- oder Sozialwissenschaften bewahrheiten. Der Begriff „Kausalität" wird daher gegenwärtig mit größerer Flexibilität definiert.

Ob es der Zweck einer Studie ist, Kausalität zu untersuchen, können Sie herausfinden, indem Sie die Zweckaussagen und die theoretischen Behauptungen im Bezugsrahmen der Studie prüfen. So könnte beispielsweise der Zweck einer kausalen Studie darin bestehen, die Wirkung eines bestimmten präoperativen Aufklärungsprogramm auf die Dauer des Krankenhausaufenthaltes zu untersuchen. Die theoretische Behauptung könnte lauten, dass präoperative Aufklärung zu einem kürzeren Krankenhausaufenthalt führt. Präoperative Aufklärung ist nicht der einzige Faktor, der die Dauer eines Krankenhausaufenthaltes beeinflusst. Zu den anderen wichtigen Faktoren gehören die Diagnose, die Art des operativen Eingriffs, das Alter und der physische Zustand des Patienten sowie postoperative Komplikationen. Aus einer kausalen Sichtweise heraus ist es jedoch wichtig, die Studie so zu entwerfen, dass die Wirkung einer einzelnen Ursache (präoperatives Aufklärungsprogramm) unabhängig von den anderen Faktoren, die die Dauer des Krankenhausaufenthalts beeinflussen, untersucht werden kann. Eine Forscherin, die sich einer kausalen Sichtweise bedient, würde die Studie so entwerfen, dass sie nur eine Art von operativen Eingriff und nur Teilnehmer in gutem physischen Zustand berücksichtigt, die alle ungefähr im gleichen Alter sind, und sie würde Teilnehmer ausschließen, bei denen postoperativ Komplikationen auftreten. Es müssten mehrere Studien durchgeführt werden, um die Auswirkungen von unterschiedlichen Operationsarten, von Teilnehmern in unterschiedlichem physischen Zustand oder mit postoperativen Komplikationen auf die Dauer des Krankenhausaufenthaltes zu ermitteln. Um eine Kausalität zu untersuchen, werden in der Regel experimentelle oder quasi-experimentelle Designs verwendet. Die unabhängige Variable in einer Studie wird als Ursache betrachtet, während davon ausgegangen wird, dass die abhängige Variable die Wirkweise der unabhängigen Variablen reflektiert. Statistische Analysen sind in der Regel bivariate Analysen – das heißt, sie untersuchen die Unterschiede zwischen zwei Gruppen in Bezug auf eine einzelne Variable, und zwar unter Verwendung von statistischen Verfahren, zum Beispiel dem t-Test.

7.1.2 Multikausalität

Multikausalität, also die Erkenntnis, dass eine Reihe von Variablen, die miteinander in Beziehung stehen, für eine bestimmte Wirkung verantwortlich sein können, ist eine neuere Vorstellung von Kausalität. Nur sehr wenige Phänomene im Pflegebereich können eindeutig auf eine einzelne Ursache bzw. eine einzelne Wirkungsweise festgelegt werden. Angesichts der Komplexität kausaler Zusammenhänge wird eine Theorie kaum jedes Konzept ausmachen können, das für ein bestimmtes Phänomen ursächlich ist. Je größer jedoch der Anteil an kausalen Faktoren ist, die in einer einzelnen Studie identifiziert und untersucht werden, desto umfassender wird das Verständnis des Phänomens im Allgemeinen sein. Mit diesem umfassenden Verständnis steigt aller Wahrscheinlichkeit nach auch das Vermögen, eine Wirkung vorauszusagen und kontrollieren zu können. Forschende, die die Wirkung eines präoperativen Aufklärungsprogramms untersuchen und dabei eine multikausale Perspektive verwenden, würden die Studie so entwerfen, dass sie eine große Bandbreite an Diagnosen, Altersgruppen und Gesundheitszuständen von Patienten sowie postoperativen Komplikationen berücksichtigt. Studien, die aus einer multikausalen Perspektive heraus entwickelt werden, enthalten mehr Variablen als jene, die eine strikt kausale Ausrichtung haben. Hypothesen sind in der Regel komplex und enthalten mehr als zwei Variablen. Statistische Analyseverfahren, die die kombinierten Wirkungen mehrerer unabhängiger Variablen auf eine einzelne abhängige Variable untersuchen, werden in einem solchen Fall zur Anwendung kommen.

7.1.3 Wahrscheinlichkeit

Wahrscheinlichkeit bezieht sich auf relative, nicht auf absolute Kausalität. Aus einer Wahrscheinlichkeitsperspektive ist es unwahrscheinlich, dass eine Ursache jedes Mal, wenn sie auftritt, eine bestimmte Wirkung hervorruft. Richtet die Forschende eine Studie nach der Wahrscheinlichkeit aus, entwirft sie sie so, dass die Wahrscheinlichkeit untersucht wird, mit der ein bestimmter Effekt unter bestimmten Umständen auftritt. Oder die Studie wird so designt, dass die Variationen einer bestimmten Wirkung im Hinblick auf die verschiedenen Umstände untersucht werden. Die verschiedenen Umstände könnten Variationen mehrerer Variablen sein. Beispielsweise könnte die Forschende bei der Untersuchung der Wirkungen von unterschiedlichen Variablen auf die Dauer des Krankenhausaufenthaltes die Wahrscheinlichkeit einer bestimmten Aufenthaltsdauer unter verschiedenen Umständen untersuchen. Ein spezifisches Set von Umständen könnte so aussehen, dass der Patient eine 15-minütige präoperative Aufklärung erhielt, einem bestimmten Operationstyp unterzogen wurde, einer bestimmten Altersklasse angehörte, vor dem Eingriff einen bestimmten Gesundheitszustand aufwies und bestimmte postoperative Komplikationen zeigte. In einem solchen Fall kann angenommen werden, dass die Wahrscheinlichkeit einer bestimmten Aufenthaltsdauer sich in dem Moment verändert, in dem sich das Set von Umständen verändert. Wird Wahrscheinlichkeit untersucht, sind die Hypothesen komplex und es werden mehrere Variablen berücksichtigt. In diesem Fall werden anspruchsvolle statistische Verfahren verwendet, die Regressionsanalysen einschließen können.

7.1.4 Verzerrung

Der Begriff *Verzerrung* bedeutet eine tendenziöse Sichtweise bzw. eine Abweichung von dem, was wahr ist oder erwartet wird. In einer Studie verfälscht Verzerrung die Ergebnisse. Da Studien durchgeführt werden, um möglichst reale und wahre Ergebnisse zu erzielen, sind Forschende sehr darum bemüht, Quellen der Verzerrung in ihren Studien zu identifizieren und auszuschließen oder ihre Auswirkungen auf die Studienergebnisse zu kontrollieren. Designs werden dazu entwickelt, um die Möglichkeit und die Auswirkungen von Verzerrung zu reduzieren. Jede Komponente einer Studie, die abweicht oder eine Verzerrung der korrekten Messung einer Studienvariablen hervorruft, führt zu verfälschten Ergebnissen. In der Forschung können viele verschiedene Faktoren zu Verzerrungen führen. Dazu gehören die Forschende selbst, die verschiedenen Aspekte des Umfelds, in dem eine Studie durchgeführt wird, die einzelnen Teilnehmer, die Stichprobe, die gebildeten Gruppen, die Messinstrumente, der Datensammlungsprozess, die Daten und die statistischen Analysemethoden.

Beispielsweise kann es sein, dass einige der Studienteilnehmer von der Station eines Krankenhauses stammen, auf der die Patienten bereits an einer anderen Studie teilnehmen, die hoch qualifizierte Patientenpflege einschließt, oder eine Pflegefachkraft, die Teilnehmer für eine Studie auswählt, ordnet jene Patienten, die besonders interessiert erscheinen, der experimentellen Gruppe zu. Jede dieser Situationen führt zu einer Verzerrung der Studie.

Ein wichtiger Gesichtspunkt bei der kritischen Beurteilung einer Studie ist es, mögliche Quellen einer Verzerrung zu erkennen. Dies erfordert die eingehende Untersuchung des Forschungsberichts hinsichtlich der Methodik, einschließlich der Strategien für die Rekrutierung von Teilnehmern und der Durchführung von Messungen. Jedoch können im veröffentlichten Bericht einer Studie nicht alle Verzerrungen identifiziert werden. Es ist möglich, dass der Artikel nicht ausreichend Informationen über die Methoden bietet, um alle Verzerrungen entdecken zu können.

7.1.5 Kontrolle

Eine Methode zur Reduzierung von Verzerrung, besteht darin, den Grad der Kontrolle im Design zu erhöhen. *Kontrolle* bedeutet die Macht, den einzelnen Faktoren eine bestimmte Richtung zu geben oder sie zu manipulieren, um das gewünschte Ergebnis zu erzielen. Beispielsweise können die Teilnehmer einer Studie über präoperative Aufklärung zufällig ausgewählt und anschließend nach dem Zufallsprinzip entweder der experimentellen Gruppe oder der Kontrollgruppe zugeteilt werden. Der Forschende kann die Dauer der präoperativen Aufklärungssitzungen, den Inhalt, die Unterrichtsmethode sowie die Identität des Referenden kontrollieren. Der Zeitpunkt an dem die Aufklärung in Relation zu dem operativen Eingriff durchgeführt wird, könnte ebenso kontrolliert werden wie das Umfeld, in dem die Aufklärung stattfindet. Messungen der Dauer des Krankenhausaufenthaltes könnten kontrolliert werden, indem sichergestellt wird, dass die Anzahl der Stunden oder Tage für jeden Teilnehmer auf genau die gleiche Weise errechnet werden. Eine Form der Kontrolle könnte auch die Begrenzung der Teilnehmermerkmale wie Diagnose, Alter, Art der Operation und postoperative Komplikationen sein. Kontrolle ist vor allem bei experimentellen und quasi-experimentellen Studien wichtig. Je größer die Kontrolle des Forschenden über die Studiensituation ist, desto glaubhafter bzw. gültiger sind die Ergebnisse der Studie. Der Zweck des Forschungsdesign besteht darin, die Kontrollfaktoren in der Studiensituation zu maximieren.

> Bei der kritischen Beurteilung einer Studie sollten Sie sowohl die Elemente identifizieren, die kontrolliert wurden, als auch jene, die zu einer Verbesserung des Designs beigetragen hätten, wenn sie kontrolliert worden wären. Die Machbarkeit, bestimmte Elemente einer Studie kontrollieren zu können, sollte ebenfalls in Betracht gezogen werden. Außerdem sollten Sie die Auswirkungen berücksichtigen, die eine mangelnde Kontrolle bestimmter Komponenten auf die Validität der Studienergebnisse haben kann.

7.1.6 Manipulation

Manipulation ist eine Form von Kontrolle, die vor allem in der experimentellen und quasi-experimentellen Forschung Anwendung findet. Die Kontrolle der Behandlung oder der Intervention ist die am häufigsten eingesetzte Form der Manipulation. In einer Studie über die Wirkweisen von präoperativer Aufklärung könnte die Situation so manipuliert werden, dass eine Teilnehmergruppe präoperative Aufklärung erhält, die andere dagegen nicht. In einer Studie über Mundpflege könnte die Häufigkeit der Pflegemaßnahme manipuliert werden.

Wenn experimentelle Designs verwendet werden, um kausale Beziehungen in der Pflegeforschung zu untersuchen, muss es der Pflegefachkraft möglich sein, die untersuchten Variablen zu manipulieren. Unterliegt die Freiheit, eine Variable (zum Beispiel die Art, das Ausmaß oder die Häufigkeit von Schmerzkontrollmessungen) zu manipulieren, der Kontrolle einer anderen Person (zum Beispiel dem Arzt oder einer Pflegelehrkraft), läuft die Studie Gefahr, dass Verzerrungen auftreten. In diesem Fall würden die Behandlungen, die den einzelnen Teilnehmern verabreicht werden, variieren. Die Forschende würde sozusagen Äpfel mit Orangen vergleichen. In deskriptiven und korrelationalen Studien wird kaum ein Versuch unternommen, Faktoren in der Studiensituation zu manipulieren. Dagegen besteht der Zweck darin, die Situation so zu untersuchen, wie sie ist. Daher ist die Möglichkeit größer, dass bei diesen Studien Verzerrungen die Ergebnisse beeinflussen.

Bei der kritischen Beurteilung einer Studie sollten Sie bestimmen, welche Elemente des Designs manipuliert wurden, und auf welche Weise sie manipuliert wurden. Sie sollten entscheiden, ob die Art der Manipulation angemessen war und Elemente erkennen, die besser hätten manipuliert werden sollen, um die Validität der Ergebnisse zu erhöhen.

7.1.7 Design-Validität

Design-Validität bedeutet, festzustellen, ob die Studie die theoretischen Behauptungen des Bezugsrahmens plausibel überprüft. Die kritische Analyse von Forschung beinhaltet die Fähigkeit, mögliche Beeinträchtigungen der Validität nachzuvollziehen und sich ein Urteil darüber zu bilden, wie ernsthaft diese Beeinträchtigungen die Integrität der Ergebnisse gefährden. Die Validität von Forschungsergebnissen ist grundlegend für die Entscheidung, ob sie für die Patientenpflege nützlich sind.

Cook und Campbell (1979) unterscheiden vier Arten von Design-Validität: Validität von Schlussfolgerungen, interne Validität, Konstruktvalidität und externe Validität. Jede dieser vier Arten sollte als Teil einer kritischen Beurteilung des Studiendesigns evaluiert werden. Die folgenden Abschnitte stellen jede dieser Design-Validität-Arten kurz vor. Für eine ausführlichere Diskussion der möglichen Beeinträchtigungen von Design-Validität siehe Burns und Grove (2001).

Bei der *Validität von Schlussfolgerungen* geht es um die Prüfung, ob die Schlussfolgerungen über Beziehungen oder Unterschiede, die aus statistischen Analysen gewonnen wurden, der Realität entsprechen. Bei der Interpretation von statistischen Analysen kann es passieren, dass falsche Schlussfolgerungen gezogen werden. Beispielsweise tritt ein Fehler des Typs I auf, wenn eine Forschende irrtümlicherweise zu dem Schluss kommt, dass zwischen bestimmten Variablen oder Gruppen eine Beziehung besteht, während dies tatsächlich nicht der Fall ist. Ein Fehler des Typs II tritt dagegen dann auf, wenn die Forscherin folgert, dass zwischen bestimmten Variablen oder Gruppen keine signifikante Beziehung besteht, obwohl dies in der Realität der Fall ist. Forschende untersuchen die Möglichkeit eines Typ-II-Fehlers häufig, indem sie eine Power-Analyse bei Studien durchführen, bei denen keine signifikanten Beziehungen oder Unterschiede gefunden wurden.

Bei der kritischen Beurteilung einer Studie sollten Schlussfolgerungen identifiziert werden, die falsch sein könnten. In Pflegestudien besteht ein größeres Risiko für Typ-II-Fehler als für Typ-I-Fehler. Daher sollte bei der Rezension von Studien, bei denen die Ergebnisse keinen Hinweis auf statistisch signifikante Unterschiede geben, die Validität dieser Ergebnisse in Frage gestellt werden. Falls keine signifikanten Beziehungen oder Unterschiede gefunden wurden, sollte die Studie auf Anhaltspunkte, dass die Forschende Poweranalysen durchführte, untersucht werden.

Unter *interner Validität* versteht man das Ausmaß, in dem die Wirkungen, die im Rahmen einer Studie entdeckt wurden, die Realität widerspiegeln und nicht etwa nur auf Effekte von Störvariablen zurückzuführen sind. Obgleich interne Validität in allen Studien berücksichtigt werden sollte, wird sie vor allem im Zusammenhang mit Studien angesprochen, die eine Kausalität untersuchen. Bei diesen Studien stellt sich die Frage, ob die entdeckte Auswirkung nicht etwa durch die Behandlung, sondern von einer dritten, häufig nicht gemessenen Variablen (einer Störvariablen) hervorgerufen wurde. Die Möglichkeit einer alternativen Erklärung der Ursache wird gelegentlich auch als Konkurrenzhypothese bezeichnet. Jede Studie kann mögliche Beeinträchtigungen der internen Validität in sich bergen, und diese Gefährdung kann zu falschen positiven oder falschen negativen Schlussfolgerungen führen.

Bei der kritischen Bewertung einer Studie sollte folgende Frage gestellt werden: Gibt es eine andere plausible (gültige) Erklärung (*Konkurrenzhypothese*) für das Ergebnis, als die von der Forschenden vorgeschlagene?

Konstruktvalidität ist ein Maßstab dafür, inwieweit die konzeptionellen und operationalen Definitionen von Variablen zueinander passen. Konzepte werden im theoretischen Bezugsrahmen definiert (konzeptionelle Definitionen). Die konzeptionellen Definitionen werden zur Entwicklung der operationalen Definitionen der Variablen verwendet. Operationale Definitionen (Messmethoden) sollten das Konzept widerspiegeln. Die möglichen Beeinträchtigungen der Konstruktvalidität hängen mit der Entwicklung und Auswahl von Messmethoden zusammen.

Bei der kritischen Beurteilung einer Studie sollten die Verbindungen zwischen den Konzepten, konzeptionellen Definitionen und Messmethoden im Hinblick auf mögliche Beeinträchtigungen der Konstruktvalidität eingehend untersucht werden.

Externe Validität ist das Ausmaß, in dem die Ergebnisse einer Studie über die verwendete Stichprobe hinaus verallgemeinert werden können. Die größte Beeinträchtigung würde darin bestehen, dass die Ergebnisse nur für die untersuchte Gruppe gelten und sich nicht verallgemeinern lassen. Die Signifikanz einer Studie hängt in gewisser Weise von der Bandbreite der Patienten und Situationen ab, auf die sich die Ergebnisse übertragen lassen. Manchmal sind die Faktoren, die die externe Validität beeinflussen, sehr subtil und werden im Forschungsbericht nicht angegeben. Die Verallgemeinerung von Ergebnissen ist bei einer einzelnen Studie in der Regel eher begrenzt; bei mehrfachen Replikationen einer Studie, bei denen unterschiedliche Stichproben (möglicherweise aus verschiedenen Populationen) in unterschiedlichen Settings verwendet werden, besteht dagegen ein größeres Verallgemeinerungspotenzial.

Bei der kritischen Beurteilung einer Studie sollten Sie die Populationen identifizieren, auf die sich die Ergebnisse übertragen lassen.

7.2 Design für Pflegestudien

Eine Vielzahl von Studiendesigns werden in der Pflegeforschung verwendet. Die vier häufigsten Arten sind deskriptive, korrelationale, quasi-experimentelle und experimentelle Designs. Deskriptive und korrelationale Studien untersuchen Variablen in einem natürlichen Umfeld und beinhalten keine Behandlungen, die von der Forschenden veranlasst werden. Quasi-experimentelle und experimentelle Studien sind so angelegt, dass sie Ursache und Wirkung untersuchen. Diese Studien werden durchgeführt, um Unterschiede bei abhängigen Variablen zu untersuchen, von denen angenommen wird, dass sie von unabhängigen Variablen (Behandlungen) verursacht werden. Die folgende Diskussion beschreibt kurz die vier Designarten anhand eines konkreten Beispiels. Für ausführlichere Informationen zu spezifischen Designs siehe Burns und Grove (2001).

Der Algorithmus (Entscheidungsdiagramm) in Abb. 7.1 dient dazu, die Art des Studiendesigns zu bestimmen, das in einer veröffentlichten Studie verwendet wird. Der Algorithmus enthält eine Reihe von Ja- oder Nein-Antworten auf spezifische Fragen zum Design. Er beginnt mit der Frage „Gibt es eine Behandlung?" – die Antwort führt zur nächsten Frage, wobei die vier Designarten

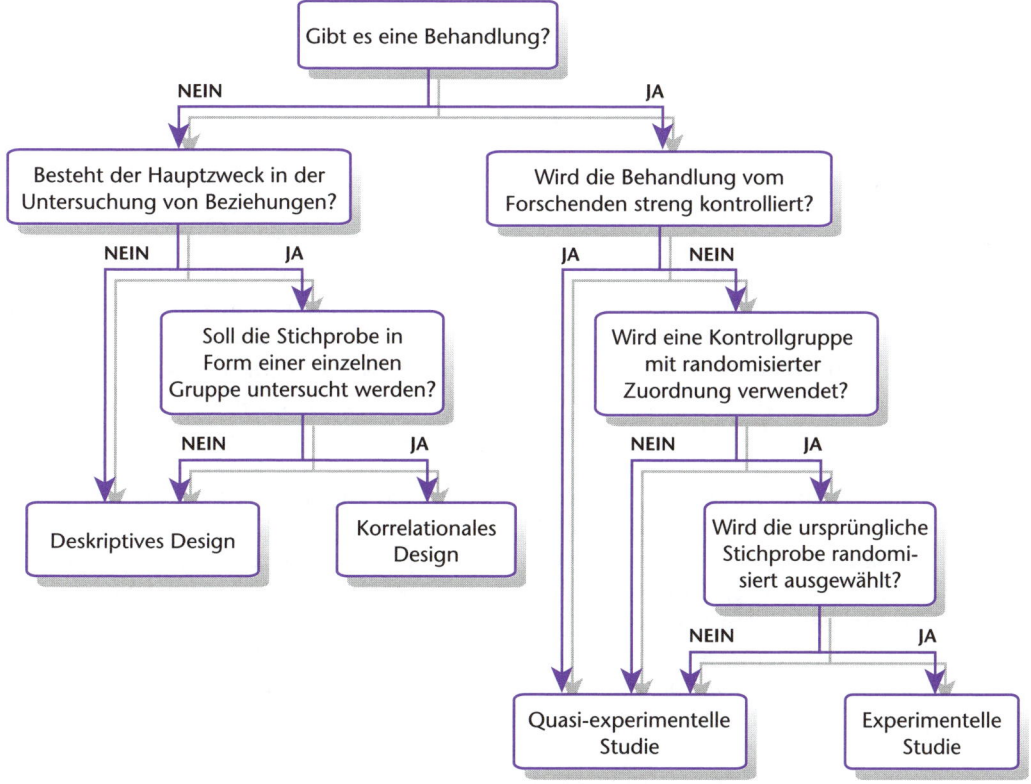

Abb. 7.1: Algorithmus zur Bestimmung der Art des Studiendesigns.

nach und nach identifiziert werden. Für jede Designart wird ein weiterer Algorithmus zur Verfügung gestellt, der dazu dient, das spezifische Design zu bestimmen, das in der Studie verwendet wird.

7.2.1 Deskriptives Design

Die deskriptive Studie wird so ausgelegt, dass durch sie mehr Informationen zu gewissen Kriterien in einem bestimmten Forschungsfeld gewonnen werden können. Ihr Zweck besteht darin, ein Bild von einer Situation zu liefern, wie sie tatsächlich vorkommt. Ein deskriptives Design kann dazu verwendet werden, Theorien zu entwickeln, ein aktuelles Praxisproblem zu identifizieren, die aktuelle Praxis zu rechtfertigen, Urteile zu fällen oder festzustellen, was andere in ähnlichen Situationen unternehmen (Waltz & Bausell 1981). Ein deskriptives Design sieht keine Manipulation von Variablen vor. Es werden keine abhängigen und unabhängigen Variablen verwendet, da keine Kausalität etabliert werden soll. In vielen Bereichen der Pflege ist es erforderlich, zunächst ein klares Bild von einem bestimmten Phänomen zu bekommen, bevor die Kausalität untersucht werden kann. Ein Schutz gegen mögliche Verzerrungen wird durch die Berücksichtigung folgender Faktoren erreicht: 1. konzeptionelle und operationale Definitionen von Variablen, 2. Stichprobenauswahl und -größe, 3. valide und reliable Instrumente sowie 4. Verfahren der Datensammlung, die das Umfeld teilweise kontrollieren. Deskriptive Designs variieren hinsichtlich ihrer Komplexität. Manche enthalten nur zwei Variablen, andere können mehrere Variablen umfassen.

7.2.1.1 Typisches deskriptives Design

Das am häufigsten angewendete Design in der Kategorie der deskriptiven Studien wird in Abb. 7.2 dargestellt. Das Design wird eingesetzt, um die Eigenschaften einer einzelnen Stichprobe zu untersuchen. Das *typische deskriptive Design* umfasst die Identifizierung eines Phänomens, das von Interesse ist, die Identifizierung der mit dem Phänomen in Zusammenhang stehenden Variablen, die Entwicklung von konzeptionellen und operationalen Definitionen der Variablen sowie die Beschreibung der Variablen. Diese Beschreibung der Variablen führt zu einer Interpretation der theoretischen Bedeutung der Ergebnisse und der Entwicklung von Hypothesen.

Ein Beispiel für ein deskriptives Design ist die Studie von Mimnaugh, Winegar, Mabrey und Davis (1999) über Empfindungen bei der Entfernung bestimmter Drainagen. Die Studie wurde von drei Pflegefachkräften mit Magistertitel und einer promovierten Pflegefachkraft durchgeführt. Das Design der Studie wird folgendermaßen beschrieben:

„Der Hauptzweck dieser Studie bestand darin, die Art und Intensität von Empfindungen zu bestimmen, die Patienten haben, wenn Thoraxdrainagen und Jackson-Pratt-(JP)-Abdominal-Drainagen entfernt werden. An der Studie nahm eine Gefälligkeitsstichprobe von 62 stationär behandelten Patienten teil, davon 31 mit Thoraxdrainagen und 31 mit JP-Drainagen. Mit jedem Teilnehmer wurde nach der Entfernung der Drainage ein Interview geführt. Die Emp-

KLÄRUNG ➜ MESSUNG ➜ BESCHREIBUNG ➜ INTERPRETATION

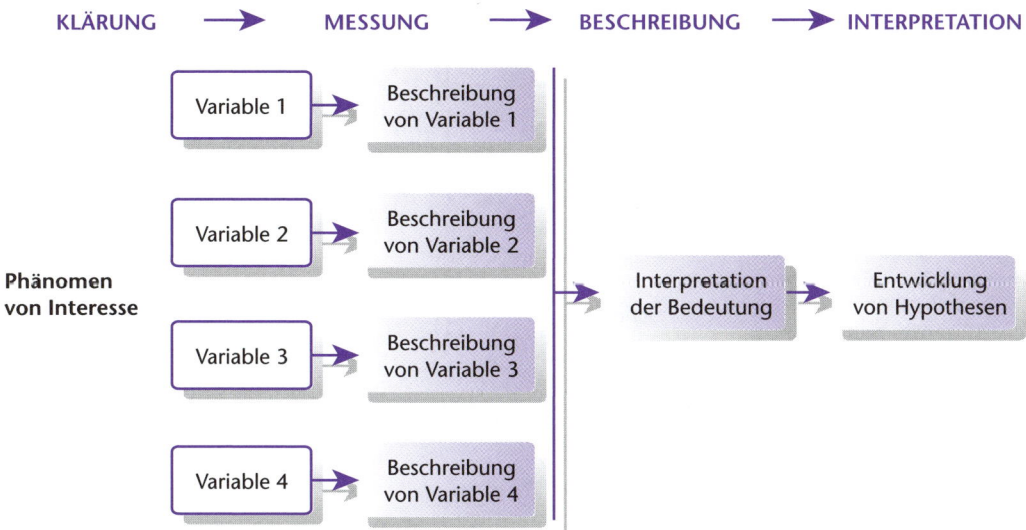

Abb. 7.2: Typisches deskriptives Design.

findungen wurden identifiziert und die Intensität der Empfindungen wurde auf einer 10 cm langen optischen Analogskala markiert" (S. 78).

„Die folgenden Fragen wurden gestellt:

1. Welche Empfindungen haben Patienten, wenn abdominale JP-Drainagen entfernt werden?
2. Welche Empfindungen haben Patienten, wenn Thoraxdrainagen entfernt werden?
3. Wie stark ist die Intensität der Empfindungen von Patienten, wenn Thorax-drainagen und abdominale JP-Drainagen entfernt werden?
4. Welche Faktoren beeinflussen die Wahrnehmung und Intensität der Emp-findungen?
5. Welche Art von Informationen erhalten Patienten in der Regel, bevor Drai-nagen entfernt werden?
6. Welche Art von Informationen würden Patienten gerne erhalten, bevor Thoraxdrainagen oder Abdominal-Drainagen entfernt werden?" (S. 79).

Ergebnisse

„Beide Gruppen berichteten über ähnliche Empfindungen. Die Intensität der Empfindungen in der JP-Gruppe war deutlich stärker. Die Empfindungen, die am häufigsten genannt wurden, waren Schmerzen (77 %) beim Entfernen der JP-Drainage und ein Ziehen (90 %) beim Entfernen der Thoraxdrainage" (S. 78).

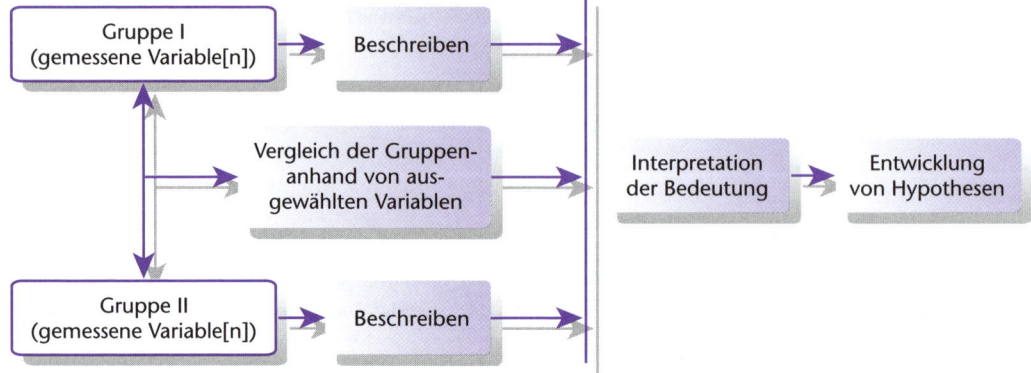

Abb. 7.3: Komparatives deskriptives Design.

7.2.1.2 Komparatives deskriptives Design

Das *komparative deskriptive Design* (☞ Abb. 7.3) dient dazu, Variablen zu beschreiben und Unterschiede zwischen Variablen in zwei oder mehr Gruppen zu untersuchen, die in einem natürlichen Setting auftreten. Um Unterschiede zwischen oder innerhalb der Gruppen zu bestimmen, können deskriptive Analysen und Inferenzanalysen verwendet werden. Die Ergebnisse, die aus diesen Analysen gewonnen werden, lassen sich häufig nicht auf eine Population übertragen. Ein Beispiel für diese Art von Design ist die Studie von Sheahan (2000). Sie vergleicht die Dokumentation von Gesundheitsrisiken und den Umfang der gesundheitsfördernden Beratung, die von zwei verschiedenen Anbietern in einer Gesundheitseinrichtung geleistet wird, nämlich von Nurse-Practitioners* und von Ärzten.

Hier ein Auszug aus der Studie:

Die Zielsetzungen dieser zwei Gruppen vergleichende Studie waren, a) die medizinische Dokumentation von ausgewählten Gesundheitsrisikofaktoren und die gesundheitsfördernde Beratung durch Nurse-Practitioners (NP) und Ärzte zu vergleichen und b) die demographischen Faktoren von Patienten sowie die Diagnosen im Zusammenhang mit der Identifizierung von Gesundheitsrisiken und Gesundheitsberatung zu untersuchen. Über einen Zeitraum von drei Monaten wurden die Notaufnahme-Akten (N = 305) von Patienten gesammelt, die mindestens 18 Jahre alt waren und in einer Universitätsklinik während der 15-bis-23-Uhr-Schicht medizinische Hilfe suchten. Beim Stichprobenauswahlverfahren handelte es sich um eine geschichtete Zufallsauswahl. (…) Die Stichprobe wurde entsprechend der Untersuchenden geschichtet und enthielt 151 Akten von NPs sowie 154 Akten von Ärzten. (…) Die Akten wurden im Hinblick auf die Dokumentation von Feststellung und Beratung hinsichtlich der folgenden Gesundheitsrisikofaktoren gesichtet: erhöhter Blutdruck von 140/90

---

* Anmerkung der Gutachterin: Nurse-Practitioners sind speziell ausgebildete Pflegefachkräfte auf dem Masterlevel, die im Vergleich zu deutschen Pflegekräften wesentlich mehr Befugnisse haben (zum Beispiel Verschreibung von Medikamenten).

oder darüber, Tabak- und Alkoholkonsum, das Vorhandensein von Karies, Normalgewicht bzw. Hinweise auf oder die Diagnose von Übergewicht oder Adipositas" (S. 246–247).

Schlussfolgerungen

„Viele Gelegenheiten für die Identifizierung von Gesundheitsrisiken und Kontrollberatungen, wie sie in *Healthy People 2000* (U.S. Department of Health and Human Services 1991) und von der *U.S. Preventive Services Task Force* (1996) empfohlen werden, waren nicht dokumentiert. Um die neuen Ziele von *Healthy People 2010* (U.S. Department of Health and Human Services 2000) umzusetzen, sollten Gesundheitsanbieter auf allen Ebenen Gesundheitsrisikofaktoren identifizieren und gesundheitsfördernde Beratungen während eines jeden Patientengesprächs dokumentieren" (S. 245).

7.2.1.3 Fallstudiendesign

Das *Fallstudiendesign* beinhaltet die ausführliche Untersuchung einer einzelnen Einheit einer Studie (*single unit*), zum Beispiel eine Person, eine sehr kleine Zahl von Teilnehmern, eine Familie, Gruppe oder Gemeinschaft oder eine Institution. Obwohl die Anzahl der Teilnehmer in der Regel gering ist, ist die Anzahl der Variablen in einer Fallstudie normalerweise groß. Tatsächlich ist es wichtig, alle Variablen zu berücksichtigen, die möglicherweise auf die untersuchte Situation einwirken.

Fallstudien wurden vor 30 Jahren im Pflegebereich häufig durchgeführt, erscheinen heutzutage aber seltener in der Literatur. Gut entworfene Fallstudien sind eine ausgezeichnete Quelle für deskriptive Informationen und können als *evidence* verwendet werden, um Theorien entweder zu bestätigen oder zu widerlegen. Unter Verwendung verschiedener Datensammlungsmethoden können Informationen aus den verschiedensten Quellen zu jedem Konzept, das Interesse ist, gesammelt werden. Diese Strategie kann das Verständnis des untersuchten Phänomens immens vertiefen. Fallstudien sind außerdem hilfreich, wenn es darum geht, die Wirksamkeit einer bestimmten therapeutischen Methode zu demonstrieren. Der Bericht über eine Fallstudie kann tatsächlich das Vehikel sein, mit dem die Methode anderen Anwendern präsentiert wird. Ein Fallstudiendesign vefügt auch über Potenzial für die Gewinnung wichtiger Erkenntnisse, die neue Hypothesen und deren Überprüfung herbeiführen können. Die Fallstudie kann somit zum Design umfassender Stichprobenstudien führen, die Faktoren untersuchen, welche zuvor in der Fallstudie identifiziert wurden.

Das Fallstudiendesign hängt von den Umständen des jeweiligen Falls ab, enthält aber normalerweise ein Zeitelement. Biographische Daten und frühere Verhaltensmuster des Teilnehmers werden in der Regel ausführlich untersucht. So können der Forschenden im Verlauf einer Fallstudie nach und nach Komponenten auffallen, die für die Fragestellung der Studie wichtig sind, jedoch ursprünglich nicht berücksichtigt wurden. Es ist sehr wahrscheinlich, dass das Fallstudiendesign sowohl quantitative als auch qualitative Elemente beinhaltet.

Ein Beispiel für ein Fallstudiendesign wird in Lillards und McFanns (1990) Buch *A Marital Crisis: For Better or Worse* (Eine Ehekrise: Zum Guten oder zum Schlechten) vorgestellt. Hier ein Auszug aus diesem Buch:

„Für die Studie wurde eine Patienten-/Familien-Fallgeschichte ausgewählt, basierend auf der Vielschichtigkeit einer Ehebeziehung. Eine anscheinend unvermittelte Krise, die während eines Hausbesuchs des *Hospice-of-Marin*-Teams ausbrach und eine große Zahl der Teammitglieder involvierte, einschließlich Pflegekräfte, Pfarrer und Rechtsanwalt. Obwohl es in der Familienkonstellation erwachsene Kinder gab, war die Beziehung des Ehepaars von zentraler Bedeutung und eine der Hauptsorgen des interdisziplinären Teams (IDT). Von daher fokussierte der Studienbericht das Ehepaar, indem er ausgewählte relevante Einschätzungen und Interventionen darstellte, die im Verlauf der Hospizpflege auftraten. Namen und persönliche Daten wurden in dem Bericht geändert, um die Privatsphäre der Familie zu schützen" (S. 98).

Der Algorithmus in Abb. 7.4 dient dazu, die Art des in einer publizierten Studie angewendeten deskriptiven Designs zu bestimmen

Auszüge aus einer Studie mit deskriptivem Design zur kritischen Beurteilung
Lennie, Christman und Jadack (2001) führten eine Studie über „Informationsbedürfnisse und veränderte Essgewohnheiten im Anschluss an eine Total-Laryngektomie" durch. Im Folgenden werden Zweck, Methodik und Stichprobenmerkmale der Studie beschrieben, die von zwei promovierten Pflegefachkräften und einer Pflegefachkraft mit Magistertitel durchgeführt wurde.

Methode

Studiendesign: Deskriptiv

Zweck: „Der Zweck dieser Studie war es, die Erfahrungen im Zusammenhang mit den Essgewohnheiten sowie die Informationsbedürfnisse von Patienten im Anschluss an eine Total-Laryngektomie zu beschreiben" (S. 668).

Forschungsfragen
1. Worin bestanden die Auswirkungen einer Total-Laryngektomie auf die Essmuster, die Freude am Essen sowie die Essensauswahl?
2. Welche medizinisch-pflegerischen Fachkräfte lieferten Informationen bezüglich der Veränderungen im Ess- und Ernährungsverhalten nach einer Total-Laryngektomie?
3. Wie zufrieden waren Teilnehmer mit den Informationen, die sie von medizinisch-pflegerischen Fachkräften bezüglich der Veränderungen im Ess- und Ernährungsverhalten nach einer Total-Laryngektomie erhielten?
4. Worin bestanden die Informationen, mit denen die Teilnehmer mehr oder weniger zufrieden waren?
5. Welche Informationen über die Veränderungen im Ess- und Ernährungsverhalten nach einer Total-Laryngektomie hätten nach Meinung der Teilnehmer bei der Patientenberatung ausführlicher berücksichtigt werden sollen?" (S. 668).

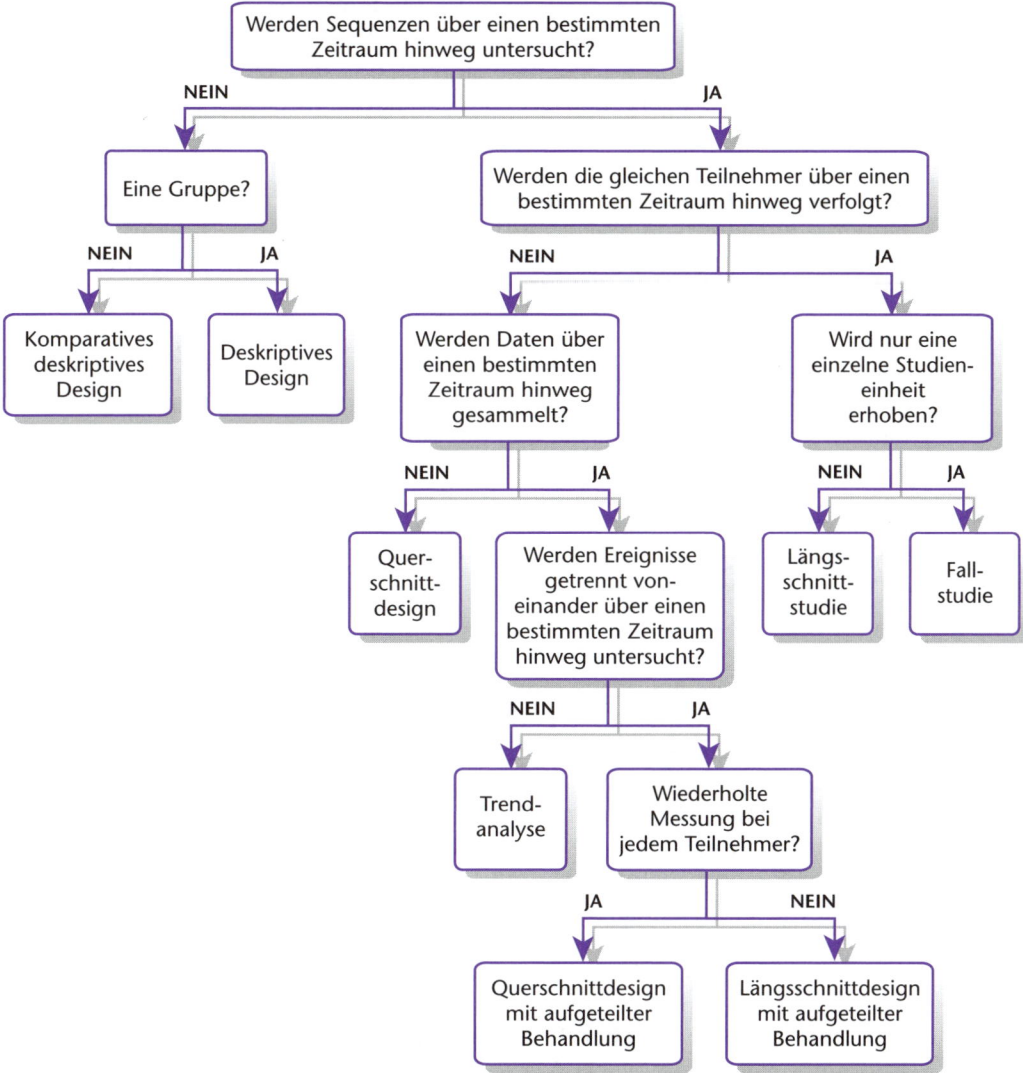

Abb. 7.4: Algorithmus zur Bestimmung der Art des deskriptiven Designs.

Stichprobe: 34 Patienten mit Laryngektomie wurden über Online-Selbsthilfegruppen für Laryngektomie-Patienten rekrutiert. WebWhispers (http://www.Webwhispers.org) ist eine nationale Internet-Selbsthilfegruppe für Menschen, die sich einer Laryngektomie unterziehen mussten. Die Seite listet 183 Menschen mit Laryngektomie sowie pflegende Angehörige als Mitglieder auf. (…) Allen Mitgliedern mit Total-Laryngektomie wurde eine E-Mail mit der Einladung zur Teilnahme an der Studie und einer Beschreibung der Studie zugesandt. Interessierte Personen erhielten auf dem Postweg eine Einwilligungserklärung und den Fragebogen. Alle Fragebögen wurden mit einer Nummer versehen, um Vertraulichkeit zu garantieren. Die Namen der Teilnehmer konnten nicht mit den Fragebögen in Verbindung gebracht werden. Nachdem die Datensammlung abgeschlossen war, erhielten die Teilnehmer einen Brief, in dem wir ihnen für ihre Teilnahme dankten und sie dazu aufforderten, uns zu kontaktieren, falls sie irgendwelche Fragen hätten (S. 669).

„34 Personen schickten die ausgefüllten Fragebögen zurück – eine Rücklaufquote von 83 Prozent der Personen, die Interesse an einer Teilnahme an der Studie geäußert hatten. 85 Prozent der Teilnehmer waren männlich, mit einem Durchschnittsalter von 62 Jahren (bei einer Spanne von 47 bis 76 Jahren). Im Durchschnitt waren seit der Laryngektomie fünf Jahre vergangen (bei einer Spanne von 0,25 bis 16 Jahren)" (S. 669).

Messwerte
„Hintergrund und demographische Informationen: Zu den Hintergrunddaten gehörten Geschlecht, Alter, Familienstand, Rasse, Ausbildung und Arbeitsverhältnisse. Der Fragebogen beinhaltete zudem Fragen zu Lebensumständen, Kindern und durchschnittlichem Haushaltseinkommen. Die Patienten wurden gebeten, das Datum der Operation, die Art der Operation, die Dauer des Krankenhausaufenthaltes und die präoperative Diagnose anzugeben und ob sie eine Strahlentherapie erhalten hatten" (S. 669).

„*Nahrung, Erfahrungen mit der Nahrungsaufnahme und Ernährungsfragebogen:* Die Forschenden entwarfen den Food, Eating, Experiences, and Diet- (FEED)-Fragebogen, um die Erfahrungen im Zusammenhang mit Nahrung und Essgewohnheiten nach einer Laryngektomie zu beschreiben und festzustellen, welche Eindrücke die Patienten von der Beratung durch medizinisch-pflegerische Fachkräfte hinsichtlich der Ernährung und den möglichen Schwierigkeiten beim Essen als Folge der Laryngektomie und den damit zusammenhängenden Behandlungen hatten. Dieses Forschungsinstrument wurde zunächst im Pilottest an fünf Personen mit Total-Laryngektomie ausprobiert. Ihr Feedback bezüglich Klarheit und Inhalt wurde verwendet, um das Instrument, das aus fünf Teilen bestand, im Vorfeld der Studie zu modifizieren. Die ersten drei Teile konzentrierten sich auf potenzielle Veränderungen im Zusammenhang mit verschiedenen Aspekten des Essverhaltens. Der vierte Teil maß die Wahrnehmung von Hunger und Appetit. Der fünfte Teil war so angelegt, dass er Aufschluss über die Wahrnehmungen der Patienten bezüglich der Informationen über mögliche Veränderungen im Essverhalten, die sie von medizinisch-pflegerischen Fachkräften erhielten, geben konnte. (…) In jedem Teil wurde den Teilnehmern ausreichend Platz für Kommentare oder Erläuterungen ihrer Antworten eingeräumt. Somit wurden mit jedem Teil des Fragebogens sowohl quantitative als auch qualitative Daten gesammelt" (S. 669).

Kernaussagen
1. Das Auftreten von Langzeitveränderungen bei Ess- und Ernährungsgewohnheiten im Anschluss an eine Total-Laryngektomie kann sehr viel höher sein, als viele Ärzte oder Pflegefachkräfte annehmen.
2. Der überwiegende Teil der Patienten, die sich einer Total-Laryngektomie unterziehen mussten, wurde von den medizinisch-pflegerischen Fachkräften in nicht ausreichender Weise auf die Veränderungen der Essgewohnheiten, die infolge des operativen Eingriffs auftreten können, vorbereitet.
3. Medizinisch-pflegerische Fachkräfte, die in großen Kliniken mit einer hohen

Verlegungsrate arbeiten, sollten besonders viel Wert auf die routinemäßige Überprüfung legen, ob Patienten bezüglich der Veränderungen von Ess- und Ernährungsgewohnheiten im Anschluss an eine Laryngektomie ausreichend aufgeklärt wurden.

4. Als hilfreichste Intervention erscheint die Vermittlung an eine Selbsthilfegruppe, da es sinnvoll ist, die Probleme im Zusammenhang mit Ess-/Ernährungsumstellungen infolge einer Total-Laryngektomie im Austausch mit anderen Personen, die ähnliche Erfahrungen haben, zu lösen" (S. 667).

Kritische Kommentare

Diese interessante Studie bediente sich eines deskriptiven Designs und einer Gefälligkeitsstichprobe. Sie spricht ein Problem an, das im Zusammenhang mit dem Funktionsstatus von Personen steht, die sich einer Laryngektomie unterziehen mussten und sich in der ersten Rehabilitationsphase nach der OP befinden. Der theoretische Bezugsrahmen der Studie, der dem Literaturüberblick der Studie entnommen werden musste, basiert auf pathophysiologischen Veränderungen, die durch den operativen Eingriff verursacht werden. Wie es für deskriptive Studien kennzeichnend ist, verfügt das Design – außer der Erfordernis, dass sich der Teilnehmer einer Total-Laryngektomie unterziehen musste – nur über wenige Kontrollfaktoren. Der Fragebogen, der in der Studie verwendet wurde, hat abgesehen vom Pilottest keine dokumentierte Validität. Die Autoren legten jedoch Wert auf ein Forschungsinstrument, das es ihnen gestattete, spezifische Daten zu sammeln, was mit den in der Literatur verfügbaren Instrumenten kaum möglich gewesen wäre. Jedoch hätte die Studie möglicherweise an Wert gewonnen, wenn ein Instrument mit dokumentierter Validität herangezogen worden wäre. Der Fragebogen wurde den Teilnehmern nach Hause geschickt, die Forschenden hatten also keine Möglichkeit, zu kontrollieren, ob er tatsächlich vom Teilnehmer ausgefüllt wurde. Andere Familienmitglieder hätten den Fragebogen ausfüllen und so die Validität der Studie gefährden können. Die Autoren berichten nicht darüber, ob sie eine Poweranalyse durchführten, um die Angemessenheit der Stichprobengröße zu evaluieren. Die Population war offensichtlich ausreichend gebildet und konnte sich einen Computer mit Internetanschluss leisten. Es ist durchaus möglich, dass weniger wohlhabende Patienten größere Probleme haben als jene, die in der Studie berücksichtigt wurden.

7.2.2 Korrelationales Design

Der Zweck eines *korrelationalen Designs* besteht darin, Beziehungen zwischen oder unter zwei oder mehr Variablen in einer einzelnen Gruppe zu untersuchen. Dies kann auf unterschiedlichen Ebenen erfolgen: Die Forschende kann versuchen, entweder eine Beziehung zu beschreiben (deskriptives korrelationales Design), Beziehungen zwischen Variablen vorauszusagen (voraussagendes korrelationales Design) oder gleichzeitig alle Beziehungen, die in einer Theorie vorausgesetzt werden, zu testen (Modelltest-Design). Bei korrelationalen Designs ist eine breite Varianz der Beobachtungswerte von Variablen notwendig, um die Existenz einer Beziehung festzustellen. Das bedeutet, dass die Stichprobe die volle Bandbreite an möglichen Beobachtungswerten jener Variablen reflektieren sollte, die gemessen werden. Manche Teilnehmer sollten sehr hohe Messwerte aufweisen, andere sehr niedrige, und der Rest sollte sich über die mögliche Bandbreite der Messwerte verteilen. Aufgrund der erforderlichen breiten Varianz von Messwerten benötigen korrelationale Studien in der Regel umfangreiche Stichprobengrößen. Die Teilnehmer werden nicht in Gruppen eingeteilt, da Gruppenunterschiede nicht untersucht werden.

7.2.2.1 Deskriptives korrelationales Design

Zweck eines *deskriptiven korrelationalen Designs* ist es, Variablen zu beschreiben und Beziehungen zwischen diesen Variablen zu untersuchen. Die Verwendung dieses Designs erleichtert die Identifizierung vieler wechselseitiger Beziehungen in einer Situation (☞ Abb. 7.5). Die Studie kann zum Beispiel Variablen in einer Situation untersuchen, die bereits stattgefunden hat oder gegenwärtig stattfindet. Es wird kein Versuch unternommen, die Situation zu kontrollieren oder zu manipulieren. Wie bei deskriptiven Studien üblich, müssen die Variablen klar identifiziert und definiert werden.

Ein Beispiel für ein deskriptives korrelationales Design ist die Studie von Rew, Taylor-Seehafer, Thomas und Yockey (2001) mit dem Titel „Zusammenhänge der Widerstandsfähigkeit bei obdachlosen Jugendlichen". Diese Studie wurde von einer promovierten Pflegefachkraft und einer promovierten Psychologin durchgeführt.

> „**Zweck:**
> a) Gründe zu beschreiben, die Jugendliche für ihre Obdachlosigkeit angeben;
> b) Beziehungen zwischen Faktoren der Widerstandsfähigkeit und ausgewählten Risiko- und Schutzfaktoren zu erforschen; c) Unterschiede zwischen Risiko- und Schutzfaktoren aufgrund von Geschlecht und sexueller Orientierung zu identifizieren; d) die besten Prädiktoren für Widerstandsfähigkeit zu bestimmen" (S. 33).

MESSUNG

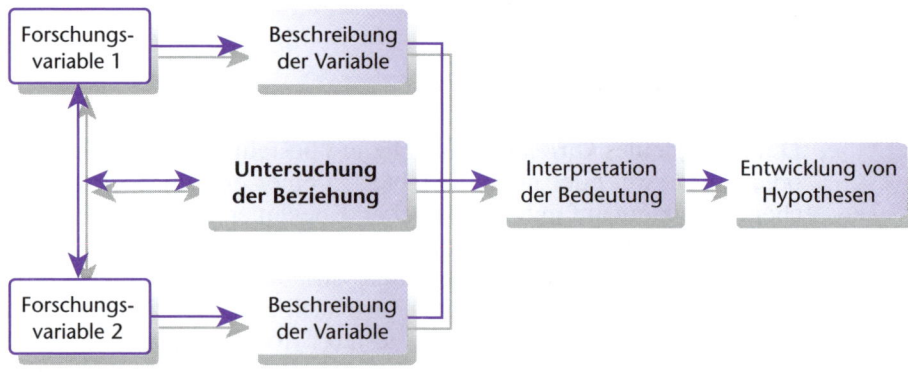

Abb. 7.5: Deskriptives korrelationales Design.

Design:
„Ein deskriptives und exploratives korrelationales Forschungsdesign wurde angewandt, um Daten von einer Gefälligkeitsstichprobe aus 59 obdachlosen Jugendlichen zu sammeln und zu analysieren, die im Jahre 1998 gesundheitliche und soziale Hilfe bei einem Straßenprojekt einer Gemeinde in Zentral-Texas suchten" (S. 33).

Methoden:
„Eine Umfrage mittels Fragebogen, der sich aus gültigen und veröffentlichen Messskalen zusammensetzte *(Resilience Scale, UCLA-Revised Loneliness Scale, Beck Hopelessness Scale, Social Connectedness Scale* und *Death-Related Attitude Scale)* wurde im Rahmen eines Straßen-Projekts verteilt.

Ergebnisse:
Fast die Hälfte der Stichprobe (47 %) berichtete über eine Vorgeschichte des sexuellen Missbrauchs und 37 Prozent der Teilnehmer identifizierten sich selbst als schwul, lesbisch oder bisexuell. Mehr als die Hälfte (51 %) waren von ihren Eltern aus dem Haus geworfen worden, 37 Prozent hatten das Elternhaus verlassen, weil die Eltern den Drogen- oder Alkoholkonsum der Jugendlichen missbilligten, und fast ein Drittel der Jugendlichen ging von zu Hause weg, weil die Eltern oder ein Elternteil sie sexuell missbraucht hatten. Geringe Widerstandsfähigkeit stand auf signifikante Weise in Zusammenhang mit Hoffnungslosigkeit, Einsamkeit, lebensbedrohlichen Verhaltensweisen und sozialem Anschluss, jedoch nicht mit Geschlecht oder sexueller Orientierung. Hoffnungslosigkeit und sozialer Anschluss erklärten 50 Prozent der Varianz in Bezug auf Widerstandsfähigkeit.

Schlussfolgerungen:
Jene Teilnehmer, die sich selbst als widerstandsfähig wahrnahmen, waren, obwohl sie keinen sozialen Anschluss hatten, weniger einsam und weniger hoffnungslos und zeigten weniger lebensbedrohliche Verhaltensweisen als diejenigen, die sich selbst als nicht widerstandsfähig wahrnahmen. Sie überlebten, indem sie sich an das Leben auf der Straße anpassten und selbstgenügsam wurden. Die Ergebnisse können bei der Planung von Interventionen hilfreich sein, die das Wohlergehen und die Gesundheit dieser verletzbaren Population fördern" (S. 33).

7.2.2.2 Voraussagendes korrelationales Design

Der Zweck eines *voraussagenden korrelationalen Designs* besteht darin, den Wert einer Variablen vorauszusagen, ausgehend von Werten, die bei anderen Variablen erreicht wurden. Die Methode der Voraussage ist eine der Möglichkeiten, kausale Beziehungen zwischen Variablen zu untersuchen. Da kausale Phänomene untersucht werden, werden die Begriffe *abhängig* und *unabhängig* verwendet, um die Variablen zu beschreiben. Eine Variable wird als abhängige Variable eingestuft, alle anderen als unabhängige Variablen. Ziel eines voraussagenden Designs (☞ Abb. 7.6) ist es, das Abhängigkeitsniveau der einen abhängigen Variable von den unabhängigen Variablen vorauszusagen. Die unabhängigen Variablen, die besonders wirkungsvoll für die Voraussage sind, korrelieren in hohem Maße mit der abhängigen Variablen, jedoch nicht mit den anderen unabhängigen Variablen, die für die Studie herangezogen werden. Voraussagende korrelationale Designs erfordern die Entwicklung einer theoriebasierten mathematischen Hypothese, die Variablen vorschlägt, von denen angenommen wird, dass sie die abhängige Variable effektiv voraussagen. Die Hypothese wird dann unter Verwendung einer Regressionsanalyse getestet.

Dormire und Yarandi (2001), eine promovierte Pflegefachkraft und ein promovierter Statistiker, führten eine voraussagende korrelationale Studie über „Voraussagen zum Risiko von Mutterschaft im Jugendalter" durch (S. 81–86).

Zweck:
Der Zweck dieser Studie war es, „ein prognostizierendes Modell zu entwickeln, das junge Frauen identifiziert, die ein hohes Risiko für eine Mutterschaft im Jugendalter haben" (S. 81).

Variablen:
Die Variablen in dieser Studie waren Selbstachtung, Wahrnehmung von Mutterschaft, Rasse, sozialer Status sowie Beziehungen zu Familienmitgliedern und Freunden.

Stichprobe:
„Eine geschichtete Stichprobe, bestehend aus 357 Jugendlichen, wurde aus öffentlichen Gesundheitseinrichtungen und Schulen in sechs zufällig ausgewählten Landkreisen im Norden Zentral-Floridas rekrutiert" (S. 81).

Instrumente:
„Außer einem demographischen Instrument wurden vier Forschungsinstrumente zur Datensammlung verwendet: 1) Der Hollingshead-vier-Faktoren-Index zum Sozialstatus (Hollingshead 1975); 2) Elternbindung-Instrument (Parker, Tupling & Brown 1979); 3) Rosenberg Self-esteem Skala (Rosenberg 1965) und 4) Instrument zur Wahrnehmung von Elternschaft (Dormire 1992)" (S. 83).

Vorgehensweise:
„Die Mädchen, die zugestimmt hatten, an der Studie teilzunehmen, füllten zuerst einen Fragebogen mit Angaben zur Person aus, anhand derer sich der Sozialstatus ermitteln ließ. Der Fragebogen enthielt Daten hinsichtlich der

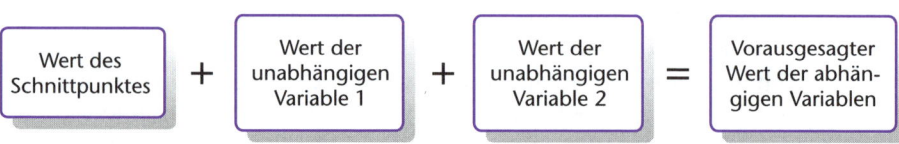

Abb. 7.6: Voraussagendes Design.

Variablen, die Teil des sozialen Kontexts sind (zum Beispiel Anzahl der schwangeren Freundinnen, Ausbildungsjahre, das Alter, in dem die Mutter zum ersten Mal schwanger wurde). Andere Forscher hatten diese Faktoren bereits als relevant für eine Mutterschaft im Jugendalter identifiziert. Obgleich diese Faktoren nicht im Zentrum der Forschung standen, passten sie konzeptionell und stellten zusätzliche Daten zum Sozialkontext zur Verfügung" (S. 83). Anschließend wurden die drei Skalen verteilt.

Analyse: Es wurde eine schrittweise logistische Regression angewandt, um die kombinierten Wirkungen dieser Variablen für die Identifizierung des Risikos einer Mutterschaft im Jugendalter zu untersuchen" (S. 81).

Ergebnisse: Aus diesen Daten geht hervor, dass das größte Risiko einer Mutterschaft im Jugendalter (97,66 %) bei einer 14-jährigen afro-amerikanischen Jugendlichen besteht, die ihren Vater nicht kennt, in einem Umfeld von ungelernten Arbeitern aufwuchs, positiv zu einer Mutterschaft in ihrem Alter eingestellt ist, drei schwangere Freundinnen hat sowie zwei Freundinnen, die schon Mutter sind. Das Gewicht dieser Variablenkombination wird offensichtlich, wenn man die allgemeine Wahrscheinlichkeit für eine 14-Jährige betrachtet, die ähnliche Werte auf den verschiedenen Variablenebenen aufweist: Die Wahrscheinlichkeit für eine Mutterschaft in diesem speziellen Fall liegt bei 80,6 Prozent. Dieser Vergleich deutet darauf hin, dass, obwohl das Alter eine wichtige Variable für eine Mutterschaft im Jugendalter darstellt, die anderen sozialen Faktoren des in dieser Studie vorgestellten Modells ebenso wichtig für die Identifizierung jener Jugendlichen sind, bei denen das größte Risiko einer Mutterschaft im Jugendalter besteht" (S. 84).

Umgekehrt ergibt die Risikoberechnung für Jugendliche mit anderen sozialen Merkmalen eine verminderte Wahrscheinlichkeit für eine Mutterschaft. Eine weiße 18-Jährige, die in einem Elternhaus aufwächst, in dem mindestens ein Elternteil einen Beruf ausübt, die ihren Vater kennt, und die in ihrem Alter nicht Mutter werden möchte und auch keine Freundinnen hat, die schwanger oder bereits Mutter sind, hat eine Wahrscheinlichkeit von nur 12,5 Prozent einer Mutterschaft im Jugendalter. Eine 14-Jährige mit den gleichen Voraussetzungen hat eine Wahrscheinlichkeit von 1,4 Prozent" (S. 84).

Implikationen:
„Mit Instrumenten, die Fachkräften leicht zugänglich sind, können Pflegende diese Variablen evaluieren und die Risiken einer Mutterschaft im Jugendalter individuell bestimmen. Einige der Variablen, die für die Risikoeinschätzung signifikant sind, können auch einfach mittels Interviews eingeholt werden. (…) Entsprechende Pflegeinterventionen in Form von Prävention können jenen zukommen, die dem höchsten Risiko ausgesetzt sind. Pflegefachkräfte in einem klinischen Umfeld können Jugendliche, die hinsichtlich einer Teenagerschwangerschaft als gefährdet eingestuft wurden, an Präventionsprogramme vermitteln, die in ihrem Ort angeboten werden" (S. 86).

7.2.2.3 Modelltest-Design

Manche Studien werden speziell dazu entworfen, die Genauigkeit eines angenommenen kausalen Modells zu testen. Das Design erfordert, dass alle für das Modell relevanten Variablen gemessen werden. Eine große, heterogene Stichprobe ist erforderlich. Alle „Pfade", die Beziehungen zwischen Konzepten ausdrücken, werden identifiziert und es wird ein Begriffsnetz entwickelt (☞ Abb. 7.7). Die nachfolgende Analyse zeigt, ob die Daten mit dem Modell übereinstimmen.

Berger und Walker (2001) wendeten ein Modelltest-Design an, um „ein erklärendes Modell zu jenen Variablen zu testen, die die Fatigue (Müdigkeit, Erschöpfung) bei Frauen während der ersten drei Zyklen adjuvanter Brustkrebs-Chemotherapie beeinflussen, und um das Ausmaß festzustellen, in dem Modellvariablen den Fatigue-Effekt als Folge der Behandlungen erklären und die jeweils zur Zyklusmitte auftretende Fatigue voraussagen" (S. 42). Das Modell, das getestet wurde, wird in Abb. 7.8 dargestellt. Die Studie wurde von zwei promovierten Forscherinnen durchgeführt.

Stichprobe:
„Die Stichprobe umfasste 60 Frauen, die im Anschluss an den operativen Eingriff bei Brustkrebs in den Stadien I und II Chemotherapie erhielten" (S. 42).

Instrumente:
„Die Fatigue wurde anhand der Piper-Fatigue-Skala-Variablen gemessen. Weitere Messskalen waren: die Medical-Outcomes-Study-Kurzform-Skala des *General Health Survey-36* für den Gesundheits- und Funktionsstatus, das Chemotherapie-Protokoll, das *Health Promoting Lifestyle Profile II* für gesundheitsfördernde Verhaltensweisen und Lebensstil, der Hämatokritwert (HK) und der Body-Mass-Index (BMI) für den Ernährungsstatus, die Symptom-Di-

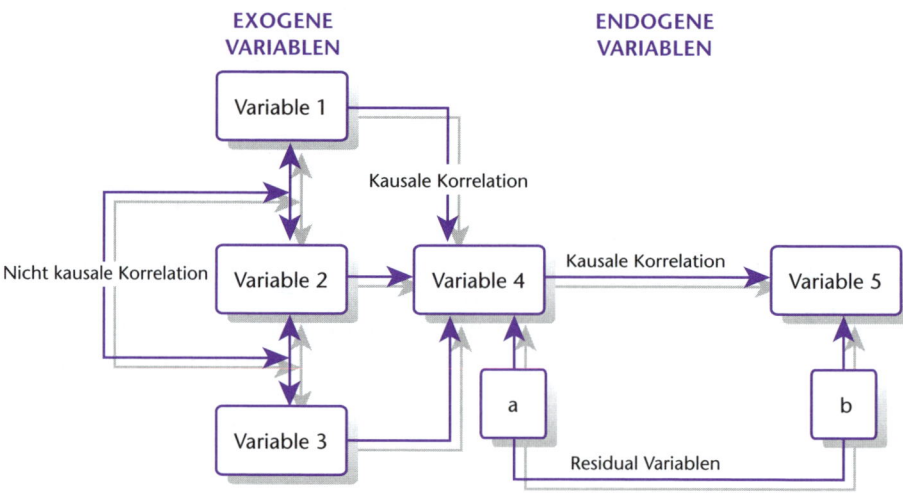

Abb. 7.7: Modelltest-Design.

stress-Skala für Symptomschmerzen und ein „Fragebogen zu Reaktionen auf eine Krebsdiagnose" für die ersten Reaktionen auf die Krebsdiagnose" (S. 42).

Ergebnisse:
„Das vorgeschlagene Modell für Faktoren, die Fatigue bei Frauen unter Brustkrebs-Chemotherapie beeinflussen, wurde teilweise bestätigt. (…) Die endgültigen Regressionsmodelle bestätigen die Annahme, dass Fatigue von einer Vielzahl von physiologischen, psychologischen und sozialen Faktoren beeinflusst wird. Keiner der konzeptionalisierten Einflussfaktoren wurde aus den beiden Modellen entfernt, jedoch wurden nicht alle ausgewählten repräsentativen Variablen beibehalten und die Stärke der Beziehungen variierte je nach Behandlungszeitpunkt und Zyklushälften" (S. 49).

Um festzustellen, welche Art von korrelationalem Design in einer veröffentlichten Studie angewandt wird, benutzen Sie den Algorithmus in Abb. 7.9. Für

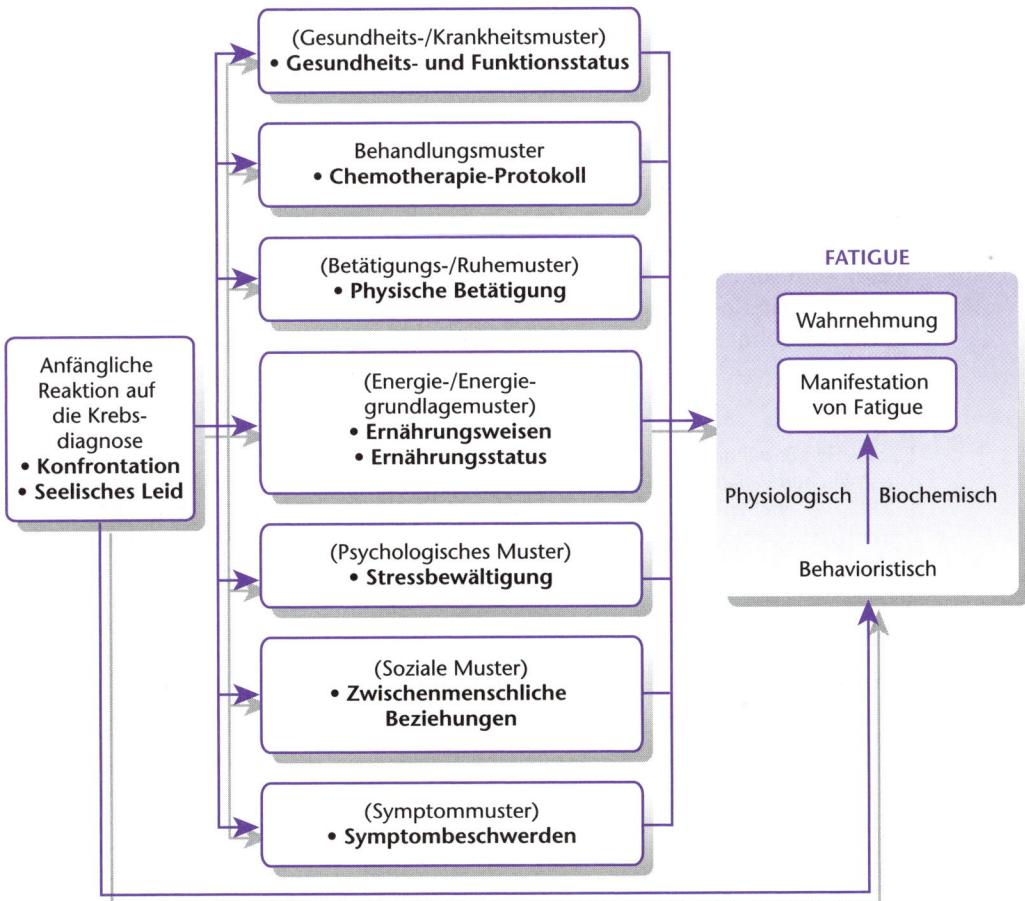

Abb. 7.8: Modelltest-Design.

ausführlichere Informationen zu korrelationalen Designs, auf die in diesem Algorithmus verwiesen wird, siehe Burns und Grove (2001).

Kritische Beurteilung eines korrelationalen Designs – ein Beispiel
Bei der kritischen Beurteilung eines korrelationalen Designs erwartet man eine große, repräsentative Stichprobe mit einer weiten Bandbreite an Werten zu den gemessenen Variablen. Die Stichprobe von Berger und Walker (2001), bestehend aus 60 Teilnehmerinnen, wurde anhand einer Poweranalyse als adäquat für die multiplen Regressionsanalysen befunden, die durchgeführt wurden. Unter Berücksichtigung einer Ausfallquote von 15 Prozent wurden 72 Teilnehmerinnen rekrutiert. „Es wurden 77 in Frage kommende Frauen identifiziert, von denen fünf eine Teilnahme ablehnten und zwölf die Teilnahme vor dem Ende der Studie abbrachen, so dass letztlich eine Stichprobe von 60 Teilnehmerinnen verblieb" (S. 45). Die zum Ausfüllen von Fragebögen benötigte Zeit beeinflusst die Bereitschaft, an einer Studie teilzunehmen. Der geringe Zahl der Frauen, die ablehnten, ist bemerkenswert. Die Teilnehmerinnen wurden über einen Zeitraum von zehn bis zwölf Wochen hinweg begleitet. Angesichts des Zeitaufwands und des gesundheitlichen Zustands der Patientinnen ist der Anteil an Frauen, die die Studie vorzeitig abbrachen, gering. Die in der Studie angewandten Instrumente sind valide und reliabel und wurden zuvor in vielen Studien eingesetzt. Bei einer korrelationalen Studie ist wichtig, dass die volle Bandbreite an Messwerten für jede Variable in die korrelationalen Analysen miteinbezogen wird. Die Autorinnen berichten über die Bandbreite und Verteilung von Messwerten, was eine kritische Beurteilung der Angemessenheit der Verteilung gestattet. Die Überprüfung ergibt eine breite Verteilung von Messwerten, die für die Analysen passend gewesen sein sollte. Die durchgeführten Pfad- bzw. Regressionsanalysen waren zur Erfüllung des Studienzwecks angemessen, und bei der Interpretation der Analyseergebnisse wurde die getestete Theorie gewissenhaft berücksichtigt.

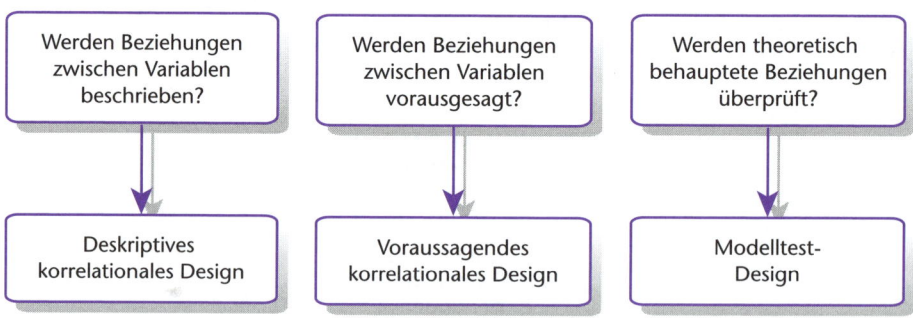

Abb. 7.9: Algorithmus zur Bestimmung der Art des korrelationalen Designs.

7.3 Kausalität testen

Designs, die für den Test von Kausalität entwickelt werden, gibt es seit dem frühen 20. Jahrhundert, als im landwirtschaftlichen Bereich die Notwendigkeit bestand, die Wirksamkeit neuer Methoden zur Verbesserung der Getreideproduktion zu prüfen (Fisher 1935). Der Zweck des experimentellen Designs besteht darin, die bestmögliche Methode zur Verfügung zu stellen, um eine realistische Wiedergabe von Ursache und Wirkung in der untersuchten Situation zu erzielen. Das bedeutet, dass die größtmögliche Kontrolle geboten werden muss, um Kausalität mit einer möglichst geringen Fehlerquote untersuchen zu können. Um Ursachen zu untersuchen, muss die Forschende alle Faktoren eliminieren, die die abhängige Variable beeinflussen könnten – außer der Ursache (unabhängige Variable), die untersucht werden soll. Die Wirkungen einiger Faktoren werden eliminiert, indem sie kontrolliert werden (zum Beispiel Stichprobenkriterien). Die Studie wird so entworfen, dass andere Elemente davon abgehalten werden, die Beobachtung der spezifischen Ursache und deren Wirkung, die die Forschende untersuchen möchte, zu beeinflussen.

Wir betrachten die folgenden Elemente als grundlegend für die experimentelle Forschung: 1) die zufällige Verteilung von Teilnehmern auf Gruppen, 2) die durch die Forschende kontrollierte Manipulation der unabhängigen Variablen und 3) die Kontrolle der experimentellen Situation und des Settings durch die Forschende, einschließlich der Kontrolle über die Vergleichs- bzw. Kontrollgruppe. Es besteht Uneinigkeit darüber, ob die Zufallsauswahl der Stichprobe essenziell ist, um eine Studie als experimentell zu bezeichnen. Ein randomisiertes Verfahren, bei dem nicht zufällig ausgewählte Teilnehmer zufällig auf Gruppen verteilt werden, wird von manchen Wissenschaftlern als ein akzeptabler Ersatz für eine Zufallsauswahl betrachtet. Die Kontrolle von Varianz wird allgemein als grundlegend für experimentelle Designs betrachtet. Stichprobenkriterien sind explizit, die unabhängige Variable wird präzise definiert, die abhängigen Variablen werden sorgfältig operationalisiert und das Umfeld, in dem die Studie durchgeführt wird, muss streng kontrolliert werden, um zu verhindern, dass nicht untersuchte Faktoren die Dynamik des untersuchten Prozesses stören.

In der medizinischen Forschung und in der Pflegeforschung – ebenso wie in anderen Disziplinen wie Pädagogik und Sozialarbeit – ist es schwierig, wenn nicht unmöglich, den Kontrollgrad zu erreichen, der für ein experimentelles Design als grundlegend erachtet wird. Ein Großteil des Wissens, das zur Anleitung der klinischen Praxis in der Pflege und in der Medizin verwendet wird, wird aus klinischen Versuchen abgeleitet, die kritisch überprüft werden und von denen angenommen wird, dass sie das bestmögliche Design haben. Klinische Versuche verwenden randomisierte Auswahlverfahren, haben jedoch keine Zufallsstichproben. Sie setzen Gefälligkeitsstichproben ein, und die Teilnehmer werden zufällig auf Gruppen verteilt. Es besteht also eine verminderte Wahrscheinlichkeit für eine Äquivalenz zwischen der experimentellen Gruppe und der Vergleichsgruppe und ein erhöhtes Risiko, dass die Stichprobe die Zielbevölkerung nicht angemessen repräsentiert.

7.3.1 Quasi-experimentelles Design

Quasi-experimentelle Designs unterstützen die Wissensfindung und die Untersuchung von Kausalität in Situationen, in denen eine vollständige Kontrolle nicht möglich ist. Diese Designs werden entwickelt, um in einer Situation, in der einige der Komponenten eines wirklich experimentellen Designs fehlen, möglichst viele Faktoren zu kontrollieren, die die Validität gefährden könnten. Für gewöhnlich wird bei quasi-experimentellen Studiendesigns eine nicht äquivalente Vergleichsgruppe verwendet, also eine Kontrollgruppe, bei der die Teilnehmer nicht zufällig ausgewählt wurden. Manche Gruppen unterscheiden sich mehr als andere. Bei den meisten quasi-experimentellen Studien werden die Teilnehmer der experimentellen Gruppe und jene der Vergleichsgruppe aus demselben Pool potenzieller Teilnehmer ausgewählt. Jedoch bilden sich bei manchen quasi-experimentellen Studien die Behandlungs- und Vergleichsgruppen auf natürliche Weise. So können Gruppen beispielsweise Teilnehmer enthalten, die eine Behandlung wünschen (experimentelle Gruppe), und solche, die keine Behandlung wünschen (Kontrollgruppe). Diese Gruppen können nicht als äquivalent betrachtet werden, da sich die Individuen in der Kontrollgruppe normalerweise entschieden von jenen in der Behandlungsgruppe unterscheiden.

Quasi-experimentelle Studiendesigns können sehr unterschiedlich sein. Das am häufigsten verwendete Design in den Sozialwissenschaften ist das unbehandelte Kontrollgruppendesign mit Pretest und Posttest (☞ Abb. 7.10). Bei diesem Design kann die Forschende auf eine experimentelle Gruppe, die die experimentelle Behandlung oder Intervention erhält, und eine Vergleichsgruppe, die keine Behandlung erhält (oder, wie in manchen Fällen, nur die übliche Behandlung bzw. Pflege, die in der Situation ohnehin vorgesehen ist). Ein anderes Design, das häufig verwendet wird, ist das Posttest-only-Design mit einer Vergleichsgruppe (☞ Abb 7.11). Dieses Design wird in Situationen verwendet, in denen ein Pretest nicht möglich ist. Wenn die Forschende zum Beispiel Unterschiede beim Grad des Schmerzes untersucht, den ein Teilnehmer bei einer schmerzhaften Behandlung empfindet, und eine Pflegeintervention verwendet wird, um die Schmerzen bei den Teilnehmern in der experimentellen Gruppe zu mindern, ist es nicht möglich (und auch nicht sinnvoll), das Schmerzniveau im Vorfeld der Behandlung zu testen. Dieses Design birgt aufgrund des Fehlens eines Pretests eine ganze Reihe von möglichen Beeinträchtigungen der Validität, weswegen es gelegentlich auch als präexperimentelles Design bezeichnet wird. Der Algorithmus in Abb. 7.12 dient dazu, die Art des quasi-experimentellen Designs zu bestimmen, das in einer publizierten Studie Verwendung fand. Ausführlichere Informationen über spezifische Designs, die in diesem Algorithmus angeführt werden, finden Sie in Burns und Grove (2001).

Beispiel zur kritischen Beurteilung eines quasi-experimentellen Design
Earl, Jackson und Rickman (2001) führten eine quasi-experimentelle Studie durch, um zu untersuchen, wie sich der jederzeit mögliche Zugang zu einem Gel auf Alkoholbasis auf die Rate der Einhaltung der Richtlinien zur Hand-Antisepsis auswirkt. Diese Studie wurde im *American Journal of Nursing*

	Messung von unabhängigen Variablen	Manipulation von unabhängigen Variablen	Messung von abhängigen Variablen
Experiementelle Gruppe ⟶	**Pretest** ⟶	**Behandlung** ⟶	**Posttest**
Nicht äquivalente Kontrollgruppe ⟶	**Pretest** ⟶		**Posttest**
Behandlung	– experimentelle Gruppe (wird behandelt) – Kontrollgruppe wird nicht behandelt		
Kontrollgruppe	– nicht randomisiert ausgewählt		
Ergebnisse	• Vergleich von Pretest in Kontrollgruppe und experimenteller Gruppe • Vergleich von Pretest und Posttest • Vergleich von Posttest in Kontrollgruppe und experimenteller Gruppe		
Beispiel	Littlefield, Chang und Adams (1990). Participation in Alternative Care: Relationship to Anxiety, Depression and Hostility.		
Unkontrollierte Gefährdungen der Validität	• Auswahl – Reifung der Teilnehmer • Instrumentierung • Differenzielle statistische Regression • Interaktion von Auswahl und Krankheitsgeschichte		

Abb. 7.10: Unbehandeltes Kontrollgruppendesign mit Pretest und Posttest.

(AJN) veröffentlicht, das einer breiten Leserschaft von praktizierenden Pflegefachkräften zugänglich ist. Die Qualifikationen der Autoren waren: Master in Public Health, PhD in Nursing und Mediziner.

AJN-Übersicht:
„Händedesinfektion ist erwiesenermaßen die einzig wirklich effektive Maßnahme zur Prävention und Kontrolle von Nosokomialinfektionen. Sie wird jedoch häufig vernachlässigt, obgleich Nosokomialinfektionen jedes Jahr das Leben von rund zwei Millionen Patienten in den Vereinigten Staaten gefährden. Zu den Gründen, die Pflegekräfte für die Nichteinhaltung angeben, gehören Unbequemlichkeit und der Zeitaufwand für das traditionelle Händewaschen mit Wasser und Seife sowie die austrocknende Wirkung auf die Haut.

Die drei Forscher versuchten herauszufinden, ob die Einhaltung der Richtlinien ansteigt, wenn die Händedesinfektion in einem schnelleren und bequemeren Prozess durchgeführt werden könnte. Diese beobachtende Studie aus dem Jahre 1999, die auf zwei Krankenhaus-Intensivstationen durchgeführt wurde, erstellte zunächst eine grundsätzliche Quote der Einhaltung des Händewaschens mit Wasser und Seife, und bot medizinisch-pflegerischen Fachkräften anschließend eine Alternative an: die Händedesinfektion mit einem Gel

	Manipulation von unabhängigen Variablen	Messung von abhängigen Variablen
Experimentelle Gruppe ⟶	**Behandlung** ⟶	**Posttest**
Nicht äquivalente Kontrollgruppe ⟶		**Posttest**
Behandlung	• oftmals ex post facto • Wird möglicherweise nicht gut definiert	
Experimentelle Gruppe	• jene Teilnehmer, die Behandlung und Posttest erhalten	
Pretest – abgeleitet	Norm-Messwerte der abhängigen Variablen der Population, aus der die experimentelle Gruppe vor der Behandlung stammt	
Kontrollgruppe	nicht randomisiert ausgewählt – tendenziell jene Teilnehmer, die in der Situation aus offensichtlichen Gründen keine Behandlung erhalten	
Ergebnisse	• Vergleich der Posttest-Messwert der experimentellen Gruppe und der Kontrollgruppe • Vergleich der Posttest-Messwerte mit den Normwerten	
Beispiel	Monahan (1991). Potential Outcomes of Clinical Experience.	
Unkontrollierte Gefährdungen der Validität	• Keine Verbindung zwischen Behandlung und Veränderung • Kein Pretest • Auswahl der Teilnehmer	

Abb. 7.11: Posttest-only-Design mit einer Vergleichsgruppe.

auf Alkoholbasis, das nicht abgewaschen werden muss. Solche Gels sind verhältnismäßig preisgünstig, die Spender sind leicht zu installieren und zu benutzen. 73 Gelspender wurden sowohl innerhalb als auch außerhalb der Patientenzimmer installiert und der Gebrauch wurde über kurze und lange Zeiträume hinweg evaluiert. Die leichte Zugänglichkeit des Gels führte zu einem deutlichen Anstieg der Hand-Antisepsisquote bei medizinisch-pflegerischen Fachkräften. Diese Ergebnisse bestärken die Verwendung dieser Produkte als eine sinnvolle Methode, um die Einhaltung der Richtlinien zur Hand-Antisepsis zu erhöhen" (S. 26).

Methoden:
„Zwischen Januar und Mai 1999 führten wir in drei Phasen eine beobachtende Studie auf zwei Intensivstationen durch – die chirurgische Intensivpflegestation mit 20 Betten (SICU) und die medizinische Intensivpflegestation mit 13 Betten (MICU) der University of California, San Diego, Medical Center. In

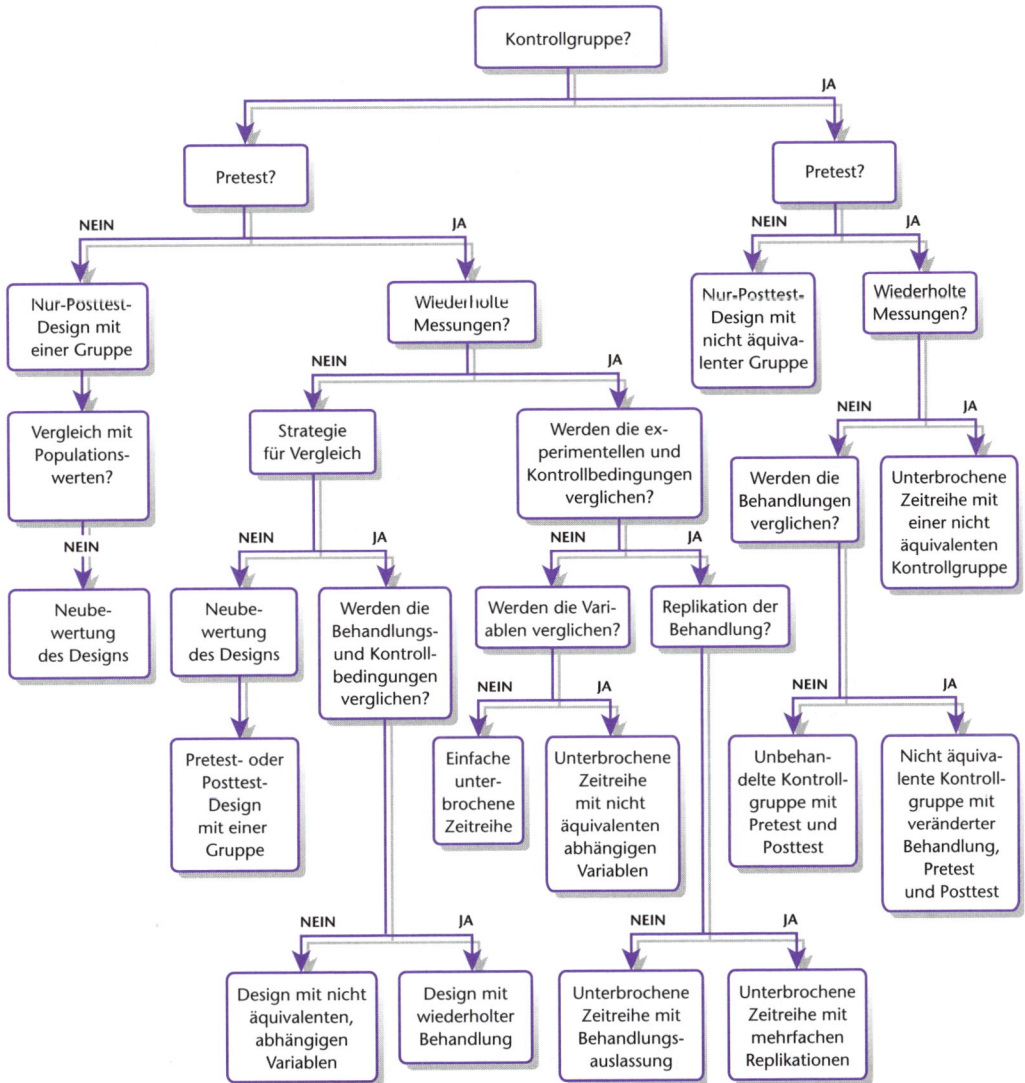

Abb. 7.12: Algorithmus zur Bestimmung der Art des quasi-experimentellen Designs.

Phase I wurden die Ausgangswerte des Händewaschens mit Wasser und Seife bestimmt. Anschließend wurden 73 Spender mit einem Gel auf Alkoholbasis sowohl innerhalb als auch außerhalb der Patientenzimmer installiert. In Phase II wurde die Wirkung auf die Häufigkeit der Handdesinfektion über einen Zeitraum von zwei bis sechs Wochen hinweg evaluiert und in Phase III wurde die Einhaltung zehn bis vierzehn Wochen nach der Installation gemessen. Die fünf Beobachter, alles Public-Health-Master-Studenten, legten ihren Beobachtungen die Richtlinien für Handwäsche und Hand-Antisepsis des Berufsverbands für Infektionskontrolle und Epidemiologie (*Association for Professionals in Infection Control and Epidemiology*, APIC) zu Grunde. Sie zeichneten Situationen mit Patientenkontakt auf, die eine Händedesinfektion erforderten, und ermittelten, ob diese auch tatsächlich durchgeführt wurde. Im besten Fall erfolgte in solchen Situation zweimal eine Händedesinfektion, nämlich vor und nach dem Patientenkontakt. Zudem empfehlen die APIC-Richtlinien auch dann eine Händedesinfektion, wenn während der Pflege eines Patienten ein Wechsel zwischen unsauberen und sauberen Bereichen der Station stattfindet. Die Beobachter verfügten jedoch nicht über die notwendige Sachkenntnis, um zu beurteilen, in welchem Fall diese zusätzliche Händedesinfektion jeweils erforderlich war, und so wurden keine entsprechende Aufzeichnungen gemacht.

Die Beobachtungen erfolgten zu verschiedenen Zeitpunkten, sowohl tagsüber als auch nachts, um ein genaues Bild der Einhaltung im Verlauf der - jeweiligen Schichten zu erhalten. Die Angestellten wurden eingeteilt in Zusatzkräfte (wie Röntgenassistenten und Physiotherapeuten), Pflegepersonal (Pflegefachkräfte, Pflegehilfskräfte sowie Pflegeassistenten) und Ärzte. Die Stationsleiter wurden über den Zweck der Studie unterrichtet, die Belegschaft hingegen nicht. Wenn die Beobachter von den Belegschaftsmitgliedern auf ihre Tätigkeit angesprochen wurden, gaben sie an, eine Studie über Infektionskontrolle für die epidemiologische Station des medizinischen Zentrums durchzuführen.

Ergebnisse:
Bei einer Gesamtheit von 402 Beobachtungsstunden während der drei Phasen, wurden 3015 Situationen, die eine Händedesinfektion erforderlich machten, aufgezeichnet und 1481 Durchführungen einer Händedesinfektion beobachtet" (S. 28).

„Die Verfügbarkeit eines Gels auf Alkoholbasis in bequem zugänglichen Spendern, die an den Wänden angebracht wurden, führte zu einer beachtlichen Langzeitzunahme der Hand-Antisepsis-Quote auf beiden Stationen und auf allen Personalebenen. Die Händedesinfektion nahm während Phase II (zwei bis sechs Wochen nach Anbringung der Gelspender) um 32,8 Prozent zu, und die Quote stieg auch noch zehn bis 14 Wochen nach der Anbringung an (8,4 %). Dieses Resultat stimmt mit dem von Pittet et al. überein, deren drei Jahre dauernde Studie zu dem Schluss gelangte, dass eine Zunahme der Einhaltung der Richtlinien zur Händedesinfektion auch über einen langen Zeitraum hinweg festzustellen war" (S. 31).

7.3.2 Experimentelle Designs

Eine Vielzahl von *experimentellen Designs*, manche relativ einfach, andere äußerst komplex, wurden für unterschiedliche Studien entwickelt, die hauptsächlich eine Kausalität untersuchen. In manchen Fällen können Forschende auch Eigenschaften aus mehr als einem Design miteinander kombinieren, um den Anforderungen ihrer Fragestellung zu entsprechen. Die Bezeichnungen der Designs können von Studie zu Studie variieren. Wenn Sie eine publizierte Studie lesen und kritisch beurteilen, bestimmen Sie zunächst den Namen, den der Autor dem Design gibt (manche Autoren benennen das angewandte Design nicht), und lesen Sie dann die Beschreibung des Designs, um die Art des ange-

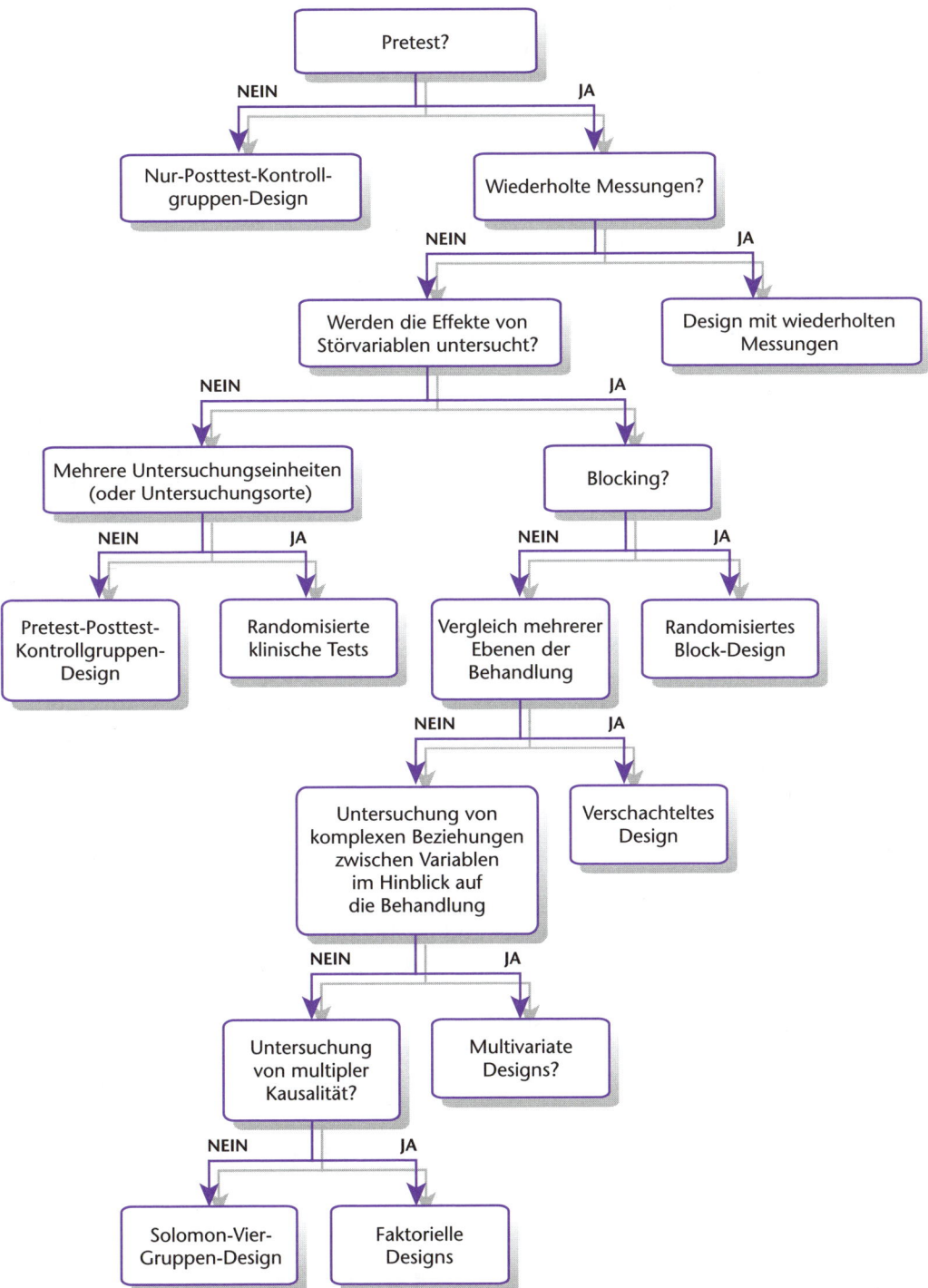

Abb. 7.13: Algorithmus zur Bestimmung der Art des experimentellen Designs.

wandten Design feststellen zu können. Der Algorithmus in Abb. 7.13 dient dazu, die Art des experimentellen Designs zu bestimmen, das in einer veröffentlichten Studie zur Anwendung kam. Burns und Grove (2001) enthält ausführlichere Informationen zu den spezifischen Designs, die in Abb. 7.13 genannt werden.

7.3.2.1 Pretest-Posttest-Design

Das am häufigsten für Pflegestudien verwendete Design ist das Pretest-Posttest-Design. Diese Design ähnelt jenem in Abb. 7.10, mit dem Unterschied, dass die experimentelle Studie strenger kontrolliert wird. Ein großer Vorteil dieses Designs ist, dass mehrere Gruppen (sowohl experimentelle Gruppen als auch Kontrollgruppen) eingesetzt werden können. Eine Kontrollgruppe kann beispielsweise keine Behandlung erhalten, während eine andere Kontrollgruppe eine Placebo-Behandlung bekommt. Jede der verschiedenen experimentellen Gruppen kann unterschiedlich behandelt werden, zum Beispiel was die Häufigkeit, Intensität oder Dauer von Pflegemaßnahmen angeht. Diese zusätzlichen Erkenntnisse erhöhen das Potenzial, die Studienergebnisse verallgemeinern zu können.

7.3.2.2 Faktorielles Design

Das faktorielle Design ist ein komplexes, multivariates experimentelles Design, bei dem zwei oder mehr Eigenschaften, Behandlungen oder Ereignisse unabhängig voneinander in ein und derselben Studie variiert werden. Dieses Design stellt einen logischen Ansatz zur Untersuchung von Multikausalität dar. Die einfachste Ausrichtung umfasst zwei Behandlungen oder Faktoren, und bei jedem Faktor werden zwei Ebenen manipuliert (zum Beispiel der Einsatz oder das Fehlen einer Behandlung). Dieses Design wird als ein „2 × 2 faktorielles Design" bezeichnet. Dieses Design wird in Abb. 7.14 dargestellt, unter Verwendung der beiden unabhängigen Variablen Entspannung und Ablenkung als ein Mittel zur Schmerzlinderung.

Ein 2 × 2 faktorielles Design führt zu einer Studienstruktur mit vier Zellen. Jede Zelle muss die gleiche Anzahl an Teilnehmern enthalten. Die Zellen B und C gestatten eine unabhängige Untersuchung der einzelnen Interventionen. Die Teilnehmer der Zelle D erhalten keine Behandlung und dienen als Kontrollgruppe. Zelle A gestattet eine Untersuchung der Interaktion zwischen den beiden unabhängigen Variablen. Das Design kann dazu verwendet werden, Störvariablen zu kontrollieren. Die Störvariable wird als unabhängige

Entspannungsniveau	Ablenkungslevel	
	Ablenkung	Keine Ablenkung
Entspannung	A	B
Keine Entspannung	C	D

Abb. 7.14: Beispiel für ein faktorielles Design.

Variable einbezogen, und die Interaktionen zwischen ihr und den anderen unabhängigen Variablen werden untersucht (Spector 1981).

7.3.2.3 Randomisierter klinischer Test

Der randomisierte klinische Test wird in der Medizin seit 1945 verwendet, bis vor kurzem wurde er jedoch nicht in der Pflege eingesetzt. Er benötigt eine große Teilnehmerzahl, um die Wirkungen einer Behandlung zu testen und die Ergebnisse mit denen einer Kontrollgruppe zu vergleichen, die keine Behandlung – oder eine traditionelle Behandlung – erhielt. Die Teilnehmer werden unter Berücksichtigung klar definierter Kriterien aus einer Referenzpopulation rekrutiert und anschließend zufällig auf die Behandlungs- und Kontrollgruppe verteilt. Die Ausgangswerte sollten bei allen Gruppen der Studie gleich sein. Die Behandlung sollte konsequent und in der gleichen Weise erfolgen, ebenso wie die Ergebnisse durchweg auf dieselbe Weise gemessen werden sollten. Es muss sichergestellt werden, dass die Randomisierungsverfahren bei der Durchführung der Studie streng eingehalten werden.

Wegen der erforderlichen großen Stichproben und um die Studienergebnisse auf eine Vielzahl klinischer Settings übertragen zu können, kann die Studie, wenn dies von der verantwortlichen Forscherin koordiniert wird, auch gleichzeitig an mehreren Orten durchgeführt werden. Die Verwendung dieses Designs kann dazu beitragen, die wissenschaftliche Basis für die Pflegepraxis entscheidend zu verbessern (Fetter et al. 1989, Tyzenhouse 1981).

Beispiel zur kritischen Beurteilung eines experimentellen Designs
Als Beispiel für eine experimentelle Studie verwenden wir eine Studie von Olsen et al. (2001) mit dem Titel „Die Wirkung von Aloe-vera-Gel kombiniert mit einer milden Seife im Vergleich zur milden Seife allein zur Prävention von Hautreaktionen bei Patienten, die einer Strahlentherapie unterzogen werden". Die Forscher und Forscherinnen, die diese Studie durchführten, hatten unter anderen folgende Qualifikation: Bachelor in Nursing Science, Master in Public Health und Arzt.

Forschungszweck und -zielsetzung:
„Festzustellen, ob die Verwendung einer milden Seife in Kombination mit einem Aloe-vera-Gel im Vergleich zur milden Seife allein das Auftreten von Hautreaktionen bei Patienten herabsetzen würde, die sich einer Strahlentherapie unterziehen" (S. 543).

Hypothese:
„Die Anwendung der Aloe-vera-Gel-Seifen-Kombination reduziert das Auftreten von Hautveränderungen (zum Beispiel Hautreizung, Erythem, Juckreiz, Verfärbung) und verzögert die Entwicklung einer durch Strahlung verursachten Dermatitis" (S. 544).

Design:
Prospektiver, randomisierter, verdeckter (blinder*), klinischer Versuch.

* Anmerkung der Gutachterin: Im Zusammenhang mit experimentellen klinischen Studien bedeutet der Begriff „blind", dass die Probanden über den speziellen Unterschied in der Behandlung nicht informiert sind. Das heißt, sie wissen nicht, ob sie die „experimentelle" oder die „normale" Behandlung erhalten.

Setting:
Ambulante Strahlenklinik in einem Krebszentrum, das an ein Lehrkrankenhaus angegliedert ist.

Stichprobe:
„Das Durchschnittsalter der Teilnehmer war 56 Jahre. Die Gruppe setzte sich aus Kaukasiern (74 %) und Afro-Amerikanern (26 %) zusammen. Die ethnische Mischung bestand aus **nicht hispanischen (65 %) und hispanischen Teilnehmern (35 %)" (S. 544).

Methode:
„Die prophylaktische Hautpflege begann am ersten Tag der Strahlentherapie. Alle Patienten säuberten die Hautstelle mit einer milden, nicht parfümierten Seife. Jene Patienten, die der experimentellen Versuchsgruppe zugeordnet worden waren, wurden angewiesen, das Aloe Vera Gel in verschiedenen Intervallen über den Tag hinweg nach Belieben auf die betreffende Hautstelle aufzutragen" (S. 544).

Studienvariablen:
„Alter, Geschlecht, Rasse, ethnische Zugehörigkeit und Hauttyp (hell, mittel, dunkel), früherer oder gegenwärtiger Hautzustand, Verabreichung der Chemotherapie und Lokalisation des Tumors. Die Dosis, bei der die erste Hautveränderung bemerkt wurde, wurde bei der Analyse als Gruppenkategorie verwendet. Die Hautveränderungsvariablen umfassten Hautjucken, Hautbeschaffenheit, Verfärbungen, Erythem sowie die Zeitdauer bis zum Auftreten von Hautveränderungen" (S. 544).

Behandlung:
„Die Patienten wurden angewiesen, die bestrahlte Stelle vorsichtig mit einer zur Verfügung gestellten milden, nicht parfümierten Seife zu reinigen. [Die experimentelle Gruppe erhielt außer der Seife ein Aloe-vera-Gel, während die Kontrollgruppe lediglich die Seife erhielt]. Die Patienten wurden dazu angehalten, die bestrahlte Hautstelle vor Verletzungen zu schützen, keine Pflaster oder Verbände zu verwenden und die gereinigte Stelle mit einem weichen, sauberen Handtuch trockenzutupfen, die Stelle nicht der direkten Sonneneinstrahlung auszusetzen und weite Kleidung zu tragen, die keine Reibung verursacht. Die durchschnittliche Anzahl der Anwendungen lag bei sechs- bis achtmal täglich. Die Patienten wurden außerdem darauf hingewiesen, dass das Gel jedes Mal vor der Behandlung vorsichtig abgewaschen werden sollte, damit bei der Bestrahlung keine Rückstände des Gels auf der Haut vorhanden waren. In beiden Gruppen wurden keine anderen Gels oder Cremes verwendet" (S. 544). Bei einer geringen kumulativen Bestrahlungsdosis (< 2,700 cGy) machte die zusätzliche Verwendung des Aloe-vera-Gels keinen Unterschied in der Wirkung. War die kumulative Dosis dagegen hoch (> 2,700 cGy), betrug der durchschnittliche Zeitraum bis zum Auftreten einer Hautveränderung fünf Wochen bei der Gruppe, die Aloe-vera-Gel und Seife verwendete, und drei Wochen bei der Gruppe, die nur Seife verwendete. Wenn die kumulative Dosis mit der Zeit

---

** Anmerkung der Gutachterin: Das US-statistische Bundesamt unterscheidet neben Rasse (zum Beispiel Kaukasier) seit kurzem wegen dem starken Anstieg der lateinamerikanischen Zuwanderer auch nach ethnischer Abstammung (zum Beispiel hispanisch).

ansteigt, scheint die Verbindung aus Seife und Aloe-vera-Gel eine schützende Wirkung hervorzurufen.

Implikationen für die Pflegepraxis:

„Produkte zur Hautpflege, die zur Behandlung einer Strahlendermatitis verwendet werden, unterscheiden sich von Institution zu Institution. Pflegefachkräfte sollten sich dessen bewusst sein, dass manche Patienten für Hautprobleme prädisponiert sind. Sie sollten außerdem über neu entwickelte Produkte und aktuelle Forschungen zu diesen Produkten informiert sein, damit eine effektive Behandlung erfolgen kann" (S. 543).

Kernaussage

1. Bei fast allen Patienten, die einer externen Strahlentherapie unterzogen werden, ist die Entwicklung akuter Hautreaktionen zu erwarten.
2. Die Produkte zur Hautpflege, die gegenwärtig eingesetzt werden, sind jene, die Kliniker in der Vergangenheit routinemäßig aufgrund anekdotenhafter Daten verwendeten.
3. Es besteht dringender Bedarf an weiteren kontrollierten Studien über Strahlentherapie und Hautreaktionen" (S. 543).

Kritische Beurteilung

Der Zweck dieser Studie sowie die klinischen Probleme, die auftraten, werden im Artikel deutlich beschrieben. Die Hypothese ist klar formuliert und überprüfbar. Die Resultate dieser Studie haben potenzielle Konsequenzen für die klinische Praxis: die Reduzierung von Hautschädigungen infolge einer Strahlenbehandlung bei Krebs. Zur kritischen Rezension der Studie von Olsen et al. (2001) werden Ropkas (1996) Fragen zur kritischen Beurteilung experimenteller Studien verwendet.

Hauptfrage 1:

War die Zuordnung der Patienten zu den Behandlungen randomisiert? Die Studie von Olsen und Kollegen (2001) verwendete ein wirkungsvolles Design, um Fragen der Ursache und Wirkung zu beantworten – einen prospektiven, randomisierten und verdeckten (blinden) klinischen Versuch. Die Teilnehmer wurden zufällig auf die Gruppen verteilt und die unabhängige Variable – der Zusatz von Aloe vera bei der Hautpflege – wurde vom ersten Tag der Strahlentherapie an implementiert. Die Studie umfasste auch eine Kontrollgruppe, die Seife, aber kein Aloe-vera-Gel benutzte. Damit war das erste Kriterium für randomisierte Verteilung erfüllt. Es wird jedoch nicht berichtet, inwieweit sich die Teilnehmer auch tatsächlich an die Anweisungen hielten.

Hauptfrage 2:

Wurden alle 73 Patienten, die an dem Versuch teilnahmen, auch tatsächlich am Ende in die Schlussfolgerungen miteinbezogen? Wurden die Messungen bei allen Teilnehmern vorgenommen und wurde zum Schluss über sie berichtet? Hauptfrage 2 kann beantwortet werden, indem man vier zusätzliche Fragen stellt:

1. Wurden alle Teilnehmer über die gesamte Zeitdauer der Studie hinweg begleitet? Olson und Kollegen berichten, dass „die Daten von 70 Patienten für die Analyse zur Verfügung standen. Ein Patient erhielt keine Kostenübernahmezusage für eine Strahlentherapie in unserer Einrichtung von seiner Versicherung. Eine andere Patientin begann die geplante Bestrahlung nicht, da ihr Onkologe die Entscheidung traf, die Bestrahlung aufzuschieben, bis

die Chemotherapie abgeschlossen war. Ein dritter Patient lehnte die Bestrahlungstherapie ab" (S. 544). Die Resultate im Zusammenhang mit der Feststellung der wichtigsten Ergebnisvariablen, den Hautveränderungen, wurden für alle verbleibenden 70 Teilnehmer berichtet.

2. Wurden die Patienten in den Gruppen analysiert, auf die sie zufällig verteilt worden waren? Die Antwort lautet: ja. Alle Datentabellen führen 32 Teilnehmer in der experimentellen Gruppe und 38 Teilnehmer in der Kontrollgruppe auf, insgesamt also 70 Teilnehmer.

3. Zeigten sich bei den Teilnehmer der einen Gruppe andere oder ernsthaftere Nebenwirkungen, Toxizität oder Komplikationen als bei den Teilnehmern der anderen Gruppe, was bedeuten würde, dass die eine Hautbehandlung der anderen vorzuziehen ist? Es wurden keine Nebenwirkungen berichtet.

4. War die Verträglichkeit der Therapie, und damit deren Einhaltung, bei einer Behandlungsmethode größer als bei der anderen, was darauf hindeuten würde, dass eine Behandlungsmethode den Hautzustand verbessern würde? Über das Ausmaß der Einhaltung der Therapie wurde nicht berichtet.

Die folgenden untergeordneten Fragen sollten gestellt werden, um die Validität des Designs zu evaluieren:

1. Waren die Patienten, die medizinisch-pflegerischen Fachkräfte und die Ausführenden der Studie über die Behandlung informiert oder waren sie nicht informiert („blind")? Das Studiendesign war blind, aber nicht doppelt blind. Zudem wurde den Patienten in der experimentellen Gruppe ein Gel ausgehändigt, den Teilnehmern in der Kontrollgruppe nicht. Insofern ist es wahrscheinlich, dass die Patienten wussten, dass sie in der experimentellen Gruppe waren. Die Beurteilung der Haut wurde wöchentlich und unter Berücksichtigung der entsprechenden Kriterien (*Acute Radiation Morbidity Scoring Criteria*) durchgeführt. Die Autoren berichten zudem, dass „die medizinisch-pflegerischen Fachkräfte nicht über die Unterschiedlichkeit der Behandlung aufgeklärt wurden (das bedeutet, sie waren ‚blind‘), um Voreingenommenheit bzw. eine Verzerrung der Daten zu vermeiden" (S. 544). Möglicherweise wurden die Teilnehmer angewiesen, die medizinisch-pflegerischen Fachkräfte nicht über ihre Gruppenzugehörigkeit zu informieren, allerdings wird darüber nichts berichtet. Außerdem besteht die Möglichkeit, dass die Patienten in der Kontrollgruppe, wissend, dass sie nicht in der experimentellen Gruppe waren, sich nicht so zuverlässig an die Anweisungen hielten wie die Teilnehmer in der experimentellen Gruppe. Zwischen den Gruppen gab es jedoch keinen Unterschied bei den Teilnehmern, denen eine niedrige Strahlungsdosis verabreicht wurde. Und Unterschiede zwischen den beiden Gruppen bei jenen Patienten, die höhere Strahlendosen verabreicht bekamen, entsprachen den Erwartungen.

2. Waren die Gruppen zu Beginn des Versuchs ähnlich? In Anlehnung an klinische Erfahrungen oder vorherige Forschungen lieferten die Forschenden Informationen hinsichtlich der Patientenmerkmale, von denen sie glaubten, dass sie potenziell im Zusammenhang mit dem Hauptergebnis standen. Die Merkmale, die zu Beginn des Versuchs als ähnlich geschildert wurden, waren Hauttyp, Lokalisation des Tumors, Geschlecht, Rasse und ethnische Zuge-

hörigkeit. Die Eigenschaften, die hingegen Unterschiede im Gruppenvergleich aufwiesen, waren Alter und kumulative Strahlendosis.

3. Wurden die Gruppen, abgesehen von den experimentellen Interventionen, gleich behandelt? Klinisch relevante Aspekte der Interventionen, die in allen Gruppen durchgeführt wurden, waren vergleichbar, wenn man von der Seifenart und dem verabreichten Gel absieht. Die Methoden, die verwendet wurden, um die abhängige Variable (Hautveränderungen) zu messen, waren ebenfalls in allen Gruppen gleich, einschließlich der Anwendung eines standardisierten Meßinstruments für die Feststellung von Hautveränderungen.

Unterstützen die Resultate Pflegefachkräfte bei der Patientenpflege?

Wie Ropka (1996, S. 68) bei der Evaluierung einer früheren Studie bemerkt, „kann man nur dann entscheiden, ob man die Resultate einer Studie bei der Pflege eines Patienten anwenden möchte, wenn die Validität der Studie sichergestellt ist. Um ein klares Verständnis von dieser Studie zu erhalten, müssen die Leser des Forschungsartikels den Unterschied zwischen randomisierter Auswahl und randomisierter Verteilung der Teilnehmer auf die Behandlungsgruppen verstehen. Die Teilnehmer in dieser Studie bilden offenbar eine Gefälligkeitsstichprobe von Patienten, die den Auswahlkriterien der Studie entsprachen und zum entsprechenden Zeitpunkt in dem ausgewählten Setting zur Verfügung standen. Das bedeutet, dass die Teilnehmer nicht zufällig ausgewählt wurden. Angesichts der potenziellen Stichprobenverzerrungen ist eine Übertragung der Ergebnisse auf andere Patienten nur eingeschränkt möglich."

7.4 Definieren experimenteller Interventionen

In quasi-experimentellen und experimentellen Studien wird eine *Intervention* entwickelt, von der angenommen wird, dass sie zu Veränderungen bei den Posttest-Messungen der Behandlungs-, Kontroll- oder Vergleichsgruppen führt. Diese Intervention kann physiologisch, psychosozial oder aufklärend bzw. erzieherisch sein, oder auch aus einer Kombination von diesen bestehen. Die Einzelheiten der Intervention sollten sorgfältig geplant werden, und es sollte eine Begründung dafür geliefert werden, warum die Intervention auf eine bestimmte Weise durchgeführt wird. Die Forschenden sollten die Intervention in der veröffentlichten Studie ausführlich beschreiben. Die Etikettierung von Interventionen, zum Beispiel „präoperative Aufklärung", verhindert möglicherweise, dass der Leser versteht, worum genau es bei der Intervention geht. Er könnte leicht irregeführt werden, da jeder seine eigenen Vorstellungen von präoperativer Aufklärung hat. In der Pflege werden derzeit Klassifikationen für Pflegeinterventionen entwickelt. Diese Klassifikationen sollen der Forschenden helfen, die Intervention zu erläutern (Egan, Snyder & Burns 1992). Die Intervention sollte die Unterschiede zwischen den einzelnen Gruppen maximieren. Das bedeutet, dass die vorgeschlagene Intervention die bestmögliche sein sollte, die unter den Bedingungen der Studie zur Verfügung gestellt werden kann – eine Intervention, die tatsächlich einen Unterschied bei der experimentellen Gruppe bewirken sollte.

Obwohl die Kontroll- und Vergleichsgruppen herkömmlicherweise keine Intervention erhalten, ist dies bei vielen Pflegestudien nicht möglich. Es wäre beispielsweise unethisch, einem Patienten keine präoperative Aufklärung zukommen zu lassen. Außerdem kann es bei vielen Studien vorkommen, dass schon allein der Umstand, Zeit mit einem Patienten zu verbringen oder ihn an Aktivitäten zu beteiligen, die ihm offenbar gut tun, eine Wirkung hervorruft. Daher enthält eine Studie häufig eine Kontroll- oder Vergleichsgruppenintervention. Diese Intervention ist in der Regel die Behandlung, die ein Patient erhalten würde, wenn keine Studie durchgeführt würde. Die Forschende sollte die Intervention, die der Kontroll- bzw. Vergleichsgruppe zuteil wird, ausführlich beschreiben, damit die Studie entsprechend rezensiert werden kann. Da die Qualität dieser üblichen Behandlung unter den Teilnehmern beträchtlich schwanken kann, ist die Varianz in der Kontroll- bzw. Vergleichsgruppe vermutlich entsprechend hoch, und die Gefahr eines Typ-II-Fehlers ist größer als wenn die Kontroll- bzw. Vergleichsgruppe keine Behandlung erhalten würde.

Johnson, Fieler, Wlasowicz, Mitchell und Jones (1997) untersuchten die Wirkungen von Patientenpflege, die von der Theorie der Selbstregulierung angeleitet wird, auf das Coping bei Strahlentherapie. Sie beschreiben ihre Pflegeintervention wie folgt:

„Die Patienten der Kontrollgruppe erhielten die übliche Patientenpflege, die in dieser Einrichtung routinemäßig praktiziert wird. Der Pflegeaspekt, der für die Studie relevant war, war die Patienteninformation. Die einzigen existierenden spezifischen Regeln zur Patienteninformation besagten, dass diese stattfinden und dokumentiert werden muss. Was wie ausführlich vermittelt wurde, und zu welchem Zeitpunkt dies geschah, hing von der Pflegefachkraft ab, die die Aufklärung vornahm. In der Regel nahmen Pflegende die Patienten in der ersten Behandlungswoche ‚beiseite' und instruierten sie zehn bis 15 Minuten lang in irgendeinem Raum, der gerade frei war. Üblicherweise gaben die Pflegenden eine kurze Übersicht über den Ablauf der Strahlentherapie und informierten die Patienten über mögliche Nebenwirkungen. Manche sprachen die Möglichkeiten der Selbstpflege im Zusammenhang mit der Bewältigung von Nebenwirkungen an, andere sagten den Patienten: ‚Lassen Sie mich wissen, wenn bei Ihnen Nebenwirkungen auftreten, ich gebe Ihnen dann ausführlichere Informationen.' Es standen schriftliche Unterlagen zur Patientenaufklärung zur Verfügung, die allgemeine Informationen über Strahlentherapie und über Möglichkeiten der Selbstpflege bei bestimmten Nebenwirkungen enthielten. In der Regel händigten die Pflegenden diese Vordrucke den Patienten im Lauf der ersten Behandlungswoche aus.

Die theoriebasierte Patientenpflege sah Interventionen vor, die zu vier verschiedenen Zeitpunkten durchgeführt wurden: 1) im Vorfeld des Simulationsverfahrens (Behandlungsplanung), 2) in der ersten Behandlungswoche, 3) in der letzten Behandlungswoche und 4) einen Monat nach Ende der Behandlung. Die Pflegenden vereinbarten mit den Patienten jeweils 30-minütige Termine, bei denen die Interventionen durchgeführt wurden. Zu Beginn jedes Termins teilten die Pflegenden den Patienten die Themen mit, die besprochen werden sollten, und wiesen sie darauf hin, dass diese Informationen ihnen dabei helfen würden, die Strahlentherapie besser zu bewältigen, da sie wüssten, was auf sie zukomme. Am Ende jeder Interventionssitzung wurde den Patienten der nächste Termin sowie die Themen der nächsten Sitzung mitgeteilt. (…) Die zu erwartenden Folgen der Strahlentherapie wurden von den Pflegenden auf konkrete und objektive Weise geschildert, ohne dabei auf subjektive Merkmale, wie Schweregrad und das Ausmaß der Beschwerden einzugehen, die möglicherweise zu erwarten waren" (S. 1043).

Bei der kritischen Beurteilung der Interventionen einer Studie sollten Sie die folgenden Fragen stellen:
1. Wurde die experimentelle Intervention ausführlich beschrieben?
2. Wurde Literatur hinzugezogen, um die Entwicklung der experimentellen Intervention zu rechtfertigen?
3. War die experimentelle Intervention die bestmögliche Intervention, die aufgrund des vorhandenen Wissens zur Verfügung gestellt werden konnte?
4. Wurde ein Protokoll entwickelt, um sicherzustellen, dass über den gesamten Studienverlauf hinweg eine konsequente und verlässliche Implementierung der Behandlung bei jedem Teilnehmer erfolgte?
5. Informierte der Studienbericht darüber, wer die Behandlung durchführte? Falls die Behandlung von mehr als einer Person durchgeführt wurde, waren alle Beteiligten entsprechend ausgebildet, um eine zuverlässige Durchführung der Behandlung zu gewährleisten?
6. Wurde eine Kontrollgruppenintervention beschrieben?

7.5 Design-Mapping

Bei quasi-experimentellen und experimentellen Studien kann das Design in Form einer Karte dargestellt werden *(Mapping)*, um zu verdeutlichen, wann bei den unterschiedlichen Gruppen der Studie jeweils Messungen erfolgen und Behandlungen durchgeführt wurden. In der Regel wird das Symbol „O" für eine Beobachtung *(observation)* oder eine Messung verwendet. Verschiedene Messungen oder Beobachtungen können durch dieses Symbol dargestellt werden. Das Symbol „T" wird für Behandlung *(treatment)* verwendet. Bei einer Studie mit zwei Gruppen – experimentelle Gruppe und Kontrollgruppe –, die jeweils einen Pretest und einen Posttest erhielten (Pretest-Posttest-Design), kann das Design beispielsweise folgendermaßen dargestellt werden:

	Pretest		Posttest
Experimentelle Gruppe	O	T	O
Kontrollgruppe	O		O

Dieses Design-Mapping könnte für eine quasi-experimentelle oder eine experimentelle Studie verwendet werden. Bei der quasi-experimentellen Studie würde die Kontrollgruppe als „Vergleichsgruppe" (bzw. „nicht äquivalente Gruppe") bezeichnet werden. Bei einem experimentellen Design werden die

Teilnehmer zufällig ausgewählt und ebenso zufällig auf die Gruppen verteilt. Falls die Studie mehrere Posttests in monatlichen Intervallen enthält, könnte das Design-Mapping folgendermaßen aussehen:

	Pretest		Posttest			
			1 Monat	2 Monate	3 Monate	4 Monate
Experimentelle Gruppe	O_1	T	O_2	O_3	O_4	O_5
Kontrollgruppe	O_1		O_2	O_3	O_4	O_5

Design-Mappings könnten für mehr als zwei Gruppen modifiziert werden, indem zusätzliche Zeilen eingefügt werden; wiederholte Behandlungen könnten dargestellt werden, indem das „T" immer an jene Stelle gesetzt wird, an der eine Behandlung erfolgt. Mehrfache Behandlungen könnten mit T_1, T_2, T_3 bezeichnet werden und so weiter.

7.6 Ergebnisforschung

Ergebnisforschung ist ein relativ neuer Ansatz, dessen Forschungsdesign die bei der Patientenpflege erzielten Endergebnisse in den Mittelpunkt stellt. Diejenigen, die Ergebnisforschungen befürworten, fordern, dass Anbieter die Wahl der Patientenpflege-Interventionen und Pflegesysteme vor dem Hintergrund erkennbarer Verbesserungen im Leben der Patienten und einer umfassenden Kostenwirksamkeit rechtfertigen. Die Strategien, die in der Ergebnisforschung verwendet werden, gehen in gewisser Weise von jenen Design-Strategien aus, die als „wissenschaftliche Methode" bezeichnet werden. Die Design-Methoden, die in der Ergebnisforschung verwendet werden, stammen aus der Epidemiologie, der Wirtschaftstheorie oder sind Evaluierungsmethoden. Ergebnisstudien bieten reichlich Gelegenheit, einen besseren wissenschaftlichen Unterbau für die Pflegepraxis zu bilden. Die Anwendung der Ergebnisforschungsstrategien gestatten es der Pflege, die Wirkungen der von Pflegenden geleisteten Arbeit zu dokumentieren. Einige der Dimensionen in der Pflege, die sich für Ergebnisstudien anbieten, sind Prozesse der Entscheidungsfindung, Fallmanagement, Ergebnisse der praktischen Patientenpflege und kommunale Gesundheitsversorgung. Krankenhäuser bilden ein Hauptziel für die Ergebnisforschung, wobei die Behandlungsergebnisse jedoch bislang eher einem Krankenhaus im Allgemeinen oder den Ärzten im Besonderen zugeschrieben wurden. Die Pflegepraxis in einem Krankenhaus ist als eine die Behandlungsergebnisse beeinflussende Kraft praktisch unsichtbar (Clark & Lang 1992, Kelly, Huber, Johnson, McCloskey & Maas 1994).

Forschungsdesigns und Methoden für Ergebnisstudien sind in kontinuierlicher Entwicklung. Die bevorzugten Methoden der Stichprobenauswahl unterscheiden sich bei Ergebnisstudien: die randomisierte Stichprobenauswahl wird als nicht wünschenswert angesehen und daher wenig verwendet. *Hetero-*

gene Stichproben (Teilnehmer mit einer weiten Bandbreite an Eigenschaften) werden *homogenen Stichproben* (Teilnehmer mit ähnlichen Eigenschaften) vorgezogen. Ergebnisforscher verwenden kaum Stichprobenkriterien, die die Auswahl der Teilnehmer einengen. Sie setzen dagegen große, heterogene Stichproben ein, die die Patienten, die in der Realität gepflegt werden, möglichst genau repräsentieren. Die Stichproben sollen zum Beispiel Patienten mit verschiedenen Nebenerkrankungen und Patienten mit unterschiedlichem Gesundheitszustand enthalten. Burns und Grove (2001) bietet weitere Informationen über die Ergebnisforschung.

7.7 Die Rolle von Replikationsstudien in einer Evidence-based Practice

Bei *Replikationsstudien* geht es darum, Studien zu reproduzieren bzw. zu wiederholen, um festzustellen, ob dabei ähnliche Ergebnisse erzielt werden (Taunton 1989). Die Replikation ist für das Generieren von Wissen wesentlich, da sie 1) die Glaubwürdigkeit der Ergebnisse bekräftigt, 2) die Übertragbarkeit der Ergebnisse auf eine Reihe von Situationen und Kontexte erhöht, 3) die Theorieentwicklung unterstützt und 4) die Übernahme fehlerhafter Ergebnisse reduziert (Beck 1994). Replikationsstudien sind daher essenziell für die Erzeugung von Wissen, das in der Praxis verwendet werden kann.

Vier verschiedene Arten von Replikationsstudien werden durchgeführt, um Pflegewissen zu erzeugen: 1) exakte Replikation, 2) annähernde Replikation, 3) gleichzeitige Replikation und 4) systematische Erweiterungsreplikation (Beck 1994, Haller & Reynolds 1986). Eine *exakte* oder identische *Replikation* wiederholt die ursprüngliche Studie einer Forscherin, um deren Ergebnisse zu bestätigen. Alle Bedingungen der ursprünglichen Studie müssen beibehalten werden; es müssen also „der gleiche Beobachter, die gleichen Teilnehmer, das gleiche Verfahren, die gleichen Messmethoden, die gleiche Örtlichkeit und der gleiche Zeitrahmen" eingesetzt werden (Haller & Reynolds 1986, S. 250). Man könnte annehmen, dass exakte Replikationen ideal sind, um die ursprünglichen Ergebnisse einer Studie zu bestätigen. Doch häufig lassen sie sich nicht realisieren. Bei einer *annähernden Replikation* bzw. operationalen Replikation geht es darum, die ursprüngliche Studie unter ähnlichen Bedingungen zu wiederholen und dabei die ursprünglichen Methoden so genau wie möglich zu befolgen (Beck 1994, Haller & Reynolds 1986). Dabei soll festgestellt werden, ob sich die Ergebnisse der ursprünglichen Studie trotz geringfügiger Veränderungen der Forschungsbedingungen aufrechterhalten lassen. Stimmen die Ergebnisse der Replikationsstudie mit jenen der Originalstudie überein, so sind diese Ergebnisse glaubwürdiger und haben das Potenzial für eine Umsetzung in der Praxis.

Bei einer *gleichzeitigen* oder internen *Replikation* geht es darum, Daten für die Originalstudie zu sammeln und sie gleichzeitig zu wiederholen, um die Verlässlichkeit der Originalstudie zu überprüfen (Beck 1994). Die Bestätigung der Ergebnisse der Originalstudie durch Replikation ist Teil des Designs der Originalstudie. Ein Forschungsteam kann beispielsweise gleichzeitig an zwei verschiedenen Krankenhäusern Daten sammeln und die Ergebnisse anschließend miteinander vergleichen. Die Übereinstimmung der Ergebnisse erhöht die Glaubwürdigkeit der Ergebnisse sowie die Möglichkeit, diese zu verallgemeinern. Eine *systematische Erweiterungsreplikation* oder konstruktive Replikation wird unter ganz neuen Bedingungen realisiert. Die Forschenden, die die Replikation durchführen, folgen nicht dem Design oder den Methoden des ersten Forschers. Dagegen „beginnt das zweite Forschungsteam mit einer ähnlichen Problemstellung, verwendet jedoch neue Mittel und Wege, um die Ergebnisse des ersten Forschers zu verifizieren" (Haller & Reynolds 1986, S. 250). Ziel dieser Replikationsvariante ist es, die Ergebnisse der ursprünglichen Studie zu auszuweiten und die Grenzen ihrer Übertragbarkeit zu testen.

Beck (1994) erstellte einen computergestützten und manuell zusammengestellten Überblick über die Pflegeliteratur von 1983 bis 1992 und stieß dabei lediglich auf 49 Replikationsstudien. Möglicherweise ist deren Anzahl deshalb so gering, weil Replikationsforschungen in der Regel als weniger wissenschaftlich und weniger wichtig als Originalforschungen betrachtet werden. Der Mangel an Replikationsstudien schränkt jedoch die Entwicklung einer wissenschaftlich fundierten Wissensbasis für die Pflege beträchtlich ein (Beck 1994, Martin 1995). Replikationsstudien haben daher in der Pflegeforschung Priorität, da sie einen großen Einfluss auf die Erzeugung von Pflegewissen haben, das für die Anwendung in der Praxis aufbereitet werden kann (Burns & Grove 2001).

ZUSAMMENFASSUNG

Ein Forschungsdesign ist ein Plan für die Durchführung einer Studie, der die Kontrolle über Faktoren maximiert, die die Validität der Ergebnisse beeinträchtigen könnten. Zu den zentralen Bestandteilen des Studiendesigns gehören das Vorhanden- bzw. Nichtvorhandensein einer Behandlung, die Zahl der Gruppen in der Stichprobe, die Anzahl und der Zeitpunkt der Messungen, der Zeitrahmen für die Datensammlung, geplante Vergleiche sowie die Kontrolle von Störvariablen.

Die Auswahl eines Designs setzt das Verständnis bestimmter Konzepte voraus: Kausalität, Multikausalität, Wahrscheinlichkeit, Verzerrung, Kontrolle, Manipulation und Validität. Kausalität basiert auf der Annahme, dass Situationen Ursachen haben und dass diese Ursachen zu bestimmten Wirkungen führen. Multikausalität ist die Erkenntnis, dass eine ganze Reihe von interagierenden Variablen für eine bestimmte Wirkung verantwortlich sein können. Wahrscheinlichkeit bezieht sich auf die Möglichkeit, dass eine Wirkung infolge einer bestimmten Ursache auftritt. Verzerrung stellt ein ernsthaftes Problem in der Forschung dar, da sie die Bedeutung der Studienergebnisse möglicherweise in Frage stellt. Jede Komponente der Studie, die abweicht oder Verzerrungen der tatsächlichen Ausmaße der Variablen verursacht, führt zu falschen Ergebnissen. Manipulation beeinflusst etwas oder kontrolliert den Einfluss wie bei der Manipulation der unabhängigen Variablen. Unterliegt die Manipulation einer Variablen der Kontrolle einer anderen Person, besteht die Gefahr der Verzerrung. Kontrolle bedeutet die Macht, bestimmte Faktoren zu steuern oder zu manipulieren, um das gewünschte Ergebnis herbeizuführen. Je größer die Kontrolle der Forschenden über die Studiensituation ist, desto glaubwürdiger fallen die Ergebnisse der Studie aus. ➔

Unter Validität versteht man den Maßstab für die Richtigkeit oder Genauigkeit einer Behauptung. Die Forschende sieht sich bei der Durchführung einer Studie mit wichtigen Entscheidungen konfrontiert, die vier Arten der Validität betreffen: Validität von Schlussfolgerungen, interne Validität, Konstruktvalidität und externe Validität. Die Validität von Schlussfolgerungen bezieht sich darauf, ob die Schlussfolgerungen über die Beziehungen, die aus statistischen Analysen gezogen werden, die reale Welt exakt reflektieren. Interne Validität ist das Ausmaß, in dem die Wirkungen, die mittels der Studie ausfindig gemacht wurden, auch tatsächlich die Realität widerspiegeln und nicht etwa auf die Einwirkungen von Störvariablen zurückzuführen sind. Konstruktvalidität bezieht sich auf das Zusammenpassen von konzeptionellen und operationalen Definitionen von Variablen. Externe Validität bezeichnet das Ausmaß, in dem Studienergebnisse auch über die verwendete Stichprobe hinaus verallgemeinert werden können.

In der Pflege werden vier Hauptarten von quantitativen Designs verwendet: deskriptive, korrelationale, quasi-experimentelle und experimentelle Designs. Deskriptive Studien werden so entworfen, dass sie ausführlichere Informationen über Variablen in einem bestimmten Forschungsfeld liefern. Ihr Zweck besteht darin, ein Bild über Situationen zu schaffen, wie sie natürlicherweise vorkommen. Es findet keine Manipulation von Variablen statt. Deskriptive Designs variieren bezüglich ihres Komplexitätsgrades. Manche enthalten nur zwei Variablen, andere dagegen mehrere. Korrelationale Studien untersuchen die Beziehungen zwischen Variablen. Die Forschende versucht, eine Beziehung zu beschreiben, Beziehungen zwischen Variablen vorauszusagen oder die Beziehungen zu testen, die in einer theoretischen Behauptung aufgestellt wurden.

Der Zweck von quasi-experimentellen und experimentellen Designs ist es, eine Kausalität zu untersuchen. Die Möglichkeit eines Designs, diesen Zweck zu erfüllen, hängt davon ab, wie gut sich die tatsächlichen Wirkungen der experimentellen Behandlung (die unabhängige Variable) durch Messungen der abhängigen Variablen feststellen lassen. Mögliche Beeinträchtigungen der Validität werden durch Auswahl der Studienteilnehmer, Manipulation der Behandlung sowie verlässliche Messungen der Variablen kontrolliert. Experimentelle Designs stellen mit ihrer strikten Kontrolle der Varianz die wirksamste Methode zur Untersuchung von Kausalität dar. Quasi-experimentelle Designs werden entwickelt, um alternative Mittel und Wege zur Untersuchung von Kausalität in Situationen anzubieten, die sich der experimentellen Kontrolle entziehen. Die drei wesentlichen Elemente experimenteller Forschung sind: 1) die randomisierte Verteilung der Studienteilnehmer auf die verschiedenen Gruppen, 2) die Manipulation der unabhängigen Variablen durch die Forschende und 3) die Kontrolle der Forschenden über die experimentelle Situation und das Setting, einschließlich der Kontroll- oder Vergleichsgruppe.

Der Zweck eines Designs besteht darin, die Möglichkeit zu maximieren, gültige Antworten auf Forschungsfragen oder -hypothesen zu finden. In den meisten Studien bilden Vergleiche die Grundlage für gültige Antworten. Ein gutes Design stellt die Teilnehmer, das Setting und das Protokoll zur Verfügung, anhand derer diese Vergleiche klar untersucht werden können. Die kritische Beurteilung eines Designs beinhaltet die Untersuchung des Umfelds einer Studie, ihrer Stichprobe, ihrer Behandlungen und ihrer Messmethoden. →

Bei der kritischen Beurteilung der Studie ist es wichtig, Variablen zu identifizieren, die nicht im Design enthalten sind und die einen Teil der Varianz bei der Messung von Variablen erklären könnten (*extraneous variables* bzw. Störvariablen). Bei einem guten Design wird die Auswirkung dieser Variablen auf die Varianz kontrolliert. Ergebnisforschung wurde dazu entwickelt, um Ergebnisse der Patientenpflege zu untersuchen. Die Befürworter der Ergebnisforschung fordern, dass medizinisch-pflegerische Fachkräfte die Auswahl von Pflegeinterventionen und Pflegesystemen vor dem Hintergrund erkennbarer Verbesserungen für die Patienten und einer umfassenden Kostenwirksamkeit rechtfertigen.

LITERATURVERZEICHNIS

Beck, C. T. (1994). Replication strategies for nursing research. Image: Journal of Nursing Scholarship, 26(3), 191–194.

Berger, A. M. & Walker, S. N. (2001). An explanatory model of fatigue in women receiving adjuvant breast cancer chemotherapy. Nursing Research, 50(1), 42–52.

Burns, N. & Grove, S. K. (2001). The practice of nursing research: Conduct, critique and utilization (4th ed.). Philadelphia: Saunders.

Clark, J. & Lang, N. (1992). Nursing's next advance: An internal classification for nursing practice. International Nursing Review, 39(4), 109–111, 128.

Cook, T. D. & Campbell, D. T. (1979). Quasi-experimentation: Design and analysis issues for field settings. Chicago: Rand McNally.

Dormire, S. L. (1992). Human agency perspectives in adolescent motherhood: Self-esteem and socio-cultural variables. Unpublished doctoral dissertation. University of Florida Gainsville.

Dormire, S. L. & Yarandi, H. (2001). Predictors of risk for adolescent childbearing. Applied Nursing Research, 14(2), 81–86.

Earl, M. L., Jackson, M. M. & Rickman, L. S. (2001). Improved rates of compliance with hand antisepsis guidelines: A three-phase observational study. American Journal of Nursing, 101(3), 26–33.

Egan, E. C., Snyder, M. & Burns, K. R. (1992). Intervention studies in nursing: Is the effect due to the independent variable? Nursing Outlook, 40(4), 187–190.

Fetter, M. S., et al. (1989). Randomized clinical trials: Issues for researchers. Nursing Research, 38(2), 117–120.

Fisher, R. A. (1935). The design of experiments. New York: Hafner.

Haller, K. B. & Reynolds, M. A. (1986). Using research in practice: A case for replication in nursing – part two. Western Journal of Nursing Research, 8(2), 249–252.

Hollingshead, A. (1975). Four factor index of social status, New Haven: Yale University Press.

Johnson, J. E., Fieler, V. K., Wlasowicz, G. S., Mitchell, M. L. & Jones, L. S. (1997). The effects of nursing care guided by self-regulation theory on coping with radiation therapy. Oncology Nursing Forum, 24(6), 1041–1050.

Kelly, K. C., Huber, D. G., Johnson, M., McCloskey, J. C. & Maas, M. (1994). The Medical Outcomes Study: A nursing perspective. Journal of Professional Nursing, 10(4), 209–216.

Lennie, T. A., Christman, S. K. & Jadack, R. A. (2001). Educational needs and altered eating habits following a total laryngectomy. Oncology Nursing Forum, 28(4), 667–674.

Lillard, J. & McFann, C. L. (1990). A marital crisis: For better or worse … hospice involvement. Hospice Journal – Physical, Psychosocial & Pastoral Care of the Dying, 6(2), 95–109.

Littlefield, V. M., Chang, A. & Adams, B. N. (1990). Participation in alternative care: Relationship to anxiety, depression, and hostility. Research in Nursing & Health, 13(1), 17–25.

Martin, P. A. (1995). More replication studies needed. Applied Nursing Research, 8(2), 102–103.

Mimnaugh, L., Winegar, M., Mabrey, Y. & Davis, J. E. (1999). Sensations experienced during removal of tubes in acute postoperative patients. Applied Nursing Research, 12(2), 78–85.

Monahan, R. S. (1991). Potential outcomes of clinical experience. Journal of Nursing Education, 30(4), 176–181.

Olsen, D. L. et al. (2001). The effect of aloe vera gel/mild soap versus mild soap alone in preventing skin reactions in patients undergoing radiation therapy. Oncology Nursing Forum, 28(3), 543–547.

Parker, G., Tupling, H. & Brown, L. B. (1979). A parental bonding instrument. British Journal of Medical Psychology, 52, 1–10.

Rew, L., Taylor-Seehafer, M., Thomas, N. Y. & Yockey, R. D. (2001). Correlates of resilience in homeless adolescents. Journal of Nursing Scholarship, 33(1), 33–40.

Ropka, M. E. (1996). Commentary [on Diarrhea associated with nasogastric feedings by Reese, Means, Hanrahan, Clearman, Colwill & Dawson]. Oncology Nursing Forum, 23(1), 66–68.

Rosenberg, M. (1965). Society and the adolescent self-image. Princeton, NJ: Princeton University Press.

Sheahan, S. L. (2000). Documentation of health risks and health promotion counseling by emergency department nurse practitioners and physicians. Journal of Nursing Scholarship, 32(3), 245–250.

Spector, P. E. (1981). Research designs. Beverly Hills, CA: Sage.

Tauton, R. L. (1989). Replication: Key to research application. Dimensions of Critical Care Nursing, 8(3), 156–158.

Tyzenhouse, P. S. (1981). Technical notes: The nursing clinical trial. Western Journal of Nursing Research, 3(1), 102–109.

U. S. Dept. Of Health and Human Services. (1991). Healthy People 2000, National health promotion and disease prevention objectives. Publication (PHS) 91-50213. Washington, D C: Author.

U. S. Department of Health and Human Services. (2000). Healthy People 2010. Washington, D. C.: U. S. Dept. of Health and Human Services: For sale by the U. S. G. P. O., Supt of Docs., [2000].

U. S. Preventive Services Task Force. (1996). Guide to clinical preventive services (2nd ed.). Alexandria, VA: International Medical Publishing.

Waltz, C. F. & Bausell, R. B. (1981). Nursing research: Design, statistics and computer analysis. Philadelphia: Davis.

8 Populationen und Stichproben

ZIELE

Die vollständige Lektüre dieses Kapitels sollte Ihnen ermöglichen:
1. die Stichprobentheorie, einschließlich der folgenden Konzepte, zu beschreiben: Stichprobe, Population, Teilnehmer, Zielpopulation, Elemente der Population, Stichprobenkriterien, Stichprobenrahmenliste, Stichprobenplan, erreichbare Population, Repräsentativität, Statistik, Präzision, Stichprobenfehler sowie systematische Verzerrung,
2. Methoden der Wahrscheinlichkeits- und Nicht-Wahrscheinlichkeitsstichprobenauswahl zu beschreiben,
3. Methoden der Wahrscheinlichkeits- von der Nicht-Wahrscheinlichkeitsstichprobenauswahl in veröffentlichten Studien zu unterscheiden,
4. die Stichprobentechniken zu beschreiben, die in der qualitativen Forschung verwendet werden,
5. die Elemente zu prüfen, die die Entscheidung über die Stichprobengröße in quantitativen und qualitativen Studien beeinflussen,
6. den Zweck einer Power-Analyse zu erklären,
7. die Stichprobengröße in quantitativen und qualitativen Studien kritisch zu beurteilen,
8. die Beschreibung von Stichproben in veröffentlichten quantitativen und qualitativen Pflegestudien kritisch zu beurteilen.

RELEVANTE BEGRIFFE

Ausschlusskriterien
Cluster-Auswahlverfahren
Einfache Zufallsauswahl
Einschlusskriterien
Element
Gefälligkeitsstichprobenauswahl
Geschichtete Zufallsauswahl
Gesteuerte bzw. zweckorientierte Auswahl
Kontrollgruppe
Mehrstufige Stichprobenauswahl
Netzwerk- bzw. Schneeballstichprobenauswahl
Nicht-Wahrscheinlichkeitsstichprobenauswahl
Population
Power
Power-Analyse
Quotenauswahl
Repräsentativität

Sättigung von Daten
Stichproben- bzw. Teilnahmekriterien
Stichprobenausfallquote
Stichprobenauswahlverfahren
Stichprobengröße
Stichprobenplan
Stichprobenrahmenliste
Systematische Stichprobenauswahl
Systematische Variation
Teilnehmer
Verallgemeinerung
Vergleichsgruppe
Verweigerungsrate
Wahrscheinlichkeitsstichprobenauswahl
Wirkungsgröße
Zielpopulation
Zufallsauswahl
Zufallsvariation
Zugängliche Population

Studierende begegnen der Forschung häufig mit vorgefertigten Ideen über Stichproben und Stichprobenauswahlverfahren. Viele dieser Vorstellungen werden durch Fernsehwerbung, Meinungsumfragen, Marktforschungen in Einkaufszentren oder Zeitungsberichte über Forschungsergebnisse gebildet. Eine Fernsehwerbung prahlt damit, dass vier von fünf Ärzten ein bestimmtes Produkt empfehlen, eine Zeitung verkündet, dass John Jones voraussichtlich mit einem Vorsprung von zehn Prozent die Senatswahlen gewinnen wird, eine andere Zeitung meldet, dass Wissenschaftler jetzt bewiesen haben, dass eine rigorose Behandlung von Bluthochdruck mit dem Ziel, einen Blutdruck von 130/80 und niedriger beizubehalten, das Risiko für einen Schlaganfall signifikant senkt.

Alle diese Beispiele verwenden Stichprobentechniken. Manche der Ergebnisse sind jedoch gültiger als andere. Die Unterschiede bei der Validität hängen zum Teil von den Stichprobentechniken ab, da die Stichprobenauswahl ein Schlüsselelement der Forschungsmethodik darstellt. Daher sollte bei der kritischen Beurteilung einer veröffentlichten Studie die verwendete Stichprobentechnik identifiziert und ihre Angemessenheit evaluiert werden. Das Stichprobenverfahren wird in der Regel im methodischen Teil eines veröffentlichten Forschungsberichts beschrieben. Um die Angemessenheit beurteilen zu können, ist es nötig, einige Grundlagen der Stichprobentheorie zu verstehen. Dieses Kapitel diskutiert Stichprobentheorie und damit zusammenhängende Konzepte, Wahrscheinlichkeits- und Nicht-Wahrscheinlichkeitsstichprobenpläne, die Stichprobengröße bei quantitativen und qualitativen Studien und die Angemessenheit einer Stichprobe in quantitativen und qualitativen Studien.

8.1 Stichprobentheorie

Das *Stichprobenauswahlverfahren* besteht in der Auswahl von Personengruppen, Ereignissen, Verhaltensweisen oder anderen Elementen, mit denen eine Studie durchgeführt wird. Ein Stichprobenplan definiert das Auswahlverfahren, die Stichprobe definiert die ausgewählte Gruppe von Personen oder Elementen. Von Stichproben wird erwartet, dass sie eine Population von Personen repräsentieren. Eine Population können zum Beispiel alle Diabetiker sein oder alle Patienten, bei denen ein operativer Eingriff am Abdomen durchgeführt wird, oder auch alle Individuen, die Pflege von einer Nurse-Practitioner erhalten. In den meisten Fällen ist es jedoch für einer Forscherin unmöglich, eine Population in ihrer Gesamtheit zu untersuchen. Die Stichprobentheorie wurde entwickelt, um die wirksamste Weise der Stichprobenbildung zu bestimmen, die die zu untersuchende Population möglichst genau reflektiert. Zu den Schlüsselkonzepten in der Stichprobentheorie gehören Elemente, Populationen, Stichproben- bzw. Teilnahmekriterien, Repräsentativität, Stichprobenrahmenlisten und Stichprobenpläne. Die folgenden Abschnitte erklären die Bedeutung dieser Konzepte. Anschließend werden diese Konzepte dazu verwendet, um eine Reihe von unterschiedlichen Stichprobentechniken zu erklären.

8.1.1 Elemente und Populationen

Die individuelle Einheit einer Population wird als *Element* bezeichnet. Ein Element kann eine Person, ein Ereignis, eine Erfahrung, eine Verhaltensweise oder eine andere einzelne Einheit in einer Studie sein. Elemente einer Studie können die Erfahrung von Obdachlosigkeit in einer großen Stadt sein oder der Vorgang der Anwendung einer eisgekühlten oder raumtemperierten Injektionslösung zur Messung der Herzleistung auf einer Intensivstation. Wenn Elemente Personen sind, werden sie als *Teilnehmer* (Probanden, Versuchspersonen) bezeichnet. Die Teilnehmer können Patienten mit Bluthochdruck sein, die sich in einer ambulanten Klinik vorstellen. Die Stichprobe wird so ausgewählt, dass sie die Population der hypertensiven Patienten repräsentiert. Die *Population*, die gelegentlich auch als *Zielpopulation* bezeichnet wird, stellt das gesamte Set von Individuen (oder Elementen) dar, die den Stichprobenkriterien – welche im nächsten Abschnitt definiert werden – entsprechen. Wenn beispielsweise untersucht wird, wie sich Entspannung auf Hypertonie auswirkt, könnten die Stichprobenkriterien folgende sein: Patienten, die mindestens 18 Jahre alt sind und bei denen in den letzten drei Monaten Hypertonie diagnostiziert wurde. Unter einer *zugänglichen Population* versteht man jenen Teil der Zielpopulation, zu dem die Forschende tatsächlich Zugang hat. Eine zugängliche Population könnten alle hypertensiven Patienten sein, die in den Ambulanzen in einer bestimmten Stadt, einem Stadtteil oder einer einzelnen Klinik vorstellig wurden.

Die Stichprobe wird aus einer zugänglichen Population rekrutiert, und die Ergebnisse werden für die Zielpopulation verallgemeinert. *Verallgemeinerung* bedeutet, die Ergebnisse der untersuchten Stichprobe auf die größere Population zu übertragen. Der Grad der Verallgemeinerbarkeit hängt von der Qualität der Studie und der Übereinstimmung der Studienergebnisse mit den Ergebnissen aus früheren Forschungsarbeiten im gleichen Bereich ab. Ist die Studie qualitativ hochwertig und stimmen ihre Ergebnisse mit jenen aus vorherigen Forschungsarbeiten überein, so kann die Forschende ihre Ergebnisse mit gutem Gewissen von der Stichprobe auf die Zielpopulation übertragen. Beispielsweise können die Ergebnisse aus der Studie über hypertensive Patienten in einer bestimmten ambulanten Klinik auf die Zielpopulation aller erwachsenen Patienten mit Bluthochdruck übertragen werden, die in einer Ambulanz vorstellig wurden. Anhand dieser Informationen kann eine Pflegefachkraft entscheiden, ob es sinnvoll ist, diese Ergebnisse in der klinischen Praxis bei der Pflege von Patienten mit der gleichen Erkrankung zu berücksichtigen.

Bei der kritischen Beurteilung einer Studie sollten Sie die Teilnehmer oder Elemente, die erreichbare Population sowie die Zielpopulation der Studie identifizieren und die Angemessenheit einer Verallgemeinerung evaluieren. Die folgenden Fragen können Ihnen bei der kritischen Beurteilung dieser Aspekte in der Stichprobenbeschreibung einer Studie helfen:
1. Wer (oder was) waren die Teilnehmer (oder Elemente) der Studie?
2. Wer (oder was) war die zugängliche Population?
3. Wer (oder was) war die Zielpopulation?

4. Waren Stichprobe und Population für den Studienzweck und das Studiendesign geeignet?
5. Welche Verallgemeinerungen machte die Forschende? Waren diese Verallgemeinerungen hinsichtlich der Qualität der Studie und der Übereinstimmung ihrer Ergebnisse mit den Resultaten früherer Forschungen angemessen?

8.1.2 Stichproben- oder Teilnahmekriterien

Stichprobenkriterien, auch *Teilnahmekriterien* genannt, enthalten eine Liste von Eigenschaften, die für die Zugehörigkeit zu einer Zielpopulation wesentlich sind. Forschende könnten zum Beispiel die Wirkung von präoperativer Aufklärung auf die Dauer des Krankenhausaufenthaltes infolge einer Abdominal-OP untersuchen. Bei dieser Studie könnten die Stichprobenkriterien folgende sein: 1) ein Mindestalter von 18 Jahren, 2) die Fähigkeit, auf dem Niveau eines Sechstklässlers Englisch zu sprechen und zu lesen, und 3) keine früheren Operationen in der Anamnese. Die Stichprobe wird aus der zugänglichen Population ausgewählt, die diesen Stichprobenkriterien entspricht. Die Stichprobenkriterien für eine Studie können Einschlusskriterien, Ausschlusskriterien oder beides sein. *Einschlusskriterien* sind die Eigenschaften, die der Teilnehmer oder das Element besitzen muss, um Teil der Zielpopulation zu sein. In unserem Beispiel sind die Einschlusskriterien, dass die Individuen mindestens 18 Jahre alt sind und auf dem Niveau eines Sechstklässlers Englisch sprechen und lesen können. *Ausschlusskriterien* sind die Eigenschaften, die eine Person oder ein Element aus der Zielpopulation ausschließen. In unserem Beispiel sind das Individuen, deren Krankengeschichte frühere operative Eingriffe aufweist und die aus diesem Grund an der Studie über präoperative Aufklärung nicht teilnehmen könnten.

Nach Beendigung der Studie werden die Ergebnisse von der Stichprobe auf die Zielpopulation übertragen, die den Stichprobenkriterien entspricht. Die Stichprobenkriterien können eng definiert werden, um so die Stichprobe so homogen wie möglich zu halten, oder um Störvariablen kontrollieren zu können. Oder die Kriterien können breit definiert werden, um sicherzugehen, dass die Studienstichprobe eine heterogene Population repräsentiert, mit einer weiten Bandbreite von Variablenwerten. Sind die Stichprobenkriterien eng und restriktiv, kann es sein, dass die Forschende Schwierigkeiten hat, die entsprechenden Teilnehmer zu finden oder eine ausreichend große Stichprobe aus der zugänglichen Population zu rekrutieren.

Bei der Diskussion der Übertragbarkeit von Ergebnissen in einem veröffentlichten Forschungsbericht versuchen Forschende manchmal, über die Stichprobenkriterien hinaus zu verallgemeinern. Die Forschende könnte behaupten, dass die Stichprobe durch die Stichprobenkriterien nur aufgrund der Zweckmäßigkeit begrenzt wurde und die Ergebnisse in Wirklichkeit auf eine größere Population zutreffen. Wenn wir das Beispiel der Studie über präoperative Aufklärung nehmen, war die Stichprobe möglicherweise auf Teilnehmer begrenzt, die Englisch sprechen und lesen konnten, da die präoperative Unterweisung auf Englisch stattfand und weil eines der verwendeten Messinstrumente verlangte, dass die Teilnehmer auf einem Sechstklässler-Niveau Englisch lesen konnten. Die Forschenden könnten dennoch annehmen, dass sich die Ergebnisse auf Individuen übertragen lassen, die kein Englisch sprechen. Praktizierende Pflegefachkräfte müssen jedoch die Folgen sorgfältig abwägen, die eine Anwendung dieser Ergebnisse bei Populationen mit sich bringen könnte, die kein Englisch sprechen. Es könnte sein, dass diese Populationen nicht auf die gleiche Weise auf die Unterweisung ansprechen wie andere Populationen, weil sie aus einem anderen Kulturkreis stammen.

Auch eine Übertragung auf Personen, die nicht in der Lage sind, auf einem Sechstklässler-Niveau Englisch zu lesen, könnte unangebracht sein. Personen mit einem niedrigen Bildungsniveau könnten auf die präoperative Aufklärung anders reagieren als die anderen Gruppen. Bei Teilnehmern, die nicht entsprechend Englisch lesen können, könnte es sein, dass sie das ihnen ausgehändigte schriftliche Material nicht lesen und verstehen können. Sie könnten zögern, nachzufragen, wenn sie etwas nicht verstanden haben. Vielen von ihnen könnte es schwer fallen, ihre Gedanken zu organisieren oder sich anderen Personen mitzuteilen. Sie könnten versuchen, ihr mangelndes Verständnis zu verheimlichen, und so das Ausräumen von Missverständnissen erschweren. Daher besteht die Möglichkeit, dass das präoperative Aufklärungsprogramm, das im Grunde für eine relativ gebildete Population entwickelt wurde, keinen Einfluss auf die postoperativen Ergebnisse oder die Dauer des Krankenhausaufenthalts bei einer weniger gebildeten Population hat.

Die Forschenden beschränkten die Population außerdem auf Personen, bei denen zuvor kein operativer Eingriff durchgeführt worden war, da sie andernfalls eine gewisse Erfahrung mit postoperativen Situationen und der Selbstpflege mitbringen könnten. Um Unterschiede zwischen Gruppen zu testen, werden die extremsten Gruppen gewählt, damit die Unterschiede so groß und deutlich wie möglich sind und die statistischen Verfahren höchstwahrscheinlich Unterschiede feststellen. In dieser hypothetischen Studie über präoperative Aufklärung würde einer Gruppe entweder die übliche Pflege bzw. das geringe Maß an Aufklärung zukommen, das normalerweise vom Krankenhaus angeboten wird, die andere Gruppe würde die spezielle präoperative Aufklärung erhalten. Die Forschenden würden also davon ausgehen, dass das Wissen der Patienten in der Standardpflegegruppe darüber, wie sie sich nach der Operation sich selbst pflegen können, begrenzt wäre und die Dauer ihres Krankenhausaufenthaltes daher länger sein würde. Was die Behandlungsgruppe betrifft, könnten die Forschenden das Wissen der Teilnehmer über Selbstpflege nach dem operativen Eingriff kontrollieren, indem sie im Rahmen eines strukturierten präoperativen Aufklärungsprogramms die entsprechenden Informationen vermittelten. Die Forschenden würden davon ausgehen, dass die Teilnehmer in der Behandlungsgruppe diese Informationen nutzten, um sich selbst nach dem Eingriff besser pflegen zu können, was sich in einer kürzeren Dauer des Krankenhausaufenthaltes niederschlagen würde.

Allerdings könnten die Forschenden auch behaupten, dass sich die Ergebnisse auf Patienten übertragen lassen, die sich bereits operativen Eingriffen unterzogen haben. Die Wirkung der präoperativen Aufklärung auf Patienten mit früheren OP-Erfahrungen kann möglicherweise weniger effektiv sein als die Wirkung auf Patienten ohne OP-Erfahrung, da erfahrene Patienten bereits über einige der Informationen verfügen, die vermittelt werden sollen. Jedoch könnten auch die erfahrenen Patienten diese und weitere Auskünfte nutzen, um sich selbst besser pflegen zu können und so ihren Krankenhausaufenthalt zu verkürzen. Insofern wäre die Behauptung der Forschenden, dass sich die Studienergebnisse auch auf diese Patientengruppe übertragen lassen, durchaus gerechtfertigt. Jedoch müssen Forschende mit der Verallgemeinerung ihrer Ergebnisse über die verwendete Stichprobe hinaus äußerst vorsichtig umgehen, es sei denn, aus vorherigen Forschungsarbeiten geht hervor, dass diese Verallgemeinerung gerechtfertigt sein könnte.

Bei der kritischen Beurteilung einer Studie sollten Sie folgende Fragen stellen:
1. Welche Stichproben- bzw. Teilnahmekriterien wurden in der Studie verwendet?
2. Werden Einschlusskriterien, Ausschlusskriterien oder beide verwendet, um die Zielpopulation zu bestimmen?
3. Eignen sich die Stichprobenkriterien für das Studienproblem, den Studienzweck und das Studiendesign?
4. Ist die Studienstichprobe homogen oder heterogen?
5. Welches sind die Einschränkungen der Studie bezüglich der Stichprobenkriterien?
6. Verallgemeinerte die Forschende, was die Schlussfolgerungen der Studie betrifft, über die gesetzten Stichprobenkriterien hinaus? Sie sollten die Logik der Verallgemeinerungen, die in der Studie vorgenommen wurden, kritisch beurteilen.

Lyon und Munro (2001) untersuchten die Schwere der Erkrankung und die Symptome einer möglichen Depression bei HIV-positiven Afro-Amerikanern und definierten ihre Stichproben- bzw. Teilnahmekriterien folgendermaßen:

„Die Daten für diese Studie wurden bei 79 HIV-infizierten afro-amerikanischen Erwachsenen gesammelt, die regelmäßige Gesundheitsangebote in einer Universitätsklinik in Anspruch nahmen, die als regionale Anlaufstelle in einer kleinen Stadt im Südosten der USA dient. (…) Zu den Einschlusskriterien der Studie gehörten: 1. eine positive HIV-Diagnose, 2. eine immunologische Kontrolluntersuchung, die am ersten Tag der Datensammlung durchgeführt wurde, 3. die physische Fähigkeit, das umfangreiche Fragebogen-Set auszufüllen, 4. ein Mindestalter von 18 Jahren, 5. das Einverständnis, dass die Forschenden Zugang zu den Patientenakten erhielten, um die Labordaten einsehen zu können. Die Ausschlusskriterien waren: 1. eine Demenzdiagnose oder andere schwere psychiatrische Erkrankungen (Depression ausgenommen), 2. die Beeinträchtigung des zentralen Nervensystems aufgrund einer Erkrankung, die anhand der Patientenakten oder eines Screenings durch die Forschende festgestellt wird, bei dem ein Punktwert von 19 oder weniger bei der Untersuchung der kognitiven Fähigkeiten *(Cognitive Capacity Screening Examination)* erreicht wird, (…) 3. das Auftreten signifikanter Veränderungen unter einer antiretroviralen Medikation, die einen Monat vor Beginn der Datensammlung für die Studie begonnen wurde, und /oder 4. die aktuelle oder frühere Einnahme von Proteasehemmern" (S. 5).

Die Einschluss- und Ausschlusskriterien von Lyon und Munro geben präzise Aufschluss über die Eigenschaften der Teilnehmer, die die Zielpopulation bilden. Die Forschenden formulieren diese Stichprobenkriterien vermutlich deshalb verhältnismäßig eng, um die Auswahl einer homogenen Stichprobe von erwachsenen Afro-Amerikanern mit einer labordiagnostisch belegten HIV-Diagnose zu erreichen. Diese Stichprobenkriterien unterstützten den Studienzweck, der darin bestand, mehr über Depressionen im Zusammenhang mit der Schwere der HIV-Erkrankung zu erfahren, und zwar in der afro-amerikanischen Bevölkerung. Die Ausschlusskriterien – Demenz, andere psychiatrische Erkrankungen sowie die Beeinträchtigung des zentralen Nervensystems infolge der HIV-Erkrankung – wurden eingesetzt, um zu verhindern, dass diese Störvariablen die Reaktionen der Teilnehmer auf die Messinstrumente der Studie beeinflussen. Eine signifikante Veränderung des Zustands unter einer antiretroviralen Medikation im vorangegangenen Monat und die Einnahme von Proteasehemmern wurden kontrolliert, um den Einfluss des Schweregrads der HIV-Erkrankung auf die Studienvariablen zu reduzieren. Diese Stichprobenkriterien schränken zwar die Verallgemeinerbarkeit der Studienergebnisse ein, jedoch liefert die Untersuchung dieser Stichprobe Informationen über eine äußerst gering erforschte Population, nämlich Afro-Amerikaner mit HIV.

Die Stichprobe von Lyon und Munro (2001) umfasste 79 Teilnehmer – für eine deskriptive korrelationale Studie eine eher kleine Stichprobengröße. Jedoch können 79 Teilnehmer dann als eine angemessene Stichprobengröße gelten, wenn es um die Untersuchung einer derart spezifischen Zielpopulation geht. In diesem Fall versuchten die Forschenden auch nicht, ihre Ergebnisse über die Studienstichprobe hinaus zu verallgemeinern. Sie stellten also nicht die Behauptung auf, dass ihre Ergebnisse auf alle HIV-infizierten Afro-Amerikaner zutreffen würde. Die Forschenden stellten dagegen die folgenden Implikationen für die Praxis fest:

„Es besteht ein signifikanter und bislang völlig unbeachteter Bedarf, depressive Symptome bei Afro-Amerikanern, die eine Routinepflege aufgrund ihrer HIV-Erkrankung erhalten, zu erkennen und zu behandeln. (…) Da Depression behandelbar ist, stellt die Identifizierung depressiver Symptome einen wichtigen Teil der klinischen Beurteilung dar" (Lyon & Munro 2001, S. 9). Die Autoren machten außerdem einen Bedarf an weiteren Forschungen aus, mit dem Hinweis darauf, dass „die Häufigkeit depressiver Symptome in dieser Stichprobe den Bedarf an weiteren Studien deutlich macht, welche sich insbesondere auf depressive Störungen bei afro-amerikanischen Männern und Frauen konzentrieren, die mit der HIV-Erkrankung leben. Angesichts der Tatsache, dass die Häufigkeit depressiver Symptome weder mit dem Erkrankungsstadium der HIV-Infektion noch mit demographischen Faktoren oder Labormarkern zusammenhing, müssen andere Faktoren erforscht werden, die mit depressiven Symptomen bei afro-amerikanischen HIV-Infizierten zusammenhängen bzw. diese voraussagen können" (S. 9).

8.1.3 Repräsentativität

Repräsentativität bedeutet, dass die Stichprobe, die zugängliche Population und die Zielpopulation einander in möglichst vielen Aspekten gleichen. Repräsentativität muss hinsichtlich des Settings, der Teilnehmereigenschaften und der Verteilung der Werte der untersuchten Variablen evaluiert werden, die in der Studie gemessen werden. Menschen, die in einem bestimmten Setting Pflege erhalten, unterscheiden sich möglicherweise von anderen, die aufgrund des gleichen Problems in einem anderen Setting gepflegt werden, oder von Menschen, die es vorziehen, ihre Probleme mittels Selbstpflege zu bewältigen. Das Setting kann die Repräsentativität auf unterschiedliche Weise beeinflussen. Studien, die in Privatkliniken durchgeführt werden, schließen in der Regel Einkommensschwache aus. Andere Settings könnten wiederum ältere oder weniger gebildete Menschen ausschließen. Grundsätzlich gilt, dass diejenigen, die keinen Zugang zu Pflegeeinrichtungen haben, in der Regel von der Teilnahme an Studien ausgeschlossen sind. Teilnehmer in Forschungszentren und die Pflege, die sie erhalten, unterscheiden sich von Patienten und der Pflege in anderen Krankenhäusern. Personen, die in ländlichen Gegenden leben, reagieren auf eine Erkrankung möglicherweise anders als jene, die in einer Großstadt wohnen. Übergewichtige Personen, die sich dazu entschließen, an einem Programm teilzunehmen, um abzunehmen, unterscheiden sich möglicherweise von jenen, die nicht an einem solchen Programm teilnehmen. Das bedeutet, dass die Rekrutierung von Teilnehmern aus einem breiten Spektrum unterschiedlicher Settings eher in einer repräsentiven Stichprobe der Zielpopulation mündet als die Beschränkung der Studie auf ein einzelnes oder sehr spezifisches Setting.

Eine Stichprobe sollte im Hinblick auf Eigenschaften wie Alter, Geschlecht, ethnische Zugehörigkeit, Einkommen und Ausbildung repräsentativ sein, da diese häufig die Studienvariablen beeinflussen. Diese Eigenschaften sind Beispiele für demographische Variablen oder Merkmalsvariablen, die von der Forschenden zur genaueren Untersuchung ausgewählt werden könnten. Die Daten, die über die demographischen Variablen gesammelt werden, werden analysiert, um die Stichprobenmerkmale zu bestimmen, anhand derer man sich ein Bild von der Stichprobe machen kann. Die Stichprobenmerkmale in der Studie über präoperative Aufklärung könnten beispielsweise ein Durchschnittsalter der Teilnehmer von 55 Jahren (SA* = 5,6), eine Mehrheit an Frauen (65 %) und unterschiedliche ethnische Hintergründe (45 % Kaukasier, 25 % Afro-Amerikaner, 23 % Hispano-Amerikaner und 7 % andere) sein. Die Stichprobenmerkmale sollten für die Population repräsentativ sein. Falls die Studie Gruppen umfasst, sollten die Teilnehmer in den Gruppen vergleichbare demographische Merkmale haben. Kapitel 3 bietet eine ausführlichere Erörterung der demographischen Variablen und Stichprobenmerkmale.

Die Stichprobe sollte hinsichtlich der Variablen, die in der Studie untersucht werden, repräsentativ sein. Untersucht die Studie zum Beispiel Einstellungen zu Aids, sollte die Stichprobe hinsichtlich der Verteilung von Einstellungen zu

---

* Anmerkung der Gutachterin: SA steht für Standardabweichung bzw. SD steht für Standard Deviation. Beide Abkürzungen können verwendet werden.

Aids, die in der spezifizierten Population existieren, typisch sein. Wenn der Blutdruck von Patienten in einem Aufwachraum Gegenstand einer Studie ist, sollten die Blutdruckwerte der Patienten repräsentativ für jene Blutdruckwerte sein, die normalerweise in einem Aufwachraum gemessen werden.

Auch die Messwerte sollten repräsentativ sein. Man geht davon aus, dass die Messwerte einer Studie von Teilnehmer zu Teilnehmer zufällig variieren. Unter *Zufallsvariation* versteht man die zu erwartende Unterschiedlichkeit von Werten, die dann auftritt, wenn verschiedene Teilnehmer der gleichen Stichprobe untersucht werden. Der Unterschied ist deshalb zufällig, weil manche Werte höher und andere niedriger ausfallen als der durchschnittliche Wert (Mittelwert) der Population. Wenn die Stichprobengröße zunimmt, nimmt die Zufallsvariation ab, wodurch die Repräsentativität steigt.

Systematische Variation oder systematische Verzerrung – ein ernsthaftes Problem bei der Stichprobenauswahl – ist die Folge einer Auswahl von Teilnehmern, deren Messwerte sich auf bestimmte Weise von denen der Population unterscheiden. Dieser Unterschied wird in der Regel als ein Unterschied der durchschnittlichen Werte (Mittelwerte) zwischen der Stichprobe und der Population ausgedrückt. Da die Teilnehmer etwas gemein haben, tendieren ihre Werte dazu, denen der anderen Stichprobenmitglieder zu ähneln, sie unterscheiden sich jedoch auf gewisse Weise von jenen der Gesamtpopulation. Diese Werte variieren nicht zufällig vom Mittelwert der Population. Die meisten Abweichungen vom Mittelwert verlaufen in die gleiche Richtung. Die Abweichung ist daher systematisch. So kann der Mittelwert der Stichprobe beispielsweise höher sein als jener der Zielpopulation. Die Erhöhung der Stichprobengröße hat keine Auswirkung auf die systematische Variation.

Wenn alle Teilnehmer einer Studie, die eine bestimmte Art von Wissen untersucht, einen Intelligenzquotienten (IQ) über 120 haben, kann man davon ausgehen, dass alle ihre Testwerte in der Studie höher sind als der IQ-Mittelwert einer Population (100), die Individuen mit einer großen Bandbreite von IQ-Werten enthält. Die IQs der Teilnehmer würden eine systematische Abweichung mit sich bringen. Tritt in einer experimentellen Studie eine systematische Abweichung auf, kann dies zu der Annahme führen, dass der Unterschied auf die Behandlung zurückzuführen ist, während die Werte in Wirklichkeit auch ohne die Behandlung unterschiedlich gewesen wären.

Die Wahrscheinlichkeit, dass systematische Variation auftritt, nimmt dann zu, wenn das Stichprobenverfahren nicht randomisiert ist. Systematische Variation kann jedoch auch in einer Zufallsstichprobe auftreten, wenn eine große Zahl an potenziellen Teilnehmern eine Partizipation ablehnt. Je größer die Anzahl von Verweigerern ist, desto größer ist die Wahrscheinlichkeit, einer systematischen Variation. Forschende geben in veröffentlichten Studien manchmal die *Weigerungsrate* an, also die Prozentzahl der potenziellen Teilnehmer, die eine Partizipation an der Studie ablehnten, sowie die Begründung dafür. So hielten beispielsweise Milner, Funk, Richards, Vaccarino und Krumholz (2001) in ihrer Studie über Voraussagemöglichkeiten einer akuten koronaren Herzerkrankung bei jüngeren und älteren Patienten fest, dass die Weigerungsrate für die Teilnahme an ihrer Studie weniger als ein Prozent betrug. Diese niedrige Weigerungsrate erhöhte die Repräsentativität der Stichprobe gegenüber der Population.

Systematische Variation kann auch bei Studien mit Ausfällen bzw. Verschleißerscheinungen auftreten. Unter der *Stichprobenausfallquote* versteht man den Prozentsatz von ausgeschiedenen oder „verloren gegangenen" Teilnehmern in einer Studie. Die systematische Variation ist dann am höchsten, wenn eine große Zahl von Teilnehmern aus der Studie ausscheidet, bevor die Datensammlung abgeschlossen ist, oder wenn eine große Zahl von Teilnehmern nur aus einer Gruppe ausscheidet, aus der bzw. den anderen dagegen nicht. Bei Studien, die eine Behandlung einschließen, ist es wahrscheinlicher, dass Teilnehmer aus der Kontrollgruppe, in der keine Behandlung stattfindet, die Studie abbrechen. Die Stichprobenausfallquote sollte in der publizierten Studie vermerkt sein.

Bei der kritischen Beurteilung einer Studie sollten Sie die Repräsentativität der Stichprobe evaluieren, indem Sie die folgenden Fragen stellen:
1. Sind die demographischen Eigenschaften der Stichprobe mit denen der Zielpopulation vergleichbar? Die Forschende stellt im Literaturüberblick möglicherweise Informationen über die Zielpopulation zur Verfügung. Andernfalls sollten Sie bei Ihrer Beurteilung berücksichtigen, dass nur wenig über die Zielpopulation bekannt ist.
2. Sind die durchschnittlichen Stichprobenwerte der Studienvariablen mit den Werten der Zielpopulation vergleichbar, die in vorherigen Forschungsarbeiten bestimmt wurden?
3. Wie hoch ist die Stichprobenausfallquote? Liefert der Autor Informationen über die Eigenschaften von Teilnehmern, die die Studie abbrachen und Begründungen, weshalb sie die Studie abbrachen? Falls der Autor darüber nicht direkt Auskunft gibt, können Sie diese Informationen möglicherweise erhalten, indem Sie die ursprüngliche Teilnehmerzahl mit der Zahl vergleichen, die in den statistischen Ergebnissen auftaucht.
4. Wie groß ist die Möglichkeit einer systematischen Verzerrung hinsichtlich des Settings, der Eigenschaften der Stichprobe und der Bandbreite von Messwerten bei den untersuchten Variablen? Die Anzahl und die Eigenschaften der Personen, die eine Partizipation ablehnten, sollten ebenfalls bestimmt werden. Nimmt die Zahl derer, die eine Teilnahme ablehnen, zu, steigt die Wahrscheinlichkeit für systematische Verzerrung in gleichem Maße an. Diejenigen Personen, die eine Teilnahme ablehnen, unterscheiden sich möglicherweise auf bedeutsame Weise von jenen, die einer Teilnahme zustimmen.

Ein Beispiel für die kritische Beurteilung von Repräsentativität:
Pellino (1997) führte eine Studie über die Beziehungen zwischen Patienteneinstellungen, subjektiven Normen, wahrgenommener Kontrolle und dem Gebrauch von Schmerzmitteln im Anschluss an einen freiwilligen orthopädischen Eingriff durch. Sie beschrieb ihre Stichprobentechnik, die Verweigerungsrate und die Stichprobenausfallquote folgendermaßen:

„Erwachsene, die für einen freiwilligen orthopädischen Eingriff vorgemerkt waren, wurden aus ambulanten Praxen von 32 orthopädischen Chirurgen in zwei Städten im Mittleren Westen rekrutiert. Patienten, bei denen eine Anamnese von Drogen- oder Alkoholmissbrauch bekannt war, wurden ausgeschlossen. 240 Patienten wurden kontaktiert und 172 Patienten willigten ein, an der Studie teilzunehmen (eine Rekrutierungsrate von 70 Prozent; eine Weigerungsrate von 30 Prozent). Zu den Gründen, warum einige der potenziellen Teilnehmer eine Partizipation ablehnten, gehörten ,Zeitmangel', der ,zu umfangreiche Fragebogen' oder die ,emotionale Belastung' durch die bevorstehende Operation. Für 137 Teilnehmer, die den ausgefüllten postoperativen Fragebogen zurückgaben, auf dem keine Angaben zu kritischen Variablen fehlten, lagen die vollständigen Daten vor. Teilnehmer, die mehr als zwei Standardabweichungen über dem Mittelwert der Gruppe im Zusammenhang mit der Einnahme von Arzneimitteln aufwiesen, wurden nicht berücksichtigt ($n = 2$).

Die 69 Frauen und 68 Männer, die die Studie zu Ende führten, hatten ein Durchschnittsalter von 51,9 (SD = 16,1) Jahren (Streubreite (Range) 18–87 Jahre). Die Teilnehmer gaben eine durchschnittliche Ausbildungsdauer von 13,3 (SD = 2,6) Jahren (Range 6–23 Jahre) und einen mittleren Lebensstandard an [M = 2,87; Range = 1 (niedriger) bis 5 (höher)]. In der Stichprobe waren eine Vielzahl von orthopädischen Erkrankungen (wie degenerative Gelenkerkrankungen, Skoliose und Traumata) und chirurgische Behandlungen (wie Totalgelenkprothese, Spondylodese und Ligamentum-Wiederherstellung) vertreten. Der Mehrzahl der Patienten ($n = 103$) wurde eine patientenkontrollierte Analgesie (*patient-controlled analgesia*, PCA) verordnet; intramuskuläre (i. m.), orale oder epidurale Analgesie wurde als primäre Schmerzmedikation für 34 Patienten verordnet" (S. 99).

Die Stichprobenkriterien in dieser Studie waren, dass die Teilnehmer Erwachsene sein sollten, die für einen freiwilligen orthopädischen Eingriff vorgemerkt waren. Ausschlusskriterium war unter anderem eine bekannte Anamnese von Drogen- oder Alkoholabusus. Da im Mittelpunkt der Studie die Verwendung von Analgetika stand, erscheint dieses Ausschlusskriterium als sinnvoll, da sich Personen mit einer Anamnese von Drogen- bzw. Alkoholmissbrauch bezüglich der Einnahme von Schmerzmitteln von anderen Personen unterscheiden könnten, und so das Risiko einer systematischen Verzerrung in der Stichprobe steigen könnte. Die Auswahl von Patienten mit unterschiedlichen Diagnosen und chirurgischen Behandlungen resultiert in einer heterogenen Stichprobe, was die Verallgemeinerung der Ergebnisse auf eine größere Zielpopulation gestattet. Die Rekrutierung der Teilnehmer aus den ambulanten Praxen von 32 orthopädischen Chirurgen verringert das Risiko einer Stichprobenverzerrung, wie sie im Falle einer Rekrutierung aus einer einzelnen chirurgischen Einrichtung auftreten könnte. Diese Stichprobenstrategie schließt jedoch von vornherein jene Patienten aus, die aufgrund ihrer finanziellen Möglichkeiten keinen Zugang zu dieser Art von ambulanten Praxen haben. Daher können die Ergebnisse nicht auf Patienten mit geringem Einkommen übertragen werden, ohne dass zuvor weitere Studien vorgenommen werden. Außerdem fehlt eine ethnische Beschreibung der Teilnehmer. Da die Literatur auf kulturelle Unterschiede hinsichtlich der Einstellungen zu und des Ausdrucks und der Bewältigung von Schmerz hinweist, scheint dies eine gravierender Mangel zu sein. Da nur wenige Informationen über die Stichprobe zur Verfügung gestellt werden, ist es unmöglich festzustellen, ob die Ergebnisse auf unterschiedliche ethnische Gruppen übertragen werden können. Die Studie hat eine Verweigerungsratevon 30 Prozent und eine Ausfallquote von 20 Prozent, da 35 der 172 Teilnehmer, die der Partizipation zugestimmt hatten, die Studie abbrachen. Sowohl die Verweigerungsrate als auch die Ausfallquote führte vermutlich zu einer systematischen Variation, die die Repräsentativität der Stichprobe herabsetzt.

8.1.4 Zufallsauswahl

Aus der Sichtweise der Stichprobentheorie sollte jedes Individuum in der Population die Möglichkeit haben, für die Stichprobe ausgewählt zu werden. Eine Methode, anhand derer diese Möglichkeit umgesetzt werden kann, wird als *Zufallsauswahl* bezeichnet. Der Zweck einer Zufallsauswahl besteht darin, das Ausmaß zu erhöhen, in dem die Stichprobe die Zielpopulation repräsentiert. Jedoch muss die Zufallsauswahl innerhalb einer zugänglichen Population erfolgen, die die Zielpopulation repräsentiert. Angesichts der Anforderungen für eine informierte Zustimmung (☞ 6.3) ist es kaum möglich, eine Zufallsstichprobe für klinische Pflegestudien zu erhalten. Diejenigen, die freiwillig an einer Studie teilnehmen, unterscheiden sich unter Umständen auf grundlegende Weise von denen, die eine Teilnehme ablehnen (Methoden, mit denen Zufallsstichproben erstellt werden können, werden später in diesem Kapitel beschrieben). Die Verwendung des Begriffs *Kontrollgruppe* ist auf Studien beschränkt, die randomisierte Stichprobenverfahren einsetzten. Werden dagegen nicht randomisierte Methoden für die Stichprobenauswahl verwendet, wird die Gruppe, die keine Behandlung erhält, als *Vergleichsgruppe* bezeichnet, da in diesem Fall eine erhöhte Wahrscheinlichkeit besteht, dass von vornherein Unterschiede zwischen der experimentellen Gruppe und der Vergleichsgruppe existieren.

8.1.5 Stichprobenrahmenliste

Damit jede Person in der zugänglichen Population auch tatsächlich die Möglichkeit hat, für die Stichprobe ausgewählt zu werden, muss jede Person in der Population identifiziert werden. Um dies zu erreichen, wird eine Liste mit allen Mitgliedern der Population erstellt, unter Verwendung der Stichprobenkriterien, anhand derer die Eignung zur Teilnahme definiert wird. Diese Liste wird als *Stichprobenrahmenliste* bezeichnet. Die Teilnehmer werden anschließend unter Verwendung eines Stichprobenplans aus der Stichprobenrahmenliste ausgewählt.

8.1.6 Stichprobenplan

Ein *Stichprobenplan* legt Strategien fest, die eingesetzt werden sollen, um eine Stichprobe für eine Studie zu erstellen. Ebenso wie ein Studiendesign wird ein Stichprobenplan nicht speziell für eine bestimmte Studie entworfen. Er dient dazu, die Repräsentativität zu erhöhen und die Möglichkeit einer systematischen Verzerrung zu verringern. Der Stichprobenplan kann Wahrscheinlichkeits- (randomisierte) und Nicht-Wahrscheinlichkeits- (nicht randomisierte) Stichprobentechniken verwenden.

Bei der kritischen Beurteilung einer Studie sollten Sie in der Lage sein, den Stichprobenplan, den die Forschende verwendet hat, zu identifizieren und zu beschreiben. Mit Hilfe Ihres kritischen Urteilsvermögen sollten Sie die folgenden Fragen beantworten:
1. Implementierte die Forschende den Stichprobenplan erfolgreich?
2. Wie effektiv ist der Stichprobenplan hinsichtlich der Repräsentativität?
3. In welcher Hinsicht ist die Stichprobe nicht repräsentativ?
4. Bestehen in der Studie Möglichkeiten für eine Verzerrung *(bias)*?
5. Wurden die Teilnehmer aus einer Stichprobenrahmenliste ausgewählt?
6. Wird eine Zufallsauswahl verwendet?
7. Wird in der Studie Gebrauch von Kontroll- oder Vergleichsgruppen gemacht?

8.2 Methoden der Wahrscheinlichkeitsauswahl

Methoden der Wahrscheinlichkeitsauswahl wurden mit dem Ziel entwickelt, die Repräsentativität der Stichprobe zu erhöhen. Bei der *Wahrscheinlichkeitsauswahl* hat jedes Mitglied (Element) der Population eine Wahrscheinlichkeit, für die Stichprobe ausgewählt zu werden, die größer als null ist. Um diese Wahrscheinlichkeit zu erreichen, wird die Stichprobe durch ein randomisiertes Verfahren erhoben. Alle Untergruppen der Population, die sich zwar voneinander unterscheiden können, aber dennoch zu den Parametern der Population beitragen, haben die Chance, in der Stichprobe vertreten zu sein. Wenn Teilnehmer zufällig ausgewählt werden, ist die Gefahr einer systematischen Verzerrung geringer, obwohl diese auch zufällig auftreten kann. Ohne randomisierte Stichprobentechniken könnten die Forschenden (die ein persönliches Interesse an der Studie haben) bewusst oder unbewusst versucht sein, die Teilnehmer so auszuwählen, dass sich ihre Verhaltensweisen oder ihre Konditionen mit den Studienhypothesen decken. Die Forschenden könnten also entscheiden, dass die Person X ein geeigneter Teilnehmer für die Studie ist als die Person Y. Außerdem könnten die Forschenden eine Gruppe von Personen von der Teilnahme ausschließen, weil sie vielleicht nicht mit ihnen übereinstimmen, sie nicht mögen, oder nicht mit ihnen auskommen. Potenzielle Teilnehmer könnten ausgeschlossen werden, weil sie zu krank oder nicht krank genug sind, weil sie zu gut mit ihren Problemen zurechtkommen oder von diesen zu stark überwältigt werden oder weil sie nicht kooperativ oder entgegenkommend sind. Durch die Anwendung der Zufallsauswahl überlassen Forschende die Auswahl dagegen dem Zufall und erhöhen somit die Validität der Studie. Um eine Wahrscheinlichkeitsauswahl zu erreichen, wurden vier Stichprobenauswahldesigns entworfen: einfache Zufallsauswahl, geschichtete Zufallsauswahl, Cluster-Auswahlverfahren und systematische Stichprobenauswahl.

8.2.1 Einfaches Zufallsstichprobenverfahren

Das einfache Zufallsstichprobenverfahren ist der grundlegendste Wahrscheinlichkeitsstichprobenplan. Es wird durch die randomisierte Auswahl von Elementen aus der Stichprobenrahmenliste erreicht. Eine Zufallsauswahl kann auf unterschiedliche Weise erreicht werden, nur die Vorstellungskraft der Forschenden setzt hier Grenzen. Ist die Stichprobenrahmenliste wenig umfangreich, können Namen auf Zettel geschrieben, in einem Behälter gut gemischt und dann nacheinander gezogen werden, bis die gewünschte Stichprobengröße erreicht ist. Die gängigste Methode der Zufallsauswahl ist die Verwendung einer Zufallszahlentabelle. Tabelle 8.1 zeigt einen Ausschnitt aus einer Zufallszahlentabelle.

Eine solche Tabelle wird folgendermaßen eingesetzt: Die Forschende schließt die Augen und tippt mit dem Finger oder einem Stift auf die Tabelle. Die Nummer, auf die sie zufällig trifft, ist der Ausgangspunkt. Von hier aus fährt sie mit dem Finger oder dem Stift nach oben, nach unten, nach rechts oder nach links, und wählt auf diese Weise so lange Zahlen aus, bis die gewünschte Stichprobengröße erreicht ist. Tabelle 8.1 könnte zum Beispiel auf folgende Weise verwendet werden, um fünf Teilnehmer aus einer Population von 100 auszuwählen: Wird der Stift zunächst auf der Zahl 58 platziert, also in der vierten Spalte von links und in der vierten Zeile von oben, und dann in der gleichen Zeile nach rechts bewegt, ergeben die Teilnehmernummern 58, 25, 15, 55 und 38. Tabelle 8.1 ist jedoch nur dann sinnvoll, wenn die Population weniger als 100 Mitglieder hat. Es sind aber Tabellen und Computerprogramme zur Auswahl größerer Populationen erhältlich. Eine große Zufallszahlentabelle finden Sie im Anhang A von Burns und Grove (2001, S. 760).

Shelton (2001) setzte ein einfaches Zufallsstichprobenverfahren ein, um emotionale Störungen bei jugendlichen Straftätern in verschiedenen Jugendstrafanstalten in Maryland zu erforschen. Sie untersuchte „Psychopathologie und Funktionsniveau in einer Zufallsstichprobe von 312 verurteilten und in Haft befindlichen Jugendlichen (60 weiblich, 252 männlich)" (S. 259). Shelton (2001) beschrieb ihre Stichprobentechnik folgendermaßen:

„Dieses Querschnittdesign wurde verwendet, um eine Zufallsstichprobe von allen Jugendlichen zu erstellen, die 1996 in 15 Jugendstrafanstalten in Mary-

06	84	10	22	56	72	25	70	69	43
07	63	10	34	66	39	54	02	33	85
03	19	63	93	72	52	13	30	44	40
77	32	69	58	25	15	55	38	19	62
20	01	94	54	66	88	43	91	34	28

Tab. 8.1: Ausschnitt aus einer Zufallszahlentabelle.

land über einen Zeitraum von vier Monaten inhaftiert waren. 25 Prozent der in den Anstalten inhaftierten männlichen Jugendlichen wurden im Zeitraum der Datensammlung zufällig ausgewählt. Dagegen wurden aufgrund ihrer geringen Anzahl alle weiblichen Jugendlichen ($n = 60$) ausgewählt. Diese 60-zu-40-Prozent-Aufteilung stimmte mit den Verhältnissen in den Haftanstalten überein" (S. 260).

Die Stichprobenrahmenliste umfasste also alle Jugendlichen in 15 Jugendstrafanstalten in Maryland, die über einen Zeitraum von vier Monaten in Haft waren. Der Stichprobenplan enthielt die zufällige Auswahl von 25 Prozent der männlichen Jugendlichen aus der Stichprobenrahmenliste. Shelton (2001) erteilte keine Auskunft über die Verweigerungsrate, die vermutlich bei null lag. Über alle Teilnehmer wurden Daten gesammelt und analysiert, was darauf hindeutet, dass die Stichprobenausfallquote gegen null tendierte. Das bedeutet, dass das Zufallsauswahlverfahren, das in dieser Studie verwendet wurde, offenbar eine repräsentative Stichprobe von verurteilten und in Haft befindlichen Jugendlichen in verschiedenen Jugendstrafanstalten Marylands zur Verfügung stellte.

8.2.2 Geschichtete Zufallsauswahl

Die *geschichtete Zufallsauswahl* wird in Situationen verwendet, in denen der Forschenden einige der Variablen in der Population bekannt sind, die entscheidend sind, um eine Repräsentativität zu erzielen. Zu den Variablen, die in der Regel zur Schichtung verwendet werden, gehören Alter, Geschlecht, ethnische Zugehörigkeit, sozioökonomischer Status, Diagnose, Region, Art der Institution, Art der Pflege sowie der Ort, an dem die pflegerische Versorgung erfolgt. Die Schichtung soll sicherstellen, dass alle Ebenen der identifizierten Variablen adäquat in der Stichprobe repräsentiert werden. Anhand von Schichtung kann die Forschende eine kleinere Stichprobengröße heranziehen, um in Relation zu einer geschichteten Variablen den gleichen Grad an Repräsentativität zu erzielen, der mit einer größeren Stichprobe bei einer einfachen Zufallsauswahl erreicht worden wäre. Ein Nachteil ist jedoch, dass eine große Population zur Verfügung stehen muss, aus der die Teilnehmer ausgewählt werden können.

Nehmen wir an, eine Forschende würde eine geschichtete Zufallsauswahl verwenden. Dann müsste sie im Forschungsbericht die Kategorien (Schichten) für jene Variablen definieren, die sie für die Schichtung auswählte. Wenn die Forschende „ethnische Zugehörigkeit" für die Schichtung wählte, so könnte sie vier Schichten definieren: Kaukasier, Afro-Amerikaner, mexikanische Amerikaner und andere. Die Population könnte sich aus 60 Prozent Kaukasiern, 20 Prozent Afro-Amerikanern, 15 Prozent mexikanischen Amerikanern und fünf Prozent anderen zusammensetzen. Die Forschende könnte für jede Schicht eine Zufallsstichprobe erstellt haben, die den Proportionen der Zielpopulation entspricht. Oder sie hätte die entsprechende Anzahl von Teilnehmern für jede Kategorie (Schicht) zufällig auswählen können. Würde man beispielsweise das Alter zur Schichtung einer Stichprobe mit 100 Teilnehmern verwenden, so könnte die Forschende 25 Teilnehmer zwischen 18 und 34 Jahren, 25 Teilnehmer zwischen 35 und 50 Jahren, 25 Teilnehmer zwischen 51 und 66 Jahren, und 25 Teilnehmer über 66 Jahren auswählen.

Uphold, Lenz und Soeken (2000) verwendeten eine geschichtete Zufallsauswahl, um „Transaktionen sozialer Unterstützung zwischen höher und geringer qualifizierten Frauen und ihrer Mütter" (S. 447) zu untersuchen. Im Folgenden wird ihr Stichprobenverfahren beschrieben:

„Ein geschichtetes randomisiertes Stichprobenverfahren wurde zur Auswahl der Teilnehmerinnen eingesetzt. Es wurden Computerausdrucke verwendet, die alle in Vollzeit und unbefristet tätigen weiblichen Bürokräfte auflisteten und die von den Personalleitern zweier Universitäten eines großen staatlichen Universitätssystems zur Verfügung gestellt worden waren. (…) Da im Vorfeld der Datensammlung keine Möglichkeit bestand, demographische Eigenschaften potenzieller Teilnehmerinnen zu bestimmen, trafen wir die Entscheidung, an alle Frauen, die anhand des Stichprobenverfahrens ausgewählt worden waren, Fragebögen zu versenden, und dann die Frauen, die jünger als 25 Jahre waren, sowie jene, die ernsthaft kranke oder demente Mütter hatten, von der Analyse auszuschließen.

Um die gewünschte Anzahl an Frauen aus jeder Berufskategorie auszuwählen, wurde eine Tabelle mit Zufallszahlen verwendet. Aus dem Datenausdruck wurden 470 geringer qualifizierte Frauen (zum Beispiel Bürokräfte) und 470 hoch qualifizierte Frauen (zum Beispiel Mitglieder des Lehrkörpers) bzw. insgesamt 940 Universitätsangestellte ausgewählt.

Insgesamt 620 Frauen bzw. 66 Prozent der ursprünglichen Stichprobe gaben die Fragebögen zurück. Von diesen 620 Teilnehmerinnen wurden sechs gestrichen, da sie den Fragebogen nicht korrekt ausgefüllt hatten, und 239 wurden ausgeschlossen, weil sie den Studienkriterien nicht entsprachen. 24 Teilnehmerinnen wurden aufgrund ihres Alters und 16 aufgrund des Gesundheitszustandes ihrer Mütter gestrichen; 199 Teilnehmerinnen wurden ausgeschlossen, weil sie kein lebendes älteres Elternteil hatten. Die endgültige Stichprobe bestand aus 210 Mitgliedern des Lehrkörpers und 165 Bürokräften, insgesamt also 375 Teilnehmerinnen" (S. 451).

Uphold und Kollegen (2000) erhielten von den Personalleitern der Universitäten Computerlisten mit allen höher und geringer qualifizierten Frauen, die der Stichprobenrahmenliste eindeutig entsprachen, bzw. eine Liste mit allen potenziellen Teilnehmerinnen in der zugänglichen Population. Die Forschenden beschrieben zudem das randomisierte Auswahlverfahren und die Schichtung von Teilnehmern in zwei Kategorien, eine mit höher und eine mit geringer qualifizierten Frauen. Die Stichprobe birgt ein Verzerrungspotenzial, da die beiden Gruppen nicht gleich groß waren (210 höher und 165 geringer qualifizierte Frauen). Die endgültige Stichprobe war jedoch groß (375 Teilnehmerinnen), und die Rücklaufquote von 66 Prozent der Fragebögen ist ausgesprochen gut, was die Repräsentativität der Stichprobe in dieser Studie wiederum erhöht.

8.2.3 Cluster-Auswahlverfahren

Beim *Cluster-Auswahlverfahren* wird eine Stichprobenrahmenliste entwickelt, die alle Bundesstaaten, Städte, Institutionen und Organisationen auflistet, mit denen die Elemente der vorher bestimmten Population in Verbindung gebracht werden können. Eine randomisierte Stichprobe dieser Bundesstaaten, Städte, Institutionen oder Organisationen wird dann in der Studie verwendet. In manchen Fällen wird diese randomisierte Selektion über mehrere Stufen hinweg weitergeführt und wird dann als *mehrstufige Stichprobe* bezeichnet. Die Forschende könnte beispielsweise zufällig Bundesstaaten auswählen und dann in diesen Bundesstaaten zufällig Städte auswählen. Danach könnte sie in diesen zufällig selektierten Städten zufällig Krankenhäuser und innerhalb dieser Krankenhäuser zufällig Pflegestationen auswählen. Und an dieser Stelle könnte sie alle Patienten der Pflegestation einschließen, die den Studienkriterien entsprechen, oder die Patienten zufällig auswählen.

Das Cluster-Auswahlverfahren wird in zwei Situationen verwendet: In der einen betrachtet es die Forschende als notwendig, eine geographisch breit gestreute Stichprobe zu erstellen, erkennt jedoch, dass eine einfache Zufallsauswahl im Hinblick auf Reisezeitaufwand und -kosten untragbar wäre. Im anderen Fall sind die individuellen Elemente, aus denen sich die Population zusammensetzt, nicht bekannt, was die Entwicklung einer Stichprobenrahmenliste verhindert. Es existiert beispielsweise keine Liste über alle Personen in den Vereinigten Staaten, bei denen eine Operation am offenen Herzen durchgeführt wurde. In einem solchen Fall ist es häufig möglich, Listen von Institutionen oder Organisationen zu erhalten, mit denen die jeweiligen Elemente in irgendeiner Weise zusammenhängen. Es können also zufällig Institutionen ausgewählt werden, über die potenzielle Teilnehmer rekrutiert werden können.

In ihrer Studie „Vergewaltigungsanamnese und Einschränkungen physischer Funktionen in zwei gewöhnlichen Populationen" verwendete Golding (1996) eine mehrstufige Wahrscheinlichkeitsauswahl. Der folgende Text beschreibt ihre Stichprobentechnik:

„Die Teilnehmer wurden unter Verwendung einer mehrstufigen, gebietsbezogenen Wahrscheinlichkeitsauswahl jeweils aus den Einwohnern in zwei Gebieten ausgewählt, die mindestens 18 Jahre alt waren. Die Los-Angeles-Stichprobe wurde so erhoben, dass sie Erwachsene aus zwei Einzugsgebieten von psychiatrischen Kliniken im Verwaltungsbezirk von Los Angeles repräsentierte, wovon das eine Gebiet einen Anteil von 83 Prozent Latinos hatte, das andere von 21 Prozent. Deren kultureller und ethnischer Hintergrund war hauptsächlich mexikanisch. (…) Die North-Carolina-Stichprobe repräsentierte Erwachsene aus zwei Einzugsgebieten von psychiatrischen Kliniken in North Carolina, wobei es sich bei dem einen um den Verwaltungsbezirk Durham handelte, der überwiegend städtisch geprägt ist, und beim anderen um vier aneinander grenzende ländliche Bezirke" (S. 34).

Die Autorin verwendete zusammengestellte Daten zweier Untersuchungsorte aus einem fünf Untersuchungsorte umfassenden Studienprogramm, das vom *National Institute for Mental Health* (NIMH) initiiert worden war. Die Informationen über das Stichprobenverfahren sind dürftig. Die Forschende gibt keine Begründung für die Verwendung einer mehrstufigen Stichprobenauswahl an und nennt auch keine Gründe dafür, warum sie ausgerechnet diese Untersuchungsorte wählte. Obgleich die Autorin darauf hinweist, dass es sich um eine Wahrscheinlichkeitsauswahl handelt, informiert sie den Leser nicht darüber, auf welche Weise die Untersuchungsorte oder die Teilnehmer randomisiert ausgesucht wurden. Zwar wird darauf hingewiesen, dass für die originale Ausgangsstudie der NIMH möglicherweise bewusst ein Einzugsgebiet mit einem großen hispanischen Bevölkerungsanteil ausgewählt wurde, es wird jedoch nicht erwähnt, ob der Versuch unternommen wurde, auch andere Minoritäten mit einzubeziehen. Offenbar wurde versucht, sowohl städtische als auch ländliche Gebiete abzudecken. Insgesamt reichen die Informationen nicht aus, um die Eignung des Stichprobenplans zu beurteilen.

8.2.4 Systematische Stichprobenauswahl

Die *systematische Stichprobenauswahl* kann dann durchgeführt werden, wenn eine sortierte Liste aller Mitglieder einer Population zugänglich ist. Der Prozess involviert die Auswahl jedes k-ten Individuums auf der Liste, wobei ein zufällig gewählter Ausgangspunkt verwendet wird. Wird der Ausgangspunkt nicht zufällig gewählt, handelt es sich nicht um eine Wahrscheinlichkeitsstichprobe. Wenn die Forschende dieses Design verwenden möchte, muss sie die Anzahl der Elemente in der Population sowie die Größe der gewünschten Stichprobe kennen. Die Populationsgröße wird durch die gewünschte Stichprobengröße dividiert, was k ergibt, also die Größe des Abstands zwischen den aus der Liste ausgewählten Elementen. Wenn die Populationsgröße beispielsweise $N = 1200$ beträgt und die gewünschte Stichprobengröße $n = 100$, dann ist $k = 12$. Das heißt, dass jede zwölfte Person auf der Liste in die Stichprobe aufgenommen wird. Dieser Wert wird anhand der folgenden Formel errechnet:

$$k = \frac{1200}{100} = 12$$

Einige behaupten, dass dieses Verfahren nicht wirklich jedem Element die gleiche Möglichkeit gewähren würde, in die Stichprobe aufgenommen zu werden; es würde eine zufällige, aber keine gleiche Chance für die Aufnahme bieten.

Tolle, Tilden, Rosenfeld und Hickman (2000) griffen auf ein systematisches Stichprobenverfahren für ihre Studie „Familienberichte über Hindernisse für eine optimale Versorgung von Sterbenden" zurück. Sie beschreiben ihren Stichprobenplan folgendermaßen:

Nachdem die institutionellen Überprüfungskommissionen sowohl der Universität als auch der *Oregon Health Division* der Studie zugestimmt hatten, wurden aus den Totenscheinen aller Menschen, die in den 14 Monaten zwischen November 1996 und Dezember 1997 in Oregon gestorben waren, anhand eines systematischen Stichprobenverfahrens ausgewählt. Nicht berücksichtigt wurden Verstorbene unter 18 Jahren, alle, bei denen die Todesursache Selbstmord, Mord oder Unfall gewesen war, sowie jene, bei denen eine Obduktion vorgenommen worden war. Aus einer Stichprobenrahmenliste von $n = 24074$ ergab das systematische Stichprobenverfahren 1458 Totenscheine. Obwohl der Name eines Ansprechpartners aus der Familie des Verstorbenen auf jedem Toten-schein angegeben wird, werden auf den Totenscheinen in Oregon keine Adres-sen oder Telefonnummern von Familienmitgliedern vermerkt. Daher war es in 44 Prozent der Fälle nicht möglich, einen Familienangehörigen des Verstor-benen ausfindig zu machen. Anhand von Todesanzeigen in Zeitungen und Telefonbüchern konnten schließlich 816 Kontaktpersonen ausfindig gemacht werden, von denen 59 Prozent ($n = 475$) zustimmten, an der Studie teilzuneh-men. (…) Diejenigen, die eine Teilnahme ablehnten, gaben als häufigsten Grund an, dass es zu schmerzvoll sei, über den Toten zu sprechen" (S. 311).

Der systematische Stichprobenplan, den Tolle und Kollegen (2000) verwen-deten, hat sowohl Stärken als auch Schwächen. Angesichts dessen, dass ihre Stichprobenrahmenliste 24 074 Totenscheine umfasste und ihre gewünschte Stich-probengröße bei 1458 lag, wählten die Forschenden systematisch jeden 16. To-tenschein aus, um dann Familienangehörige für die Studie ausfindig zu machen. Zwei potenzielle Größen für eine Stichprobenverzerrung sind die 44 Prozent der Familien (von 1458), die nicht identifiziert werden konnten, und eine Wei-gerungsrate von 41 Prozent bei den 816 ausfindig gemachten Familien. Jene Familien, die nicht ermittelt werden konnten oder eine Teilnahme an der Stu-die ablehnten, unterschieden sich möglicherweise von denen, die teilnahmen, was die Repräsentativität der Stichprobe für die Zielpopulation mindert. Die Repräsentativität der Stichprobe wird jedoch wiederum durch die Stichpro-bengröße gestärkt, $n = 475$, sowie durch die Verwendung einer Wahrscheinlich-keitsstichprobenauswahl.

8.3 Methoden der Nicht-Wahrscheinlichkeitsauswahl in der quantitativen Forschung

Bei der *Nicht-Wahrscheinlichkeitsauswahl* hat nicht jedes Element der Popula-tion die Chance, für die Stichprobe ausgewählt zu werden. Obwohl dieser An-satz die Repräsentativität der Stichprobe für die Population herabsetzt, wird er für gewöhnlich in Pflegestudien verwendet. Aus einer Analyse von Pflege-studien, die von 1977 bis 1986 in sechs Pflegezeitschriften veröffentlicht wur-den, verwendeten nur neun Prozent ein Zufallsauswahlverfahren (Moody et al. 1988). Da sich dieser Trend bis heute fortsetzt, werden in vielen Pflegestudien weiterhin Nicht-Wahrscheinlichkeitsstichprobenverfahren verwendet. Daher sollten Pflegende in der Lage sein, die verschiedenen Nicht-Wahrscheinlich-keitsstichprobenpläne zu unterscheiden, die in der Pflegeforschung angewandt werden. Jeder Plan wird einem anderen Forschungsbedürfnis gerecht. Die vier Nicht-Wahrscheinlichkeitsstichprobenpläne, die in der Pflegeforschung am häufigsten verwendet werden, sind: Gefälligkeitsstichprobenauswahl, Quo-tenauswahl, gesteuerte bzw. zweckorientierte Auswahl und Netzwerk- bzw. Schneeballstichprobenauswahl. Gefälligkeits- und Quotenauswahl werden vor allem in quantitativen Studien hernagezogen, während die gesteuerte und die Netzwerkauswahl häufiger in der qualitativen Forschung verwendet und später in diesem Kapitel diskutiert werden.

8.3.1 Gefälligkeits-/Gelegenheitsstichprobenauswahl

Die *Gefälligkeitsstichprobenauswahl*, auch Gelegenheitsstichprobe genannt, wird als schwacher Ansatz betrachtet, da sie kaum Möglichkeiten der Kontrolle von Stichprobenverzerrungen bietet. Die Teilnehmer werden lediglich deshalb in die Stichprobe aufgenommen, weil sie zur rechten Zeit am rechten Ort sind. Eine Schulklasse, Patienten, die an einem bestimmten Tag eine Klinik aufsuchen, Teilnehmer einer Selbsthilfegruppe, Patienten, die vor kurzem mit einer bestimmten Diagnose oder einem spezifischen Pflegeproblem in einem Krankenhaus aufgenommen wurden, oder jede fünfte Person, die an einem bestimmten Tag die Notaufnahme betritt – das alles sind Beispiele für Gefälligkeitsstichproben. Die verfügbaren Teilnehmer werden einfach in die Stichprobe aufgenommen, bis die gewünschte Stichprobengröße erreicht ist. In einer solchen Stichprobe können viele Möglichkeiten für eine Stichprobenverzerrung auftreten, von denen einige subtil sind und unerkannt bleiben können. Jedoch findet man in Gefälligkeitsstichproben nicht immer ernsthafte Verzerrungen.

Gefälligkeitsstichproben sind kostengünstig, zugänglich und in der Regel weniger zeitaufwendig als andere Stichprobenarten. Sie bieten auch die Möglichkeit, Themen zu untersuchen, die sich nicht anhand von Wahrscheinlichkeitsstichproben erforschen lassen. Diese Art der Stichprobe sollte jedoch in quantitativen Studien nur dann verwendet werden, wenn keine andere Möglichkeit zur Stichprobenerhebung besteht.

Die meisten quasi-experimentellen Studien und klinischen Versuche sowohl in der Medizin als auch in der Pflege verwenden Gefälligkeitsstichproben. Eine Komponente des Studiendesigns sieht vor, dass die Teilnehmer zufällig auf die Gruppen verteilt werden. Diese randomisierte Verteilung auf Gruppen, die nicht Teil der Stichprobentechnik ist, mindert nicht das Risiko für Stichprobenverzerrungen, die auf die Gefälligkeitsstichprobe zurückgehen. Angesichts dieser potenziellen Gefahren für Verzerrungen und der eng definierten Stichprobenkriterien, die in der Regel zur Auswahl von Teilnehmern für klinische Versuche verwendet werden, ist die Repräsentativität dieser Stichproben ein kritischer Punkt.

> Bei der kritischen Beurteilung einer Studie, die eine Gefälligkeitsstichprobe verwendet, sollten Sie die Repräsentativität der Stichprobe bewerten, indem Sie folgende Fragen stellen:
> 1. Hätte die Forschende in der gegebenen Studiensituation eine andere Stichprobentechnik verwenden können, um die Validität der Studie zu erhöhen?
> 2. Identifizierte und beschrieb die Forschende die bekannten Verzerrungen im Stichprobenplan?
> 3. Wurden die notwendigen Schritte unternommen, um die Repräsentativität der Stichprobe zu erhöhen?

Song und Lee (2001) führten eine quasi-experimentelle Studie durch, um „die Wirkungen eines zwölfwöchigen kardiologischen- Rehabilitationsprogramms mit Bewegungsübungen auf die Motivation und den Lebensstil von Personen zu untersuchen, die sich von einem erst kurze Zeit zurückliegenden Herzinfarkt oder Eingriff im Kardialbereich erholten" (S. 200). Die Forschenden führten ihre Studie mit einer Gefälligkeitsstichprobe durch und beschrieben ihren Stichprobenplan folgendermaßen:

„Eine Gefälligkeitsstichprobe mit 114 Erwachsenen wurde erhoben und gleichmäßig in zwei Gruppen aufgeteilt. Das Stichprobenverfahren verlangte, dass die zukünftigen Teilnehmer die folgenden Kriterien erfüllten: 1. eine Diagnose über Myokardinfarkt (MI) oder Angina pectoris oder Eingriffe im Kardialbereich, wie eine koronare Bypassoperation (*coronary artery bypass graft*, CABG) oder eine perkutane transluminale Koronarangioplastie (*percutaneous transluminal coronary angioplasty*, PTCA), 2. die Fähigkeit, über einen Zeitraum von mehr als acht Wochen hinweg an einem kardiologischen Rehabilitationsprogramm mit Bewegungsübungen teilzunehmen (Kriterium für die Übungsgruppe), und zwar mit einer Anwesenheitsquote von mehr als 70 Prozent, 3. die Einstufung auf ein niedriges bis mittleres Risikoniveau für einen erneuten kardiologischen Vorfall, unabhängig von dem verordneten sportlichen Übungsprogramm und in Übereinstimmung mit dem Risiko-Schichtungsverfahren" (S. 201–202).

„Vier Herz-Rehabilitationszentren im Nordosten Ohios boten ein zwölfwöchiges Übungsprogramm an, das auf Empfehlungen der *American Heart Association* basierte. (…) Die Teilnehmer des Übungsprogramms wurden am ersten Tag des Programms rekrutiert. (…) Die Teilnehmer der Vergleichsgruppe wurden acht bis zehn Wochen nach ihrer Entlassung aus der Klinik telefonisch kontaktiert" (S. 202).

„Insgesamt 133 Teilnehmer (70 in der Übungsgruppe und 63 in der Vergleichsgruppe) partizipierten an den Pretest-Messungen der Studie und 57 Teilnehmer in jeder Gruppe standen nach Ablauf der zwölf Wochen für die Posttest-Messungen zur Verfügung. Die Stichprobenausfallquote des Rehabilitationsprogramms betrug 12 Prozent, eine sehr viel geringere Quote als aus früheren Studien bekannt ist (20 % bis 50 %).

Das Alter der Teilnehmer reichte von 40 bis 81 Jahre, mit einem Durchschnittswert von 64,6 Jahren in der Übungsgruppe (SA 10,4) und 64,0 Jahren in der Vergleichsgruppe (SA 7,6). Die Mehrheit der Teilnehmer war weiß (96 %) und verheiratet (76 %). Frauen machten einen Stichprobenanteil von 35 Prozent aus, was in etwa dem Verhältnis in der Population entspricht, die sich Eingriffen im Kardialbereich unterziehen musste. (…) Gegenüber der Vergleichsgruppe umfasste die Übungsgruppe deutlich mehr Personen mit College-Abschlüssen oder akademischen Titeln ($F = 12,5$, $P < 0,05$)* und einem höherem Jahreseinkommen ($F = 14,6$, $P < 0,05$). Was die demographischen Merkmale betrifft, so wurden keine weiteren signifikanten Unterschiede zwischen den Gruppen festgestellt" (S. 204).

---

* Anmerkung der Gutachterin: *F* ist eine statistische Kenngröße und steht für den Wert der Differenz zwischen den Mittelwerten von mehr als zwei Gruppen oder von mehr als zwei unabhängigen Variablen (ANOVA). *P*-Wert: Steht wie *p* auch für das Signifikanzniveau, an dieser Stelle, als Großbuchstabe dargestellt, bezieht sich der Wert auf die gesamte Population und nicht nur auf die Studienpopulation.

Song und Lee (2001) versuchten, die Stichprobe hinsichtlich der zugänglichen Population so repräsentativ wie möglich zu gestalten, indem sie eine große Stichprobe von 114 Teilnehmern aus vier Rehabilitationszentren erhoben. Die Stichprobenausfallquote von zwölf Prozent wurde mit denen aus früheren Studien verglichen und für diese Art von Studie als minimal befunden. Der Prozentanteil von Frauen in der Stichprobe deckte sich mit dem der Zielbevölkerung. Die Forschenden verglichen außerdem die demographischen Variablen der experimentellen Gruppe mit denen der Vergleichsgruppe und stellten signifikante Unterschiede hinsichtlich der Ausbildung und des Einkommens fest. Diese Unterschiede wurden durch den Einsatz ausgewählter statistischer Analysemethoden kontrolliert. Eine weitere Quelle für eine Stichprobenverzerrung war die freiwillige Teilnahme in der experimentellen und in der Vergleichsgruppe anstelle einer randomisierten Verteilung der Teilnehmer auf die Gruppen. Die Forschenden identifizierten und beschrieben diese Verzerrung, indem sie angaben: „Eine randomisierte Verteilung der Teilnehmer auf die beiden Gruppen war in dieser Studie weder machbar noch ethisch vertretbar, da das ambulante kardiologische Rehabilitationsprogramm aufgrund seiner bemerkenswerten Wirksamkeit routinemäßig empfohlen wird. Daher kann es sein, dass eine Stichprobenverzerrung in der Studie bezüglich der Posttest-Ergebnisse zu nicht signifikanten Unterschieden zwischen den Gruppen beitrug, obwohl diese Unterschiede statistisch kontrolliert wurden" (Song & Lee 2001, S. 207).

Eine Gefälligkeitsstichprobenauswahl kann, wie in dieser Studie, verbessert werden, birgt jedoch immer noch ein Potential für Verzerrungen, die die Studienergebnisse möglicherweise beeinträchtigen und die Repräsentativität der Stichprobe hinsichtlich der Zielpopulation herabsetzen können.

8.3.2 Quotenauswahl

Bei der *Quotenauswahl* wird eine Gefälligkeitsstichprobentechnik mit einer zusätzlichen Maßnahme verwendet – eine Strategie, die sicherstellen soll, dass auch jene Teilnehmer berücksichtigt werden, die andernfalls in der Gefälligkeitsstichprobe höchstwahrscheinlich unterrepräsentiert wären, beispielsweise Frauen, Minderheiten sowie Ältere, Arme, Reiche oder schlecht ausgebildete Personen. Die Zielsetzung der Quotenauswahl besteht darin, die Proportionen von Untergruppen so zu reproduzieren, wie sie in der Population auftauchen. Die Methode entspricht in etwa jener der geschichteten Zufallsauswahl. Quotenauswahl setzt voraus, dass die Forschende jene Untergruppen in der Zielpopulation identifiziert, die für die Repräsentativität im Zusammenhang mit dem zu untersuchenden Problem wichtig sind. Außerdem muss sie bestimmen, welchen Anteil die identifizierte Untergruppe jeweils an der Zielpopulation hat. Die Quotenauswahl hat gegenüber der Gefälligkeitsstichprobenauswahl den Vorteil, dass potenzielle Stichprobenverzerrungen reduziert werden.

Bei der kritischen Beurteilung einer Studie, bei der eine Quotenauswahl verwendet wurde, sollten Sie Ihr kritisches Urteilsvermögen einsetzen, um die

Eignung der Untergruppen zu einzuschätzen, die zur Erhöhung der Repräsentativität der Stichprobe ausgewählt wurden. Sie können die folgenden Fragen stellen:
1. Waren die ausgewählten Untergruppen für den Studienzweck geeignet?
2. Entsprachen die Anteile, die jeder Untergruppe zugestanden wurden, den Proportionen der Zielpopulation?

Milner, Funk, Richards, Vaccarino und Krumholz (2001) verwendeten eine Quotenauswahl für ihre Studie über Symptome, anhand derer sich akute koronare Syndrome (*acute coronary syndromes*, ACS) bei jüngeren und älteren Patienten voraussagen lassen, einschließlich instabile Angina pectoris und akuter Myokardinfarkt (*myocardial infarction*, MI). Die Autoren beschreiben ihren Stichprobenplan folgendermaßen:

„Die Studie wurde in der Notaufnahme eines regionalen Herzzentrums mit 900 Betten in Neuengland durchgeführt. Die Patienten wurden angesprochen, wenn sie > 45 Jahre alt waren, und mindestens eines der typischen oder atypischen Symptome aufwiesen, die auf ACS hindeuten. (…) Insgesamt 536 Patienten entsprachen den Studienkriterien und wurden gefragt, ob sie bereit wären, an der Studie teilzunehmen. 531 Patienten stimmten einer Teilnahme zu (< 1 % Weigerungsrate). Die Patienten wurden in zwei Altersgruppen geschichtet, > 70 Jahre ($n = 208$) und < 70 Jahre ($n = 323$). Das Alter von 70 Jahren wurde in Anlehnung an frühere Forschungsarbeiten als Demarkationslinie festgelegt, da die typischen Symptome bei Personen über 70 Jahren weniger häufig vorkommen" (S. 235).

Milner und Kollegen (2001) wählten eine Gefälligkeitsstichprobe von 531 Teilnehmern aus, die in zwei Untergruppen geschichtet wurden: Jünger als 70 Jahre und älter als 70 Jahre. Die Stichprobengröße und die Schichtung der Teilnehmer in Untergruppen unter Berücksichtigung früherer Forschungsarbeiten erhöht die Repräsentativität der Stichprobe. Eine potenzielle Gefahr für eine Stichprobenverzerrung bleibt jedoch bestehen, da die Untergruppen mit einer Differenz von 115 Teilnehmern unterschiedlich groß waren.

8.4 Kritische Beurteilung der Stichprobengröße in quantitativen Studien

Eine der schwierigsten Fragen, die sich bei der Rezension einer Studie stellt, ist, ob die Stichprobengröße angemessen war. Wenn die Studie entworfen wurde, um Vergleiche anzustellen und signifikante Unterschiede gefunden wurden, kann man davon ausgehen, dass die *Stichprobengröße*, also die Anzahl an Personen, die an der Studie teilnahmen, passend war. Die Frage nach der Angemessenheit der Stichprobengröße stellt sich nur dann, wenn keine erwähnenswerten Unterschiede gefunden wurden. Wenn Sie also eine quantitative Studie beurteilen, bei der nicht mindestens in einer der Hypothesen oder Forschungsfragen ein signifikanter Unterschied festgestellt wurde, sollten Sie die Angemessenheit der Stichprobengröße überprüfen. Gibt es tatsächlich keinen Unterschied oder keine Beziehung? Oder gibt es einen Unterschied oder eine Beziehung, die nur nicht entdeckt wurde, weil die Forschungsmethoden nicht adäquat waren?

Derzeit wird die Angemessenheit der Stichprobengrößen evaluiert, indem man eine *Power-Analyse* durchführt. Unter *Power* (Stärke) versteht man das Potenzial einer Studie, Unterschiede oder Beziehungen ausfindig zu machen, die tatsächlich in einer Population existieren. Anders ausgedrückt handelt es sich um das Potenzial, eine Nullhypothese korrekt zu widerlegen. Das kleinste akzeptable Powerniveau einer Studie liegt bei 0,8 (Cohen 1988). Aus diesem Powerniveau ergibt sich eine Wahrscheinlichkeit von 20 Prozent für einen Typ-II-Fehler, bei dem die Studie keine existenten Wirkungen (Unterschiede oder Beziehungen) zu entdecken vermag. Immer mehr Forschende führen im Vorfeld der eigentlichen Studie eine Power-Analyse durch, um die Angemessenheit ihrer Stichprobengröße zu überprüfen. Das Ergebnis dieser Analyse wird in der Regel in der Stichprobenbeschreibung der veröffentlichten Studie angeführt. Forschende sollten auch eine Power-Analyse durchführen, um die Angemessenheit ihrer Stichprobengröße bezüglich aller nicht signifikanten Ergebnisse zu evaluieren, und sie sollten diese Erkenntnisse im Diskussionsteil ihrer Publikation anführen.

Pflegeforscherinnen begannen erst in letzter Zeit damit, Power-Analysen zur Evaluierung der Stichprobengröße einzusetzen. Polit und Sherman (1990) evaluierten die Stichprobengröße von 62 Studien, die 1989 in *Nursing Research* und *Research in Nursing & Health* veröffentlicht wurden. Sie fanden heraus, dass die meisten der untersuchten Studien eine unzureichende Stichprobengröße hatten, um Vergleiche zwischen Gruppen anzustellen. Die Studien benötigten durchschnittlich 218 Teilnehmer, um ein Powerniveau von 0,8 zu erreichen. Daher war das Risiko eines Typ-II-Fehlers in den meisten dieser Studien extrem hoch. Nur in einer der Studien wurde eine Power-Analyse durchgeführt, um die Eignung der Stichprobengröße zu bestimmen.

Weitere Faktoren, die die Eignung der Stichprobengröße beeinflussen (weil sie das Powerniveau beeinflussen), sind Wirkungsgröße, die Art der Studie, die Anzahl der Variablen, die Sensibilität der Messinstrumente sowie die Methoden der Datenanalyse. Bei der kritischen Beurteilung der Stichprobengröße sollte der Einfluss all dieser Faktoren berücksichtigt werden.

8.4.1 Wirkungsgröße

Die Wirkung bzw. der Effekt ist das Vorhandensein des Phänomens, das in einer Studie untersucht wird. Unter der *Wirkungsgröße* versteht man den Grad, bei dem die Nullhypothese nicht zutreffend ist. Bei einer Studie, in der zwei Populationen miteinander verglichen werden, behauptet die Nullhypothese, dass der Unterschied zwischen den beiden Populationen null ist. Ist die Nullhypothese jedoch falsch, dann gibt es eine Wirkung bzw. einen Effekt. Wenn die Nullhypothese falsch ist, so ist sie zu einem bestimmten Grad falsch; dies ist die Wirkungsgröße (Cohen 1988). Der statistische Test zeigt Ihnen, dass es einen Unterschied zwischen den Gruppen gibt. Die Wirkungsgröße zeigt Ihnen, wie groß dieser Unterschied ist.

Wenn die Wirkungsgröße groß ist (zum Beispiel wenn es einen beträchtlichen Unterschied zwischen Gruppen gibt), ist es leicht, diese Wirkungsgröße zu bestimmen, und es ist nur eine kleine Stichprobengröße erforderlich. Ist die Wirkungsgröße klein (zum Beispiel existiert nur ein kleiner Unterschied zwischen Gruppen), ist ihre Bestimmung dagegen schwieriger und erfordert größere Stichproben. Eine kleine Wirkungsgröße liegt ungefähr bei 0,2, eine mittlere Wirkungsgröße bei 0,5 und eine große Wirkungsgröße bei 0,8 (Cohen 1988). Bei einer kleinen Stichprobengröße ist auch die Wirkungsgröße kleiner, und es ist entsprechend schwieriger, die Wirkungen bzw. Effekte zu entdecken. Mit steigender Stichprobengröße wachst auch die Wirkungsgroße, was die Wahrscheinlichkeit erhöht, dass die Wirkungen entdeckt werden.

Bei den von Polit und Sherman (1990) untersuchten Pflegestudien waren 52,7 Prozent der errechneten Wirkungsgrößen klein. Die Forschenden fanden heraus, dass die durchschnittliche Power in Pflegestudien aufgrund der kleinen Wirkungsgrößen unter 0,3 lag. Das heißt, die Wahrscheinlichkeit, dass die Nullhypothese korrekt war, lag bei weniger als 30 Prozent. In den meisten Fällen ließ sich dies auf eine ungenügende Stichprobengröße zurückführen. Selbst wenn die Wirkungsgröße moderat war, lag die durchschnittliche Power bei den untersuchten Pflegestudien nur bei 0,7. Die Pflegestudien erreichten nur dann ein akzeptables Powerniveau, wenn die Wirkungsgröße groß war, und elf Prozent dieser Studien besaßen eindeutig ein zu niedriges Powerniveau. Nur 15 Prozent der Studien hatten hinsichtlich aller Analysen eine ausreichende Power.

8.4.2 Art der quantitativen Studie

Deskriptive Studien (insbesondere jene, die Fragebögen verwenden) und korrelationale Studien erfordern häufig sehr große Stichproben. In diesen Studien werden möglicherweise viele verschiedene Variablen untersucht, und Störvariablen beeinflussen mit hoher Wahrscheinlichkeit die Reaktion(en) bzw. Antwort(en) der Teilnehmer auf die untersuchten Variablen. Häufig werden statistische Vergleiche zwischen verschiedenen Untergruppen in der Stichprobe angestellt, was voraussetzt, dass für jede untersuchte Untergruppe eine adäquate Stichprobengröße zur Verfügung steht. Quasi-experimentelle und experimentelle Studien verwenden in der Regel vergleichsweise kleinere Stichproben. Wenn die Kontrolle in einer Studie zunimmt, kann die Stichprobengröße abnehmen und dennoch die Population angemessen repräsentieren. Die Instrumente in diesen Studien sind normalerweise empfindlicher und tragen somit zu einer erhöhten Präzision bei. Bei Designs, die Blocking* oder Schichtung verwenden, ist die erforderliche Stichprobengröße insgesamt größer. Designs, die mit Matching* arbeiten, haben eine größere Power und benötigen daher eine kleinere Stichprobe (Burns & Grove 2001).

---

* Anmerkung der Gutachterin: Für nähere Erklärung siehe Glossar.

8.4.3 Anzahl der Variablen

Wenn die Anzahl an Variablen, die in einer Studie untersucht werden, zunimmt, steigt möglicherweise auch die erforderliche Stichprobengröße. Die Einbeziehung von Variablen wie Alter, Geschlecht, ethnische Zugehörigkeit oder Bildungsstatus in die Datenanalysen kann die benötigte Stichprobengröße erhöhen, um Unterschiede zwischen Gruppen zu identifizieren. Wenn diese Variablen jedoch einfach nur dazu benutzt werden, um die Stichprobe zu beschreiben, hat dies keinerlei Auswirkungen auf die Power. Einige der Studien, die von Polit und Sherman (1990) analysiert wurden, verfügten über eine ausreichende Stichprobengröße für die Primäranalysen. Ihre Planung der Analysen von Untergruppen, wie die Analyse der Daten nach Alterskategorien oder ethnischer Gruppe, war jedoch unzureichend. Auch die Einbeziehung mehrerer abhängiger Variablen erhöht die erforderliche Stichprobengröße.

8.4.4 Sensibilität von Messungen

Gut entwickelte Instrumente gewährleisten eine sehr genaue Messung von Phänomenen. So misst zum Beispiel ein Thermometer präzise die Körpertemperatur. Dagegen tendieren Instrumente zur Messung psychosozialer Variablen zu weniger Genauigkeit. Im Allgemeinen ist ein reliables und valides Messinstrument jedoch präziser als ein Instrument, das weniger gut entwickelt ist. Die Varianz ist bei einem weniger gut entwickelten Instrument in der Regel höher als bei einem gut entwickelten. Nehmen wir an, es wird der Faktor Angst gemessen, und der tatsächliche Wert einiger Teilnehmer liegt bei 80, so könnten mit einem weniger gut entwickelten Instrument Werte von 70 bis 90 gemessen werden. Es treten also sehr viel größere Abweichungen vom tatsächlichen Wert auf als bei der Verwendung eines gut entwickelten Instruments, das in diesem Fall tendenziell Werte messen würde, die näher beim tatsächlichen Wert von 80 liegen. Wenn die Varianz von Instrumentenwerten zunimmt, nimmt auch die benötigte Stichprobengröße zu, um eine Signifikanz zu erzielen. Die Sensibilität von Messungen wird in Kapitel 9 ausführlicher diskutiert.

8.4.5 Methoden der Datenanalyse

Methoden der Datenanalyse unterscheiden sich hinsichtlich ihres Potenzials, Unterschiede zwischen den Daten zu entdecken. Statistiker bezeichnen dies als „Power der statistischen Analyse". Zwischen der Sensibilität von Messungen und der Power von Datenanalysemethoden besteht auch ein Zusammenhang. Die Power der Analysemethode nimmt in dem Maße zu, in dem die Präzision der Messungen steigt. Ist die Power der geplanten statistischen Methode jedoch schwach, werden größere Stichproben benötigt.

Für bestimmte statistische Verfahren, zum Beispiel den t-Test und ANOVA (Varianzanalyse), erhöhen gleiche Gruppengrößen die Power, weil die Wirkungsgröße maximiert wird. Je unausgeglichener die Gruppengrößen sind, desto kleiner ist die Wirkungsgröße. Daher muss bei ungleichen Gruppengrößen die Gesamtgröße der Stichprobe größer sein (Kraemer & Theimann 1987). Der

Chi-Quadrat-Test ist der schwächste der statistischen Tests und benötigt große Stichprobengrößen, um akzeptable Powerniveaus zu erzielen. Steigt die Anzahl der Kategorien, nimmt auch die Stichprobengröße zu. Auch wenn in einigen Kategorien eine geringe Anzahl von Elementen vorhanden ist, muss die Stichprobengröße erhöht werden.

Berger und Walker (2001) untersuchten Fatigue bei Frauen, die sich einer Chemotherapie bei Brustkrebs unterzogen, und boten die folgende ausführliche Beschreibung ihrer Stichprobengröße:

„Die Stichprobengröße wurde unter Verwendung einer Power-Analyse für multiple Regression bestimmt. Die Power-Analyse (Cohen 1988) basierte auf einem Maximum von 16 Variablen, die in die Regressionsgleichung eingegeben wurden; das Signifikanzniveau wurde auf 0,05 und die mittlere Wirkungsgröße auf 0,30 festgelegt. Die Analyse ergab, dass mit einer Stichprobe von 60 Teilnehmerinnen eine Power von 0,80 erzielt werden konnte. Unter Berücksichtigung einer eventuellen Ausfallquote von 15 Prozent wurden 72 Teilnehmerinnen aus verschiedenen onkologischen Praxen rekrutiert, die mit den Chirurgen jener Krankenhäuser in Verbindung standen, die an der Studie teilnahmen. (…) 77 potenzielle Teilnehmerinnen wurden bestimmt, fünf von ihnen verweigerten die Teilnahme und zwölf brachen die Studie vorzeitig ab, so dass eine Stichprobe mit 60 Teilnehmerinnen übrig blieb. (…) Neun der zwölf Frauen, die die Studie abbrachen, waren nicht verheiratet, woraus sich die Möglichkeit einer Stichprobenverzerrung ergibt" (S. 45).

Berger und Walker (2001) liefern eine hervorragende Beschreibung davon, wie sie ihre endgültige Stichprobengröße erreichten. Die ursprüngliche Stichprobengröße beruhte auf einer Power-Analyse, die eine Power von 0,8, ein Signifikanzniveau (Alpha) von 0,05 und eine Wirkungsgröße von 0,3 – also eine kleine Wirkungsgröße – beinhaltete. Die Forschenden identifizierten ferner die Anzahl der Variablen (16) und die Analysemethode (Regressionsanalyse), die in der Studie implementiert wurde. Sie rekrutierten genügend Teilnehmerinnen, um eventuelle Ausfälle zuzulassen, und sie untersuchten, welche Teilnehmerinnen die Studie abbrachen. Auf diese Weise konnten sie die potenzielle Stichprobenverzerrung, die mit unverheirateten Frauen zusammenhing, bestimmen.

8.5 Kritische Beurteilung der Eignung der Stichprobe in quantitativen Studien

Bei der kritischen Beurteilung der Stichprobe in quantitativen Studien sollten Sie folgende Fragen stellen:
1. Werden die Stichprobeneinschlusskriterien, die Stichprobenausschlusskriterien oder beide klar identifiziert und sind sie angemessen?
2. Wird die Stichprobengröße bestimmt? Falls die Studie Gruppen enthält, wird die Stichprobengröße für jede der Gruppen diskutiert?

3. Wird eine Power-Analyse erwähnt?
4. Werden die Verweigerungsrate und die Stichprobenausfallquote ange-sprochen? Falls die Weigerungsrate und die Ausfallquote hoch sind, liefert die Forschende dafür Begründungen?
5. Werden die Eigenschaften der Stichprobe aufgeschlüsselt?
6. Ist der Stichprobenplan geeignet, eine repräsentative Stichprobe zu er-heben?
7. Ist die Stichprobe für die zugänglichen Populationen und die Zielpopula-tion repräsentativ?
8. Wie hoch war die Wahrscheinlichkeit für einen Typ-II-Fehler?
9. Werden die potenziellen Verzerrungen in der Stichprobe diskutiert?
10. Falls Gruppen eingesetzt wurden, waren diese äquivalent?
11. Definiert die Forschende die Zielpopulation, auf die die Ergebnisse über-tragen werden?

8.6 Stichprobenauswahlverfahren in der qualitativen Forschung

Qualitative Forschung wird durchgeführt, um Einblicke in bestimmte Erfah-rungen, Situationen, kulturelle Elemente oder historische Ereignisse zu gewin-nen und deren Bedeutung zu erschließen (Burns & Grove 2001). Die Ziel-setzung der qualitativen Forschung ist das vertiefte Verständnis einer bewusst ausgewählten Stichprobe, und nicht die Verallgemeinerung der Ergebnisse einer zufällig erstellten Stichprobe auf eine Zielpopulation, wie das in der quantitativen Forschung der Fall ist. Das bedeutet, dass in der qualitativen For-schung eher Erfahrungen, Ereignisse und Situationen im Mittelpunkt der Stichprobenauswahl stehen als Personen (Sandelowski 1995). Die Forschende versucht, Teilnehmer auszuwählen, die in der Lage sind, ausführliche Informa-tionen über die Ereignisse oder Erfahrungen zu liefern, die untersucht werden sollen. Wenn das Ziel der Studie zum Beispiel die Beschreibung des Phäno-mens, mit chronischen Schmerzen zu leben, ist, wählt die Forschende absicht-lich Teilnehmer aus, die sich überlegt ausdrücken können und besonnen sind, eine Anamnese mit chronischen Schmerzen aufweisen und bereit sind, ihre Er-fahrungen über das Leben mit chronischen Schmerzen mitzuteilen (Coyne, 1997). Zwei Stichprobentechniken, die in der qualitativen Forschung häufig verwendet werden, sind die gesteuerte bzw. zweckorientierte Auswahl und die Netzwerk- bzw. Schneeballstichprobenauswahl. Diese Stichprobentechniken ermöglichen es der Forschenden, die spezifischen Teilnehmer herauszugreifen, die die umfassendsten Informationen über ein bestimmtes Phänomen, ein Er-eignis oder eine Situation zur Verfügung stellen können (Clifford 1997). Der Prozess der Stichprobenauswahl kann beträchtliche Auswirkungen auf die Qualität der Forschungsarbeit haben und sollte ausführlich genug dargestellt werden, um der Interpretation der Ergebnisse und der Replikation der Studie förderlich zu sein.

8.6.1 Gesteuerte bzw. zweckorientierte Stichprobenauswahl

Die *gesteuerte bzw. zweckorientierte Stichprobenauswahl*, die gelegentlich auch als wertende, theoretische oder selektive Stichprobenauswahl bezeichnet wird, beinhaltet die bewusste Auswahl von bestimmten Teilnehmern, Elementen, Ereignissen oder Situationen durch die Forschende. Es werden möglicherweise Versuche unternommen, um typische oder atypische Teilnehmer oder Situationen mit einzubeziehen. Die Forschende kann zum Beispiel Teilnehmer unterschiedlicher Altersklassen auswählen, die unterschiedliche Diagnosen oder Schweregrade von Krankheiten aufweisen oder die anstelle einer effektiven eine unwirksame Behandlung für ihre Krankheit erhalten haben. Dieser Stichprobenplan wird häufig kritisiert, da es schwierig ist, zu evaluieren, wie präzise das Urteil der Forschenden ist. Daher müssen Forschende die Eigenschaften nennen, die die Teilnehmer ihrer Ansicht nach haben sollen, und eine Begründung, warum die Auswahl dieser Teilnehmer für den Erhalt von essenziellen Daten notwendig war, liefern. In der qualitativen Forschung scheint diese Art der Stichprobenauswahl die beste Möglichkeit zu sein, um Einblicke in ein neues Forschungsgebiet zu gewinnen oder zu einem vertieften Verständnis eines komplexen Zusammenhangs zu gelangen.

Bei der kritischen Beurteilung einer qualitativen Studie, bei der eine gesteuerte Stichprobenauswahl verwendet wird, sollten die Eigenschaften der Teilnehmer identifiziert werden, die absichtlich ausgewählt wurden. Sie sollten Ihr kritisches Urteilsvermögen einsetzen und die folgenden Fragen beantworten:
1. Welche Begründung gibt die Forschende an, warum sie diese und keine anderen Eigenschaften auswählte?
2. Erscheint Ihnen diese Begründung logisch?
3. Liefert die Forschende Informationen darüber, wie sie feststellte, ob die Teilnehmer über die gewünschten Eigenschaften verfügen?
4. Beschreibt die Forschende ihren Stichprobenplan detailliert genug?

Scott-Findlay und Chalmers (2001) führten eine ethnographische Studie durch, um „die Sichtweisen ländlicher Familien zum Umstand, ein krebskrankes Kind zu haben" (S. 205) zu beschreiben. Sie schildern ihre Stichprobe folgendermaßen:

„Die Familien wurden über die pädiatrisch-onkologische Klinik des regionalen Krebszentrums durch die pädiatrisch-onkologischen Pflegefachkräfte rekrutiert. Es wurde eine gesteuerte Stichprobenauswahl verwendet, um die ländliche Stichprobe zu erstellen, und diese Stichprobenauswahl wurde von den Prinzipien der Angemessenheit und der Eignung angeleitet. (…) Die Familien, die an der Studie beteiligt waren, hatten Kinder, die sich in unterschiedlichen Stadien der Krebserfahrung befanden; beispielsweise Kinder, bei denen gerade erst die Diagnose gestellt worden war, Kinder im Remissionsstadium mit wiederholtem Auftreten der Krankheit sowie Kinder im fortgeschrittenen Krankheitsstadium. Es wurde keine Familie mit einem Kind im Palliativstadium einbezogen.

> Zehn Familien (25 Familienmitglieder) nahmen an der Studie teil. (…) Das gesteuerte Stichprobenauswahlverfahren war insofern erfolgreich, als dass es eine weite Bandbreite von Alter und Diagnosen der Kinder einbezog sowie unterschiedliche Zeitspannen, die seit der Diagnosestellung vergangen waren" (S. 207).

Scott-Findlay und Chalmers (2001) identifizierten deutlich ihre Verwendung eines gesteuerten Stichprobenplans, um eine Stichprobe von ländlichen Familien zu erhalten, die ein krebskrankes Kind hatten. Die gesteuerte Stichprobenauswahl ermöglichte es den Forschenden, umfassende Beschreibungen der Erfahrungen und Sichtweisen der Familien zu gewinnen und Familien von Kindern unterschiedlichen Alters, mit unterschiedlichen Diagnosen und unterschiedlicher Krankheitsdauer mit einzubeziehen.

8.6.2 Netzwerk- bzw. Schneeballstichprobenauswahl

Die *Netzwerkstichprobenauswahl*, die manchmal auch als *Schneeballstichprobenauswahl* bezeichnet wird, dient dazu, Teilnehmer zu lokalisieren, die auf andere Weise kaum ausfindig zu machen sind und die nie zuvor als Studienteilnehmer identifiziert wurden. Die Netzwerkstichprobenauswahl bedient sich sozialer Netzwerke und profitiert von der Tatsache, dass Freunde in der Regel über gemeinsame Eigenschaften verfügen. Wenn der Forschende einige Teilnehmer mit den erforderlichen Kriterien gefunden hat, bittet er diese um Unterstützung, um weitere Teilnehmer mit ähnlichen Eigenschaften zu kontaktieren. Die ersten Teilnehmer werden häufig anhand einer Gefälligkeitsstichprobenauswahl gewonnen, die Stichprobengröße wird dann mittels einer Netzwerkstichprobenauswahl erweitert. Diese Stichprobentechnik wird zwar auch bei quantitativen Studien eingesetzt, sie wird aber vor allem bei qualitativen Studien angewendet. In der qualitativen Forschung stellt die Netzwerkauswahl eine wirksame Strategie dar, um Teilnehmer zu identifizieren, die einen umfassenden Einblick und essenzielle Informationen über eine bestimmte Erfahrung oder ein Ereignis liefern können, das untersucht werden soll. Diese Strategie ist auch dann besonders hilfreich, wenn es darum geht, Teilnehmer aus sozial abgewerteten Populationen ausfindig zu machen, wie solche, die durch Alkohol- oder Drogenabhängigkeit, Kindesmissbrauch, Sexualdelikte oder andere Straftaten gekennzeichnet sind. Diese Personen sind selten dazu bereit, Informationen über sich selbst preiszugeben. Andere Gruppen, wie Witwen, trauernde Geschwister oder Menschen, die erfolgreich ihren Lebensstil geändert haben, können ebenfalls anhand dieser Strategie lokalisiert werden. Diese Personen befinden sich außerhalb des existenten Gesundheitssystems und lassen sich daher nur schwer lokalisieren.

Bei der kritischen Beurteilung einer Studie, die einen Netzwerk- bzw. Schneeballstichprobenplan verwendet, sollten Sie die folgenden Fragen stellen:
1. Werden die Netzwerke identifiziert, die zur Erstellung der Stichprobe verwendet wurden?
2. Werden unter Verwendung des Netzwerkstichprobenplans geeignete Teilnehmer ausfindig gemacht?

> 3. Lieferten die Teilnehmer die ausführlichen Daten, die benötigt werden, um den Studienzweck zu erreichen?

Coté-Arsenault und Morrison-Beedy (2001) führten eine phänomenologische Studie durch, mit dem Titel „Äußerungen von Frauen, die veränderte Erwartungen an eine Schwangerschaft nach einem perinatalen Verlust reflektieren". Sie beschrieben den Stichprobenplan für ihre Studie so:

„Im Anschluss an die Studienzulassung durch das IRB (*institutional review board*, Überprüfungsausschuss) wurde ein Schneeballstichprobenverfahren angewandt, um Frauen zu rekrutieren, die mindestens einen perinatalen Verlust erlitten hatten und anschließend mindestens einmal erneut schwanger waren. Die Rekrutierung erfolgte anhand von verschiedenen Quellen: persönliche Kontakte, die örtliche Selbsthilfegruppe sowie Handzettel, die im universitären Bereich sowie in lokalen Gesundheitszentren verteilt wurden. (…) Die Stichprobe bestand aus 21 Frauen, die unterschiedliche Patientengeschichten mit erfolgreichen Schwangerschaften und Schwangerschaftsverlusten aufwiesen.

Die Vielfalt der Erfahrungen mit Schwangerschaft und Geburt war beachtlich: Die Stichprobe umfasste eine schwangere Frau, eine andere, die 14 Wochen zuvor entbunden hatte, sowie Frauen, deren letzte Geburt mehr als zwei Jahrzehnte zurücklag. Die Frauen hatten zwischen einem und sieben Verluste erlitten, die sich in allen drei Trimenons der Schwangerschaft sowie bei der Geburt ereigneten. Alle hatten lebende Kinder" (S. 241).

Die Forschenden identifizierten deutlich die Netzwerke (persönliche Kontakte, Selbsthilfegruppe und Handzettel), die zur Rekrutierung der Teilnehmerinnen verwendet wurden. Dieser Stichprobenplan bestimmt erfolgreich Frauen mit unterschiedlichen Erfahrungen im Zusammenhang mit Schwangerschaft und Geburt, die detaillierte Angaben über die Erwartungen an eine Schwangerschaft nach einem perinatalen Verlust machten.

8.7 Kritische Beurteilung der Stichprobengröße in qualitativen Studien

In der quantitativen Forschung muss die Stichprobengröße groß genug sein, um Beziehungen zwischen den Variablen identifizieren oder Unterschiede zwischen Gruppen feststellen zu können. Je größer die Stichprobe ist, desto größer ist die Power, Beziehungen und Unterschiede festzustellen. In der qualitativen Forschung steht jedoch weniger die Stichprobengröße als die Qualität der Informationen im Mittelpunkt, die über die Personen, Situationen oder Ereignisse gewonnen werden können (Sandelowski 1995). Die Stichprobengröße und der Stichprobenplan werden vom Zweck der Studie bestimmt. Der Gehalt der Informationen, die gewonnen werden, und die benötigt werden, um Einblick in ein Phänomen zu bekommen, ein kulturelles Element zu beschreiben, eine Theorie zu entwickeln oder ein historisches Ereignis zu verstehen, bestimmt die Anzahl an Personen, Orten, Objekten oder Dokumenten, die ausgewählt werden. Die Stichprobengröße ist dann zu klein, wenn die gesammelten Daten keine ausreichende Substanz und Tiefe aufweisen. Das bedeutet, dass eine unangemessene Stichprobengröße die Qualität und die Glaubwürdigkeit der Forschungsergebnisse beeinträchtigen kann. Viele qualitativ Forschende verwenden gesteuerte bzw. zweckorientierte Stichprobenpläne, um die spezifischen Teilnehmer, Ereignisse oder Situationen auszuwählen, von denen sie annehmen, dass sie ihnen die notwendigen ausführlichen Daten liefern, die benötigt werden, um in einem bestimmten Forschungsfeld Einblicke zu gewinnen und neue Bedeutungen zu entdecken.

Die Teilnehmerzahl in einer qualitativen Studie ist dann adäquat, wenn in einem bestimmten Forschungsgebiet eine Sättigung an Informationen eintritt. Eine *Datensättigung* tritt dann ein, wenn die zusätzliche Aufnahme von Teilnehmern keine neuen Informationen, sondern nur eine Wiederholung bereits gesammelter Daten liefert. Wichtige Faktoren, die bei der Bestimmung der Stichprobengröße hinsichtlich der Datensättigung in Betracht gezogen werden müssen, sind: 1. Themenbereich der Studie, 2. Art des Forschungsgegenstandes, 3. Qualität der Daten und 4. Studiendesign (Morse 2000).

8.7.1 Themenbereich der Studie

Ist der Themenbereich der Studie sehr weit gefasst, werden umfangreiche Daten benötigt, um den Studienzweck zu erfüllen, und es dauert länger, bis eine Datensättigung eintritt. Breit angelegte Studien erfordern daher eine umfangreichere Stichprobenerhebung von Teilnehmern, Ereignissen oder Dokumenten, als das bei eng gefassten Studien der Fall ist (Morse 2000). Eine Studie mit einer klaren Fragestellung und einer deutlich fokussierten Datensammlung liefert in der Regel reichhaltigere, glaubwürdigere Ergebnisse. Qualitative Studien sollten dahingehend rezensiert werden, festzustellen, ob die Stichprobengröße für den identifizierten Themenbereich der Studie angemessen war.

8.7.2 Art des Forschungsgegenstands

Ist der Forschungsgegenstand der Studie klar und von seiten der Teilnehmer leicht zu verstehen, werden weniger Teilnehmer benötigt, um die essenziellen Daten zu erhalten. Ist das Thema dagegen nur schwer zu definieren und von Seiten der Teilnehmer nur schwer zu verstehen, wird vermutlich eine größere Zahl von Teilnehmern benötigt, um eine Datensättigung zu erreichen (Morse 2000). Eine phänomenologische Studie, zum Beispiel über die Erfahrung einer erwachsenen Person, die mit einer Vorgeschichte sexuellen Kindesmissbrauchs lebt, behandelt einen äußerst sensiblen und komplexen Forschungsgegenstand. Diese Art der Fragestellung würde abgesehen vom Zeitaufwand für die Interviews vermutlich auch eine größere Zahl von Teilnehmerinnen erfordern. Publizierte Studien sollten dahingehend rezensiert werden, festzustellen, ob die Stichprobengröße hinsichtlich der Sensibilität und der Komplexität des untersuchten Forschungsgegenstandes angemessen war.

8.7.3 Qualität der Daten

Die Qualität der Informationen, die aus einem Interview, einer Beobachtung oder aus der Einsicht eines Dokuments hervorgehen, beeinflussen die Stichprobengröße. Sind die Daten qualitativ hochwertig und gehaltvoll, werden wenige Teilnehmer benötigt, um eine Datensättigung in einem bestimmten Forschungsbereich zu erhalten. Qualitativ wertvolle Daten lassen sich am besten bei ausdrucksfähigen, gut informierten und kommunikativen Teilnehmern sammeln (Sandelowski 1995). Diese Probanden sind in der Lage, gehaltvolle Daten auf eine deutliche und präzise Weise zu vermitteln. Außerdem liefern Teilnehmer, die mehr Zeit für Interviews haben, in der Regel reichhaltigere und ausführlichere Daten. Qualitative Studien müssen auf folgende Aspekte hin kritisch beurteilt werden: Qualität der Teilnehmer, der Ereignisse oder Dokumente, Aussagekraft der gesammelten Daten und Angemessenheit der Stichprobengröße im Bezug auf die erzielten Ergebnisse.

8.7.4 Studiendesign

Manche Studien werden mit einer erhöhten Anzahl an Interviews, die mit den Teilnehmern geführt werden, entworfen. Wird eine Person mehrere Male befragt, kann die Qualität der gesammelten Daten verbessert werden. Ein Studiendesign, das zum Beispiel je ein Interview vor und nach einem Ereignis vorsieht, würde mehr Daten erzeugen als eines mit nur einem Interview. Designs, die Interviews mit Familien vorsehen, produzieren mehr Daten als Designs mit Einzelinterviews. Bei der kritischen Beurteilung einer qualitativen Studie sollte die Angemessenheit der Stichprobengröße hinsichtlich des Studiendesigns bestimmt werden.

8.8 Kritische Beurteilung der Eignung der Stichprobe in qualitativen Studien

Bei der kritischen Beurteilung von Stichproben in qualitativen Studien sollten Sie Ihr kritisches Urteilsvermögen bemühen, um die folgenden Fragen zu beantworten:

1. Sind die Stichprobeneinschlusskriterien, die Stichprobenausschlusskriterien oder beide angemessen?
2. Ist der Stichprobenplan zur Erfüllung des Studienzwecks geeignet? Falls eine gesteuerte Auswahl verwendet wurde, liefert die Forschende eine Begründung für das Stichprobenauswahlverfahren? Falls eine Netzwerkauswahl verwendet wurde, bestimmt die Forschende die Netzwerke, die zur Erstellung der Stichprobe herangezogen wurden, und liefert sie dafür Begründungen?
3. Ist die Stichprobengröße hinsichtlich des Themenbereichs der Studie, des Forschungsgegenstandes, der Qualität der Daten und des Studiendesigns angemessen?

4. Werden die Weigerungsrate und die Stichprobenausfallquote der Studie diskutiert?
5. Werden die Merkmale der Stichprobe adäquat beschrieben?
6. Diskutiert die Forschende die Qualität der Studienteilnehmer? Waren die Teilnehmer ausdrucksfähig, gut informiert und bereit, Informationen weiterzugeben, die für den Gegenstand der Studie relevant waren?
7. Erzielte die Stichprobe in diesem Forschungsbereich eine Datensättigung?
8. Bestimmte die Forschende das Studiensetting?

O'Brien (2001) führte eine qualitative Studie durch, um „die Erfahrung einer Langzeitpflege zu Hause für ein Kind, das technologieabhängig ist, aus der Perspektive der Familie zu untersuchen" (S. 14). Technologieabhängigkeit wurde als die Abhängigkeit des Kindes von einem medizinischen Gerät definiert, das den Verlust einer vitalen Körperfunktion kompensiert, sowie als ein ständiger Pflegebedarf, um eine fortschreitende Behinderung oder den Tod des Kindes abzuwenden. O'Brien (2001) definierte ihre Stichprobe folgendermaßen:

„Es wurde eine gesteuerte Stichprobe [Stichprobenplan] von 15 Familien [Stichprobengröße] mit jeweils einem technologieabhängigen Kind erhoben, und zwar über die direkte Antwort der Familien auf ein Schreiben, das die Studie erläuterte und von Gesundheitseinrichtungen, sozialen Dienstleistungsstellen und Elternselbsthilfegruppen in Umlauf gebracht wurde [Teilnehmerauswahlprozess]. Das technologieabhängige Kind war drei bis zwölf Jahre alt, seit mindestens einem Jahr technologieabhängig und in häuslicher Pflege sowie zum Zeitpunkt der Studie medizinisch stabil [Stichprobeneinschlusskriterien]. Die Stichprobenauswahl wurde fortgeführt, bis eine ausreichende Datenfülle vorhanden war und keine neuen Daten mehr erhalten wurden [Sättigung der Daten]. Insgesamt elf Mütter und vier Elternpaare (Mutter und Vater) wurden befragt [Beschreibung der Teilnehmer], und alle zogen es vor, zu Hause interviewt zu werden [Setting]. Eine Familie, die zunächst Interesse an der Studie gezeigt hatte, lehnte eine Teilnahme schließlich ab, weil die Adoption des technologieabhängigen Kindes noch ausstand [Weigerungsrate].

Die demographischen Eigenschaften der technologieabhängigen Kinder und ihrer Familien variierten beträchtlich [Qualität der Daten], mit Ausnahme der Rasse: Alle Eltern waren europäische Amerikaner und alle technologieabhängigen Kinder – außer einem afro-amerikanischen Kind – waren ebenso europäische Amerikaner [Stichprobenmerkmale]" (S. 14).

O'Brien (2001) gab detailliert Auskunft über ihre Stichprobe und ihren Stichprobenplan, der oben zitiert wird. Der Artikel enthielt außerdem drei weitere, hier nicht angeführte Abschnitte, in denen die Stichprobenmerkmale und die Qualität der Studienteilnehmer ausführlich beschrieben wurden. Die Ausrichtung des gesteuerten Stichprobenplans wurde angesprochen, jedoch nur eine unzureichende Begründung dafür gegeben, warum ausgerechnet dieser Stichprobenplan ausgewählt wurde. Die Stichprobengröße von 15 Familien schien adäquat, da durch die Interviews mit den Familien eine Datensättigung erzielt wurde. Der Themenbereich der Studie, der Forschungsgegenstand, die Qualität der Daten sowie das Studiendesign wurden angesprochen und schienen die erreichte Stichprobengröße zu rechtfertigen. Die Weigerungsrate war minimal, nämlich eine von 16 kontaktierten Familien, und es gab keinen Teilnehmerausfall. Das Setting der Studie wurde als das jeweilige Zuhause der Familien identifiziert und ausführlicher in der Diskussion der Teilnehmer und der Stichprobenmerkmale beschrieben.

ZUSAMMENFASSUNG

Bei einem Stichprobenauswahlverfahren geht es darum, eine Gruppe von Personen, Ereignissen, Verhaltensweisen oder anderen Elementen auszuwählen, mit denen eine Studie durchgeführt wird. Die Stichprobenauswahl definiert den Auswahlprozess; die Stichprobe selbst definiert die ausgewählte Gruppe von Elementen. Die Stichprobentheorie wurde dazu entwickelt, um die wirksamste Art und Weise der Erstellung einer Stichprobe zu bestimmen, die die untersuchte Population akkurat widerspiegelt. Zu den wichtigsten Konzepten der Stichprobentheorie gehören Population, Populationselemente, Stichprobenkriterien, Repräsentativität, Randomisierung, Stichprobenrahmenliste und Stichprobenplan.

In der quantitativen Forschung wird ein Stichprobenplan entwickelt, um die Repräsentativität zu erhöhen, systematische Verzerrung zu senken und Stichprobenfehler zu reduzieren. Die zwei Hauptarten von Stichprobenplänen sind Wahrscheinlichkeit und Nicht-Wahrscheinlichkeit. Wahrscheinlichkeitsstichprobenpläne wurden dazu entwickelt, um einen gewissen Präzisionsgrad bei der Schätzung der Populationswerte zu garantieren. Das bedeutet, dass Wahrscheinlichkeitsstichproben Stichprobenfehler verringern. Um eine Wahrscheinlichkeitsstichprobe zu erheben, muss die Forschende jedes Element in der Population kennen. Eine Stichprobenrahmenliste muss erstellt und die Stichprobe zufällig aus dem Stichprobenrahmen ausgewählt werden. Es wurden vier Stichprobendesigns entwickelt, um Wahrscheinlichkeitsstichproben zu erheben: einfache Zufallsauswahl, geschichtete Zufallsauswahl, Cluster-Auswahlverfahren sowie systematische Stichprobenauswahl.

Bei der Nicht-Wahrscheinlichkeitsauswahl hat nicht jedes Element der Population die Chance, in die Stichprobe aufgenommen zu werden. Es gibt keine Stichprobenrahmenliste. Es existieren verschiedene Arten von Nicht-Wahrscheinlichkeitsstichprobendesigns; jedes wird einem anderen Forschungsbedürfnis gerecht. Die vier Nicht-Wahrscheinlichkeitsdesigns, die in diesem Kapitel diskutiert wurden, sind: Gefälligkeitsstichprobenauswahl, Quotenauswahl, gesteuerte bzw. zweckorientierte Stichprobenauswahl sowie Netzwerk- bzw. Schneeballstichprobenauswahl. Gefälligkeits- und Quotenauswahlverfahren werden häufig in der quantitativen Forschung verwendet, gesteuerte Auswahl und Netzwerkauswahl werden dagegen vor allem in der qualitativen Forschung eingesetzt.

Ein Hauptproblem bei der kritischen Beurteilung des Stichprobenerhebungsverfahrens in der quantitativen Forschung ist die Evaluierung der Stichprobengröße. Zu den Faktoren, die in Betracht gezogen werden müssen, um zu entscheiden, ob die Stichprobengröße einer Studie angemessen war, gehören die Art der Studie, die Anzahl der Variablen, die Sensibilität der Messinstrumente, die Methoden der Datenanalyse sowie die erwartete Wirkungsgröße. Es wurden →

detaillierte Richtlinien zur Verfügung gestellt, anhand derer Sie die Beschreibung der Stichprobe in einer quantitativen Studie kritisch beurteilen können.

Qualitative Forschungsarbeiten werden durchgeführt, um Einblicke in bestimmte Erfahrungen, Situationen, kulturelle Elemente oder historische Ereignisse zu gewinnen und neue Bedeutungen zu entdecken. Die Absicht besteht darin, ein gründliches Verständnis von einer absichtlich ausgewählten Stichprobe zu gewinnen und nicht, die Ergebnisse von einer zufällig ausgewählten Stichprobe auf eine Zielpopulation zu übertragen, wie das in der quantitativen Forschung der Fall ist. Das bedeutet, dass eher Erfahrungen, Ereignisse und Situationen im Mittelpunkt der Stichprobenauswahl stehen als Personen. Die Forschende versucht, Teilnehmer auszuwählen, die ausführliche Informationen über die zu untersuchenden Erfahrungen oder Ereignisse liefern können. Die meisten qualitativen Studien verwenden die gesteuerte bzw. zweckorientierte Stichprobenerhebung, bei der die Forschende eine bewusste Auswahl von bestimmten Teilnehmern oder Elementen trifft. Ein hoch qualifizierter Teilnehmer ist eine Person, die sich ausdrücken kann, die über den Forschungsgegenstand gut informiert ist, und die bereit ist, ihr Wissen mitzuteilen. In der qualitativen Forschung wird außerdem das Netzwerkstichprobenauswahlverfahren verwendet, um vertiefte Informationen über Teilnehmer zu gewinnen, die nur schwer lokalisierbar sind oder nie zuvor für Studienzwecke identifiziert wurden.

In der qualitativen Forschung liegt der Schwerpunkt eher auf der Qualität der Informationen, die von den ausgewählten Personen, Ereignissen oder Situationen gewonnen werden, und nicht so sehr auf der Größe der Stichprobe. Die Stichprobengröße und der Stichprobenplan werden durch den Zweck der Studie bestimmt. Die Anzahl der Teilnehmer in einer qualitativen Studie ist dann angemessen, wenn in dem ausgewählten Forschungsfeld eine Sättigung an Informationen erreicht ist. Eine Datensättigung tritt dann ein, wenn die zusätzliche Aufnahme von Teilnehmern zu keinen neuen Informationen mehr führt, sondern nur eine Wiederholung von bereits gesammelten Daten ist. Wichtige Faktoren, die beachtet werden müssen, um die Stichprobengröße zu bestimmen oder um eine Datensättigung zu erzielen, sind: 1. der Themenbereich der Studie, 2. die Art des Forschungsgegenstandes, 3. die Qualität der gesammelten Daten und 4. das Studiendesign. Dieses Kapitel schließt mit ausführlichen Richtlinien zur kritischen Beurteilung des Stichprobenteils einer qualitativen Studie.

LITERATURVERZEICHNIS

Berger, A. M. & Walker, S. N. (2001). An explanatory model of fatigue in women receiving adjuvant breast cancer chemotherapy. Nursing Research, 50(1), 42–52.

Burns, N. & Grove, S. K. (2001). The practice of nursing research: Conduct, critique, and utilization (4th ed.). Philadelphia: Saunders.

Clifford, C. (1997). Qualitative research methodology in nursing and healthcare. New York: Churchill Livingstone.

Cohen, J. (1988). Statistical power analysis for the behavioral sciences (2nd ed.). New York: Academic Press.

Coté-Arsenault, D. & Morrison-Beedy, D. (2001). Women's voices reflecting changed expectations for pregnancy after perinatal loss. Journal of Nursing Scholarship, 33(3), 239–244.

Coyne, I. T. (1997). Sampling in qualitative research. Purposeful and theoretical sampling: Merging or clear boundaries. Journal of Advanced Nursing, 26(3), 623–630.

Golding, J.M. (1996). Sexual assault history and limitations in physical functioning in two general population samples. Research in Nursing & Health, 19(1), 33–44.

Kraemer, H.C. & Theimann, S. (1987). How many subjects? Statistical power analysis in research. Newbury Park, CA: Sage.

Lyon, D.E. & Munro, C. (2001). Disease severity and symptoms of depression in black Americans infected with HIV. Applied Nursing Research, 14(1), 3–10.

Milner, K.A., Funk, M., Richards, S., Vaccarino, V. & Krumholz, H.M. (2001). Symptom predictors of acute coronary syndromes in younger and older patients. Nursing Research, 50(4), 233–241.

Moody, L.E., Wilson, M.E., Smyth, K., Schwartz, R., Tittle, M. & Van Cott, M.L. (1988). Analysis of a decade of nursing practice research: 1977–1986. Nursing Research, 37(6), 374–379.

Morse, J.M. (2000). Determining sample size. Qualitative Health Research, 10(1), 3–5.

O'Brien, M.E. (2001). Living in a house of cards: Family experiences with long-term childhood technology dependence. Journal of Pediatric Nursing, 16(1), 13–22.

Pellino, T.A. (1997). Relationships between patient attitudes, subjective norms, perceived control, and analgesic use following elective orthopedic surgery. Research in Nursing & Health, 20(2), 97–105.

Polit, D.F. & Sherman, R.E. (1990). Statistical power in nursing research. Nursing Research, 39(6), 365–369.

Sandelowski, M. (1995). Focus on qualitative methods: Sample size in qualitative research. Research in Nursing & Health, 18(2), 179–183.

Scott-Findlay, S. & Chalmers, K. (2001). Rural families' perspectives on having a child with cancer. Journal of Pediatric Oncology Nursing, 18(5), 205–216.

Shelton, D. (2001). Emotional disorders in young offenders. Journal of Nursing Scholarship, 33(3), 259–263.

Song, R. & Lee, H. (2001). Effects of a 12-week cardiac rehabilitation exercise program on motivation and health-promoting lifestyle. Heart & Lung, 30(3), 200–209.

Tolle, S.W., Tilden, V.P., Rosenfeld, A.G. & Hickman, S.E. (2000). Family reports of barriers to optimal care of the dying. Nursing Research, 49(6), 310–317.

Uphold, C.R., Lenz, E.R. & Soeken, K.L. (2000). Social support transactions between professional and nonprofessional women and their mothers. Research in Nursing & Health, 23(6), 447–460.

9 Messung und Datensammlung in der Forschung

ZIELE

Die vollständige Lektüre dieses Kapitels sollte Ihnen ermöglichen:
1. die Messtheorie und die relevanten Konzepte (Direktheit von Messungen, Messfehler, Messniveaus, Reliabilität und Validität) bei der kritischen Beurteilung von veröffentlichten Studien anzuwenden,
2. mögliche Quellen für Messfehler in veröffentlichten Studien zu identifizieren,
3. die Messniveaus (nominal, ordinal, Intervall und Verhältnis), die in veröffentlichten Studien verwendet werden, kritisch zu beurteilen,
4. Aspekte der Reliabilität (Stabilität, Äquivalenz und Homogenität) und den Grad der Reliabilität von Messmethoden zu identifizieren, über die in veröffentlichten Studien berichtet wird,
5. die Arten und das Maß an Validität von Messmethoden zu bestimmen, über die in veröffentlichten Studien berichtet wird,
6. die Reliabilität und Validität von physiologischen Messungen, die in veröffentlichten Studien angewandt werden, kritisch zu beurteilen,
7. die unterschiedlichen Messansätze (physiologische Maße, Beobachtungen, Interviews, Fragebogen und Skalen), die in veröffentlichten Studien verwendet werden, zu prüfen,
8. den Teil eines Forschungsartikel, der sich mit Messungen beschäftigt, kritisch zu beurteilen,
9. den Datensammlungsteil eines Forschungsartikels kritisch zu beurteilen.

RELEVANTE BEGRIFFE

Äquivalenz
Beobachtende Messung
Bewertungsskala
Datensammlung
Direkte Messungen
Fehler bei physiologischen Messungen
Fokusgruppen
Fragebogen
Halbierungsreliabilität
Homogenität
Indirekte Messungen
Inhaltsbezogene Gültigkeit
Interrater-Reliabilität
Intervallskala-Messung
Interview
Likert-Skala
Messfehler

Messniveaus
Nominalskala-Messung
Ordinalskala-Messung
Physiologische Messung
Präzision
Ratio- bzw. Verhältnisskala-Messung
Reliabilität
Selektivität
Semantische Differenzialskala
Sensibilität
Skala
Stabilität
Strukturiertes Interview
Systematischer Fehler
Test-Retest-Reliabilität
Treffgenauigkeit
Unerwartete Entdeckung →

Der Zweck von Messungen besteht darin, vertrauenswürdige Daten zu erzeugen, die in statistischen Analysen verwendet werden können. Wenn Sie eine veröffentlichte Studie rezensieren, sollten Sie die Vertrauenswürdigkeit der Messmethoden beurteilen, die in der Studie verwendet wurden. Um vertrauenswürdige Maße hervorzubringen, wurden bestimmte Regeln aufgestellt, die sicherstellen sollen, dass Werte oder Kategorien konsequent von einem Teilnehmer (oder Ereignis) auf einen anderen und schließlich von einer Studie auf die andere übertragen werden, falls die Messstrategie als sinnvoll befunden wurde. Die Messregeln, die für die Forschung aufgestellt wurden, ähneln jenen, die in der Pflegepraxis verwendet werden. Wird zum Beispiel ein flüssiges Medikament umgefüllt, muss der Messbehälter auf Augenhöhe platziert werden, um Genauigkeit und Konstanz bei der Dosierung des Medikaments sicherzustellen. Wird beispielsweise der Bauchumfang gemessen, um Veränderungen bei einem Aszites (Bauchwassersucht) zu bestimmen, wird die Stelle auf dem Bauch markiert, so dass die Messung stets im gleichen Abstand zum Bauchnabel erfolgt. Bei der Anwendung dieser Methode können Veränderungen bei den Messergebnissen auf Veränderungen des Aszites zurückgeführt werden, und nicht etwa darauf, dass der Bauchumfang plötzlich an einer anderen Stelle gemessen wurde. Um die Adäquatheit der Messmethoden in einer Pflegestudie kritisch beurteilen zu können, ist es wichtig, die Logik von Messungen zu verstehen. Dieses Kapitel enthält eine Diskussion der wichtigsten Konzepte in der Messtheorie und erläutert Messstrategien in der Pflege sowie den Prozess der Datensammlung.

9.1 Konzepte in der Messtheorie

Die Messtheorie leitet die Entwicklung und die Verwendung von Messmethoden an. Der folgende Teil diskutiert einige der grundlegenden Konzepte in der Messtheorie, nämlich die Direktheit von Messungen, Messfehler, Messniveaus, Reliabilität und Validität.

9.1.1 Direktheit von Messungen

Um Messungen durchführen zu können, muss die Forschende zunächst das Objekt, die Eigenschaft oder das Element identifizieren, das gemessen werden soll. In manchen Fällen ist das Bestimmen des Objekts sowie der Messstrategie, die angewandt werden soll, einfach und klar, beispielsweise wenn die Forschende die Größe oder den Handgelenksumfang einer Person misst. In diesem Fall spricht man von *direkten Messungen*. Direkte Messungen konkreter

Elemente, wie Größe, Weite, Temperatur, Zeit, Raum, Bewegung, Herzfrequenz oder Atemfrequenz, werden im Pflegebereich häufig angewandt. Es gibt spezielle Technologien, mit denen sich Körperfunktionen sowie biologische und chemische Eigenschaften messen lassen. Im Mittelpunkt dieser Messungen steht die Präzision der Messung. Pflegefachkräfte haben außerdem Übung bei der Sammlung direkter Maßeinheiten von Merkmalen oder demographischen Variablen, wie Alter, Geschlecht, ethnische Abstammung, Diagnose, Familienstand, Einkommen oder Ausbildung.

In der Pflegeforschung kommt es jedoch häufig vor, dass die Eigenschaft, die die Forschende messen möchte, eine abstrakte Idee ist, zum Beispiel Stress, Pflege, Coping, Angst, Einhaltung von Anordnungen (*Compliance*) oder Schmerzen. Wenn abstrakte Konzepte gemessen werden, werden *indirekte Messungen*, also Indikatoren oder Merkmale der Konzepte verwendet, um die Abstraktion zu repräsentieren. Beispielsweise können Indikatoren für Coping die Häufigkeit oder Genauigkeit der Problemidentifizierung sein, die Schnelligkeit oder Wirksamkeit der Problemlösung, das Maß an Optimismus sowie verschiedene Arten der Selbstverwirklichung. Es ist kaum möglich, dass alle Aspekte eines abstrakten Konzepts mittels einer einzelnen Messstrategie gemessen werden können.

> Bei der kritischen Beurteilung einer Studie sollten Sie die Variablen bestimmen, die gemessen wurden, und die verwendeten Methoden identifizieren, um die einzelnen Variablen zu messen. Stellen Sie fest, ob die Art der Messung direkt oder indirekt war.

9.1.2 Messfehler

Der ideale, perfekte Messwert wird als „wahrer Wert" bezeichnet. Fehler sind jedoch jeder Messstrategie zu Eigen. Unter *Messfehler* versteht man die Differenz zwischen dem *wahren Wert* und dem Wert, der tatsächlich gemessen wird. Die Anzahl an Fehlern variiert von Messung zu Messung. Das heißt, dass bei der einen Messung eine beträchtliche Fehlerzahl auftreten kann, bei der nächsten jedoch nur eine sehr geringe. Messfehler kommen sowohl bei direkten als auch bei indirekten Messungen vor und können sowohl zufällig als auch systematisch sein. Bei direkten Messungen ist sowohl das Objekt als auch die Messung sichtbar. Direkte Messungen, die normalerweise als sehr treffgenau angesehen werden, sind dem Risiko von Messfehlern ausgesetzt. Beispielsweise kann es vorkommen, dass eine Waage nicht präzise geeicht ist, dass ein vormals genau geeichtes Thermometer im Laufe seiner Benutzungszeit an Präzision verliert oder dass ein Maßband nicht immer mit der gleichen Spannung eingesetzt wird.

Bei indirekten Messungen kann man das Objekt, das gemessen werden soll, nicht direkt sehen. Beispielsweise können wir „Hoffnung" nicht sehen. Wir können Verhaltensweisen sehen oder Worte hören, die Hoffnung repräsentieren könnten. Jedoch handelt es sich bei Hoffnung um ein Gefühl, das von einer Person nicht immer erkannt oder klar ausgedrückt werden kann. Das Messinstrument für Hoffnung ist in der Regel eine Skala, die das Ausmaß an Hoffnung, das eine Person fühlt, reflektieren soll. Die Skala liefert uns numerische Werte, die das Ausmaß an Hoffnung widerspiegeln und die von den Antworten der Person auf die Fragen der Skala abhängen. Versuche, abstrakte Konzepte wie Hoffnung zu messen, beschränken sich in der Regel auf die Messung von einem Teils des Konzepts. Manchmal können Messungen einen Aspekt des Konzepts identifizieren, dabei jedoch auch andere Elemente mit einbeziehen, die gar nicht Teil des Konzepts sind. So könnte beispielsweise ein Instrument, das zur Messung von Unruhe bzw. Besorgnis entwickelt wurde, auch Aspekte von Furcht messen.

Zwei Arten von Fehlern stellen bei Messungen ein Problem dar: zufällige Fehler und systematische Fehler. Der Unterschied zwischen zufälligen und systematischen Fehlern ist die Ausrichtung des Fehlers. Bei *zufälligen Fehlern* ist die Differenz zwischen dem gemessenen Wert und dem wahren Wert ohne Muster oder Richtung (zufällig). Bei einer Messung kann der Wert, der gemessen wurde, niedriger sein als der wahre Wert, während er bei einer anderen Messung höher sein kann. Etliche Situationen können während des Messprozesses auftreten, die zu zufälligen Fehlern führen können. Beispielsweise kann es vorkommen, dass die Personen, die die Messungen durchführen, nicht immer die gleichen Verfahrensweisen verwenden, ein Teilnehmer, der einen Fragebogen ausfüllt, kann versehentlich die falsche Antwort ankreuzen oder die Person, die die Daten in den Computer eingibt, kann die falsche Taste drücken. Die Absicht von Messungen ist es, den wahren Wert zu schätzen. Das wird normalerweise dadurch erzielt, dass verschiedene Werte kombiniert werden und ein durchschnittlicher Wert errechnet wird. Dies bedeutet, dass ein durchschnittlicher Wert, wie der Mittelwert, eine Schätzung des wahren Wertes ist. Nimmt die Anzahl an zufälligen Fehlern zu, nimmt die Präzision der Schätzungen ab.

Messfehler, die nicht zufällig auftreten, werden als systematische Fehler bezeichnet. Bei *systematischen Fehlern* verläuft die Abweichung der Messwerte vom errechneten Durchschnittswert hauptsächlich in die gleiche Richtung. Beispielsweise können die meisten Abweichungen höher oder niedriger sein als der errechnete Durchschnittswert. Systematische Fehler treten auf, weil „etwas" zusätzlich zum eigentlichen Konzept gemessen wird. Nehmen wir an, eine Waage würde stets ein Gewicht anzeigen, das zwei Pfund über dem wahren Gewicht liegt; diese Waage würde einen systematischen Fehler verursachen. Alle Gewichtsmessungen wären also zu hoch, was dazu führen würde, dass auch der Mittelwert höher wäre als jener, der mit einer treffgenauen Waage gemessen worden wäre. Systematische Fehler können bei fast jeder Messung auftreten. Da diese Art von Fehler für eine Studie überaus bedeutsam ist, verwenden Forschende sehr viel Zeit und Mühe auf die Verbesserung ihrer Messinstrumente, um systematische Fehler zu minimieren.

Bei der Rezension einer publizierten Studie werden Sie das Ausmaß an Messfehlern nicht direkt beurteilen können. Sie können in einem veröffentlichten Bericht jedoch Hinweise auf das Ausmaß an Messfehlern finden. Wenn die Forschende zum Beispiel die Messmethoden ausführlich beschreibt und Hinweise auf Treffgenauigkeit und Konstanz der Messungen liefert, können Sie davon ausgehen, dass die Wahrscheinlich für Messfehler niedrig ist. Die Messungen sind vermutlich präziser, wenn die Forschende ein gut entwickeltes, zuverlässliches und gültiges Messinstrument anstelle einer neu ausgearbeiteten Skala verwendet hatte.

Die Genauigkeit von Messungen ist sowohl in der Forschung als auch in der klinischen Praxis von Bedeutung. Craft und Moss (1996) diskutieren Messfehler bei der Bewertung des Volumens von Erbrochenem bei Säuglingen:

„Das Abgleichen solcher Flüssigkeitsmengen gestaltet sich besonders schwierig, da die Zusammensetzung von Fall zu Fall wechselt. Führt man sich die Vielzahl von Erscheinungsformen, Farben und Konsistenzen vor Augen, die eine derartige Flüssigkeit bei jedem Auftreten von Erbrechen haben kann, wird deutlich, dass es schwierig ist, ein Vergleichsschema zu finden.

Flüssigkeitsvolumen in Form von Erbrochenem werden auf Säuglingsstationen und in pädiatrischen Abteilungen von Krankenhäusern häufig geschätzt. Je kleiner der Patient ist, desto wichtiger ist jedoch eine genaue Einschätzung der Flüssigkeitsmenge. Bei Säuglingen muss der Flüssigkeitsverlust so exakt wie möglich geschätzt werden. Dazu sind Maßstäbe nötig, die die Genauigkeit der visuellen Beurteilung verbessern. Die Menge von Erbrochenem ist bei Säuglingen besonders schwer zu schätzen, weil ein Säugling ein aufkommendes Übelkeitsgefühl nicht artikulieren kann, was für Pflegende insofern hilfreich wäre, als dass sie das Erbrechen absehen könnten. Daher sind Pflegende häufig nicht in der Lage, bespuckte Lätzchen, Kleidung oder Bettlaken mit zu berücksichtigen oder die Flüssigkeit in einem Gefäß aufzufangen, um sie objektiv messen zu können (S. 3).

Diese nicht experimentelle Studie wurde mit 109 Teilnehmern durchgeführt, die eine große Bandbreite an Erfahrungen mit der Einschätzung des Volumens von Erbrochenem bei Säuglingen hatten. Pädiatrische Pflegefachkräfte wurden mittels Aushängen auf den pädiatrischen und Neugeborenenstationen eines großen Universitätskrankenhauses eingeladen, an der Studie teilzunehmen. Ebenso wurden Pflegestudierende der Universität zur Teilnahme aufgefordert.

Da der Zweck dieser Studie darin bestand, die genaue Menge des Volumens von Erbrochenem bei Säuglingen festzustellen, wurde eine realistische Situation konstruiert: Es wurden Musterdecken mit realen Mengen an Milchnahrung gezeigt, die alle auf ein Achtel ihrer ursprünglichen Größe gefaltet waren. Die Teilnehmerinnen wurden gebeten, das korrekte Volumen einzuschätzen und aufzuschreiben; außerdem wurden sie gefragt, ob sie in einer realen Situation die Decken aufgehoben hätten, um das Gewicht an Erbrochenem einzuschätzen.

Es wurden 20 Musterdecken vorgelegt. Die Mengen erbrochener Milchnahrung auf den Decken waren zufällig ausgewählt, indem Flüssigkeitsmengen auf Zetteln festgehalten worden waren. (…). Folgendes Szenario wurde den Teilnehmerinnen vorgelesen: ‚Sie haben Timmy gerade 50 ml Milchnahrung gefüttert, woraufhin er erbricht. Sie sollen einschätzen, wie viel er erbrochen hat.' Die Teilnehmerinnen begannen bei Musterdecke 1 und fuhren fort bis Musterdecke 20, indem sie jeweils ihre Volumenschätzungen notierten.

Die absolute Treffgenauigkeit wurde so definiert, dass die Teilnehmerinnen die exakte Zahl an Millilitern auswählten, die mit der zuvor gemessenen und auf die Musterdecke gegossenen Flüssigkeitsmenge übereinstimmte. (…) Die Forschenden zeigten sich angesichts der geringen Anzahl an genau geschätzten Flüssigkeitsmengen betroffen. Dieser Umstand erforderte eine Verlagerung des Studienschwerpunkts von der Analyse der Treffgenauigkeit hin zur Analyse des relativen Irrtums. Der relative Irrtum wurde anhand der Spanne der Milliliter bestimmt, die zu beiden Seiten der exakten Menge (niedriger bzw. höher) angegeben wurden. (…) Die Ergebnisse zeigten, dass unerfahrenere Pflegefachkräfte bzw. Auszubildende das korrekte Volumen um durchschnittlich ein Prozent überschätzten, während die erfahreneren Teilnehmerinnen das Volumen um durchschnittlich 16 Prozent unterschätzten. Teilnehmerinnen, die meinten, dass sie unsicher seien, welche Methode sie benutzen sollten, unterschätzten das korrekte Volumen um durchschnittlich 60 Prozent, und jene, die angaben, dass ihre Erfahrung die Grundlage ihrer Schätzungen bildete, unterschätzten das korrekte Volumen um 50 Prozent.

Das bedeutet, dass die Fehlerquote bei der Einschätzung der Menge von Erbrochenem hoch ist, was sowohl in der klinischen Praxis als auch bei Pflegestudien problematisch ist. Erfahrung allein trägt nicht dazu bei, die Treffgenauigkeit zu erhöhen, obwohl das Unterrichten von Methoden zur Einschätzung von Flüssigkeitsvolumina durchaus dazu beitragen kann, die Treffgenauigkeit bei der Beurteilung von Volumina zu steigern" (S. 4).

9.1.3 Messniveaus

Die traditionellen *Messniveaus* wurden 1947 von Stevens entwickelt. Stevens stellte die Regeln für die Zuordnung von Zahlen zu Objekten auf, so dass eine Hierarchie von Messungen begründet wurde. Die Messniveaus von niedrig bis hoch sind Nominalskala-Messung, Ordinalskala-Messung, Intervallskala-Messung und Ratio- bzw. Verhältnisskala-Messung.

9.1.3.1 Nominalskala-Messung

Die *Nominalskala-Messung* ist die niedrigste der vier Messkategorien. Sie wird dann verwendet, wenn Daten in Kategorien mit bestimmten Eigenschaften eingeteilt werden, diese Kategorien jedoch nicht miteinander verglichen werden können. Sie können zum Beispiel Patienten anhand von Diagnosen kategorisieren, Sie können jedoch nicht sagen, dass die Kategorie „Nierenstein" höher ist als die Kategorie „peptisches Ulkus" oder dass die Kategorie „Ovarialzyste" näher bei der Kategorie „Nierenstein" als bei der Kategorie „peptisches Ulkus" liegt. Die Kategorien unterscheiden sich hinsichtlich der Qualität, nicht der Quantität. Man kann daher nicht sagen, dass Teilnehmer A mehr von den kategorisierten Eigenschaften besitzt als Teilnehmer B (Regel: Die Kategorien dürfen keine Rangordnung besitzen). Die Kategorien müssen ferner so festgelegt werden, dass die Daten jeweils nur auf eine Kategorie zutreffen (Regel: Die Kategorien müssen exklusiv sein). Alle Daten müssen in die festgelegte Kategorie passen (Regel: Die Kategorien müssen erschöpfend sein). Angaben wie Geschlecht, ethnische Zugehörigkeit, Familienstand und Diagnose sind Beispiele für nominale Daten.

9.1.3.2 Ordinalskala-Messung

Mittels *Ordinalskala-Messung* werden Daten Kategorien zugeordnet, die eine Rangordnung besitzen. Um Daten einzustufen, wird eine Kategorie als höher oder niedriger, besser oder schlechter als eine andere Kategorie bewertet. Es gibt bestimmte Regeln dafür, wie Daten eingestuft werden. Wie bei den nominalen Daten müssen die Kategorien exklusiv und erschöpfend sein. Bei ordinalen Daten kann außerdem die Quantität identifiziert werden. Wenn Sie beispielsweise die Schmerzintensität messen würden, könnten Sie unterschiedliche Schmerzniveaus feststellen. Sie würden Kategorien entwickeln, anhand derer sich diese unterschiedlichen Schmerzniveaus einstufen lassen, zum Beispiel quälende, starke, mäßige, leichte und keine Schmerzen. Wenn Kategorien von Ordinalmessungen verwendet werden, ist es jedoch nicht sicher, dass die Intervalle zwischen den jeweiligen Kategorien gleich sind. So könnte zwischen mäßigen und leichten Schmerzen ein größerer Unterschied bestehen als zwischen quälenden und starken Schmerzen. Daher geht man davon aus, dass ordinale Daten ungleiche Intervalle haben.

Viele der Skalen, die in der Pflegeforschung verwendet werden, haben ein Ordinal-Messniveau. Man könnte beispielsweise den Grad des Copings, das Mobilitätsniveau, die Fähigkeit, Selbstpflege zu leisten, oder das tägliche Maß an sportlicher Betätigung auf einer Ordinalskala einstufen. Wenn wir die tägliche sportliche Betätigung nehmen, könnte die Skala so aussehen: 0 = keine sportliche Betätigung, 1 = leichte sportliche Betätigung, ohne zu schwitzen, 2 = sportliche Betätigung, bis das Schwitzen beginnt, 3 = anstrengende sportliche Betätigung mit Schwitzen, täglich mindestens 30 Minuten lang, 4 = anstrengende sportliche Betätigung mit Schwitzen, täglich mindestens 1 Stunde lang. Die Messung ist deshalb ordinal, weil wir nicht behaupten können, dass zwischen den einzelnen Stufen gleiche Abstände bestehen. Zwischen den Stufen 1 und 2 könnte ein größerer Unterschied bestehen als zwischen den Stufen 2 und 3.

9.1.3.3 Intervallskala-Messung

Die *Intervallskala-Messung* verwendet Intervallskalen, die gleiche numerische Abstände zwischen den Intervallen haben. Diese Skalen folgen den Regeln von sich gegenseitig ausschließenden Kategorien, erschöpfenden Kategorien und Rangordnungen, und sie werden als ein Kontinuum von Werten betrachtet. Auf diese Weise lässt sich die Ausprägung des Merkmals präziser definieren. Es ist jedoch nicht möglich, das absolute Ausmaß des Merkmals darzustellen, da es auf der Intervallskala keinen Nullpunkt gibt. Das gängigste Beispiel für eine Intervallskala ist die Temperatur. Der Unterschied zwischen den Temperaturen 70° und 80° entspricht dem Unterschied zwischen den Temperaturen 30° und 40°. Temperaturveränderungen können präzise gemessen werden. Eine Temperatur von 0° bedeutet jedoch nicht, dass es keine Temperatur gibt.

9.1.3.4 Ratio- bzw. Verhältnisskala-Messung

Die Ratio- oder Verhältnisskala-Messung ist die höchste Messform und entspricht allen Regeln der anderen Messformen: sich ausschließende Kategorien, erschöpfende Kategorien, Rangordnungen, Intervalle mit gleichen Abständen und ein Kontinuum von Werten. Darüber hinaus haben Messinstrumente mit einer Verhältnisskala absolute Nullpunkte. Gewicht, Länge und Volumen werden in der Regel als Beispiele für Verhältnisskalen angeführt. Alle drei haben absolute Nullpunkte, ein Wert von null bedeutet also das Nichtvorhandensein der gemessenen Eigenschaft. Null Gewicht bedeutet das Nichtvorhandensein von Gewicht. Aufgrund des absoluten Nullpunkts sind Aussagen wie „Objekt A wiegt doppelt so viel wie Objekt B" oder „Behälter A kann die dreifache Menge von Behälter B aufnehmen" zu rechtfertigen.

> Bei der kritischen Beurteilung einer veröffentlichten Studie sollten Sie das Niveau jeder Messung bestimmen, die in der Studie vorgenommen wurde. Bei manchen Studien weist die Forschende selbst auf das verwendete Messniveau hin. Bei anderen müssen Sie das Messniveau der Beschreibung der angewandten Messmethode entnehmen.

In der Studie von Stover, Skelley, Holditch-Davis und Dunn (2001) mit dem Titel „Wahrnehmungen von Gesundheit und deren Beziehung zu Symptomen bei afro-amerikanischen Frauen mit Typ-2-Diabetes" beschrieben die Autoren ihren Ansatz der Messung von Symptomen im Zusammenhang mit Diabetes folgendermaßen:

„An diesem Punkt ging die Forschungsassistentin gemeinsam mit den Teilnehmerinnen die Symptome durch, von denen sie berichtet hatten, und fragte: ‚Welches dieser Symptome, glauben Sie, könnte von der Diabetes-Erkrankung verursacht worden sein?' Die Antworten wurden mit ‚ja' und ‚nein', ‚unsicher' oder ‚weiß nicht' kodiert. Für Analysezwecke wurden die Kategorien ‚unsicher' und ‚weiß nicht' in einer einzigen Kategorie zusammengefasst" (S. 74).

Dieses Maß hat die Eigenschaften einer Nominalskala. Die Skala-Antworten sind die Kategorien „ja", „nein", „unsicher" und „weiß nicht", die nicht in eine Rangordnung gesetzt werden können.

9.1.4 Reliabilität (Zuverlässigkeit)

Reliabilität betrifft die Konstanz der Messmethode. Wenn beispielsweise eine Waage zum Wiegen eines Teilnehmers verwendet wird, sollte diese Waage immer, wenn der Teilnehmer sie betritt oder von ihr herabsteigt, das gleiche Gewicht anzeigen. Eine Waage, die nicht jedes Mal das gleiche Gewicht anzeigt, ist unzuverlässig.

Das Überprüfen der Reliabilität besteht in der Zählung der Zufallsfehler bei der Messmethode. Dabei werden Eigenschaften wie Zuverlässigkeit, Konstanz, Treffgenauigkeit und Vergleichbarkeit berücksichtigt. Da alle Messmethoden ein bestimmtes Maß an Zufallsfehlern enthalten, existiert Reliabilität nur in Form von Graden und wird in der Regel als eine Art Korrelationskoeffizient ausgedrückt, wobei ein Koeffizient von 1,00 eine perfekte Reliabilität bedeutet, ein Koeffizient von 0,00 dagegen keine Reliabilität. Eine Reliabilität von 0,80 wird als der niedrigste akzeptable Koeffizient für ein gut entwickeltes Messinstrument betrachtet. Für ein neu entwickeltes Instrument wird eine Reliabilität von 0,70 als akzeptabel angesehen (Burns & Grove 2001). Schätzwerte von Reliabilität beziehen sich ausschließlich auf die Stichprobe, die überprüft wird. Das bedeutet, dass hohe Reliabilitätswerte, die im Hinblick auf ein bestimmtes Instrument gemessen wurden, keine Garantie dafür sind, dass die Reliabilität auch im Zusammenhang mit einer anderen Stichprobe oder einer anderen Population zufrieden stellend ausfällt. Daher sollte jedes Instrument, das in einer Studie verwendet wird, einem Reliabilitätstest unterzogen werden, noch bevor andere statistische Analysen durchgeführt werden. Die Ergebnisse der Reliabilitätstests sollten in veröffentlichten Studienberichten angeführt werden. Die Überprüfung von Reliabilität fokussiert drei Aspekte von Reliabilität: Stabilität, Äquivalenz sowie Homogenität.

9.1.4.1 Stabilität

Stabilität ist die Bewertung der Konstanz bei wiederholten Messungen. Der am häufigsten verwendete Stabilitätstest ist die *Test-Retest-Reliabilität*. Diese Reliabilitätsmessung wird in der Regel bei physikalischen und technologischen Messmethoden und bei Fragebögen angewendet. Die Verwendung dieser Methode setzt die Annahme voraus, dass der gemessene Faktor bei den beiden Messungen gleich bleibt und dass jede Veränderung des Wertes eine Folge von Zufallsfehlern ist. Ein hoher Korrelationskoeffizient zwischen dem Test und dem Retest deutet auf eine hohe Reliabilität hin.

In der Studie von Defloor und De Schuijmer (2001), in der die Effektivität von vier Operationstischauflagen zur Prävention von Druckulzera evaluiert wurde, wurde eine Methode benötigt, um das Ausmaß zu messen, in dem die einzelnen Auflagen den Druck reduzierten. Zu diesem Zweck wurde das Ergocheck®-System (ABW, Hamburg) verwendet. Im Folgenden beschreiben die Autoren, wie dieses Instrument den Druck misst:

„Dieses System besteht aus einer Messmatte mit 684 Sensoren, die in einem Abstand von drei Zentimetern angeordnet sind. Jeder dieser Sensoren hat einen Durchmesser von 0,4 Zentimetern, ist mit Luft gefüllt und über einen PVC-Luftschlauch mit einem Druckumwandler verbunden. Der Druck, der auf einen Sensor ausgeübt wird, bewirkt gleichzeitig die Verdrängung von Luft durch den Luftkanal. Diese Luftverdrängung wird durch den Druckumwandler in ein digitales Signal konvertiert. Die Signale jedes einzelnen Sensors werden von einem Computersystem aufgezeichnet. Das Ergocheck®-System ermöglicht nicht nur die Messung des Drucks auf jeden einzelnen Sensor, sondern auch die Messung der Größe der Kontaktoberfläche insgesamt. Die Messmatte ist sehr flexibel, so dass der Einfluss auf die druckreduzierenden Eigenschaften der getesteten Auflagen minimal ist (Willems 1995).

Das System wurde vor jeder Messung und bei jeder Manipulation der Messmatte standardisiert. Der ermittelte Zufallsfehler liegt zwischen 1,7 % und 3,7 % ± 2,5 % auf der gesamten Messmatte (Defloor 2000).

Die Messungen des Auflagendrucks in der Rückenposition wurden bei jedem Testteilnehmer zweimal durchgeführt. Die Test-Retest-Reliabilität war hoch (,99; p < ,001)" (S. 137).

Die Autoren fanden heraus, dass „die Schaumstoffauflage und die Gelauflage offenbar einen geringen bzw. keinen druckreduzierenden Effekt haben. Die anderen Kunststoffauflagen (Polyurethan- bzw. Polyetherauflagen) reduzieren den Auflagendruck dagegen wesentlich besser (p < ,001), jedoch verringert keine der getesteten Auflagen die Druckeinwirkung so, dass das Auftreten von Druckulzera verhindert wird" (S. 134).

9.1.4.2 Äquivalenz

Äquivalenz bzw. *Interrater-Reliabilität* ist der Grad der Übereinstimmung von Messungen, die von zwei oder mehr Beobachtern durchgeführt wurden, die dasselbe Ereignis maßen. Interrater-Reliabilitätswerte sollten in jeder Studie angeführt werden, in der Daten durch Beobachtung gesammelt werden oder Beurteilungen von zwei oder mehr Datensammlern vorgenommen werden. Zwei oder mehr Beobachter beobachten und dokumentieren unabhängig voneinander dasselbe Ereignis, unter Verwendung des Datensammlungsverfahrens, das für die Studie entwickelt wurde, oder ein und derselbe Beobachter beobachtet und dokumentiert ein Ereignis bei zwei unterschiedlichen Gelegenheiten. Jeder Datensammler, der in der Studie eingesetzt wird, sollte auf Interrater-Reliabilität getestet werden. Es gibt keinen absoluten Wert, unterhalb dessen Interrater-Reliabilität nicht akzeptabel ist. Jedoch wirft jeder Wert unter 0,80 (80 %) ernsthafte Zweifel an der Reliabilität der Daten auf. Ein Wert von 0,90 (90 %) ist eher erstrebenswert. Der numerische Reliabilitätswert sollte in veröffentlichten Studien angegeben werden.

In einer Studie über die Interaktion zwischen jugendlichen Eltern und ihren Neugeborenen berichtet Letourneau (2001) über die Interrater-Reliabilität der beobachtenden Messungen, bei der eine Skala zur Unterrichtung im Umgang mit Säuglingen (*nursing child assessment teaching scale*, NCATS) und eine weitere Skala zum Stillen von Säuglingen (*nursing child assessment feeding scale*, NCAFS) eingesetzt wurden. Die Messwerte und Ergebnisse im Zusammenhang mit Reliabilität wurden in der veröffentlichten Studie folgendermaßen beschrieben:

„Mütter und Babys wurden in einer Laborumgebung während der Interaktionen (Stillen und Unterricht) auf Video aufgezeichnet, und zwar einmal sieben bis neun Wochen post partum und ein weiteres Mal elf bis 13 Wochen post partum. Ein diplomierter Ausbilder unterwies einen Datenkodierer (der über die Gruppenzugehörigkeit der Teilnehmerinnen nicht informiert war) darin, die Videoaufzeichnungen gemäß den NCATS- und NCAFS-Protokollen auszuwerten. Bevor die abhängigen Variablen der NCATS und NCAFS kodiert wurden, erzielte der Datenkodierer eine Interrater-Reliabilität, die größer als bzw. gleich 90 Prozent war, mit Videoaufzeichnungen, die zuvor mit dem Trainingsprogramm zum Umgang mit Säuglingen (*Nursing Child Assessment Satellite Training Program*, NCAST) der University of Washington ausgewertet worden waren. Zur Überprüfung der Intrarater-Reliabilität* wurde eine Zufallszahlentabelle verwendet, um sechs der 31 NCAFS- und sechs der 31 NCATS-Protokolle zur erneuten Auswertung auszuwählen. Die durchschnittliche Intrarater-Reliabilität betrug 95,3 Prozent (Bandbreite = 90 % bis 99 %) für die NCAFS und 94,0 Prozent (Bandbreite = 90 % bis 97 %) für die NCATS" (S. 56–57).

Die Studie kommt zu dem Schluss, dass eine Intervention mit dem Titel „Schlussel zum Pflegen" („*Keys to Caregiving*") effektiv ist, um die Interaktion zwischen jugendlichen Müttern mit ihren Säuglingen zu verbessern. Die verwendeten Messmethoden wurden sorgfältig entwickelt und haben eine gut dokumentierte Reliabilität und Validität. Der Autor hatte die Datenkodierer, die die Verhaltensweisen beobachteten, sorgfältig geschult und maß außerdem die Interrater-Reliabilität der Kodierer.

9.1.4.3 Homogenität

Tests zur *Homogenität* von Instrumenten werden primär bei Fragebögen angewandt und beziehen sich auf die Korrelation von verschiedenen Items eines Instruments untereinander. Der ursprüngliche Ansatz zur Bestimmung von Homogenität war die *Halbierungsreliabilität*, eine Methode, um die Test-Retest-Reliabilität zu beurteilen, ohne den Test zweimal durchführen zu müssen. Stattdessen wurden die Instrumenten-Items in zwei Hälften geteilt, und es wurde ein Korrelationsverfahren zwischen den beiden Teilen durchgeführt. In der Regel wurde für dieses Verfahren die Formel der Spearman-Brown-Korrelation verwendet (Burns & Grove 2001).

In den letzten Jahren kam man überein, dass das Testen der Homogenität aller Items des Instruments ein besserer Ansatz zur Bestimmung von Reliabilität ist. Dieses Verfahren untersucht das Ausmaß, zu welchem alle Items des Instruments konstant das Konstrukt messen. Es handelt sich um einen Test der internen Konstanz. Das statistische Verfahren, das für diesen Prozess verwendet wird, ist Cronbachs Alpha-Koeffizient. Ist der Koeffizient 1,00, misst jedes Item des Instruments konstant die gleiche Sache. Wenn dies der Fall ist, könnte man sich fragen, ob tatsächlich mehr als ein Item erforderlich ist. Ein etwas niedrigerer Koeffizient (0,80 bis 0,90) deutet darauf hin, dass das Instrument feine Unterscheidungen der einzelnen Konstruktebenen bestimmen kann.

In einer Studie von Nyamathi, Leake, Keenan und Gelberg (2000) über Arten sozialer Unterstützung für obdachlose Frauen und die Auswirkungen sozialer Unterstützung auf psychosoziale Ressourcen, Gesundheit und Gesundheitsverhalten sowie die Inanspruchnahme von Gesundheitsdiensten wurde soziale

---

* Anmerkung der Gutachterin: Die Intrarater-Reliabilität gibt genauso wie die Interrater-Reliabilität den Grad an Übereinstimmung zwischen zwei oder mehr Messungen an – nur hier nicht zwischen zwei verschiedenen Beobachtern, sondern zwischen zwei oder mehr Beobachtungen von ein und derselben Person.

Unterstützung anhand von fünf Items aus dem RAND-Kurs für Obdachlosen-studien (Burnam & Koegel 1989) gemessen. Diese fünf Items wurden unter Verwendung von Cronbachs Alpha-Koeffizient auf Reliabilität getestet.

„Diese Items erheben Informationen darüber, wie oft die Befragten Freunde, Familien oder Partner hatten, mit denen sie Spaß haben konnten, die ihnen Nahrung oder einen Platz zum Schlafen anboten, die ihnen zuhörten, wenn sie über sich selbst und ihre Probleme sprachen, die sie zu einem Termin begleiteten und so moralische Unterstützung leisteten, und die ihnen ihre Liebe und Fürsorge zuteil werden ließen. Das ursprüngliche 19-Item-Instrument zeigte eine hohe Konvergenz- und Diskriminanzvalidität und interne Konstanzrelia-bilitätskoeffizienten, die bei allen vier Subskalen zwischen 0,91 und 0,97 lagen (Sherbourne & Stewart 1991). Die Frauen wurden gebeten, diese fünf Items zu beantworten, indem sie zunächst die unterstützenden Personen beschrieben, die Alkohol bzw. Drogen konsumierten, und danach jene, bei denen dies nicht der Fall war. Außerdem wurden die Teilnehmerinnen angehalten, Berufsgruppen wie Pflegefachkräfte und Sozialarbeiter aus ihren Antworten auszunehmen. Die Antworten wurden anhand einer Fünf-Punkte-Likert-Skala ausgewertet, die von 1 (nie) bis 5 (immer) reichte. Frauen ohne Unterstützung wurde der Datenwert 1 zugeordnet. Mittelwerte für die fünf Items wurden für drogenkonsumierende und drogenabstinente unterstützende Personen berechnet und so angewandt, dass sie zwei Skalen bildeten, die Unterstützungs-niveaus von Freunden, Familie und Partnern mit bzw. ohne Alkohol- und/oder Drogenkonsum maßen. Die interne Konstanz für die beiden Skalen, gemessen durch Cronbachs Alpha-Koeffizienten, war 0,93 für die Unterstützung von Drogenkonsumenten und 0,97 für die Unterstützung von Drogenabstinenz-lern" (S. 320).

Die Studie fand heraus, dass „Frauen, die Unterstützung unter anderem von Drogenabstinenzlern erhielten, im Vergleich mit Frauen, die wenig oder nicht unterstützt wurden, über ein besseres psychosoziales Profil verfügten und etwas häufiger Gesundheitsdienste in Anspruch nahmen. Die Unterstützung ausnahmslos durch Drogenabstinenzler zeigte einen Zusammenhang mit einem besseren Gesundheitsverhalten und häufigerer Inanspruchnahme von Gesundheitsdiensten. Eine Unterstützung nur durch Drogenkonsumenten war praktisch identisch mit keiner Unterstützung. Die Veränderung der sozialen Netzwerke von obdachlosen Frauen hängt offenbar mit einer besseren psychischen Verfassung, einem weniger riskanten Gesundheitsverhalten und einer häufigeren Inanspruchnahme von Gesundheitsdiensten zusammen" (S. 318).

Diese sorgfältig entworfene Studie entwickelte zuverlässige und gültige Mittel, um unterstützende Ressourcen für obdachlose drogenabhängige Frauen zu messen. Ihre exzellente Messmethode kann in der klinischen Praxis angewandt werden, da sie Pflegende bei der Bewertung von Ressourcen unterstützen, die Patienten für eine Verbesserung ihres Gesundheitsverhaltens benötigen.

Bei der kritischen Beurteilung einer Studie sollten Sie die Methode bestimmen, die angewandt wurde, um die Reliabilität zu evaluieren, und den Relia-bilitätswert identifizieren. Anhand dieser Informationen sollte die Angemessenheit der Reliabilität für jede eingesetzte Messmethode beurteilt werden.

In manchen Studien äußert sich der Autor nicht zur Reliabilität. In anderen wird möglicherweise darauf hingewiesen, dass die Reliabilität in früheren Studien als akzeptabel befunden wurde. Werden allerdings für diese früheren Studien keine Reliabilitätswerte genannt, gibt es kaum Informationen, anhand derer man die Reliabilität dieser Studien überprüfen könnte, und keine Informationen über die Reliabilität der aktuellen Studie. Das muss jedoch nicht heißen, dass die Reliabilität gering ist, es bedeutet einfach, dass nicht ausreichend Informationen vorliegen, um die Angemessenheit der Messreliabilität der Studie zu beurteilen.

9.1.5 Validität (Gültigkeit)

Die *Validität* (gelegentlich auch als *Konstruktvalidität* bezeichnet) eines Instruments ist das Ausmaß, in dem das Instrument die abstrakten Konstrukte (oder Konzepte), die untersucht werden, korrekt reflektiert (Berk 1990, Rew, Stuppy & Becker 1988). Ebenso wie Reliabilität ist Validität kein „Alles-oder-nichts-Phänomen", sondern wird als Kontinuum gemessen. Kein Instrument ist vollständig gültig. Das bedeutet, dass man das Validitätsmaß eines Instruments bestimmt und nicht, ob Validität existiert. Die Validität variiert von Stichprobe zu Stichprobe und von Situation zu Situation. Daher evaluiert der Validitätstest die Verwendung eines Instruments im Bezug auf eine bestimmte Gruppe oder einen bestimmten Zweck und nicht etwa das Instrument selbst. Ein Instrument kann in einer Situation gültig sein, in einer anderen dagegen nicht.

Im Folgenden werden verschiedene Quellen beschrieben, die wissenschaftliche Belege für Validität liefern: Inhalt, Kontrastgruppen, Konvergenz, Divergenz, Diskriminanzanalyse, Voraussage zukünftiger Ereignisse, Voraussage von zusammenhängenden Ereignissen sowie die Verifikation von Validität (Informationen, die aus der wiederholten Verwendung derselben Messmethode gewonnen werden).

Inhaltsbezogene Gültigkeit:
Inhaltsbezogene Gültigkeit ist das Ausmaß, in dem die Messmethode alle wesentlichen Elemente beinhaltet, die für das zu messende Konstrukt relevant sind. Der Autor kann über die inhaltsbezogene Gültigkeit berichten, indem er Quellen aus der Literatur zitiert oder das Feedback von Personen einholt, die als Teilnehmer in einer Studie fungieren könnten, in der die Messmethode verwendet wird, oder auch, indem er das Feedback von Personen einholt, die hinsichtlich der Messung des Konzepts als Experten betrachtet werden. Diese Experten können ein Formular ausfüllen, das sich „Index für inhaltsbezogene Gültigkeit" (*Content Validity Index*, CVI) nennt, und anhand dessen die Validität der Messmethode evaluiert wird. In diesem Fall nennt die Forschende einen numerischen Wert für das Niveau der inhaltsbezogenen Gültigkeit.

Wissenschaftlicher Nachweis der Validität durch Kontrastgruppen oder bekannte Gruppen:
Einen wissenschaftlichen Nachweis der Validität kann man erhalten, indem man Gruppen identifiziert, von denen man annimmt, dass sie auf dem Instrument gegensätzliche Werte erzielen. Die Forschende wählt Stichproben aus

mindestens zwei solchen Gruppen aus. Beispielsweise könnte sie „Hoffnung" bei frisch verheirateten Personen und bei hospitalisierten suizidgefährdeten Personen messen. Unterscheiden sich die Antworten der beiden Gruppen deutlich in der angenommenen Weise, bezeichnet die Forschende dies als wissenschaftlichen Nachweis für die Validität des Instruments.

Wissenschaftlicher Nachweis der Validität durch die Überprüfung der Konvergenz:

Einen wissenschaftlichen Nachweis von Validität kann man erhalten, indem man das Instrument, das verwendet werden soll, mit anderen Instrumenten vergleicht, die das gleiche Konzept messen. Diese Art von Vergleich ist besonders bei neu entwickelten Instrumenten wichtig. Um die Konvergenzvalidität zu evaluieren, wendet die Forschende alle ausgewählten Instrumente gleichzeitig bei einer Teilnehmerstichprobe an. Daraufhin werden statistische Analysen durchgeführt, um festzustellen, wie nahe die Skalenwerte beieinander liegen. Das statistische Ergebnis ist ein Wert (r)*, der von -1 bis $+1$ reicht. Liegen die Konvergenzmessungen nahe beieinander, wird die Validität der einzelnen Instrumente bestärkt.

Wissenschaftlicher Nachweis der Validität durch die Überprüfung der Divergenz:

Einen wissenschaftlichen Nachweis der Validität kann man auch mit Hilfe von Instrumenten erhalten, die ein Konzept messen, das das Gegenteil des Konzepts darstellt, das anhand des neu entwickelten Instruments gemessen werden soll. Nehmen wir an, das neu entwickelte Instrument wäre beispielsweise ein Maß für „Hoffnung", so würde die Forschende nach einem Instrument suchen, dass „Hoffnungslosigkeit" misst, und die beiden Instrumente bei einer einzelnen Teilnehmerstichprobe anwenden. Es würden statistische Analysen (in der Regel Korrelationsanalysen) durchgeführt, um das Ausmaß zu bestimmen, in dem die Maße der beiden Instrumente gegensätzlich sind (negative Korrelation). Das statistische Ergebnis wäre ein korrelationaler Wert (r), der von -1 bis $+1$ reicht. Falls das divergente Messinstrument negativ korrelational zu anderen Messinstrumenten ist, wäre die Validität der einzelnen Instrumente bestärkt.

Wissenschaftlicher Nachweis der Validität durch eine Diskriminanzanalyse:

Einen wissenschaftlichen Nachweis der Validität kann man erhalten, wenn Instrumente entwickelt wurden, um Konzepte zu messen, die eng mit jenem Konzept zusammenhängen, das anhand des neu entwickelten Instruments gemessen werden soll. So könnten beispielsweise zwei Instrumente die beiden eng miteinander zusammenhängenden Konzepte „Coping" und „Adaptation" messen. Die Forschende würde die beiden Instrumente bei einer einzelnen Teilnehmerstichprobe anwenden und dann statistische Analysen durchführen, um zu testen, inwieweit die beiden Instrumente dazu geeignet sind, zwischen zwei eng zusammenhängenden Konzepten zu unterscheiden.

Wissenschaftlicher Nachweis der Validität durch die Voraussage zukünftiger Ereignisse:

Einen wissenschaftlichen Nachweis von Validität kann man erhalten, indem man testet, inwieweit sich das Instrument dazu eignet, anhand von Skalenwer-

---

* Anmerkung der Gutachterin: Die statistische Kenngröße r steht für die Größe bzw. den numerischen Grad des Korrelationskoeffizienten (☞ auch Glossar).

ten zukünftige Umstände oder Einstellungen vorauszusagen. Pflegeforscherinnen könnten zum Beispiel feststellen, ob eine Skala, die Gesundheitsverhalten misst, den zukünftigen Gesundheitsstatus einzelner Personen voraussagen kann.

Wissenschaftlicher Nachweis der Validität durch die Voraussage zusammenhängender Ereignisse:

Einen wissenschaftlichen Nachweis der Validität kann man erhalten, indem man untersucht, ob sich ein Messwert durch die Messung eines anderen Konzepts voraussagen lässt. Man könnte beispielsweise in der Lage sein, den Skalenwert über die Selbstachtung einer Person vorauszusagen, die zuvor einen hohen Skalenwert auf einem Instrument erzielte, das „Coping" maß.

Sukzessive Verifikation der Validität:

Einen wissenschaftlichen Nachweis der Validität kann man durch sukzessive Verifikation, also durch die wiederholte Verwendung des Instruments, erhalten. Jedes Mal, wenn eine Forschende das Instrument anwendet, werden Kenntnisse über die Validität des Instruments gewonnen. Wird das Instrument eingesetzt, werden Informationen über dessen Validität sowohl aus früheren Studien als auch aus der aktuellen Studie vermittelt. Das bedeutet, dass die Validität des Instruments mit jeder neuen Studie weiter verifiziert wird.

Bei der Rezension einer Studie sollten Sie die Validität der angewandten Messinstrumente beurteilen. Sie können Validität jedoch nicht getrennt von Reliabilität betrachten. Wenn eine Messmethode über keine akzeptable Reliabilität verfügt, wird ihre Validität ebenfalls in Frage gestellt. Leider enthalten nicht alle erschienenen Studien Informationen über die Validität und Reliabilität von Instrumenten. Selby-Harrington, Mehta, Jutsum, Riportella-Muller und Quade (1994) fanden heraus, dass 47 Prozent einer Zufallsstichprobe von 55 Pflegestudien, die 1989 veröffentlicht wurden, keinen wissenschaftlichen Beleg für die Validität von Datensammlungsinstrumenten enthielten. Bei 36 Prozent fehlte der wissenschaftlichen Beleg für Reliabilität, und 29 Prozent enthielten weder wissenschaftliche Belege für Validität noch für Reliabilität. Die inhaltsbezogene Gültigkeit wurde nur bei 27 Prozent der Studien angesprochen.

Bei der kritischen Beurteilung der Validität eines Instruments, das in einer veröffentlichten Studie zum Einsatz kam, sollten Sie die folgenden Richtlinien beachten:

1. Welche Informationen bezüglich der Reliabilität werden zur Verfügung gestellt?
2. Bietet der Verfasser Informationen über die Validität des Instruments in früheren Studien? Leider kommt es häufig vor, dass die Forscher einfach nur darauf hinweisen, dass frühere Forschungen die Validität der Messmethode als akzeptabel befanden. Diese Aussage bietet jedoch nicht die Informationen, die Sie benötigen, um die Validität einzuschätzen. In einem solchen Fall sollten Sie darauf hinweisen, dass Sie abgesehen von den Aus-

sagen des Verfassers über zu wenig Informationen verfügen, um die Validität beurteilen zu können.

3. Führte der Autor Pilotstudien durch, um die Validität des Instruments zu prüfen?

4. Erwähnt der Autor im Diskussionsteil am Ende des Forschungsberichts die Verwendung von Daten aus der aktuellen Studie, um die Validität des Instruments zu überprüfen?

Rutledge und Raymon (2001) berichten in ihrer Studie mit dem Titel „Veränderungen des Wohlbefindens bei weiblichen Krebsüberlebenden nach der Teilnahme an einem Selbsthilfe-Wochenende" über die Reliabilität und Validität eines Instruments, das zur Messung der Lebensqualität bei Frauen mit Brustkrebs verwendet wird.

„Lebensqualität – Brustkrebs (*Quality of Life – Breast Cancer*, QOL-BC) (Ferrell et al. 1996) war ein neu entwickeltes Instrument, welches auf dem zuverlässigen und gültigen ‚Lebensqualität – Krebsüberlebende'-Instrument (*Quality of Life – Cancer Survivors*, QOL-CS) basierte (Ferrell, Dow, Leigh et al. 1995). Das 46 Items umfassende QOL-BC enthielt Items, die sich mit wichtigen Aspekten im Zusammenhang mit Brustkrebsüberlebenden befassten. Die Items repräsentieren die vier Bereiche von QOL: psychologisches Wohlbefinden (22 Items), physisches Wohlbefinden (acht Items), soziales Wohlbefinden (neun Items) sowie spirituelles Wohlbefinden (sieben Items). (…) Die einzelnen Items, Subskalen und QOL-Summenwerte reichten von 0 bis 10. Höhere Punktwerte deuteten auf eine höhere QOL hin. Die dokumentierte Reliabilität und Validität des QOL-CS-Instruments umfasste eine Test-Retest-Reliabilität über einen Zeitraum von zwei Wochen hinweg (r = 0,89) interne Konstanzreliabilität unter Verwendung von Cronbachs Alpha-Koeffizient (Subskalenwerte 0,81–0,93), inhaltsbezogene Gültigkeit mit einem Ausschuss von QOL-Forschenden und Onkologie-Pflegefachkräften sowie sowohl Konvergenz- als auch Divergenzvalidität mit bekannten Gruppen (Ferrell, Dow & Grant 1995). In der aktuellen Studie ergaben die Alpha-Reliabilitätstests für die Wohlbefinden-Subskalen vor der Durchführung des Selbsthilfe-Wochenendes (*n* = 59) folgende Werte: physisch 0,78, psychologisch 0,93, sozial 0,87 und spirituell 0,71. Für die QOL insgesamt betrug der Gesamtskalenwert 0,95" (S. 87).

Schlussfolgerungen: „Die *Healing Odyssey Retreats* (Selbsthilfe-Wochenenden) verbesserten die Gesamt-QOL-BC von Krebsüberlebenden, insbesondere deren Wohlbefinden in vier Bereichen" (S. 85).

Kritische Beurteilung

Die Angaben zu dem Instrument liefern genügend Informationen, um Reliabilität und Validität des Instruments kritisch beurteilen zu können. Das QOL-BC-Instrument wurde zum ersten Mal 1996 in der Literatur beschrieben (Ferrell, Grant, Funk, Garcia, Otis-Green & Schaffner 1996) und basiert auf einem umfassender angelegten Instrument zur Messung der Lebensqualität von Krebsüberlebenden. Es wurden neue Items hinzugefügt, die speziell für Überlebende von Brustkrebs relevant sind. Der Validitätstest, über den berichtet wird, bezieht sich auf die Verwendung des QOL-CS-Instruments und nicht auf das QOL-BC-Instrument, also auf das Instrument, das in der aktuellen Studie verwendet wurde. Das QOL-BC-Instrument wurde zwar getestet, Rutledge und Raymon (2001) liefern jedoch keine numerischen Ergebnisse dieses Tests. Lesern, die an den spezifischen Testergebnissen interessiert sind, werden jedoch die entsprechenden Literaturhinweise zur Verfügung gestellt. Die Auswirkung der zusätzlichen Items auf die Validität wurde offenbar noch nicht untersucht. Die Reliabilität der Subskalen und der Gesamtskalenwert in der aktuellen Studie sind hoch. Im Diskussionsteil berichten die Autoren über Analysen der einzelnen Items.

9.2 Reliabilität und Validität von physiologischen Messmethoden

Über die Reliabilität und Validität von physiologischen und biochemischen Messmethoden wird in veröffentlichten Studien in der Regel nicht berichtet. Es wird häufig zu Unrecht davon ausgegangen, dass physiologische Routinemessmethoden gültig und zuverlässig sind. Die am häufigsten verwendeten physiologischen Maße in Pflegestudien sind Blutdruck, Herzfrequenz, Gewicht und Körpertemperatur. Diese Maße werden häufig den Patientenakten entnommen, ohne Berücksichtigung ihrer Genauigkeit. Forschende, die physiologische Maße verwenden, sollten wissenschaftliche Belege für die Validität ihrer Maße zur Verfügung stellen. Gift und Soeken (1988) identifizieren fünf Begriffe, die für die Evaluierung von physiologischen Maßen wichtig sind: Treffgenauigkeit, Selektivität, Präzision, Sensibilität sowie Fehler.

Treffgenauigkeit:
Treffgenauigkeit ist insofern mit Validität vergleichbar, als dass der wissenschaftliche Nachweis für inhaltsbezogene Validität das Ausmaß betrifft, in dem ein Instrument das Konzept misst, das in der Studie definiert wurde. Es handelt sich also um eine Bewertung der Stimmigkeit der operationalen Definition. So können beispielsweise arterielle Blutgase eine genauere Messmethode für Sauerstoffsättigung sein als Pulsoxymetrie.

Selektivität:
„*Selektivität*, ein Element von Treffgenauigkeit, ist die Fähigkeit, den untersuchten physiologischen Parameter zu identifizieren und von anderen Parametern zu unterscheiden" (Gift & Soeken 1988, S. 129). Beispielsweise können in einem Elektrokardiogramm (EKG) die elektrischen Impulse, die vom Herzmuskel ausgehen, von ähnlichen Impulsen, die von den Skelettmuskeln ausgehen, unterschieden werden. Die inhaltsbezogene Validität biochemischer Messmethoden lässt sich dadurch bestimmen, indem man Experten für das verwendete Laborverfahren mit einbezieht oder den Hersteller der physiologischen Geräte kontaktiert, damit er die Eignung des Maßes für das untersuchte Konzept beurteilt.

Präzision:
Präzision ist der Grad der Konstanz oder Reproduzierbarkeit von Messungen mit physiologischen Instrumenten. Präzision ist also mit Reliabilität vergleich-

bar. Die Reliabilität der meisten physiologischen Instrumente wird durch den Hersteller bestimmt und ist Teil der Qualitätskontrolle. Die Rekalibrierung mechanischer Geräte wird in vielen physiologischen Studien verwendet, um die Präzision zu gewährleisten. In Anbetracht der Schwankungen der meisten physiologischen Maße ist eine Test-Retest-Reliabilität unangebracht.

Sensibilität:

„Die *Sensibilität* physiologischer Messmethoden hängt mit dem Veränderungsgrad eines Parameters zusammen, der präzise gemessen werden kann" (Gift & Soeken 1988, S. 130). Geht man davon aus, dass die Veränderungen sehr gering sind, muss das Instrument hochsensibel sein, um diese Veränderungen zu entdecken. So ist zum Beispiel eine einfache Personenwaage nicht ausreichend sensibel, um geringfügige Veränderungen des Gewichts anzuzeigen. Die Sensibilität des Instruments hängt auch mit der Stabilität zusammen. Stabilität wird im Hinblick auf die Kapazität des Systems beurteilt, nach einer fehlerhaften Eingabe zu einem stabilen Zustand zurückzukehren. Kehrt beispielsweise eine Waage gleich auf null (zu einem stabilen Zustand) zurück, nachdem das Gewicht entfernt wurde, oder beeinflusst ein instabiler Zustand der Waage auch die Messung des nächsten Items? Bei elektrischen Anlagen wird dies als „Driftfreiheit" bezeichnet (Gift & Soeken 1988).

Fehler bei physiologischen Messmethoden: Fehler bei physiologischen Messmethoden lassen sich auf eine ganze Reihe von Ursachen zurückführen. Umweltfaktoren wie Temperatur, Luftdruck oder statische Elektrizität können Messungen verändern. Veränderte Funktionsweisen von Geräten können infolge der Bedienung von mehreren Benutzern, durch Materialveränderungen oder unterschiedliche Verfahrensweisen oder auch infolge einer Kombination dieser Faktoren auftreten. Gerätefehler können mit der Kalibrierung oder der Stabilität des Geräts zusammenhängen. Elektronische Signale, die vom Gerät übertragen werden, können falsch interpretiert werden (Gift & Soeken 1988).

Biologisch begründete Veränderungen bei biochemischen Messmethoden können aufgrund von Faktoren wie Alter, Geschlecht, Körpergröße, Tagesrhythmus und Jahreszeitenzyklen auftreten. Das bedeutet, Veränderungen können durch die Ernährungsgewohnheiten von Patienten, durch Drogenkonsum, sportliche Betätigung oder Stressfaktoren verursacht werden. Materialien, Ausrüstung, Verfahrensweisen und die individuelle Durchführung von Messmethoden können Fehler verursachen. Auch bei der Aufzeichnung oder Speicherung von Messwerten können Fehler auftreten.

> Bei der Rezension einer Studie sollten Sie die Adäquatheit von Treffgenauigkeit, Selektivität, Präzision und Sensibilität aller physiologischen Messmethoden beurteilen, die in der Studie verwendet wurden. Dabei sollten Sie nicht vergessen, dass anfängliche Versuche, ein physiologisches Element zu messen, das für die Pflegepraxis von Bedeutung ist, wahrscheinlich weniger gültig sind als Messungen, die durch mehrere Studien verbessert wurden. Um spezifische Elemente physiologischer Messungen in der Pflegepraxis zu klären, ist viel Arbeit notwendig. Die Verwendung physiologischer Messmethoden in der Forschung erfordert noch größere Exaktheit als deren Verwendung in der Pflegepraxis.

Engle und Graney (2000) verwendeten die Total-Pulsamplitude *(Total Pulse Amplitude)* in einer Studie über die verhaltensbiologischen Effekte von therapeutischer Berührung *(therapeutic touch*, TT). Ein Effekt von TT ist Entspannung, die infolge von Reaktionen des autonomen Nervensystems auftritt. Doch wie werden Veränderungen im autonomen Nervensystem gemessen? Die Autoren verwendeten ein hoch sensibles physiologisches Maß: den Blutstrom kleiner Arterien in den tiefen Dermalschichten der Haut an den Extremitäten. Dieser Blutstrom, der durch das sympathische autonome Nervensystem beeinflusst wird, wird als Pulsamplitude bezeichnet. Eine höhere Total-Pulsamplitude korreliert mit Vasodilatation, während eine niedrigere Amplitude mit Vasokonstriktion korreliert.

Die Autoren beschreiben die Messung folgendermaßen:

„Der Medasonics®-Infrarotlicht-Sensor wurde leicht an der Spitze des Mittelfingers der linken Hand fixiert. Um Armbewegungen zu verhindern (Goetz 1940), wurde der Arm des Teilnehmers stabilisiert, indem, entsprechend des Protokolls von Hartwig und Kollegen (1994), er vollständig ausgestreckt und mit der Handfläche nach oben auf einer 45-Grad-Schiene gelagert wurde. Ein Acht-Kanal-Grass®-Aufzeichnungsgerät konvertierte Signale des Sensors in einheitliche zusammengesetzte Wellenformen, die bis zu 40 mm hoch waren, um die Pulsation darzustellen. (…) Der durchschnittliche Wert von drei Pulsamplitude-Wellenformmessungen, die zu Beginn, in der Mitte und am Ende eines jeden Zeitraums durchgeführt wurden, wurde für die Datenanalyse verwendet. Die Test-Retest-Reliabilität dieses Messprotokolls für die Total-Pulsamplitude für eine Vasokonstriktion mit Eiswasser wurde auf $r = {,}90$ für gesunde Freiwillige mittleren Alters geschätzt" (Hartwig et al. 1994, S. 289).

Es folgt eine kritische Beurteilung der Messung der Total-Pulsamplitude.

Treffgenauigkeit:
Die Treffgenauigkeit, also das Ausmaß, in dem das Instrument Reaktionen des autonomen Nervensystems misst (stellvertretend für Entspannung), ist unklar. Im Vergleich zu dem Wert, der vor der Anwendung von TT gemessen wurde, veränderte sich die Total-Pulsamplitude nach der TT-Intervention signifikant. Die Autoren nahmen an, dass TT Vasodilatation verursachen würde. Stattdessen stellten sie fest, dass infolge von TT Vasokonstriktion auftrat. Die Autoren vermuteten, dass „Vasodilatation möglicherweise im Plexus mesentericus der Teilnehmer auftrat, also in dem Bereich, der sich unmittelbar unter den Händen des TT-Therapeuten befand, mit einer korrespondierenden Reflex-Vasokonstriktion im peripheren Kreislauf der Teilnehmer" (S. 291–292). Dieser Effekt zeigte sich bei Teilnehmern, die TT erhielten, jedoch nicht bei jenen, die in der TT-Imitationsgruppe waren. Andere Variablen, die untersucht wurden, wie arterieller Blutdruck, Pulsfrequenz und Hauttemperatur, wurden durch TT nicht beeinflusst.

Selektivität:
Das Instrument ist hoch selektiv bei der Unterscheidung der Total-Pulsamplitude von anderen Parametern, wie Blutdruck, Pulsfrequenz und Hauttemperatur.

Präzision:
Es gibt keine Informationen darüber, ob die Präzision der Kalibrierung der Total-Pulsamplitude getestet wurde.
Sensibilität:
Die Beschreibung der Messmethode deutet darauf hin, dass das Instrument hoch sensibel ist. Es gibt jedoch keine spezifischen Informationen darüber, inwieweit Veränderungen gemessen werden können.

9.3 Messstrategien in der Pflege

Pflegewissenschaftliche Studien untersuchen die unterschiedlichsten Phänomene und benötigen daher eine ganze Reihe von unterschiedlichen Messinstrumenten. Viele Pflegephänomene wurden bislang nicht untersucht, da es (noch) keine Möglichkeit gibt, sie zu messen. Dies hat sowohl auf die klinische Praxis als auch auf die Forschung Auswirkungen. Der folgende Teil beschreibt einige der gängigsten Messansätze, die in der Pflegeforschung verwendet werden, darunter physiologische Messungen, beobachtende Messungen, Interviews, Fokusgruppen, Fragebogen und Skalen.

9.3.1 Physiologische Messungen

Aufgrund von Messproblemen liegen im Verhältnis zu Studien über die psychosozialen Dimensionen der Pflegepraxis weniger physiologische Pflegeforschungsstudien vor. Die ersten physiologischen Pflegestudien untersuchten grundlegende Pflegetätigkeiten, wie Mundpflege, Dekubituspflege, die Auswirkungen einer präoperativen Aufklärung auf die postoperative Genesung sowie die Infektionskontrolle im Zusammenhang mit Blasenkatheterisierung, intravenöser Therapie und Tracheotomiepflege. Selbst auf diesem verhältnismäßig einfachen Niveau war die Entwicklung von gültigen Methoden zur Messung der betreffenden Variablen schwierig und brachte einen hohen Zeit- und Kostenaufwand mit sich. Wie misst man beispielsweise Veränderungen bei einem Dekubitalgeschwür? Welche Kriterien können verwendet werden, um die Wirksamkeit einer Mundpflegemaßnahme zu bestimmen? Kreativität und ein Blick fürs Detail sind bei der Entwicklung von effektiven physiologischen Messstrategien unerlässlich.

Ein steigender Bedarf an Mitteln und Verfahren für die Messung von Pflegeresultaten führte auch zu einer vermehrten Durchführung von Pflegestudien, die physiologische Messmethoden beinhalten. Ein Resultat, das auf Interesse stößt, kann sowohl das Ergebnis aller Pflegemaßnahmen in einer bestimmten Pflegesituation sein als auch das Ergebnis einer bestimmten Pflegeintervention. Ein wichtiger Schwerpunkt von physiologischen Messungen besteht darin, Mittel und Verfahren zu finden, um direkt oder indirekt Veränderungen quantifizieren zu können, die bei physiologischen Variablen in der Pflegepraxis auftreten. Das wachsende Interesse an Ergebnismessmethoden erweiterte die Basis für physiologische Forschungen, so dass nun auch in der Praxis tätige Pflegefachkräfte an diesen Forschungen beteiligt sind. Die Anzahl an Pflegestudien, die sich ebenfalls physiologischer Messmethoden bedienen, ist in den letzten Jahren dramatisch gestiegen. Die detaillierte Beschreibung von physiologischen Messmethoden in einem Forschungsbericht sollte die genauen Verfahrensweisen, die verwendet wurden, sowie spezifische Beschreibungen der für die Messungen benutzten Geräte einschließen, wie es bei einigen der folgenden Beispiele der Fall ist.

Es gibt eine Vielzahl von Ansätzen zur Erlangung physiologischer Maße. Manche Messungen lassen sich relativ einfach durchführen und stellen eine Erweiterung der Messmethoden, die in der Pflegepraxis verwendet werden, dar, beispielsweise jene, mit denen Gewicht oder Blutdruck bestimmt werden. Andere Messungen sind zwar keineswegs schwierig durchzuführen, das Verfahren selbst erfordert jedoch eine phantasievolle Herangehensweise. Es gibt zum Beispiel Phänomene, die in der klinischen Praxis traditionell nur beobachtet, nicht aber gemessen werden. So werden manche physiologischen Maße anhand von Selbstberichten oder Fragebögen erhoben.

Covey, Larson, Alex, Wirtz und Langbein (1999) verwendeten Selbstberichte, um Informationen über Symptome von wahrgenommener Atemlosigkeit (*perceived breathlessness*, RPB) und Beinermüdung (*leg fatigue*, RPLF) bei Teilnehmern während der Ausübung einer sportlichen Betätigung zu erheben.

„Die Teilnehmer stuften die Symptome wahrgenommener Atemlosigkeit (RPB) und Beinermüdung (RPLF) während der letzten zehn Sekunden jeder Minute der sportlichen Betätigung ein, und zwar unter Verwendung der *Borg Category-Ratio Scale* (Borg 1982). Die Teilnehmer machten sich vor dem Test mit der Skala vertraut, und nach einem Skript wurden mündliche Anweisungen gegeben. Die Borg-Skala ist eine vertikale numerische Skala, die von 0 bis 10 reicht und mit kurzen Erläuterungen neben den Zahlen ausgestattet ist (Einstufung: ‚überhaupt nicht' bis ‚maximal')" (S. 11).

Daten über physiologische Parameter werden manchmal mit beobachtenden Datensammlungsmethoden erzielt.

Algase, Kupferschmid, Beel-Bates und Beattie (1997) maßen die Verhaltensweise des „Umherwanderns" bei kognitiv beeinträchtigten älteren Patienten, und zwar unter Verwendung von beobachtenden Methoden. Der folgende Text ist eine Beschreibung ihrer Methoden:

„Die Zyklen des Umherwanderns wurden anhand von Zeitstudientechniken gemessen. Die Beobachter zeichneten die Dauer jeder Episode des Umhergehens inklusive Anfangs- und Endpunkt mit dem ‚Datamyte 1010' (Allen-Bradley, Minnetonka, MN) auf. Der Datamyte 1010 ist ein tragbarer Computer mit programmierbarer Uhr, Festplattenspeicher und einer Speicherkapazität bis zu 64 Kilobyte. Außerdem wurde jede Bewegungsphase nach Impetus (selbst- oder fremdmotivierter Beginn) und Muster (direkt, ziellos, hin und her oder willkürlich) kodiert.

Die Daten wurden zur Analyse direkt auf einen Mikroprozessor heruntergeladen. Die Zyklusdauer wurde als die Zeit berechnet, die vom Beginn einer Episode des Umhergehens bis zum Beginn der nächsten verging. Die Dauer der Bewegungsphase war der Zeitraum vom Beginn einer Episode des Umhergehens bis zu ihrem Ende. Die Nicht-Bewegungsphase war die Zeit, die vom Ende einer Episode des Umhergehens bis zum Beginn der nächsten verstrich. Der Prozentsatz des Bewegungszyklus ergab sich aus der Bewegungsphase dividiert durch die Zyklusdauer (x 100). Alle Episoden des Umhergehens wurden beobachtet, es wurden jedoch nur die analysiert, die als selbstmotiviert kodiert worden waren. Von diesen wurde das ziellose Muster, das Hin-und-her-Muster und das willkürliche Muster als Umhergehen betrachtet, das direkte dagegen nicht" (S. 174).

Die Messung von physiologischen Variablen kann entweder direkt oder indirekt erfolgen. Direkte Maße haben eine größere Gültigkeit. Norman, Gadaleta und Griffin (1991) verwendeten in ihrer Studie sowohl direkte als auch indirekte Maße für Blutdruck. Die Messung von Blutdruckkurven mittels eines arteriellen Katheters bietet ein direktes Maß des Blutdrucks, während die Verwendung eines Stethoskops und eines Blutdruckmessgeräts ein indirektes Maß liefert.

Kotzer (1990) beschreibt eine kreative Methode, um indirekt die physiologischen Parameter von Kleinkindern, die noch nicht sprechen können, zu messen.
    „Herzfrequenz, Atmung und Mobilität werden durch Passiv-Bewegungssensoren überwacht, die in einer ins Kinderbett passende Matratze integriert sind. Die Daten werden direkt zu einem Computer übertragen, wo die physiologischen Aufzeichnungen analysiert werden und als ‚ruhiger Schlaf‘, ‚aktiver Schlaf‘, ‚Übergänge‘, ‚unbestimmt‘, ‚wach‘ und ‚Schreien‘ kategorisiert werden" (S. 50).

Manchmal werden physiologische Maße aus Labor- oder Röntgenergebnissen gewonnen. Auch in diesem Fall darf man erwarten, dass in der Studie der Prozess der Messwertgewinnung ebenso detailliert beschrieben wird.

Metheny et al. (1999) verwendeten ein Maß für den Bilirubingehalt in ihrer Studie über pH-Wert und Bilirubinkonzentration in der Aspirationsflüssigkeit aus Magensonden zur Voraussage der Schlauchplatzierung. Der folgende Text ist eine Beschreibung des Analyseprozesses des Bilirubingehalts der Aspirationsflüssigkeit aus einer Magensonde.
    „Der pH wurde anhand des ‚Beckman pHI 10 pH-Meters‘ gemessen (Beckman Instruments Inc., Fullerton, Kalifornien), der bis zu zwei Dezimalstellen genau ist. Die Proben wurden zentrifugiert und dann auf ihren Bilirubingehalt hin geprüft, und zwar in einem Forschungslabor, das eine Spezialausrüstung für die Messung des Gesamtbilirubingehalts im Serum verwendete (SIGMA Diagnostics, Verfahren #552, St. Louis). Die Bestimmung von Bilirubin in diesem Test (eine Abwandlung des Verfahrens, das von Hillmann und Beyer [1967] beschrieben wurde) basiert auf der Reaktion von Bilirubin mit diazotiertem Chloranilin, bei der ein farbiges Produkt entsteht, das proportional zu der Bilirubinkonzentration ist.
    Absorptionsmessungen wurden bei 540 nm auf einem ‚UV/VIS-Lambda-2-Spektrometer‘ durchgeführt (Perkin Elmer Corp., Analytical Instruments, Norwalk). Im Vorfeld jeder Analyse wurde das Spektrophotometer mit Standard-Bilirubinlösungen kalibriert (SIGMA Diagnostics). Die Resultate wurden in Milligramm pro Deziliter (mg/dl) gemessen" (S. 192).

Die Autoren fanden heraus, dass die mittleren pH-Werte in der Lunge (7,73) und im Darm (7,35) beträchtlich höher waren als der mittlere pH-Wert im Magen (3,90). Die durchschnittlichen Bilirubinwerte waren in der Lunge (0,08 mg/dl) und im Magen (1,28 mg/dl) beträchtlich niedriger als im Darm (12,73 mg/dl). Durch die Kopplung der beiden Werte konnte eine korrekte Voraussage über die Platzierung der Magensonde getroffen werden.

Die Autoren lieferten exzellente Details über die Laboranalysen des pH-Wertes und die Messungen des Bilirubingehalts. Der Bericht verweist auf die Treffgenauigkeit der Messungen des pH-Werts, die Häufigkeit, mit der das Spektrometer rekalibriert wurde, und die Präzision der Ergebnisse, die in Milligramm pro Deziliter gemessen wurden.

Bei der kritischen Beurteilung von physiologischen Messmethoden sollten Sie die folgenden Fragen stellen:
1. Wird die Messmethode klar und deutlich beschrieben?
2. Ist die Messmethode direkt oder indirekt?
3. Wie treffgenau, präzise, selektiv und sensibel ist das Maß?

9.3.2 Beobachtende Messungen

Obwohl *beobachtende Messungen* vor allem in der qualitativen Forschung verwendet werden, werden sie bis zu einem gewissen Grad in allen Forschungstypen eingesetzt. Unstrukturierte Beobachtungen umfassen die spontane Beobachtung und Aufzeichnung dessen, was wahrgenommen wird. Obgleich unstrukturierte Beobachtungen dem Beobachter Freiheiten lassen, besteht ein gewisses Risiko, dass die Objektivität verloren geht, und dass der Beobachter sich nicht an alle Details des beobachteten Ereignisses erinnert. Bei strukturierten beobachtenden Messungen definiert die Forschende sorgfältig, was beobachtet werden soll, und wie die Beobachtungen ablaufen, aufgezeichnet und kodiert werden. In den meisten Fällen wird ein Kategorisierungssystem entworfen, um die beobachteten Verhaltensweisen oder Ereignisse zu organisieren und zu sortieren. Häufig werden Checklisten verwendet, um festzuhalten, ob eine Verhaltensweise auftritt oder nicht. Bewertungsskalen erlauben es dem Beobachter, die Verhaltensweise oder das Ereignis zu beurteilen. Auf diese Weise werden mehr Informationen für die Analyse zur Verfügung gestellt, als das bei dichotomen Daten der Fall ist, die lediglich darauf hinweisen, ob die Verhaltensweise auftritt oder nicht.

Die Beobachtung ist tendenziell subjektiver als andere Messarten und wird daher oft für weniger glaubwürdig erachtet. Jedoch stellt dieser Ansatz in vielen Fällen die einzige Möglichkeit dar, um wichtige Daten für den Wissensbereich der Pflege zu gewinnen. Wie bei allen Messarten ist Konstanz sehr wichtig, was bedeutet, dass die Dokumentation der Interrater-Reliabilität unabdingbar ist.

Holditch-Davis et al. (2001) wandten beobachtende Methoden an, um Interaktionen zwischen Müttern und Kleinkindern aufzuzeichnen, und zwar im Zusammenhang mit einer Studie über elterliche Fürsorge und Entwicklungsresultate bei Kleinkindern, deren Mütter HIV-infiziert waren. Die Beobachtungen erfolgten bei verschiedenen Hausbesuchen, als die Kinder zwölf, 18 und 24 Monate alt waren. Die Datensammlung fand immer dann statt, wenn die Kinder wach waren und nicht gefüttert werden mussten.

„Während der einstündigen Beobachtung wurden 17 Verhaltensweisen der Mütter und zwölf Verhaltensweisen der Kleinkinder, jede über einen Zeitraum von zehn Sekunden hinweg, schriftlich festgehalten, und zwar unter Verwendung einer Eins-null-Stichprobentechnik. Das Ende eines jeden Zehn-Sekunden-Intervalls wurde dem Beobachter über einen Kopfhörer, der mit einem kleinen elektronischen Timer verbunden war, signalisiert (Holditch-Davis & Thoman 1988, Miller & Holditch-Davis 1992, Tesh & Holditch-Davis 1997). In dieser Studie wurden fünf Mutter-Variablen verwendet: negativ (eine negative Emotion gegenüber dem Kind), positiv (eine positive Emotion gegenüber dem Kind), mit dem Kind spielen, sprechen und interagieren (mit dem Kind sprechen, es berühren, vor ihm gestikulieren, mit ihm spielen). Um der unterschiedlichen Dauer dieser Beobachtungen gerecht zu werden, wurden diese Variablen als Prozentanteile der Gesamtbeobachtung gemessen. Die Prozentanteile wurden berechnet, indem die Anzahl der Zehn-Sekunden-Intervalle, in denen eine Verhaltensweise auftrat, durch die Anzahl der Zehn-Sekunden-Intervalle der Beobachtung insgesamt geteilt wurde.

Vier Personen führten die Beobachtungen durch. Bevor sie begannen, erzielte jeder Beobachter eine Interrater-Reliabilität von mindestens 85 Prozent hinsichtlich der exakten Übereinstimmung über die Art von Ereignissen, die beobachtet werden sollten. Dazu wurden Beobachtungen bei Freiwilligen mit Kindern oder Studienteilnehmerinnen zeitgleich mit einem Forschenden kodiert, der Erfahrung mit der Verhaltensbeobachtung hatte. Drei bis sechs Monate Praxis waren notwendig, bevor eine anfängliche Reliabilität erzielt wurde. Die fortwährende Interrater-Reliabilität für die Beobachtung wurde die gesamte Studie über ungefähr bei jeder zweiten Beobachtungssitzung bestimmt, indem zwei Beobachter gemeinsam eine Beobachtung durchführten. Cohens Kappa-Koeffizient* war 0,75 für negative, 0,90 für positive Verhaltensweisen, 0,85 für Spielen, 0,85 für Sprechen und 0,82 für Interaktion" (S. 7–8).

Die Autoren fanden heraus, dass mentale Entwicklung und adaptives Verhalten mit steigendem Alter des Kindes abnahmen. Kleinkinder, bei denen die Hauptpflegeperson wechselte, zeigten ein geringeres motorisches und adaptives Verhalten. Im Gegensatz dazu hingen größere positive Aufmerksamkeit und größere negative Kontrolle mit einem besseren mentalen, motorischen und adaptiven Verhalten zusammen.

Holditch-Davis et al. (2001) identifizierten und definierten deutlich, welche Beobachtungen dokumentiert werden sollten. Die Dauer der Beobachtungen (Zehn-Sekunden-Intervalle über eine Stunde hinweg) wurde elektronisch kontrolliert. Die Methoden, mit denen die Beobachtungen aufgezeichnet wurden, werden genau beschrieben. Die Beobachter wurden im Vorfeld der Studie über

---

* Anmerkung der Gutachterin: Cohens Kappa-Koeffizient ist auch ein Maß der Interrater-Reliabilität. Diese Methode kann allerdings nur bei der Überprüfung der Übereinstimmung von zwei Beobachtern angewendet werden.

einen Zeitraum von drei bis sechs Monaten hinweg und dann wiederholt während des Datensammlungsprozesses geschult. Die Interrater-Reliabilität war hoch, was darauf hindeutet, dass das Beobachtungstraining sehr erfolgreich war. Alle zehn Sekunden zeichneten die Beobachter ihre Beobachtungen schriftlich auf und notierten eine Eins, wenn das kodierte Verhalten auftrat, und eine Null, wenn dies nicht der Fall war. Dies ermöglichte ihnen, während der Zehn-Sekunden-Spanne multiple Verhaltensweisen zu dokumentieren.

Bei der kritischen Beurteilung von beobachtenden Maßen könnten Sie die folgenden Fragen stellen:
1. Wird der Gegenstand der Beobachtung deutlich identifiziert und definiert?
2. Wird die Interrater-Reliabilität beschrieben?
3. Werden die Methoden zur Dokumentation der Beobachtungen beschrieben?

9.3.3 Interviews

Ein *Interview* beinhaltet verbale Kommunikation zwischen der Forschenden und dem Teilnehmer, bei der der Forschenden Informationen zur Verfügung gestellt werden. Obgleich diese Messstrategie vor allem bei qualitativen und deskriptiven Studien verwendet wird, kann sie auch bei anderen Studienarten eingesetzt werden. Eine ganze Reihe von Ansätzen kann zur Durchführung eines Interviews herangezogen werden, von einem gänzlich *unstrukturierten Interview*, bei dem der Inhalt vollständig vom Teilnehmer kontrolliert wird, bis zu einem *strukturierten Interview*, bei dem der Inhalt dem eines Fragebogens gleicht, wobei die möglichen Antworten von der Forschenden sorgfältig entworfen wurden.

Unstrukturierte Interviews können durch eine weit gefasste Frage eingeleitet werden, wie „Beschreiben Sie mir Ihre Erfahrung mit …". Nachdem das Interview begonnen hat, besteht die Aufgabe des Interviewers darin, den Teilnehmer zum Sprechen zu ermutigen, wobei er bestimmte Methoden einsetzt, wie Kopfnicken oder Äußerungen, die Interesse bekunden. In manchen Fällen kann der Teilnehmer auch ermuntert werden, einen bestimmten Gesichtspunkt des Diskussionsthemas weiterauszuführen.

Bei strukturierten Interviews verwendet die Forschende bestimmte Strategien, um den Inhalt des Interviews zu kontrollieren. Die Fragen, die der Interviewer stellt, entwickelt die Forschende vor Beginn der Datensammlung und legt ihre Reihenfolge genau fest. In manchen Fällen kann der Interviewer auf die Bedeutung der Frage eingehen oder die Frage umformulieren, damit der Teilnehmer besser versteht. In stärker strukturierten Interviews wird der Interviewer jedoch angeleitet, die Frage genau so zu stellen, wie sie entworfen wurde.

Da Pflegefachkräfte bei der Informationssammlung zur Pflegeplanung häufig Interviewtechniken verwenden, ist ihnen die Dynamik der Interviewführung vertraut. Die Techniken, mit denen Messungen für die Forschung durchgeführt werden, stellen jedoch höhere Anforderungen. Die Durchführung von Interviews ist eine flexible Methode, die es der Forschenden gestattet, Bedeutungen eingehender zu untersuchen als mit anderen Methoden. Zwischenmenschliche Fähigkeiten können eingesetzt werden, um die Kooperation des Befragten zu erhöhen und dadurch mehr Informationen zu erhalten. Da Interviews im Vergleich zu Fragebögen eine größere Resonanz haben, wird mit Interviews häufig eine repräsentativere Stichprobe erzielt. Interviews gestatten die Datensammlung auch bei Teilnehmern, die aller Wahrscheinlichkeit nach keinen Fragebogen ausfüllen würden oder können, zum Beispiel weil sie sehr krank sind oder ihre Lese-, Schreib- oder Ausdrucksfähigkeiten beschränkt sind.

Interviews sind eine Form des Selbstberichts, und man muss davon ausgehen, dass die gelieferten Informationen korrekt sind. Aufgrund des Zeit- und Kostenaufwands ist die Stichprobengröße in der Regel limitiert. Verzerrungen der Teilnehmerantworten, die per se subjektiv sind, stellen immer eine Gefahr für die Validität der Ergebnisse dar, ebenso wie die Inkohärenz bei der Datensammlung von Teilnehmer zu Teilnehmer.

Hatton (1997) führte Interviews, um Daten für eine Studie zu sammeln, die „Die Bewältigung von Gesundheitsproblemen bei obdachlosen Frauen mit Kindern in einem Übergangsheim" untersuchte. Die Autorin beschreibt den Datensammlungsprozess folgendermaßen:

„Die Forschende führte 30 eingehende, semi-strukturierte Interviews mit einer Gefälligkeitsstichprobe bei Frauen durch, die in einem Übergangsheim lebten. Die Stichprobe setzte sich aus 13 latino-amerikanischen, elf weißen und sechs afro-amerikanischen Frauen zusammen. Die typische Befragte war zwischen 20 und 30 Jahre alt. Die Forschende interviewte jede Frau mindestens einmal und erhielt in den meisten Fällen zusätzliche Daten bei späteren informellen Gesprächen. Zu den Fragen, die während des Interviews gestellt wurden, gehörten: Wie geht es Ihnen gesundheitlich? Was bewegt Sie dazu, zu sagen, dass es Ihnen gesundheitlich gut bzw. schlecht geht? Machen Sie sich gegenwärtig wegen bestimmter Erkrankungen Sorgen? Was wollen Sie dagegen unternehmen? Hatten Sie jemals eine Erkrankung, die lange andauerte? Wann haben Sie zuletzt einen Gesundheitsanbieter – eine Pflegekraft oder einen Arzt – aufgesucht? Auf jede Frage wurde ausführlich eingegangen, wobei die Forschende nachfragte, wie die Befragten verschiedene Symptome wahrnahmen, wie sie mit deren Bedeutsamkeit umgingen, und was sie von verschiedenen Behandlungen hielten.

Bei den Interviews mit den spanisch sprechenden Frauen ($n = 10$) assistierte eine Dolmetscherin. Die Forschende machte die sehr erfahrene Dolmetscherin mit dem Zweck der Studie vertraut. Nach jedem Interview setzten sich die beiden zusammen, um die Antworten der Frauen durchzugehen und deren Bedeutung zu diskutieren.

Die Interviews dauerten zwischen 30 Minuten und zwei Stunden, je nach Wunsch der Teilnehmerinnen und in Abhängigkeit von der Zeit, die die Frauen, die ja die Verantwortung für die Kinderbetreuung trugen, aufbringen konnten. Bis auf zwei der Befragten hatten alle Kinder; die beiden Frauen ohne Kinder waren schwanger. Zu Beginn der Studie zeichnete die Forschende die Interviews auf Band auf und transkribierte sie dann wörtlich ($n = 7$). Im Verlauf der Studie machten die Frauen sie jedoch darauf aufmerksam, dass sie eine Aufzeichnung der Interviews nicht wünschten, weil sie über Themen sprachen, die sie als peinlich empfanden. Wie Vredevoe, Shuler und Woo (1992) bemerkten, kann das Mitteilen von Informationen ein methodisches Problem darstellen, wenn Forschungen im Obdachlosenmilieu betrieben werden. Daher zeichnete die Forschende die Interviews im späteren Teil der Studie nicht mehr auf, sondern machte ausführliche Notizen, die anschließend transkribiert wurden ($n = 23$)" (S. 34).

Bei der kritischen Beurteilung von Interview-Messmethoden in Studien könnten Sie folgende Fragen stellen:
1. Sprechen die Interview-Fragen Probleme an, die im Forschungsproblem ausgedrückt werden?
2. Sind die Interview-Fragen hinsichtlich des Forschungszwecks, der Forschungszielsetzungen und -fragen bzw. -hypothesen relevant?
3. Tendiert das Design der Fragen dazu, die Antworten der Teilnehmer zu verzerren?
4. Tendiert die Reihenfolge der Fragen dazu, die Antworten der Teilnehmer zu verzerren?

9.3.4 Fokusgruppen

Die Verwendung von Fokusgruppen in Pflegestudien ist eine relativ neue Strategie, die seit den späten 1980er Jahren eingesetzt wird. Dagegen werden Fokusgruppen in anderen Forschungsbereichen bereits seit langem eingesetzt. Die Methode dient verschiedenen Zwecken in der Pflegeforschung. Fokusgruppen werden verwendet, um qualitative Aspekte zu untersuchen, politische Leitlinien zu analysieren, Kundenzufriedenheit zu beurteilen, die Qualität von Pflege zu evaluieren, die Effektivität von öffentlichen Gesundheitsprogrammen zu untersuchen, professionelle Entscheidungen zu treffen, Instrumente zu entwickeln, Patientenpflegeprobleme zu erforschen, wirksame Interventionen und Ausbildungsprogramme zu entwickeln, verschiedene Patientenpopulationen zu untersuchen und Daten für begleitende Forschungsprojekte zu sammeln. Werden in einer Studie Fokusgruppen verwendet, liegt deren Zahl in der Regel zwischen einer und 50 Gruppen.

Fokusgruppen werden eingesetzt, um die Wahrnehmungen der Teilnehmer bezüglich eines eng gefassten Themas zu untersuchen, und zwar in einem Umfeld, das permissiv und nicht bedrohlich ist. Die Verwendung von Fokusgruppen stützt sich unter anderem auf die Annahme, dass die Gruppendynamik Menschen dazu ermutigen kann, ihre Ansichten in einer Weise auszudrücken und zu verdeutlichen, wie das in einem Einzelinterview wohl kaum der Fall wäre. Die Gruppe kann jenen, die ängstlich oder Forschenden gegenüber misstrauisch sind, ein Gefühl der Sicherheit vermitteln. In Fokusgruppen werden viele verschiedene Kommunikationsformen verwendet, wie auf den Arm nehmen, streiten, Spaß machen oder Witze erzählen. Nonverbale Ansätze wie Gestik, Mimik und andere Formen der Körpersprache kommen ebenfalls zum Einsatz. Alltägliche Formen der Kommunikation können uns ebenso viel – wenn nicht mehr – darüber verraten, was Menschen wissen oder erleben. Die

Rekrutierung der passenden Teilnehmer für die jeweilige Fokusgruppe ist essenziell, denn sie stellt die häufigste Fehlerquelle bei Forschungen mit Fokusgruppen dar. Jede Fokusgruppe sollte sechs bis zehn Teilnehmer umfassen. Eine kleinere Teilnehmerzahl führt tendenziell zu unproduktiven Diskussionen. In den meisten Fällen sollen sich die Teilnehmer untereinander nicht kennen. Dies ist jedoch nicht immer möglich, vor allem wenn professionelle Gruppen wie Pflegefachkräfte im Krankenhaus oder Pflegelehrkräfte die Zielgruppe sind. Die Forschende kann eine gesteuerte Stichprobenauswahl durchführen und so Personen auswählen, die über die gewünschte Sachkenntnis verfügen. In anderen Fällen können die Teilnehmer über die Medien, durch Aushänge oder Anzeigen gesucht werden.

Segmentierung nennt man den Prozess, bei dem Teilnehmer mit gemeinsamen Eigenschaften auf Fokusgruppen verteilt werden. Die Auswahl von Teilnehmern, die sich hinsichtlich ihres Lebensstils, ihrer Erfahrungen, Ansichten und Eigenschaften ähneln, ermöglicht eine offenere Diskussion. Die Validität steigt, wenn mehrere Fokusgruppen eingesetzt werden; Teilnehmer werden je nach Eigenschaften separaten Gruppen zugewiesen. Diese Eigenschaften können Alter, Geschlecht, sozialer Status, ethnische Zugehörigkeit, Kultur, Lebensstil oder Gesundheitszustand sein. In manchen Fällen kann die Zusammensetzung der Gruppe natürlich sein, wenn zum Beispiel verschiedene Individuen, die miteinander arbeiten, eine Gruppe bilden.

Die Auswahl erfolgversprechender Moderatoren ist ebenso entscheidend wie die Auswahl der passenden Teilnehmer. Der Moderator muss die Teilnehmer dazu zu bringen können, über das gewünschte Thema zu sprechen. In manchen Fällen sollten sowohl ein Moderator als auch ein Assistent anwesend sein. Ein guter Moderator ermutigt die Teilnehmer, miteinander zu interagieren, Ideen zu formulieren, und nie zuvor artikulierte kognitive Strukturen zu entdecken. Er sollte darüber hinaus stets neutral und nicht wertend sein. Ist das Thema sehr sensibel, sollte er dazu beitragen, dass sich die Teilnehmer unbefangen fühlen. Dies kann durch den Einsatz eines Moderators erreicht werden, der bestimmte Eigenschaften mit den Gruppenteilnehmern gemein hat.

Das Setting sollte entspannt sein und jedem Teilnehmer genügend Raum bieten, um bequem in einer Runde Platz nehmen und Augenkontakt mit allen Teilnehmern halten zu können. Die Gruppe sollte sich in einem Raum treffen, in dem gute akustische Verhältnisse herrschen, so dass eine qualitativ hochwertige Tonbandaufzeichnung der Sitzungen erfolgen kann. Die Sitzungen dauern in der Regel ein bis zwei Stunden wenngleich sich manche auch über einen ganzen Nachmittag hinziehen können oder sich in einer ganzen Serie fortsetzen.

Daten, die von Fokusgruppen gesammelt werden, werden auf die gleiche Weise analysiert wie in qualitativen Studien gewonnene Daten. Jedoch sind Daten von Fokusgruppen überaus komplex und erfordern eine Analyse auf mehreren Ebenen: jeweils im Hinblick auf die Reaktionen einer einzelnen Person, verschiedener Personen derselben Gruppe sowie im Gruppenvergleich. Wichtig ist, den Grad der Übereinstimmung und das Interesse an dem der Diskussion zu Grunde liegenden Thema zu berücksichtigen. Ebenso ist die Analyse von abweichenden Meinungen und Minderheitenmeinungen von Bedeutung. Auch der Kontext, in dem die Aussagen gemacht werden, ist für die Analyse entscheidend (Morgan 1995).

Jones und Broome (2001) leiteten Fokusgruppen mit afro-amerikanischen Jugendlichen, um Empfehlungen für Strategien zu erhalten, die die Rekrutierung und Verweildauer bei Interventionsstudien fördern können. Sie beschreiben den Prozess folgendermaßen:

„An dieser Studie waren 15 afro-amerikanische Jugendliche im Alter zwischen 13 und 17 Jahren beteiligt. Die Jugendlichen nahmen an einer von drei Fokusgruppen teil, die sich durch Gruppengröße, Geschlecht und Art des chronischen Zustands unterschieden. Die drei Fokusgruppen umfassten Jugendliche, denen es gesundheitlich gut ging ($n = 7$), die an einer Sichelzellenanämie (*sickle cell disease*, SCD) (SCD, $n = 5$) oder an Diabetes ($n = 3$) litten. Die gesunde Gruppe (*well group*, WG) mit Jugendlichen, bei denen keinerlei gesundheitliche Probleme oder Krankheiten bekannt waren, diente als Vergleichsgruppe. Die andere Gruppe setzte sich aus Jugendlichen zusammen, bei denen SCD diagnostiziert worden war, und die Jugendlichen in der Diabetes-Gruppe (DG) hatten alle den insulinpflichtigen Typ-I-Diabetes. Die Teenager mit SCD wurden rekrutiert, weil die umfangreiche Interventionsstudie, die zu einem späteren Zeitpunkt durchgeführt werden sollte, für Teenager mit chronischen Schmerzen konzipiert war. Die Teenager mit Diabetes wurden ausgewählt, um ihre Antworten mit denen der gesunden Teenager und denen der an SCD Erkrankten zu vergleichen und um festzustellen, ob ihre Probleme krankheitsfokussiert waren oder auf alle Jugendlichen mit einem chronischen Krankheitsbild verallgemeinert werden konnten.

Es wurde ein strukturierter Fokusgruppen-Interviewleitfaden entwickelt, der 15 Fragen enthielt, die Aufschluss über die Vorstellungen der Jugendlichen hinsichtlich der Strategien, Wahrnehmungen und Bedenken boten, die im Zusammenhang mit der Rekrutierung und Verweildauer von Jugendlichen in der Forschung standen. Der Interviewleitfaden spielte bei der Kontrolle von Variabilität zwischen den Diskussionen der drei Fokusgruppen eine wichtige Rolle. Die Fragen boten Aufschluss über die Wahrnehmungen und Empfehlungen der Jugendlichen bezüglich potenzieller Symptom-Management-Interventionen (Selbstmanagement einer Krankheit, Kunst, Entspannung und Metaphorik), Unterrichtsstrukturen und -inhalte, Eigenschaften von Lehrern und spezifischer Anreize bzw. Entmutigungen. Zusätzliche vertiefende Fragen dienten dazu, spezifische und detailliertere Informationen zu gewinnen (zum Beispiel um Aussagen wie ‚jemand, der unsere Sprache spricht‘ klarzustellen).

Jede Fokusgruppendiskussion wurde auf Band aufgenommen und anschließend transkribiert. Die Tonbänder wurden gelöscht, nachdem die Forschenden sie abgehört und transkribiert und anschließend die Genauigkeit der Transkription überprüft hatten. Die Vertraulichkeit der transkribierten Daten wurde gewährleistet, indem nur die Vornamen der Jugendlichen aufgeführt wurden. Nach jeder Fokusgruppensitzung notierten die Forschenden außerdem ihre Gedanken, Eindrücke und die Ereignisse, die den Bezugsrahmen und die Prozesse der Gruppe widerspiegelten" (S. 90–91).

Nach der Datenanalyse fassten die Autoren ihre Resultate zusammen:

„Zu den wichtigen Faktoren, die beachtet werden mussten, damit die Jugendlichen ‚zur Sache‘ kamen, gehörte eine ehrliche Aufklärung darüber, inwiefern sie und andere von den Forschungen profitieren konnten, was von ihnen erwartet wurde und worin die Anreize bestanden. (…) Zu den Anregungen, wie das Interesse von Teenagern an Forschungsstudien geweckt und aufrechterhalten werden kann, gehörten die offene und ehrliche Kommunikation zwischen den Forschenden, den Jugendlichen und ihren Eltern, bestimmte Anreize sowie Wahlfreiheit und die aktive Beteiligung an der Forschungsintervention. (…) Die Anwendung offener und respektvoller Kommunikationsstrategien mit den Teenagern, das Bekunden von Respekt für ihre Beiträge und die Bereitschaft, ihnen zuzuhören, wurden als entscheidend betrachtet, um ihre kontinuierliche Teilnahme an den Sitzungen zu sichern. (…) Die Jugendlichen wiesen auch darauf hin, dass die Forschenden das Potenzial für familiäre Konflikte anerkennen sollten (zum Beispiel den Mangel an Transportmöglichkeiten oder die Pflicht der Jugendlichen, als Babysitter zu fungieren), die ihre Anwesenheit bei den Sitzungen möglicherweise beeinträchtigen konnten" (S. 92–93).

> Bei der kritischen Beurteilung einer Fokusgruppenstudie, sollten Sie die folgenden Fragen berücksichtigen:
> 1. Worin bestand das Ziel der Fokusgruppe?
> 2. War die Gruppengröße hinsichtlich der Fokusgruppenmethode angemessen?
> 3. War die Gruppe ausreichend homogen, um offen diskutieren zu können?
> 4. Gelang es dem Moderatoren, die Diskussion auf das Thema zu konzentrieren?
> 5. Wurde das Ziel der Fokusgruppe erreicht?
> 6. Scheinen die Schlussfolgerungen eine gültige Darstellung der Diskussion wiederzugeben?
> 7. Wurden Minderheitenmeinungen identifiziert und erforscht?

9.3.5 Fragebögen

Ein *Fragebogen* ist ein vorgedrucktes Formular zur eigenständigen Beantwortung, das so entworfen wird, dass der Teilnehmer schriftlich oder mündlich Informationen preisgibt. Fragebögen werden manchmal als Befragungen bezeichnet, und eine Studie, bei der Fragebögen verwendet werden, kann als statistische Erhebung oder Umfrage bezeichnet werden. Die Informationen, die aus Fragebögen gewonnen werden, ähneln jenen, die aus Interviews gewonnen werden, wobei die Fragen jedoch tendenziell weniger tiefgründig sind. Grundsätzlich darf der Teilnehmer seine Antworten nicht weiter ausführen oder um die Erläuterung der Fragen bitten, und der Datensammelnde kann keine vertiefenden Fragen stellen. Jedoch werden jedem Teilnehmer die gleichen Fragen gestellt, und im Vergleich zu Interviews besteht bei Fragebögen ein geringeres Risiko für Verzerrung. Fragebögen werden häufig bei deskriptiven Studien eingesetzt, um ein breites Spektrum an Informationen zu sammeln, wie Fakten über den Teilnehmer, Fakten über Personen, Ereignisse oder Situationen, die dem Teilnehmer bekannt sind, oder Überzeugungen, Einstellungen, Meinungen, Kenntnisse oder Absichten des Teilnehmers. Ebenso wie Interviews können Fragebögen unterschiedlich strukturiert werden. Manche Fragebögen stellen offene Fragen, die der Teilnehmer schriftlich und mit eigenen Worten beantworten muss. Andere Fragebögen formulieren geschlossene Fragen, deren mögliche Antworten vom Forschenden vorgegeben werden. Eine relativ neue Variante ist der Einsatz von Computern bei der Sammlung von Fragebogendaten (Saris 1991).

Stotts, Henderson und Burns (1988) verwendeten einen Fragebogen, um das Rauchverhalten bei Pflegenden in Texas zu untersuchen. Die Items für diesen Fragebogen werden in Abb. 9.1 aufgeführt.

Obgleich Fragebögen – entweder direkt oder auf dem Postweg – an sehr große Stichproben verteilt werden können, ist die Rücklauf- und/oder Beantwortungsquote bei Fragebögen in der Regel niedriger als bei anderen Formen des Selbstberichts, insbesondere dann, wenn die Fragebögen per Post gesendet werden. Wenn die Rücklauf- und/oder Beantwortungsquote niedriger als 50 Prozent ist, muss die Repräsentativität der Stichprobe in Frage gestellt werden. Die Rücklauf- und/oder Beantwortungsquote bei Fragebögen, die per Post geschickt werden, ist normalerweise gering (25 bis 30 Prozent), was bedeutet, dass die Forschende häufig keine repräsentative Stichprobe erzielen kann, selbst wenn sie Zufallsstichprobenverfahren verwendet. Die Befragten versäumen es häufig, alle Fragen zu beantworten, was insbesondere bei langen Fragebögen der Fall ist. Dies kann die Validität des Instruments beeinträchtigen.

---

1. Rauchen Sie zurzeit Zigaretten?

   a. Nein
   b. Ja

2. Wie alt waren Sie, als Sie mit dem Rauchen anfingen?

a. Unter 15 Jahren	e. 18 Jahre	h. 21 Jahre
b. 15 Jahre	f. 19 Jahre	i. 22 Jahre
c. 16 Jahre	g. 20 Jahre	j. Über 22 Jahre
d. 17 Jahre		

3. Bevor Sie Ihre Pflegeausbildung begannen, wie viele Zigaretten rauchten Sie während Ihrer Pflegegrundausbildung, etwa durchschnittlich pro Tag?

a. Rauchte überhaupt nicht	d. 15 bis 24 Zigaretten pro Tag
b. Rauchte nicht jeden Tag	e. 25 bis 39 Zigaretten pro Tag
c. Weniger als 15 Zigaretten pro Tag	f. 40 Zigaretten oder mehr pro Tag

4. Wie viele Zigaretten rauchten Sie während Ihrer Pflegeausbildung ungefähr durchschnittlich pro Tag?

a. Rauchte überhaupt nicht	d. 15 bis 24 Zigaretten pro Tag
b. Rauchte nicht jeden Tag	e. 25 bis 39 Zigaretten pro Tag
c. Weniger als 15 Zigaretten pro Tag	f. 40 Zigaretten oder mehr pro Tag

5. Wie viele organisierte Kurse haben Sie absolviert, um mit dem Rauchen aufzuhören?

a. Keinen	d. Drei	g. Sechs
b. Eins	e. Vier	h. Sieben
c. Zwei	f. Fünf	i. Mehr als sieben →

---

6. Wie lange war der längste zusammenhängende Zeitraum, in dem Sie nicht geraucht haben?

   a. Habe nie aufgehört
   b. Weniger als einen Tag
   c. Weniger als eine Woche
   d. Weniger als einen Monat

   e. Mehr als einen Monat, aber weniger als ein Jahr
   f. Mehr als ein Jahr, aber weniger als drei Jahre
   g. Drei Jahre oder mehr

7. Abgesehen davon, was Sie derzeit zu erreichen glauben, was würden Sie am liebsten tun?

   a. Mit dem Rauchen aufhören
   b. Weniger rauchen
   c. Nur ein bisschen weniger rauchen

   d. Bin mir nicht ganz sicher
   e. So viel rauchen wie zurzeit

Abb. 9.1: Beispiele für Items eines Raucher-Fragebogens.

Bei der kritischen Beurteilung einer veröffentlichten Studie, bei der Fragebögen eingesetzt wurden, sollten Sie beurteilen, ob der Fragebogen dazu geeignet ist, um die Konzepte zu messen, die für die Studie von Bedeutung sind (wissenschaftlicher Beleg für inhaltsbezogene Gültigkeit). In den meisten Studien wird lediglich eine kurze Beschreibung des Fragebogens geliefert. In der Regel liegt Ihnen der Fragebogen selbst bei einer Publikation nicht zur Überprüfung vor. Vergleichen Sie die Beschreibung des Fragebogeninhalts mit den konzeptionellen Definitionen, die die Fragen reflektieren sollen. Suchen Sie nach Informationen zur inhaltsbezogenen Validität. Falls der CVI (*Content Validity Index*) verwendet wurde, sollte der erreichte Wert angegeben werden.

Bei den meisten Fragebogenanwendungen analysieren Forschende die Daten nur auf der Ebene von individuellen Items, anstatt die einzelnen Items zu addieren und die Gesamtwerte bzw. Summenwerte zu analysieren. Die Antworten zu den Items werden normalerweise auf der nominalen oder ordinalen Ebene gemessen. Da die einzelnen Items eine Vielzahl an Themen ansprechen können, die mit dem Forschungsgebiet assoziiert werden, ist es wenig sinnvoll zu versuchen, die Reliabilität des Fragebogens anhand von Homogenitätstests zu bestimmen.

Kaas, Dehn, Dahl, Frank, Markley und Herbert (2000) verwendeten einen Fragebogen in ihrer Studie mit dem Titel „Überblick über die Zusammenarbeit in der Verschreibungspraxis: Sichtweisen von Clinical Nurse Specialists (CNS)* in der Psychiatrie und Psychiatern". Sie beschrieben den Fragebogen folgendermaßen:

---

* Anmerkung der Gutachterin: Clinical Nurse Specialists sind wie Nurse Practitioners speziell ausgebildete Pflegefachkräfte auf dem Masterlevel, die im Vergleich zu deutschen Pflegekräften über wesentlich mehr Befugnisse verfügen (zum Beispiel Verschreiben von Medikamenten).

„Die Forschenden entwickelten einen 34-Item-Fragebogen, um die Merkmale, Rollentätigkeiten, Verantwortlichkeiten, Ergebnisse und die Zufriedenheit bei der Zusammenarbeit von CNSs und Psychiatern zu identifizieren. Zu den demographischen Informationen gehörten Alter, Geschlecht, Arbeitsumfeld, psychiatrische Spezialisierung, Abschluss, Zahl der Dienstjahre in der Praxis, Anzahl der Dienstjahre, in denen Verschreibungen vorgenommen werden (CNS), und Anzahl der Jahre, in denen eine kollaborative Verschreibungspraxis besteht. Ein Expertenausschuss mit fünf Advanced Practice Psychiatric Nurses* mit Verschreibungsbefugnis und zwei zusammenarbeitende Psychiater überprüften den Fragebogen auf seine inhaltsbezogene Gültigkeit und wie einfach die Fragen beantwortet werden konnten. Zu jeder Frage erhielten die Teilnehmer eine Liste von möglichen Antworten und wurden gebeten, die auf sie zutreffende Antwort anzukreuzen. Die Befragten sollten die Merkmale der Zusammenarbeit identifizieren, die gegenwärtig ihre Praxis bestimmte. Die Zufriedenheit wurde anhand einer Likert-Skala gemessen, wobei die Eins für ‚sehr unzufrieden‘ und die Fünf für ‚sehr zufrieden‘ stand“ (S. 225).

Resultate: „Eine gute Kommunikation, Vertrauen, gemeinsame Zielsetzungen bezüglich der Patientenergebnisse, gemeinsame professionelle Werte sowie Respekt vor klinischer Kompetenz wurden als wichtige Voraussetzungen für eine effektive Zusammenarbeit ausgemacht. Die CNSs identifizierten wachsende berufliche Perspektiven und Arbeitszufriedenheit als professionellen Nutzen, während die Psychiater die Aufteilung der Arbeitsbelastung angaben“ (S. 222).

9.3.6 Skalen

Die *Skala*, eine Form des Selbstberichts, ist im Vergleich zum Fragebogen ein präziseres Mittel, um Phänomene zu messen. Die meisten Skalen messen psychosoziale Variablen. Skalentechniken können jedoch auch dazu verwendet werden, um Selbstberichte über physiologische Variablen wie Schmerz, Übelkeit oder funktionelle Kapazität zu erhalten. Die verschiedenen Items auf den meisten Skalen werden zusammengefasst, um einen einzigen Skalengesamtwert zu erhalten. Diese Skalen werden als „zusammengefasste oder summierte Skalen“ (summated scales) bezeichnet. Wenn der Gesamtwert einer Skala verwendet wird, treten weniger systematische Fehler und Zufallsfehler auf. Die verschiedenen Items einer Skala erhöhen die Dimensionen des Konzepts, die in einem Instrument reflektiert werden. Zu den verschiedenen Arten von Skalen, die im folgenden Abschnitt beschrieben werden, gehören Bewertungsskalen, Likert-Skalen, semantische Differenzialskalen sowie visuelle Analogskalen.

---

* Anmerkung der Gutachterin: „Advanced Practice“ steht für die Weiterbildung zum Master in einem speziellen Fachbereich (hier Psychiatric Practice). Der Titel bzw. Degree, der erworben wird, ist entweder CNS oder NP, je nach absolviertem Studiengang.

9.3.6.1 Bewertungsskalen

Bewertungsskalen stellen die einfachste Maßform dar, die bei Skalentechniken verwendet wird. Eine Bewertungsskala listet eine geordnete Reihe von Kategorien einer Variablen auf, und man geht davon aus, dass sie auf einem Kontinuum basiert. Jeder Kategorie wird ein numerischer Wert zugeordnet. Die Feinheit der Unterscheidungen zwischen den Kategorien wechselt von Skala zu Skala. Bewertungsskalen werden auch im Alltag verwendet. In Unterhaltungen kann man Aussagen hören, wie „Auf einer Skala von eins bis zehn würde ich das bei X einstufen". Diese Art von Skala wird häufig bei beobachtenden Messungen eingesetzt, um die Datensammlung anzuleiten. Burns (1974) verwendete die Bewertungsskala in Abb. 9.2, um Unterschiede bei der Kommunikation zwischen Pflegenden und Krebspatienten sowie anderen Chirurgie-Patienten zu untersuchen.

1. Pflegefachkräfte betreten mein Krankenzimmer:

   a. Selten
   b. Manchmal
   c. Wann immer ich sie rufe
   d. Häufig einfach nur, um zu reden oder um zu sehen, wie es mir geht

2. Ich würde es begrüßen, wenn Pflegefachkräfte mein Krankenzimmer betreten würden:

   a. Selten
   b. Manchmal
   c. Wann immer ich sie rufe
   d. Häufig einfach nur, um zu reden oder um zu sehen, wie es mir geht

3. Wenn eine Pflegefachkraft mein Krankenzimmer betritt, verhält sie sich normalerweise folgendermaßen:

   a. Redet sehr wenig
   b. Versucht über Dinge zu sprechen, über die ich nicht sprechen möchte
   c. Spricht nur über beiläufige Dinge
   d. Ist bereit, zuzuhören oder über meine Anliegen zu sprechen

4. Wenn eine Pflegefachkraft mein Krankenzimmer betritt, würde ich es begrüßen, wenn sie sich folgendermaßen verhalten würde:

   a. Redet sehr wenig
   b. Redet nur, wenn notwendig
   c. Spricht nur über beiläufige Dinge
   d. Ist bereit, zuzuhören oder über meine Angelegenheiten zu sprechen

5. Wenn eine Pflegefachkraft mit mir spricht, scheint sie in der Regel:

   a. Nicht interessiert
   b. In Eile
   c. Höflich, aber distanziert
   d. Um mich als Person bemüht   →

6. Wenn eine Pflegefachkraft mit mir spricht, würde ich es begrüßen, wenn sie sich folgendermaßen verhalten würde:

   a. Nicht interessiert
   b. In Eile
   c. Höflich, aber distanziert
   d. Um mich als Person bemüht

7. Wenn eine Pflegefachkraft mit mir spricht, steht sie in der Regel:

   a. In der Tür
   b. Am Bettende
   c. Neben dem Bett
   d. Sitzt neben dem Bett

8. Wenn eine Pflegefachkraft mit mir spricht, würde ich es vorziehen, wenn sie:

   a. In der Tür stehen würde
   b. Am Bettende stehen würde
   c. Neben dem Bett stehen würde
   d. Neben dem Bett sitzen würde

9. Wenn eine Pflegefachkraft mit mir spricht, verhält sie sich in der Regel:

   a. Streng professionell
   b. Locker
   c. Freundlich, jedoch ohne über Gefühle zu sprechen
   d. Offen und bereit, über Dinge zu sprechen, die mich bewegen

10. Wenn eine Pflegefachkraft mit mir spricht, würde ich es begrüßen, wenn sie sich folgendermaßen verhalten würde:

    a. Streng professionell
    b. Locker
    c. Freundlich, jedoch ohne über Gefühle zu sprechen
    d. Offen und bereit, über Dinge zu sprechen, die mich bewegen

11. Pflegefachkräfte sprechen mit mir über Dinge, die mir wichtig sind:

    a. Selten
    b. Manchmal
    c. Häufig
    d. Sooft ich möchte

12. Ich würde es begrüßen, wenn Pflegefachkräfte mit mir über Dinge sprechen würden, die mir wichtig sind:

    a. Selten
    b. Manchmal
    c. Häufig
    d. Sooft ich möchte

13. Die Pflegefachkraft schaut mir in die Augen, wenn sie mit mir spricht:

    a. Selten
    b. Manchmal
    c. Oft
    d. Sehr oft

➔

14. Ich würde es begrüßen, wenn die Pflegefachkraft mir in die Augen schauen würde, wenn sie mit mir spricht:

   a. Selten
   b. Manchmal
   c. Oft
   d. Sehr oft

15. Wenn eine Pflegefachkraft mit mir spricht, berührt sie mich:

   a. Selten
   b. Manchmal
   c. Oft
   d. Sehr oft

16. Wenn eine Pflegefachkraft mit mir spricht, würde ich es begrüßen, wenn sie mich berühren würde:

   a. Selten
   b. Manchmal
   c. Oft
   d. Sehr oft

17. Welche der folgenden Einstellungen habe ich gegenüber Pflegefachkräften, die mit mir sprechen?

   a. Sie sollten ihrer Arbeit nachgehen und mich ansonsten in Ruhe lassen
   b. Sie können ruhig reden, wenn es notwendig ist, es stört mich nicht
   c. Mir gefällt es, mit den Pflegenden zu sprechen
   d. Wenn die Pflegefachkraft mit mir über Dinge spricht, die mir wichtig sind, habe ich das Gefühl, dass sie um mich als Person bemüht ist

18. Ich würde es begrüßen, wenn ich mit der Pflegefachkraft über folgende Themen sprechen könnte *(Kreuzen Sie bitte so viele Antworten an, wie Sie möchten)*:

   a. Krankheit   d. Einstellung zu mir selbst
   b. Zukunft   e. Einstellung zu meiner Familie
   c. Finanzielle Probleme   f. Mein Leben bis zu diesem Zeitpunkt

Abb. 9.2: Eine Bewertungsskala zur Messung der Art der Kommunikation zwischen Pflegefachkräften und Patienten.

Lenz und Perkins (2000) verwendeten eine Bewertungsskala zur Messung von funktioneller Gesundheit in ihrer Studie mit dem Titel „Koronararterielle Bypass-OP-Patienten und ihre pflegenden Familienangehörigen: Ergebnisse der Durchführung einer familienzentrierten Psycho-Bildungsintervention". Ihre Beschreibung der Bewertungsskala lautet:

„Der funktionelle Gesundheitszustand des Patienten wurde unter Verwendung der COOP-Charts gemessen (Nelson, Wasson & Kirk 1987), ein standardisiertes, bebildertes Zehn-Item-Instrument zur eigenständigen Beantwortung. Für jeden funktionellen Aspekt stuft sich der Teilnehmer selbst auf einer Fünf-

Punkte-Skala ein, bei der höhere Werte einen niedrigeren funktionellen Status reflektieren. Das Maß beinhaltet sowohl physische (Fitness, tägliche Aktivitäten sowie Schmerz-Items) als auch emotionale (Gefühle, soziale Aktivitäten sowie Lebensqualitäts-Items) Subskalen sowie einen Gesamtskalenwert, der von 10 bis 50 reicht. Die Entwickler des Instruments berichteten über Test-Retest-Reliabilitäts-Alpha-Werte, die von ‚73 bis ‚98 reichten. Sowohl die konvergente als auch die divergente Validität wurde bei vielen verschiedenen Populationen als zufrieden stellend befunden. Jedoch vernachlässigten die COOP-Charts sowohl Sensibilität als auch Spezifizierung zu Gunsten von Kürze und einfacher Handhabung (Nelson, Landgraf, Hays, Wasson & Kirk 1990, Wasson et al. 1992). Die interne Konstanz der Skala reichte von ‚63 bis ‚81 bei der Studienstichprobe von Patienten" (S.145).

Ergebnisse: „Unterschiede bei der Anzahl der angegebenen Komplikationen/Symptomen ergaben sich nicht in der erwarteten Richtung. Verbesserungen gab es bei klinischen, funktionellen und emotionalen Ergebnissen. Jedoch blieben verschiedene Symptome, darunter Fatigue und Schmerzen, bestehen. Pflegende Familienangehörige berichteten im Vergleich zu den Patienten vor der Operation und in späteren Stadien der Genesungsphase über stärkere depressive Symptome" (S. 142).

Um eine Bewertungsskala kritisch zu beurteilen, sollten Sie folgende Fragen stellen:
1. Wird das Instrument deutlich beschrieben?
2. Werden die Methoden genannt, die bei der Ausgabe und Auswertung der Skala verwendet wurden?
3. Werden Informationen aus früheren Studien über die Validität und Reliabilität der Skala zur Verfügung gestellt?
4. Wird die Validität und Reliabilität der Skala im Hinblick auf die aktuelle Stichprobe beschrieben?
5. Falls die Skala eigens für die Studie entwickelt wurde, wird der Entwicklungsprozess des Instruments beschrieben?

9.3.6.2 Likert-Skalen

Die *Likert-Skala*, die dazu entworfen wurde, um die Meinung oder Einstellung eines Teilnehmers zu messen, enthält eine Reihe von deklarativen Aussagen, auf die jeweils eine Skala folgt. Die Likert-Skala ist die am häufigsten verwendete Skalentechnik. Die ursprüngliche Version der Skala bestand aus fünf Kategorien. Die Anzahl der Kategorien kann jedoch zwischen vier und sieben variieren. Jeder Antwort werden Werte zugeordnet, wobei der Wert eins für die negativste Antwort und der Wert fünf für die positivste Antwort steht (Nunnally & Berenstein 1994). Die Antwortauswahl auf einer Likert-Skala betrifft zumeist Zustimmung, Evaluierung oder Häufigkeit. Zustimmungsantworten können Optionen wie „stimme voll zu", „stimme zu", „unsicher", „stimme nicht zu" oder „bin entschieden anderer Meinung" enthalten. Bei den Evaluierungsantworten wird der Befragte aufgefordert, eine Kategorisierung vorzunehmen, die kontinuierlich von „gut" bis „schlecht" („positiv" bis „negativ" oder „hervorragend" bis „schrecklich„) fortschreitet. Die Optionen für Häufigkeit können Antworten wie „so gut wie nie", „selten", „manchmal", „gelegentlich" oder „normalerweise" enthalten. Die Werte jedes Items werden zusammengezählt, um einen Gesamtskalenwert zu erhalten. Abb. 9.3 stellt ein Beispiel für diese Art von Skala dar.

In ihrer Studie über das Auftreten von Depressionen, den Bedarf an entsprechenden Einrichtungen sowie die Inanspruchnahme dieser Einrichtungen bei verletzlichen Populationen, verwendeten Badger, McNiece und Gagan (2000) eine Art der Likert-Skala, um Depression zu messen. Sie beschreiben ihr Instrument folgendermaßen:

„Depression wurde anhand der *20-Item Center for Epidemiological Studies-Depression Scale* (CES-D) gemessen (Radloff 1977). Die CES-D wurde bislang sowohl bei allgemeinen als auch bei klinischen Populationen verwendet, um die Häufigkeit und Schwere von depressiver Symptomatologie zu messen. Die Teilnehmer wurden gebeten, jedes depressive Symptom, das sie in der vergangenen Woche erfahren hatten, auf einer Vier-Punkte-Skala einzustufen; die Skala reichte von 0 (‚selten' oder ‚nie') bis 3 (‚meistens' oder ‚immer'). Die Itemwerte wurden daraufhin addiert, so dass sich ein Gesamtskalenwert von 0 bis 60 ergab, wobei höhere Gesamtskalenwerte stärkere depressive Symptome reflektierten. Obgleich Gesamtskalenwerte > 16 in der Regel als Anzeige einer signifikanten depressiven Symptomatik verwendet werden, wurde in dieser Studie das konservativere Kriterium von > 27 verwendet. Der konservativere Gesamtskalenwert wird dann empfohlen, wenn die Teilnehmer multiple chronische Erkrankungen oder beeinträchtigende Zustände haben (Schulberg et al. 1985). Eine angemessene Reliabilität und Validität wurde im Hinblick auf Stichproben bei anderen Populationen bestätigt (Davidson, Feldman & Crawford 1994, Schulberg et al. 1985). Cronbachs Alpha-Koeffizient in dieser Studie lag bei ‚92" (S. 29).

Ergebnisse: „Signifikante Unterschiede zwischen den beiden Gruppen wurden hinsichtlich prädisponierender und begünstigender Merkmale für eine Depression, dem Bedarf an Pflege, der Inanspruchnahme von Einrichtungen sowie der Zufriedenheit mit Einrichtungen festgestellt" (S. 173).

Bei der kritischen Beurteilung einer Likert-Skala sollten Sie die folgenden Fragen stellen:
1. Wird das Instrument deutlich beschrieben?
2. Werden die Methoden genannt, die zum Ausfüllen und zur Auswertung der Skala verwendet wurden?
3. Werden Informationen aus früheren Studien über die Reliabilität und Validität der Skala zur Verfügung gestellt?
4. Wird die Reliabilität und Validität der Skala im Hinblick auf die vorliegende Stichprobe beschrieben?
5. Falls die Skala eigens für die Studie entwickelt wurde, wird der Entwicklungsprozess des Instruments beschrieben?

	Bin entschieden anderer Meinung	Stimme nicht zu	Bin unsicher	Stimme zu	Stimme voll zu
Menschen mit Krebs sterben fast immer					
Chemotherapie ist bei der Behandlung von Krebs äußerst wirksam					
Wir stehen kurz davor, ein Heilmittel gegen Krebs zu finden					
Ich würde mit einer Person, die Krebs hat, ohne weiteres zusammenarbeiten					
Pflegefachkräfte kümmern sich gut um Patienten mit Krebs					

Abb. 9.3: Beispiel für Items, die in einer Likert-Skala enthalten sein könnten.

9.3.6.3 Semantische Differenzialskalen

Die *semantische Differenzialskala* misst Einstellungen und Überzeugungen. Eine semantische Differenzialskala besteht aus zwei gegensätzlichen Adjektiven und einer Sieben-Punkte-Skala zwischen diesen beiden Adjektiven. Der Teilnehmer wird gebeten, einen Punkt auf der Skala auszuwählen, der am besten seine Einstellung zu dem Konzept beschreibt, das untersucht wird. Jeder Stelle auf der Skala werden Werte zwischen eins und sieben zugeordnet, wobei eins die negativste und sieben die positivste Antwort darstellt. Die Zuordnung von negativen Antworten zum rechten oder linken Teil der Skala sollte zufällig variieren, um pauschale Antworten (bei denen der Teilnehmer immer die gleiche Stelle auf der Skala markiert) zu vermeiden. Aussagen, die entgegengesetzt dargestellt wurden, werden vor der Zuordnung von Werten umgekehrt. Die Einzelwerte für die Skalen werden addiert, um einen Gesamtskalenwert für jeden Teilnehmer zu erhalten. Burns (1981, 1983) entwickelte eine semantische Differenzialskala, die deskriptive Sätze verwendet, um Einstellungen zu Krebs zu messen. Abb. 9.4 stellt einen Auszug aus dieser 23-Item-Skala dar.

Bei der kritischen Beurteilung einer semantischen Differenzialskala sollten Sie folgende Fragen stellen:
1. Wird das Instrument deutlich beschrieben?
2. Werden die Methoden genannt, die zur Handhabung und Auswertung der Skala verwendet wurden?
3. Werden Informationen aus früheren Studien über die Reliabilität und Validität der Skala zur Verfügung gestellt?
4. Wird die Reliabilität und Validität der Skala im Hinblick auf die vorliegende Stichprobe beschrieben?
5. Falls die Skala eigens für die Studie entwickelt wurde, wird der Entwicklungsprozess des Instruments beschrieben?

9.3.6.4 Visuelle Analogskalen

Die *visuelle Analogskala* ist eine 100 mm lange Linie mit rechtwinkligen Enden. Die Linie kann horizontal oder auch vertikal ausgerichtet sein. An beiden Enden der Linie werden bipolare „Anker" gesetzt. Diese Anker sollten hinsichtlich des Phänomens, das gemessen werden soll, die gesamte Bandbreite möglicher Empfindungen enthalten (zum Beispiel „alles" und „nichts", „am besten" und „am schlechtesten", „keine Schmerzen" und „äußerst starke Schmerzen").

Der Teilnehmer wird gebeten, auf der Linie eine Markierung zu setzen, um die Intensität des Reizes bzw. Stimulus anzuzeigen. Daraufhin wird mit Hilfe eines Lineals die Distanz zwischen dem linken Ende der Linie und der Markierung des Teilnehmers gemessen. Dieses Maß stellt den Wert der Reizintensität dar. Die visuelle Analogskala wird verwendet, um Schmerzen, Stimmungen, Angst, Aufmerksamkeit, das Verlangen nach einer Zigarette, Schlafqualität, Einstellungen gegenüber Umweltbedingungen, funktionelle Fähigkeiten oder die Schwere klinischer Symptome zu messen (Wewers & Lowe 1990). Abb. 9.5 ist ein Beispiel für eine visuelle Analogskala.

CANCER

Certain death	⊢─┼─┼─┼─┼─┼─┼─┼─┤	Being cured
Punishment	⊢─┼─┼─┼─┼─┼─┼─┼─┤	No punishment
Painless	⊢─┼─┼─┼─┼─┼─┼─┼─┤	Severe, constant untreatable pain
Abandoned	⊢─┼─┼─┼─┼─┼─┼─┼─┤	Cared for

Abb. 9.4: Beispiel für Items aus der *Burns Cancer Beliefs Scales*.

Keine   Schlimmste vor-
Schmerzen └────────────────────────────────────┘ stellbare Schmerzen

Abb. 9.5: Beispiel für eine visuelle Analogskala.

Die Strategien, die normalerweise verwendet werden, um die Reliabilität von Skalen zu evaluieren, sind für visuelle Analogskalen nicht geeignet. Da diese Skalen verwendet werden, um Phänomene zu messen, die sich mit der Zeit verändern können, ist eine Test-Retest-Reliabilität unangemessen. Und da jede visuelle Analogskala nur ein einziges Item enthält, können keine anderen Methoden verwendet werden, um die Reliabilität zu bestimmen.

Folgende Fragen sollten Sie stellen, um eine visuelle Analogskala kritisch zu beurteilen:
1. Wird das Instrument deutlich beschrieben?
2. Werden die Methoden genannt, die zur Handhabung und Auswertung der Skala verwendet wurden?
3. Werden Informationen aus früheren Studien über die Validität der Skala zur Verfügung gestellt?
4. Wird die Validität der Skala im Hinblick auf die vorliegende Stichprobe beschrieben?
5. Falls die Skala eigens für die Studie entwickelt wurde, wird der Entwicklungsprozess des Instruments beschrieben?

9.4 Prozess der Datensammlung

Unter *Datensammlung* versteht man den Prozess, bei dem Teilnehmer rekrutiert und die Daten für die Studie gesammelt werden. Die einzelnen Schritte der Datensammlung sind bei jeder Studie unterschiedlich und hängen vom Forschungsdesign und den Messtechniken ab. Im Verlauf des Datensammlungsprozesses konzentriert sich die Forschende darauf, Teilnehmer zu rekrutieren, Datensammler zu schulen, konstant Daten zu sammeln, die Kontrolle über die Forschungen aufrechtzuerhalten, die Integrität (oder Validität) der Studie zu wahren und Probleme zu lösen, die eine Unterbrechung der Studie zur Folge haben könnten.

Die Forschende sollte den Prozess der Datensammlung in der Publikation der Studie beschreiben. Die Strategien, die eingesetzt werden, um potenzielle Teilnehmer, die den Stichprobenkriterien entsprechen, zu kontaktieren, sollten offensichtlich sein. Ebenso sollten die Anzahl und Eigenschaften der Personen, die nicht an der Studie teilnehmen wollten, vermerkt werden. Beschrieben werden sollte auch der Ansatz, der zur Durchführung der Messungen verwendet wurde, sowie der Zeitpunkt und das Setting, an dem die Messungen stattfanden. Das Resultat sollte eine schrittweise Beschreibung dessen sein, wie genau, wo, und in welcher Reihenfolge die Daten gesammelt wurden.

In vielen Studien werden Formulare zur Datensammlung verwendet. Diese Formulare können dazu dienen, Daten aus der Patientenakte zu dokumentieren, oder den Teilnehmer zum Beispiel nach persönlichen Daten zu fragen. Das Formular selbst ist jedoch kein Messinstrument. In vielen Fällen ist jedes Item auf diesen Formularen eine gesonderte Messung. Daher sollte die Forschende die Informationsquelle angeben und die Methode und das Messniveau für jedes Item, das auf einem solchen Formular angeführt wird, beschreiben. Abb. 9.6 ist ein Beispiel für ein Datensammlungsformular.

9.4.1 Aufgaben der Datensammlung

Im Verlauf jeder quantitativen oder qualitativen Studie erfüllt die Forschende während des Datensammlungsprozesses fünf Aufgaben. Diese stehen miteinander im Zusammenhang und laufen eher gleichzeitig als nacheinander ab. Zu diesen Aufgaben gehört die Teilnehmerauswahl, die konstante Sammlung der Daten, die Aufrechterhaltung der Kontrolle über die Forschungen (wie im Studiendesign vorgegeben), die Integrität (oder Validität) der Studie zu wahren und die Lösung von Problemen, die den reibungslosen Ablauf der Studie gefährden könnten.

9.4.1.1 Teilnehmer rekrutieren

Die Teilnehmer können entweder nur zu Beginn des Datensammlungsprozesses rekrutiert werden oder während des gesamten Zeitraums der Datensammlung. Das Design der Studie bestimmt die Methode der Teilnehmerauswahl. Es ist sehr wichtig, die ursprünglich geplante Anzahl an Teilnehmern zu rekrutieren, da die Datenanalyse und die Interpretation der Ergebnisse von der richtigen Stichprobengröße abhängen. Die Faktoren, die mit der Rekrutierung und Auswahl von Teilnehmern zusammenhängen, sollten ständig überprüft werden, um mögliche Verzerrungen in der Stichprobe zu bestimmen.

Die Rekrutierung von Forschungsteilnehmern wird aus verschiedenen Gründen immer komplizierter: 1. Eine zunehmende Anzahl von Pflegefachkräften führt Forschungsstudien durch. 2. Klinische Einrichtungen setzen der Zeit Grenzen, die Pflegende für Forschungsaktivitäten aufwenden können und dafür von der Patientenpflege freigestellt werden. 3. Patienten werden davor geschützt, an zu vielen Forschungsprojekten teilzunehmen. 4. Der Zugang zu Patienten wird eingeschränkt, so dass das Personal einer Einrichtung diese Patienten für eigene Forschungen einsetzen kann (Cronenwett 1986). In Zukunft werden Pflegeforschende viel Kreativität und Beharrlichkeit aufwenden müssen, um eine adäquate Anzahl an Teilnehmern rekrutieren zu können. Forscherinnen fanden heraus, dass der persönliche Kontakt zu potenziellen Teilnehmern die effektivste Rekrutierungsmethode darstellt. Telefonische Kontakte sind dagegen weniger wirksam, die Kontaktaufnahme auf dem Postweg wird als am wenigsten effektiv betrachtet. Die direkte Kontaktaufnahme zu kleinen Gruppen ist normalerweise Erfolg versprechender für die Teilnehmerrekrutierung als die Kontaktaufnahme zu großen Gruppen (Crosby, Ventura, Finnick, Lohr & Feldman 1991). Die Forschende muss den effektivsten Rekrutierungs-

Datensammlungsformular

Teilnehmer-Identifikationsnummer _____   Datum _____

A. Alter _____   **B.** Geschlecht: ❑ Männlich   ❑ Weiblich

C. Gewicht _____ kg   **D.** Größe _____ cm

E. Operative Diagnose _____

F. Operationsdatum _____   Uhrzeit _____

G. Schmerzmittelverordnung nach der OP _____

_____

H. Schmerzmittelverabreichungen:

Datum   Uhrzeit   Art des Schmerzmittel   Dosis
1.
2.
3.
4.
5.

I. Dem Patienten wurde die Schmerzskala erläutert:

Datum _____   Uhrzeit _____

Kommentare:

J. Behandlungsart: ❑ TENS   ❑ Placebo-TENS   ❑ Keine Behandlungs-kontrolle

Kommentare:

K. Behandlung implementiert: Datum _____   Uhrzeit _____

L. Verbandswechsel: Datum _____   Uhrzeit _____

Stunden seit OP-Ende _____

M. Punktwert auf der visuellen Analogskala _____

Datum _____   Uhrzeit _____

Name des Datensammlers _____

Kommentare:

Abb. 9.6: Fiktives Datensammlungsformular für Hargreaves und Landers Studie (1989) „Die Verwendung von transelektrischer Nervenstimulation (TENS) zum Management postoperativer Schmerzen".

ansatz bestimmen, in Abhängigkeit vom Studienzweck, der Art und Anzahl der erforderlichen Teilnehmer und dem Studiendesign.

9.4.1.2 Konstanz wahren

Der Schlüssel zur akkuraten Datensammlung in einer jeden Studie ist Konstanz. Konstanz geht mit der Beibehaltung bestimmter Datensammlungsmuster in jeder Situation einher, wie sie im Forschungsplan festgelegt wurden. Ein gut entwickelter Forschungsplan ermöglicht Konstanz und sichert die Validität der Studie. Es ist jedoch leichter, einen konstanten Plan zu entwerfen, als ihn zu implementieren. Abweichungen, selbst wenn sie gering sind, sollten aufmerksam verfolgt und im Hinblick auf ihre möglichen Auswirkungen auf die Studienresultate evaluiert werden. Falls bei einer Studie Datensammler eingesetzt werden, sollten sie so geschult werden, dass sie Abweichungen während des Datensammlungsprozesses bemerken.

9.4.1.3 Kontrolle wahren

Kontrollmechanismen für Forschungsstudien sollten in den Forschungsplan eingebaut werden, um die Einflussnahme beeinträchtigender Faktoren auf die Studienresultate zu minimieren. Die Wahrung dieser Kontrollmechanismen ist essenziell; viele sind in einem Feldsetting keineswegs gegeben, und es ist nicht leicht, sie aufrechtzuerhalten. In manchen Fällen verliert die Forschende die Kontrolle, ohne dass sie sich dessen bewusst ist. Neben der Aufrechterhaltung der Kontrollmechanismen, die im Forschungsplan festgelegt wurden, muss die Forschende kontinuierlich auf Störvariablen achten, die zuvor nicht identifiziert wurden, und die Einfluss auf die gesammelten Daten nehmen könnten. Diese Variablenart ist häufig spezifisch für eine Studie und manifestiert sich in der Regel im Verlauf des Datensammlungsprozesses. Die Störvariablen, die während der Datensammlung entdeckt werden, müssen bei der Datenanalyse und der Interpretation der Resultate berücksichtigt werden. Sie sollten auch im Forschungsbericht erwähnt werden, so dass zukünftige Forschende diese in Betracht ziehen und versuchen können, sie zu kontrollieren.

9.4.1.4 Die Integrität der Studie schützen

Die Wahrung von Konstanz und Kontrollen während der Teilnehmerauswahl und der Datensammlung schützt die Integrität und Validität der Studie. Darüber hinaus sollte die Integrität der Studie in einem breiten Kontext betrachtet werden. Die Forschende sollte dazu den Datensammlungsprozess in seiner Gesamtheit betrachten, und nicht etwa einzelne Bestandteile der Datensammlung untersuchen. Die Änderung einer kleinen Komponente der Datensammlung kann andere Elemente modifizieren und so den gesamten Prozess in einer Weise verändern, dass die Validität der Ergebnisse gefährdet wird.

Harrison, Wells, Fisher und Prince (1996) führten eine Studie durch, um wissenschaftliche Belege für die Effektivität von Praxisrichtlinien für die Voraussage und Prävention von Druckulzera zu überprüfen. Die Forschenden verwendeten ein Formular für persönliche Angaben und ein klinisches Profil-Formular, um Informationen über Alter und Geschlecht der Teilnehmer, Länge des Krankenhausaufenthalts, Gründe für die Einweisung, Diagnosen, Verwendung von druckentlastenden Vorrichtungen und die Art der Pflegestation, auf der der Teilnehmer behandelt wurde, zu erhalten. Das Schema über das Muster des Auftretens *(Prevalence Grid)* wurde verwendet, um 20 Stellen für die Bewertung des Hautzustandes zu bestimmen. Falls Ulzera vorhanden waren, wurde ein Klassifikationssystem verwendet, um Ulzera in die Kategorien I bis IV einzustufen. Die Braden-Skala (Bergstrom, Braden, Laguzza & Holman 1987) wurde verwendet, um das Dekubitusrisiko zu ermitteln. Die Autoren beschreiben ihre Verfahrensweise bei der Datensammlung folgendermaßen:

„Ein Begutachtungsteam von 23 Pflegefachkräften führte anhand der Braden-Skala eine Kopf-bis-Fuß-Begutachtung bei jenen Patienten durch, die einer Teilnahme zugestimmt hatten. Die Gutachter waren zuvor im Rahmen eines Workshops instruiert worden, bei dem der Studienzweck, die Verfahrensweise und die Verwendung von Instrumenten zur Datensammlung vorgestellt wurde. Der Workshops mit einem theoretischen und einem praktischen Teil vermittelte fundierte Kenntnisse zur Einstufung von Ulzera und zur Durchführung einer Risikoeinschätzung. Die von Bergstrom und Braden entwickelten Lehrfilme wurden in den Unterricht mit einbezogen. Reliabilität wurde anhand einer Reihe bekannter Fälle bewertet, bei denen Teammitglieder im klinischen Umfeld Druckulzera einstuften und ihre Ergebnisse von einem speziellen Dekubitus-Experten *(enterostomal therapist)* begutachten ließen.

An den Wochentagen, die ausgewählt worden waren, um den Hautzustand aller Teilnehmer zu beurteilen, wurden die Gutachter in vier Datensammlungsteams und ein Kontrollteam (zur Validation der Beurteilung) aufgeteilt. In jedem Team gab es einen Teamleiter, der nicht direkt an der Datensammlung beteiligt war, sondern sich um administrative Aufgaben, wie die Registrierung von Einlieferungen und Entlassungen und die Einteilung der Gutachter, kümmerte. Die Teammitglieder wurden auf verschiedene klinische Bereiche verteilt, die ihnen zwar vertraut waren (zum Beispiel Intensivpflegefachkräfte auf Intensivstationen), jedoch nicht ihre eigentliche Einsatzstelle waren, wo sie die Patienten kennen würden. Der Dekubitus-Experte war ständig in Rufbereitschaft, falls die Gutachter eine zweite Meinung zu ihrer Beurteilung eines Dekubitusstadiums wünschten.

Das Kontrollteam, das aus zwei Pflegefachkräften bestand, führte eine erneute Begutachtung einer zufällig ausgewählten Substichprobe durch, die 10 Prozent der Hauptstichprobe darstellte, um die Reliabilität zu beurteilen. Die Korrelation des Begutachtungs- und des Kontrollteams im Bezug auf die Braden-Gesamtskalenwerte wurde unter Verwendung von Pearsons Produkt-Moment-Korrelation berechnet. Die Korrelation des Begutachtungs- und des Kontrollteams war $r = 0,87$. Der Grad der Assoziation deutet auf eine hohe Übereinstimmung der Beurteilungen hin.

An den vorgesehenen Wochentagen führten die Gutachter eine vollständige Untersuchung der Haut durch und verwendeten die Braden-Skala zur Einstufung der Dekubitusgefährdung. Die Risikobeurteilung sah außerdem die Hinzuziehung der Patientenakte, des Pflegeplans, der klinischen Einschätzung sowie eine Beratung mit der zuständigen Pflegefachkraft des Patienten vor, um die Datensammlung zu vervollständigen. Die Braden-Skala wurde auf diese Weise eingesetzt, weil dadurch reflektiert wird, wie das Klinikpersonal eine solche Skala verwenden würde, wenn man diese in der gesamten Einrichtung implementieren würde.

Um die Treffgenauigkeit der Braden-Skala in dem gegebenen Setting zu bestimmen, wurden die gleichen Daten (vollständige Begutachtung der Haut und Anwendung der Braden-Skala) bei einer Nachuntersuchung nach 20 Wochen jeweils montags, mittwochs und freitags mit Hilfe einer Substichprobe durch die Gutachter gesammelt. Diese verfügten über keinerlei Informationen bezüglich der früheren Risikowerte der Teilnehmer, und angesichts der Zahl an Gutachtern, der Berechnungen der Gesamtskalenwerte mit dem Computer und der großen Zahl an Patienten, die an der Studie teilgenommen hatten, war die Wahrscheinlichkeit einer Verzerrung durch Erinnerung seitens der Gutachter äußerst gering.

Um die Braden-Skala und die Risiko-Ausschlusswerte zu evaluieren, wurden folgende Faktoren berechnet: die Sensibilität (das heißt der Prozentsatz aller Teilnehmer, die Druckulzera entwickelten und anhand der Skala entsprechend eingestuft wurden), die Spezifizierung (das heißt der Prozentsatz aller Teilnehmer, die keine Druckulzera entwickelten und anhand der Skala entsprechend eingestuft wurden), positive voraussagende Werte (das heißt der Prozentsatz aller Teilnehmer, für die eine Gefährdung vorausgesagt wurde und die tatsächlich Druckulzera entwickelten) sowie die negativen voraussagenden Werte (das heißt der Prozentsatz der Teilnehmer, für die ein geringes Risiko vorausgesagt wurde und die tatsächlich keine Druckulzera entwickelten). Die Berechnungen werden von Bergstrom, Demuth und Braden (1987) ausführlich beschrieben" (S. 12–13).

Wie aus dem Bericht hervorgeht, trafen Harrison und Kollegen (1996) sorgfältige Maßnahmen, um ihren Datensammlungsplan exakt einzuhalten. Sie bauten mehrfache Gegenkontrollen ein und vermieden Verzerrungen, indem sie die Patienten nicht von Pflegefachkräften einstufen ließen, die sie zuvor persönlich versorgt hatten. Die Reliabilität der Hautbeurteilung wurde durch ein zweites Gutachterteam bewertet, das die Maße von zehn Prozent der Stichprobe einer Kontrolle unterzog.

9.4.1.5 Probleme lösen

Grundsätzlich können Probleme entweder als Grund für Frustration oder als Herausforderung betrachtet werden. Die Tatsache, dass ein Problem auftritt, fällt nicht so sehr ins Gewicht wie die erfolgreiche Lösung des Problems. Daher besteht die letzte und vielleicht wichtigste Aufgabe des Datensammlungsprozesses darin, Probleme zu lösen. In der wissenschaftlichen Literatur wird wenig über die Probleme geschrieben, mit denen Pflegeforscherinnen konfrontiert werden. Die Forschungsberichte lesen sich häufig so, als ob alles glatt abgelaufen wäre. Damit wird der Eindruck vermittelt, dass fähige Forschende keine Probleme haben, was nicht stimmt. Forschungszeitschriften stellen in der Regel nicht genügend Platz zur Verfügung, um die Beschreibung aufgetretener Probleme zu gestatten, und dies verleitet Nachwuchsforscherinnen mit geringer Erfahrung zu falschen Vorstellungen. Ein realistischeres Bild von den Problemen, denen man im Verlauf des Datensammlungsprozesses begegnet, kann man sich in persönlichen Gesprächen mit der Forschenden machen.

Bei der kritischen Beurteilung des Datensammlungsprozesses einer veröffentlichten Studie können Sie diesen Richtlinien folgen:
1. Wird die Art und Weise, in der Teilnehmer rekrutiert werden, beschrieben und evaluiert?
2. Werden die Verfahrensweisen der Datensammlung beschrieben und evaluiert?
3. Werden in der Beschreibung des Datensammlungsprozesses mögliche Gefährdungen der Validität identifiziert?
4. Wird die Schulung der Datensammler beschrieben und evaluiert?
5. Wird die Verwendung von Formularen zur Datensammlung festgehalten und evaluiert?

9.4.2 Unerwartete Entdeckungen

Wird eine nützliche oder wertvolle Erkenntnis zufällig ans Licht gebracht, spricht man von einer *unerwarteten Entdeckung*. Während der Datensammlungsphase einer Studie stoßen Forschende manchmal auf Elemente oder Beziehungen, die sie zuvor nicht identifiziert haben. Daher kommt es, dass die Forschende in manchen publizierten Studien Daten sammelte, Beobachtungen anstellte oder Ereignisse dokumentierte, die ursprünglich gar nicht geplant waren. Diese neu entdeckten Aspekte können eng mit der geplanten Studie zusammenhängen oder auch nicht. Auf diese Weise können ganz neue Elemente einer Situation in den Mittelpunkt rücken oder bereits bekannte Elemente können eine andere Bedeutung annehmen. Unerwartete Entdeckungen sind äußerst wichtig für die Entwicklung neuer Erkenntnisse in der Pflege und sie können neue Forschungsbereiche erschließen, die Wissen generieren.

ZUSAMMENFASSUNG

Der Zweck von Messungen besteht darin, vertrauenswürdige wissenschaftliche Belege zu produzieren, die für die Evaluation der Forschungsresultate herangezogen werden können. Die Regeln, die für das Messen gelten, stellen sicher, dass die Zuordnung von Werten oder Kategorien von einem Teilnehmer oder Ereignis zum nächsten kohärent erfolgt und auch von einer Studie auf die nächste übertragen werden kann, falls sich herausstellt, dass die Messstrategie effektiv ist. Messungen beginnen mit der Bestimmung des Objekts, des Merkmals oder des Elements, das gemessen werden soll. Unter einer direkten Messmethode versteht man die Messung konkreter Faktoren, wie zum Beispiel Höhe oder Handgelenksumfang. Indirekte Messmethoden werden dagegen verwendet, um abstrakte Konzepte wie Stress, Pflegen, Coping, Angst, Einhaltung von Anordnungen oder Schmerzen zu messen. Unter einem Messfehler versteht man die Differenz zwischen dem tatsächlichen und dem gemessenen Wert. →

Die Messniveaus – von niedrig bis hoch – sind Nominal-, Ordinal-, Intervall- und Ratio- bzw. Verhältnisskala-Messung. Die Nominalskala-Messung wird verwendet, wenn sich Daten in Kategorien mit definierten Eigenschaften organisieren lassen, die Kategorien jedoch nicht miteinander verglichen werden können. Daten, die sich auf dem Ordinalskala-Niveau messen lassen, können Kategorien eines Merkmals zugeordnet werden, das hierarchisch eingestuft werden kann. Intervallskalen folgen nicht nur den Regeln von sich ausschließenden Kategorien, erschöpfenden Kategorien und Rangordnungen, sondern haben auch gleiche numerische Abstände zwischen den Intervallen der Skala. Ratio- bzw. Verhältnisskala-Instrumente stellen die höchste Maßform dar, und folgen allen Regeln der anderen Maßformen. Darüber hinaus haben Verhältnisskalen einen absoluten Nullpunkt.

Reliabilität bei Messungen bezieht sich auf die Konstanz der Messmethode. Das Testen von Reliabilität wird als ein Maß der Anzahl an Zufallsfehlern betrachtet, die bei der Messmethode auftreten. Das Prüfen der Reliabilität fokussiert drei Aspekte von Reliabilität: Stabilität, Äquivalenz und Homogenität. Die Validität eines Instruments bestimmt das Ausmaß, in dem das Instrument das abstrakte Konzept, das untersucht wird, reflektiert. Validität, ebenso wie Reliabilität, ist kein „Alles-oder-nichts-Phänomen", sondern eine Frage der Ausprägung. Kein Instrument ist vollständig gültig. Validität beziehungsweise Konstruktvalidität wird als eine einzelne umfassende Methode zur Evaluierung von Messungen betrachtet. Validitätstests beurteilen die Eignung eines Instruments zur Verwendung in einer spezifischen Gruppe oder zu einem bestimmten Zweck, und nicht etwa das Instrument selbst. Ein Instrument kann in einer Situation gültig sein, in einer anderen dagegen nicht. Es gibt eine ganze Reihe von Möglichkeiten, die Validität eines Instruments zu beurteilen. Über die Reliabilität und Validität physiologischer und biochemischer Messmethoden wird in publizierten Studien tendenziell nicht berichtet. Forschende gehen oft fälschlicherweise davon aus, dass physiologische Routinemessmethoden gültig und zuverlässig sind. Die Evaluierung von physiologischen Messmethoden verlangt eine andere Perspektive als die Bewertung von behavioristischen Messmethoden.

Pflegestudien erfordern ein breites Spektrum an Messinstrumenten. Zu den Messansätzen, die in der Pflegeforschung häufig verwendet werden, gehören physiologische Messmethoden, Beobachtung, Interviews, Fragebogen und Skalen. Viele Fragen in der Pflegeforschung erfordern die Messung physiologischer Dimensionen. Messungen von physiologischen Variablen können entweder direkt oder indirekt sein. Viele physiologische Maße verlangen den Einsatz von speziellen Geräten, andere erfordern Laboranalysen. Wenn die Resultate einer physiologischen Studie veröffentlicht werden, sollte die Messmethode sehr ausführlich beschrieben werden.

Beobachtende Messungen können entweder strukturiert oder unstrukturiert sein. Bei strukturierten beobachtenden Studien sollten Kategoriesysteme entwickelt werden. Checklisten oder Bewertungsskalen werden auf der Grundlage der Kategoriesysteme ausgearbeitet und zur Anleitung der Datensammlung verwendet. Interviews involvieren die verbale Kommunikation zwischen der Forschenden und dem Teilnehmer, in deren Verlauf der Forschenden Informationen zur Verfügung gestellt werden. Ein Fragebogen ist ein vorgedrucktes Formular zur eigenständigen, schriftlichen Beantwortung, das so entworfen wird, dass es dem →

Teilnehmer Informationen entlockt. Skalen, eine andere Form des Selbstberichts, stellen im Vergleich zu Fragebögen ein präziseres Mittel dar, um Phänomene zu messen. Eine Bewertungsskala listet eine geordnete Serie von Kategorien für eine Variable auf. Es wird davon ausgegangen, dass die Skala auf einem Kontinuum basiert. Die Likert-Skala wurde entworfen, um die Meinung oder Einstellung eines Teilnehmers zu messen, und enthält eine Reihe von deklarativen Aussagen, denen jeweils eine Skala folgt. Eine semantische Differenzialskala besteht aus zwei gegenteiligen Adjektiven, mit einer Sieben-Punkte-Skala zwischen diesem Oppositionspaar. Die visuelle Analogskala besteht aus einer 100 mm langen Linie mit rechtwinkligen Enden. An diesen beiden Enden werden jeweils Adjektive platziert, die gegenteilige Extreme von psychosozialen oder behavioristischen Reaktionen repräsentieren (zum Beispiel Schmerzen, Stimmung oder Angst).

Die Forschende erfüllt im Verlauf des Datensammlungsprozesses fünf Aufgaben: 1. die Rekrutierung von Teilnehmern, 2. die kohärente Sammlung von Daten, 3. die Wahrung von Kontrollmechanismen für die Forschungsstudie, 4. der Schutz der Integrität (oder Validität) der Studie und 5. die Lösung von Problemen, die den Ablauf der Studie gefährden. Es ist wichtig, die Beschreibung des Datensammlungsprozesses im Hinblick auf eine mögliche Bedrohung der Validität zu rezensieren. Während der Datensammlung kann es vorkommen, dass die Forschende zufällig wertvolle Informationen entdeckt, die in der geplanten Studie nicht vorgesehen waren; in diesem Fall spricht man von einer unerwarteten Entdeckung.

LITERATURVERZEICHNIS

Algase, D. L., Kupferschmid, B., Beel-Bates, C. A. & Beattie, E. R. (1997). Estimates of stability of daily wandering behavior among cognitively impaired long-term care residents. Nursing Research, 46(3), 172–178.

Badger, T. A., McNiece, C. & Gagan, M. J. (2000). Depression, service need, and use in vulnerable populations. Archives of Psychiatric Nursing, 14(4), 173–182.

Bergstrom, N., Braden, B. H., Laguzza, A. & Holman, V. (1987). The Braden Scale for predicting pressure sore risk. Nursing Research, 36(4), 205–210.

Bergstrom, N., Demuth, P. J. & Braden, B. J. (1987). A clinical trial of the Braden Scale for predicting pressure sore risk. Nursing Clinics of North America, 22(2), 417–428.

Berk, R. A. (1990). Importance of expert judgment in content-related validity evidence. Western Journal of Nursing Research, 12(5), 659–671.

Borg, G. A. (1982). Psychophysical bases of perceived exertion. Medicine and Science in Sports and Exercise, 14(5), 377–381.

Burnam, M. A. & Koegel, P. (1989). The course of homelessness among the seriously mentally ill. An NIMH funded proposal, Rockville, MD.

Burns, N. (1974). Nurse-patient communication with the advanced cancer patient. Unpublished master's thesis, Texas Woman's University, Dallas.

Burns, N. (1981). Evaluation of a supportive-expressive group for families of cancer patients. Unpublished doctoral dissertation, Texas Woman's University, Denton.

Burns, N. (1983). Development of the Burns cancer beliefs scale. Proceedings of the American Cancer Society Third West Coast Cancer Nursing Research Conference Proceedings, 308–329.

Burns, N. & Grove, S. K. (2001). The practice of nursing research: Conduct, critique, and utilization (4th ed.). Philadelphia: Saunders.

Covey, M. K., Larson, J. L., Alex, C. G., Wirtz, S. & Langbein, W. E. (1999). Test-retest reliability of symptom-limited cycle ergometer tests in patients with chronic obstructive pulmonary disease. Nursing Research, 48(1), 9–19.

Craft, M.J. & Moss, J. (1996). Accuracy of infant emesis volume assessment. Applied Nursing Research, 9(1), 2–8.

Cronenwett, L. (1986). Research reflections: Access to research subjects. Journal of Nursing Administration, 16(1), 8–9.

Crosby, F., Ventura, M.R., Finnick, M., Lohr, G. & Feldman, M.J. (1991). Enhancing subject recruitment for nursing research. Clinical Nurse Specialist, 5(1), 25–30.

Davidson, H., Feldman, P.H. & Crawford, S. (1994). Measuring depressive symptoms in the frail elderly. Journal of Gerontology B Psychological Sciences and Social Sciences, 49(4), P159–P184.

Defloor, T. (2000). The effect of position and mattress on interface pressure. Applied Nursing Research, 13(1), 2–11.

Defloor, T. & De Schuijmer, J.D.S. (2001). Preventing pressure ulcers: An evaluation of four operating-table mattresses. Applied Nursing Research, 13(3), 134–141.

Engle, V.F. & Graney, M.J. (2000). Biobehavioral effects of therapeutic touch. Journal of Nursing Scholarship, 32(3), 287–293.

Ferrell, B.R., Dow, K.H. & Grant, M. (1995). Measurement of quality of life in cancer survivors. Quality of Life Research, 4, 523–531.

Ferrell, B.R., Dow, K.H., Leigh, S., Ly, J. & Gulasekaram, P. (1995). Quality of life in long-term cancer survivors. Oncology Nursing Forum, 22(6), 915–922.

Ferrell, B.R., Grant, M., Funk, B., Garcia, N., Otis-Green, S. & Schaffner, M.L.J. (1996). Quality of life in breast cancer. Cancer Practice, 4, 331–340.

Gift, A.G. & Soeken, K.L. (1988). Assessment of physiologic instruments. Heart & Lung, 17(2), 128–133.

Goetz, R.H. (1940). Plethysmography of the skin in the investigation of peripheral vascular diseases. British Journal of Surgery, 27, 506–520.

Hargreaves, A. & Lander, J. (1989). Use of transcutaneous electrical nerve stimulation for postoperative pain. Nursing Research, 38(3), 159–161.

Harrison, M.B., Wells, G., Fisher, A. & Prince, M. (1996). Practice guidelines for the prediction and prevention of pressure ulcers: Evaluating the evidence. Applied Nursing Research, 9(1), 9–17.

Hartwig, M.S., Hathaway, D.K., Cardoso, S.S. & Gaber, A.O. (1994). Reliability and validity of cardiovascular and vasomotor autonomic function tests. Diabetes Care, 17(12), 1433–1434.

Hatton, D.C. (1997). Managing health problems among homeless women with children in a transitional shelter. Image: Journal of Nursing Scholarship, 29(1), 33–37.

Hillmann, G. & Beyer, G. (1967). [Rapid diazo method for determination of total bilirubin with a combined reagent.] [In German] Zeitschrift für Klinische Chemie und Klinische Biochemie, 5(2), 92–93.

Holditch-Davis, D., Miles, M.S., Burchinal, M., O'Donnell, K., McKinney, R. & Lim, W. (2001). Parental caregiving and developmental outcomes of infants of mothers with HIV. Nursing Research, 50(1), 5–14.

Holditch-Davis, D. & Thoman, E. (1988). The early social environment of premature and full term infants. Early Human Development, 17(2–3), 221–232.

Jones, R.C. & Broome, M.E. (2001). Focus groups with African American adolescents: Enhancing recruitment and retention in intervention studies. Journal of Pediatric Nursing, 16(2), 88–96.

Kaas, M.J., Dehn, D., Dahl, D., Frank, K., Markley, J. & Hebert, P. (2000). A view of prescriptive practice collaboration: Perspectives of psychiatric-mental health clinical nurse specialists and psychiatrists. Archives of Psychiatric Nursing, 14(5), 222–234.

Kotzer, A.M. (1990). Creative strategies for pediatric nursing research: Data collection. Journal of Pediatric Nursing, 5(1), 50–53.

Lenz, E.R. & Perkins, S. (2000). Coronary artery bypass graft surgery patients and their family member caregivers: Outcomes of a family-focused staged psychoeducational intervention. Applied Nursing Research, 13(3), 142–150.

Letourneau, N. (2001). Improving adolescent parent-infant interactions: A pilot study. Journal of Pediatric Nursing, 16(1), 2001.

Metheny, N.A., Stewart, B.J., Smith, L., Yan, H., Diebold, M. & Clouse, R.E. (1999). pH and concentration of bilirubin in feeding tube aspirates as predictors of tube placement. Nursing Research, 48(4), 189–197.

Miller, D.B. & Holditch-Davis, D. (1992). Interactions of parents and nurses with high-risk preterm infants. Research in Nursing & Health, 15(3), 187–197.

Morgan, D.L. (1995). Why things (sometimes) go wrong in focus groups. Qualitative Health Research, 5(4), 516–523.

Nelson, E.C., Landgraf, J.M., Hays, R.D., Wasson, J.H. & Kirk, J.W. (1990). The functional status of patients: How can it be measured in physicians' offices? Medical Care, 28(12), 1111–1126.

Nelson, E.C., Wasson, J.H. & Kirk, J.W. (1987). Assessment of function in routine clinical practice: Description of the COOP chart method and preliminary findings. Journal of Chronic Disease, 49(Suppl. 1), 55S–63S.

Norman, E., Gadaleta, D. & Griffin, C.C. (1991). An evaluation of three blood pressure methods in a stabilized acute trauma population. Nursing Research, 40(2), 86–89.

Nunnally, J.C. & Bernstein, I.H. (1994). Psychometric theory (3rd ed.). New York: McGraw-Hill.

Nyamathi, A., Leake, B., Keenan, C. & Gelberg, L. (2000). Type of social support among homeless women: Its impact on psychosocial resources, health and health behaviors, and use of health services. Nursing Research, 49(6), 318–326.

Radloff, L.S. (1977). The CES-D scale: A self report depression scale for research in the general population. Applied Psychological Measures, 1, 385–394.

Rew, L., Stuppy, D. & Becker, H. (1988). Construct validity in instrument development: A vital link between nursing practice, research, and theory. Advances in Nursing Science, 10(4), 10–22.

Rutledge, D.N. & Raymon, N.J. (2001). Changes in well-being of women cancer survivors following a survivor weekend experience. Oncology Nursing Forum, 28(1), 85–91.

Saris, W.E. (1991). Computer-assisted interviewing. Newbury Park, CA: Sage.

Schulberg, H.C., Saul, M., McClelland, M., Ganguli, M., Christy, W., Frank, R. (1985). Assessing depression in primary medical and psychiatric practices. Archives of General Psychiatry, 42(12), 1164–1170.

Selby-Harrington, M.L., Mehta, S.M., Jutsum, V., Riportella-Muller, R. & Quade, D. (1994). Reporting of instrument validity and reliability in selected clinical nursing journals, 1989. Journal of Professional Nursing, 10(1), 47–56.

Sherbourne, C.D. & Stewart, A.L. (1991). The MOS social support survey. Social Science and Medicine, 32(6), 705–714.

Stevens, S.S. (1946). On the theory of scales of measurement. Science, 103(2684), 677–680.

Stotts, C., Henderson, A. & Burns, N. (1988). Health exemplar? Nurses, nursing students and smoking behavior. XIII World Conference on Health Education Proceedings, Houston, TX, August 28–September 2.

Stover, J.C., Skelly, A.H., Holditch-Davis, D. & Dunn, P.F. (2001). Perceptions of health and their relationship to symptoms in African American women with type 2 diabetes. Applied Nursing Research, 14(2), 72–80.

Tesh, E.M. & Holditch-Davis, D. (1997). Home Inventory and NCATS: Relation to mother and child behaviors during naturalistic observations. Research in Nursing & Health, 20(4), 295–307.

Vredevoe, D.L., Shuler, P. & Woo, M. (1992). The homeless population. Western Journal of Nursing Research, 14(6), 731–740.

Wasson, J., Keller, A., Rubenstein, L., Hays, R., Nelson, E., Johnson, D. & The Dartmouth Primary COOP Project (1992). Benefits and obstacles of health status assessment in ambulatory settings, Medical Care, 30(5, Suppl.), MS42–MS49.

Wewers, M.E. & Lowe, N.K. (1990). A critical review of visual analogue scales in the measurement of clinical phenomena. Research in Nursing & Health, 13(4), 227–236.

Willems, P. (1995). Het Drukreducerend Effect Van Schulm-rummer Matrassen [The pressure reducing effect of foam mattresses]. Verpleegwetenschap K.U. Leuven.

10 Statistik in der Forschung verstehen

ZIELE

Die vollständige Lektüre dieses Kapitels sollte Ihnen ermöglichen:
1. den Zweck von statistischen Analysen zu identifizieren,
2. den Prozess der Datenanalyse zu beschreiben: a) die Daten für die Analyse vorbereiten, b) die Stichprobe beschreiben, c) die Reliabilität der Messmethoden testen, d) explorative Datenanalysen durchführen, e) bestätigende Analysen durchführen, die von den Forschungszielsetzungen, -fragen oder -hypothesen angeleitet werden, f) Post-hoc-Analysen durchführen,
3. die Wahrscheinlichkeitstheorie von der Entscheidungstheorie zu unterscheiden,
4. den Prozess der Folgerung von einer Stichprobe auf eine Population zu beschreiben,
5. die Verteilung einer Normalkurve zu diskutieren,
6. Typ-I-Fehler und Typ-II-Fehler zu vergleichen und zu unterscheiden,
7. einen Signifikanztest für einseitige Hypothesen von einem Signifikanztest für zweiseitige Hypothesen zu unterscheiden,
8. die klinische und die statistische Signifikanz von Ergebnissen zu vergleichen,
9. die nicht gruppierte von der gruppierten Häufigkeitsverteilung zu unterscheiden,
10. die drei Maße der zentralen Tendenz (Modus, Median und Mittelwert) zu beschreiben,
11. den Zweck von Dispersionsmaßen zu diskutieren,
12. den Zweck und die Interpretation der Ergebnisse von Chi-Quadrat-Analysen, *t*-Tests, Varianzanalysen, Regressionsanalysen sowie Pearsons Korrelation in veröffentlichten Studien zu diskutieren,
13. die Verwendung von Chi-Quadrat-Analysen, *t*-Tests, Varianzanalysen, Regressionsanalysen und Pearsons Korrelation kritisch zu beurteilen,
14. die fünf Ergebnistypen zu beschreiben, die in quasi-experimentellen und experimentellen Studien gewonnen und auf der Basis der Entscheidungstheorie interpretiert werden: a) signifikante und vorausgesagte Ergebnisse, b) nicht signifikante Ergebnisse, c) signifikante und nicht vorausgesagte Ergebnisse, d) gemischte Ergebnisse, e) unerwartete Ergebnisse,
15. die Ergebnisse, Erkenntnisse und Schlussfolgerungen in einer Studie voneinander zu unterscheiden,
16. die Studienerkenntnisse im Hinblick auf ihre statistische und ihre praktische Signifikanz zu beurteilen,
17. die folgenden Elemente eines Forschungsberichts zu identifizieren: Erkenntnisse, Schlussfolgerungen, Signifikanz von Erkenntnissen, Verallgemeinerung von Erkenntnissen, Implikationen sowie Vorschläge für weitere Forschungen,
18. bei einer beliebigen Studie die Resultate, Erkenntnisse, Schlussfolgerungen, Verallgemeinerungen, Implikationen und Vorschläge für weitere Forschungen kritisch zu beurteilen.

RELEVANTE BEGRIFFE

Abhängige Gruppen
Ausreißer
Bestätigende Analyse
Binnenvarianz
Bivariate Korrelation
Chi-Quadrat-Test der Unabhängigkeit
Deskriptive Statistik
Empirische Verallgemeinerungen
Entscheidungstheorie
Erkenntnisse
Erklärte Varianz
Explorative Analyse
Faktor
Faktorenanalyse
Folgerung
Freiheitsgrade
Gemischte Ergebnisse
Gerade der besten Anpassung
Gesamtvarianz
Gruppierte Häufigkeitsverteilung
Häufigkeitsverteilung
Implikationen
Klinische Signifikanz
Koeffizient der multiplen Bestimmung
Korrelationsmatrix
Kovarianzanalyse
Maße der zentralen Tendenz
Median
Mittelwert
Modus
Multiple Regression
Negative Beziehung
Nicht gruppierte Häufigkeitsverteilung
Nicht signifikante Ergebnisse
Normalkurve
Pearsons Produkt-Moment-Korrelation

Positive Beziehung
Post-hoc-Analysen
Power
Power-Analyse
Prozentuale Häufigkeit
Regressionsanalyse
Schlussfolgerungen
Signifikante Ergebnisse
Signifikanzniveau
Signifikanztest für einseitige Hypothesen
Signifikanztest für zweiseitige Hypothesen
Standardabweichung
Standardisierte Datenwerte
Statistische Signifikanz
Streubreite
Streuungsdiagramm
Streuungsmaß
Symmetrisch
t-Test
Typ-I-Fehler
Typ-II-Fehler
Unabhängige Gruppen
Unerwartete Ergebnisse
Unvorhergesehene signifikante Ergebnisse
Varianz
Varianz zwischen Gruppen
Varianzanalyse
Verallgemeinerung
Wahrscheinlichkeitstheorie
Wirkungsgröße
X-Achse
Y-Achse
Z-Wert

Angesichts der Erwartung einer Evidence-based Practice ist es auch für klinische Pflegefachkräfte wichtig, dass sie die Resultate von statistischen Tests lesen und evaluieren können. Statistische Resultate und Datenanalysen bereiten Pflegenden vermutlich mehr Unbehagen als alle anderen Aspekte des Forschungsprozesses. Wir hoffen, dass dieses Kapitel dazu beitragen wird, die Angst vor diesem Thema zu zerstreuen und damit die kritische Beurteilung von Studien zu erleichtern. Die statistischen Informationen in diesem Kapitel beziehen sich vor allem auf das Lesen, Verstehen und die kritische Beurteilung von veröffentlichten Studien, und weniger auf die Auswahl von statistischen Verfahren oder die Durchführung statistischer Analysen. Um eine quantitative Studie kritisch zu beurteilen, sollten Sie in der Lage sein, 1. die statistischen Verfahren zu identifizieren, die in der Studie angewandt wurden, 2. zu beurteilen, ob diese Verfahren für die Hypothesen, Fragen oder Zielsetzungen der Studie sowie für das Messniveau der Variablen geeignet waren, 3. die Diskussion der Ergebnisse der Datenanalyse zu verstehen, 4. zu beurteilen, ob die Interpretation der Ergebnisse durch den Autor angemessen ist, 5. die klinische Signifikanz der Erkenntnisse und Feststellungen zu evaluieren.

Das Kapitel beginnt mit der Diskussion einiger eher pragmatischer Aspekte der quantitativen Datenanalyseverfahren: dem Zweck von statistischen Analysen und dem Ablauf von Datenanalysen. Der Denkprozess, der der Statistik zu Grunde liegt, wird erklärt, ebenso werden einige der am häufigsten verwendeten statistischen Verfahren vorgestellt, anhand derer Variablen beschrieben, Beziehungen untersucht und kausale Hypothesen getestet werden. Das Kapitel schließt mit Strategien, mit deren Hilfe man die Angemessenheit von statistischen Analyseverfahren beurteilen und die Interpretation statistischer Ergebnisse evaluieren kann.

10.1 Der Prozess der Datenanalyse

Statistische Verfahren werden eingesetzt, um die numerischen Daten zu untersuchen, die in einer Studie gesammelt werden. Bei der kritischen Beurteilung einer Studie kann es hilfreich sein, wenn man den Verfahrensablauf versteht, den die Forschende zur Durchführung von Datenanalysen verwendet. Der Prozess der quantitativen Datenanalyse besteht aus mehreren Phasen: 1. Vorbereitung der Daten für die Analyse, 2. Beschreibung der Stichprobe, 3. Überprüfung der Reliabilität von Messmethoden, 4. Durchführung explorativer Analysen der Daten, 5. Durchführung bestätigender Analysen, die von den Hypothesen, Fragen oder Zielsetzungen der Studie angeleitet werden, 6. Durchführung von Post-hoc-Analysen. Obgleich nicht alle diese Phasen gleichermaßen im Forschungsbericht reflektiert werden, tragen sie alle zu den Erkenntnissen bei, die aus der Datenanalyse gewonnen werden.

10.1.1 Vorbereiten der Daten für die Analyse

Außer bei sehr kleinen Studien benutzen Forschende für die Datenanalyse fast immer den Computer. Der erste Schritt des Verfahrens besteht in der Eingabe der Daten in den Computer. Für die Dateneingabe verwendet man einen systematischen Plan, der so entworfen wird, dass fehlerhafte Eingaben möglichst vermieden werden. Nach der Eingabe werden die Daten „gesäubert". Dieser Vorgang ist zwar zeitintensiv und öde, jedoch essenziell, um sicherzustellen, dass die Daten korrekt sind. Falls die Datei entsprechend klein ist, werden alle Daten auf dem Ausdruck einzeln mit den ursprünglichen Daten verglichen und auf ihre Richtigkeit überprüft. Ist die Datei dagegen sehr umfangreich, werden einzelne Daten zufällig herausgegriffen und abgeglichen. Alle ermittelten Fehler werden korrigiert, fehlende Datenwerte werden identifiziert. Falls die entsprechenden Informationen herausgefunden werden können, werden die fehlenden Daten in der Datei ergänzt. Fehlen für bestimmte Variablen sehr viele Daten, muss die Forschende entscheiden, ob die vorhandenen Daten ausreichen, um mit diesen Variablen Analysen durchführen zu können. In manchen Fällen müssen Teilnehmer von der Analyse ausgeschlossen werden, weil Daten, die für die Analyse als essenziell betrachtet werden, fehlen.

> Bei der kritischen Beurteilung einer Studie sollten Sie nach Informationen suchen, die Aufschluss über die Menge an fehlenden Daten und Hinweise auf die Richtigkeit der Daten bieten.

10.1.2 Beschreiben der Stichprobe

Als Nächstes versucht die Forschende, sich ein möglichst genaues und vollständiges Bild von der Stichprobe zu verschaffen. Zunächst werden die Häufigkeiten der deskriptiven Variablen bestimmt, die mit der Stichprobe zusammenhängen. Schätzungen der zentralen Tendenz (zum Beispiel der Mittelwert) und der Streuung (zum Beispiel die Standardabweichung) der Variablen, die für die Stichprobe relevant sind, werden berechnet. Zu diesen relevanten Variablen gehören Alter, Ausbildungsniveau, Gesundheitszustand, Geschlecht und ethnische Zugehörigkeit. Falls die Studie mehr als eine Gruppe umfasst (zum Beispiel Behandlungsgruppe und Kontrollgruppe), könnte die Forschende die verschiedenen Gruppen im Hinblick auf diese Variablen vergleichen. Es kann beispielsweise wichtig sein, zu wissen, ob die Altersverteilung in den jeweiligen Gruppen ähnlich war. Falls die verglichenen Gruppen hinsichtlich bestimmter, für die Studie wichtiger Aspekte nicht übereinstimmen, können die Gruppen nicht mittels statistischer Verfahren miteinander verglichen werden. An diesem Punkt muss die Forschende entscheiden, ob der Analyseprozess fortgesetzt werden soll.

> Bei der kritischen Beurteilung einer Studie sollten Sie die Repräsentativität der Stichprobe und die Äquivalenz von Gruppen bewerten, die in den statistischen Analysen miteinander verglichen werden.

10.1.3 Überprüfen der Reliabilität der Messmethoden

Im Anschluss an die Beschreibung der Stichprobe untersucht die Forschende die Reliabilität der in der Studie angewandten Messmethoden. Die Bestimmung der Reliabilität von beobachtenden oder physiologischen Messmethoden kann bereits während der Datensammlungsphase erfolgen, wird aber an dieser Stelle erneut konstatiert. Falls schriftliche Skalen zur Datensammlung verwendet wurden, wird Cronbachs Alpha für die Skalen-Items durchgeführt. Falls Cronbachs Alpha-Koeffizient unannehmbar niedrig ist (unter ,70), muss die Forschende entscheiden, ob die mit dem betreffenden Instrument gesammelten Daten analysiert werden sollen.

Bei der kritischen Beurteilung einer Studie sollten Sie nach Informationen über die Reliabilität der angewandten Messmethoden Ausschau halten, um Daten für die Analysen zu sammeln.

10.1.4 Durchführen explorativer Analysen

Der nächste Schritt, die explorative Analyse, wird durchgeführt, um alle Daten deskriptiv zu untersuchen. Diese Phase wird später in diesem Kapitel ausführlicher beschrieben. Die Forschende sollte mit der Beschaffenheit der Daten zu den einzelnen Variablen, die herangezogen werden, um Hypothesen, Forschungsfragen oder -zielsetzungen zu testen, so vertraut wie möglich werden. Die Daten zu jeder Variablen werden anhand von Maßen der zentralen Tendenz und Dispersion untersucht, um Variationsarten der Daten zu bestimmen und um *Ausreißer* auszumachen, also Teilnehmer oder Datenpunkte mit extremen Werten, die im Vergleich zur restlichen Stichprobe als zu abweichend erscheinen. Die wertvollsten Erkenntnisse einer Studie werden häufig aus der sorgfältigen Untersuchung von Ausreißern gewonnen (Tukey 1977). In vielen Studien werden Beziehungen zwischen Variablen und Unterschiede zwischen Gruppen untersucht, indem statistische Verfahren zur Anwendung kommen, die auch in bestätigenden Studien eingesetzt werden. Werden diese Verfahren jedoch für explorative Zwecke verwendet, werden die Resultate nicht auf eine größere Population übertragen. Die Resultate werden herangezogen, um ein besseres Verständnis der Daten zu erlangen.

Bei der kritischen Beurteilung einer Studie sollten Sie die Werte überprüfen, die für die einzelnen Studienvariablen erzielt wurden. Erscheinen Ihnen diese Werte für die untersuchte Population repräsentativ? Wird für jede Variable die volle Bandbreite an Werten repräsentiert? Welcher Art sind die Datenausreißer in der Stichprobe? Ist es wahrscheinlich, dass Ausreißerdaten die Resultate der Analysen beeinflussten? Wurden die Analysen für explorative oder bestätigende Zwecke eingesetzt?

10.1.5 Durchführen bestätigender Analysen

Bestätigende Analysen werden durchgeführt, um Erwartungen hinsichtlich der Daten zu verifizieren, die in Form von Hypothesen, Fragen oder Zielsetzungen ausgedrückt werden. Bei bestätigenden Analysen werden die Ergebnisse von der Stichprobe auf geeignete Populationen verallgemeinert. Es werden statistische Verfahren angewandt, die mit dem Ziel entwickelt werden, Folgerungen abzuleiten (schließende bzw. Inferenz-Statistikverfahren). Um die Verallgemeinerung von Ergebnissen aus bestätigenden Analysen zu rechtfertigen, bedarf es einer exakten Forschungsmethodologie einschließlich eines starken Forschungsdesigns, zuverlässiger und gültiger Messmethoden und einer großen Stichprobengröße.

Bei der kritischen Beurteilung einer Studie sollten Sie die bestätigenden Analysen identifizieren, die durchgeführt wurden. Ist die Forschungsmethodik exakt genug, um die Verwendung von bestätigenden Analysen zu rechtfertigen?

10.1.6 Durchführen von Post-hoc-Analysen

Einige statistische Analysen, zum Beispiel die Chi-Quadrat-Analyse und die Varianzanalyse (ANOVA), werden angewendet, um in Studien, die mehr als zwei Gruppen umfassen, Unterschiede zwischen diesen Gruppen festzustellen. Diese statistischen Verfahren stellen signifikante Unterschiede zwischen Gruppen fest, spezifizieren jedoch nicht, welche Gruppen unterschiedlich sind. So könnte eine Studie beispielsweise die Stichprobenproportion in vier Berufsgruppen untersuchen, in denen geraucht wird, um zwischen den Gruppen Unterschiede im Rauchverhalten festzustellen. Die Chi-Quadrat- oder Varianzanalysen zeigen möglicherweise signifikante Unterschiede zwischen den Gruppen, die Forschende kann jedoch nicht feststellen, welche Gruppen unterschiedlich sind. In solchen Studien, in denen signifikante Unterschiede gefunden wurden, werden im Anschluss an die ersten statistischen Analysen Post-hoc-Analysen durchgeführt, um herauszufinden, welche Gruppen sich auf signifikante Weise unterscheiden.

Bei der kritischen Beurteilung einer Studie sollten Sie die spezifischen Post-hoc-Analysen identifizieren, die durchgeführt wurden. Diese sollten im Forschungsbericht beschrieben werden.

10.2 Der Denkprozess hinter der Statistik

Ein Grund, weshalb Pflegefachkräfte dazu tendieren, der Statistik aus dem Weg zu gehen, ist, dass vielen von ihnen nur die mathematischen Verfahren zur Berechnung statistischer Gleichungen vermittelt wurden, während Erläuterungen zu der Logik hinter diesen Verfahren oder zur Bedeutung der Ergebnisse häufig vernachlässigt wurden. Die Berechnungen stellen einen mechanischen Prozess dar, der in der Regel vom Computer durchgeführt wird, und Informationen über das Berechnungsverfahren sind zunächst nicht notwendig, um statistische Ergebnisse verstehen zu können. Wir gehen an die Datenanalyse mit dem Ziel heran, das Verständnis des Lesers bezüglich des statistischen Analyseprozesses zu verbessern. Dieses Verständnis kann dann bei der kritischen Beurteilung der Datenanalyse-Methoden im Ergebnisteil von Forschungsberichten genutzt werden.

Einige Konzepte, die gemeinhin in der statistischen Theorie verwendet werden, werden kurz erläutert. Zu diesen Konzepten gehören die Wahrscheinlichkeitstheorie, die Entscheidungstheorie, das Testen von Hypothesen, das Signifikanzniveau, die Folgerung, die Verallgemeinerung, die Normalkurve,

Randbereiche der Verteilungskurve, Typ-I- und Typ-II-Fehler, die Power sowie Freiheitsgrade. Für eine ausführlichere Diskussion dieser Themenbereiche siehe Burns & Grove (2001).

10.2.1 Wahrscheinlichkeitstheorie

Die *Wahrscheinlichkeitstheorie*, die deduktiv ist, wird herangezogen, um den Grad einer Beziehung, die Wahrscheinlichkeit, dass ein Ereignis in einer bestimmten Situation eintritt, oder die Wahrscheinlichkeit, dass ein Ereignis akkurat vorausgesagt werden kann, aufzuzeigen. Die Forschende könnte beispielsweise die Wahrscheinlichkeit interessieren, mit der eine Pflegemaßnahme zu einem bestimmten Ergebnis führt. Sie möchte vielleicht wissen, mit welcher Wahrscheinlichkeit eine Harnblasenkatheterisierung während des Krankenhausaufenthalts zu einer Blaseninfektion nach der Entlassung aus dem Krankenhaus führt. Oder sie interessiert, mit welcher Wahrscheinlichkeit die Teilnehmer in der Experimentalgruppe auch Mitglieder derselben übergeordneten Population sind, aus der die Teilnehmer der Kontrollgruppe stammen. Die Wahrscheinlichkeit wird mit dem Kleinbuchstaben p (für *probability*) ausgedrückt, und die Werte werden als Prozentsätze oder als Dezimalwerte dargestellt, die von 0 bis 1 reichen. Beträgt die Wahrscheinlichkeit zum Beispiel 0,23, wird sie folgendermaßen ausgedrückt: $p = 0,23$. Das bedeutet, dass die Wahrscheinlichkeit, dass ein bestimmtes Ergebnis (zum Beispiel eine Blaseninfektion) eintritt, 23 Prozent beträgt. Wahrscheinlichkeitswerte können auch in Form von kleiner als ein Wahrscheinlichkeitswert ausgedrückt werden: Ein Wert von 0,05 wird beispielsweise als $p < 0,05$ ausgedrückt (Das Symbol < bedeutet „kleiner als"). Die Forschende könnte in einem Forschungsbericht ausführen, dass die Wahrscheinlichkeit, dass die Teilnehmer der Experimentalgruppe zugleich Mitglieder derselben übergeordneten Population sind, zu der auch die Teilnehmer der Kontrollgruppe gehören, kleiner oder gleich 5 Prozent ist ($\leq 0,05$). Wahrscheinlichkeitswerte werden oft im Zusammenhang mit den Ergebnissen von statistischen Analysen genannt. Bei der kritischen Beurteilung von Studien ist es wichtig, diese Symbole oder „statistischen Kenngrößen" zu erkennen und zu verstehen, was sie bedeuten.

10.2.2 Entscheidungstheorie, Überprüfen der Hypothese und Signifikanzniveau

Die induktive *Entscheidungstheorie* geht davon aus, dass alle Gruppen in einer Studie (zum Beispiel Experimental- und Kontrollgruppen), die herangezogen werden, um eine bestimmte Hypothese zu testen, bezüglich der untersuchten Variablen zu derselben Population gehören. Diese Erwartung (oder Annahme) wird traditionell als Nullhypothese ausgedrückt, die besagt, dass hinsichtlich der in der Hypothese eingeschlossenen Variablen kein Unterschied zwischen den Gruppen einer Studie besteht. Es ist Aufgabe der Forschenden, wissenschaftlich zu belegen, dass tatsächlich ein Unterschied zwischen den Gruppen existiert. Die Forschende könnte beispielsweise die Hypothese aufstellen, dass es bei den folgenden zwei Patientengruppen nach der Entlassung aus dem Krankenhaus keinen Unterschied bezüglich der Häufigkeit von Infektionen des Harntrakts gibt: Patienten, die während des Krankenhausaufenthaltes katheterisiert wurden, und Patienten, die nicht katheterisiert wurden. Um diese Annahme zu überprüfen, wird vor der Datensammlung eine Schnittstelle ausgewählt. Diese Schnittstelle, die als Alpha (α) oder als *Signifikanzniveau* bezeichnet wird, ist das Wahrscheinlichkeitsniveau, auf dem die Ergebnisse von statistischen Analysen beurteilt werden, um einen statistisch signifikanten Unterschied zwischen den Gruppen aufzuzeigen. Das Signifikanzniveau wird für die meisten Pflegestudien bei 0,05 festgelegt. Ist also das Signifikanzniveau, das in der statistischen Analyse festgestellt wird, $\leq 0,05$, dann können die Experimentalgruppe und die Kontrollgruppe als signifikant unterschiedlich (Mitglieder unterschiedlicher Populationen) betrachtet werden. In manchen Studien kann auch das exaktere Niveau von 0,01 ausgewählt werden. Dies wird dann, vor allem in Tabellen und Abbildungen, als $\alpha = 0,01$ dargestellt.

Die Entscheidungstheorie erfordert, dass die gewählte Schnittstelle absolut ist. Absolut bedeutet, dass selbst wenn der erzielte Wert lediglich einen Bruchteil oberhalb der Schnittstelle liegt, die Stichproben als aus derselben Population stammend betrachtet werden, und den Unterschieden *keine* Bedeutung zugeordnet werden kann. Daher ist bei der Anwendung der Entscheidungstheorie die Aussage, dass die Ergebnisse *annähernd* auf dem Signifikanzniveau von 0,05 lagen, wenn das Alpha-Niveau bei 0,05 festgelegt wurde, unangebracht. Unter Verwendung der Regeln der Entscheidungstheorie deutet dieses Ergebnis darauf hin, dass die getesteten Gruppen nicht signifikant unterschiedlich sind und dass die Nullhypothese nicht verworfen wird. Wenn die Forschende andererseits das Signifikanzniveau einmal bei 0,05 festgelegt hat und die Analyse einen signifikanten Unterschied von 0,001 ergibt, wird dieses Ergebnis im Vergleich zu dem ursprünglich festgelegten Niveau von 0,05 nicht als signifikanter betrachtet (Slakter, Wu & Suzaki-Slakter 1991). Das Signifikanzniveau ist dichotom. Das bedeutet, dass der Unterschied entweder signifikant ist oder nicht. Es existieren keine Grade von Signifikanz. Es gibt jedoch immer wieder Forschende, die – ohne sich dessen bewusst zu sein, dass sie von der Entscheidungstheorie zur Wahrscheinlichkeitstheorie wechselten – in ihrem Forschungsbericht angeben, dass die Ergebnisse angesichts eines 0,001-Resultats signifikanter seien, als wenn sie lediglich ein Signifikanzniveau von 0,05 erzielt hätten. Es kann vorkommen, dass eine Forscherin ihre Ergebnisse als „hoch signifikant" bezeichnet, was aus der Perspektive der Entscheidungstheorie nicht akzeptabel ist.

Aus der Perspektive der Wahrscheinlichkeitstheorie gibt es hier einen entscheidenden Unterschied bezüglich des Risikos, dass ein Typ-II-Fehler auftritt, wenn die Wahrscheinlichkeit zwischen 0,05 und 0,001 liegt. Wenn $p = 0,001$, ist die Wahrscheinlichkeit, dass die beiden Gruppen Bestandteile derselben Population sind, 1 zu 1000; bei $p = 0,05$ liegt die Wahrscheinlichkeit, dass die Gruppen zur selben Population gehören, dagegen bei 5 zu 100. Mit anderen Worten, wenn $p = 0,05$, dann sind Gruppen mit statistischen Werten wie die, die durch diese statistischen Analysen ermittelt wurden, in fünf von 100 Fällen tatsächlich Mitglieder derselben Population, und die Schlussfolgerung, dass die Gruppen unterschiedlich sind, ist falsch.

Bei Computeranalysen kann man den Wahrscheinlichkeitswert, der aus jeder Datenanalyse gewonnen wird (zum Beispiel $p = 0,03$ oder $p = 0,07$), zumeist auf dem Ausdruck nachlesen. Dieser wird dann von der Forschenden in der veröffentlichten Studie angegeben, gemeinsam mit dem Signifikanzniveau, das im Vorfeld der Datenanalyse festgelegt wurde. Letztendlich verweist der Wahrscheinlichkeitswert *(p)* auf das Risiko eines Typ-II-Fehlers. Alpha (α) gibt Aufschluss darüber, ob der Wahrscheinlichkeitswert in einer bestimmten Analyse die Schnittstelle trifft und ob daher entschieden werden kann, inwieweit zwischen Gruppen ein signifikanter Unterschied besteht.

> Bei der kritischen Beurteilung einer Studie sollten Sie das Signifikanzniveau identifizieren und bestimmen, ob die Ergebnisse signifikante Unterschiede aufweisen. Sie sollten das Risiko eines Typ-II-Fehlers beurteilen (Typ-I- und Typ-II-Fehler werden im Abschnitt 10.2.6 definiert und diskutiert).

10.2.3 Folgerung und Verallgemeinerung

Eine *Folgerung* ist eine Konklusion oder ein Urteil, die bzw. das auf einem wissenschaftlichen Beweis basiert. Statistische Folgerungen werden mit Vorsicht und großer Sorgfalt getroffen. Die Regeln der Entscheidungstheorie, die angewandt werden, um die Ergebnisse von statistischen Verfahren zu interpretieren, erhöhen die Wahrscheinlichkeit, dass die Folgerungen präzise sind. Unter einer *Verallgemeinerung* versteht man die Übertragung von Informationen, die aus einer bestimmten Situation gewonnen wurden, auf eine allgemeine Situation. Verallgemeinern setzt voraus, dass Folgerungen getroffen werden; in beiden Fällen ist induktives Denken erforderlich. Eine Folgerung wird induktiv getroffen, indem von einem spezifischen Fall auf eine allgemeine Wahrheit geschlossen wird, also von einem Teil aufs Ganze, vom Konkreten auf das Abstrakte und vom Bekannten auf das Unbekannte. In der Forschung werden unter Verwendung der Ergebnisse statistischer Analysen, die aus einer spezifischen Stichprobe gewonnen wurden, Folgerungen angestellt, die auf eine größere Population übertragen werden. Die Forschende könnte daher in ihrem Forschungsbericht folgern, dass ein signifikanter Unterschied bezüglich der Anzahl an Infektionen des Harntrakts zwischen zwei Stichproben gefunden wurde, wobei die Probanden der einen Stichprobe während des Krankenhausaufenthalts katheterisiert wurden, die der anderen Stichprobe dagegen nicht. Außerdem könnte die Forschende zu dem Schluss kommen, dass dieser Unterschied bei allen Patienten zu erwarten ist, die in Krankenhäusern behandelt wurden. Die Ergebnisse werden also von der Studienstichprobe auf alle zuvor hospitalisierten Patienten übertragen. Statistiker und Forscherinnen können durch Folgerungen keine Beweise erbringen, sie können nie sicher sein, dass ihre Folgerungen und Verallgemeinerungen korrekt sind. So könnte es beispielsweise sein, dass die Verallgemeinerung der Forschenden über die Häufigkeit von Infektionen des Harntrakts nicht sorgfältig genug durchdacht wurde, oder die Ergebnisse könnten auf eine zu breite Population übertragen worden sein. Es ist durchaus möglich, dass in der allgemeineren Population kein Unterschied in der Häufigkeit von Infektionen des Harntrakts besteht, der auf der Tatsache beruht, dass der Patient katheterisiert wurde.

Bei der kritischen Beurteilung einer Studie sollten Sie feststellen, ob sich die Verallgemeinerungen der Forschenden im Hinblick auf die Studienergebnisse rechtfertigen lassen.

10.2.4 Normalkurve

Die theoretische *Normalkurve* ist ein Begriff aus der statistischen Theorie (☞ Abb. 10.1). Eine Normalkurve ist eine theoretische Häufigkeitsverteilung aller *möglichen* Werte innerhalb einer Population; jedoch entspricht die *reale* Verteilung niemals jener der Normalkurve. Die Idee der Normalkurve wurde im Jahre 1795 von dem damals 18-jährigen Mathematiker Johann Gauss entwickelt. Er fand heraus, dass Daten von Variablen (zum Beispiel der Mittelwert einer Stichprobe), die wiederholt in vielen Stichproben derselben Population gemessen werden, zu einer einzigen großen Stichprobe zusammengeführt werden können. Aus dieser großen Stichprobe kann eine genauere Darstellung des Verlaufs der Normalkurve entwickelt werden, als das mit nur einer Stichprobe möglich ist. Erstaunlicherweise ist die Kurve in den meisten Fällen ähnlich, ungeachtet der spezifischen Variablen oder der Population, die untersucht wurde.

Signifikanzniveaus und Wahrscheinlichkeit basieren auf der Logik der Normalkurve. Die Normalkurve in Abb. 10.1 zeigt die Verteilung der Werte einer einzelnen Population. Beachten Sie, dass 95,5 Prozent der Werte innerhalb von zwei Standardabweichungen vom Mittelwert liegen, wobei die Standardabweichungen von –2 bis +2 reichen (Standardabweichungen werden im Abschnitt 10.3.3.3 definiert und diskutiert). Es besteht also eine 95%ige Wahrscheinlichkeit, dass ein gemessener Wert (zum Beispiel der Mittelwert einer Gruppe) innerhalb des Bereichs der zwei Standardabweichungen vom Mittelwert der Population fällt, und es besteht eine fünfprozentige Wahrscheinlichkeit, dass der Wert in die Randbereiche der Normalkurve fällt (die äußersten Enden der Normalkurve, unterhalb –2 Standardabweichung [2,5 %] oder oberhalb +2 Standardabweichung [2,5 %]). Falls die verglichenen Gruppen aus derselben (nicht signifikant unterschiedlichen) Population stammen, können Sie davon ausgehen, dass der Wert (zum Beispiel der Mittelwert) jeder Gruppe in den 95%-Bereich der Werte auf der Normalkurve fällt. Stammen die Gruppen dagegen aus (signifikant) unterschiedlichen Populationen, können Sie annehmen, dass einer der Gruppenwerte außerhalb des 95%-Bereichs der Werte liegt. Diese Erwartung wird mittels einer statistischen Analyse überprüft, die durchgeführt wird, um Unterschiede zwischen den Gruppen festzustellen, wobei das Signifikanzniveau bei 0,05 festgelegt wird. Zeigt der statistische Test einen signifikanten Unterschied (das heißt, der Wert einer Gruppe fällt nicht in den 95%-Bereich der Werte), werden die Gruppen als zu unterschiedlichen Populationen zugehörig betrachtet. Jedoch besteht die Wahrscheinlichkeit, dass der Wert einer der Gruppen bei fünf Prozent der Tests aus dem 95%-Bereich herausfällt, die Gruppe aber dennoch zur selben Population gehört (ein Typ-I-Fehler).

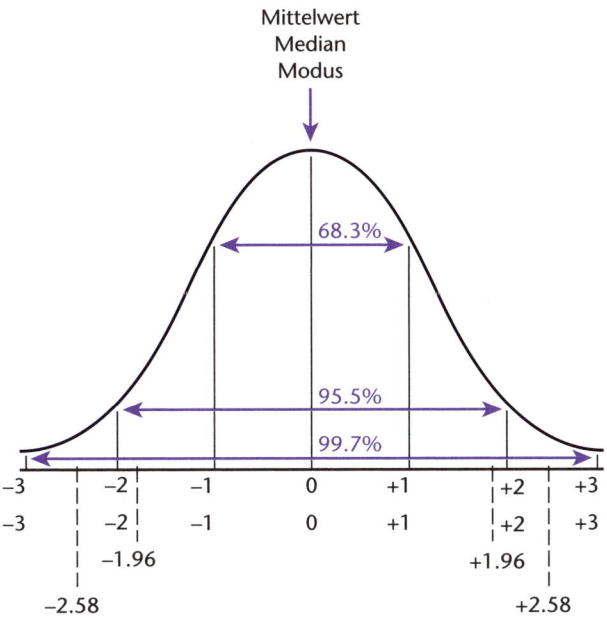

Abb. 10.1: Normalkurve.

10.2.5 Randbereiche der Verteilungskurve

Ungerichtete Hypothesen gehen in der Regel davon aus, dass ein Extremwert (der erzielt wurde, weil die Gruppe mit dem Extremwert nicht zur gleichen Population gehörte) in einem der beiden Randbereiche der Normalkurve auftreten kann (☞ Abb. 10.2). Die Analyse einer ungerichteten Hypothese wird *Signifikanztest für zweiseitige Hypothesen* genannt. Bei einem *Signifikanztest für einseitige Hypothesen* ist die Hypothese gerichtet, und von Interesse sind extreme statistische Werte, die in einem einzelnen Randbereich der Kurve auftreten (☞ Kapitel 3 für die Diskussion von gerichteten und ungerichteten Hypothesen). Die Hypothese behauptet, dass der Extremwert höher oder niedriger ist als jener von 95 Prozent der Population, was bedeutet, dass die Stichprobe mit dem Extremwert nicht Mitglied derselben Population ist. In diesem Fall befinden sich fünf Prozent der statistischen Werte, die als signifikant betrachtet werden, in einem Randbereich der Kurve, und nicht in beiden Randbereichen. Extreme statistische Werte, die im anderen Randbereich der Kurve auftreten, werden nicht als signifikant unterschiedlich betrachtet. In Abb. 10.3, die einen Signifikanztest für einseitige Hypothesen zeigt, ist jener Teil der Kurve, in dem statistische Werte als signifikant gelten, der rechte Randbereich. Die Entwicklung einer einseitigen Hypothese setzt voraus, dass die Forschende über ausreichende Kenntnisse über die Variablen verfügt, um voraussagen zu können, ob der Unterschied im Randbereich oberhalb des Mittelwerts oder im Randbereich unterhalb des Mittelwerts auftreten wird. Einseitige statistische Tests sind durchweg überzeugender als zweiseitige Tests, da die Wahrscheinlichkeit eines Typ-II-Fehlers abnimmt.

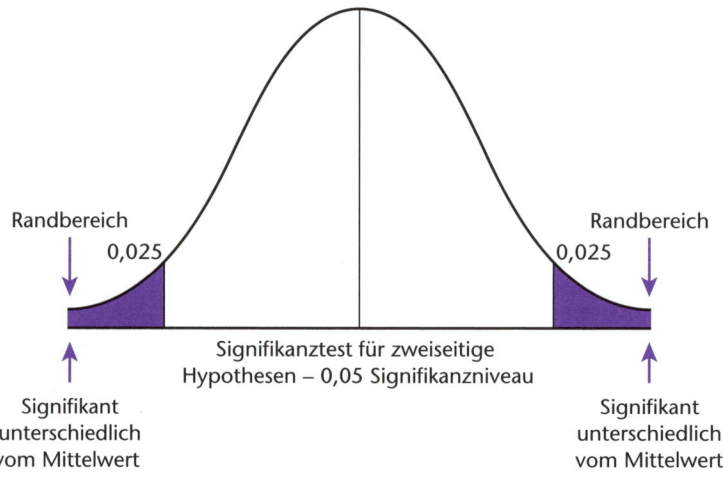

Abb. 10.2: Signifikanztest für zweiseitige Hypothesen.

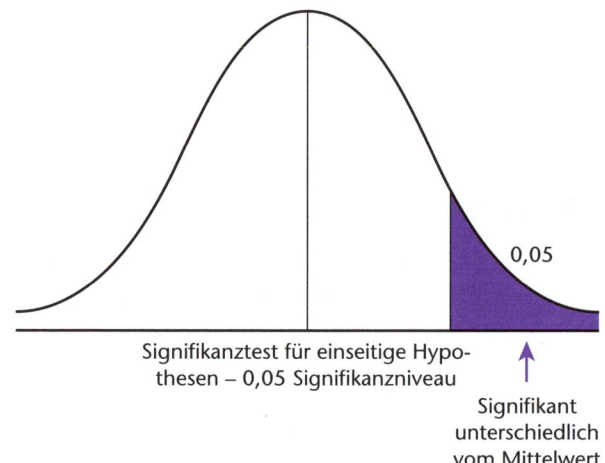

Abb. 10.3: Signifikanztest für einseitige Hypothesen.

Bei der kritischen Beurteilung einer Studie sollten Sie feststellen, ob sie einseitige bzw. gerichtete oder zweiseitige bzw. ungerichtete Hypothesen enthält. Wenn die Forschende eine einseitige Hypothese aufstellt, beurteilen Sie, ob genügend Erkenntnisse vorhanden sind, auf die sich ein einseitiger statistischer Test stützen lässt.

10.2.6 Typ-I-Fehler und Typ-II-Fehler

Der Entscheidungstheorie zufolge können zwei Fehlertypen auftreten, wenn eine Forscherin entscheidet, welche Bedeutung das Ergebnis eines statistischen Tests hat: Typ-I-Fehler und Typ-II-Fehler. Ein *Typ-I-Fehler* tritt dann auf, wenn die Nullhypothese verworfen wird, obwohl sie zutrifft (zum Beispiel wenn die Ergebnisse anzeigen, dass es einen signifikanten Unterschied gibt, während dies in Wirklichkeit nicht der Fall ist). Das Risiko eines Typ-I-Fehlers wird durch das Signifikanzniveau angezeigt. Bei einem Signifikanzniveau von 0,05 besteht ein höheres Risiko, dass ein Typ-I-Fehler auftritt, als das bei einem Signifikanzniveau von 0,01 der Fall ist. Je extremer das Signifikanzniveau wird, desto mehr nimmt das Risiko eines Typ-I-Fehlers ab, wie in Abb. 10.4 gezeigt wird.

Ein *Typ-II-Fehler* tritt dann auf, wenn die Nullhypothese als wahr erachtet wird, obwohl sie nicht zutrifft. Beispielsweise können die statistischen Analysen anzeigen, dass keine signifikanten Unterschiede zwischen den Gruppen bestehen, während die Gruppen in Wirklichkeit unterschiedlich sind. Wenn das Signifikanzniveau 0,01 ist, besteht ein höheres Risiko für einen Typ-II-Fehler, als wenn das Signifikanzniveau bei 0,05 liegt. Typ-II-Fehler werden jedoch häufig durch Mängel in den Forschungsmethoden verursacht. In der Pflegeforschung werden viele Studien mit kleinen Stichproben durchgeführt und mit Instrumenten, die die Studienvariablen nicht exakt messen. In vielen Pflegesituationen interagieren eine Vielzahl von Variablen und verursachen so Unterschiede innerhalb von Populationen. Wenn jedoch nur einige der interagierenden Variablen untersucht werden, kann es passieren, dass kleine Unterschiede übersehen werden. Dies wiederum kann zu der falschen Schlussfolgerung führen, dass zwischen den Stichproben kein Unterschied bestehen würde. Somit ist das Risiko eines Typ-II-Fehlers bei vielen Pflegestudien hoch.

> Bei der kritischen Beurteilung einer Studie sollten Sie das Risiko eines Typ-I-Fehlers bzw. eines Typ-II-Fehlers evaluieren.

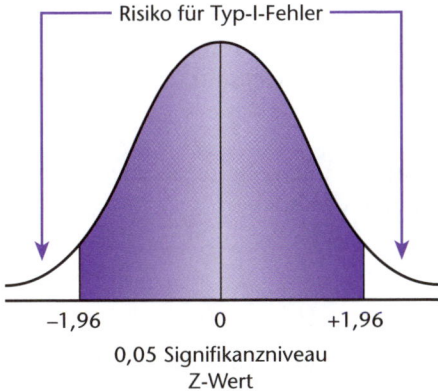
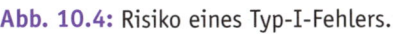
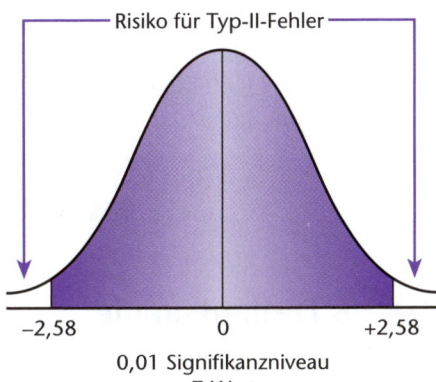

Abb. 10.4: Risiko eines Typ-I-Fehlers.

10.2.7 Power: Kontrollieren des Risikos eines Typ-II-Fehlers

Power ist die Wahrscheinlichkeit, dass ein statistischer Test einen signifikanten Unterschied entdeckt, der tatsächlich existiert. Das Risiko eines Typ-II-Fehlers kann anhand einer Power-Analysebestimmt werden. Cohen (1988) hat vier Parameter für eine Power-Analyse identifiziert: Signifikanzniveau, Stichprobengröße, Power und Wirkungsgröße. Wenn drei der vier Parameter bekannt sind, kann der vierte anhand der Power-Analyseformeln berechnet werden. Das geringste akzeptable Power-Niveau ist 0,80. Die Forschende bestimmt die Stichprobengröße und das Signifikanzniveau. Die *Wirkungsgröße* ist „der Grad, zu dem das untersuchte Phänomen in der Population vorkommt oder zu dem die Nullhypothese falsch ist" (Cohen 1988, S. 9–10). Wenn man beispielsweise Veränderungen des Angstniveaus bei einer Gruppe von Patienten messen würde, denen ein operativer Eingriff bevorsteht, und die erste Messung erfolgt, wenn der Patient noch zu Hause ist, während die zweite Messung unmittelbar vor dem Eingriff erfolgt, wäre die Wirkungsgröße dann groß, wenn zwischen den beiden Zeitpunkten eine große Veränderung des Angstniveaus bei den Gruppenmitgliedern auftreten würde. Falls man die Wirkung eines präoperativen Aufklärungsprogramms auf das Angstniveau messen würde, wäre die Wirkungsgröße der Unterschied des Posttest-Angstniveaus in der Experimentalgruppe im Vergleich zu dem in der Kontrollgruppe. Ist nur mit einer geringen Veränderung des Angstniveaus zu rechnen, ist die Wirkungsgröße gering. Bei den meisten Pflegestudien ist lediglich eine kleine Wirkungsgröße zu erwarten. Diese kleine Wirkungsgröße tritt deswegen auf, weil Pflegestudien tendenziell kleine Stichprobengrößen haben und Studiendesigns verwenden, in denen Gefährdungen nicht streng genug kontrolliert werden. Darüber hinaus setzen Pflegestudien in der Regel Messmethoden ein, anhand derer sich nur große Veränderungen messen lassen. Das Power-Niveau sollte in allen Studien erwähnt werden, bei denen die Nullhypothese nicht verworfen werden konnte (oder die nicht signifikante Ergebnisse aufweisen). Wenn das Power-Niveau unter 0,80 liegt, sollten Sie die Validität nicht signifikanter Ergebnisse in Frage stellen.

> Bei der kritischen Beurteilung einer Studie sollten Sie nach Hinweisen über die Wirkungsgröße und das Power-Niveau suchen.

10.2.8 Freiheitsgrade

Das Konzept von *Freiheitsgraden** ist wichtig, um statistische Verfahren zu berechnen und die Ergebnisse anhand von statistischen Tabellen zu interpretieren. Das Prinzip der Freiheitsgrade ist jedoch nur schwer zu erklären, da es sich hier um komplexe Mathematik handelt. Bei den Freiheitsgraden geht es um den Spielraum, innerhalb dessen ein Ergebniswert variieren kann, unter Berücksichtigung anderer existenter Ergebniswerte und der festgesetzten Summe

---

* Anmerkung der Gutachterin: Die statistische Kenngröße, die zum Beispiel in Tabellen für den Freiheitsgrad *(degree of freedom)* steht, ist *df.*

dieser Werte. Über Freiheitsgrade wird häufig im Zusammenhang mit den statistischen Ergebnissen berichtet.

10.3 Die Verwendung von Statistiken zur Beschreibung der Stichprobe

Bei jeder Studie, in der die Daten numerisch sind, beginnt die Datenanalyse mit der *deskriptiven Statistik* (auch zusammenfassende Statistik genannt). Bei einigen deskriptiven Studien sind die Datenanlysen auf die deskriptive Statistik beschränkt. Bei anderen wiederum wird deskriptive Statistik in erster Linie zur Beschreibung der Merkmale jener Stichprobe verwendet, aus der die Daten stammen, sowie zur Beschreibung der Werte, die sich aus den Messungen der Variablen ergeben haben. Zu den deskriptiven Statistiken, die in diesem Buch vorgestellt werden, gehören Häufigkeitsverteilungen, Maße der zentralen Tendenz, Dispersionsmaße sowie standardisierte Datenwerte.

10.3.1 Häufigkeitsverteilungen

Die Häufigkeitsverteilung ist normalerweise die erste Methode, die angewandt wird, um Daten für eine Untersuchung zu organisieren. Es gibt zwei Arten der Häufigkeitsverteilung, die nicht gruppierte und die gruppierte Häufigkeitsverteilung.

10.3.1.1 Nicht gruppierte Häufigkeitsverteilung

Die meisten Studien verfügen über kategorische Daten, die in Form einer *nicht gruppierten Häufigkeitsverteilung* dargestellt werden, bei der eine Tabelle entwickelt wird, um alle numerischen Werte aufzuzeigen, die für eine bestimmte Variable erzielt wurden. Dieser Ansatz wird in der Regel bei diskreten, nicht bei kontinuierlichen Daten verwendet. Zu den Daten, die im Allgemeinen auf diese Weise organisiert werden, gehören Geschlecht, ethnische Zugehörigkeit, Familienstand und die diagnostische Kategorie der Studienteilnehmer sowie die Werte, die sich aus den Messungen der Variablen ergaben. In Tabelle 10.1 präsentieren LoBiondo-Wood, Williams, Wood und Shaw (1997) die nicht gruppierte Häufigkeitsverteilung von Teilnehmermerkmalen für ihre Studie über die Auswirkungen einer Lebertransplantation auf die Lebensqualität.

10.3.1.2 Gruppierte Häufigkeitsverteilung

Gruppierte Häufigkeitsverteilung werden dann verwendet, wenn kontinuierliche Variablen, zum Beispiel Alter, untersucht werden. Viele Messwerte, die im Verlauf der Datensammlung erzielt werden, einschließlich Körpertemperatur, vitale Lungenkapazität, Gewicht, Skalenwerte und Zeit, werden unter Verwendung einer kontinuierlichen Skala gemessen. Jede Gruppierungsmethode hat einem Verlust von Informationen zur Folge. Wenn beispielsweise die Gruppierung nach dem Alter erfolgt und zwei Gruppen gebildet werden (zum Beispiel

Variable	N	Prozentsatz
Geschlecht		
Männlich	19	46,3
Weiblich	22	53,7
Familienstand		
Ledig	4	9,8
Verheiratet	32	78,0
Geschieden	4	9,8
Verwitwet	1	2,4
Ausbildung		
High School	18	43,9
College besucht/abgeschlossen	12	29,3
Universität besucht/abgeschlossen	10	24,4
Familieneinkommen		
Unter 20.000 US $	14	34,4
20.001–30.000 US $	6	14,6
30.001–40.000 US $	7	17,1
40.001–50.000 US $	5	12,2
50.001–60.000 US $	3	7,3
Über 60.000 US $	3	7,3
Diagnose		
Zirrhose	24	58,5
Primäre biliäre Zirrhose	8	19,5
Primäre sklerosierende Cholangitis	7	17,1
Sekundäre biliäre Zirrhose	1	2,4
Malignität	1	2,4
Beschäftigung		
Arbeitslos	20	48,8
Arbeiter	6	14,6
Angelernt	2	4,9
Fachausbildung	1	2,4
Bürokraft	2	4,9
Semiprofessionell	2	4,9
Mittlerer Berufsstand	6	14,6
Gehobener Berufsstand	3	7,3

Tab. 10.1: Teilnehmermerkmale. Aus: G. LoBiondo-Wood, L. Williams, R.P. Wood, B.W. Shaw (1997). *Impact of Liver Transplantation on Quality of Life: A Longitudinal Perspective. Applied Nursing Research* 10/1, 29. Nachdruck mit freundlicher Genehmigung.

unter 65 Jahre und über 65 Jahre), werden weniger Informationen über die Daten gegeben, als wenn in Zehn-Jahres-Schritten gruppiert wird. Ebenso wie bei den Messniveaus wurden Regeln aufgestellt, um die Bildung von Klassifikationssystemen anzuleiten. Es sollten mindestens sechs, aber nicht mehr als 20

Gruppen sein. Die geschaffenen Gruppen sollten erschöpfend sein, und jeder Datenwert muss in eine der identifizierten Gruppen passen. Die Gruppen müssen exklusiv sein, und jeder Datenwert darf jeweils nur in eine der Gruppen passen. Häufig treten dann Fehler auf, wenn es zu Überschneidungen kommt, und manche Datenwerte sowohl in die eine als auch in die andere Gruppe passen. Beispielsweise hat die Forschende Altersgruppen von 20 bis 30, 30 bis 40, 40 bis 50 etc. erstellt. In diesem Fall könnten Teilnehmer, die 30, 40, etc. Jahre alt sind, mehr als einer Gruppe zugeordnet werden. Die Spannweite aller Gruppen muss gleich sein; beträgt die Spannweite bei Altersklassen zum Beispiel zehn Jahre, muss jede Gruppe zehn Jahre umfassen. Diese Regel wird in manchen Fällen verletzt, damit die erste und die letzte Kategorie jeweils offen und so formuliert ist, dass alle Werte ober- und unterhalb eines bestimmten Punktes miteinbezogen werden können. In Tabelle 10.1 ist beispielsweise „Einkommen" eine gruppierte Häufigkeit.

10.3.1.3 Prozentuale Häufigkeit

Prozentuale Häufigkeiten geben den Prozentanteil einer Stichprobe an, dessen Datenwerte in eine spezifische Gruppe fallen, und die Anzahl an Datenwerten in dieser Gruppe. Prozentuale Häufigkeiten sind besonders hilfreich für den Vergleich von aktuellen Daten mit den Ergebnissen aus anderen Studien, die andere Stichprobengrößen haben. In Tabelle 10.1 wird die prozentuale Häufigkeitsverteilung für jede Variable angegeben. Eine kumulative Verteilung ist eine Art von prozentualer Verteilung, bei der die Prozentanteile und Häufigkeiten von Datenwerten nach und nach, von dem obersten Wert in der Tabelle bis zu dem untersten Wert, zusammengezählt werden. Dabei hat die unterste Kategorie eine kumulative Häufigkeit, die der Stichprobengröße entspricht, und einen kumulativen Prozentanteil von 100 (☞ Tab. 10.2). Häufigkeitsverteilungen werden auch in Form von Tabellen oder Grafiken dargestellt (zum Bei-

Punktwert	Häufigkeit	Prozent	Kumulative Häufigkeit	Kumulativer Prozentsatz
1	4	8	4	8
3	6	12	10	20
4	8	16	18	36
5	14	28	32	64
7	8	16	40	80
8	6	12	46	92
9	4	8	$n = 50$	100

Tab. 10.2: Beispiel für eine kumulative Häufigkeitstabelle.

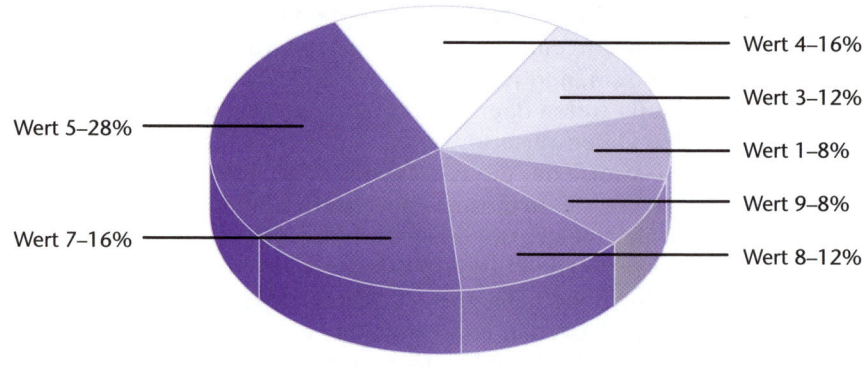

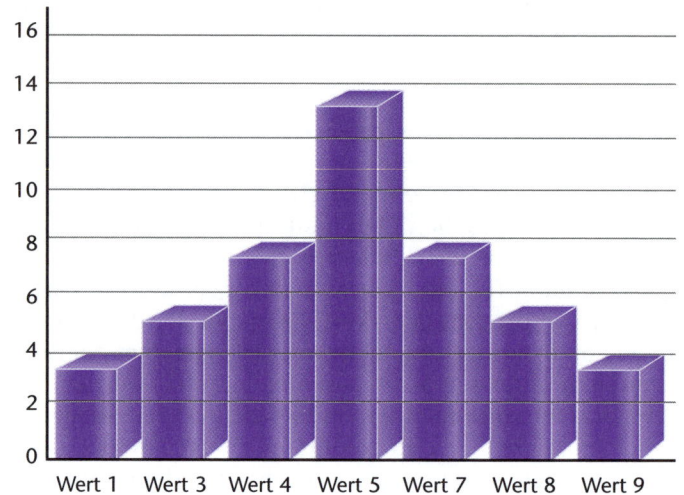

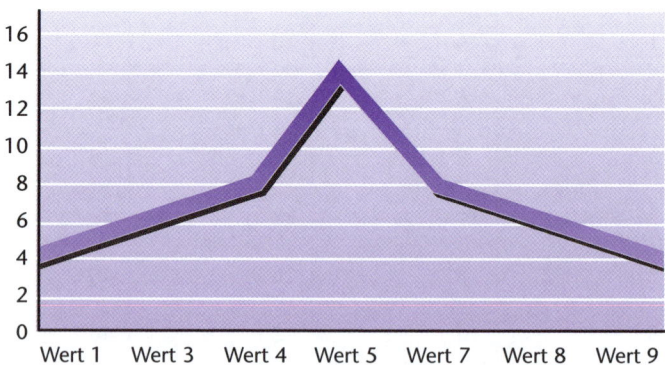

Abb. 10.5: Häufig verwendete grafische Darstellungen von Häufigkeitsverteilungen.

spiel Kuchendiagramme, Balkendiagramme, Histogramme und Häufigkeits-polygone). Grafische Darstellungen der gruppierten Häufigkeitsverteilung der Daten aus Tabelle 10.2 werden in Abb. 10.5 gezeigt.

10.3.2 Maße der zentralen Tendenz

Ein *Maß der zentralen Tendenz* wird häufig als „Durchschnitt" bezeichnet, wobei es sich jedoch um einen Laienbegriff handelt, der im Allgemeinen in der Statistik nicht verwendet wird, weil er vage ist. Die Maße der zentralen Tendenz stellen die prägnantesten Aussagen über das Wesen der Daten dar; die drei Maße, die normalerweise in statistischen Analysen verwendet werden, sind Modus, Median und Mittelwert. Bei einem Datensatz mit normaler Verteilung sind diese Werte gleich (☞ Abb. 10.1); sie sind jedoch in der Regel bei Daten unterschiedlich, die aus realen Stichproben gewonnen werden.

10.3.2.1 Modus

Unter *Modus* versteht man den numerischen Wert oder Datenwert, der mit der größten Häufigkeit auftritt; er stellt jedoch nicht zwangsläufig die Mitte des Datensatzes dar. Der Modus kann bestimmt werden, indem man die nicht gruppierte Häufigkeitsverteilung der Daten untersucht. In Tabelle 10.2 ist der Modus der Wert 5, der 14-mal im Datensatz vorkommt. Der Modus kann herangezogen werden, um den typischen Teilnehmer zu beschreiben oder den am häufigsten auftretenden Wert auf einem Skala-Item zu identifizieren. Er ist das geeignete Maß der zentralen Tendenz für nominale Daten. Ein Datensatz kann mehr als nur einen Modus haben. Wenn zwei Modi existieren, wird der Datensatz als bimodal bezeichnet, wie in Abb. 10.6 gezeigt wird. Bei mehr als zwei Modi spricht man von einem multimodalen Datensatz.

10.3.2.2 Median

Der *Median* (oder Zentralwert) ist der Wert im exakten Zentrum der nicht gruppierten Häufigkeitsverteilung – der fünfzigste Prozentanteil. Der Median wird durch die hierarchische Anordnung der Datenwerte erzielt. Wenn die Anzahl der Datenwerte ungerade ist, liegen genau 50 Prozent der Werte oberhalb und 50 Prozent unterhalb des Medians. Ist die Anzahl der Datenwerte gerade, ist der Median der Durchschnitt der beiden mittleren Werte; das heißt, dass der Median möglicherweise nicht einer der Werte des Datensatzes ist. Im Unterschied zum Mittelwert wird der Median nicht durch extreme Werte (Ausreißer)

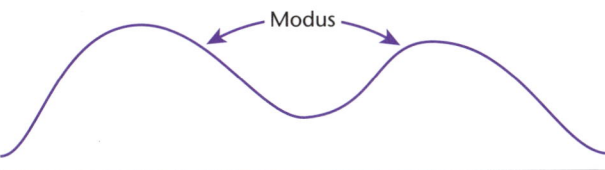

Abb. 10.6: Bimodale Verteilung.

in den Daten beeinflusst. Der Median ist das geeignete Maß der zentralen Tendenz für ordinale Daten. Der Median für die Daten in Tabelle 10.2 ist 5.

10.3.2.3 Mittelwert

Das am häufigsten verwendete Maß der zentralen Tendenz ist der Mittelwert*. Der Mittelwert ist die Summe aller Datenwerte, dividiert durch die Anzahl der zusammengezählten Werte. Somit kann es vorkommen, dass der Mittelwert (ebenso wie der Median) nicht Teil des Datensatzes ist. Der Mittelwert ist das geeignete Maß der zentralen Tendenz für Intervall- und Verhältnisniveaudaten. Der Mittelwert für die Daten in Tabelle 10.2 ist 5,28.

10.3.3 Streuungsmaße

Streuungsmaße (oder Variabilität) sind Maße für die individuellen Unterschiede von Mitgliedern derselben Stichprobe. Sie geben Aufschluss darüber, wie die Werte in einer Stichprobe um den Mittelwert herum verteilt sind. Diese Maße liefern Informationen über die Daten, die aus den Maßen der zentralen Tendenz nicht hervorgehen. Sie zeigen an, wie unterschiedlich die Datenwerte sind, oder bis zu welchem Grad individuelle Werte voneinander abweichen. Wenn die individuellen Werte ähnlich sind, sind die Messwerte für die Variabilität niedrig, und die Stichprobe ist, was diese Werte betrifft, relativ homogen oder ähnlich. Eine heterogene Stichprobe weist eine große Variationsbreite an Werten auf. Die am häufigsten verwendeten Dispersionsmaße sind Streubreite, Varianz und Standardabweichung. Standardisierte Werte können verwendet werden, um Dispersionsmaße auszudrücken. Häufig werden Streuungsdiagramme verwendet, um die Verteilung der Daten darzustellen.

10.3.3.1 Streubreite

Das einfachste Dispersionsmaß ist die *Streubreite*, die man erhält, indem man den niedrigsten Wert vom höchsten Wert subtrahiert. Die Streubreite für die Werte in Tab. 10.2 wird folgendermaßen berechnet: $9-1 = 8$. Die Streubreite ist ein Differenzwert, der nur die beiden äußersten Werte zum Vergleich verwendet. Es handelt sich um ein einfaches Maß, das sensibel für Ausreißer ist.

10.3.3.2 Varianz

Die *Varianz* wird anhand einer mathematischen Gleichung berechnet. Der numerische Wert, der errechnet wird, hängt von der verwendeten Messskala ab. Der errechnete Varianzwert hat keinen absoluten Wert und kann nur mit Daten verglichen werden, die unter Verwendung ähnlicher Messmethoden gewonnen wurden. Im Allgemeinen gilt jedoch: je größer der Varianzwert, desto größer die Streuung von Werten. Die Varianz für die Daten in Tabelle 10.2 ist 4,94.

---

* Anmerkung der Gutachterin: Die statistische Kenngröße, die zum Beispiel in Tabellen für den Mittelwert *(Mean)* steht, ist *M*.

10.3.3.3 Standardabweichung

Die *Standardabweichung* ist die Quadratwurzel der Varianz*. Ebenso wie der Mittelwert der Durchschnittswert ist, ist die Standardabweichung der durchschnittliche Differenz- oder Abweichungswert. Die Standardabweichung ist ein Maß für die durchschnittliche Abweichung eines Wertes vom Mittelwert in einer bestimmten Stichprobe. Sie zeigt den Grad des Fehlers an, den man begehen würde, wenn man den Mittelwert allein zur Interpretation der Daten verwenden würde. In der Normalkurve liegen 68 Prozent des Wertes innerhalb einer Standardabweichung ober- oder unterhalb des Mittelwerts, 95 Prozent liegen innerhalb zweier Standardabweichungen ober- oder unterhalb des Mittelwerts, und 99 Prozent liegen innerhalb drei Standardabweichungen ober- oder unterhalb des Mittelwerts (☞ Abb. 10.1).

Die Standardabweichung für die Daten in Tabelle 10.2 ist 2,22. Da wir wissen, dass der Mittelwert 5,28 ist, können wir feststellen, dass der Wert eines Teilnehmers mit einer Standardabweichung unterhalb des Mittelwerts 5,28 – 2,22 (3,06) ist. Der Wert eines Teilnehmers mit einer Standardabweichung oberhalb des Mittelwerts ist 5,28 + 2,22 (7,50). Somit wissen wir, dass für ungefähr 68 Prozent der Stichprobe (und vielleicht der Population, aus der die Stichprobe stammt) Werte zwischen 3,06 und 7,50 erwartet werden können. Führt man diese Rechnung fort, ist der Wert eines Teilnehmers mit zwei Standardabweichungen oberhalb des Mittelwerts 5,28 + 2,22 + 2,22 = (9,72). Anhand dieser Strategie kann die gesamte Verteilung der Werte eingeschätzt werden. Der Wert eines einzelnen Teilnehmers kann mit den Werten einer ganzen Stichprobe verglichen werden. Die Standardabweichung ist ein wichtiges Maß, sowohl um die Dispersion innerhalb einer Verteilung zu verstehen, als auch um die Beziehung eines einzelnen Werts mit dieser Verteilung zu interpretieren.

10.3.3.4 Standardisierte Datenwerte

Angesichts der unterschiedlichen Eigenschaften verschiedener Verteilungen ist es schwierig, einen Wert innerhalb einer Verteilung mit dem in einer anderen zu vergleichen. Nehmen wir beispielsweise an, Sie möchten die Testwerte von zwei schriftlichen Prüfungen miteinander vergleichen. Der höchstmögliche Testwert der einen Prüfung ist 100, der andere 70; es wäre schwierig, diese beiden Testwerte zu vergleichen. Um diesen Vorgang zu erleichtern, wurde ein Mechanismus entwickelt, um Rohdaten in *standardisierte Datenwerte* umzuwandeln. Zahlen, die nur im Rahmen von Messungen einen Sinn ergeben, die in einer bestimmten Studie durchgeführt wurden, werden in Zahlen (standardisierte Datenwerte) umgewandelt, die eine allgemeinere Bedeutung haben. Die Umwandlung in standardisierte Datenwerte erleichtert den konzeptionellen Zugang zu der Bedeutung des Wertes. Ein gängiger standardisierter Datenwert ist der *Z-Wert*. Er steht für Abweichungen vom Mittelwert (Differenzwer-

---

* Anmerkung der Gutachterin: Die Abkürzung, die zum Beispiel in Tabellen für die Standardabweichung steht, ist *SA* oder *SD (standard deviation)*.

te) im Sinne von Standardabweichungseinheiten (☞ Abb. 10.1). Ein Wert, der oberhalb des Mittelwerts liegt, hat einen positiven Z-Wert, während ein Wert, der unterhalb des Mittelwerts liegt, einen negativen Z-Wert hat. Der Mittelwert, der als Z-Wert ausgedrückt wird, ist null. Die Standardabweichung entspricht dem Z-Wert. Das bedeutet, dass ein Z-Wert von 2 anzeigt, dass der Wert, aus dem er abgeleitet wurde, zwei Standardabweichungen über dem Mittelwert liegt. Ein Z-Wert von −0,5 weist darauf hin, dass der Wert 0,5 Standardabweichungen unter dem Mittelwert lag.

10.3.3.5 Streuungsdiagramm

Ein *Streuungsdiagramm* hat zwei Skalen: eine horizontale und eine vertikale. Jede der beiden Skalen wird als Achse bezeichnet. Die vertikale Skala wird *Y-Achse* genannt, die horizontale Skala ist die *X-Achse*. Das Streuungsdiagramm kann verwendet werden, um die Wertverteilung einer Variablen darzustellen. In diesem Fall stellt die X-Achse die möglichen Werte der Variablen dar. Die Y-Achse repräsentiert dagegen die Häufigkeit, mit der jeder Wert der Variablen in der Stichprobe vorkommt. Streuungsdiagramme können auch dazu verwendet werden, um die Beziehung zwischen den Werten für eine Variable und den Werten für eine andere Variable darzustellen. In diesem Fall repräsentiert jede Achse eine Variable. Wenn zum Beispiel eine Grafik entwickelt würde, um die Beziehung zwischen der Anzahl der Tage darzustellen, die ein Patient im Krankenhaus verbrachte, und dem Stadium des Dekubitusgeschwürs des Patienten, könnte die horizontale Achse die Tage und die vertikale Achse das Stadium des Dekubitusgeschwürs repräsentieren. Für jede Einheit bzw. jeden Teilnehmer ergibt sich ein Wert für X und ein Wert für Y. Der Punkt, an dem sich die Werte von X und Y für einen einzelnen Teilnehmer überschneiden, wird in der Grafik dargestellt (☞ Abb. 10.7). Wurden die Werte für jeden Stichprobenteilnehmer aufgeführt, wird der Grad der Beziehung zwischen den Variablen deutlich (☞ Abb. 10.8).

10.3.4 Deskriptive statistische Ergebnisse verstehen

In einer veröffentlichten Studie werden deskriptive Statistiken häufig im Ergebnisteil des Berichts angeführt, normalerweise im Zusammenhang mit der Beschreibung der Stichprobe. Dabei ist es wichtig, die Werte anzugeben, die für die einzelnen Studienvariablen erzielt wurden, ebenso wie die Maße der zentralen Tendenz und Dispersion für jede Variable. In manchen Studien werden deskriptive Statistiken in Form von Tabellen zusammengefasst. Schmelzer, Case, Chappell und Wright (2000) verwendeten eine Tabelle, um deskriptive Statistiken darzustellen, und zwar für eine Studie, die die Wirksamkeit von zwei verschiedenen Einlauflösungen verglich. Die Ergebnisse der deskriptiven Analyse dieser Daten werden in Tabelle 10.3 dargestellt.

Deskriptive Statistiken können auch zur Beschreibung der Unterschiede zwischen Gruppen oder Variablen herangezogen werden. Die Untersuchung von Unterschieden zwischen Variablen gibt zudem Aufschluss über ihre Beziehungen zueinander. Aus einer deskriptiven Perspektive besteht der Zweck einer deskriptiven Analyse nicht in einer Überprüfung von Kausalität, sondern

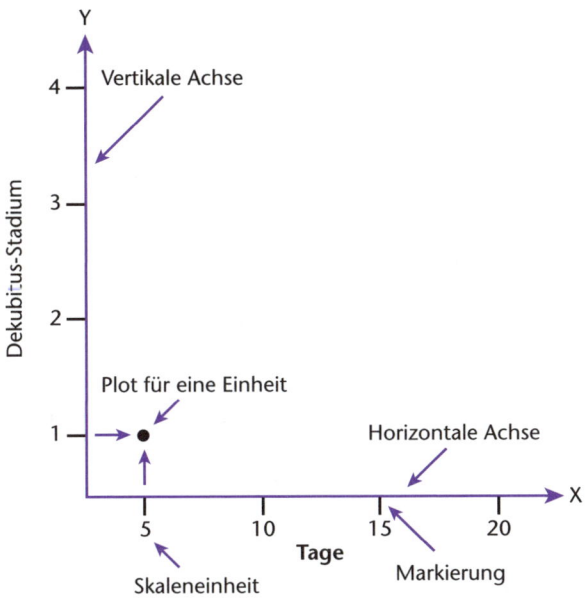

Abb. 10.7: Struktur eines Diagramms.

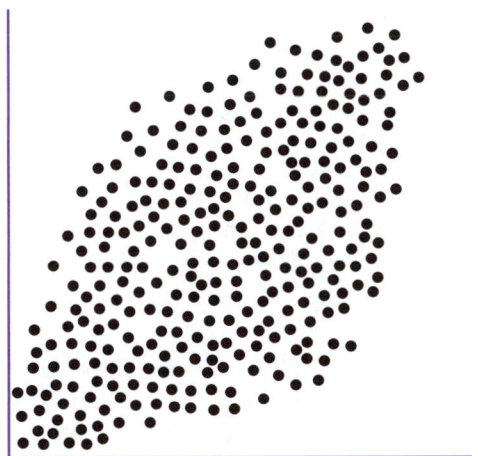

Abb. 10.8: Beispiel für ein Streuungsdiagramm.

in der Beschreibung von Unterschieden. Ein statistisches Verfahren, das für diesen Zweck verwendet wird, ist der Chi-Quadrat-Test.

10.3.5 Chi-Quadrat-Test der Unabhängigkeit

Der Chi-Quadrat-Test der Unabhängigkeit stellt fest, ob zwei Variablen unabhängig voneinander sind oder miteinander in Beziehung stehen. Der Test kann sowohl mit Nominal- als auch mit Ordinaldaten durchgeführt werden. Das Ver-

	Instillierter Einlauf (g)	Netto-Output[a] (g)	PEG [PEG][b] (g/L)	Rückstand[c]
Leitungswasser-Gruppe (n = 12)	M: 939 SA: 70 Streubreite: 723 bis 980[d]	M: -175,3 SA: 185,6 Streubreite: −556 bis +147	M: 1,7 SA: 0,45	68%
Seifenlösung-Gruppe (n = 13)	M: 918 SA: 202 Streubreite: 400 bis 976[e]	M: +10,5 SA: 106,1 Streubreite: −205 bis +173	M: 1,4 SA: 0,35	72%
Statistische Signifikanz ($\alpha = 0{,}05$)	Kein signifikanter Unterschied ($\alpha = 0{,}05$)	$t = -3{,}039$ $df = 17$ $p = 0{,}007$	Kein signifikanter Unterschied ($\alpha = 0{,}05$)	Kein signifikanter Unterschied

Tab. 10.3: Vergleich von instillierten Einläufen, Netto-Output, PEG-Konzentration und Prozentanteil an PEG-Rückstand.
a Gewicht des Einlauf-Rückflusses minus des Gewichts der instillierten Spülflüssigkeit.
b Konzentration eines PEG-(Polyäthylen-Glukol-)Markers im Rückfluss des Einlaufes.
c Prozentanteil des ursprünglichen PEG-Markers in der Spülflüssigkeit im Rückfluss des Einlaufs.
d Ein männlicher Teilnehmer hielt weniger als 900 g Gesamtmenge an Leitungswasser zurück, nämlich 723 g zurück.
e Vier Teilnehmer hielten weniger als 900 g Gesamtmenge an Seifenlösung zurück. Zwei Teilnehmerinnen bekamen 400 g und 718 g Spülflüssigkeit verabreicht, zwei männliche Teilnehmer 448 g und 794 g Spülflüssigkeit.
df = Freiheitsgrade *(degrees of freedom)*; *M* = Mittelwert; *SA* = Standardabweichung; *t* = t-Test; *p* = Wahrscheinlichkeit *(probability)*; PEG = Polyäthylen-Glukol 3350.
Aus M. Schmelzer, P. Case, S. M. Chappell & K. B. Wright (2000). *Colonic Cleansing, Fluid Absorption, and Discomfort following Tap Water and Soapsuds Enemas. Applied Nursing Research*, 13/2, 88.

fahren untersucht die Häufigkeiten von beobachteten Werten und vergleicht diese mit den Häufigkeiten, die zu erwarten wären, wenn die Datenkategorien voneinander unabhängig wären. Das Verfahren ist nicht besonders wirksam, was bedeutet, dass das Risiko für einen Typ-II-Fehler hoch ist, und große Stichproben benötigt werden, um dieses Risiko zu verringern. Daher schreiben die meisten Studien, die dieses Verfahren einsetzen, den Ergebnissen, bei denen keine Unterschiede gefunden wurden, wenig Bedeutung zu. Häufig führen Forschende mehrere Chi-Quadrat-Tests in einer Stichprobe durch. Die Resultate werden jedoch im Allgemeinen nur dann aufgeführt, wenn eine Chi-Quadrat-Analyse einen signifikanten Unterschied zeigt.

10.3.5.1 Interpretieren der Ergebnisse

Das Ergebnis der mathematischen Berechnung ist eine Chi-Quadrat-Statistik*, die mit den Chi-Quadrat-Werten in einer statistischen Tabelle verglichen wird. Ist der Wert der Statistik gleich oder größer als der Wert, der in der statistischen Chi-Quadrat-Tabelle identifiziert wurde (siehe Burns & Grove 2001, S. 768 für die statistische Chi-Quadrat-Tabelle), kann die Forschende daraus schließen, dass zwischen den beiden Variablen signifikante Unterschiede bestehen. An welcher Stelle genau die spezifischen Unterschiede zwischen den Kategorien der Variablen auftreten, geht aus dieser Analyse jedoch nicht hervor. Post-hoc-Analysen können verwendet werden, um die Kategorien auszumachen, in denen die Unterschiede auftreten. In manchen veröffentlichten Studien diskutieren die Forscherinnen die Resultate so, als ob sie wüssten, wo die Unterschiede liegen, ohne Post-hoc-Analysen durchgeführt zu haben. Der Leser sollte diesen Berichten mit Skepsis begegnen.

> In einer veröffentlichten Studie werden die Ergebnisse eines Chi-Quadrat-Tests in der Regel im Ergebnisteil genannt. In einer Studie über Depression, den Bedarf an entsprechenden Beratungsstellen und die Nutzung dieser Stellen bei verletzlichen Populationen verglichen Badger, McNiece und Gagan (2000) begünstigende Eigenschaften, die Personen ermutigen oder auch davon abhalten, Gesundheitsfürsorge in Anspruch zu nehmen. Für die Analyse wurden die Teilnehmer jeweils einer von zwei Gruppen zugeteilt: deprimierte Personen und nicht deprimierte Personen. Es wurde ein Signifikanzniveau von 0,05 für die Studie festgelegt. Die Autoren berichten folgendermaßen über ihre Resultate:
> „Zwischen den beiden Gruppen gab es signifikante Unterschiede hinsichtlich des Beschäftigungsstatus ($(2 [4] = 18,10, p = 0,001)$. Eine größere Anzahl an deprimierten Teilnehmern (70 %) waren im Vergleich mit nicht deprimierten Teilnehmern (43 %) eingeschränkt. Unter den deprimierten Teilnehmern waren auch weniger Ruheständler" (S. 178).

Die erste Reaktion von Leserinnen, die wenig Erfahrung mit der Interpretation von statistischen Ergebnissen haben, auf einen Satz wie jenen, den Sie gerade gelesen haben, ist häufig Panik. Die nächste Reaktion besteht dann möglicherweise darin, den Satz zu ignorieren und zum nächsten überzugehen, in der Hoffnung, dass er vielleicht mehr Sinn ergibt. Dabei bietet ein Satz wie der obige auf kleinem Raum eine ganze Menge an Informationen. Anstatt zu versuchen, den ganzen Satz auf einmal zu verstehen, sollten Sie zunächst die einzelnen Bestandteile in Augenschein nehmen. Im ersten Teil („$(2 [4] = 18,10, p = 0,001$") verwenden die Autoren eine Chi-Quadrat-Analyse ($(2$), um die deprimierte und die nicht deprimierte Gruppe miteinander zu vergleichen. Die Autoren geben den Freiheitsgrad (*degree of freedom, df,* [4]) an, damit die Leserin die Treffgenauigkeit der Resultate auswerten kann, wenn sie die statistische Chi-Quadrat-Tabelle einsetzt (Burns & Grove 2001, S. 768). Der

---

* Anmerkung der Gutachterin: Die statistische Kenngröße, die zum Beispiel in Tabellen für Chi-Quadrat *(Chi-Square)* steht ist χ^2.

numerische Wert nach dem ersten Gleichheitszeichen (18,10) ist der Chi-Quadrat-Wert, der sich aus der Berechnung der Chi-Quadrat-Gleichung ergibt, die vermutlich mit dem Computer ausgeführt wurde. Dieser Wert hat keine inhärente Bedeutung, außer dass er dazu dient, die Signifikanz auf der statistischen Tabelle festzustellen. Wie bereits erwähnt wurde, steht das Symbol bzw. die Kenngröße p für Wahrscheinlichkeit (*probability*). Die Gruppen sind signifikant unterschiedlich, weil $p = 0{,}001$, also unterhalb der Schnittstelle von 0,05 liegt. Der Satz weist auch darauf hin, dass die Wahrscheinlichkeit, dass die Gruppen aus derselben Population stammen, gleich 0,001 (0,1 % bzw. 1 zu 1000) ist.

Chi-Quadrat-Resultate werden gelegentlich in Form einer Tabelle präsentiert. Fitch, Gray, Franssen und Johnson (2000) verwendeten eine Kombination aus Tabelle und Text, um die Ergebnisse des Chi-Quadrat-Tests in ihrer Studie darzustellen. Tabelle 10.4 enthält die Ergebnisse von Chi-Quadrat-Analysen, die Unterschiede bei der Angemessenheit von Hilfsangeboten untersuchten, welche von zwei Gruppen mit männlichen an Prostatakrebs erkrankten Teilnehmern bei diversen Problemen in Anspruch genommen wurden. Die eine Gruppe bestand aus Männern, bei denen der Krebs nicht rezidivierend war, während sich die andere Gruppe aus Männern zusammensetzte, die einen Rückfall erlitten hatten. Der folgende Textauszug diskutiert die Ergebnisse, die in Tabelle 10.4 dargestellt werden.

„Tabelle 10.4 stellt den Prozentsatz jener Männer in beiden Gruppen dar, die angaben, dass sie für die am häufigsten festgestellten Probleme adäquate Hilfe erhalten hatten. Was die gesamte Stichprobe von Männern betrifft, die seit ihrer Diagnose mit einem bestimmtem Problem konfrontiert waren, gaben etwa zwei Drittel an, dass sie adäquate Hilfe für ihre Probleme erhalten hatten, wobei 56 Prozent über Nebenwirkungen und 60 Prozent über Schmerzen berichteten. Ungefähr ein Drittel (36 %) gab an, adäquate Hilfe bei Inkontinenzproblemen erhalten zu haben, während lediglich ein Viertel oder weniger adäquate Hilfe im Zusammenhang mit Angst vor dem Sterben (25 %), Wut (22 %) und Sexualfunktion (19 %) erfahren hatte. Ein höherer Prozentsatz von Männern mit rezidivierender Erkrankung berichtete über adäquate Hilfe bei Schmerzen (72 % im Vergleich zu 28 %, $\chi^2 = 5{,}9$, $df = 1$, $p < 0{,}001$)" (S. 1258).

10.4 Die Verwendung von Statistiken zur Untersuchung von Beziehungen

Korrelationale Analysen dienen der Identifizierung von Beziehungen zwischen Variablen oder von Variablen untereinander. Der Zweck der Analyse kann darin bestehen, Beziehungen zwischen Variablen zu beschreiben, Beziehungen zwischen theoretischen Konzepten zu klären oder bei der Identifizierung möglicher kausaler Beziehungen zu helfen, die dann anhand von kausalen Analysen getestet werden können. Alle Daten für die Analyse sollten aus einer einzigen Population stammen, aus der Werte für alle Variablen gewonnen werden,

Genanntes Problem	Kein Krank-heitsrückfall ($n = 845$)	Krankheits-rückfall ($n = 120$)	Gesamte Gruppe ($n = 965$)
Sexualfunktion	49%	56%	50%
Nebenwirkungen[1]	32%	60%	35%
Inkontinenz	25%	29%	25%
Wut[2]	12%	26%	14%
Angst vor dem Sterben	13%	18%	14%
Schmerzen[3]	12%	30%	14%
Bewegung	8%	20%	9%
Ernährung	5%	13%	6%
Selbstvorwürfe/Schuld	5%	9%	6%
Gefühl der Isolation	5%	12%	6%
Veränderung der Familienbeziehungen	4%	12%	4%
Haushaltspflichten	4%	9%	5%
Wahrnehmung von Terminen außerhalb der Stadt	4%	7%	5%
Veränderung von freundschaftlichen Beziehungen	4%	9%	5%
Baden	4%	8%	5%
Soziale Beziehungen	4%	15%	5%
Gefühl der Stigmatisierung	3%	5%	4%
Finanzielle Probleme	3%	8%	4%
Wahrnehmung von Terminen im Stadtbereich	3%	7%	3%
Gefühl der Diskriminierung	2%	3%	2%
Anziehen	2%	10%	3%
Verlust des Arbeitsplatzes	2%	9%	3%

Tab. 10.4: Probleme, die seit der Diagnose festgestellt wurden.
[1] $p < 0,001$
[2] $p < 0,01$
[3] $p < 0,005$.

die in einer Korrelationsanalyse untersucht werden sollen. Auf dem Intervallniveau gemessene Daten liefern die besten Informationen über das Wesen der Beziehungen. Analyseverfahren existieren jedoch für die meisten Messniveaus. Die Daten für eine Korrelationsanalyse sollten auch die volle Bandbreite an möglichen Werten für jede Variable abdecken, die in der Analyse berücksichtigt wird. Wenn zum Beispiel die Werte für eine bestimmte Variable vom niedrigsten Punkt (zum Beispiel 1) bis zum höchsten Punkt (zum Beispiel 9) reichen, sollte jeder der Werte von 1 bis 9 bei den Teilnehmern im Datensatz gefunden werden. Wenn alle oder die meisten Werte im mittleren Bereich dieser Bandbreite liegen (also bei 4,5 oder 6) und nur wenige bzw. keine Extremwerte auftreten, kann aus der Analyse kein völliges Verständnis der Beziehung gewonnen werden. Das bedeutet, dass für Korrelationsanalysen große Stichprobengrößen mit möglichst unterschiedlichen Werten wünschenswert sind.

10.4.1 Pearsons Produkt-Moment-Korrelation

Pearsons Produkt-Moment-Korrelation ist ein parametrischer Test zur Bestimmung von Beziehungen zwischen Variablen. Eine *bivariate Korrelation* misst den Grad der Beziehung zwischen zwei Variablen. Die Daten stammen aus einer einzelnen Stichprobe und die Messwerte der beiden untersuchten Variablen müssen für jeden Teilnehmer im Datensatz verfügbar sein. In einem weniger gängigen Verfahren werden die Daten von zwei verwandten Teilnehmern verwendet, wie das Auftreten von Brustkrebs bei Müttern und Töchtern. Korrelationale Analysen liefern zweierlei Informationen über die Daten: die Art der Beziehung (positiv oder negativ) zwischen den beiden Variablen und die Stärke der Beziehung. Manchmal werden Streuungsdiagramme präsentiert, um die Beziehung grafisch darzustellen. Die Resultate von Korrelationsanalysen sind eher symmetrisch als asymmetrisch. *Symmetrisch* bedeutet, dass die Analyse keinen Hinweis auf die Richtung der Beziehung liefert. Die Analyse zeigt nicht an, dass Variable A zur Variablen B führt oder diese verursacht, oder dass Variable B die Variable A verursacht.

10.4.1.1 Interpretieren der Ergebnisse

Das Resultat von Pearsons Produkt-Moment-Korrelationsanalyse ist ein Korrelationskoeffizientwert (r) zwischen −1 und +1. Dieser r-Wert verweist auf den Grad der Beziehung zwischen den beiden Variablen. Ein Wert von 0 bedeutet, dass keine Beziehung besteht. Ein Wert von −1 verweist auf eine perfekte negative (bzw. umgekehrte) Korrelation. In einer *negativen Beziehung* korreliert ein hoher Wert der einen Variablen mit einem niedrigen Wert der anderen Variablen. Ein Wert von +1 verweist auf eine perfekte positive Beziehung. In einer *positiven Beziehung* korreliert ein hoher Wert der einen Variablen mit einem hohen Wert der anderen Variablen. Man spricht auch dann von einer positiven Korrelation, wenn ein niedriger Wert der einen Variablen mit einem niedrigen Wert der anderen Variablen korreliert. Die Variablen variieren oder verändern sich in die gleiche Richtung, nehmen also gemeinsam entweder zu oder ab. Je mehr sich die negativen oder positiven r-Werte an 0 annähern, desto mehr nimmt die Stärke der Beziehung ab. Ein r-Wert von 0,1 bis 0,3 wird im

Allgemeinen als eine schwache Beziehung betrachtet, ein Wert zwischen 0,4 und 0,5 deutet auf eine mittlere Beziehung hin. Liegt der r-Wert dagegen oberhalb von 0,5, geht man von einer starken Beziehung aus (Burns & Grove 2001). Diese Interpretation des r-Werts hängt jedoch hauptsächlich von den untersuchten Variablen und von der Situation ab, in der sie gemessen wurden. Die Interpretation muss daher von der Forschenden beurteilt werden.

Wenn Pearsons Korrelationskoeffizient quadriert wird (r^2), ist die resultierende Zahl der Prozentsatz der Varianz, die durch die Beziehung erklärt wird. Selbst wenn zwei Variablen miteinander in Beziehung stehen, stimmen die Werte der beiden Variablen möglicherweise nicht vollständig miteinander überein. Wenn beispielsweise zwei Variablen eine starke positive Beziehung zeigen, geht man davon aus, dass ein hoher Wert der einen Variablen mit einem hohen Wert der anderen Variablen assoziiert ist. Jedoch hat ein Teilnehmer, der den höchsten Wert bei der einen Variablen aufweist, nicht zwangsläufig den höchsten Wert bei der anderen Variablen. Somit gibt r^2 die Varianz an, die aus der Korrelation zweier Variablen hervorgeht. Was individuelle Teilnehmer betrifft, so existiert immer ein gewisses Maß an Variation bei der Beziehung zwischen den Werten für die beiden Variablen. Diese Unterschiedlichkeit von Werten lässt sich teilweise durch die Beziehung zwischen den beiden Variablen erklären. In diesem Fall spricht man von *erklärter Varianz*. Das Maß an erklärter Varianz wird durch r^2 angegeben und in Form eines Prozentsatzes ausgedrückt. Der Autor könnte zum Beispiel aussagen, dass die Beziehung der beiden Variablen, mit r^2 ausgedrückt, 43 Prozent der Varianz von Werten bei den beiden Variablen erklärt. Jedoch hängt ein Teil der Variation nicht von der Beziehung, sondern von anderen Faktoren ab. In diesem Fall spricht man von *unerklärter Varianz*. Im vorliegenden Beispiel lassen sich 57 Prozent der Variationen der Werte nicht auf die untersuchte Beziehung, sondern auf andere Faktoren zurückführen, möglicherweise auf Variablen, die in der Studie nicht untersucht wurden. Eine starke Korrelation hat eine geringere unerklärte Varianz als eine schwache Korrelation.

Die Pflegeforschung neigt dazu, schwachen Korrelationen wenig Beachtung zu schenken. Dies kann dazu führen, dass eine Beziehung übersehen wird, die für die Wissensbasis der Pflege bedeutsam sein könnte, wenn man sie im Zusammenhang mit anderen Variablen untersuchen würde. Diese Situation, die einem Typ-II-Fehler ähnelt, tritt in der Regel aus drei Gründen auf: Erstens sind viele Messmethoden, die in der Pflege verwendet werden, nicht exakt genug, um geringe Unterschiede festzustellen. Möglicherweise ermitteln manche Instrumente keine Extremwerte, und eine Beziehung kann stärker sein, als es die einfachen Maße, die verfügbar sind, anzeigen. Zweitens müssen korrelationale Studien über eine große Bandbreite an Werten verfügen, damit Beziehungen entdeckt werden können. Wenn die Werte in der Studie homogen sind oder die Stichprobe klein ist, kann es sein, dass Beziehungen, die in einer Population existieren, in der Stichprobe nicht deutlich zum Vorschein kommen. Drittens kommt es in vielen Fällen vor, dass eine bivariate Analyse kein klares Bild von der Dynamik einer Situation liefert. Einige Variablen können durch schwache Beziehungen miteinander zusammenhängen, aber nur in ihrer Gesamtheit einen tieferen Einblick in die Situationen gestatten, die für die Forschungen von Interesse sind. Statistische Verfahren, zum Beispiel die Regressionsanalyse, bieten sich für die gleichzeitige Untersuchung von Beziehungen zwischen mehreren Variablen an.

10.4.1.2 Testen der Signifikanz eines Korrelationskoeffizienten

Bevor man zu dem Schluss gelangt, dass der Stichprobenkorrelationskoeffizient auf die Population zutrifft, der die Stichprobe entnommen wurde, müssen statistische Analysen durchgeführt werden, um festzustellen, ob der Koeffizient auf signifikante Weise von null abweicht (keine Korrelation). Bei einer kleinen Stichprobe kann ein sehr hoher Korrelationskoeffizient nicht signifikant sein. Bei einer sehr großen Stichprobe kann zwar der Korrelationskoeffizient statistisch signifikant, der Assoziationsgrad jedoch zu klein sein, um klinisch signifikant zu sein. Daher sollten bei der Beurteilung der Signifikanz des Koeffizienten sowohl die Größe des Koeffizienten als auch seine statistische Signifikanz berücksichtigt werden.

Lyon und Munro (2001) berichten über die Korrelationsergebnisse in ihrer Studie über Erkrankungsgrad und Depressionssymptome bei afro-amerikanischen HIV-Infizierten. In der Studie wurden fünf Maße korreliert: HIV-RNA-Virenbelastung (misst die Anzahl an HI-viralen Partikeln im Plasma), CD4+ T-Lymphozyten-Auszählung (wichtige Kontrollzellen bei der AIDS-Erkrankung), CDC-(*Center[s] for Disease Control [and Prevention]*)-Erkrankungsstadium (1993 revidiertes Klassifikationssystem für HIV-Infektion), Anzahl der Jahre, die die Teilnehmer HIV-seropositiv sind, und die CES-D-(*Center for Epidemiologic Studies Depression Scale*)-Skalenwerte. Die Resultate wurden folgendermaßen beschrieben:

„Von den Maßen, die den Schweregrad der HIV-Erkrankung messen, war die Virenbelastung der einzige labortechnische bzw. klinische Indikator, der auf statistischer Ebene mit depressiven Symptomen korreliert war. Weder die CD4+ T-Lymphozyten-Auszählungen noch das CDC-HIV-Stadium standen mit depressiven Symptomen im Zusammenhang. Die Daten zeigten keinen Trend, der auf eine größere Häufigkeit depressiver Symptome im Zusammenhang mit dem Zeitraum der bekannten HIV-Seropositivität oder mit bestimmten entscheidenden Krisenpunkten (zum Beispiel Erstdiagnose oder Spätstadium der Immunschwäche) hinwies. Depressive Symptome traten auf allen Ebenen und zu jedem Zeitpunkt der HIV-Erkrankung auf" (S. 7).

Manchmal werden Tabellen verwendet, um die Ergebnisse von Korrelationen darzustellen, besonders dann, wenn mehrere Variablen korreliert wurden.

Lyon und Munro (2001) präsentieren ihre Ergebnisse in Form einer Tabelle. Die korrelationalen Ergebnisse für eine Reihe von Variablen, die in Tabellenform dargestellt werden, werden als *Korrelationsmatrix* bezeichnet. Die Zahlen der Variablen, die auf der linken Seite der Tabelle aufgelistet sind, bezeichnen dieselben Variablen wie die Zahlen in der oberen Tabellenzeile. Beispielsweise ist der Variablen „CDC-Stadium" die Zahl 3 zugeordnet, sowohl auf der linken Seite als auch in der oberen Tabellenzeile. Die Leerstellen in der Tabelle sind typisch für eine Korrelationsmatrix. Eine Leerstelle befindet sich gleich rechts von der Variablen 1 (Virenbelastung) und unterhalb der Zahl 1. Dieser Leerstelle verweist auf die Beziehung zwischen der Variablen 1 und der Variablen 1, die stets eine perfekte Beziehung (+1) ist. Dieses Feld wird üblicherweise leer gelassen, anstatt den Wert +1 anzuführen. Generell sind Felder, die die Beziehung aller anderen Variablen mit sich selbst anzeigen, leer. In dieser Tabelle gibt es noch andere Leerstellen. Beispielsweise hat die Variable 3 (CDC-Stadium, auf der linken Seite) eine Leerstelle in der ersten Spalte, die den Korrelationswert zwischen den Variablen 1 und 3 anzeigen sollte. Den Wert, der hier erscheinen sollte, kann man in der ersten Zeile der Variablen 1 (Virenbelastung) unter 3 finden. Dieser Wert ist 0,217. Für jede der Variablen existieren zwei Stellen auf der Matrix, an die der gleiche Wert gesetzt werden könnte. Diese „unsichtbaren" Werte werden als Spiegelbilder bezeichnet und fallen weg, um die Tabelle so übersichtlich wie möglich zu gestalten. Sie können den Prozentsatz der Varianz bestimmen, der durch jede Beziehung erklärt wird, indem Sie die Werte in Tabelle 10.5 quadrieren. So erklärt beispielsweise die Virenbelastung 4,95 % der Varianz in der Beziehung mit der CD4+-Auszählung.

	1	2	3	4	5
1. Virenbelastung		−0,225	0,217	0,262[a]	0,252[a]
2 CD 4+			−0,589[b]	−0,078	0,075
3. CDC-Stadium				0,060	−0,09
4. Anzahl der HIV-positiven Jahre					0,054
5. CES-D-Punktwert					

Tab. 10.5: Interkorrelation zwischen HIV-Erkrankungsmaßen und depressiven Symptomen.
[a] Korrelation ist signifikant auf dem 0,05-Niveau (zweiseitig).
[b] Korrelation ist signifikant auf dem 0,01-Niveau (zweiseitig)
CDC (*Centers for Desease Control and Prevention*): Zentren für Gesundheitskontrolle und Prävention; CES-D (*Center for Epidemiologic Studies Depression Scale*): Depressionsskala des Zentrums für epidemiologische Studien; HIV (*Human Immunodeficiency Virus*): humanes Immundefizienzvirus.

10.4.2 Faktorenanalyse

Die *Faktorenanalyse* untersucht wechselseitige Beziehungen zwischen einer großen Anzahl an Variablen und entwirrt diese Beziehungen, um Variablen-Cluster zu identifizieren, die besonders eng miteinander verbunden sind. Verstandesmäßig könnten Sie dies leisten, indem Sie Kategorien identifizieren und die Variablen gemäß Ihrer Vorstellung den passenden Kategorien zuordnen. Die Faktorenanalyse sortiert die Variablen Kategorien zu, und zwar abhängig davon, wie eng sie mit den anderen Variablen in Beziehung stehen. Eng zusammenhängende Variablen werden in einem *Faktor* zusammengefasst. Möglicherweise können in einem Datensatz verschiedene Faktoren ausgemacht werden. Wurden die Faktoren einmal mathematisch identifiziert, muss die Forschende die Ergebnisse interpretieren, indem sie erklärt, warum durch die Analyse die Variablen auf eine bestimmte Weise gruppiert wurden. Die statistischen Ergebnisse geben den Grad der Varianz im Datensatz an, der sich durch einen bestimmten Faktor erklären lässt, sowie den Grad der Varianz in dem Faktor, der sich durch eine bestimmte Variable erklären lässt. Die Faktorenanalyse hilft bei der Identifizierung von theoretischen Konstrukten, außerdem wird sie verwendet, um die Richtigkeit eines theoretisch entwickelten Konstrukts zu bestätigen. Ein Theoretiker könnte beispielsweise behaupten, dass das Konzept (bzw. Konstrukt) „Hoffnung" aus folgenden Elementen besteht: 1. Entwurf eines Zukunftsbildes, 2. Glaube, dass sich die Dinge zum Guten wenden werden, und 3. Optimismus. Es können Möglichkeiten entwickelt werden, um diese drei Elemente zu messen, und man könnte eine Faktorenanalyse durchführen, um festzustellen, ob sich die Antworten der Teilnehmer in diesen drei Gruppierungen sammeln. Faktorenanalyse wird häufig im Prozess der Entwicklung von Messinstrumenten eingesetzt, insbesondere bei solchen, die psychologische Variablen, wie Einstellungen, Überzeugungen, Werte und Meinungen messen sollen. Das Instrument operationalisiert ein theoretisches Konstrukt. Die Faktorenanalyse kann auch dazu verwendet werden, um sich Klarheit über die verschiedenen Bedeutungsbereiche bei Umfrageinstrumenten mit einer großen Anzahl an Fragen zu verschaffen.

10.5 Die Verwendung von Statistiken zur Voraussage

Die Fähigkeit, zukünftige Ereignisse vorherzusagen, wird in der heutigen Gesellschaft immer wichtiger. Wir möchten voraussagen, wer das Fußballspiel gewinnt, wie das Wetter nächste Woche wird oder welche Aktien wahrscheinlich demnächst steigen werden. In der Pflegepraxis, ebenso wie in der übrigen Gesellschaft, ist die Fähigkeit, Voraussagen treffen zu können, besonders wichtig. Beispielsweise möchten wir die Dauer des Krankenhausaufenthaltes bei Patienten mit unterschiedlich schweren Erkrankungen voraussagen können, ebenso wie die Reaktionen von Patienten mit unterschiedlichen Eigenschaften auf Pflegeinterventionen. Wir müssen wissen, welche Faktoren eine wichtige Rolle bei der Reaktion eines Patienten auf die Rehabilitation spielen. Voraussagende Analysen basieren in erster Linie auf der Wahrscheinlichkeitstheorie und weniger auf der Entscheidungstheorie. Voraussage ist ein Ansatz, um kausale Beziehungen zwischen Variablen zu untersuchen.

10.5.1 Regressionsanalyse

Die *Regressionsanalyse* wird verwendet, um den Wert einer Variablen vorauszusagen, wenn der Wert einer oder mehrerer anderer Variablen bekannt ist. Die Variable, die in einer Regressionsanalyse vorausgesagt wird, bezeichnet man als abhängige Variable. Sie wird in der Regel auf dem Intervallniveau gemessen.

Das Ziel dieser Analyse ist es, einen möglichst großen Teil der Varianz in der abhängigen Variablen zu erklären. Bei Regressionsanalysen werden jene Variablen, die dazu verwendet werden, die Werte der abhängigen Variablen vorauszusagen, als unabhängige Variablen bezeichnet. Gibt es mehr als eine unabhängige Variable, so bezeichnet man die Analyse als *multiple Regression*. Bei Regressionsanalysen ist das Symbol für die abhängige Variable Y, das Symbol für die unabhängige(n) Variable(n) ist X. Häufig werden im Vorfeld der Regressionsanalyse Streuungsdiagramme und eine bivariate Korrelationsmatrix entwickelt, um die zwischen den Variablen existierenden Beziehungen zu untersuchen. Der Zweck der Regressionsanalyse ist es, eine *Gerade der besten Anpassung* zu entwickeln, die die Werte des Streuungsdiagramms am besten reflektiert. Die Gerade der besten Anpassung wird meist als Überlagerung auf dem Streuungsdiagramm dargestellt (☞ Abb. 10.9). Es wurden viele verschiedene Arten von Regressionsanalysen entwickelt, um unterschiedliche Arten von Daten zu analysieren. Die logistische Regression wurde geschaffen, um die Werte einer abhängigen Variablen vorauszusagen, die auf dem Ordinalniveau gemessen werden. Sie kommt immer häufiger bei Pflegestudien zum Einsatz.

10.5.1.1 Interpretieren der Ergebnisse

Das Ergebnis einer Regressionsanalyse ist der Regressionskoeffizient R. Wenn R quadriert wird (R^2), gibt er den Grad der Varianz in den Daten an, der durch die Gleichung erklärt wird. Sind mehr als eine unabhängige Variable beteiligt, um die Werte der abhängigen Variablen vorauszusagen, wird R^2 manchmal auch als *Koeffizient der multiplen Bestimmung* bezeichnet. Die statistischen Tests für t oder F können verwendet werden, um die Signifikanz eines Regressionskoeffizienten zu bestimmen. Kleine Stichprobengrößen verringern die Möglichkeit, eine statistische Signifikanz zu erhalten. Die Werte für R^2, t und F werden gemeinsam mit den Resultaten einer Regressionsanalyse angegeben. Die berechneten Koeffizientenwerte können auch in Form einer Gleichung

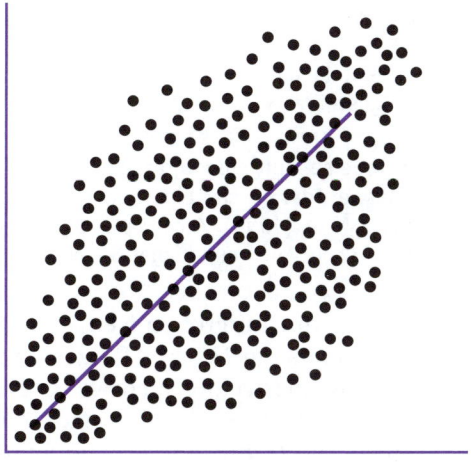

Abb. 10.9: Überlagerung von Streuungsdiagramm und Geraden der besten Anpassung.

dargestellt werden. Viele Studien, die Regressionsanalysen verwenden, sind komplex, enthalten mehrere unabhängige Variablen und involvieren mehr als ein Regressionsverfahren. Um die Diskussion komplexer Resultate zu erfassen, sollten Sie jeden Satz sorgfältig lesen und verstehen, bevor Sie mit dem nächsten Satz fortfahren.

Craft und Moss (1996) bedienten sich der Regressionsanalyse in ihrer Studie über die präzise Einschätzung des Volumens von Erbrochenem bei Säuglingen. In der Studie wurden sorgfältig gemessene Mengen an Baby-Milchnahrung auf Decken gekippt. Pflegefachkräfte und -schüler wurden aufgefordert, das Flüssigkeitsvolumen auf jeder der 20 Decken zu schätzen. Jeder der Pflegenden untersuchte die Decken in derselben Reihenfolge, so dass die Forschenden bestimmen konnten, ob sich die Treffgenauigkeit der Schätzungen mit der steigenden Zahl an untersuchten Decken änderte. Der Fehler wurde als die Differenz zwischen dem Volumen, das tatsächlich auf die Decken gegossen worden war, und dem von der Pflegekraft geschätzten Volumen berechnet. Die Autoren berichten folgendermaßen über die Ergebnisse der Regressionsanalyse:

„Die Analyse mit einer schrittweisen multiplen Regression, die den relativen Fehler pro Teilnehmer als abhängiges Maß verwendete, zeigte, dass der Praxisstatus der Teilnehmer (Pflegeschüler versus Pflegefachkraft), die Art seiner klinischen Erfahrung sowie die Anzahl der Decken, die bezüglich des enthaltenen Volumens an Erbrochenem eingeschätzt werden sollten, einen signifikanten Teil der Varianz erklären konnten (☞ Tab. 10.6).

VARIABLE	R	R^2	R^2-Zu-nahme	F	p
Praxis des Teilnehmers (Pflegeschüler bzw. Pflegefachkraft)	0,26	0,07	0,07	7,55	0,007
Art der klinischen Praxis	0,36	0,13	0,06	7,53	0,001
Anzahl der Decken, die auf ihr Gewicht hin eingeschätzt wurden	0,36	0,19	0,06	7,21	0,001

Tab. 10.6: Schrittweise multiple Regression von unabhängigen Variablen in Bezug auf den Durchschnittswert der bei der Einschätzung gemachten Fehler.
Aus M.J. Craft & J. Moss (1996). *Accuracy of Infant Emesis Volume Assessment. Applied Nursing Research* 9/1, 6. Mit freundlicher Genehmigung.

Pflegefachkräfte, die auf großen Neugeborenenstationen arbeiteten, unterschätzten das Volumen um 23 bis 30 Prozent, während Pflegende auf Stationen mit kranken Kleinkindern einen niedrigeren Prozentsatz an Unterschätzungen aufwiesen ($M = -0,13$). Diese Daten zeigen, dass vor allem die *Art* der Erfahrung, und weniger die *Dauer* von Bedeutung sein können. Nur ein geringfügiger Teil der Varianz ($R^2 = ,19$) beim durchschnittlichen Fehler pro Teilnehmer konnte durch die Studienvariablen erklärt werden, was auf den Bedarf an weiteren Untersuchungen anderer Variablen hinweist, die die Genauigkeit der visuellen Einschätzung bei der Bestimmung von Emesis-Volumina ebenfalls beeinflussen" (S. 6).

10.6 Die Verwendung von Statistiken zur Untersuchung von Kausalität

Kausalität ist ein Weg, um festzustellen, dass eine Sache die andere bedingt. Angesichts dessen, dass statistische Verfahren, die Kausalität untersuchen, dazu verwendet werden können, die Effekte von Interventionen zu ermitteln, sind sie für die Entwicklung der Pflegewissenschaft äußerst wichtig. Diese Statistiken untersuchen Kausalität, indem sie Datensätze auf signifikante Unterschiede zwischen oder innerhalb von Gruppen überprüfen.

10.6.1 *t*-Tests

Eine der gängigsten Analysen, die zwei Stichproben auf signifikante Unterschiede hin untersuchen, ist der *t*-*Test*. Eine ganze Reihe unterschiedlicher *t*-Tests wurden für verschiedene Arten von Stichproben entwickelt. Häufig gebrauchen Forschende den *t*-Test falsch, indem sie mehrere *t*-Tests durchführen, um so Unterschiede bei verschiedenen Aspekten von Daten zu untersuchen, die in einer Studie gesammelt wurden. Auf diese Weise entsteht ein Überschuss an Signifikanz, der das Risiko eines Typ-I-Fehlers erhöht. Wenn mehrere *t*-Tests über verschiedene Aspekte derselben Daten durchgeführt werden müssen, kann Bonferronis Verfahren angewandt werden, das den Signifikanzüberschuss kontrolliert.

10.6.1.1 Interpretieren der Ergebnisse

Das Ergebnis der mathematischen Berechnung ist eine so genannte *t*-Statistik. Diese Statistik (bzw. statistische Kenngröße) wird mit den *t*-Werten in einer statistischen Tabelle (siehe Burns & Grove 2001, S. 763) verglichen. Die Tabelle wird verwendet, um den kritischen Wert von *t* zu identifizieren. Ist die errechnete Statistik größer als oder gleich dem kritischen Wert, sind die Gruppen signifikant unterschiedlich.

Stover, Skelly, Holditch-Davis und Dunn (2001) verwendeten einen *t*-Test, um Teilnehmerinnen, die über Symptome berichteten, mit Teilnehmerinnen, die keine Symptome nannten, zu vergleichen. Die Autoren verwendeten die SF-20-Skala, ein Instrument für Symptome und andere Gesundheitswahrnehmungen. Im Folgenden berichten sie über die Ergebnisse des *t*-Tests:
„Der Mittelwert jeder der sechs Subskalen des SF-20 (ein Maß für Gesundheitswahrnehmungen) wurde im Hinblick auf Teilnehmerinnen verglichen, die über Symptome klagten, und Teilnehmerinnen, die über keine Symptome berichteten, und zwar unter Verwendung von *t*-Tests. In Tabelle 10.7 ist ‚mentale

Gesundheit' die erste Spalte am Tabellenbeginn. Die t-Werte, Freiheitsgrade und p-Werte werden in den unteren drei Zeilen der Tabelle angeführt. Afroamerikanische Frauen mit Typ-II-Diabetes und Symptomen von Neuropathien der oberen und unteren Extremitäten und/oder mit peripheren vaskulären Erkrankungen bewerteten ihre Wahrnehmungen von allgemeiner Gesundheit, körperlicher Verfassung, sozialer Funktion und körperlicher Schmerzen als schlechter, verglichen mit Teilnehmerinnen ohne diese Symptome" (S. 65).

Da die Autoren die statistischen Ergebnisse in Form einer Tabelle präsentieren (☞ Tab. 10.7), wurden sie nicht im Text angeführt. Wenn die Ergebnisse beispielsweise für den Vergleich von mentaler Gesundheit im Text erwähnt worden wären, hätte die Diskussion folgendermaßen ausgesehen: Es gab keinen signifikanten Unterschied bei mentaler Gesundheit ($t = 1,3$, $df = 71,6$, $p = 0,18$) zwischen Teilnehmerinnen, die in den letzten zwei Wochen über keinerlei Symptome berichteten, und jenen, die über Symptome berichteten.

Der Satz ($t = 1,3$, $df = 71,6$, $p = 0,18$) sagt Ihnen, dass der t-Wert 1,3 war, der Wert für die Freiheitsgrade *(df)* 71,6 betrug, und die Ergebnisse nicht signifi-

Subskalen des SF-20-Fragebogens								
	n	Mentale Gesundheit	Allg. Gesundheit	Körperfunktion	Rollenfunktion	Soziale Funktion	Körperschmerzen
Teilnehmerinnen ohne Symptome in den letzten zwei Wochen	29 SA*	60,1 (6,5)	45,5 (27,2)	78,7 (23,5)	74,1 (41,3)	83,5 (28,8)	62,8 (29,1)
Teilnehmerinnen mit Symptomen in den letzten zwei Wochen	46 SA	57,7 (9,0)	29,8 (21,6)	50,0 (34,6)	41,3 (47,5)	63,0 (35,0)	49,1 (26,9)
t-Werte		1,3	2,6	4,3	3,1	2,6	2,1
Freiheitsgrade (*df*)		71,6	49,8	72,5	65,6	67,8	56,1
p-Werte		18,0	<0,01	<0,01	<0,01	<0,01	<0,05

Tab. 10.7: SF-20 und Symptome unterer und oberer Neuropathie oder peripherer vaskulärer Erkrankungen in den letzten zwei Wochen.
* *SA* = Standardabweichung.
Aus: J.C. Stover, A.H. Skelley, D. Holditch-Davis & P.F. Dunn (2001). *Perceptions of Health and Their Relationship to Symptoms in African American Women with Type 2 Diabetes. Applied Nursing Research* 14/2, 76.

kant waren, da $p = 0{,}18$ über der 0,05-Schnittstelle lag. Der t-Wert (1,3) hat keine Bedeutung, außer das Signifikanzniveau auf einer statistischen Tabelle zu bestimmen. In Tabelle 10.7 geben die Autoren den Mittelwert (M) und die Standardabweichung (SA) sowie den t-Wert und den p-Wert für jede Variable an. Diese Informationen gestatten es anderen Forschenden, die Genauigkeit der Analysen zu überprüfen, über die in der Studie berichtet wird, Power-Analysen durchzuführen oder die Daten für eine Meta-Analyse zu verwenden. Da die Autoren mehr als einen t-Test durchführten, um die Daten derselben Stichprobe zu untersuchen, bestand ein erhöhtes Risiko für einen Typ-I-Fehler. Das Risiko eines Typ-I-Fehlers wäre geringer gewesen, wenn die Forschenden ihre Daten mit dem Bonferroni-Verfahren für mehrfache t-Tests analysiert hätten.

10.6.2 Varianzanalyse

Eine *Varianzanalyse* (*analysis of variance*, ANOVA) stellt fest, ob Unterschiede zwischen den Mittelwerten bestehen. ANOVA ist flexibler als andere Analysen, da sie zur Untersuchung von Daten aus zwei oder mehr Gruppen verwendet werden kann. Es gibt viele verschiedene Arten von ANOVA, wobei einige für die Analyse von Daten aus komplexen experimentellen Designs entwickelt wurden, zum Beispiel solche, die Blocking oder mehrfache Messungen verwenden. Eine ANOVA-Analyse ist nicht nur auf Unterschiede bei Mittelwerten fokussiert, sondern testet auch auf Unterschiede in der Varianz. Eine Quelle für Varianz ist die Varianz, die innerhalb jeder Gruppe auftritt, da individuelle Werte in der Gruppe vom Gruppenmittelwert abweichen. Diese Varianz wird als *Binnenvarianz* bezeichnet. Eine andere Varianzquelle ist die Varianz der Gruppenmittelwerte im Vergleich zum Gesamtmittelwert; in diesem Fall spricht man von *Varianz zwischen Gruppen*. Man könnte annehmen, dass nur ein geringer Unterschied zwischen den beiden Varianzquellen besteht, wenn alle Stichproben aus derselben Population stammen. Werden diese beiden Arten von Varianz kombiniert, spricht man von *Gesamtvarianz*. Der Test für ANOVA ist stets einseitig.

10.6.2.1 Interpretieren der Ergebnisse

Die ANOVA-Ergebnisse werden als F-Statistik präsentiert. Die F-Verteilungstabelle wird verwendet, um das Signifikanzniveau der F-Statistik zu bestimmen (siehe F-Statistiktabelle, Burns & Grove 2001, S. 764–767). Wenn die F-Statistik größer oder gleich ist wie der entsprechende Tabellenwert, besteht ein signifikanter Unterschied zwischen den Gruppen. Falls nur zwei Gruppen untersucht werden, ist klar und nachvollziehbar, wo ein signifikanter Unterschied besteht. Werden jedoch mehr als zwei Gruppen untersucht, geht aus der ANOVA-Analyse nicht hervor, wo die signifikanten Unterschiede liegen. Man kann nicht davon ausgehen, dass alle Gruppen, die untersucht wurden, signifikant unterschiedlich sind. Daher werden Post-hoc-Analysen durchgeführt, um die Unterschiede zwischen Gruppen zu lokalisieren. Die am häufigsten durchgeführten Post-hoc-Tests sind das Bonferroni-Verfahren, der Newman-Keul-

Test, Tukeys Honestly-Significantly-Different-(HSD)-Test, Scheffé-Test und Dunnett-Test (Burns & Grove 2001).

In ihrer Studie über Gesundheitswahrnehmung im Zusammenhang mit Symptomen bei afro-amerikanischen Frauen mit Typ-II-Diabetes, berichten Stover und Kollegen (2001) auch über die Ergebnisse einer ANOVA-Analyse, die dazu diente, die Auswirkungen verschiedener Komplikationen zu bestimmen, die von den Teilnehmerinnen angegeben wurden. Die Autoren präsentieren ihre Ergebnisse folgendermaßen:

„Um die Auswirkungen einer Reihe von Komplikationen zu bestimmen, verteilten wir die Teilnehmerinnen auf drei Gruppen, je nach Anzahl der Komplikationen, die in den Patientenakten aufgelistet waren (insbesondere Nephropathie, Retinopathie, Neuropathie, periphere vaskuläre Erkrankung [PVD] sowie Amputation), und verglichen diese Gruppen dann unter Verwendung einer einfachen Varianzanalyse (ANOVA) für jede Subskala" (S. 75). Die Merkmale der drei Gruppen waren: 1. keine Komplikationen, 2. eine Komplikation und 3. mehr als eine Komplikation. Die verwendeten Subskalen des SF-20-Fragebogens waren mentale Gesundheit, allgemeine Gesundheit, Körperfunktion, Rollenfunktion, soziale Funktion sowie körperliche Schmerzen. „Bei den Teilnehmerinnen mit mehreren Komplikationen wurde unter Verwendung einer einfachen ANOVA-Analyse ein signifikanter Unterschied beim Mittelwert der Subskala ‚körperliche Schmerzen' festgestellt ($F\,[2,72] = 4,2; p = 0,02$)" (S. 75). F ist die statistische Kenngröße, die immer dann auftaucht, wenn das Ergebnis einer ANOVA-Analyse angegeben wird. Der Wert 4,2 ist der statistische F-Wert, der aus der Analyse gewonnen wurde, (2,72) ist der Freiheitsgrad und $p = 0,02$ ist die Wahrscheinlichkeit, dass die Gruppen unterschiedlich sind. „Anschließend berechneten wir Tukeys *Honest-Square-Difference* als Post-hoc-Analyse, welche zeigte, dass Personen mit zwei oder mehr der von uns definierten Komplikationen mehr Schmerzen empfanden als Personen mit nur einer Komplikation" (S. 77).

Manchmal werden ANOVA-Ergebnisse in Form einer Tabelle vorgestellt. So benutzen Froman und Owen (1997) in ihrer Studie über die Validität der AIDS-Einstellungsskala eine Tabelle, um die ANOVA-Ergebnisse darzustellen. Sie gingen von der Annahme aus, dass pädiatrische Pflegefachkräfte eine positivere Einstellung (ein höheres Maß an Empathie und eine geringere Neigung zur Vermeidung eines Kontaktes) haben als Pflegende von Erwachsenen. Sie teilten das Instrument an 28 pädiatrische Pflegefachkräfte und an 36 Pflegefachkräfte für Erwachsene aus. Die Hälfte der Pflegenden einer jeden Gruppe arbeitete auf einer Intensivstation (*intensive care unit*, ICU), während die andere Hälfte auf Normalstationen im Einsatz war. Tabelle 10.8 stellt die Ergebnisse in einer zusammenfassenden ANOVA-Tabelle dar. Es werden die drei Quellen von Varianz angegeben, die in der ANOVA analysiert wurden (Binnenvarianz, Varianz zwischen Gruppen und Gesamtvarianz), sowie die Freiheitsgrade *(df)* für jede Varianzquelle. Die Summe der Quadratzahlen (SS) und die mittleren Quadratzahlenwerte (MS), die man bei der Durchführung einer ANOVA verwendet, werden aufgeführt. Anhand dieser Werte könnte eine Forscherin den F-Wert neu berechnen und so auf seine Richtigkeit über-

Abhängige Variable	Quelle	SS	*df*	MS	*F*
Vermeidung	Patientenalter	0,01	1	0,01	0,02
	Intensität	1,07	1	1,07	2,19
	Alter x Intensität	2,02	1	2,02	4,14*
	Fehler	29,25	60	0,49	
Empathie	Patientenalter	0,59	1	0,59	1,63
	Intensität	0,79	1	0,79	2,19
	Alter x Intensität	1,96	1	1,96	5,43*
	Fehler	21,66	60	0,36	

Tab. 10.8: ANOVA-Zusammenfassungen für Vermeidung und Empathie.
*$p = < 0,05$.
Aus R. D. Froman & S. V. Owen (1997). *Further Validation of the AIDS Attitude Scale. Research in Nursing & Health* 10/2, 166. © 1997. Nachdruck mit freundlicher Genehmigung von John Wiley and Sons, Inc.

prüfen. Der *p*-Wert wird neben dem *F*-Wert angegeben (☞ Sternchen), wenn bei einem Signifikanzniveau von 0,05 der Wert signifikant ist. Es wurden zwei ANOVAs durchgeführt, eine mit „Vermeidung" als abhängige Variable und eine mit „Empathie" als abhängige Variable.

Die Autoren diskutieren ihre Ergebnisse folgendermaßen:

„Die Ergebnisse aus der durchgeführten ANOVA (…) offenbaren eine komplexere Beziehung als erwartet: Sie zeigen eine vereinte Wirkung von Intensität der Pflege und Patientenalter auf die Einstellung der Pflegeperson. Bei genauer Betrachtung ist dieses Ergebnis im Kontext der Konstruktvalidität verständlich. Pflegende, die Kinder versorgen, halten stets ähnliche therapeutische und akzeptierende Einstellungen aufrecht, ungeachtet ihres eigenen Risikos, dem sie ausgesetzt sind. Diese Einstellungen sind praktisch unerschütterlich, und junge Patienten sind so „attraktiv", dass sie einer negativen Einflussnahme entgegenwirken können, die aus dem erhöhten Risiko entstehen könnte, das mit der Intensivpflege assoziiert wird. Pflegende, die Erwachsende versorgen, die nicht kritisch krank sind (Erwachsene, deren Erkrankung einen Krankenhausaufenthalt erfordert, die jedoch nicht stark geschwächt sind), haben ähnliche Einstellungen. Pflegefachkräfte auf den Nicht-Intensivpflegestationen interagieren in der Regel mit ihren erwachsenen AIDS-Patienten und kennen sie als Individuen. Lediglich die Kombination aus erwachsenen Patienten und dem Intensivpflege-Setting (unter den anzunehmenden Bedingungen fortgeschrittener Erkrankungen) wird mit feststellbaren negativen Einstellungen assoziiert. Die Pflegefachkräfte, mit denen wir diese Ergebnisse diskutierten, waren darüber nicht erstaunt. Ihre Interpretation war, einfach ausgedrückt, dass erwachsene AIDS-Patienten in einem Intensivpflege-Setting abstoßend wirken, und zwar aufgrund der vielen Krankheiten, die im Zusammenhang mit AIDS stehen (Kaposi-Sarkom, pneumozystische Pneumonie). Diese Patienten sind in der Regel nicht kommunikativ, entweder aufgrund der Apparatur (zum Beispiel aufgrund eines Beatmungsgeräts) oder wegen der Krankheitsprozesse. Angesichts dieser Merkmale haben die erwachsenen Intensivpflege-AIDS-Patienten kaum eine Möglichkeit, die akzeptierende Einstellung zu erfahren, die pädiatrischen Patienten oder ansprechbaren erwachsenen Patienten entgegengebracht wird" (Froman & Owen 1997, S. 167).

10.6.3 Kovarianzanalyse

Eine *Kovarianzanalyse* (*analysis of covariance*, ANCOVA) ermöglicht es der Forschenden, die Effekte einer Behandlung unabhängig von der Wirkung einer oder mehrerer potenzieller Störvariablen zu untersuchen (für die Diskussion von Störvariablen ☞ Kapitel 3). Zu den potenziellen Störvariablen, die häufig Probleme bereiten, gehören Pretestwerte, Alter, Ausbildung und Sozialstatus sowie Angstgefühl. Diese Variablen sind an sich störend, wenn sie nicht gemessen werden und wenn ihre Auswirkungen auf Studienvariablen nicht statistisch beseitigt werden, indem vor der Durchführung von ANOVA eine Regressionsanalyse durchgeführt wird. Diese Strategie beseitigt die Auswirkung von Unterschieden zwischen Gruppen, die sich auf eine Störvariable zurückführen lassen. Ist diese Wirkung einmal aus der Welt geschafft, kann der Effekt der Behandlung genauer untersucht werden. Diese Technik wird manchmal als statistische Kontrollmethode verwendet, wenn keine Möglichkeit besteht, die Studie so zu entwerfen, dass potenzielle Störvariablen kontrolliert werden können. Jedoch ist die Kontrolle durch ein sorgfältig entwickeltes Design effektiver als eine statistische Kontrolle.

ANCOVA kann in Pretest-Posttest-Designs eingesetzt werden, bei denen Unterschiede in den Gruppen auftreten, die einem Pretest unterzogen wurden. So haben Individuen, die bei einem Pretest niedrige Datenwerte erzielten, beim Posttest tendenziell niedrigere Datenwerte als jene, deren Pretest-Werte höher waren, selbst wenn die Behandlung einen signifikanten Effekt auf die Posttest-Werte hatte. Umgekehrt ist es zweifelhaft, dass in Fällen, in denen ein Teilnehmer einen hohen Pretest-Wert hat, der Posttest-Wert auf Grund der Behandlung eine Veränderung anzeigen wird. Die ANCOVA-Prozedur erhöht in solchen Fällen die Kapazität zur Feststellung von Unterschieden.

10.7 Beurteilen der Eignung von statistischen Analyseverfahren

Mehrere Faktoren spielen bei der Beurteilung der Eignung eines statistischen Verfahrens für eine bestimmte Studie eine Rolle. Dazu gehören 1. der Zweck der Studie, 2. ihre Hypothesen, Fragen oder Zielsetzungen, 3. ihr Design und 4. das Messniveau. Dabei ist es keineswegs einfach, die Eignung verschiedener statistischer Verfahren für eine spezifische Studie zu bestimmen. Bedauerlicherweise gibt es für eine Studie in der Regel nicht nur das *eine* richtige statistische Verfahren.

> Bei der kritischen Beurteilung der Eignung statistischer Verfahren müssen Sie nicht nur mit den statistischen Verfahren vertraut sein, die in der Studie verwendet werden, sondern Sie sollten auch in der Lage sein, ein bestimmtes Verfahren mit anderen zu vergleichen, die möglicherweise hätten verwendet werden können – vielleicht zum Vorteil der Studie. Sie sollten beurteilen, ob das Verfahren korrekt durchgeführt wurde und ob die Ergebnisse richtig interpretiert wurden.

Die Evaluierung von statistischen Verfahren setzt voraus, dass Sie eine Reihe von Urteilen über das Wesen der Daten und die Intentionen der Forschenden fällen. Sie sollten feststellen, 1. ob die Daten für die Analyse als Nominal-, Ordinal- oder Intervalldaten behandelt wurden, 2. wie viele Gruppen es in der Studie gab und 3. ob die Gruppen abhängig oder unabhängig waren. Bei *unabhängigen Gruppen* ist die Auswahl eines Teilnehmers vollständig unabhängig von der Auswahl der anderen Teilnehmer. Wenn Teilnehmer beispielsweise zufällig auf die Behandlungs- oder Kontrollgruppen verteilt werden, sind die Gruppen unabhängig. In *abhängigen Gruppen* dagegen hängen die Teilnehmer oder Beobachtungen, die für die Datensammlung ausgewählt werden, in irgendeiner Form mit der Auswahl der anderen Teilnehmer oder Beobachtungen zusammen. Wenn beispielsweise Teilnehmer sich selbst kontrollieren, indem man den Pretest als Kontrolle verwendet, sind die Beobachtungen (und folglich auch die Gruppen) abhängig. Auch wenn zusammenpassende Teilnehmerpaare in Kontroll- und Behandlungsgruppen eingesetzt werden, sind die Beobachtungen abhängig. In einer Studie über Zwillinge könnte man zum Beispiel den einen Zwilling der Kontrollgruppe, den anderen der Behandlungsgruppe zuordnen. Da es sich um Zwillinge handelt, passen die beiden Teilnehmer hinsichtlich verschiedener Variablen zusammen.

Ein Ansatz, um die Eignung einer Analysemethode kritisch zu beurteilen, ist die Verwendung eines Algorithmus, der Sie bei Ihrer Bewertung anleitet, indem er Schritt für Schritt die Anzahl geeigneter statistischer Verfahren einschränkt, während Sie Urteile über die Beschaffenheit der Studie und ihrer Daten fällen. Ein Algorithmus, der bei der Beurteilung der Eignung statistischer Verfahren hilfreich sein kann, wird in Abb. 10.10 präsentiert. Dieser Algorithmus identifiziert vier Faktoren, die mit der Eignung eines statistischen Verfahrens zusammenhängen: Forschungsfrage, Messniveau, Design sowie die Art der Stichprobe. Bei der Anwendung des Algorithmus in Abb. 10.10, sollten

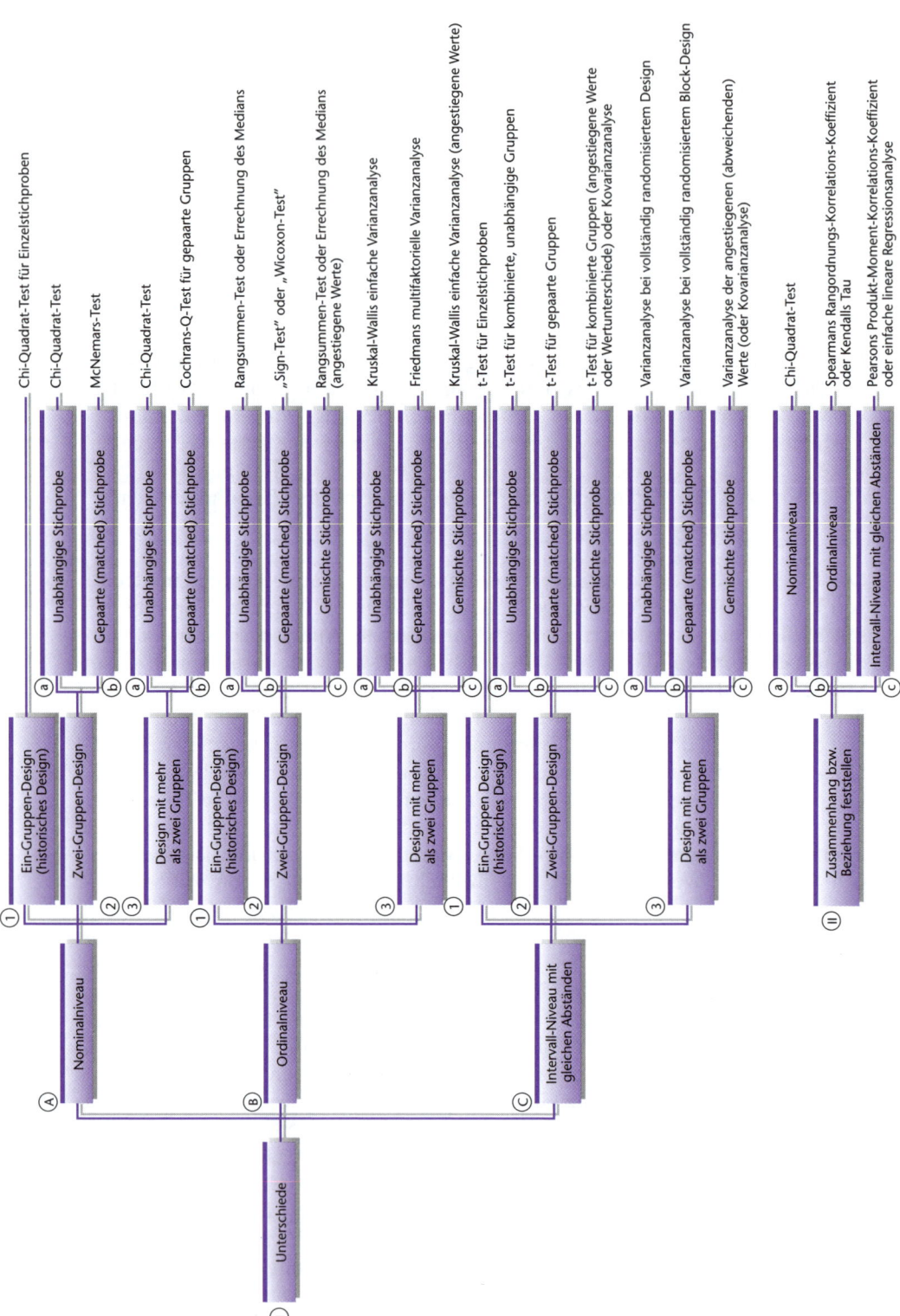

Abb. 10.10: Algorithmus zur Auswahl eines statistischen Verfahrens. Aus: R. B. Knapp (1985). *Basic Statistics for Nurses.* New York: Delmar. Nachdruck mit freundlicher Genehmigung.

Sie 1. bestimmen, ob die Forschungsfrage Unterschiede (I) oder Beziehungen (II) fokussiert, 2. das Messniveau bestimmen (A, B oder C), 3. eines der aufgelisteten Designs auswählen, das am ehesten zu der Studie passt, die Sie rezensieren (1, 2 oder 3) und 4. feststellen, ob die Studienstichproben unabhängig (a), abhängig (b) oder gemischt (c) sind. Bei jeder Auswahl, die Sie treffen, folgen Sie den entsprechenden Linien, um das passende statistische Verfahren zu bestimmen.

10.8 Interpretieren statistischer Resultate

Die Ergebnisse aus Datenanalysen sollten sorgfältig geprüft, organisiert und mit Bedeutung(en) versehen werden, damit sie von Nutzen sein können. Die Evaluierung des gesamten Forschungsprozesses, das Ordnen der Bedeutungen der Ergebnisse und die Bewertung des Nutzens der Erkenntnisse, also all das, was die Interpretation ausmacht, erfordert intellektuelle Leistungen auf hohem Niveau. Im Interpretationsteil einer Studie übersetzt die Forschende die Analyseresultate in Erkenntnisse und interpretiert diese, indem sie ihnen Bedeutungen zuschreibt.

Der Interpretationsprozess beinhaltet verschiedene intellektuelle Vorgänge, die sich isolieren lassen und überprüft werden können: wissenschaftliche Beweise überprüfen, Schlussfolgerungen ziehen, Implikationen erwägen, die Signifikanz der Erkenntnisse untersuchen, die Ergebnisse verallgemeinern und weitere Studien vorschlagen. Diese Informationen finden Sie in der Regel im letzten Teil der Publikation, der normalerweise die Überschrift „Diskussion" trägt.

10.8.1 Ergebnistypen

Die Interpretation von Ergebnissen aus quasi-experimentellen und experimentellen Studien basiert üblicherweise auf der Entscheidungstheorie, wobei fünf Ergebnisse möglich sind: 1. signifikante Ergebnisse, die mit den Resultaten übereinstimmen, die von der Forschenden vorausgesagt wurden, 2. nicht signifikante Ergebnisse, 3. signifikante Ergebnisse, die das Gegenteil der Resultate darstellen, die die Forschende vorausgesagt hatte, 4. gemischte Ergebnisse und 5. unerwartete Ergebnisse. Bei der kritischen Beurteilung einer Studie sollten Sie die Art der Ergebnisse bestimmen, die in der Studie präsentiert wurden.

10.8.1.1 Signifikante und vorausgesagte Ergebnisse

Signifikante Ergebnisse stimmen mit den Ergebnissen überein, die von der Forschenden vorausgesagt wurden, und bestätigen die logischen Verbindungen, die die Forschende zwischen dem theoretischen Bezugsrahmen, den Fragen, Variablen und Messinstrumenten entwickelt hat. Sie sollten jedoch auch die Möglichkeit alternativer Erklärungen für die positiven Ergebnisse in Betracht ziehen. Gibt es andere Elemente, die möglicherweise zu den signifikanten Ergebnissen geführt haben?

10.8.1.2 Nicht signifikante Ergebnisse

Nicht signifikante (oder nicht schlüssige) *Ergebnisse*, häufig auch als „negative Ergebnisse" bezeichnet, können möglicherweise eine wahre Darstellung der Realität sein. In diesem Fall ist die Argumentation der Forschenden oder die Theorie, die sie zur Entwicklung der Hypothese benutzte, fehlerhaft. Ist dies der Fall, stellen die negativen Ergebnisse eine wichtige Erweiterung des Wissenskomplexes dar. Die Ergebnisse könnten jedoch auch von einem Typ-II-Fehler herrühren, der auf ungeeignete Methoden, eine verzerrte Stichprobe, eine kleine Stichprobe, Probleme mit der internen Validität, inadäquate Messungen, schwache statistische Maße oder fehlerhafte Analysen zurückzuführen ist. Ist dies der Fall, können die angegebenen Resultate dem Wissenskomplex möglicherweise fehlerhafte Informationen zufügen (Angell 1989). Negative Ergebnisse bedeuten keineswegs, dass keine Beziehungen zwischen den Variablen existieren. Sie weisen lediglich darauf hin, dass die Studie keine finden konnte. Nicht signifikante Ergebnisse liefern keinen wissenschaftlichen Nachweis darüber, ob die Hypothese richtig oder falsch war.

10.8.1.3 Unvorhergesehene signifikante Ergebnisse

Unvorhergesehene signifikante Ergebnisse sind das Gegenteil von den Ergebnissen, die die Forschende vorausgesagt hatte, und sie deuten darauf hin, dass sich sowohl in der Logik der Forschenden als auch in der getesteten Theorie Schwachstellen befinden. Sind die Resultate jedoch valide, so stellen sie eine wichtige Bereicherung der Wissensbasis dar. Nehmen wir zum Beispiel an, eine Studie würde soziale Unterstützung und Selbstbewusstsein positiv korrelieren. Wenn die Studie zu dem Ergebnis führen würde, dass eine starke soziale Unterstützung mit einem geringen Selbstbewusstsein korreliert, wäre dieses Ergebnis das Gegenteil des vorausgesagten Ergebnisses.

10.8.1.4 Gemischte Ergebnisse

Gemischte Ergebnisse sind vermutlich die häufigsten Studienresultate. In diesem Fall kann eine Variable vorausgesagte Merkmale enthalten, eine andere dagegen nicht, oder zwei abhängige Maße derselben Variablen zeigen gegenteilige Ergebnisse. Diese Unterschiede sind möglicherweise auf methodische Probleme zurückzuführen, wie beispielsweise die variierende Reliabilität oder Sensibilität von zwei verschiedenen Messmethoden bei Variablen. Gemischte Ergebnisse können auch darauf hindeuten, dass die existente Theorie modifiziert werden sollte.

10.8.1.5 Unerwartete Ergebnisse

Unerwartete Ergebnisse sind in der Regel Beziehungen, die zwischen Variablen entdeckt werden und die zuvor weder in der Hypothese noch im theoretischen Bezugsrahmen, der angewandt wurde, vorausgesagt wurden. Zusätzlich zu den Daten, die durch die Forschungsfragen vorgegeben sind, untersuchen die meisten Forschenden so viele Datenelemente wie möglich. Diese Ergebnisse können bei der Modifizierung existenter Theorien und bei der Entwicklung neuer Theorien und späterer Studien hilfreich sein. Darüber hinaus stellen unerwartete Ergebnisse wichtige wissenschaftliche Beweise für die Entwicklung von Implikationen dar. Jedoch sollten unerwartete Ergebnisse stets mit Sorgfalt interpretiert werden, da die Studie ursprünglich nicht für die Untersuchung dieser Resultate angelegt wurde.

10.8.2 Erkenntnisse

Die Ergebnisse oder Resultate einer Studie müssen übersetzt und interpretiert werden; erst dann kann man von *Erkenntnissen* sprechen, die aus der Evaluierung wissenschaftlicher Beweise hervorgehen. Obwohl sich der Prozess der Umwandlung von Ergebnissen in Erkenntnisse in erster Linie im Kopf der Forschenden abspielt, kann man in einem Forschungsbericht die Spuren dieses Denkprozesses finden.

> Bei der kritischen Beurteilung einer Studie sollten Sie die Erkenntnisse identifizieren und die Verbindungen zwischen den statistischen Ergebnissen und den Erkenntnissen evaluieren, die von der Forschenden formuliert werden.

In ihrer Studie über Gesundheitswahrnehmung im Zusammenhang mit Symptomen bei afro-amerikanischen Frauen mit Typ-II-Diabetes präsentieren Stover und Kollegen (2001) die folgenden Ergebnisse und Erkenntnisse.

Ergebnisse
„Die häufigsten Symptome, die die Teilnehmerinnen in den vergangenen zwei Wochen angaben, waren Kopfschmerzen, Bauchschmerzen, Schwindelgefühl, Fatigue und Knieschmerzen. Keine der Teilnehmerinnen war asymptomatisch. Die Spannweite an Symptomen pro Teilnehmerin reichte von eins bis zwölf, bei einem Mittelwert von vier Symptomen" (S. 75).

„Der Mittelwert für allgemeine Gesundheit für alle Teilnehmerinnen lag bei 35,9 % (bei einer *SA* [Standardabweichung] von 24,9 %), basierend auf eine Skala von 0 bis 100. Der Mittelwert für physische Funktion war 61,1 % (*SA* 33,7 %), für Rollenfunktion 54 % (*SA* 47,8 %) und für Sozialfunktion 70,9 % (*SA* 34,1 %). Der Mittelwert für mentale Gesundheit betrug 70,9 % (*SA* 22,8 %) und für Schmerzen 54,4 % (*SA* 28,4 %). Die Werte für Gesundheitswahrnehmung waren im Allgemeinen niedriger als jene, über die zuvor für chronisch kranke und nicht chronisch kranke Teilnehmer berichtet wurde" (S. 76).

„Im Durchschnitt bewerteten afro-amerikanische Frauen mit Typ-II-Diabetes und Symptomen von Neuropathien der unteren und oberen Extremitäten und/oder mit peripherer vaskulärer Erkrankung ihre allgemeine Gesundheit, physische Funktion, Sozialfunktion und Körperschmerzen als schlechter als Teilnehmerinnen ohne diese Symptome. Afro-amerikanische Frauen mit Symptomen von visueller Veränderung stuften ihre mentale Gesundheit, allgemeine Gesundheit, Rollenfunktion und Körperschmerzen als schlechter ein als Teilnehmerinnen ohne diese Symptome. Visuelle Veränderung (Retinopathie) war die einzige von uns analysierte Variable, die eine statistisch signifikante Beziehung mit der Wahrnehmung von mentaler Gesundheit hatte" (S. 77).

„Ein signifikanter Unterschied wurde bei den durchschnittlichen Skalenwerten für Körperschmerzen gefunden, und zwar bei den Teilnehmerinnen, bei denen eine ganze Reihe von Komplikationen auftrat. (…) Ferner fanden wir einen deutlich geringeren Wert für physische Funktion bei den Teilnehmerinnen vor, die an einer peripheren vaskulären Erkrankung (*peripheral vascular disease*, PVD) litten, als bei den Teilnehmerinnen ohne PVD. Im Hinblick auf die Komplikationsarten gab es keine signifikanten Unterschiede bei den Mittelwerten des SF-20-Fragebogens. (…) Wir fanden eine signifikante Beziehung zwischen dem Alter, in dem die Diagnose gestellt worden war, und den Mittelwerten der Subskalen allgemeine Gesundheit und Sozialfunktion" (S. 77).

Erkenntnisse
„Die wichtigste Erkenntnis aus dieser Studie ist, dass afro-amerikanische Frauen mit Typ-II-Diabetes im Vergleich zu anderen Frauen mit chronischen Erkrankungen ihren Gesundheitszustand als schlechter beurteilen. Wie bereits in früheren Studien festgestellt wurde (Glasgow et al. 1997, Stewart et al. 1989), schätzen diese Frauen ihre Gesundheit auch im Vergleich mit anderen an Diabetes erkrankten Personen als schlechter ein. Diese Erkenntnis reflektiert möglicherweise die Symptome, an denen die Frauen leiden" (S. 78). Wie aus diesem Beispiel hervorgeht, sind die Erkenntnisse an jene aus früheren Forschungen und an die theoretische Literatur gekoppelt.

10.8.3 Schlussfolgerungen

Schlussfolgerungen sind eine Synthese der Erkenntnisse. Beim Aufstellen von Schlussfolgerungen setzt die Forschende logisches Denken ein, bildet aus vielen kleinen Bruchstücken von Informationen, die sie mittels Datenanalysen und Erkenntnissen aus früheren Studien gewonnen hat, ein bedeutsames Ganzes, berücksichtigt subtile Hinweise in den Daten und zieht alternative Erklärungen der Daten in Betracht. Eines der Risiken beim Aufstellen von Schlussfolgerungen besteht darin, über die Daten hinauszugehen bzw. Schlussfolgerungen zu ziehen, die sich nicht durch die Daten bestätigen lassen. Dies ist bei veröffentlichten Studien häufiger der Fall, als man glaubt.

> Bei der kritischen Beurteilung einer Studie sollten Sie die Schlussfolgerungen identifizieren und beurteilen, ob diese von den Daten bestätigt werden.

Stover und Kollegen (2001) folgerten, dass „die Daten zeigen, dass afro-amerikanische Frauen mit Typ-II-Diabetes die verschiedensten Symptome und eine schlechtere Beurteilung ihrer allgemeinen Gesundheit und physischen Funktion aufweisen" (S. 72).

10.8.4 Beurteilen der Implikationen

Implikationen sind die Bedeutungen, die Schlussfolgerungen aus der wissenschaftlichen Forschung für den Wissenskomplex der Pflege, für Theorie und Praxis innehaben. Implikationen basieren auf den Schlussfolgerungen, sind aber spezieller und liefern spezifische Vorschläge für die Implementierung der Erkenntnisse. Die Forschende könnte beispielsweise vorschlagen, auf welche Weise die Pflegepraxis modifiziert werden könnte. Wenn eine Studie darauf hindeutet, dass sich eine bestimmte Lösung bei der Linderung von Stomatitis als effektiv erwies, würden die Implikationen vorschlagen, wie die Pflege von Patienten mit Stomatitis verbessert werden könnte.

> Bei der kritischen Beurteilung einer Studie sollten Sie die Implikationen identifizieren, die von der Forschenden angeführt werden. Darüber hinaus könnten Sie eventuell Implikationen ausmachen, die von der Autorin nicht berücksichtigt wurden.

Die Studie von Stover und Kollegen (2001) schlägt die folgenden Implikationen vor:

„Obgleich Lebensqualität in der Regel ein schwer fassbares Konzept darstellt, dessen Definition und/oder Beschreibung problematisch ist, deutet einiges darauf hin, dass es einen Zusammenhang zwischen symptomatischen Leiden und Lebensqualität gibt (Germino 1987). Unsere Resultate deuten darauf hin, dass Diabetes-Patienten häufig unter Symptomen leiden, die Einfluss auf ihre Wahrnehmung der Lebensqualität nehmen. Die Patienten leben mit Symptomen (zum Beispiel Schmerzen in den Zehen, taube Füße) und begreifen diese Symptome sehr viel besser als die abstrakten Konzepte von glykosyliertem Hämoglobin und erwünschten Ziel-Blutzuckerwerten. Gesundheitsexperten müssen Symptomen mit ebenso viel Aufmerksamkeit begegnen wie so genannten objektiven Daten, wie Blutzuckerwerten und Kardiogrammen. Als Gesundheitsexperten sind wir verpflichtet, den Inhalt der Informationen, die wir bei der Aufklärung von Patienten bereitstellen, neu zu evaluieren. Fortschrittliche Praktiken der Selbstpflege können als eine Strategie zur Linderung von Symptomen präsentiert werden. Wir müssen den Patienten verstärkt dabei helfen, zwischen den aktuellen und früheren Symptommustern zu unterscheiden, und ihr Repertoire an Strategien erweitern, anhand derer sie ihre Probleme beurteilen und Veränderungsmuster bei ernsthaften Symptomen erkennen können. Eine effektive symptombezogene Diabetespflege besitzt das Potenzial, die Lebensqualität von Personen mit Diabetes zu verbessern" (S. 79).

10.8.5 Untersuchen der Signifikanz von Erkenntnissen

Die Signifikanz einer Studie hängt mit ihrer Bedeutsamkeit für den Wissenskomplex der Pflege zusammen. Signifikanz ist kein absolutes Merkmal, da Studien auf unterschiedliche Weise zum Wissenskomplex beitragen können. Signifikanz kann auch mit dem Maß an erklärter Varianz in Zusammenhang gebracht werden oder mit dem Grad an Kontrolle im Studiendesign, mittels derer ungeklärte Varianz eliminiert wird, oder auch mit der Fähigkeit, statistisch signifikante Unterschiede festzustellen. Von der Forschenden wird erwartet, dass sie die Signifikanz in dem Umfang erklärt, der zum Publikationszeitpunkt der Studie möglich ist.

Einige wenige Studien, die man als *Meilensteinstudien* bezeichnet, werden zu einem wichtigen Bezugspunkt innerhalb der Disziplin (Johnson 1972, Lindeman & van Aernam 1971, Passos & Brand 1966, Williams 1972). Es kann durchaus passieren, dass die herausragende Bedeutung einer Studie erst Jahre nach ihrer Veröffentlichung deutlich wird. Es gibt jedoch grundsätzlich einige Merkmale, die mit der Signifikanz von Studien assoziiert werden. Signifikante Studien können im Leben von Individuen einen entscheidenden Unterschied bewirken. Es ist möglich, die Resultate weit über die Studienstichprobe hinaus zu verallgemeinern, so dass diese Resultate das Potenzial haben, auf eine große Zahl von Menschen Einfluss zu nehmen. Die Implikationen signifikanter Studien führen über konkrete Fakten hinaus zu Abstraktionen und bewirken die Bildung neuer Theorien oder die Überarbeitung existenter Theorien. Eine besonders signifikante Studie birgt nicht nur für die Pflege Implikationen, sondern für eine ganze Reihe anderer Disziplinen. Die Studie wird von anderen Fachleuten akzeptiert und in der Literatur häufig zitiert. Im Laufe der Zeit wird die Signifikanz einer Studie durch die Anzahl an weiteren Studien gemessen, deren Durchführung sie initiierte.

> Bei der kritischen Beurteilung einer Studie sollten Sie die Signifikanz der Studie bewerten und Faktoren bestimmen, die zu dieser Signifikanz beitragen.

10.8.6 Klinische Signifikanz

Die Resultate einer Studie können statistische Signifikanz, nicht aber klinische Signifikanz haben. *Klinische Signifikanz* hängt mit der praktischen Bedeutsamkeit der Erkenntnisse zusammen. In der Pflege gibt es jedoch keinen allgemeinen Konsens darüber, wie die klinische Signifikanz eines Ergebnisses evaluiert werden soll. Um klinische Signifikanz zu bestimmen, kann die Wirkungsgröße herangezogen werden. Nehmen wir an, eine Gruppe von Patienten hat eine Körpertemperatur, die um 1,7 °C höher ist als die einer anderen Gruppe. Die Datenanalyse kommt möglicherweise zu dem Schluss, dass die beiden Gruppen statistisch signifikant verschieden sind, die Resultate haben aber keinerlei klinische Signifikanz. Der Unterschied ist nicht wichtig genug, als dass er eine Veränderung der Patientenpflege rechtfertigen würde. Bei vielen Studien ist es jedoch schwer, zu beurteilen, welches Maß an Differenz berechtigt, von klinischer Signifikanz zu sprechen. Bei Studien, die die Wirksamkeit einer Behandlung testen, könnte man die klinische Signifikanz aufgrund des Anteils an Patienten beurteilen, die Verbesserungen aufwiesen, oder anhand des Ausmaßes, in dem Teilnehmer wieder normale Funktionen zeigten. Aber wie viel Verbesserung müssten Teilnehmer an den Tag legen, damit die Erkenntnisse als klinisch signifikant bezeichnet werden können? Ebenso stellt sich die Frage, wer dazu befugt sein sollte, klinische Signifikanz zu beurteilen: die Patienten und ihre Angehörigen, das klinische Personal, die Forschende oder die Gesellschaft als Ganzes? Beim momentanen Entwicklungsstand des Pflegewissens ist klinische Signifikanz letztendlich ein Werturteil (LeFort 1993).

> Bei der kritischen Beurteilung einer Studie sollten Sie deren klinische Signifikanz evaluieren.

10.8.7 Verallgemeinern der Erkenntnisse

Verallgemeinerung erweitert die Implikationen der Erkenntnisse von der untersuchten Stichprobe hin zu einer größeren Population. Die Erkenntnisse können von der Studiensituation auf eine allgemeinere Situation übertragen werden. Wurde beispielsweise eine Studie über Patienten mit Diabetes durchgeführt, so lassen sich die Erkenntnisse möglicherweise auf Personen mit anderen Erkrankungen oder sogar auf gesunde Personen übertragen. In der Studie von Stover et al. (2001) warnen die Autoren jedoch davor, dass „eine einzelne Erkenntnis bzw. Folgerung möglicherweise zufällig zu Stande kam und verifiziert werden muss, angesichts dessen, dass es sich hier um eine explorative Studie handelt und wir keine statistische Korrektur für die Durchführung von multiplen Tests verwendeten" (S. 79). In einer solchen Studie wäre es daher unklug, die Verallgemeinerung der Erkenntnisse vorzuschlagen, ohne zuvor weitere bestätigende Studien durchzuführen.

Inwieweit sind Verallgemeinerungen zulässig? Von einem sehr engen Standpunkt aus betrachtet, kann man von einer Stichprobe, mit der die Studie durchgeführt wurde, nicht auf eine größere Population schließen. Jede andere Stichprobe unterscheidet sich wahrscheinlich in der einen oder anderen Weise von der ersten. Wissenschaftler mit einer eher konservativen Einstellung halten Verallgemeinerungen dann für besonders riskant, wenn die Stichprobe nicht zufällig ausgewählt wurde. Laut Kerlinger und Lee (1999) sind die Resultate häufig nicht repräsentativ und daher nicht übertragbar, es sei denn, es wurden spezielle Vorkehrungen getroffen und Anstrengungen in diese Richtung unternommen.

Empirische Verallgemeinerungen basieren auf gesammelten wissenschaftlichen Belegen aus vielen Studien und sind wichtig für die Verifizierung von theoretischen Behauptungen oder die Entwicklung neuer Theorien. Empirische Verallgemeinerungen stellen die Basis einer Wissenschaft dar und tragen zur wissenschaftlichen Konzeptionalisierung bei. Die Pflege verfügt zu diesem Zeitpunkt nur über wenige empirische Verallgemeinerungen.

> Bei der kritischen Beurteilung einer Studie sollten Sie die Populationen bestimmen, auf die die Forschende ihre Resultate übertrug, und die Angemessenheit dieser Verallgemeinerung bewerten. Möglicherweise können Sie weitere Populationen identifizieren, auf die sich die Resultate übertragen lassen.

10.8.8 Vorschläge für weitere Forschungen

Bei jeder Studie gewinnt die Forschende zusätzliche Kenntnisse und sammelt Erfahrungen, die dazu genutzt werden können, beim nächsten Mal eine noch bessere Studie zu entwerfen. Daher machen die Forschenden häufig Vorschläge für weitere Studien, die sich auf logische Weise aus der aktuellen Studie ergeben. Empfehlungen für weitere Studien können die Replikation oder Wiederholung des Designs mit einer anders zusammengesetzten oder größeren Stichprobe oder die Bildung von Hypothesen, um den angewandten theoretischen Bezugsrahmen weiterzutesten, enthalten.

Bei der kritischen Beurteilung einer Studie sollten Sie die Empfehlungen der Forschenden für weitere Studien identifizieren. Möglicherweise können Sie zusätzliche Vorschläge machen.

Stover und Kollegen (2001) sprechen die folgenden Empfehlungen für weitere Forschungen aus:

„In künftigen Untersuchungen wird es wichtig sein, Informationen über beschreibende Merkmale der wahrgenommenen Symptome zu gewinnen, um eine bessere Grundlage für Interventionen zu schaffen. Bei diesem ersten Versuch, Symptome und ihre Beziehung zur Wahrnehmung und Beurteilung von Gesundheits- und Funktionsstatus bei afro-amerikanischen Frauen mit Typ-II-Diabetes zu untersuchen, haben wir Schwere, Häufigkeit oder Dauer der Symptome nicht berücksichtigt. Ebensowenig haben wir den Leidensgrad untersucht, der durch diese Symptome verursacht wird (das physische oder mentale Leiden, das die Folge dieser Symptome ist) (Rhodes & Watson 1987), oder die Methoden, welche die Teilnehmer anwandten, um ihre Symptome zu kontrollieren und/oder zu lindern. Diabetes ist eine chronische Erkrankung, die die lebenslange Einhaltung eines oft komplexen Selbstpflegeplans erfordert. Im Zusammenhang mit Diabetes besteht ein Potenzial für Langzeitkomplikationen, die die Lebensqualität eines Menschen oft beträchtlich einschränken" (S. 79).

ZUSAMMENFASSUNG

Bei der kritischen Beurteilung einer quantitativen Studie sollten Sie 1. die statistischen Verfahren identifizieren, die verwendet wurden, 2. beurteilen, ob diese Verfahren für die Hypothesen, Fragen oder Zielsetzungen der Studie sowie für die Daten, die für die Analyse zur Verfügung standen, geeignet waren, 3. die Diskussion von Datenanalyse-Ergebnissen verstehen, 4. beurteilen, ob die Interpretation der Ergebnisse, die der Autor zur Verfügung stellt, angemessen ist, und 5. die klinische Signifikanz der Erkenntnisse evaluieren. Bei der quantitativen Datenanalyse gibt es mehrere Stadien: 1. Vorbereiten der Daten für die Analyse, 2. Beschreiben der Stichprobe, 3. Testen der Reliabilität von Messmethoden, 4. Durchführen von explorativen Analysen der Daten, 5. Durchführen von bestätigen- →

den Analysen, die von den Hypothesen, Fragen oder Zielsetzungen gesteuert werden, und 6. Durchführen von Post-hoc-Analysen.

Sie müssen die Konzepte statistischer Theorien verstehen, um Forschungen effektiv beurteilen zu können. Die Wahrscheinlichkeitstheorie, die deduktiv ist, wird verwendet, um Beziehungen zu erklären, die Wahrscheinlichkeit festzustellen, mit der ein Ereignis in einer bestimmten Situation eintritt, oder die Wahrscheinlichkeit zu ermitteln, mit der ein Ereignis richtig vorausgesagt wird. Die Entscheidungstheorie, die induktiv ist, geht davon aus, dass alle Gruppen in einer Studie (zum Beispiel Experimental- und Kontrollgruppen), die eingesetzt werden, um eine bestimmte Hypothese zu testen, im Zusammenhang mit den zu untersuchenden Variablen Komponenten derselben Population sind. Die Forschende muss wissenschaftliche Belege dafür erbringen, dass ein Unterschied zwischen den Gruppen besteht. Um die Annahme zu testen, dass es keinen Unterschied gibt, wird im Vorfeld der Datensammlung eine Schnittstelle festgelegt. Diese Schnittstelle, die als Alpha (α) bzw. Signifikanzniveau bezeichnet wird, ist das Wahrscheinlichkeitsniveau, auf dem die Ergebnisse von statistischen Analysen beurteilt werden, um einen statistisch signifikanten Unterschied zwischen den Gruppen festzustellen. Eine statistische Folgerung ist eine Schlussfolgerung bzw. eine Beurteilung, die auf wissenschaftlichen Beweisen basiert. Eine Verallgemeinerung ist die Übertragung von Informationen, die aus einer spezifischen Situation gewonnen wurden, auf eine allgemeine Situation. In der Forschung schließt man von den Studienergebnissen, die man von einer spezifischen Stichprobe erhalten hat, auf eine allgemeinere Population, unter Verwendung von Informationen, die aus statistischen Analysen stammen.

Die Normalkurve ist eine theoretische Häufigkeitsverteilung aller möglichen Werte in einer Population. Signifikanzniveau und Wahrscheinlichkeit basieren auf der Logik der Normalkurve. Hypothesen gehen in der Regel davon aus, dass Extremwerte, die in die Randbereiche der Normalkurve fallen, deshalb auftreten, weil die Gruppe mit den Extremwerten nicht zur selben Population gehört. Ein Typ-I-Fehler tritt auf, wenn die Nullhypothese verworfen wird, obwohl sie zutrifft. Das Risiko eines Typ-I-Fehlers wird durch das Signifikanzniveau angezeigt. Ein Typ-II-Fehler tritt dagegen dann auf, wenn die Nullhypothese akzeptiert wird, obgleich sie nicht zutrifft. Typ-II-Fehler sind häufig eine Folge von Schwächen bzw. Fehlern bei den Forschungsmethoden. Unter Power versteht man die Wahrscheinlichkeit, dass ein statistischer Test einen signifikanten Unterschied entdeckt, der tatsächlich existiert. Das Risiko eines Typ-II-Fehlers kann anhand einer Power-Analyse bestimmt werden. Bei Freiheitsgraden geht es um die Freiheit eines Datenwerts, im Hinblick auf die anderen existenten Datenwerte und die errechnete Summe dieser Werte zu variieren. Freiheitsgrade werden bei der Präsentation von statistischen Ergebnissen häufig angegeben.

Zur zusammenfassenden Statistik gehören Häufigkeitsverteilungen, Maße der zentralen Tendenz und Dispersionsmaße. Zu den statistischen Verfahren, die häufig verwendet werden, um Forschungsfragen zu untersuchen oder Hypothesen zu testen, gehören Pearsons Produkt-Moment-Korrelation, die die Daten auf Beziehungen hin überprüft, der Chi-Quadrat-Test der Unabhängigkeit, der t-Test, die Varianzanalyse, die die Daten in Bezug auf Unterschiede überprüft, und die Regressionsanalyse, die Voraussagen prüft. Die Beurteilung der Eignung von sta- →

tistischen Verfahren erfordert, dass Sie mit den statistischen Verfahren, die in einer Studie zum Einsatz kamen, vertraut sind. Sie müssen beurteilen, ob das Verfahren richtig angewandt und die Ergebnisse korrekt interpretiert wurden. Im Diskussionsteil des Forschungsberichts untersucht die Forschende wissenschaftliche Beweise, zieht Schlussfolgerungen, erwägt Implikationen, untersucht die Signifikanz der Erkenntnisse, verallgemeinert die Resultate und schlägt weitere Studien vor. Bei der kritischen Beurteilung einer Studie sollten Sie stets die Angemessenheit der Diskussion der Forschenden evaluieren.

LITERATURVERZEICHNIS

Angell, M. (1989). Negative studies. New England Journal of Medicine, 321(7), 464–466.

Badger, R. A., McNiece, C. & Gagan, M. J. (2000). Depression, service need, and use in vulnerable populations. Archives of Psychiatric Nursing, 14(4), 173–182.

Burns, N. & Grove, S. K. (2001). The practice of nursing research: Conduct, critique, and utilization (4th ed.). Philadelphia: Saunders.

Cohen, J. (1988). Statistical power analysis for the behavioral sciences (2nd ed.). New York: Academic Press.

Craft, M. J. & Moss, J. (1996). Accuracy of infant emesis volume assessment. Applied Nursing Research, 9(1), 2–8.

Fitch, M. I., Gray, R., Franssen, E. & Johnson, B. (2000). Men's perspectives on the impact of prostate cancer: Implications for oncology nurses. Oncology Nursing Forum, 27(8), 1255–1263.

Froman, R. D. & Owen, S. V. (1997). Further validation of the AIDS Attitude Scale. Research in Nursing & Health, 20(2), 161–167.

Germino, B. B. (1987). Symptom distress and quality of life. Seminars in Oncology Nursing, 3(4), 299–302.

Glasgow, R., Dryfoos, J., Ruggiero, L., Chobanin, L. & Eakin, E. (1997). Quality of life and associated characteristics in a large national sample of adults with diabetes. Diabetes Care, 20(4), 562–567.

Johnson, J. E. (1972). Effects of structuring patients' expectations on their reactions to threatening events. Nursing Research, 21(6), 499–503.

Kerlinger, F. N. & Lee, H. B. (1999). Foundations of behavioral research. New York: Harcourt Brace.

Knapp, R. B. (1985). Basic statistics for nurses. Albany, N Y: Delmar.

LeFort, S. M. (1993). The statistical versus clinical significance debate. Image: Journal of Nursing Scholarship, 25(1), 57–62.

Lindeman, C. A. & Van Aernam, B. (1971). Nursing intervention with the presurgical patient: The effects of structured and unstructured preoperative teaching. Nursing Research, 20(4), 319–332.

LoBiondo-Wood, G., Williams, L., Wood, R. P. & Shaw, B. W. (1997). Impact of liver transplantation on quality of life: A longitudinal perspective. Applied Nursing Research, 10(1), 27–32.

Lyon, D. E. & Munro, C. (2001). Disease severity and symptoms of depression in Black Americans infected with HIV. Applied Nursing Research, 14(1), 3–10.

Passos, J. Y. & Brand, L. M. (1966). Effects of agents used for oral hygiene. Nursing Research, 15(3), 196–202.

Rhodes, V. A. & Watson, P. M. (Eds.). (1987). Symptom Distress. Seminars in Oncology Nursing, 3(4), 299–302.

Schmelzer, M., Case, P., Chappell, S. M. & Wright, K. B. (2000). Colonic cleansing, fluid absorption, and discomfort following tap water and soapsuds enemas. Applied Nursing Research, 13(2), 83–91.

Slakter, M. H., Wu, Y. B. & Suzaki-Slakter, N. S. (1991). *, **, and ***, statistical nonsense at the 0.00000 level. Nursing Research, 40(4), 248–249.

Stewart, A. L., Greenfield, S., Hayes, R. D., Wells, K., Rogers, W. H., Berry, S. D., McGlynn, E. A. &

Ware, J. E. (1989). Functional status and well-being of patients with chronic conditions. Journal of the American Medical Association, 262(7), 907–913.

Stover, J. C., Skelly, A. H., Holditch-Davis, D. & Dunn, P. F. (2001). Perceptions of health and their relationship to symptoms in African American Women with Type 2 diabetes. Applied Nursing Research, 14(2), 72–80.

Tukey, J. W. (1977). Exploratory data analysis. Reading, MA: Addison-Wesley.

Williams, A. (1972). A study of factors contributing to skin breakdown. Nursing Research, 21(3), 238–243.

11 Einführung in die qualitative Forschung

ZIELE

Die vollständige Lektüre dieses Kapitels sollte Ihnen ermöglichen:
1. die wissenschaftliche Exaktheit *(rigor)*, die mit qualitativer Forschung assoziiert wird, zu beschreiben,
2. die Zielrichtungen der vier Arten von qualitativer Forschung zu unterscheiden,
3. die Forschungsprozesse, die in der phänomenologischen Forschung, in der Grounded-Theory-Forschung, in der ethnographischen Forschung sowie in der historischen Forschung durchgeführt werden, zu überprüfen,
4. die Anwendung eines Entscheidungspfades, also einer qualitativen Forschungsstrategie, zu beschreiben,
5. die Aspekte der Datensammlung für eine qualitative Studie zu überprüfen, einschließlich der Beziehungen zwischen der Forschenden und den Teilnehmern, und der Überlegungen der Forschenden zu den Bedeutungen der Daten.

RELEVANTE BEGRIFFE

Bracketing
Emischer Ansatz
Entscheidungspfad
Ethnographische Forschung
Ethno-Pflegeforschung
Etischer Ansatz
Exaktheit
Externe Kritik
Forschende-Teilnehmer-Beziehung
Geschichten erzählen
Geschichten hören

Grounded-Theory-Forschung
Historische Forschung
Interne Kritik
Kodierung
Nachprüfbarkeit
Phänomenologische Forschung
Primärquelle
Qualitative Forschung
Reflexive Überlegung
Sekundärquelle

Qualitative Forschung ist ein systematischer, subjektiver Ansatz, der dazu dient, Lebenserfahrungen zu beschreiben und ihnen Bedeutung zu verleihen (Leininger 1985, Munhall 1989, Munhall 2001, Silva & Rothbart 1984). Qualitative Forschung ist keine neue Idee in den Sozial- und Verhaltenswissenschaften (Baumrind 1980, Glaser & Strauss 1967, Kaplan 1964, Scheffler 1967), jedoch interessiert sich die Pflegewissenschaft erst seit relativ kurzer Zeit, nämlich seit den späten 1970er Jahren, dafür.

Die Terminologie und die Methoden der Schlussfolgerung, die in der qualitativen Forschung Anwendung finden, unterscheiden sich von denen, die in der traditionelleren quantitativen Forschung verwendet werden, und reflektieren alternative philosophische Orientierungen. Die spezifische philosophische

Ausrichtung eines jeden Ansatzes leitet die Forschungsmethode an. Und obwohl jeder qualitative Ansatz einzigartig ist, gibt es doch viele Gemeinsamkeiten.

In diesem Kapitel stellen wir einige der qualitativen Forschungsansätze vor, die gemeinhin in der Pflege verwendet werden, und ihren Beitrag zum Pflegewissen. Um diese Methoden leichter verstehen zu können, wird die Logik erläutert, die dem jeweiligen qualitativen Ansatz zu Grunde liegt. Wir bieten einen allgemeinen Überblick über die folgenden qualitativen Ansätze: phänomenologische Forschung, Grounded-Theory-Forschung, ethnographische Forschung und historische Forschung. Dabei werden die Methoden beschrieben, die verwendet werden, um qualitative Daten zu sammeln, zu analysieren und zu interpretieren. Der Inhalt sollte Ihnen einen Hintergrund zum Lesen und Verstehen von veröffentlichten qualitativen Studien liefern und es Ihnen erleichtern, die Studienergebnisse in Ihrer klinischen Praxis anzuwenden.

11.1 Die Logik der qualitativen Forschung

Qualitative Forschung konzentriert sich auf das Verständnis des Ganzen, das mit der holistischen Philosophie der Pflege übereinstimmt (Baer 1979, Leininger 1985, Ludemann 1979, Munhall 1982b, 1989, 2001). Innerhalb eines holistischen Bezugsrahmens untersucht die qualitative Forschung die Tiefe, Reichhaltigkeit und Komplexität, die einem Phänomen innewohnen. Darüber hinaus ist die qualitative Forschung für das Verständnis von menschlichen Erfahrungen wie Schmerz, Anteilnahme, Machtlosigkeit und Trost nützlich.

Die qualitativen Ansätze basieren auf einer Weltsicht, die folgende Grundsätze umfasst:
1. Es gibt nicht nur eine einzige Realität.
2. Realität, die auf individuellen Wahrnehmungen basiert, wird von jeder Person anders wahrgenommen und verändert sich im Laufe der Zeit.
3. Was wir wissen, besitzt nur in einer bestimmten Situation oder in einem bestimmten Kontext einen Sinn.

Zu dem in der qualitativen Forschung angewendeten Folgerungsprozess gehört das perzeptionelle Zusammensetzen von Einzelteilen, um ein Gesamtbild zu konstruieren. Aus diesem Prozess heraus werden Bedeutungen geschaffen. Dabei sind viele verschiedene Bedeutungen möglich, da die Wahrnehmung von Person zu Person variiert (Munhall 2001).

Theoretische Bezugsrahmen werden in der qualitativen Forschung anders verwendet als in der quantitativen Forschung, da ihr Ziel nicht in der Überprüfung von Theorien besteht. Nichtsdestotrotz wird jeder qualitative Forschungstyp von einer eigenen philosophischen Einstellung angeleitet. Das philosophische Konzept bestimmt die Fragen, die gestellt werden, die Beobachtungen, die gemacht werden, und den für die Interpretation der Daten verwendeten Ansatz (Munhall 1982a, 1988, 1989). Diese philosophischen Grundlagen und die Forschungsmethoden, die mit ihnen assoziiert werden und die außerhalb der Pflege entwickelt wurden, erfahren im Rahmen der Pflege evolutionäre Veränderungen.

Die Daten aus qualitativen Studien sind subjektiv und enthalten die Wahrnehmungen und Überzeugungen der Forschenden und der Teilnehmer (Eisner 1981, Leininger 1985). Die Ergebnisse einer qualitativen Studie führen zum Verständnis eines Phänomens in einer bestimmten Situation und werden nicht auf die gleiche Weise wie in quantitativen Studien verallgemeinert. Jedoch führt das vertiefte Verständnis der Bedeutungen eines Phänomens in einer bestimmten Situation zu Einsichten, die auch allgemeiner angewandt werden können. Die Einsichten aus qualitativen Studien können die Pflegepraxis anleiten und für den wichtigen Prozess der Theorieentwicklung nützlich sein, der zur Generierung von Pflegewissen dient (Schwartz-Barcott & Kim 1986).

Morse (1999b) beschreibt die Reaktion eines Kollegen auf ihr qualitatives Forschungsprojekt:

„Einmal klopfte ein Kollege, der sich auf die gesundheitlichen Auswirkungen des Rauchens spezialisiert hatte, an meine Tür, um zu sehen, woran ich gerade arbeitete. Er war eher wenig an qualitativer Forschung interessiert, aber als ich ihm das Video vorführte, das ich gerade analysierte, war er völlig entgeistert: ‚*Das* untersuchen Sie?!‘ Das Chaos des Szenariums – eine Ansammlung von Ärzten und Pflegenden, die bei einem schwer verletzten Patienten die traumatologische Erstversorgung leisteten – ging über seine Definition von erforschbaren Problemen und weit über seine Konzeption von Forschung hinaus. Die Szene war seines Erachtens nach nicht nur ‚unkontrolliert‘, sondern angesichts des Durcheinanders ließ sich nicht einmal mit Sicherheit feststellen, was sich eigentlich abspielte. Das Video zeigte eine Reihe von Ärzten, die sich über eine Trage beugten, so dass man den Patienten nicht sehen konnte, bei dem es sich offenbar um ein kleines Kind handelte, was sich dem lauten Schreien, Schluchzen und Wimmern entnehmen ließ. In die Schreie des Kindes mischten sich die lauten Stimmen des Versorgungsteams, die Anweisungen gaben oder Untersuchungsergebnisse mitteilten, damit diese aufgezeichnet werden konnten und die Kollegen vor Ort informiert waren. Trotz dieses Chaos konnte man die Stimme der Pflegekraft vernehmen, die die Schreie des Kindes verebben ließ – beruhigend, tröstend, besänftigend und beschützend“ (S. 393).

Dr. Morse setzt sich seit 1989 mit der Beschreibung von „Trost spenden“ *(comfort)* auseinander, mit dem Ziel, die Patientenpflege zu verbessern. Sie sagt, dass „Trost spenden in gewisser Weise schon immer ein wesentlicher Bestandteil der Pflege war, obgleich der Erforschung dieses Konzepts bislang wenig Aufmerksamkeit geschenkt wurde“ (Morse 1999b, S. 394). Zum Zeitpunkt der oben geschilderten Begebenheit war sie dabei, die Bedeutung von „Trost spenden“ zu untersuchen; sie führte sowohl eine ethnographische Studie durch, die den Kontext von „Trost spenden“ erforschte, als auch eine Grounded-Theory-Studie, die den Prozess des „Trostspendens“ untersuchte. Die Forscherin fand heraus, dass die theoretische Basis und der vorhandene Wissenskomplex der Pflege über „Trost spenden“ völlig unzureichend ist. Zum Zeitpunkt der Veröffentlichung der genannten Forschungen hatte Morse (1999b) bereits acht Jahre lang Forschungsgelder bezogen, und gerade die Finanzierungszusage für weitere fünf Jahre erhalten. Ihre Arbeit wird sowohl von der kanadischen Regierung hoch geschätzt als auch von klinischen Pflegefachkräften, die von ihren Forschungsergebnissen profitieren.

Angesichts der gegenwärtigen Betonung einer evidence-basierten Pflegepraxis und dem Bedarf an einer verstärkten Überprüfung von Pflegeinterventionen ist es durchaus möglich, dass die Durchführung von qualitativen Studien eher zurückgehen wird. Green und Britten (1998) geben jedoch zu bedenken:

„Qualitative Forschung mag vielen medizinischen Wissenschaftlern unwissenschaftlich und anekdotenhaft erscheinen. Wie jedoch die Kritiker einer evidence-basierten Medizin betonen, ist die Medizin selbst sehr viel mehr als nur die Anwendung wissenschaftlicher Regeln. Klinische Erfahrung, die auf persönlicher Beobachtung, Überlegung und Beurteilung basiert, ist ebenso erforderlich, damit wissenschaftliche Ergebnisse bei der Behandlung einzelner Patienten umgesetzt werden können. Persönliche Erfahrung wird häufig als anekdotenhaft, nicht verallgemeinerbar und als schlechte Basis für das Treffen von wissenschaftlichen Entscheidungen charakterisiert. Doch sie ist oft überzeugender als wissenschaftliche Publikationen, wenn es Veränderungen der klinischen Praxis betrifft, wie aus der unregelmäßig erscheinenden Serie *A Patient Who Changed My Practice* (Ein Patient, der meine Praxis veränderte) im *British Medical Journal* hervorgeht" (S. 1230).

Qualitative Forschung bietet ein Verfahren, mit dem Pflegende ein Phänomen außerhalb der traditionellen Sichtweisen untersuchen können. Der früheste und vielleicht dramatischste Beweis für den Einfluss, den qualitative Forschung auf die Pflegepraxis haben kann, war die vier Jahre andauernde Studie von Glaser und Strauss (1965, 1968, 1971), die die Verwendung von Grounded-Theory-Methoden für Studien im Gesundheitsbereich initiierten. Über ihre Studie, die das soziale Umfeld sterbender Patienten im Krankenhaus beschrieb, veröffentlichten sie drei Bücher: *Awareness of Dying* (Glaser & Strauss 1965), *Time for Dying* (Glaser & Strauss 1968) und *Status Passage* (Glaser & Strauss 1971). Zu der Zeit, als Glaser und Strauss ihre Studien durchführten, herrschte noch die traditionelle Ansicht, dass Menschen mit dem Wissen, dass sie bald sterben müssen, nicht umgehen könnten. Das Pflegeumfeld bemühte sich daher, den Patienten vor diesem Wissen zu „schützen". Glaser und Strauss (1965, 1968, 1971) untersuchten, welche Bedeutung dieses protektive soziale Umfeld für den Patienten hatte. Die Studie veränderte die Wahrnehmung der Pflegenden; sie sahen ein, dass die traditionelle Pflege Sterbender diese keineswegs beschützte, sondern zu Einsamkeit und Isolation führte. Pflegende begannen, den Patienten in einem neuen Licht zu sehen, und änderten ihre Pflegemethoden. Möglicherweise unter dem Einfluss der Arbeiten von Glaser und Strauss begann Kübler-Ross (1969) ihre Studien über Sterbende unter Verwendung eines Ansatzes, der dem der Phänomenologie ähnelte. Aus dieser neuen Orientierung der Pflege für Sterbende entwickelte sich die Hospizpflege. Heute, mehr als dreißig Jahre danach, hat sich das Pflegeumfeld für Sterbende verändert.

11.2 Ansätze der qualitativen Forschung

In diesem Kapitel werden vier qualitative Forschungsansätze vorgestellt, die in der Pflege häufig verwendet werden: phänomenologische Forschung, Grounded-Theory-Forschung, ethnographische Forschung und historische Forschung. In der ein oder anderen Weise unterscheiden sich diese Ansätze beträchtlich. Ethnographische und historische Forschung sind weit gefasst und als Forschungsmethodik für eine Disziplin anerkannt. Die Weltsicht der phänomenologischen Forschung ist einzigartig und eher umstritten. Eine Gemeinsamkeit aller Ansätze ist jedoch der Zweck, Bedeutungen zu untersuchen, und die Tatsache, dass die Analyse-Einheit in erster Linie ein Wort oder ein Satz und kein numerischer Wert ist.

Jeder dieser vier Ansätze basiert auf einer philosophischen Ausrichtung, die die Interpretation der Daten beeinflusst. Es ist deshalb sehr wichtig, die Philosophie zu verstehen, auf der die Methode basiert. Jeder Ansatz wird daher im Zusammenhang mit seiner philosophischen Ausrichtung und mit dem Pflegewissen diskutiert, und für jede Methodik wird eine Pflegestudie als Beispiel angeführt.

11.2.1 Phänomenologische Forschung

Phänomenologie ist sowohl eine Philosophie als auch eine Forschungsmethode. Der Zweck von *phänomenologischer Forschung* besteht darin, Erfahrungen so zu beschreiben, wie sie gelebt werden, oder, um die phänomenologische Wortwahl zu gebrauchen, die „gelebte Erfahrung" der Studienteilnehmer festzuhalten. Die philosophischen Einstellungen der phänomenologischen Forscher unterscheiden sich deutlich von jenen, die üblicherweise in der Pflegekultur und in Forschungstraditionen vorkommen, und sie sind daher nur schwer zu verstehen. Jedoch tragen Diskussionen dieser philosophischen Haltung, die immer häufiger in der Pflegeliteratur auftauchen, dazu bei, diese Ideen einem breiteren Publikum zugänglich zu machen (Anderson 1989, Leonard 1989, Munhall 1989, Salsberry, Smith & Boyd 1989).

11.2.1.1 Philosophische Ausrichtung

Phänomenologen betrachten den Menschen als einen integrierten Bestandteil seiner Umwelt. Die Welt formt das Selbst und das Selbst formt die Welt. Die Realität wird als subjektiv betrachtet; das bedeutet, dass eine Erfahrung für jedes Individuum anders und einzigartig ist. Somit wird auch die Realität der Erfahrungen der Forschenden während der Datensammlung und -analyse als subjektiv erachtet. „Wahrheit ist lediglich eine Interpretation eines beliebigen Phänomens. Je mehr Menschen diese Interpretation teilen, umso faktischer (und ‚wahrer') erscheint sie, obgleich sie stets temporal und kulturell bedingt bleibt" (Munhall 1989, S. 22). Phänomenologen in der Tradition Martin Heideggers glauben, dass der Mensch ein Selbst in einem Körpers ist. Daher wird der Mensch als „verkörpert" bezeichnet. „Unser Körper ermöglicht konkrete Handlungen des Selbst in der Welt" (Leonard 1989, S. 48). Der Mensch verfügt über eine Welt, die aus der „bedeutungsvollen Zusammenstellung von Beziehungen, Praktiken und Sprache besteht, die wir einzig und allein deswegen haben, weil wir in eine bestimmte Kultur hineingeboren wurden" (Leonard 1989, S. 43). Der Mensch wird von seiner Umwelt geformt (oder, um die phänomenologische Terminologie zu verwenden, „situiert"), und aufgrund dessen ist seine Fähigkeit, anhand von Sprache, Kultur, Geschichte, Zwecken und Werten Bedeutungen zu schaffen, begrenzt. Der Begriff situiert wird in der Phänomenologie anders verwendet als im allgemein üblichen Sprachgebrauch: Situiert bedeutet, dass der Platz eines Menschen in der Welt diesen auf eine Weise formt, die seinem Denken und seinem Verhalten Grenzen setzt. Jeder Mensch verfügt zum Beispiel nur über eine situierte Freiheit, nicht über totale Freiheit. Die Beschaffenheit oder (künstliche) Ordnung der Welt eines Menschen ist in der Regel so überzeugend, dass sie ihm erst in dem Moment bewusst wird, in dem diese Ordnung gestört wird. Nicht nur die Welt eines jeden Menschen ist verschieden, sondern auch das, was die Menschen bewegt, ist qualitativ unterschiedlich. Der Körper, die Welt und die Anliegen, die bei jedem Menschen einzigartig sind, bilden den Kontext, in dem ein Individuum verstanden werden kann. Der Mensch erlebt das *Sein* innerhalb des Bezugsrahmens der Zeit. Im Englischen bezeichnet man dies mit *being-in-time*, also im Takt bzw. auf dem Laufenden sein. Die Vergangenheit und die Zukunft beeinflussen die Gegenwart und sind deshalb Teil des *being-in-time* (Leonard 1989).

11.2.1.2 Pflegewissen und phänomenologische Forschung

Phänomenologie bildet die philosophische Grundlage für drei Pflegetheorien: Parses (1981) Theory of Man-Living-Health, Patersons und Zderads (1976) Theory of Humanistic Nursing und Watsons (1985) Theory of Caring. Die weit gefasste Forschungsfrage, die Phänomenologen stellen, ist: Was ist die Bedeutung der gelebten Erfahrung eines Individuums? Ein Individuum zu sein ist an sich schon selbstinterpretierend; daher ist die einzige verlässliche Informationsquelle, um diese Frage zu beantworten, das Individuum selbst. Menschliche Verhaltensweisen oder Erfahrungen zu verstehen – ein zentrales Anliegen der Pflege – erfordert, dass die Person die Handlungen oder Erfahrungen für die Forschende interpretiert; die Forschende muss daraufhin die Erklärung der Person interpretieren. Boyd (2001) schlägt vor, dass das Ziel auf lange Sicht darin bestehen sollte, „die Phänomenologie für die Pflegeforschung fruchtbar zu machen – das heißt, Methoden der Pflegeforschung aus der Phänomenologie zu extrapolieren. Die Phänomenologie lädt zu diesem Versuch ein und besteht auf einer Offenheit, die solche methodischen Vorstellungen vor der Reduzierung auf Dogmen bewahren kann" (S. 93).

Beispiel-Studie
Eine der bedeutendsten Pflegestudien, die mit der phänomenologischen Methode durchgeführt wurde, ist Benners (1984) kritische Beschreibung der Pflegepraxis, die in ihrem Buch über Expertenbildung *(From Novice to Expert: Excellence and Power in Clinical Nursing Practice)* vorgestellt wird. Diese Studie wurde mit Fördergeldern des Ministeriums für Gesundheit und Soziales, Abteilung Pflege, finanziert, und zwar zu einer Zeit, als die externe Finanzierung von qualitativen Studien noch eine Seltenheit war.

Benner (1984) untersuchte die Erfahrung in der klinischen Praxis. Die Forschende entwickelt eine Forschungsfrage, bei der zwei Faktoren (als Fragen formuliert) in Betracht gezogen werden: „1. Welches sind die notwendigen und hinreichenden Bestandteile dieses Gefühls bzw. dieser Erfahrung? 2. Was teilt uns die Existenz dieses Gefühls bzw. dieser Erfahrung bezüglich der Natur des Menschen mit?" (Omery 1983, S. 55). Benners Forschungsfrage war, ob „es differenzierbare, charakteristische Unterschiede in den Beschreibungen eines Pflegeanfängers und eines Pflegeexperten von demselben klinischen Vorfall gibt. Wenn dem so ist, wie können diese Unterschiede, falls sie aus den Beschreibungen der Pflegenden von den klinischen Begebenheiten hervorgehen, erklärt oder verstanden werden?" (Benner 1984, S. 14).

Benner (1984) führte gepaarte Interviews sowohl mit Pflegeanfängern als auch mit Pflegeexperten durch. Es wurden 21 Paare (Anfänger – Experte) aus drei Krankenhäusern ausgewählt, in denen Mentoren eingesetzt wurden, um die frisch examinierten Pflegefachkräfte einzuweisen. Jede Paarhälfte, Anfänger und Experte, wurde separat über Situationen der Patientenpflege befragt, die sie gemeinsam erlebt hatten. Die Interviews und Teilnehmerbeobachtungen wurden mit zusätzlichen Pflegefachkräften durchgeführt, insgesamt 51 erfahrene **Pflegefachkräfte in der Gesundheitsfürsorge**, 11 frisch examinierte Pflegefachkräfte und fünf Pflegeschüler höheren Semesters. In sechs Krankenhäusern wurden individuelle Interviews, Interviews in kleinen Gruppen und Teilnehmerbeobachtungen durchgeführt. Vor den Interviews wurden den Teilnehmern schriftliche Erläuterungen von der Beschaffenheit der klinischen Beschreibungen ausgehändigt, die für die Forscherin von Interesse waren. Die Interviews wurden auf Tonband aufgezeichnet und transkribiert.

Benners (1984) Datenanalyse war eine interpretative Strategie, die auf Heideggers Phänomenologie basierte. Die Autorin beschreibt das Verfahren folgendermaßen:*

„Die Interviews und Aufzeichnungen über die Teilnehmerbeobachtungen wurden von den Mitgliedern des Forschungsteams unabhängig voneinander gelesen, und die Interpretationen der Daten wurden miteinander verglichen und dann gemeinsam ausgewertet. Jede Interpretation wurde nur dann akzeptiert, wenn eine Übereinstimmung bei der Bezeichnung und Deutung der demonstrierten Hauptkompetenz herrschte, und nur dann, wenn sie für die Beschreibung der Expertenpflege *(skilled practice)* effektiv war" (S. 16).

Benners (1984) strukturelle Erklärung ihrer Ergebnisse wurde in Form von fünf Stadien präsentiert, die den Prozess der Erfahrungs- und Expertenbildung in der klinischen Praxis darstellen, und die eine Pflegeperson in einer bestimmten klinischen Situation als Anfängerin bzw. Novizin, fortgeschrittene Anfängerin, kompetente Pflegefachkraft, erfahrene Pflegefachkraft und Expertin beschreibt. Die identifizierten Stadien basieren auf dem Dreyfus-Modell der Expertenbildung *(Dreyfus Model of Skill Acquisition)*.

---

* Aus P. Benner (1984). *From Novice to Expert: Excellence and Power in Clinical Nursing Practice*. Menlo Park, CA: Addison-Wesley. Nachdruck mit freundlicher Genehmigung.

Stadium 1: Anfängerinnen bzw. Novizinnen

„Anfängerinnen konnten noch keine Erfahrungen mit Pflegesituationen sammeln, in denen sie handeln sollen. Um ihnen zu diesen Situationen Zugang zu verschaffen und es ihnen zu ermöglichen, die Erfahrungen zu machen, die für die Entwicklung ihrer Fähigkeiten notwendig sind, werden sie in die Pflegesituation eingewiesen, und zwar anhand von objektiven Merkmalen, wie Gewicht, Einfuhr und Ausfuhr, Temperatur, Blutdruck, Puls und anderen verifizierbaren, messbaren Parametern des Zustands eines Patienten – Merkmale, die auch ohne Pflegeerfahrung erkannt werden können. Novizinnen werden auch kontextfreie Regeln vermittelt, die Handlungen im Hinblick auf viele verschiedene Pflegesituationen anleiten" (S. 20–21).

Stadium 2: Fortgeschrittene Anfängerin

„Mit fortgeschrittenen Anfängerinnen sind jene gemeint, die begrenzt akzeptable Leistungen erbringen und bereits mit genügend realen Pflegesituationen konfrontiert wurden, um die stets wiederkehrenden bedeutsamen situativen Komponenten zu erkennen (oder von ihrer Mentorin darauf hingewiesen wurden). (…) Im Gegensatz zu den messbaren, kontextfreien Merkmalen oder den verfahrenstechnischen Listen von zu erledigenden Tätigkeiten, die von den Anfängern gelernt und angewandt werden, ist für einzelne Aspekte vor allem die Erfahrung mit realen Pflegesituationen unabdingbar, um zu Erkenntnissen zu führen. Zu diesen Aspekten gehören übergeordnete, globale Charakteristiken, die nur mit Hilfe von vorherigen Erfahrungen identifiziert werden können" (S. 22).

Stadium 3: Kompetente Pflegefachkraft

„Kompetenz wird von einer Pflegefachkraft verkörpert, die zwei bis drei Jahre Berufserfahrung hat und im Umgang mit der gleichen Situation oder ähnlichen Situationen geübt ist. Kompetenz wird dann entwickelt, wenn die Pflegefachkraft beginnt, ihre Handlungen unter dem Gesichtspunkt von Langzeitzielen oder Planungen zu sehen, deren sie sich voll bewusst ist. Die Planung gibt vor, welche Merkmale und Aspekte der aktuellen Situation und zukünftiger Situationen unbedingt berücksichtigt werden müssen und welche außer Acht gelassen werden können. Für die kompetente Pflegefachkraft eröffnet der Plan also eine Perspektive, und er basiert auf der vollständig bewussten, abstrakten, analytischen Betrachtung des Problems" (S. 26).

Stadium 4: Erfahrene Pflegefachkraft

„Was die fortgeschrittene Pflegefachkraft betrifft, so unterscheidet sie sich von Pflegenden der Erfahrungsebenen eins bis drei darin, dass sie Pflegesituationen als Ganzes wahrnimmt, und nicht in Form von einzelnen Aspekten, und ihre Handlungen von Maximen angeleitet werden. Maximen sind kryptische Handlungsanweisungen, die von Experten weitergegeben werden. Maximen machen nur dann Sinn, wenn die Pflegeperson bereits über ein tiefgehendes Verständnis der Pflegesituation verfügt (S. 10). Wahrnehmung ist hier das Schlüsselwort. Die Perspektive ist nicht ausgedacht, sondern ,stellt sich von selbst dar', basierend auf Erfahrung und früheren Ereignissen. Erfahrene Pflegefachkräfte verstehen die Situation als Ganzes, weil sie ihre Bedeutung hinsichtlich der Langzeitziele wahrnehmen" (S. 27).

Stadium 5: Expertin

„Die handelnde Expertin lässt sich nicht mehr von einem analytischen Prinzip (Regel, Richtlinie, Maxime) anleiten, um ihrem Verständnis von der Pflegesituation eine angemessene Handlung zuzuordnen. Die Pflegeexpertin, die auf einen enormen Erfahrungsschatz zurückgreift, verfügt nun über ein intuitives Verständnis von jeder Situation und ist in der Lage, den Kern eines Problems zu erkennen, ohne dabei Zeit mit Überlegungen zu einer ganzen Reihe von nicht konstruktiven, alternativen Diagnosen und Lösungen verschwenden zu müssen" (S. 32).

Benner (1984) identifizierte außerdem sieben Praxisbereiche: 1. die helfende Rolle, 2. die unterrichtende und anleitende Funktion, 3. die diagnostische und patientenüberwachende Funktion, 4. das effektive Management von rasch wechselnden Situationen, 5. die Verwaltung und Überwachung von therapeutischen Interventionen und Behandlungen, 6. die Überwachung und Sicherstellung der Qualität von Pflegepraktiken und 7. die organisatorischen und arbeitstechnischen Kompetenzen. Zudem wurden die Pflegekompetenzen, die jede Domäne repräsentieren, bestimmt.

11.2.2 Grounded-Theory-Forschung

Grounded-Theory-Forschung ist eine induktive Methode, die aus dem Bereich der Soziologie kommt. *Grounded* bedeutet, dass die Theorie, die sich aus der Forschung entwickelte, ihren Ursprung in den Daten hat, aus denen sie abgeleitet wurde.

11.2.2.1 Philosophische Ausrichtung

Grounded Theory basiert auf der Theorie der symbolischen Interaktion, die viele Sichtweisen mit der Phänomenologie gemein hat. George Herbert Mead (1934), ein Sozialpsychologe, war maßgeblich an der Entwicklung der symbolischen Interaktionstheorie beteiligt. Diese untersucht, wie Menschen Realität definieren und auf welche Weise ihre Überzeugungen mit ihren Handlungen zusammenhängen. Realität wird geschaffen, indem man Situationen Bedeutungen zuordnet. Bedeutung wird in Form von Symbolen, wie Worten (Sprache), religiösen Objekten oder auch Kleidung ausgedrückt. Diese symbolischen Bedeutungen bilden die Grundlage für Aktionen und Interaktionen. Jedoch sind die symbolischen Bedeutungen für jedes Individuum unterschiedlich, und wir können die symbolischen Bedeutungen – und damit die Realität – eines anderen Individuums nie vollständig erfassen. Im sozialen Leben werden Bedeutungen von Gruppen geteilt und durch Sozialisationsprozesse an neue Mitglieder weitervermittelt. Das Leben in Gruppen bzw. in einer Gesellschaft gründet sich auf Konsens und geteilten Bedeutungen. Interaktion kann zu einer Neudefinition von vertrauten Bedeutungen, zur Schaffung ganz neuer Bedeutungen oder sogar zu einer Neudefinition des Selbst führen. Aufgrund ihrer theoretischen Bedeutung steht die Interaktion in der Grounded-Theory-Forschung im Zentrum der Beobachtungen (Chenitz & Swanson 1986).

Grounded Theory wird vor allem auf Gebieten angewandt, auf denen bislang wenig geforscht wurde, oder sie wird herangezogen, um neue Sichtweisen in bereits bekannten Forschungsbereichen zu gewinnen. Angesichts der Hochwertigkeit der mit dieser Methodik erzeugten Theorien ist eine weitere Überprüfung zur Verifizierung ihrer Zweckmäßigkeit in der Regel nicht notwendig.

11.2.2.2 Pflegewissen und Grounded-Theory-Forschung

Artinian (1988) legte vier qualitative Methoden der Pflegeforschung im Rahmen der Grounded Theory fest: die deskriptive Methode, die Entdeckungsmethode, die Methode der sukzessiven Anpassung *(emergent fit mode)* sowie die Interventionsmethode. Jede Methode wird für unterschiedliche Zwecke verwendet. Die deskriptive Methode sorgt für ausführliche Details und muss allen anderen Methoden vorangehen. Diese Methode, die ideal für Anfängerinnen in der Forschung ist, beantwortet Fragen wie: Was geht hier vor? Wie werden bestimmte Handlungen organisiert? Welche Rollen sind offensichtlich? Welches sind die einzelnen Schritte in einem Prozess? Wie reagiert ein Patient auf ein bestimmtes Umfeld? Die Entdeckungsmethode führt zur Bestimmung von Mustern in der Biografie eines Individuums und stellt einen Zusammenhang zwischen diesen Mustern her. Anhand dieser Forschungsweise wird eine Sozialprozesstheorie entwickelt, die als substantivistische Theorie bezeichnet wird und eine bestimmte soziale Welt erklärt. Die Methode der sukzessiven Anpassung wird verwendet, um eine bereits entwickelte substantivistische Theorie zu verbessern. Diese Methode ermöglicht es der Forschenden, sich auf einen ausgewählten Teil der Theorie zu konzentrieren, auf früheren Arbeiten aufzubauen oder ein Forschungsprogramm um einen bestimmten sozialen Prozess herum zu entwickeln. Die Interventionsmethode wird verwendet, um die Beziehungen in der substantivistischen Theorie zu überprüfen. Die grundlegende Frage für diese Methode ist: Wie kann ich dafür sorgen, dass sich etwas auf eine Weise abspielt, die neue und wünschenswerte Umstände herbeiführt? Diese Methode erfordert ein großes Engagement seitens der Forschenden und der Anwenderin.

Beispiel-Studie

Eine signifikante, für die klinische Pflegepraxis relevante Studie, die einen Ansatz der Grounded Theory verwendete, ist die Forschung von Fagerhaugh und Strauss (1977) über Strategien des Schmerzmanagements. Diese Studie ging aus den früheren Arbeiten von Glaser und Strauss über die Pflege von Sterbenden (Glaser & Strauss 1965, 1968, Strauss & Glaser 1970) und chronisch Kranken (Strauss 1975, Strauss et al. 1984) hervor. An dieser Schmerzstudie waren fünf Forscher beteiligt, und es flossen zwei Jahre systematischer Beobachtungen auf 20 Stationen in zwei Kliniken und neun Krankenhäusern ein. Ziele der Studie waren: 1. einen Ansatz des Schmerzmanagements zu entwickeln, der sich radikal von den herkömmlichen Ansätzen unterschied und 2. eine substantivistische Theorie darüber zu entwickeln, was in Krankenhäusern passiert, wenn Menschen mit Schmerz und dem Umgang mit Schmerzen konfrontiert werden (Fagerhaugh & Strauss 1977, S. 13). Die Forschungsfragen waren: „Unter welchen Umständen begegnet die Belegschaft dem Phänomen

Schmerz?" und „Wie wird damit umgegangen?" (Fagerhaugh & Strauss 1977, S. 13).

In ihrer Schmerzstudie beobachteten Fagerhaugh & Strauss (1977) eine Vielzahl von Situationen, in denen Schmerz ein gängiges Phänomen darstellte. Zu den untersuchten Bereichen gehörte eine Intensivstation für schwere Verbrennungen, eine Herzstation, eine Abteilung für Geburtshilfe, eine orthopädische Rehabilitationsstation, eine neurologische und neurochirurgische Station, eine allgemeine chirurgische Station, eine internistische Station, eine Röntgenabteilung, eine Notaufnahme, eine Nierentransplantationsabteilung sowie eine onkologische Station. Der folgende Auszug stammt aus dem Forschungsbericht der Grounded-Theory-Schmerzstudie. Im Mittelpunkt steht eine Beschreibung des Stichprobenprozesses, der die Sorgfalt und detaillierten Überlegungen, die zur Entwicklung von Stichprobenkategorien notwendig sind, demonstriert.

„Auf all diesen Stationen stellten wir ‚interne Vergleiche' gemäß den theoretischen Dimensionen an. Das heißt, wir fuhren mit unserer theoriegeleiteten Stichprobenerhebung fort: zum Beispiel die Behandlung starker Schmerzen versus die Behandlung leichter Schmerzen; Personen, die mit der Schmerzbehandlung Erfahrungen gesammelt hatten, versus darin weniger erfahrene Personen; Mütter bei der Entbindung, die bei ihren Versuchen, die Schmerzen auszuhalten, von den werdenden Vätern unterstützt wurden versus jene, denen keine solche unterstützende oder kontrollierende Person zur Seite stand. Gleichzeitig untersuchten wir eine Tätigkeit, die sich über verschiedene Abteilungen erstreckte und die die Variablen, die im Zusammenhang mit der Schmerzbehandlung standen, maximieren sollte. Wir folgten einer Reihe von Pflegekräften, die den Patienten Blutproben entnahmen. Dabei beobachteten wir sehr erfahrene und andere mit weniger Erfahrung; manche waren in der Lage, ruhig zu arbeiten, andere nicht; manche hatten mit Patienten zu tun, die zum ersten Mal im Krankenhaus waren, andere mit Patienten, die mit diesen Abläufen bereits sehr routiniert umgingen; einige trafen auf Patienten mit einem sehr hohen Schmerzniveau, was bei anderen wiederum nicht der Fall war; manche hatten erst kurz zuvor die Erfahrung gemacht, als inkompetent bezeichnet zu werden, andere nicht" (S. 308).

Die zentralen Kategorien, die in dieser Studie entwickelt wurden, waren Schmerzarbeit, Schmerzverlauf, Ausgleich, Legitimierung und Verantwortlichkeit. Schmerzarbeit wurde weiter eingeteilt in 1. Pflegende, die Schmerzen lindern, 2. Pflegende, die mit Schmerzäußerungen umgehen, 3. Pflegende, die die Bedeutung von Schmerzen diagnostizieren, 4. Pflegende, die Schmerzen verursachen, 5. Pflegende, die Schmerzen minimieren oder ihnen vorbeugen, 6. Patienten, die unter Schmerzen leiden und 7. die Selbstkontrolle des Pflegepersonals bezüglich ihrer eigenen Reaktionen auf die Schmerzreaktionen der Patienten. Darüber hinaus wurde die Kooperation der Patienten bei der Schmerzarbeit und die Verhandlungen zwischen dem Personal und dem Patienten als wichtige Faktoren identifiziert. Ein Beispiel für eine solche Verhandlung wird von Glaser (1973) folgendermaßen beschrieben:

„‚Das wird nicht lange dauern', sagte ich zu ihr. (…) ‚Das wird nicht weh tun.' (…) ‚Ich denke, ich kann Ihnen das direkt in die i. v. Kanüle injizieren, ich muss Sie also nicht extra stechen. Sie machte keinen besonders überzeugten Eindruck. ‚Ich werde Sie bestimmt nicht extra stechen, wenn es nicht unbedingt notwendig ist'" (S. 130).

Schmerzverlauf wurde in erwarteten und unerwarteten Schmerzverlauf eingeteilt. So gingen wir zum Beispiel davon aus, dass eine werdende Mutter einen vollkommen anderen Schmerzverlauf aufweist als eine Person mit hartnäckigen Rückenschmerzen.

„Ein unerwarteter Schmerzverlauf – das heißt unerwartet auf einer bestimmten Station – birgt ein Störungspotenzial für Personal, Patienten und die Stationsroutine. Sowohl die gefühlsmäßige Ordnung als auch die Arbeitsordnung der Station werden bedroht. (…) Patienten mit einem unerwarteten oder atypischen Verlauf werden tendenziell als ‚nicht kooperativ' oder ‚schwierig' abgestempelt, und man muss damit rechnen, dass sich die Beziehungen zwischen ihnen und dem Personal nach und nach verschlechtern" (Fagerhaugh & Strauss 1977, S. 22–23).

Die Forschenden kamen außerdem zu dem Schluss, dass der Schmerzverlauf von der Erkrankung der Patienten, ihren früheren Erfahrungen mit Schmerzen, der erhaltenen medizinischen Versorgung, und ihrer sozialen Vorgeschichte beeinflusst wurde. Die Forschenden stellten fest, dass das Pflege- und Ärzteteam nur selten über den Schmerzverlauf der Patienten Bescheid wusste, sondern nur über den aktuellen Schmerzzustand informiert war.

Die Einschätzung und Legitimierung von Schmerzen war ebenfalls ein wichtiger Faktor. Die Belegschaft hatte häufig den Verdacht, dass die Patienten über stärkere Schmerzen klagten, als sie tatsächlich hatten, oder dass die Patienten über Schmerzen klagten, obwohl sie überhaupt keine verspürten. Damit wurden die Patienten in eine Position gedrängt, in der sie versuchten, das Personal davon zu überzeugen, dass sie auch tatsächlich die Schmerzen hatten, die sie angaben (Legitimierung). Personal und Patienten befanden sich während der Schmerzarbeit häufig in einem Prozess des Abwägens von Prioritäten. Die Entscheidungen hingen davon ab, was das Personal als am wichtigsten erachtete.

„Es ist durchaus möglich, dass das Personal untereinander nicht immer einer Meinung ist, und die Prioritäten, die der Patient setzt, stimmen nicht zwangsläufig mit denen des Personals überein. Es kann sogar sein, dass Patient und Personal gegensätzliche Entscheidungen befürworten, sich darüber uneins sind, ob es sinnvoller ist, ein wenig länger zu leben oder fürchterliche Schmerzen zu ertragen. Dabei müssen sie möglicherweise ganz unterschiedliche Überlegungen gegeneinander abwägen. Die Belegschaft wägt möglicherweise mehr Arbeit gegen eine raschere Schmerzlinderung ab, während der Patient den Stolz, sich nicht über die Schmerzen zu beklagen, gegen die Schwierigkeit abwägt, sie ohne eine höhere Medikamentendosis zu ertragen" (S. 25).

Was die Verantwortlichkeit betrifft, fanden die Forschenden heraus, dass Belegschaftsmitglieder die Schmerzarbeit nicht als oberste Priorität betrachteten, sondern sich tendenziell mehr um die Kontrolle des Schmerzausdrucks der Patienten kümmerten als um die Schmerzerfahrung.

Fagerhaugh und Strauss (1977) zeigten in ihrer Studie, dass Grounded-Theory-Forschung ein sehr viel breiteres Spektrum an Dimensionen untersucht, als es die quantitative Forschung vermag. Die Resultate können von den Erfahrungen des Lesers intuitiv bestätigt werden. Die klare, kohäsive Beschreibung des

Phänomens ermöglicht ein tieferes Verständnis der Problematik und daher eine größere Kontrolle der Pflegepraxis.

Fagerhaugh und Strauss (1977) zogen aus ihrer Studie folgende Schlussfolgerungen:

„Wirkliche Verantwortlichkeit im Zusammenhang mit Schmerzarbeit kann nur dann erreicht werden, wenn die Hauptverantwortlichen der jeweiligen Stationen oder Kliniken die Bedeutsamkeit dieser Verantwortlichkeit und ihre Implikationen für die Patientenpflege verstehen. Diese Einsicht muss in ein Engagement umgewandelt werden, das zu den notwendigen Veränderungen bei den schriftlichen und mündlichen Kommunikationssystemen führt. Dieses Verständnis und Engagement wird aber vermutlich nur dann erreicht werden, wenn eine umfassende Diskussion auf nationaler Ebene stattfindet, wie sie zur Zeit über die Pflege von Sterbenden zu beobachten ist – aber diese Art von Diskussion scheint noch in weiter Ferne zu liegen" (S. 27).

11.2.3 Ethnographische Forschung

Die *ethnographische Forschung* wurde von Anthropologen als eine Methode entwickelt, um Kulturen zu erforschen. Der Begriff „ethnographisch" bedeutet die „Abbildung bzw. Darstellung eines Volkes". Viele Pflegende, die diese Art der Forschung betreiben, promovierten in Anthropologie und verwenden anthropologische Methoden, um kulturelle Aspekte zu untersuchen, die für die Pflege von Interesse sind.

11.2.3.1 Philosophische Ausrichtung

Der Wissenschaftszweig Anthropologie, der sich ungefähr zur gleichen Zeit wie die Pflege etablierte (Mitte des 19. Jahrhunderts), bietet die Möglichkeit, Menschen und ihre Lebensweise zu verstehen, ihre Überzeugungen und die Mechanismen, mit denen sie sich an wechselnde Umweltbedingungen anpassen. Kultur, das Kernkonzept in der Anthropologie, ist „eine Lebensweise, die einer bestimmten Gruppe von Menschen eigen ist (…) ein Lebensentwurf, der die Gedanken, Handlungen und Gefühle einer bestimmten Gruppe anleitet (…) und Ausdruck all der akkumulierten Mittel und Wege ist, anhand derer eine Gruppe von Menschen Probleme bewältigt, und die sich in der Sprache der Menschen, in ihrer Kleidung, Nahrung und einer ganzen Reihe von nach und nach entstandenen Traditionen und Bräuchen widerspiegeln" (Leininger 1970, S. 48–49). Zweck der anthropologischen Forschung ist es, eine Kultur zu beschreiben, indem diese verschiedenen kulturellen Merkmale untersucht werden.

Anthropologen untersuchen die Ursprünge eines Volkes, frühere Lebensweisen sowie *Über*lebensweisen im Laufe der Zeit. „Der australische Ureinwohner, der in einer nicht technisierten Gesellschaft und in einer rauen, natürlichen Umwelt lebt, stellt im Hinblick auf ein vertieftes Verständnis des Menschen ein ebenso wichtiges Forschungsfeld dar wie der zeitgenössische westliche Mensch, der in einer hoch technisierten, modernen Welt lebt" (Leininger 1970, S. 7). Anthropologen untersuchen Kulturen sowohl in abgelegenen

Teilen der Welt als auch in modernen Metropolen und in modernen ländlichen Gegenden. Durch den Vergleich dieser Kulturen gewinnen sie Einblicke, die es uns erlauben, die Richtung vorauszusagen, die diese Kulturen einschlagen werden, sowie die Kräfte zu verstehen, die ihre Entwicklung lenken oder es ermöglichen, die Richtung der kulturellen Entwicklung zu beeinflussen (Leininger 1970).

Kultur ist gleichermaßen materiell und nicht materiell. Materielle Kultur setzt sich aus allen geschaffenen Objekten zusammen, die mit einer bestimmten Gruppe assoziiert werden. Nicht materielle Kultur besteht aus anderen Aspekten, wie symbolischen Bezugspunkte, dem Netzwerk sozialer Beziehungen und den Überzeugungen, die in sozialen und politischen Institutionen Ausdruck finden. Symbolische Bedeutung, soziale Konventionen und Überzeugungen kann man weder berühren noch in Museen ausstellen; das bedeutet, dass sie zwar nicht materiell sind, jedoch essenzielle Bestandteile von Kulturen darstellen. Kulturen besitzen auch Ideale, welche von den Menschen als wünschenswert erachtet werden, selbst wenn diese jenen Standards nicht immer entsprechen. Den Anthropologen geht es darum, die zahlreichen Bestandteile einer Kultur zu entdecken und zu verstehen, wie diese zusammenhängen, damit ein Bild von der Kultur in ihrer Gesamtheit entstehen kann (Leininger 1970). Ethnographische Forschung wird in der Pflege nicht nur angewandt, um das ethnisch-kulturelle Bewusstsein zu schärfen, sondern auch um die Qualität der Gesundheitspflege für Menschen aus allen Kulturen zu verbessern. In der Anthropologie gibt es zwei grundlegende Forschungsansätze: den emischen und den etischen Ansatz. Der *emische Ansatz* untersucht Verhaltensweisen einer Kultur aus interner Sicht; der *etische Ansatz* dient der Untersuchung von Verhaltensweisen einer Kultur aus einer externen Perspektive und der Erforschung von Ähnlichkeiten und Unterschieden zwischen verschiedenen Kulturen.

11.2.3.2 Pflegewissen und ethnographische Forschung

Eine Gruppe von Pflegewissenschaftlern entwickelte unter dem Einfluss von Leiningers „Theorie der transkulturellen Pflege" (1985) eine ethnographische Forschungsstrategie für die Pflege. Sie bezeichnen diese Strategie als *Ethno-Pflegeforschung (ethnonursing research)*. Bei Ethnonursing „geht es hauptsächlich um die Beobachtung und Dokumentation von Interaktionen zwischen Menschen, um festzustellen, welche Auswirkungen unterschiedliche Lebensauffassungen und -muster auf die Pflege, das Verständnis von Gesundheit und die Praktiken der Patientenpflege haben" (Leininger 1985, S. 238). Es gibt aber auch eine ganze Reihe von Pflege-Anthropologen, die nicht speziell mit der Ethnonursing-Ausrichtung in Verbindung gebracht werden, jedoch ebenfalls wichtige Beiträge zu diesem Wissenskomplex leisten.

Beispiel-Studie
Eine Studie, die der Frage nachgeht, wie Pflegende Fehler bei der Arzneimittelgabe definieren, mit dem Titel *Rules outside the rules for administration of medication: A study in New South Wales, Australia* („Regeln jenseits der Regeln für die Verabreichung von Arzneimitteln: eine Studie in Neusüdwales,

Australien") (Baker 1997) wird als Beispiel verwendet, um die ethnographische Forschung näher zu erläutern. Anliegen dieser ethnomethodischen Studie war es, das Verständnis zu vertiefen, wie Pflegende in der Kultur der Krankenhauspflegepraxis Fehler bei der Arzneimittelgabe definieren oder neu definieren.

In ihrem kurzen Literaturüberblick beschreibt Baker die Meilensteinstudie von Barker und McConnell (1962), die feststellte, dass die Fehlerquote bei der Arzneimittelgabe von Pflegenden eins zu zehn betrug. Die Zahl der Fehler, die bei der Arzneimittelgabe gemacht wurden, war direkt proportional zu der Zahl der Arzneimittel, die von den Pflegenden verabreicht wurden. Die Autoren fanden heraus, dass sich Pflegende nur über wenige der gemachten Fehler bewusst waren, und nur in wenigen Fällen sprachen sie über diese selbst bemerkten Fehler. Einige Studien erkannten, dass Pflegenden mit wachsender Erfahrung weniger Fehler unterliefen. Andere Studien wiederum kamen zu dem Schluss, dass erfahrene Pflegefachkräfte dieselbe Anzahl an Fehlern machten wie weniger erfahrene, jedoch seltener darüber berichteten. Eine Studie von Frances (1980) fand heraus, dass Pflegende mit zunehmender Erfahrung Fehler bei der Arzneimittelgabe offenbar neu definierten. Diese Studie war für Baker von Interesse, denn sie warf eine Frage auf, die sie zur Durchführung ihrer Studie anregte: „Wenn Pflegende Fehler tatsächlich neu definieren, wie sieht diese neue Definition aus?" (S. 155).

Baker (1997) verbrachte auf jeder von insgesamt neun Stationen zwei Wochen, und zwar während der Früh-, Spät- und Nachtschicht sowie zeitweise an den Wochenenden und Feiertagen. Insgesamt verweilte sie 18 Wochen auf diesen Stationen. Sie bediente sich der teilnehmenden Beobachtung, formeller und informeller Interviews und der schriftlichen Dokumentation und war bei der Berichterstattung beim Schichtwechsel dabei. Manche Pflegefachkräfte zogen es vor, nicht im Krankenhaus selbst mit der Forscherin zu sprechen, so dass Treffen außerhalb des Krankenhauses vereinbart wurden. Die Berichterstattungen beim Schichtwechsel erwiesen sich als eine „reiche Daten- und Informationsquelle, da Pflegende häufig am Rande dieser formellen Berichterstattung Auskunft über ihre Handlungen geben" (S. 156). Baker fasste die Ergebnisse in drei Gruppen zusammen:

„Die erste Ergebnisgruppe wird als ‚einseitig kulturell geprägte und verkörperte Logik' bezeichnet. Dabei handelt es sich um Praktiken, die von Pflegenden übernommen werden, um in bestimmten Situationen bestimmte Ziele zu erreichen. Obgleich sie einseitig kulturell geprägt sind, können diese und ähnliche Praktiken weit verbreitet sein. Zu diesen Praktiken gehört die Art und Weise, wie mit dem Medikamentenwagen umgegangen wird, zwischen den Zeilen der Arzneimittelverordnungen und der Verabreichungsformulare gelesen wird und wie die Arzneimittelgabe zum Sammeln von Informationen für andere Zwecke genutzt wird. Diese ‚einseitig kulturell geprägte und verkörperte Logik' hilft Pflegenden dabei, in der komplexen Praxiswelt methodisch vorzugehen.

Die zweite Ergebnisgruppe trägt den Namen ‚Kriterien für die Neudefinition von Fehlern'. Dabei handelt es sich um eine Reihe von Kriterien, die Pflegende verwenden, um zu entscheiden, ob ein bestimmtes Vorkommnis ein „echter" Fehler ist. Selbstverständlich ist jede Pflegefachkraft von Berufs wegen dazu verpflichtet, Fehler zu melden; wenn jedoch ein Fehler neu definiert werden kann, wird ein Vorkommnis im Zusammenhang mit der Arzneimittelgabe zu einem Nicht-Fehler, der folglich auch nicht gemeldet werden muss und keine Schuldzuweisungen nach sich zieht.

Die dritte Ergebnisgruppe ist rein zufällig und enthält alle anderen Gebrauchsweisen von institutionellen Regeln, die Pflegende so verwenden, dass sie ihrer Berufspraxis entsprechen" (S. 156).

Die folgenden Kriterien wurden von Pflegenden verwendet, um zu entscheiden, ob Vorkommnisse Fehler waren oder nicht:

1. Wenn es nicht meine Schuld ist, ist es kein Fehler.
2. Wenn es jeder weiß, ist es kein Fehler.
3. Wenn es sich korrigieren lässt, ist es kein Fehler.
4. Wenn ein Patient Bedürfnisse hat, die dringender sind als die korrekte Verabreichung von Arzneimitteln, ist es kein Fehler.
5. Ein Schreibfehler ist kein Medikationsfehler.
6. Wenn eine Unregelmäßigkeit dazu dient, etwas Schlimmeres zu verhindern, handelt es sich dabei nicht um einen Fehler.

Um ihre Schlussfolgerungen zu bestätigen, besprach Baker die Ergebnisse ihrer Analysen mit den Pflegenden, die an der Studie teilgenommen hatten. Sie stimmten ihren Resultaten zu.

11.2.4 Historische Forschung

Die *historische Forschung* untersucht Ereignisse der Vergangenheit. Viele Historiker glauben, dass der größte Wert historischen Wissens in einer gesteigerten Selbsterkenntnis besteht. Darüber hinaus bietet historisches Wissen den Pflegenden die Möglichkeit, ein vertieftes Verständnis über die Entwicklung ihres Berufes zu gewinnen.

11.2.4.1 Philosophische Ausrichtung

Geschichte ist eine Wissenschaft, deren Grundfragen die Menschheit seit ihren Anfängen beschäftigen. Die Grundfragen der Geschichte sind: Wer sind wir? Woher kommen wir? Wohin gehen wir? Diese Fragen bleiben stets die gleichen, aber die Antworten verändern sich im Laufe der Zeit.

Ein Ausgangspunkt der Geschichtsphilosophie ist, dass „alles schon einmal dagewesen ist". Aufgrund dieser Annahme kann der Historiker die Geschichte nach Verallgemeinerungen durchforschen. Er kann zum Beispiel fragen „Wodurch werden Kriege verursacht?" Anhand dieser Frage kann er die Geschichte hinsichtlich der Gemeinsamkeiten verschiedener Kriege untersuchen und eine theoretische Erklärung für die Ursachen von Kriegen entwickeln. Die Fragen, die ein Historiker stellt, die Faktoren, die er untersucht, und die Art der Erklärung, die er in einer Studie liefert, basieren stets auf seiner Weltsicht (Heller 1982). Eine weitere Annahme in der Geschichtsphilosophie ist, dass man aus der Vergangenheit lernen kann. Geschichtsphilosophie ist die Suche nach Erkenntnissen, bei der der Historiker das untersucht, was war, was ist und was – vermutlich – sein wird. Geschichtsphilosophen versuchen seit jeher, ein Entwicklungsschema für die Geschichte zu definieren, um alle Ereignisse und Strukturen als Bestandteile desselben Sozialprozesses zu erklären.

11.2.4.2 Pflegewissen und historische Forschung

Christy (1978) fragt: „Wie können wir heute in der Pflege die Zukunft planen, wenn wir weder wissen, *wo* wir herkommen, noch *wie* wir hierher gekommen sind?" (S. 9). Ein wichtiges Kriterium eines Berufs ist die Kenntnis seiner Geschichte, die an jene weitergegeben wird, die den Beruf antreten. Noch bis vor kurzem war historische Pflegeforschung nicht sehr angesehen, und nur wenige Pflegeforscher und Pflegeforscherinnen besaßen die notwendige Fachkenntnis oder auch den Wunsch, in diesem Bereich tätig zu werden. Daher ist unser Wissen über unsere Vergangenheit bruchstückhaft. Neuerdings lässt sich jedoch ein gesteigertes Interesse an der historischen Pflegeforschung feststellen (Sarnecky 1990).

Lusk (1997) macht folgenden Vorschlag:

„Die Themengebiete sollten signifikant sein, das heißt, sie sollten das Potenzial haben, Aufschluss zu leisten oder aktuelle Fragen aus einer neuen Perspektive zu betrachten, und so zu wissenschaftlichen Erkenntnissen beitragen. Außerdem sollte die Themenstellung durchführbar sein, was die Verfügbarkeit von Daten und Quellen angeht. Schließlich sollten die Themen spannend sein und das Interesse eines Forschers fesseln können" (S. 355).

11.2.4.3 Beispiele aus der historischen Pflegeforschung

Die Forschende verbringt möglicherweise viel Zeit mit der Lektüre der entsprechenden Literatur, bevor sie eine endgültige Entscheidung über die genaue Themenstellung fällt. Für ihre Doktorarbeit bediente sich Waring (1978) der historischen Forschung, um die Vorstellung einer Pflegeperson, die zur Ausübung ihrer Profession „berufen" wird, zu untersuchen. Sie beschrieb den umfangreichen Prozess der Entwicklung einer genauen Themenstellung folgendermaßen:

„Meine Idee bestand ursprünglich darin, Konzepte auf dem Gebiet des puritanischen sozialen Denkens zu verfolgen und Konzepte wie Altruismus und Selbstaufopferung mit Pflege zu verknüpfen. Zwei Jahre nach der Formulierung dieser ersten Idee realisierte ich endlich, dass das Thema zu weit gefasst war. Der Weg zu dieser Einsicht war zäh und beschwerlich, aber wichtig für die Entwicklung meiner Überlegungen und die neue Perspektive, die sich daraus entwickelte. Als dieser Prozess begann, schien es so, als ob ich das Thema Berufung aufgeben müsste. Nachdem ich die Themenstellung meiner Doktorarbeit geklärt und gestrafft hatte, schlug ich Bücher stets in der Angst auf, dass ich noch einen anderen Literaturhinweis finden würde, den ich seinerzeit übersehen hatte. Erst kürzlich gelangte ich zu der Überzeugung, dass es eine Nadel im Heuhaufen gab und dass ich diese tatsächlich gefunden hatte" (S. 18–19) [Warings ursprünglicher Titel war *American Nursing and the Concept of the Calling* („Amerikanische Pflege und das Konzept der Berufung")].

11.2.4.4 Entwickeln von Forschungsfragen

Nachdem das Thema klar und deutlich festgelegt worden ist, definiert die Forschende die Fragen, die während des Forschungsprozesses untersucht werden sollen. Diese Fragen sind tendenziell allgemeiner und analytischer formuliert als jene in quantitativen Studien. Evans (1978), seinerzeit Doktorandin, beschreibt die Forschungsfragen, die sie für ihre historische Studie entwickelte.

„Ich schlage vor, die Geschichte der Pflegeschülerin zu untersuchen. Wer war diese lebendige Person in Schwesterntracht? Woher kam sie? Welches waren ihre Erfahrungen als Pflegeschülerin? Ich verwende den Begriff Erfahrung im Sinne der Definition des Lexikons, also im Sinne von ‚durchleben‘. Was ist mit dieser Person geschehen und wie reagierte sie von Fall zu Fall? Wie sah ihr Ausbildungsprogramm aus? Wir wissen einiges darüber, was Pflegeausbilderinnen und andere über das Ausbildungsprogramm dachten, aber wie sieht es damit aus der Schülerinnenperspektive aus?

Welche Funktionen hatten die Riten und Einweihungsrituale wie die Bettenkontrolle, die Morgeninspektion und das Aufsetzen der Haube? Zu welcher Art von Mensch musste die Pflegeschülerin werden, um die Ausbildung erfolgreich abzuschließen? Welche Implikationen ergeben sich daraus bezüglich der persönlichen und professionellen Entwicklung der Auszubildenden und der Entwicklung des Berufes insgesamt?" (S. 16).

11.2.4.5 Erstellen eines Quelleninventars

Der nächste Schritt besteht darin, festzustellen, ob Datenquellen für die Studie zur Verfügung stehen. Ein Großteil des Materials für historische Forschungen befindet sich in Privatarchiven von Bibliotheken oder in Privatbesitz. Um Zugang zu den Bibliotheksarchiven zu erhalten, bedarf es einer schriftlichen Genehmigung. Die Entdeckung und Sichtung von privatem Material gestaltet sich häufig problematisch: Wurde der Standort endlich ausfindig gemacht, ist der Zugang zu den Quellen häufig schwierig.

Historische Unterlagen aus der Pflege, wie Briefe, Memos, handschriftliche Aufzeichnungen oder Überlieferungen von bedeutenden Wegbereiterinnen der Pflege, wurde häufig entsorgt, weil niemand seinen Wert erkannte. Dasselbe gilt für Material im Zusammenhang mit der Geschichte von Institutionen und Ämtern, die mit der Pflege zu tun hatten. Christy (1978) stellt fest, dass „das Interesse, historisches Material zu bewahren, offensichtlich nur dann angeregt wird, wenn sich gleichzeitig ein Bewusstsein für den Wert der historischen Forschung entwickelt" (S. 9). Manchmal ist das historische Material bei seiner Entdeckung in einem so schlechten Zustand, dass viele der Daten unverständlich sind oder vollständig fehlen. Christy (1978) beschreibt eine ihrer Erfahrungen bei der Suche nach historischen Daten folgendermaßen:

„M. Adelaide Nutting und Isabel M. Stewart sind zwei der bedeutendsten Persönlichkeiten, die wir je in der Pflege hatten, und ihre Freunde, Bekannten und Eleven waren äußerst wichtig für die Entwicklung der Pflege und der Pflegeausbildung weltweit. Da beide Frauen Historikerinnen waren, bewahrten sie stets Briefe, Zeitungsausschnitte und Manuskripte auf – heute Primärquellen von unschätzbarem Wert. Ihre Freunde kamen aus den verschiedensten Bereichen des sozialen Lebens: Ärzte, Anwälte, Sozialarbeiter, Philanthropen – Verfechter und Antagonisten der Pflege und ihrer Interessen. Nutting und Stewart stopften diese Dokumente in Aktenordner, Kartons und andere verfügbare Aufbewahrungsbehälter, und in diesen alten Pappschachteln befinden sich viele dieser Schriftstücke leider noch heute.

Als ich 1966 mit meinen Recherchen in den Archiven begann, waren die Dokumente in schlechtem Zustand, halb verschimmelt und vergilbt. Viele der Ordner waren so alt und verwittert, dass sie mir praktisch in den Händen zerfielen, das alte Papier wurde vor meinen Augen zu Staub. Meine Forschungen waren ungeheuer anregend und gleichzeitig fürchterlich deprimierend; anregend angesichts dieser Goldmine an verfügbaren Daten und deprimierend, weil mir die mangelnde Pflege derart wertvollen Materials bewusst wurde. Außerdem waren die Unterlagen kaum oder überhaupt nicht geordnet, so dass man sich durch sämtliche Dokumente, durch jeden Stapel, jedes Blatt Stück für Stück hindurcharbeiten musste. (…) Die Schachteln und Kartons waren noch schlimmer, da hier Schriftstücke einfach völlig zusammenhangslos angehäuft worden waren, wahllos, eins auf dem anderen. Ist es da ein Wunder, dass 18 Monate harter Arbeit notwendig waren, um sich da durchzuarbeiten?" (S. 8–9).

11.2.4.6 Bestimmen der Validität und Reliabilität von Daten

Validität und Reliabilität in der historischen Forschung hängen von den Quellen ab, aus denen die Daten gesammelt werden. Die meistgeschätzte Datenquelle ist die Primärquelle. Unter einer *Primärquelle* versteht man jenes Material, das am genausten über die Informationen Aufschluss gibt, nach denen die Forschende sucht. Primärquellen sind zum Beispiel Dokumente, welche von einer Person verfasst wurden, die ein bestimmtes Ereignis persönlich erlebt hat, oder Briefe und andere Überlieferungen, die von der Person, über die geforscht wird, selbst aufbewahrt wurden. Eine *Sekundärquelle* dagegen wurde von einem Autor verfasst, der zuvor die Primärquellen studierte und zusammenfasste. Geschichtsbücher und Lehrtexte sind Sekundärquellen. Primärquellen werden als gültiger und verlässlicher als Sekundärquellen betrachtet.

„Man geht davon aus, dass ein Augenzeuge einen präziseren Bericht über ein Ereignis liefern kann als jemand, der bei diesem Ereignis nicht persönlich anwesend war. War der Autor ein Augenzeuge, wird er als Primärquelle betrachtet. Wenn er ein Ereignis aus den Erzählungen einer anderen Person kennt, ist er eine Sekundärquelle. Je weiter sich der Autor von einem Augenzeugenbericht entfernt (das heißt, je mehr Personen an der Überlieferung beteiligt sind), desto weniger verlässlich sind seine Aussagen über das Ereignis" (Christy 1975, S. 191).

Historiker verwenden Primärquellen, wann immer dies möglich ist. Jedoch muss der Historiker dabei stets die Validität und Reliabilität der Primärquellen im Auge behalten, die er für seine Studie verwendet. Um dies zu gewährleisten, werden die Prinzipien der historischen kritischen Beurteilung angewandt.

„Man kann nicht einfach Großmutters Tagebuch aufschlagen und vergnügt davon ausgehen, dass all das, was Großmutter so geschrieben hat, die ungeschminkten Fakten sind. Möglicherweise war Großmutters Brille manchmal etwas angelaufen, manchmal sah sie die Dinge dagegen allzu rosig. Der seriöse Historiker untersucht, analysiert und bewertet alles, was er liest, noch bevor er überhaupt akzeptiert, dass der Text tatsächlich von Großmutter verfasst wurde! Und selbst nachdem die Gültigkeit des Dokuments verifiziert worden ist, lässt der Historiker nichts unversucht, um Widersprüche, Vorurteile oder schlichtweg Übertreibungen von Seiten der Großmutter aufzudecken. Gesunde Skepsis wird für den seriösen Historiker zu einer Lebenseinstellung" (Christy 1978, S. 6).

Um die Authentizität und Richtigkeit einer Quelle zu bestimmen, wurden zwei Strategien entwickelt: externe und interne kritische Beurteilung. Eine *externe kritische Beurteilung* wird dazu verwendet, um die Validität von Quellenmaterial zu bestimmen. Die Forschende muss wissen, wo, wann, warum und von wem ein Dokument verfasst wurde. Dabei geht es möglicherweise darum, die Handschrift des Verfassers zu verifizieren oder das Alter des Papiers festzustellen, das benutzt wurde. Christy (1975) beschreibt die Schwierigkeiten, denen sie bei der Bestimmung der Validität von Dokumenten begegnete:

„Ein interessantes Problem, das sich bei den frühen Pflegepionierinnen auftat, war ihre Sparsamkeit. Nutting hatte die Angewohnheit, während ihrer Ferienaufenthalte Briefpapier von Urlaubsorten, Hotels oder Dampfschifflinien zu sammeln und diese zu einem späteren Zeitpunkt zu verwenden. Das bedeutet, dass ihr exakter Aufenthaltsort zu dem Zeitpunkt, als sie einen bestimmten Brief schrieb, genau nachgeprüft werden musste. Als sie im Jahre 1907 bereits dem Teachers College angehörte, verwendete sie noch immer das Briefpapier der Johns-Hopkins-Universität. Diese Angewohnheit verwirrte mich, insbesondere zu Beginn meiner Forschungen" (S. 190).

Bei der *internen kritischen Beurteilung* wird die Reliabilität des Dokuments überprüft. Die Forschende muss mögliche Vorurteile der Autorin feststellen. Um die Richtigkeit der Aussagen zu verifizieren, sollte die Forschende über zwei unabhängige Quellen verfügen, die die gleichen Informationen beinhalten. Darüber hinaus sollte die Forschende sichergehen, dass sie die Aussagen der Autorin auch richtig verstanden hat, da Worte im Lauf der Zeit andere Bedeutungen annehmen und auch auf kultureller Ebene missdeutet werden können. Es kann auch vorkommen, dass die Forschende dem Dokument Bedeutungen zuweist, die von der Autorin ursprünglich gar nicht beabsichtigt waren. Das passiert am ehesten dann, wenn nach bestimmten Bedeutungen gesucht wird. Manchmal können einzelne Worte oder Sätze aus dem Zusammenhang gerissen werden und so eine andere Bedeutung annehmen (Christy 1975).

11.2.4.7 Sammeln der Daten

Die Datensammlung kann Monate oder gar Jahre in Anspruch nehmen – Zeit, die der Suche nach relevantem Material gewidmet wird. Manchmal kann eine einzelne kleine Quelle die Tür zu einem völlig neuen Sachverhalt oder Forschungsfeld aufstoßen. Außerdem ist der Prozess der Datensammlung nie wirklich abgeschlossen. Die Forschende muss anhand des Forschungsplans entscheiden, ob sie die Datensammlung beenden kann. Diese Aspekte der Datensammlung werden von Newton (1965) folgendermaßen beschrieben:

„Die Suche nach Daten führt die Forschende in völlig unerwartete Ecken und Winkel und fügt dem ursprünglichen Problem immer neue Facetten hinzu. Die Suche kann Monate oder Jahre oder auch ein Jahrzehnt dauern. Es kann sein, dass Tage und Wochen ergebnislos verstreichen und endlose Listen mit Literaturhinweisen zu keinerlei brauchbaren Material führen. Dann öffnet eine unscheinbare Literaturangabe plötzlich das Tor zu einer wahren Goldmine von Fakten. Die Suche wird noch aufregender, wenn andere davon wissen und der Forschenden, die Beharrlichkeit, Optimismus und Geduld auf ihrer langen und bisweilen entmutigenden Suche kultivieren muss, möglicherweise wichtige Hinweise zuspielen. Aber ein wirklicher ‚Treffer‘ reicht schon, um sie erneut anzuspornen und weitersuchen zu lassen. Zu diesem Durchhaltevermögen gesellt sich die Übung im peinlich genauen Aufzeichnen von Daten bis ins kleinste Detail und deren logische Klassifizierung" (S. 23).

11.2.4.8 Verfassen des Forschungsberichts

Historische Forschungsberichte folgen nicht dem traditionellen formellen Stil, der für die meisten Forschungen charakteristisch ist. Die Studien werden so entworfen, dass sie das Interesse des Lesers wecken, und scheinen oft täuschend einfach. Ein unbedarfter Leser erkennt möglicherweise gar nicht die enorme Arbeit, die nötig war, um diesen Aufsatz zu verfassen. Christy (1975) gibt folgende Erklärung dafür:

„Der Leser ist sich fast nie über die beschwerliche Arbeit, die sorgfältige Berücksichtigung des Details oder die mühsame Suche nach relevanten Hinweisen im Klaren, die ein Geschichtsschreiber bewältigen muss. Vielleicht ist das der Grund, warum so viele Pflegende nicht dazu bereit sind, Historiographie als ein legitimes Forschungsunternehmen anzuerkennen. Es sieht so einfach aus" (S. 192).

11.3 Qualitative Forschungsmethodologie

Dieser Abschnitt bietet eine ausführlichere Beschreibung der Methodologien, die üblicherweise in qualitativen Studien verwendet werden. In gewisser Weise unterscheiden sich diese Methoden gar nicht von jenen, die in quantitativen Studien zum Einsatz kommen. Die Forschende muss ein Thema auswählen, das Problem bzw. die Frage formulieren, die Signifikanz der Studie rechtfertigen, die Studie entwerfen, Datenquellen, zum Beispiel Teilnehmer, identifizieren, sich Zugang zu diesen Datenquellen verschaffen, Teilnehmer oder andere Studienquellen auswählen, Daten sammeln, die Daten beschreiben, analysieren und interpretieren und einen schriftlichen Bericht über die Resultate verfassen. Es gibt jedoch Methoden, die nur bei qualitativen Forschungen, und manchmal sogar nur bei bestimmten Arten von qualitativen Forschungen angewandt werden. Forschungsberichte über qualitative Studien tendieren dazu, die Resultate in den Mittelpunkt zu stellen, und beschreiben nur selten deutlich die Methoden, mit denen diese Resultate erzielt wurden. Die Kenntnis einiger dieser einzigartigen Methoden, wie sie qualitativ Forschende verwenden, wird Ihnen jedoch dabei helfen, die Arbeit schätzen zu lernen, die hinter einer solchen Studie steckt. Der folgende Abschnitt beschreibt, wie Teilnehmer ausgewählt und Daten gesammelt, organisiert und analysiert werden. Außerdem werden wir der Bedeutung von Exaktheit *(rigor)* in der qualitativen Forschung nachgehen.

11.3.1 Auswahl von Teilnehmern

Forschungsobjekte in qualitativen Studien werden im Allgemeinen als Teilnehmer bezeichnet. Teilnehmer an qualitativen Forschungen partizipieren entweder von sich aus an einer Studie oder sie werden von der Forschenden gezielt ausgewählt, da sie über besondere Kenntnisse, Erfahrungen oder Ansichten verfügen, die für die Studie interessant sind. Qualitativ Forschende verwenden in erster Linie die gesteuerte Stichprobenauswahl, weniger das Wahrscheinlichkeits- oder Gefälligkeitsauswahlverfahren. Beispielsweise wählt die Forschende Personen aus, die für das zu untersuchende Phänomen typisch sind, oder ihre Wahl fällt bewusst auf Personen, die sich in gewisser Weise von den anderen Teilnehmern unterscheiden, um so unterschiedliche Perspektiven einzufangen. Häufig wird eine Stichprobentechnik angewandt, die als Netzwerk- oder Schneeballverfahren bezeichnet wird, und bei der die Forschende die Teilnehmer bittet, Personen (Freunde, Bekannte) vorzuschlagen, die nützliche Informationen zu der Studie beitragen können. Entscheidungen bezüglich der Stichprobengröße unterscheiden sich von jenen in der quantitativen Forschung, und hängen vor allem vom Zweck der Studie ab. Für gewöhnlich ist die Teilnehmerzahl im Vergleich zu der in quantitativen Studien ziemlich klein. Bei Fallstudien kann es sogar sein, dass die Forschende nur mit einem einzigen Teilnehmer arbeitet (Sandelowski 1996). Eine Studie mit sechs bis zehn Teilnehmern ist durchaus normal. Größere Stichproben sind jedoch bei Studien, die eine größtmögliche Vielfalt benötigen, um ein komplexes Phänomen zu untersuchen oder eine Theorie zu entwickeln, erforderlich. Die Entscheidung, keine weiteren Teilnehmer mehr auszuwählen, wird dann gefällt, wenn die Forschende keine neuen Informationen mehr erhält (Redundanz von Informationen) oder wenn theoretische Ideen vollständig erscheinen (theoretische Sättigung) (Sandelowski 1995).

Die Historikerin sucht nach Informationsquellen über das zu untersuchende Ereignis. Zu diesen Quellen können Personen gehören, die dieses Ereignis miterlebt haben. In den meisten Fällen sind die Quellen jedoch schriftliche Dokumente oder Filmmaterial. Die Forschende erstellt ein Quelleninventar und bestimmt Validität und Reliabilität der Daten aus diesen Quellen.

11.3.1.1 Forscher-Teilnehmer-Beziehungen

Einer der wichtigsten Unterschiede zwischen quantitativer und qualitativer Forschung liegt in den Beziehungen zwischen der Forschenden und den Studienteilnehmern. Das Wesen dieser *Forscher-Teilnehmer-Beziehungen* nimmt Einfluss auf die Sammlung und die Interpretation von Daten. Die Teilnehmer an qualitativen Forschungen sind keine Versuchspersonen im herkömmlichen Sinne des Wortes, sie sind Kollegen. Die Forschende muss sich auf die Unterstützung dieser Menschen und ihr Vertrauen verlassen können, um die Forschung bis zum Ende durchzuführen. Daher ist es sehr wichtig, diese Beziehungen aufrechtzuerhalten. Bei vielen qualitativen Studien beobachtet die Forschende soziales Verhalten und interagiert möglicherweise auf sozialer Ebene mit den Teilnehmern.

Der Forschende beeinflusst die Personen, die sie untersucht, bis zu einem gewissen Grad – und wird wiederum von ihnen beeinflusst. Möglicherweise verändert ihre bloße Anwesenheit das Verhalten im Forschungsumfeld. Dieser Umstand, der in der quantitativen Forschung als eine Ursache für Verzerrung betrachtet wird, gilt bei qualitativ Forschenden dagegen als ein natürlicher und notwendiger Bestandteil des Forschungsprozesses. Die Persönlichkeit der Forscherin spielt in der qualitativen Forschung eine wesentliche Rolle. Einfühlungsvermögen und Intuition sind wichtige Fähigkeiten, die sie besitzen sollte. Sie muss sich mit den Erfahrungen des Studienteilnehmers in großem Maße auseinander setzen, um sie interpretieren zu können. Außerdem sollte die Forschende für die Wahrnehmungen des Teilnehmers offen sein, und dessen Erfahrung nicht mit ihren eigenen Deutungen besetzen. Die Teilnehmer helfen häufig dabei, Forschungsfragen zu klären, die Datensammlung anzuleiten und Resultate zu interpretieren. Bei ethnographischen Studien muss sich die Forschende mit der Kultur, die sie untersucht, vertraut machen, indem sie aktiv an ihr teilnimmt und die anderen Teilnehmer ausführlich befragt. In eine Kultur einzutauchen bedeutet, mit verschiedenen Aspekten dieser Kultur vertraut zu werden; dazu gehören Sprache, soziokulturelle Normen, Traditionen und andere soziale Dimensionen, wie Familie, (verbale und nicht verbale) Kommunikationsmuster, Religion, Tätigkeiten und Ausdrucksweisen von Emotionen. In eine Kultur einzutauchen bedeutet auch, schrittweise und zunehmend in sie integriert zu werden. Auch wenn Ethnographen aktiv an der Kultur, die sie untersuchen, teilnehmen müssen, müssen sie vermeiden, die Sichtweisen dieser Kultur zu übernehmen und zu verinnerlichen *(going native)*, da sonst die Datensammlung und -analyse beeinträchtigt wird. Wenn die Forschende Teil einer Kultur wird, verliert sie die Objektivität der „Sicht von außen" und damit die Fähigkeit, die Kultur neutral zu beobachten.

Neben der Rolle, die die qualitativ Forschende gegenüber den Teilnehmern einnimmt, müssen die Erwartungen an die Studie sorgfältig überlegt werden. Die Ziele der Forschenden sowie die Mittel, um diese zu erreichen, sollten sich mit den Interessen der Teilnehmer decken. Wenn die Forschende zum Beispiel möchte, dass die Teilnehmer ihre Verhaltensweisen ändern, so muss dies dem Wunsch der Teilnehmer entsprechen.

11.3.2 Methoden der Datensammlung

Die Datensammlungsmethoden, die am häufigsten in qualitativen Studien verwendet werden, sind die Beobachtung von Teilnehmern, das Befragen von Teilnehmern und das Studium von Schriftstücken. Diese drei Methoden und ihre Verwendung in qualitativen Studien werden im folgenden Teil beschrieben.

11.3.2.1 Beobachtung

Beobachtung stellt eine grundlegende Methode der Datensammlung für qualitative Studien dar. Das Ziel besteht darin, Informationen aus erster Hand in einer natürlich auftretenden Situation zu sammeln. Die Forschende fungiert als Lernende, die sich mit der Frage „Was geschieht hier?" auseinander setzt Es ist wichtig, dass die Forschende genau hinsieht und zuhört. In den meisten Fällen sind die Aktivitäten, die beobachtet werden, für die Teilnehmer Routine. Die Forschende konzentriert sich auf die Details dieser Routine. Der Ablauf der Handlungen kann dabei ebenso wichtig sein wie die einzelnen Ereignisse. Unerwartete Ereignisse, die während bestimmter Routinehandlungen auftreten, können signifikant sein und müssen sorgsam zur Kenntnis genommen werden. Wie es bei jedem Beobachtungsprozess der Fall ist, verfolgt die qualitativ Forschende bestimmte Aspekte der Situation, während sie andere außer Acht lässt. Diese Fokussierung auf bestimmte Aspekte der Situation nimmt möglicherweise zu, wenn die Forschende Einblicke in „das, was geschieht" gewinnt (Silverman 1993).

Historikerinnen können auch Filme, Videos, Fotos oder künstlerische Darstellungen von historischen Ereignissen betrachten. Dabei muss sich die Historikerin darüber im Klaren sein, dass diese Quellen selektiv und damit auf jene Ausschnitte beschränkt sind, die der Fotograf oder Künstler bewusst auswählte. Wichtige Bestandteile des Ereignisses wurden möglicherweise nicht fotografiert bzw. gefilmt oder sie wurden beim Schnitt entfernt. In manchen Fällen sucht die Historikerin nach Filmausschnitten, die aus fertigen Filmen herausgeschnitten und aufbewahrt wurden. Der Zusammenbruch des Ostblocks öffnete zum Beispiel eine wahre Fundgrube an archiviertem Filmmaterial, das wichtige historische Erkenntnisse über die verschiedensten Aspekte des Lebens der Menschen, einschließlich der Gesundheitsaspekte, liefern kann.

Um Informationen aus den Beobachtungen aufzuzeichnen, können verschiedene Strategien verwendet werden. In manchen Fällen macht die Forschende während der Beobachtung ausführliche handschriftliche Notizen. In anderen Fällen konzentriert sich die Forschende voll und ganz auf die Beobachtung, um zu vermeiden, dass ihr etwas Wichtiges entgeht, und wartet, bis der Beobachtungszeitraum vorbei ist, um dann detaillierte Aufzeichnungen zu machen. Eine weitere nützliche Strategie ist das Aufzeichnen eines Ereignisses auf Video, so dass die sorgfältige Beobachtung und Dokumentation zu einem späteren Zeitpunkt erfolgen kann.

Unterrichtsübung zur qualitativen Beobachtung Die Seminarteilnehmer werden in zwei Gruppen aufgeteilt. Jede Gruppe sucht sich einen vertrauten Ort aus, zum Beispiel die Kasse eines Supermarkts, die Empfangshalle eines Krankenhauses oder die Universitätsbuchhandlung. Die Gruppenmitglieder sollen unabhängig voneinander die Aktivitäten beobachten, die sich an diesem Ort abspielen, und ihre Beobachtungen notieren, ohne mit anderen Gruppenmitgliedern darüber zu sprechen. Die Notizen sollten für die Diskussion und Analyse im Rahmen einer weiteren Übung aufbewahrt werden, die später in diesem Kapitel beschrieben wird.

11.3.2.2 Interviews

Interviews für qualitative Studien unterscheiden sich von jenen, die für quantitative Studien geführt werden. In qualitativen Studien ist die Interviewform in der Regel offen. Obwohl die Forschende den Schwerpunkt des Interviews definiert, gibt es keine feste Abfolge von Fragen. Vielmehr verändern sich die Fragen, die in den Interviews gestellt werden, da die Forschende zunehmend Einsichten aus vorherigen Interviews und Beobachtungen gewinnt. Die Befragten können und sollen wichtige Aspekte ansprechen, die die Forschende vielleicht übersehen hat. In manchen Fällen werden Gruppen von Personen interviewt, die auch als Fokusgruppen bezeichnet werden können.

Während der Interviews für qualitative Studien sind Forschende und Teilnehmer aktiv an der Konstruktion einer bestimmten Weltsicht beteiligt. Das Interview wird geführt, um ein tiefes gegenseitiges Verständnis zu erzielen. Ziel der Forschenden ist es, einen möglichst authentischen Einblick in die Erfahrungen des Teilnehmers zu gewinnen. Der Dialog zwischen Forschender und Teilnehmer muss nicht auf einen bestimmten Zeitpunkt begrenzt sein, sondern kann in Intervallen über Wochen und Monate hinweg fortgeführt werden. Wiederholte Interviews sollen der Problematik flüchtiger Beziehungen entgegenwirken, bei denen der Befragte möglicherweise nur wenig Engagement für die Studie zeigt oder nur jene Informationen preisgibt, von denen er glaubt, dass sie die Forschende hören möchte (Silverman 1993). Wimpenny und Gass (2000) verglichen den Prozess der Interviewführung in der phänomenologischen Forschung mit jenem in der Grounded-Theory-Forschung, um Unterschiede zwischen den Interviewtechniken festzustellen. Sie untersuchten Interviewmethoden, die bei beiden qualitativen Forschungsansätzen verwendet wurden, anhand von Studien, die zwischen 1995 und 1998 veröffentlicht worden waren, und fanden heraus, dass viele qualitativ Forschende ihre Datensammlungsmethoden nicht explizit beschreiben. Wimpenny und Gass (2000) kommen zu dem Schluss, dass in der phänomenologischen Forschung und in der Grounded-Theory-Forschung kein deutlicher Zusammenhang zwischen der Interviewmethode und dem gewählten qualitativen Ansatz besteht.

Historisch Forschende interviewen beispielsweise Personen, die ein historisches Ereignis miterlebt oder beobachtet haben. Im Mittelpunkt des Interviews kann die Bestätigung von bereits zur Verfügung stehenden Informationen über das Ereignis stehen, die Enthüllung von bislang nicht bekannten Details oder auch eine neue Sichtweise des Ereignisses, die aus der Befragung von Individuen hervorgehen kann. Im Allgemeinen geht man davon aus, dass Berichte über historische Ereignisse konstruierte „Wahrheiten" sind, keine faktischen. Individuelle Sichtweisen von einem Ereignis können zwar zusätzliche Erkenntnisse über dieses Ereignis liefern, jedoch nicht die Wahrheit über das, was gewesen ist, aufdecken – eine Wahrheit, die niemals offenbart wird, weil diese *eine* und objektive Wahrheit nicht existiert: Ein historisches Ereignis erscheint immer in der Perspektive der Person, die es schildert oder darstellt. Eine weitere Strategie, um historische Daten zu sammeln, besteht darin, Personen zu interviewen und auf diese Weise ihre Biographien zu rekonstruieren. Die persönliche Geschichte einzelner Menschen kann außerdem dazu dienen, die Entwicklungsgeschichte einer bestimmten Region oder Institution zu verstehen.

Zu den Strategien, mit denen Informationen aus Interviews festgehalten werden, gehören Notizen während des Interviews, ausführliche Niederschriften unmittelbar im Anschluss an das Interview oder die Aufzeichnung des Interviews auf Tonband oder Video.

Unterrichtsübung zur qualitativen Befragung Jeder Seminarteilnehmer interviewt einen anderen über seine Wahrnehmungen und die Erfahrungen, die er im Supermarkt, in der Empfangshalle eines Krankenhauses oder in der Universitätsbibliothek gemacht hat. Alternativ kann jedes Seminarmitglied eine Person interviewen, die mit der Pflegeschule zu tun hat (Mitglied des Lehrkörpers, Personal), um eine mündliche Geschichte *(oral history)* der Schule zu konstruieren. Auch die Interviewdaten sollten für weitere Übungen aufgehoben werden, die später in diesem Kapitel beschrieben werden.

11.3.2.3 Texte als Quelle für qualitative Daten

Bei qualitativen Studien gelten Texte als reiche Datenquelle. Die Forschende kann die Teilnehmer zum Beispiel auffordern, etwas über ein bestimmtes Thema zu schreiben. In manchen Fällen bittet sie nicht persönlich, sondern in Form eines Briefes um diese schriftlichen Schilderungen. Texte von Teilnehmern können Teil einer umfangreicheren Studie sein, bei der eine Vielzahl an Quellenmaterial verwendet wird. Ebenso können Texte, die für andere Zwecke erstellt wurden, wie Patientenakten oder Verfahrenshandbücher, für qualitative Analysen herangezogen werden. Veröffentlichte Texte wie Zeitungs- oder Zeitschriftenartikel, Bücher oder Online-Publikationen können ebenfalls als qualitative Daten verwendet werden. Transkripte aufgezeichneter Interviews werden in qualitativen Studien häufig verwendet. In der historischen Forschung werden schriftliche Darstellungen historischer Ereignisse, Briefe und andere Dokumente, die mit dem Ereignis zusammenhängen, für die Analysen herangezogen. Eine historische Studie könnte beispielsweise der sich verändernden Muster der Pflegepraxis in einem bestimmten Bereich oder eines Pflegeverfahrens auf den Grund gehen, indem sie Pflegelehrbücher und Zeitschriftenartikel untersucht, die ein bestimmtes Verfahren in unterschiedlichen Zeiträumen beschreiben. Notizen, die während des Lesens eines schriftlichen Dokuments gemacht werden, sind wichtig für den Analyseprozess.

Unterrichtsübung zum Erhalt von Textdaten für qualitative Analysen Das Seminar wählt ein Thema, das mit Gesundheit oder Patientenpflege zusammenhängt, wie Asthma, Diabetes oder Gewichtsverlust. Jede Teilnehmerin sucht im Internet nach Chatrooms oder Diskussionsgruppen, die sich mit dem gewählten Thema beschäftigen. Textdateien, die von Personen mit dem betreffenden Gesundheitsproblem erstellt wurden, werden heruntergeladen oder ausgedruckt und für eine Analyseübung aufbewahrt, die später in diesem Kapitel folgt.

11.3.3 Datenmanagement

Die qualitative Datenanalyse erfolgt eher zur gleichen Zeit wie die Datensammlung, nicht wie bei der quantitativen Forschung im Anschluss daran. Das bedeutet, dass die Forschende bestrebt ist, die beständig wachsende Datenmasse gleichzeitig zu sammeln, zu ordnen und zu interpretieren. Im Verlauf einer qualitativen Studie werden große Mengen an Daten gesammelt, und die Forschende muss Mittel und Wege finden, um die Daten in geeigneter Weise zu verwalten. Traditionellerweise wird die qualitative Datensammlung und -analyse manuell durchgeführt. Die Daten werden auf Zetteln oder Karteikarten festgehalten, die dann am Ende eines Tages, der dem Sammeln von Daten gewidmet war, sorgfältig kodiert, geordnet und abgelegt werden. Es kann leicht passieren, dass Daten in diesen Papierbergen verloren gehen. Um die Verbindungen zwischen verschiedenen Datensträngen nachvollziehen zu können, ist eine penible Dokumentation erforderlich. Manche qualitativ Forschende glauben, dass sich das Management und die Analyse von qualitativen Daten mit einem Computer einfacher und schneller bewerkstelligen lässt, ohne dass dabei das Risiko besteht, den Bezug zu den Daten zu verlieren. Ein Computer kann bei der Verarbeitung, Speicherung, dem Abruf, Katalogisieren und Aussortieren von Daten durchaus hilfreich sein, wobei die Analyse stets der Forschenden vorbehalten bleibt.

11.3.4 Datenanalyse

Die qualitative Datenanalyse erfolgt in drei Stadien: Beschreibung, Analyse und Interpretation. Das Stadium der Beschreibung ist bei qualitativen Studien bedeutsamer als bei quantitativen. Die Forschenden werden ermutigt, so lange wie möglich im Beschreibungsstadium zu verbleiben, bevor sie zur Analyse und Interpretation übergehen. Da veröffentlichte qualitative Studien die Methodik in der Regel nicht ausführlich beschreiben, sind viele Fachleute davon überzeugt, dass qualitative Forschung jeder methodischen Grundlage entbehrt, wie Coffey und Atkinson (1996) feststellen:

„Offenbar gibt es noch immer zu viele Studierende und Fachleute, die implizit davon ausgehen, dass qualitative Forschung in einer Stimmung unbekümmerter Begeisterung ohne jegliche Prinzipien oder disziplinierte Gedankengänge durchgeführt werden kann. Sie [die ‚unbedarften‘ Forschenden] sammeln Daten, ohne sich dabei über Forschungsprobleme oder Forschungsdesigns Gedanken zu machen, und sie glauben, dass sie genau wissen, was sie mit diesen Daten machen werden, wenn sie sie einmal gesammelt haben. (…) Wenn sie mit der Datenanalyse beginnen, wird ihnen klar, dass die Dinge durchaus nicht so einfach sind" (S. 11).

11.3.4.1 Beschreibung

In der Anfangsphase einer qualitativen Studie muss sich die Forschende mit den Daten vertraut machen. Sie kann Notizen und Transkripte lesen und erneut lesen, Beobachtungen und Erfahrungen in Erinnerung rufen, Tonbänder abhören und Videos anschauen, bis sie vollkommen in das Datenmaterial eintaucht. Tonbänder enthalten mehr als nur Worte, sie enthalten Gefühle, Betonungen und nonverbale Kommunikationsmittel, die für die Verständigung ebenso wichtig sind wie Worte. In der phänomenologischen Forschung wird dieses Eintauchen in die Daten als „in den Daten schwelgen" bezeichnet. Der Zweck dieses Eintauchens besteht zunächst darin, die Frage Was geschieht hier? anzusprechen. Eine wichtige methodologische Technik in der Grounded-Theory-Forschung ist der permanente Vergleich, bei dem jeder Datenteil mit den anderen verglichen wird.

Während der Datenanalyse findet eine dynamische Interaktion zwischen der Forschenden selbst und den Daten statt, ungeachtet dessen, ob die Daten mündlich oder schriftlich kommuniziert werden. Während dieses Prozesses, der als *reflexive Überlegung* bezeichnet wird, geht die Forschende persönlichen Gefühlen und Erfahrungen auf den Grund, die die Studie beeinflussen könnten, und integriert diese Erkenntnisse in die Studie. Dieser Vorgang erfordert die Bereitschaft zur Selbsterkenntnis.

In einem Aufsatz, in dem Drew (1989) ihre Erfahrungen bei der Durchführung einer phänomenologischen Studie über Pflegeverhalten schildert, stellt die Autorin den Einfluss von Beziehungen auf ihre Studie folgendermaßen dar:

„Die Sitzungen mit Menschen, die bereit waren, über ihre Erfahrungen mit Pflegepersonen zu sprechen, und die für diese Interviewsitzungen Energie aufgewandt hatten, gaben mir häufig das Gefühl, etwas Wichtiges zu tun, und auch den Eindruck, dass ich in der Lage sein würde, das transkribierte Material auf sinnvolle Weise zu analysieren. Dieses Gefühl von Kompetenz nahm mir schließlich die Zweifel darüber, ob ich nicht als eine Art von Eindringling agierte. Ich wurde entspannter, selbstsicherer und weniger selbstzentriert. Jedoch bewirkte das Treffen mit einer Person, bei dem nichts als vermeintliche Banalitäten, abrupte Antworten oder gar keine Antworten herauskamen, dass ich mich erneut schlecht fühlte und auf mich selbst konzentrierte. Zweifel über den Sinn meines Projekts machten sich breit, während ich versuchte, dieser Person ihre Gedanken zu entlocken. Zu diesem Zeitpunkt war meine erste Reaktion, zu glauben, dass ich von diesen Leuten nichts bekommen hatte, während dieses ‚Nichts', wie ich später herausfand, etwas Wichtiges war, das ich nur noch nicht erkannt hatte.

Gerade als ich mich angesichts meiner Interviewfähigkeiten entmutigt fühlte, wurde mir bewusst, dass ich die Interviews innerlich in ‚gut' und ‚schlecht' einteilte, je nach meiner emotionalen Reaktion auf die Teilnehmer. Gute Interviews waren jene, bei denen ich mich als Interviewerin erfolgreich fühlte und es schaffte, die Teilnehmer zu motivieren, über ihre Erfahrungen mit Pflegepersonen zu sprechen. Mir gefiel die Interaktion und ich spürte, dass wir uns auf einer bestimmten Ebene trafen, auf der eine eingehende Diskussion über die Beziehungen zwischen Patient und Pflegeperson möglich war.

Auf der anderen Seite betrachtete ich jene Interviews als schlecht, bei denen ich die Teilnehmer anscheinend nicht dazu bewegen konnte, ihre Erfahrungen mit Pflegepersonen zu schildern. Es schien keine Fragen zu geben, mit denen ich positive oder negative Gefühle ergründen konnte. Die Teilnehmer gaben keinerlei Hinweise darauf, ob sie sich ihrer Gefühle oder der Gefühle anderer bewusst waren. Während ich die Gesprächspartner bei den guten Interviews als offen, neugierig und nachdenklich empfand, erschienen mir die bei den schlechten Interviews Beteiligten als misstrauisch, und sie riefen in mir ein Gefühl der Sorge und Frustration hervor. Es schien, als ob ich sie nicht durchschauen konnte. Ich fühlte mich unfähig als Interviewerin und war bereit, diese Interviews auszusortieren. Sorge und Frustration wuchsen, da ich das Gefühl hatte, nicht an die Informationen heranzukommen, die ich für die Studie brauchte.

Nach und nach wurde mir jedoch klar, dass mich meine Gefühle der Frustration und Unfähigkeit dazu führten, dass ich Daten übersah, und dass, wenn es mir gelang, diese Gefühle zu unterdrücken, neue und bedeutsame Daten zum Vorschein kommen würden. (…) Diese Entdeckung war für mich eine überaus wichtige Erfahrung, die von da an meine Einstellung zu den Interviews und der Datenanalyse beeinflusste" (S. 433–434).[*]

Bei manchen phänomenologischen Studien bewirkt diese Art des kritischen Denkens das so genannte *Bracketing* (Ausklammern). Es verhindert, dass die Forschende das Phänomen, das die Teilnehmer erleben, falsch interpretiert. Beim Bracketing wird von Seiten der Forschenden bereits vorhandenes Wissen über eine Erfahrung, die neu untersucht werden soll, außer Kraft gesetzt oder außer Acht gelassen (Oiler 1982). Andere Phänomenologen wiederum, vor allem jene der Heidegger'schen Schule, klammern dieses präexistente Wissen nicht aus, sondern definieren Überzeugungen, Annahmen und vorgefasste Meinungen über den Forschungsgegenstand. Diese werden zu Beginn der Studie schriftlich festgehalten, um so die Selbstreflexion und die externe Überprüfung zu ermöglichen. Dieses Verfahren dient dazu, Offenheit und neue Einblicke zu fördern.

Das erste Ziel bei der Datenanalyse besteht darin, die große Menge an gesammelten Daten sinnvoll zu reduzieren, um die Untersuchung zu erleichtern. Dabei werden die Daten „selektiert, fokussiert, vereinfacht, abstrahiert und transformiert" (Miles & Huberman 1994, S. 10). Während die Forschende die Daten reduziert, beginnt sie, einzelne Informationen Bedeutungen zuzuschreiben, Einteilungen vorzunehmen sowie Personen, Ereignisse, Eigenschaften und bestimmte Muster und Gesetzmäßigkeiten bei Menschen und Settings zu entdecken. Anschließend klassifiziert sie die Bestandteile der Daten, indem sie entweder ein bereits vorhandenes Klassifikationssystem benutzt oder ein neues entwirft.

Transkribieren von Interviews   Interviews, die auf Tonband aufgenommen wurden, werden für gewöhnlich Wort für Wort transkribiert. Morse und Field (1995) geben folgende Anleitung für das Transkribieren eines aufgezeichneten Interviews:

„Pausen werden durch Bindestriche gekennzeichnet, Auslassungszeichen deuten auf Lücken oder längere Unterbrechungen hin. Alle Ausdrucksweisen, einschließlich Ausrufe, Lachen, Weinen und Fluchen, werden mit aufgenommen und durch eckige Klammern gekennzeichnet und vom Text getrennt. Formatieren Sie den Interviewtext einzeilig, mit einer Leerzeile zwischen jedem Sprecher. Lassen Sie auf beiden Seiten einen großzügigen Rand; am linken Rand können Sie Kodierungen und kritische Bemerkungen über den Stil des

* Aus: N. Drew (1989). *The Interviewer's Experience as Data in Phenomenological Research. Western Journal of Nursing Research*, 11/4, 431–439. Nachdruck mit Genehmigung von Sage Publications, Inc.

Interviews hinzuzufügen, der rechte Rand eignet sich für inhaltliche Kommentare. (…) Stellen Sie sicher, dass alle Seiten in der richtigen Reihenfolge nummeriert sind, und dass jede Seite mit der Nummer des Interviews und der Teilnehmernummer versehen ist" (S. 131).

Die Forschende sollte die Tonbänder nach einem Interview so oft wie möglich anhören und dabei nicht nur auf den Inhalt, sondern auch auf den Ausdruck, den Tonfall und auf Pausen von Interviewer und Teilnehmer achten. Während sie die Tonbänder abhört, sollte sie gleichzeitig die Transkription lesen und Anmerkungen zu ihren Beobachtungen machen (Morse & Field 1995).

Kodes und Kodierung   *Kodierung* ist eine Methode des Katalogisierens bzw. der Bestimmung von Kategorien innerhalb des Datenmaterials. Ein Kode ist ein Symbol bzw. eine Abkürzung, die dazu dient, einzelne Worte oder Sätze in den Daten zu klassifizieren. Kodes können den Daten entweder gleich bei der Datensammlung zugewiesen und in den Computer eingegeben werden oder zu einem späteren Zeitpunkt, wenn die Daten untersucht werden. Indem Kategorien kodiert werden, wird der Zugriff auf einzelne Datenbereiche erleichtert. Auf diese Weise werden die Daten durch die Kodierung vereinfacht und reduziert (Coffey & Atkinson 1996, Miles & Huberman 1994). Coffey und Atkinson (1996) weisen darauf hin, dass

„… sich das Wesen qualitativer Daten darin auszeichnet, dass die Daten im Zusammenhang mit einem bestimmten Thema nicht bei jedem Interview hübsch gebündelt und immer genau an der gleichen Stelle vorgefunden werden (Feldnotizen sind in der Regel noch weniger vorhersehbar organisiert). Die Fähigkeit, Datenteile zu lokalisieren, die zumindest dem Anschein nach zusammengehören, ist ein wichtiger Aspekt des Datenmanagements" (S. 35).

Das Ordnen von Daten, die Zuordnung bestimmter Datenelemente in Kategorien sowie die Benennung dieser Kategorien, all das wird die philosophische Basis der Studie reflektieren. Zu einem späteren Zeitpunkt der Studie kann aus der Kodierung eine Taxonomie werden. Die Forschende könnte beispielsweise eine Taxonomie von Schmerzarten, Patiententypen oder Arten der Patienteninformation entwickeln.

Morse und Field (1995) schlagen folgende Punkte vor, die die Forschende bei der Auswahl von Datenelementen für die Kodierung beachten sollte:
„1. All das, was sich im untersuchten Kontext abspielt,
 2. die Formen, die ein Phänomen annimmt,
 3. jegliche Variationen innerhalb eines Phänomens" (S. 136–137).

Morse und Field (1995) empfehlen verschiedene innovative Strategien für das Kodieren von Daten. Die Verwendung von Textmarkern ist eine Möglichkeit, wobei jeder übergeordneten Kategorie eine andere Farbe zugewiesen wird. Eine andere Strategie, die 1971 von Murdock entwickelt wurde, besteht darin, jeder übergeordneten Kategorie eine Zahl zuzuordnen, die in den Computertext eingefügt wird. Dieser Ansatz erlaubt, einem Wort oder Satz im Text auch mehrere Nummern-Kodes zuzuordnen. Knafl und Webster (1988) schlagen verschiedenfarbige Textmarker, Notizzettel, Karteikarten oder selbstklebende Zettel vor, um Datenkategorien zu kennzeichnen. Die Kodes werden häufig am Textrand vermerkt. Man kann Daten auch sortieren, indem man die Textseiten in Übereinstimmung mit den Kodes zerschneidet. Jeder Ausschnitt wird dann auf eine Karteikarte geklebt und einsortiert. Dieses Verfahren kann auch ganz einfach mit Hilfe von Computerprogrammen für qualitative Analysen durchgeführt werden, bei denen breite Ränder für die Kodierung zur Verfügung stehen. Digitalisierte Daten können nach Kodes sortiert werden, wobei für jeden Kode ein extra Ordner angelegt wird und Kennzeichnungen wie Daten und Quellen beibehalten werden.

Reflexive Bemerkungen   Während die Forschende Notizen macht, gehen ihr möglicherweise andere Gedanken oder Erkenntnisse durch den Kopf. Diese Gedanken werden in der Regel in die Notizen aufgenommen und vom Rest des Textes durch ((Doppelklammern)) getrennt. Gegebenenfalls können sie später aus dem Text herausgenommen und zur Erstellung von Memos verwendet werden (Miles & Huberman 1994).

Randbemerkungen   Während die Notizen überprüft werden, sollten Beobachtungen zu diesen Notizen unmittelbar festgehalten werden. Diese Bemerkungen werden in der Regel an den rechten Rand des Blattes geschrieben. Randbemerkungen stellen häufig eine Verbindung zwischen den Notizen und anderen Datenteilen her oder sie führen zu neuen Interpretationen. Sobald die Überarbeitung der Notizen langweilig wird, ist das ein Zeichen, dass der Denkprozess nachgelassen hat. Randbemerkungen helfen der Forschenden, „am Ball zu bleiben" (Miles & Huberman 1994).

Datendisplays   Ein Ansatz für die Beschreibung qualitativer Daten ist die Verwendung von Datendisplays. Datendisplays sind stark komprimiert und ähneln den zusammenfassenden Tabellen statistischer Resultate in der quantitativen Forschung. Sie ermöglichen es der Forschenden, die Hauptideen ihrer Forschungen kurz und bündig auszudrücken. Um das Display zu organisieren, können Kodes verwendet werden. Entwicklungsstrategien für solche Displays werden nur von der Vorstellungskraft der Forschenden begrenzt. Anhand von Tabellenkalkulationsprogrammen, Grafikprogrammen oder Desktop-Publishing-Programmen können Displays relativ einfach erstellt werden. Bei Miles und Huberman (1994) finden Sie weitere Informationen zu Datendisplays.

Marsh (1990) verwendete eine prozessorientierte Matrix, um die Schlussfolgerungen und eine neue Theorie aus einer qualitativen Studie zu testen, die Veränderungen hin zu einer gesunden Lebensweise untersuchte. Es wurden sieben Personen interviewt, die ihre Lebensweise verändert hatten oder gerade dabei waren, sie zu ändern, wobei der Schwerpunkt auf dem Prozess dieser Veränderung lag. Marshs neue Theorie, die den Veränderungsprozess der Lebensweise beschreibt, lautet wie folgt:

„Ein Mensch, der sich der Notwendigkeit bewusst ist und den Wunsch verspürt, seine Lebensweise zu ändern, macht im Laufe der Zeit einen oder mehrere Versuche, etwas zu verändern. Die Versuche enden mit Rückfällen. Ein Prozess der Selbstüberwachung vermittelt zwischen dem Bewusstsein des Individuums, das die Notwendigkeit einer Veränderung sieht, und den Rückfällen im Verlauf des Veränderungsprozesses. An einem bestimmten Punkt übersteigt die Anspannung das Bedürfnis, etwas zu verändern. Diese Anspannung, die als „Bereitschaft" bezeichnet wird, ist durch eine Kombination von persönlichen und umweltbedingten Variablen gekennzeichnet, wie ein geringes Selbstwertgefühl oder die Unterstützung durch den Partner oder Angehörige. Als Folge der

Bereitschaft erfährt dieser Mensch eine tiefe Selbstoffenbarung. Diese Offenbarung wird durch eine dramatische Selbsterkenntnis charakterisiert, ein Zusich-selbst-Kommen; der Mensch wird von einem neuen Verständnis der Realität erschüttert. Der Offenbarung folgt eine Veränderung des Glaubenssystems über persönliche Kraft, die dem Einzelnen hilft, eine Veränderung der Lebensweise zu vollziehen und aufrechtzuerhalten. Ein Mensch, der keine Offenbarung erfährt, bleibt dem anfänglichen Muster von angestrebter Veränderung und Rückfall verhaftet. Offenbarung schien die zentrale Variable des Veränderungsprozesses zu sein" (S. 45).

Um die Zuverlässigkeit dieser neuen Theorie zu evaluieren, wurden alle Daten daraufhin überprüft, ob sie in eine bestimmte Matrix passten. Es wurden Kategorien für die Matrix entwickelt und Richtlinien aufgestellt, die bestimmten, ob Daten in eine bestimmte Kategorie aufgenommen werden sollten. Jeder Teilnehmer war in der Matrix vertreten. Wenn ein Teilnehmer mehr als eine Veränderung seiner Lebensweise vorgenommen hatte, wurde jede Veränderung separat in der Matrix dargestellt. Die Matrix wird in Tabelle 11.1 abgebildet.

Zählung   Qualitativ Forschende vermeiden in der Regel die Verwendung von Zahlen. Wenn jedoch Qualitätsbeurteilungen durchgeführt werden, kommen durchaus auch Zählungen vor. Bei der Beschreibung eines Musters kann die Forschende zum Beispiel beobachten, ob ein bestimmtes Muster oft bzw. häufiger als andere auftritt. Etwas wird als wichtig oder signifikant erachtet. Diese Beurteilungen werden zum Teil mittels Zählung durchgeführt. Wird eine Zählung eingesetzt, sollte das notiert und sorgfältig geplant werden. Zählungen können Forschenden dabei helfen, zu erkennen, welche Daten sie haben, eine Hypothese zu verifizieren und aufrichtig zu bleiben. Qualitativ Forschende arbeiten mit Einsicht und Intuition, ihre Schlussfolgerungen können jedoch falsch sein. Es ist grundsätzlich einfacher, bestätigende Belege zu finden als nicht bestätigende. Erkenntnisse mit Hilfe von Zahlen miteinander zu vergleichen kann eine sinnvolle Methode der Verifizierung sein (Miles & Huberman 1994).

Unterrichtsübung zur Beschreibung von qualitativen Forschungsergebnissen Die Seminarteilnehmer untersuchen in Gruppen Daten, die sie aus den oben beschriebenen Beobachtungen, Interviews und der Sammlung von Textmaterial gewannen. Es sollen Kodes und Bemerkungen angewandt werden, um den Inhalt zu verstehen. Anhand der Kodes sollen die Seminarteilnehmer eine Matrix entwickeln. Die Ergebnisse werden den anderen Seminarteilnehmern vorgestellt, und es werden Unterschiede und Gemeinsamkeiten bei den Ergebnissen der einzelnen Gruppen untersucht.

11.3.4.2 Analyse

Eine Analyse, bei der bestimmte Methoden eingesetzt werden, um die Daten zu transformieren, ist mehr als eine Beschreibung. Mit diesem Prozess baut die Forschende die Daten über die Beschreibung hinaus aus. Anhand der Analyse macht sie wichtige Merkmale ausfindig und beschreibt wechselseitige Beziehungen zwischen diesen Merkmalen (Wolcott 1994). Während des Analysevorgangs liegt der Schwerpunkt auf der Identifizierung von Themen und

Mustern in den Daten. Die Kodierung, die zuvor für die Beschreibung verwendet wurde, kann auch dazu dienen, die Daten zu erweitern, zu transformieren und neu zu konzeptionalisieren, wodurch Möglichkeiten für vielfältige Analysen geschaffen werden. Coffey und Atkinson (1996) weisen darauf hin, „dass man beim Lesen von Datenauszügen bestimmte Ereignisse, Schlüsselwörter, Prozesse oder Merkmale entdecken kann, die den Kern der Sache treffen" (S. 31).

Memos werden verwendet, um Erkenntnisse oder Ideen festzuhalten, die mit den Notizen, Transkripten oder Kodes zusammenhängen. Sie veranlassen die Forschende zu theoretischen Betrachtungen und sind weniger faktisch als konzeptionell. Sie können beispielsweise einzelne Daten miteinander verbinden oder bestimmte Einzeldaten als Beispiel für ein Konzept heranziehen. Ein Memo kann entweder zum eigenen Gebrauch oder auch für einen anderen an der Studie Beteiligten geschrieben werden. Es ist wichtig, gewonnene Erkenntnisse zu bewerten und rasch niederzuschreiben. Wann immer einem eine Idee in den Sinn kommt, sollte sie gleich schriftlich festgehalten werden, auch wenn sie noch vage und nicht durchdacht ist. Selbst wenn man glaubt, dass einem die Idee so klar ist, dass sie auch zu einem späteren Zeitpunkt aufgeschrieben werden kann, kommt es dennoch häufig vor, dass der Gedanke verblasst und sich nicht mehr rekonstruieren lässt. Memos sollten stets datiert, entsprechend ihres übergeordneten Konzepts tituliert und anhand von Kodes den Feldnotizen *(field notes)* oder Unterlagen zugeordnet werden, die diese Ideen hervorriefen (Miles & Huberman 1994).

Geschichtenerzählen Während der Beobachtungen und Interviews nimmt die Forschende möglicherweise Geschichten auf, die von den Teilnehmern erzählt werden. Banks-Wallace (1998) beschreibt eine Geschichte als „ein Ereignis oder eine Reihe von Ereignissen, denen durch zeitliche und räumliche Begrenzungen eine Form verliehen wird und die unter Verwendung von Sprache, also mündlich oder mittels einer Gebärdensprache, anderen mitgeteilt werden. Das *Geschichtenerzählen* ist der Vorgang oder die Interaktion, in dem bzw. in der Geschichten mitgeteilt werden. Die Menschen, die eine Geschichte erzählen *(storytellers)* und jene, denen eine Geschichte erzählt wird *(storytakers)*, sind die wichtigsten Komponenten des Geschichtenerzählens" (S. 17).* Geschichten können das Verständnis eines beachtenswerten Phänomens fördern. Bei einigen qualitativen Studien kann sich die Forschung auf das Sammeln von Geschichten konzentrieren. Frank (2000) beschreibt das Sammeln von Erzählungen über Krankheiten. Das systematische Zusammentragen von Geschichten ermöglicht es den Anbietern von Gesundheitsleistungen, das Geschichtenerzählen als wichtiges Mittel weiterzuentwickeln, um Einsichten zu vertiefen und gesundheitsorientierte Verhaltensweisen von Patienten zu fördern. So untersuchte zum Beispiel Nwoga (1997), wie afro-amerikanische Mütter Geschichten einsetzen, um ihre jugendlichen Töchter über ihre Sexualität aufzuklären. Die Geschichten, die diese Mütter verwenden und die Nwoga festhielt, könnten anderen Müttern dabei helfen, ihren Töchtern den Umgang mit sexuellen Fragen zu erleichtern.

---

* Anmerkung der Gutachterin: Eine Geschichte braucht einen Sender und einen Empfänger, um überhaupt existieren zu können.

Coffey und Atkinson (1996) diskutieren die Bedeutung des Geschichtensammelns in qualitativen Studien:

„Eine Geschichte stellt ein nahe liegendes Ausdrucksmittel für Gesellschaftsmitglieder dar, die sich mit einem Fremden (zum Beispiel einem Forscher) unterhalten und dabei wichtige Erfahrungen und Ereignisse wiedergeben. Geschichten erfüllen eine Vielzahl von Funktionen. Menschen erinnern sich und ordnen ihre Biographie oder ihre Erinnerungen häufig in Form von mehreren aufeinander folgenden narrativen Episoden, das heißt als eine Reihe von Geschichten, die durch Schlüsselereignisse gekennzeichnet sind. Ebenso stellt das Erzählen und Wiedererzählen von Geschichten und Legenden durch Mitglieder bestimmter sozialer Gruppen oder Organisationen eine Möglichkeit dar, das kulturelle Erbe bzw. die Grundlagen einer Kultur weiterzuvermitteln. Erfolgsstorys oder Geschichten über wichtige Anführer oder Persönlichkeiten sind vertraute Genres, mittels derer ein kollektives Verständnis von der Kultur einer Organisation bewahrt wird. Auch der Gebrauch von Schauergeschichten und moralischen Fabeln im gesellschaftlichen und beruflichen Umfeld ist gründlich nachgewiesen. Besonders gut dokumentiert sind Geschichten aus dem medizinischen Umfeld (Atkinson 1992, Dingwall 1977). Hier werden Erzählungen über professionelle Inkompetenz benutzt, um warnend auf das hinzuweisen, ‚was man nicht tun darf‘, und was passieren wird, wenn einem Fehler unterlaufen. (…) Erzählungen sind auch ein gängiges Mittel, um besonders heikle und traumatische Ereignisse nachzuerzählen und somit besser mit ihnen umzugehen" (S. 56)

Die narrative Analyse ist eine qualitative Methode, um Geschichten bezüglich ihres formalen Aufbaus zu analysieren. Mit Hilfe dieser Methode „enthüllt" die Forschende die Struktur einer Geschichte, die sich aus einer Reihe von Ereignissen mit einem Anfang, einem Mittelteil und einem Ende zusammensetzt. Geschichten haben ihre eigene Logik und sind zeitlich bedingt (Coffey & Atkinson 1996, Denzin 1989). Die Strukturen können auch dazu verwendet werden, um festzustellen, wie Menschen eine Geschichte erzählen, wie sie den Ereignissen, die sie beschreiben, Form geben, wie sie argumentieren, wie sie Ereignisse „verpacken" und darauf reagieren und wie sie ihre Geschichten dem Publikum vermitteln. Die Struktur, die – gemäß Coffey und Atkinson (1996, S. 58) – zur narrativen Analyse verwendet wird, ist folgende:

Struktur	Frage
Abstract	Worum geht es hier?
Orientierung	Wer? Was? Wann? Wo?
Komplikation	Was passierte dann?
Evaluierung	Also?
Resultat	Was geschah letztendlich?
Koda	Schluss der Erzählung

Der Abstract leitet die narrative Analyse ein, indem es die Kernaussage der Geschichte zusammenfasst oder die theoretische Behauptung vorstellt, die die narrative Analyse veranschaulicht. Die Orientierung bietet eine Einführung in die wichtigsten Ereignisse der Geschichte. Die Komplikation führt die narrative Analyse fort und beschreibt die Umstände, die sich aus dem Ereignis ergeben und aus ihm eine Geschichte machen, wobei sie fragt: Und was geschah dann? Die Evaluierung ist der Kernpunkt der narrativen Analyse, dem das Resultat folgt, das das Ergebnis bzw. die Lösung der Ereignisse darstellt. Die Koda beendet die Geschichte und bietet einen Übergang zu anderen Themen.

Die narrative Analyse kann soziale Handlungen fokussieren, die im Text verankert sind, oder die Wirkweisen der Geschichte untersuchen. Geschichten dienen einem Zweck, das heißt, sie bringen ein Argument vor oder haben eine Moral. Sie können Erfolgsstorys sein oder daran erinnern, was man tun soll oder wie man nicht sein soll, mit Anweisungen, wie man dem in der Geschichte beschriebenem Schicksal entgehen kann. Der Zweck der Geschichte kann der Ausgangspunkt für eine umfassendere narrative Analyse sein. Die narrative Analyse kann mehrere Geschichten über wichtige Lebensereignisse untersuchen und so ein tieferes Verständnis der Auswirkungen dieser Ereignisse bewirken. Sie kann dabei helfen, die Beziehung zwischen gesellschaftlichen Prozessen und individuellen Lebensgeschichten zu begreifen, oder sie kann dazu dienen, kulturelle Werte, Bedeutungen und persönliche Erfahrungen zu verstehen. Aspekte im Zusammenhang mit Macht, Dominanz und Opposition können untersucht werden. Geschichten können Gruppen, die zum Schweigen gebracht wurden, eine Stimme verleihen (Coffey & Atkinson 1996).

Eine Kodierung wird bei der narrativen Analyse nicht verwendet, denn sie unterteilt die Daten in einzelne Segmente und eignet sich daher nicht zur Analyse einer Geschichte. Die Forscherin könnte den Umstand aus den Augen verlieren, dass die Teilnehmer einen Bericht oder eine Erzählung von Ereignissen liefern.

Qualitativ Forschende können wählen, ob sie die Ergebnisse ihrer Studie in Form einer Geschichte mitteilen möchten, was eine machtvolle Art der Argumentation sein kann. Eine Geschichte kann aus einer Vielzahl von Perspektiven erzählt werden: Sie kann einer chronologischen Ordnung folgen oder die Reihenfolge einhalten, in der die Geschichte ursprünglich präsentiert wurde, sie kann progressive Aspekte fokussieren oder ein wichtiges Ereignis in der Geschichte in den Mittelpunkt stellen, sie kann den Plot und die Protagonisten wie in einem Theaterstück beschreiben, sie kann einem analytischen Bezugsrahmen folgen oder verschiedene Versionen desselben Ereignisses aus der Perspektive mehrerer Betrachter darstellen oder aber sie kann in Form einer Kriminalgeschichte verfasst werden und so Problemlöser ansprechen.

11.3.4.3 Interpretation

Bei der Interpretation bietet die Forscherin ihre Deutung dessen an, was passiert. Außer den Dingen, die sich mit Sicherheit feststellen lassen, steht das Verständnis und die Erklärung im Zentrum der Interpretation (Coffey & Atkinson 1996, Wolcott 1994). Die Interpretation kann sich auf den Nutzen der Ergebnisse für die klinische Praxis konzentrieren oder sich in Richtung einer Theoriebildung bewegen.

Im Verlauf der Studie beginnen sich Beziehungen zwischen Kategorien, Teilnehmern, Handlungen und Ereignissen abzuzeichnen. Die Forschende entwickelt ein Gefühl dafür, welche Beziehungen verwendet werden können, um

Teil-nehmer-nummer	Veränderung des Lebensstils	Problembewusstsein	Rückfall
1	Überessen*	In der achten Klasse wurde mir klar, dass ich überge-wichtig war. Ich muss etwas für mich selbst tun.	Ich habe keine Zeit, mich darum zu kümmern. Ich habe Charakterfehler. Ich wollte mich nicht an-strengen, um dann doch zu versagen.
2	Überessen*	Ich fühle mich unwohl und bin kurzatmig.	Ich habe alle neuen Diäten ausprobiert. Mein Ehepartner hat mich in meinem Versagen unterstützt, aber wir sind beide willens-schwach.
	Alkohol	Keines	Keiner
	Rauchen	Ich habe einen schlimmen Husten.	Ich habe zwei gescheiterte Versuche hinter mir, mit dem Rauchen aufzuhören.
3	Überessen*	Essen ist eine Sünde – ich liebe es, ich hasse es. In der Gruppe war ich obsessiv/kompulsiv in meinem Essverhalten.	Ich habe viele, viele Rück-schläge hinter mir. Essen kontrolliert mich völlig. Ich habe wenig Selbstkontrolle. Ich habe verschiedene Grup-pen ausprobiert; mir gefällt die Unterstützung, aber ich verliere trotzdem den Mut.

Bereitschaft	Offenbarung	Überzeugungs-wandel	Ergebnisse bezüglich des Verhaltens	Prognose für zukünftiges Verhalten
Mein Ehemann hat mich unterstützt. Ich habe eine Freundin, die mich zu den Treffen begleitet. Die Teilnehmer in der Gruppe waren aufrichtig. Ich möchte leben. Der Erfolg der anderen in der Gruppe war inspirierend.	Ich kann meine Kraft, gemeinsam mit der Kraft, die mir Gott gibt, nutzen, um den Dämon Über-essen zu be-zwingen.	Die Arbeit mit Gott verleiht mir Kraft. Das gibt mir Power, und die kann ich gebrauchen.	27 kg Ge-wichtsverlust, 4,5 Monate gehalten, zuversichtlich, dass der Erfolg anhalten wird.	Wird durchhalten
Ich erhielt Hilfe vom Ehepartner. Ich erhielt Hilfe von der Gruppe.	Mir wurde klar, wenn diese Frau das schafft, dann schaffe ich das auch.	Ich muss nicht mehr essen, um glücklich zu sein.	34 kg Ge-wichtsverlust, 1 Jahr lang gehalten	Wird durchhalten
Ich erhielt Unterstüt-zung vom Ehepartner. Ich habe ein geringes Selbstwertgefühl. Ich erhielt Unterstüt-zung von der Gruppe – ich ging bereitwillig zu den Treffen, ohne Er-wartungen.	Mich traf die Erkenntnis, dass ich mich nicht mehr mochte.	Ich habe per-sönliche Macht. Ich habe Unter-stützung in der Gruppe gefun-den.	Alkohol-abstinenz	Wird durchhalten
Die Gesundheit meines Vaters war schlecht. Ich hatte einen schlimmen Husten. Ich wollte wirklich aufhören.	Keine	Ich kann das selbst schaffen (Kraft aus dem Alkoholproblem geschöpft).	Über mehrere Jahre hinweg nicht geraucht.	Wird durchhalten
Ich habe ein geringes Selbstwertgefühl. Ich mache mir Sorgen um mein Kind. Die Gruppe gibt mir Hoffnung und Kraft. Ich bin deprimiert, ich hasse mein Leben. Wenn es mir gut geht, ist auch alles andere in Ordnung.	Keine	Keiner	Wiederholte Rückfälle	Eskalation der Bereit-schaft, zu essen.

→

Teil-nehmer-nummer	Veränderung des Lebensstils	Problembewusstsein	Rückfall
4	Überessen*	Seit ich ein kleines Kind war, bin ich immer ein fettes Schwein und introvertiert gewesen.	Ich wollte eine Wunderkur ohne Verantwortung.
5	Rauchen*	Ich hatte es satt. Es war ein enormer Druck.	Ich kann mit niemanden über dieses Problem sprechen, kein Schulterklopfen, keine Unter-stützung in der Gruppe. Ich bin ein Versager.
	Alkohol	Ich versteckte mich. Ich hielt das Problem vor meiner Familie geheim.	Keiner
6	Rauchen*	Ich dachte daran, etwas zu ändern. Ich habe Angst, bin wütend. Ich brauche etwas, das mir Halt gibt. Mein Körper und meine Gesundheit ver-ändern sich. Es ist ekelhaft. Ich bin unentschlossen	Ich machte es, wie es mir pass-te. Einmal habe ich aufgehört, dann wieder angefangen. Ich will, dass mir andere helfen.

Bereitschaft	Offenbarung	Überzeugungswandel	Ergebnisse bezüglich des Verhaltens	Prognose für zukünftiges Verhalten
Ich war depressiv und hatte Selbstmordgedanken. Ich finde in meinem Leben nur wenig Erfüllung. Ich bin eine miserable, verletzende Person, und ich habe keinen Bezug zu mir selbst. Ich habe ein geringes Selbstwertgefühl. Ich trat der Gruppe bei, weil ich Angst vor dem Tod hatte. Die Gruppe inspirierte mich, ich bin nicht mehr allein.	Mir wurde klar, dass ich mein Leben kontrollieren kann und dass es völlig in Ordnung ist, Hilfe bei anderen zu suchen. Auf einmal passten die Dinge zusammen.	Habe meine höhere Macht um Kraft und Hilfe gebeten (höhere Macht – Gott – Inneres Selbst). Essen kontrollierte mich völlig; jetzt kann *ich* es kontrollieren; ich bin stolz auf mich.	Gewichtsreduzierung von 29 kg über acht Monate gehalten, braucht weiterhin die Unterstützung der Gruppe, sucht Bestätigung von anderen.	Erfolg, wenn die Unterstützung durch die Gruppe andauert.
Ich trete Gruppen bei, um Menschen zu treffen, die sich in ähnlichen Situationen befinden.	Keine	Keiner	Ich fand nie die Gruppen unterstützung, die ich suchte. Ein weiterer Rückfall.	Erfolg – mit der richtigen Gruppe.
Ich spüre die Besorgnis und Liebe der jüngeren Schwester.	Ich war erschüttert von der Besorgnis meiner kleinen Schwester. Ich wusste plötzlich, dass ich Hilfe brauchte.	Ich brauche Hilfe um jeden Preis. Die Unterstützung der Gruppe wird helfen; bin einer Gruppe, die seit 3 bis 4 Jahren besteht, beigetreten. Ich mache schriftliche Zusagen.	Trockener Alkoholiker, keine Rückkehr zum früheren Verhalten, Veränderung über drei Jahre durchgehalten.	Wird durchhalten
Ich greife nach allem, was mir Halt gibt, spreche mit anderen darüber; wenn du einmal damit angefangen hast, musst du weitermachen.	Keine	Keiner	Vier Tage lang nicht geraucht; hat der Familie oder Freunden nichts erzählt, hat Angst, zu versagen.	Rückfall →

Teil-nehmer-nummer	Veränderung des Lebensstils	Problembewusstsein	Rückfall
7	Rauchen*	Es ist teuer. Es ist ekelhaft. Ich riskiere, im Mund an Krebs zu erkranken.	Ich habe viele Versuche unternommen. Ich bin wütend. Ich möchte nicht aufhören.
	Alkohol	Ich versteckte die Flaschen. Ich war ein heimlicher Trinker.	Ich habe sechs Jahre lang versucht, damit aufzuhören. Ich bin selbst an allem schuld.

vorläufige theoretische Behauptungen zu formulieren. Aussagen und theoretische Behauptungen können auf Karteikarten festgehalten und in Kategorien eingeteilt oder in den Computer eingegeben werden (Miles & Huberman 1994).

Anhand der Informationen aus der Matrix in Tabelle 11.1 entwickelte Marsh (1990) die folgenden Interpretationen:

„Die Teilnehmer 1, 2 und 4 erfuhren im Zusammenhang mit dem Problem des Überessens eine Offenbarung, der ein Überzeugungswandel folgte. Jeder dieser Teilnehmer hatte 27 bis 34 kg verloren und das reduzierte Gewicht über einen Zeitraum von 4,5 Monaten bis zu einem Jahr hinweg gehalten. Teilnehmer 3 erfuhr keine Offenbarung und hatte keinen Erfolg beim Abnehmen. Die Matrix zeigte Muster in den Daten auf, die sonst vielleicht übersehen worden wären" (S. 45).

So nahm Marsh beispielsweise an, dass der eingetretene Überzeugungswandel zugleich eine Veränderung der Einstellung zur Gesundheit war. Die Matrix machte dagegen deutlich, dass diese Veränderung eher durch persönliches „Empowerment" erfolgte und die Einstellung zur eigenen Person, nicht zur Gesundheit betraf.

Während die Daten gesammelt und analysiert werden, erwirbt die Forscherin ein zunehmendes Verständnis für die Dynamik des Prozesses, den sie untersucht. Dieses Verständnis könnte man als eine vorläufige Theorie bezeichnen. Die ersten vorläufigen Theorien sind häufig vage und eher schlecht als recht zusammengestückelt; manche sind schlichtweg falsch. Die beste Art, eine vorläufige Theorie zu verifizieren, ist, mit anderen darüber zu sprechen, insbesondere mit Informanten, die der Forschenden spezifische Angaben zur Studiensituation liefern. Die Informanten haben oft ihre eigenen vorläufigen

Bereitschaft	Offenbarung	Überzeugungs-wandel	Ergebnisse bezüglich des Verhaltens	Prognose für zukünftiges Verhalten
Ich möchte die Hilfe der Gruppe. Die Unterstützung meines Sohnes hilft. Ich mache mir Sorgen über die Auswirkungen des Rauchens auf meine Enkelkinder. Ich habe ein geringes Selbstwertgefühl.	Keine	Keiner	Rückfall	Immer wieder Rückfalle
	Mir wurde klar, dass das niemand für mich übernehmen konnte; ich könnte es selbst schaffen.	Nur ich allein kann etwas verändern.	Sechs Jahre Alkohol-abstinenz.	Wird durchhalten

Tab. 11.1: Prozessorientierte Matrix über Veränderungen des Lebensstils.

* Veränderung hat erst vor kurzem stattgefunden. Aus: Advance in Nursing Science 12/3, 51–52. Nachdruck mit freundlicher Genehmigung von Aspen Publishers, Inc.© 1990.

Theorien, die sie jedoch nie deutlich zum Ausdruck brachten. Die vorläufige Theorie sollte in Form einer Grafik bzw. eines Modells dargestellt werden. Die Entwicklung eines sinnvollen Modells für eine vorläufige Theorie ist schwierig und erfordert viel Arbeit.

Die Validität von Voraussagen, die im Rahmen einer vorläufigen Theorie getroffen wurden, muss überprüft werden. Jedoch ist es relativ schwierig, effektive Methoden dafür zu finden. Voraussagen werden in der Regel gegen Ende einer Studie getroffen. Da die Erkenntnisse häufig kontextspezifisch sind, müssen die Voraussagen an derselben oder an einer ähnlichen Stichprobe getestet werden. Eine mögliche Strategie besteht darin, Ergebnisse vorauszusagen, welche ungefähr sechs Monate nach Abschluss der Studie zu erwarten sind. Nach sechs Monaten können diese Voraussagen zur Überprüfung an die ehemaligen Informanten geschickt werden. Man kann fragen, ob die Voraussagen zutreffend sind und ob die Erklärungen, weshalb man davon ausging, dass die vorausgesagten Ereignisse eintreten würden, stimmen (Miles & Huberman 1994).

In der Regel fällt es Menschen leicht, Muster, Themen und Erscheinungsformen ihrer Beobachtungen zu identifizieren. Schwieriger ist es, einen *wirklichen* wissenschaftlichen Nachweis für ein Muster zu erbringen, und dabei offen zu bleiben für wissenschaftliche Belege, die die eigenen Annahmen nicht bestätigen. Jedes ausfindig gemachte Muster sollte von der Forscherin selbst und von anderen einer skeptischen Prüfung unterzogen werden (Miles & Huberman 1994). Morse und Field (1995) bemerken in diesem Zusammenhang Folgendes:

„Die Forschende muss zwischen repräsentativen Fällen und anekdotischen Fällen unterscheiden. Repräsentative Fälle treten regelmäßig auf und umfassen die Bandbreite an Verhaltensweisen, die innerhalb einer Kategorie beschrieben werden. Der anekdotische Fall ist weniger häufig und stellt nur eine kleine Bandbreite an Ereignissen dar, die für eine größere Gruppe atypisch sind. (…) Negative Fälle sind jene Episoden, die eine neue Theorie oder theoretische Behauptungen klar widerlegen. Negative Fälle sind wichtig, da sie helfen, weitere ursächliche Merkmale zu klären, die das untersuchte Phänomen beeinflussen" (Denzin 1978, S. 139).

Während der Analyse erscheint eine Schlussfolgerung häufig plausibel, sie scheint zu passen und einen Sinn zu ergeben. Wenn man eine Forschende fragt, wie sie zu diesem Schluss gekommen ist, ist die Antwort häufig: „Es erschien mir einfach richtig." Dieses intuitive Gefühl ist wichtig, sowohl in der quantitativen als auch in der qualitativen Forschung. Jedoch reicht Plausibilität allein nicht aus. Daran muss sich die systematische Analyse anschließen. Erst hat man eine Intuition – dann muss man sich an die sorgfältige Untersuchung der Daten machen, um die Validität dieser Intuition zu verifizieren (Miles & Huberman 1994).

11.3.5 Exaktheit in der qualitativen Forschung

Wissenschaftliche *Exaktheit (Rigor)* wird geschätzt, weil sie mit einem höheren Wert der Forschungsergebnisse assoziiert wird, und Studien werden auf der Grundlage ihrer Exaktheit kritisch beurteilt. Qualitative Forschungsmethoden werden häufig wegen mangelnder Exaktheit kritisiert; jedoch ist diese Kritik vermutlich darauf zurückzuführen, dass die Regeln, die entwickelt wurden, um quantitative Studien zu beurteilen, auch zur Beurteilung der Exaktheit von qualitativen Studien verwendet wurden. Morse (1999a), eine allgemein bekannte Wissenschaftlerin auf dem Gebiet qualitativer Forschungsmethodologie, bemerkte einmal in einer Diskussion über Validität und Reliabilität von qualitativer Forschung:

„Ich frage mich, warum nicht über Reliabilität und Validität gesprochen wird, und warum diese Begriffe aus der nordamerikanischen Literatur verschwunden zu sein scheinen. Laut meinem Lexikon sollte ihnen größte Beachtung zukommen und sie sollten im Zentrum einer jeden Studie stehen. Ich stimme darin überein, dass sie in quantitativen Texten auf sehr strenge Weise umgesetzt worden sind, und dass diese Richtlinien wenig sachdienlich sind, was die qualitative Forschung angeht. Das bedeutet aber nicht, dass sie nicht verwendet werden sollen. Sie sollten vielmehr auch weiterhin so funktionalisiert werden, dass sie die Anforderungen und Bedingungen der qualitativen Forschung erfüllen" (S. 717).

Exaktheit muss für die qualitative Forschung anders definiert werden, da das gewünschte Ergebnis ein anderes ist (Burns 1989, Dzurec 1989, Morse 1989, Sandelowski 1986). In der quantitativen Forschung bedeutet Exaktheit Einschränkung, Präzision und Objektivität und bringt eine strenge Einhaltung des Forschungsdesigns und präzise statistische Analysen mit sich. In der qualitativen Forschung wird Exaktheit dagegen mit Offenheit, der skrupellosen Einhaltung einer philosophischen Haltung, Sorgfalt bei der Datensammlung und der Berücksichtigung aller Daten in der subjektiven Phase der Theorieentwicklung assoziiert. Die Evaluierung der Exaktheit einer qualitativen Studie basiert zum Teil auf der Logik der neuen, entstehenden Theorie sowie der Klarheit, mit der sie das untersuchte Phänomen beleuchtet. Ein Mangel an Exaktheit in der qualitativen Forschung ist auf Probleme zurückzuführen, wie die inkonsequente Anwendung des philosophischen Ansatzes, das Festhalten an alten Ideen, die Verwendung schlecht entwickelter Methoden, zu wenig Engagement bei der Datensammlung, schlechte Beobachtungen, keine sorgfältige Berücksichtigung aller Daten und die unangemessene Verwendung von Daten für die Theorieentwicklung.

11.4 Entscheidungspfade

Die Glaubwürdigkeit von qualitativer Datenanalyse wird in manchen Fällen von der wissenschaftlichen Allgemeinheit ernsthaft in Frage gestellt. Die Bedenken, die zur Sprache kommen, hängen mit der Unmöglichkeit zusammen, die Ergebnisse einer Studie zu replizieren, selbst wenn der gleiche Datensatz verwendet wird. In Reaktion auf diese Bedenken haben sich einige qualitativ Forschende darum bemüht, Strategien zu entwickeln, anhand derer andere Forschende, die den gleichen Datensatz verwenden, die Logik der ersten Forscherin nachvollziehen und zu den gleichen Ergebnissen gelangen können. Miles und Huberman (1994) bezeichnen diese Strategie als einen *Entscheidungspfad*, Guba und Lincoln (1982) wiederum sprechen von *Nachprüfbarkeit*.

Die Entwicklung eines Entscheidungspfades erfordert, dass die Forscherin Entscheidungsregeln für die Kategorisierung von Daten, für die Entwicklung von Hierarchisierungen oder für das Fällen von Urteilen, aufstellt. Eine Entscheidungsregel könnte beispielsweise besagen, dass eine gesammelte Information in eine bestimmte Kategorie eingeordnet werden soll, wenn sie bestimmte Kriterien erfüllt. Eine andere Entscheidungsregel könnte sein, dass eine beobachtete Interaktion als ein Beispiel für eine neue theoretische Erklärung betrachtet werden kann, wenn sie bestimmte Kriterien erfüllt. Alle Entscheidungsregeln, die in der Datenanalyse verwendet wurden, werden schriftlich festgehalten. Alle Rohdaten werden gespeichert, so dass sie jederzeit einsehbar sind. Im Verlauf der Analyse dokumentiert die Forschende die Daten, die Entscheidungsregeln, auf der die jeweiligen Entscheidungen basierten, sowie die Überlegungen hinter jeder dieser Entscheidungen. Auf diese Weise werden wissenschaftliche Belege zur Rechtfertigung der Schlussfolgerungen und der neu entwickelten Theorie überliefert und jederzeit abrufbar gemacht (Burns 1989). Marshall (1984, 1985) warnt jedoch davor, die Stärken der qualitativen Forschung durch eine übertrieben mechanisierte Datenanalyse zu unterminieren. Marshall und Rossman (1989) verleihen ihrer Besorgnis Ausdruck, dass eben durch diese Bemühungen, die Validität zu steigern, „das Ungewöhnliche, Unvorhersehbare [in der qualitativen Forschung] verloren gehen wird – das Rätselhafte, das – wenn es gezielt angestrebt würde – eine Umgestaltung des gesamten Forschungsunterfangens verlangen würde" (S. 113). In der Regel sind Entscheidungspfade nicht Teil der veröffentlichten Studie. Der Autor kann aber darauf hinweisen, dass ein Entscheidungspfad gegebenenfalls bei der Forscherin erfragt werden kann.

ZUSAMMENFASSUNG

Qualitative Forschung ist ein systematischer, subjektiver Ansatz, um Lebenserfahrungen zu beschreiben und ihnen Bedeutung zu verleihen. Die Terminologie, die in der qualitativen Forschung verwendet wird, und die argumentativen Methoden unterscheiden sich von den eher traditionellen quantitativen Forschungsmethoden und reflektieren andere philosophische Ausrichtungen. Bei der qualitativen Forschung steht das Verständnis des Ganzen im Mittelpunkt, was mit der holistischen Philosophie der Pflege korrespondiert. Die qualitativen Ansätze basieren auf einer Weltsicht, die die folgenden Überzeugungen vertritt: 1. Es gibt nicht die „eine" Realität, sondern viele verschiedene Realitäten, und 2. Was wir wissen, hat nur in einem bestimmten Kontext oder in einer bestimmten Situation eine Bedeutung.

Bezugsrahmen werden in der qualitativen Forschung anders verwendet als in der quantitativen Forschung, da das Ziel nicht in der Überprüfung von Theorien besteht. Nichtsdestotrotz wird jede Art von qualitativer Forschung von einer bestimmten Philosophie angeleitet. Die Daten aus qualitativen Studien sind subjektiv und reflektieren die Wahrnehmungen und Überzeugungen der Forschenden und der Teilnehmer. In diesem Kapitel stellten wir vier qualitative Forschungsansätze vor, die üblicherweise in der Pflege verwendet werden: phänomenologische Forschung, Grounded-Theory-Forschung, ethnographische und historische Forschung. Der Zweck der phänomenologischen Forschung besteht darin, auf phänomenologische Weise die Erfahrungen der Studienteilnehmer zu beschreiben – so, wie sie sie leben. Grounded-Theory-Forschung basiert auf der Theorie der symbolischen Interaktion, die untersucht, wie Menschen Realität definieren und auf welche Weise ihre Überzeugungen mit ihren Handlungen zusammenhängen. Ethnographische Studien dienen dazu, Menschen zu verstehen: ihre Lebensweisen, Überzeugungen und die Anpassung an eine sich verändernde Umwelt. Die primären Fragen, die sich die historische Forschung stellt, sind: Woher kommen wir? Wer sind wir? Und wohin gehen wir?

In gewisser Weise unterscheiden sich die Methoden, die in der qualitativen Forschung angewandt werden, gar nicht so sehr von denen in quantitativen Studien. Die Forscherin muss einen Forschungsgegenstand auswählen, das Problem bzw. die Frage stellen, die Signifikanz der Studie rechtfertigen, die Studie entwerfen, Datenquellen und Teilnehmer bestimmen, sich Zugang zu den Datenquellen verschaffen, Teilnehmer oder andere Studienquellen auswählen, Daten sammeln, die Daten beschreiben, analysieren und interpretieren und einen schriftlichen Bericht über die Ergebnisse verfassen. Manche Methoden sind für alle qualitativen Studien kennzeichnend, manche wiederum werden nur bei bestimmten qualitativen Forschungstypen verwendet. Die Forschungsobjekte werden in qualitativen Studien als Teilnehmer bezeichnet. Die Beziehung zwischen der Forschenden und den Teilnehmern ist kollegial. Die Beschaffenheit dieser Beziehung hat zu- ➔

gleich Auswirkungen auf die Datensammlung und -interpretation. Die Forscherin beeinflusst die Teilnehmer auf vielfältige Weise – und wird zugleich von ihnen beeinflusst. Ihre Ziele müssen mit denen der Teilnehmer übereinstimmen. Wenn die Forschende zum Beispiel eine Veränderung der Verhaltensweisen der Teilnehmer wünscht, muss dies auch der Wunsch der Teilnehmer sein.

Die gängigsten Methoden der Datensammlung in qualitativen Studien sind Beobachtung, Interviews sowie die Untersuchung von Textdaten. Datensammlung und qualitative Datenanalyse finden in der Regel gleichzeitig statt, nicht nacheinander, wie das in der quantitativen Forschung der Fall ist. Das bedeutet, dass die Forschende versucht, die Daten gleichzeitig zu sammeln, zu ordnen und zu interpretieren. Die qualitative Datenanalyse findet in drei Schritten statt: Beschreibung, Analyse und Interpretation. Das Beschreibungsstadium ist bei qualitativen Studien entscheidender als bei quantitativen. Die Forschenden werden dazu angehalten, so lange wie möglich in der Beschreibungsphase zu verweilen, bevor sie zur Analyse und Interpretation übergehen. Zu Beginn einer qualitativen Studie muss sich die Forschende mit den Daten vertraut machen. Dazu muss sie Notizen und Transkripte lesen und wieder lesen, sich Beobachtungen und Erfahrungen in Erinnerung rufen, Tonbänder anhören und Videos anschauen, bis sie regelrecht in die Daten eintaucht. Während der Datenanalyse findet eine dynamische Interaktion zwischen der Forscherin selbst und den Daten statt, ungeachtet dessen, ob die Daten mündlich oder schriftlich kommuniziert werden. Während dieses Prozesses, der als reflexive Überlegung bezeichnet wird, analysiert die Forschende persönliche Gefühle und Erfahrungen, die die Studie beeinflussen könnten, und integriert dieses Verständnis in die Studie. Dieser Prozess erfordert die Bereitschaft zur Selbsterkenntnis.

Zu Beginn der Analyse konzentrieren sich die Bemühungen oftmals auf die Reduzierung großer Datenmengen, um die Untersuchung zu vereinfachen. Kodierung wird angewandt, um die Daten zu kennzeichnen oder in Kategorien einzuteilen. Ein Ansatz, um qualitative Daten zu beschreiben, ist die Verwendung von Datendisplays. Datendisplays sind stark komprimiert und ähneln den zusammenfassenden Tabellen statistischer Resultate in der quantitativen Forschung. Qualitativ Forschende tendieren dazu, die Verwendung von Zahlen zu vermeiden. Wird jedoch eine Zählung eingesetzt, so sollte diese vermerkt und geplant werden. Beurteilungen werden in der qualitativen Forschung zum Teil anhand von Zählungen getroffen. Die Analyse geht über die Beschreibung hinaus, indem sie Methoden verwendet, die die Daten transformieren. Die Forschende identifiziert bei der Analyse essenzielle Merkmale, beschreibt wechselseitige Beziehungen in den Daten und definiert die Themen und Muster. Geschichten, die im Verlauf der Datenanalyse gesammelt wurden, können mit Hilfe der narrativen Analyse ausgewertet werden. Bei der Interpretation liefert die Forscherin ihre Deutung der Geschehnisse. Im Mittelpunkt stehen das Verständnis der Daten und ihre Erklärung dessen, was nicht mit Sicherheit behauptet werden kann. Die Interpretation kann sich auf die Nützlichkeit der Ergebnisse für die klinische Praxis konzentrieren oder sich in Richtung Theoriebildung bewegen.

Qualitative Forschungsmethoden werden immer wieder wegen ihres Mangels an Exaktheit kritisiert; jedoch lässt sich diese Kritik vermutlich darauf zurückführen, dass die Richtlinien, die zur Beurteilung von quantitativen Studien entwickelt →

wurden, auch zur Beurteilung der Exaktheit von qualitativen Studien herangezogen werden. In der qualitativen Forschung wird Exaktheit dagegen mit Offenheit, der strikten Wahrung einer philosophischen Haltung, Sorgfalt bei der Datensammlung und der Berücksichtigung aller Daten in der subjektiven Phase der Theorieentwicklung assoziiert. Die Evaluierung der Exaktheit einer qualitativen Studie basiert zum Teil auf der Logik der neu entwickelten Theorie sowie der Klarheit, mit der sie das untersuchte Phänomen beleuchtet.

Die Glaubwürdigkeit der qualitativen Datenanalyse wird in manchen Fällen von der wissenschaftlichen Allgemeinheit ernsthaft in Frage gestellt. Die Bedenken, die zur Sprache kommen, hängen mit der Unmöglichkeit zusammen, die Ergebnisse einer Studie zu replizieren, selbst wenn der gleiche Datensatz verwendet wird. In Reaktion auf diese Bedenken haben einige qualitativ Forschende Strategien entwickelt – so genannte Entscheidungspfade – anhand derer andere Forschende, die den gleichen Datensatz verwenden, die Logik der ersten Forscherin nachvollziehen und zu den gleichen Schlussfolgerungen gelangen können. Die Entwicklung eines Entscheidungspfades erfordert von der Forschenden, dass sie Entscheidungsregeln aufstellt, anhand derer die Daten kategorisiert, Hierarchien entwickelt oder Beurteilungen getroffen werden können. Mit fortschreitender Analyse dokumentiert die Forscherin Daten und Entscheidungspfade, auf denen ihre Entscheidungen basierten, und die Überlegungen hinter jeder dieser Entscheidungen.

LITERATURVERZEICHNIS

Anderson, J.M. (1989). The phenomenological perspective. In J.M. Morse (Ed.), Qualitative nursing research: A contemporary dialogue (pp. 15–26). Rockville, MD: Aspen.

Artinian, B.A. (1988). Qualitative modes of inquiry. Western Journal of Nursing Research, 10(2), 138–149.

Atkinson, P. (1992). The ethnography of a medical setting: Reading, writing and rhetoric. Qualitative Health Research, 2(4), 451–474.

Baer, E.D. (1979). Philosophy provides the rationale for nursing's multiple research directions. Image, 11(3), 72–74.

Baker, H.M. (1997). Rules outside the rules for administration of medication: A study in new South Wales, Australia. Image: Journal of Nursing Scholarship, 29(2), 155–158.

Banks-Wallace, J. (1998). Emancipatory potential of storytelling in a group. Image: Journal of Nursing Scholarship, 30(1), 17–22.

Barker, K. & McConnell, W. (1962). The problems of detecting medication errors in hospitals. American Journal of Hospital Pharmacy, 19(8), 360–369.

Baumrind, D. (1980). New directions in socialization research. American Psychologist, 35(7), 639–652.

Benner, P. (1984). From novice to expert: Excellence and power in clinical nursing practice. Menlo Park, CA: Addison-Wesley.

Boyd, C.O. (2001). Phenomenology: The method. In P.L. Munhall (Ed.), Nursing research: A qualitative perspective (pp. 93–122). Sudbury, MA: Jones & Bartlett.

Burns, N. (1989). Standards for qualitative research. Nursing Science Quarterly, 2(1), 44–52.

Chenitz, W.C. & Swanson, J.M. (1986). Qualitative research using grounded theory. In W.C. Chenitz & J. M. Swanson (Eds.), From practice to grounded theory: Qualitative research in nursing (pp. 3–15). Menlo Park, CA: Addison-Wesley.

Christy, T.E. (1975). The methodology of historical research: A brief introduction. Nursing Research, 24(3), 189–192.

Christy, T. E. (1978). The hope of history. In M. L. Fitzpatrick (Ed.), Historical studies in nursing (pp. 3–11). New York: Teachers College Press.

Coffey, A. & Atkinson, P. (1996). Making sense of qualitative data. Thousand Oaks, CA: Sage.

Denzin, N. K. (1978). Sociological methods: A sourcebook (2nd ed.). New York: McGraw-Hill.

Denzin, N. K. (1989). Interpretive interactionism. Newbury Park, CA: Sage.

Dingwall, R. (1977). Atrocity stories and professional relationships. Sociology of Work and Occupations, 4(4), 371–396.

Drew, N. (1989). The interviewer's experience as data in phenomenological research. Western Journal of Nursing Research, 11(4), 431–439.

Dzurec, L. C. (1989). The necessity and evolution of multiple paradigms for nursing research. Advances in Nursing Science, 11(4), 69–77.

Eisner, E. W. (1981). On the differences between scientific and artistic approaches to qualitative research. Educational Researcher, 10(4), 5–9.

Evans, J. C. (1978). Formulating an idea. In M. L. Fitzpatrick (Ed.), Historical studies in nursing (pp. 15–17). New York: Teachers College Press.

Fagerhaugh, S. & Strauss, A. (1977). Politics of pain management: Staff-patient interaction. Menlo Park, CA: Addison-Wesley.

Frances, G. (1980). Nurses' medication errors: A new perspective. Supervisor Nurse, 11, 11–13.

Frank, A. W. (2000). The standpoint of storyteller. Qualitative Health Research, 10(3), 354–365.

Glaser, B. G. (1973). Ward four hundred two. New York: George Braziller.

Glaser, B. G. & Strauss, A. (1965). Awareness of dying. Chicago: Aldine.

Glaser, B. G. & Strauss, A. (1967). The discovery of grounded theory: Strategies for qualitative research. Chicago: Aldine.

Glaser, B. G. & Strauss, A. (1968). Time for dying. Chicago: Aldine.

Glaser, B. G. & Strauss, A. (1971). Status passage. London: Routledge & Kegan Paul.

Green, J. & Britten, N. (1998). Qualitative research and evidence based medicine. British Medical Journal (International), 316(7139), 1230–1232.

Guba, E. G. & Lincoln, Y. S. (1982). Effective evaluation. Washington, DC: Jossey-Bass.

Heller, A. (1982). A theory of history. London: Routledge & Kegan Paul.

Kaplan, A. (1964). The conduct of inquiry: Methodology for behavioral science. New York: Chandler.

Knafl, K. A. & Webster, D. C. (1988). Managing and analyzing qualitative data: A description of tasks, techniques, and materials. Western Journal of Nursing Research, 10(2), 195–218.

Kübler-Ross, E. (1969). On death and dying. New York: Macmillan.

Leininger, M. M. (1970). Nursing and anthropology: Two worlds to blend. New York: Wiley.

Leininger, M. M. (1985). Qualitative research methods in nursing. Orlando, FL: Grune & Stratton.

Leonard, V. M. (1989). A Heideggerian phenomenologic perspective on the concept of the person. Advances in Nursing Science, 11(4), 40–55.

Ludemann, R. (1979). The paradoxical nature of nursing research. Image, 11(1), 2–8.

Lusk, B. (1997). Historical methodology for nursing research. Image: Journal of Nursing Scholarship, 29(4), 355–359.

Marsh, G. W. (1990). Refining an emergent life-style-change theory through matrix analysis. Advances in Nursing Science, 12(3), 41–52.

Marshall, C. (1984). Elites, bureaucrats, ostriches, and pussycats: Managing research in policy settings. Anthropology and Education Quarterly, 15(3), 235–251.

Marshall, C. (1985). Appropriate criteria of trustworthiness and goodness for qualitative research on education organizations. Quality and Quantity, 19(4), 353–373.

Marshall, C. & Rossman, G.B. (1989). Designing qualitative research. Newbury Park, CA: Sage.

Mead, G. H. (1934). Mind, self and society, Chicago: University of Chicago Press.

Miles, M. B. & Huberman, A. M. (1994). Qualitative data analysis: An expanded sourcebook (2nd ed.). Beverly Hills, CA: Sage.

Morse, J. M. (1989). Qualitative nursing research: A free-for-all? In J. M. Morse (Ed.), Qualitative nursing research: A contemporary dialogue (pp. 14–22). Rockville, MD: Aspen.

Morse, J. M. (1999a). Myth #93: Reliability and validity are not relevant to qualitative inquiry. Qualitative Health Research, 9(6), 717–718.

Morse, J. M. (1999b). Qualitative methods: The state of the art. Qualitative Health Research, 9(3), 393–406.

Morse, J.M. & Field, P. A. (1995). Qualitative research methods for health professionals (2nd ed.). Thousand Oaks, CA: Sage.

Munhall, P.L. (1982a). Nursing philosophy and nursing research: In apposition or opposition? Nursing Research, 31(3), 176–181.

Munhall, P.L. (1982b). Ethical juxtapositions in nursing research. Topics in Clinical Nursing, 4(1), 66–73.

Munhall, P.L. (1988). Ethical considerations in qualitative research. Western Journal of Nursing Research, 10(2), 150–162.

Munhall, P.L. (1989). Philosophical ponderings on qualitative research methods in nursing. Nursing Science Quarterly, 2(1), 20–28.

Munhall, P.L. (ed.) (2001). Nursing research: A qualitative perspective. Sudbury, MA: Jones & Bartlett.

Murdock, G. (1971). Outline of cultural materials. New Haven, CT: Human Relations Area Files Press.

Newton, M.E. (1965). The case for historical research. Nursing Research, 14(1), 20–26.

Nwoga, I. (1997). Mother-daughter conversations related to sex-role socialization and adolescent pregnancy. Ph.D. dissertation, The University of Florida.

Oiler, C. (1982). The phenomenological approach in nursing research. Nursing Research, 31(3), 178–181.

Omery, A. (1983). Phenomenology: A method for nursing research. Advances in Nursing Science, 5(2), 49–63.

Parse, R.R. (1981). Man-living-health: A theory of nursing. New York: Wiley.

Paterson, J.G. & Zderad, L.T. (1976). Humanistic nursing. New York: Wiley.

Salsberry, P.J., Smith, M.C. & Boyd, C.O. (1989). Dialogue on a research issue: Phenomenological research in nursing – Commentary and responses. Nursing Science Quarterly, 2(1), 9–19.

Sandelowski, M. (1986). The problem of rigor in qualitative research. Advances in Nursing Science, 8(3), 27–37.

Sandelowski, M. (1995). Sample size in qualitative research. Research in Nursing & Health, 18(2), 179–183.

Sandelowski, M. (1996). One is the liveliest number: The case orientation of qualitative research. Research in Nursing & Health, 19(6), 525–529.

Sarnecky, M.T. (1990). Historiography: A legitimate research methodology for nursing. Advances in Nursing Science, 12(4), 1–10.

Scheffler, I. (1967). Science and subjectivity. Indianapolis: Bobbs-Merrill.

Schwartz-Barcott, D. & Kim, H.S. (1986). A hybrid model for concept development. In P.L. Chinn (Ed.), Nursing research methodology: Issues and implementation (pp. 91–101). Rockville, MD: Aspen.

Silva, M.C. & Rothbart, D. (1984). An analysis of changing trends in philosophies of science on nursing theory development and testing. Advances in Nursing Science, 6(2), 1–13.

Silverman, D. (1993). Interpreting qualitative data: Methods for analyzing talk, text and interaction. Thousand Oaks, CA: Sage.

Strauss, A.L. (1975). Chronic illness and quality of life. St. Louis: Mosby.

Strauss, A.L., Corbin, J., Fagerhaugh, S., Glaser, B.G., Maines, D., Suczek, B., et. al. (1984). Chronic illness and the quality of life (2nd ed.). St. Louis: Mosby.

Strauss, A. & Glaser, B.G. (1970). Anguish. Mill Valley, CA: Sociology Press.

Waring, L.M. (1978). Developing the research prospectus. In M.L. Fitzpatrick (Ed.), Historical studies in nursing (pp. 18–20). New York: Teachers College Press.

Watson, J. (1985). Nursing: Human science and human care: A theory of nursing. Norwalk, CT: Appleton-Century-Crofts.

Wimpenny, P. & Gass, J. (2000). Interviewing in phenomenology and grounded theory: Is there a difference? Journal of Advanced Nursing, 31(6), 1485–1492.

Wolcott, H.F. (1994). Transforming qualitative data: Description, analysis, and interpretation. Thousand Oaks, CA: Sage.

12 Pflegestudien kritisch beurteilen

ZIELE

Die vollständige Lektüre dieses Kapitels sollte Ihnen ermöglichen:
1. den Begriff intellektuelle Forschungsbewertung zu verstehen,
2. die grundlegenden Richtlinien, die die Durchführung einer Forschungskritik anleiten, zu beschreiben,
3. die Rolle unterschiedlich qualifizierter Pflegender bei der kritischen Beurteilung von Studien mit dem Ziel, wissenschaftliche Belege für die Anwendung in der Praxis zu identifizieren, zu diskutieren,
4. die vier Phasen der quantitativen Forschungskritik zu beschreiben: Verständnis, Vergleich, Analyse und Bewertung,
5. eine kritische Beurteilung eines quantitativen Forschungsberichts vorzunehmen,
6. den Prozess der kritischen Beurteilung von qualitativer Forschung zu ergründen,
7. die Standards zu diskutieren, die bei der kritischen Beurteilung von qualitativen Studien angewandt werden: deskriptive Anschaulichkeit, methodische Kongruenz, analytische Genauigkeit, theoretischer Zusammenhang und heuristische Relevanz.

RELEVANTE BEGRIFFE

Analysephase	Methodische Kongruenz
Analytische Genauigkeit	Nachprüfbarkeit
Evaluationsphase	Exaktheit
Deskriptive Anschaulichkeit	Theoretischer Zusammenhang
Heuristische Relevanz	Vergleichsphase
Intellektuelle Forschungsbewertung	Verständnisphase
Kritische Beurteilung	

Pflege strebt nach einer Evidence-based Practice, die das Entdecken, die kritische Beurteilung und die Anwendung von wissenschaftlichen Beweisen in der Praxis enthält (Hamer & Collinson 1999). Das bedeutet, dass die kritische Beurteilung von Forschungen ein wesentlicher Schritt auf dem Weg zu einer Praxis ist, die auf empirischen Nachweisen basiert. Dabei wird der Begriff *Kritik* bzw. *kritisch* oft mit dem Verb *kritisieren* in Verbindung gebracht, das meist einen negativen Beigeschmack hat. In Kunst und Wissenschaft nimmt Kritik jedoch eine andere Bedeutung an; sie wird mit kritischem Denken und Beurteilung assoziiert, also mit Vorgängen, die ausgeprägte intellektuelle Fähigkeiten erfordern. Diese Art von Kritik wird auch als intellektuelle Bewertung bezeichnet. Eine intellektuelle Bewertung bezieht sich in erster Linie auf das geschaffene Objekt, nicht auf seinen Schöpfer. Man kann beispielsweise eine intellektuelle Bewertung eines Kunstwerks, eines Aufsatzes oder einer Studie vornehmen.

Die Idee der intellektuellen Bewertung wurde bereits am Angang dieses Buches vorgestellt und durch alle Kapitel hindurch weiterentwickelt. Jeder Schritt im Forschungsprozess wurde dargestellt und es wurden Richtlinien vorgegeben, die die kritische Beurteilung dieser einzelnen Schritte in einem Forschungsbericht anleiten sollen. Dieses Kapitel fasst die bereits angesprochenen Aspekte der kritischen Beurteilung zusammen und baut auf ihnen auf, um Anleitungen zur kritischen Beurteilungen von Studien zu geben. Es werden die einzelnen Kriterien, die von Pflegenden bei der intellektuellen Forschungsbewertung angelegt werden, beschrieben, um Ihnen bei der Beurteilung der Qualität der empirischen Beweise, die mittels der Studien generiert werden, zu helfen. Außerdem werden die einzelnen Phasen kritischen Denkens (Verständnis, Vergleich, Analyse und Bewertung), die zur kritischen Beurteilung von quantitativen Forschungen dienen, detailliert dargestellt und ein Beispiel für die kritische Beurteilung einer veröffentlichten quantitativen Studie gegeben. Das Kapitel schließt mit einer Einführung in den Prozess der kritischen Beurteilung von qualitativer Forschung.

12.1 Bestandteile einer intellektuellen Forschungsbewertung

Unter einer *intellektuellen Forschungsbewertung* versteht man die sorgfältige, vollständige Überprüfung einer Studie mit dem Ziel, ihre Stärken und Schwächen, ihre logischen Zusammenhänge, ihre Bedeutung und Signifikanz zu beurteilen. Eine erstklassige Studie fokussiert ein signifikantes Problem, weist eine fundierte Methodik auf, bringt glaubwürdige Ergebnisse hervor und lässt sich leicht von anderen Forscherinnen wiederholen. Letztlich können die Ergebnisse aus verschiedenen Studien kritisch beurteilt und zusammengeführt werden, um so empirische Beweise zur Anwendung in der Praxis bereitzustellen (Brown 1999).

Bei der intellektuellen Bewertung einer Studie sollten Sie Fragen wie die folgenden stellen:
1. Ist das Forschungsproblem signifikant? Wird es Wissen für die Pflegepraxis hervorbringen oder verbessern?
3. Welches sind die Hauptstärken der Studie?
3. Welches sind die Hauptschwächen der Studie?
4. Weist die Studie eine fundierte Methodik auf?
5. Reflektieren die Ergebnisse der Studie präzise die Realität? Sind die Ergebnisse glaubwürdig?
6. Worin besteht die Signifikanz der Ergebnisse für die Pflegepraxis?
7. Decken sich die Ergebnisse mit jenen aus früheren Studien?
8. Lässt sich die Studie von anderen Forschenden nachahmen?

> Die Beantwortung dieser Fragen erfordert eine sorgfältige Prüfung des Forschungsproblems und -zwecks, des Literaturüberblicks, des theoretischen Bezugsrahmens sowie der Methoden, Ergebnisse und Schlussfolgerungen der Studie.

Zur Durchführung einer intellektuellen Forschungsbewertung gehört die Anwendung einiger grundlegender Richtlinien, die Ihnen dabei helfen, die obigen Fragen zu beantworten. Die Richtlinien, die in Tabelle 12.1 vorgestellt werden, machen deutlich, wie wichtig es ist, die gesamte Studie kritisch zu beurteilen und ihre Stärken und Schwächen klar, präzise und objektiv zu bestimmen. Alle Studien haben Schwächen oder Mängel; würde man alle mangelhaften Studien verwerfen, gäbe es keine wissenschaftlichen Beweise zur Anwendung in der Praxis. Die Wissenschaft kann die Realität nicht vollständig oder perfekt beschreiben, erklären, voraussagen oder kontrollieren. Jedoch hängt ein vertieftes Verständnis und eine gesteigerte Fähigkeit, Phänomene vorauszusagen und zu kontrollieren, vom Erkennen der Schwachstellen in der Wissenschaft und in wissenschaftlichen Studien ab. So können neue, ergänzende Studien geplant werden, um die Schwächen der vorangegangenen Studien zu kompensieren.

Alle Studien haben sowohl Stärken als auch Schwächen. Um wissenschaftliche Erkenntnisse zu generieren und Ergebnisse in die Praxis umzusetzen, ist es sehr wichtig, die Stärken einer Studie zu erkennen. Wenn nur Schwächen identifiziert werden, unterschätzen Pflegende möglicherweise den Wert von Studien und sind nicht dazu bereit, Zeit in die Überprüfung von Forschungen zu investieren. Die kontinuierliche Arbeit der Forschenden hängt von der Anerkennung der Stärken ebenso wie von der Identifizierung der Schwächen ihrer Studie ab. Wenn keine Studie je gut genug sein kann, warum sollte man Zeit bei der Durchführung von Forschungen verschwenden? Addiert man die Stärken verschiedener Studien, erhält man langsam, aber sicher eine solide Basis von wissenschaftlichen Belegen für die Praxis.

Zwei Fachzeitschriften für Pflegeforschung, *Scholarly Inquiry for Nursing Practice: An International Journal* und *Western Journal of Nursing Research*, fügen einigen der veröffentlichten Forschungsberichte Kommentare (kurze Bewertungen) an. Auf diese Weise erhalten die Autoren eine Bewertung ihrer Arbeit und haben die Möglichkeit, darauf zu reagieren. Veröffentlichte Bewertungen vertiefen in der Regel das Verständnis des Lesers von dieser Studie und verbessern somit seine Fähigkeit, andere Studien kritisch zu bewerten. Eine andere und weniger formelle Art der kritischen Bewertung einer publizierten Studie kann in Form eines Briefes an den Herausgeber erfolgen. Leser haben die Möglichkeit, Stärken und Schwächen von veröffentlichten Studien zu kommentieren, indem sie den Herausgebern von Fachzeitschriften schreiben.

1. *Lesen und bewerten Sie die gesamte Studie.* Eine Forschungsbewertung enthält die Analyse der Qualität aller Schritte eines Forschungsprozesses.

2. *Überprüfen Sie den Aufbau und die Darstellungsweise des Forschungsberichts.* Der Bericht sollte vollständig, präzise, verständlich geschrieben und logisch aufgebaut sein. Eine Studie sollte keinen übertriebenen Fachjargon enthalten, der für Pflegeschülerinnen, Studierende und praktizierende Pflegefachkräfte schwer verständlich ist. Die Literaturangaben müssen komplett und einheitlich sein.

3. *Prüfen Sie die Signifikanz des untersuchten Problems für die Pflegepraxis.* Der Schwerpunkt von Pflegestudien sollte auf signifikanten Praxisproblemen liegen, damit eine fundierte Wissensbasis für den Pflegeberuf entwickelt werden kann.

4. *Identifizieren Sie die Stärken und Schwächen einer Studie.* Alle Studien haben Stärken und Schwächen, das heißt, alle Aspekte der Studie müssen in Betracht gezogen werden.

5. *Bleiben Sie bei der Identifizierung der Stärken und Schwächen der Studie objektiv und realistisch.* Versuchen Sie, eine Studie möglichst ausgewogen zu beurteilen. Seien Sie weder überkritisch, was die Identifizierung der Schwächen einer Studie angeht, noch übermäßig schmeichelhaft bei der Bestimmung ihrer Stärken.

6. *Geben Sie konkrete Beispiele für die Stärken und Schwächen einer Studie.* Beispiele dienen als Belege für Ihre Beurteilung der Stärken und Schwächen.

7. *Begründen Sie Ihre Bewertung.* Führen Sie Gründe für Ihre Bewertung an und belegen Sie Ihre Ideen mit aktuellen Literaturquellen. Auf diese Weise steigern Sie die Qualität Ihrer Bewertung und beweisen zugleich Ihre Fähigkeit, kritisch zu denken.

8. *Schlagen Sie Änderungen für zukünftige Studien vor.* Modifizierungen bei zukünftigen Studien sollen die Stärken, die in der aktuellen Studie identifiziert wurden, vermehren und ihre Schwächen reduzieren.

9. *Diskutieren Sie die Machbarkeit einer Replikation der Studie.* Wird die Studie ausführlich genug dargestellt, um wiederholt werden zu können?

10. *Diskutieren Sie den Nutzen der Ergebnisse für die Praxis.* Die Ergebnisse der aktuellen Studie müssen mit den Ergebnissen aus früheren Studien verknüpft sein. All diese Ergebnisse müssen auf ihre Anwendbarkeit in der klinischen Praxis untersucht werden.

Tab. 12.1: Richtlinien zur Durchführung einer Forschungsbewertung.

12.2 Die Rolle der Pflegenden bei der Durchführung einer intellektuellen Forschungsbewertung

Eine Forschung wird kritisch beurteilt, um das Verständnis zu vertiefen, wissenschaftliche Belege für die Anwendung in der Praxis zu ausfindig zu machen und einen Hintergrund für die Durchführung einer Studie zu erarbeiten. Alle Pflegenden, einschließlich Schüler, Studierende, praktizierende Pflegefachkräfte, Lehrkräfte, Manager und Forschende, sollten Studien kritisch beurteilen. Grundlegendes Wissen über den Forschungs- und Bewertungsprozess wird oft schon früh in der professionellen Pflegeausbildung auf Bachelor-Niveau vermittelt. Weitergehende Fähigkeiten der Forschungsbewertung werden auf Magister- bzw. Promotionsniveau unterrichtet, wobei die Bewertungsfähigkeiten mit steigendem Wissen über den Forschungsprozess zunehmen.

Schüler und Studierende in der Pflege werden ermutigt, veröffentlichte Studien über relevante klinische Themen kritisch zu beurteilen, um ihr Verständnis des Forschungsprozesses zu vertiefen, ihr Interesse am Lesen von Forschungsberichten zu steigern und ihr Einschätzungsvermögen, wie die gewonnenen Erkenntnisse in der Praxis umgesetzt werden können, zu verbessern. Forschungsbewertungen von praktizierenden Pflegefachkräften sind essenziell, wenn das Verständnis vertieft und Veränderungen in der Praxis eingeleitet werden sollen. Praktizierende Pflegende sollten ihre Pflegeinterventionen kontinuierlich gemäß dem aktuellen Forschungswissen auf den neuesten Stand bringen. Darüber hinaus fordern staatliche Aufsichtsbehörden im Gesundheitswesen, dass Praxis- und Verfahrenshandbücher, die zur Anleitung in der Patientenpflege verwendet werden, auf Forschungen basieren.

Lehrkräfte bewerten Studien, um ihre Kenntnisse über Forschungsresultate auf den aktuellen Stand zu bringen. Dieses Wissen bildet die Grundlage für die Erstellung und Verbesserung von Inhalten, die im Ausbildungsrahmen und im klinischen Umfeld vermittelt werden. Häufig nennen Ausbildende und Lehrbücher die Pflegeinterventionen, die in Forschungen getestet wurden. Viele Lehrkräfte, die selbst Studien durchführen, bewerten Forschungen als Basis für die Planung und Implementierung ihrer eigenen Studien. Forschende konzentrieren sich häufig auf ein bestimmtes Forschungsgebiet und bringen ihr Wissen auf den neuesten Stand, indem sie neue Studien auf diesem Gebiet kritisch beurteilen. Die Ergebnisse dieser Bewertungen haben Einfluss auf die Auswahl von Forschungsproblemen, die Identifizierung von theoretischen Bezugsrahmen, die Entwicklung von Methoden und die Interpretation von Ergebnissen in zukünftigen Studien.

12.3 Den Prozess der kritischen Beurteilung von quantitativer Forschung verstehen

Bei der kritischen Beurteilung muss die gesamte Bandbreite des kritischen Denkvermögens zum Einsatz kommen, um die Kenntnisse über den Forschungsprozess umzusetzen (Miller & Babcock 1996). Der Prozess der kritischen Forschungsbewertung setzt sich aus vier Phasen des kritischen Denkens zusammen: Verständnis, Vergleich, Analyse und Bewertung. Diese Phasen laufen zunächst der Reihe nach ab und sind jeweils Voraussetzung für den nachfolgenden Schritt. Wenn Sie jedoch erst einmal Erfahrungen mit dem Prozess der Forschungsbewertung gesammelt haben, sind Sie in der Lage, mehrere dieser Schritte gleichzeitig zu bewältigen. Die Durchführung einer Forschungsbewertung ist ein komplexer mentaler Prozess, der durch Fragen angeregt wird. Das bedeutet, dass für jede Phase des Bewertungsprozesses relevante Fragen gestellt werden müssen. Die Verständnisphase wird in Folgenden separat behandelt, da Schüler und Studierende, die mit dem Bewertungsprozess noch unvertraut sind, mit dieser Phase beginnen sollten. Vergleichsphase und Analysephase werden gemeinsam erörtert, da sie sich häufig zusammen vor dem geistigen Auge der Person abspielen, die die Forschungsbeurteilung durchführt. Die Bewertungsphase wiederum wird angesichts der vertieften Sachkenntnis, die dafür erforderlich ist, in einem extra Abschnitt besprochen. Jede dieser Phasen des kritischen Denkens geht mit der Untersuchung der einzelnen Schritte des quantitativen Forschungsprozesses und der Identifizierung der Stärken und Schwächen dieser Schritte einher.

12.3.1 Phase 1: Verständnis

Die *Verständnisphase* ist der erste Schritt im Prozess der kritischen Forschungsbewertung. Bei dieser Phase geht es darum, die Begriffe und Konzepte, die Gegenstand des Forschungsberichts sind, zu verstehen und die Komponenten oder Schritte des Forschungsprozesses, wie Problem, Zweck, theoretischer Bezugsrahmen und Design, zu identifizieren. Darüber hinaus ist es erforderlich, Wesen, Signifikanz und Bedeutung dieser Schritte in einem Forschungsbericht zu begreifen.

12.3.1.1 Richtlinien zum Verständnis eines Forschungsberichts

Das Lesen des Abstracts und im Anschluss daran die Lektüre der gesamten Studie sowie die Überprüfung der Literaturangaben sind die ersten Schritte, die der Beantwortung folgender Fragen, die die formalen und inhaltlichen Kriterien der Studie betreffen, vorausgehen sollten: Ist der Schreibstil klar und präzise? Werden die Hauptbestandteile des Forschungsberichts wie Literaturüberblick, theoretischer Bezugsrahmen, Methoden, Resultate und Diskussion eindeutig benannt? Werden die relevanten Begriffe klar definiert? (Burns & Grove 2001). Begriffe, die Sie nicht verstehen, können Sie markieren und im Glossar, das Sie am Ende dieses Buches finden, nachschlagen. Außerdem kann es hilfreich sein, den Artikel ein zweites Mal zu lesen und dabei jeden Schritt des Forschungsprozesses mit einem Textmarker hervorzuheben oder zu unterstreichen.

Verständnis: Richtlinien zur kritischen Forschungsbewertung
Um eine erste Forschungsbewertung zu verfassen, die zeigt, dass Sie die Studie verstanden haben, bestimmen Sie präzise jeden Schritt des Forschungs-

prozesses und beantworten Sie kurz die folgenden Fragen. Antworten Sie nicht mit ja oder nein, sondern versuchen Sie, jede Antwort zu begründen oder Beispiele aus der Studie anzuführen.

1. Was ist das Studienproblem?
2. Was ist der Studienzweck?
3. Gibt es einen Literaturüberblick?
   a. Werden relevante frühere Studien genannt und beschrieben?
   b. Werden relevante Theorien und Modelle genannt und beschrieben?
   c. Sind die Literaturangaben aktuell? Überprüfen Sie die Zahl der Quellen in der Literaturliste, die aus den vergangenen fünf Jahren stammen.
   d. Werden die Studien vom Autor kritisch beurteilt?
   e. Wird der aktuelle Wissensstand in einer Zusammenfassung dargelegt? Daraus muss hervorgehen, was über das Forschungsproblem bekannt ist und was nicht.
4. Wird ein theoretischer Bezugsrahmen für die Studie definiert?
   a. Wird der theoretische Bezugsrahmen explizit beschrieben oder muss er aus dem Literaturüberblick abgeleitet werden?
   b. Wird eine bestimmte Theorie oder ein Modell als theoretischer Bezugsrahmen für die Studie genannt?
   c. Beschreibt und definiert der theoretische Bezugsrahmen die relevanten Konzepte?
   d. Führt der theoretische Bezugsrahmen die Beziehungen zwischen den Konzepten an und stellt er sie in Zusammenhang mit den Studienvariablen?
   e. Wird der theoretische Bezugsrahmen mit Hilfe eines Begriffsnetzes oder eines Modells verdeutlicht?
   f. Falls weder Modell noch Begriffsnetz zur Verfügung stehen, entwerfen Sie selbst ein Modell oder Begriffsnetz, das den theoretischen Bezugsrahmen der Studie darstellt, und beschreiben Sie es.
   g. Steht der theoretische Bezugsrahmen im Zusammenhang mit dem Wissenskomplex der Pflege?
5. Werden Forschungszielsetzungen, -fragen oder -hypothesen herangezogen, um die Durchführung der Studie anzuleiten? Identifizieren Sie diese.
6. Werden die wesentlichen Variablen oder Konzepte genannt und definiert (konzeptionell und operational)? Identifizieren und definieren Sie die entsprechenden Variablen, die in der Studie enthalten sind:
   a. unabhängige Variablen,
   b. abhängige Variablen,
   c. Forschungsvariablen oder -konzepte.
7. Welches Merkmal bzw. welche demographischen Variablen werden in der Studie untersucht?
8. Wird das Forschungsdesign eindeutig benannt?
   a. Identifizieren Sie das spezifische Design der Studie.
   b. Ist in der Studie eine Behandlung bzw. Intervention enthalten? Falls ja, wird die Behandlung klar beschrieben und konstant implementiert?
   c. Werden die Störvariablen identifiziert und kontrolliert?

d. Wurden beim Entwurf der Hauptstudie die Ergebnisse aus einer Pilot-studie berücksichtigt? Diskutieren Sie kurz die Pilotstudie und ihre Er-gebnisse. Geben Sie an, welche Veränderungen bei der Hauptstudie im Vergleich zur Pilotstudie vorgenommen wurden.

9. Werden die folgenden Stichprobenelemente beschrieben?
   a. Stichprobenkriterien,
   b. Methode der Stichprobenerhebung,
   c. Stichprobengröße (Stellen Sie fest, ob eine Power-Analyse durchge-führt wurde, um die Stichprobengröße festzulegen),
   d. Eigenschaften der Stichprobe,
   e. Stichprobenausfallquote,
   f. Art der Einwilligung, die von den Teilnehmern eingeholt wurde.

10. Werden die Messstrategien beschrieben?
    a. Beschreiben Sie die Messmethoden einschließlich der Entwicklung jedes Instruments und wie es in der Studie eingesetzt wurde. Nennen Sie den Urheber jedes Instruments.
    b. Identifizieren Sie die Messniveaus, die mit jedem der Instrumente er-zielt wurden.
    c. Beschreiben Sie die Reliabilität jedes Instruments.
    d. Beschreiben Sie die Validität jedes Instruments.

11. Wie wurden während der Studie Studienverfahren implementiert und Daten gesammelt?

12. Welche statistischen Analysen sind im Forschungsbericht enthalten?
    a. Identifizieren Sie die Analysemethoden, die zur Beschreibung der Stichprobe verwendet werden.
    b. Identifizieren Sie die statistischen Verfahren, die angewandt wurden, um die Reliabilität und die Validität der Messmethoden in der Studie festzustellen.
    c. Wird das Signifikanzniveau bzw. Alpha identifiziert? Wenn ja, geben Sie das Niveau an (0,05, 0,01 oder 0,001).
    d. Listen Sie die verwendeten statistischen Verfahren und ihre Ergeb-nisse für jede Forschungszielsetzung, -frage oder -hypothese auf. Wenn die Zielsetzungen, Fragen oder Hypothesen nicht angeführt werden, stellen Sie eine Verbindung zwischen der Analysemethode und dem Studienzweck her.

13. Wie interpretiert die Forschende die Ergebnisse?
    a. Werden die Resultate in Zusammenhang mit dem theoretischen Be-zugsrahmen der Studie gestellt? Wenn ja, bestätigen die Erkenntnisse den Bezugsrahmen?
    b. Welche Ergebnisse stimmen mit den erwarteten Ergebnissen überein?
    c. Welche Ergebnisse sind unerwartet?
    d. Werden unerwartete Resultate beschrieben?
    e. Stimmen die Erkenntnisse mit vorherigen Forschungsergebnissen überein?

14. Welche Limitationen werden von der Forschenden festgestellt?

15. Wie verallgemeinert die Forschende die Erkenntnisse?

16. Welche Implikationen haben die Erkenntnisse für die Pflegepraxis?

17. Welche Vorschläge werden für weitere Studien gemacht?
18. Welche Elemente fehlen in der Studie?
19. Ist die Beschreibung der Studie so ausführlich, dass eine Replikation erfolgen kann?

12.3.2 Phasen 2 und 3: Vergleich und Analyse

Die Phasen 2 und 3 (Vergleich und Analyse) werden bei der kritischen Beurteilung einer Studie häufig gleichzeitig ausgeführt. Für die *Vergleichsphase* muss man wissen, wie jeder einzelne Schritt des Forschungsprozesses beschaffen sein sollte, um dann den Idealfall mit dem vorliegenden zu vergleichen. Während dieser Phase müssen Sie überprüfen, inwieweit die Forschende den Regeln für eine ideale Studie folgte. Untersuchen Sie die einzelnen Schritte der Studie, zum Beispiel Problem, Zweck, Bezugsrahmen, Methodik und Resultate, basierend auf dem Inhalt der Kapitel 2 bis 10. Entwickelte und implementierte die Forschende die Studie konsequent? Was sind die Stärken der Studie? Was ihre Schwächen?

Die *Analysephase* enthält eine kritische Beurteilung der logischen Verbindungen, die ein Studienelement zu einem anderen fügt. So sollte beispielsweise die Schilderung des Forschungsproblems den Hintergrund für die Darlegung des Zwecks bilden und für diesen richtungsweisend sein. Außerdem sollte die logische Entwicklung der Studie insgesamt überprüft werden. Die Variablen, die im Studienzweck identifiziert wurden, sollten mit jenen übereinstimmen, die in den Forschungszielsetzungen, -fragen oder -hypothesen benannt wurden. Diese Variablen sollten im Hinblick auf den theoretischen Bezugsrahmen konzeptionell definiert sein. Die konzeptionellen Definitionen wiederum bilden die Grundlage für die Entwicklung der operationalen Definitionen. Das Studiendesign sollte für die Verfolgung des Studienzwecks geeignet und den spezifischen Zielsetzungen, Fragen oder Hypothesen angemessen sein. Die in der Studie angewandten Instrumente sollten die Variablen auf adäquate Weise messen. Die ausgewählte Stichprobe sollte für die Population, die im Studienproblem und -zweck identifiziert wurde, repräsentativ sein. Die Analysemethoden sollten Resultate hervorbringen, die sich auf den Zweck und die spezifischen Forschungszielsetzungen, -fragen oder -hypothesen beziehen. Um den aktuellen Wissensstand bezüglich des Studienproblems zu bestimmen, sollten die Ergebnisse der Studie mit dem theoretischen Bezugsrahmen sowie den Resultaten aus früheren Studien in Zusammenhang gestellt werden. Diese Ergebnisse werden in den Schlussfolgerungen synthesiert, so dass sie verallgemeinert, also über die Studienteilnehmer hinaus auf andere Personen übertragen werden können. Je nach Qualität der Erkenntnisse weist die Forschende auf deren mögliche Anwendung in der Praxis hin. Alle Schritte des Forschungsprozesses zusammen bilden die Grundlage für die Identifizierung zukünftiger Forschungsprojekte. Schließlich müssen die einzelnen Schritte des Forschungsprozesses präzise entwickelt und auf überzeugende Weise miteinander verknüpft sein, damit man von einer qualitativ hochwertigen Studie sprechen kann.

12.3.2.1 Richtlinien zum Vergleich und zur Analyse eines Forschungsberichts

Um die Vergleichs- und Analyseschritte auszuführen, sollten Sie noch einmal Kapitel 2 bis 10 durchgehen und weitere Literatur hinzuziehen, in der die einzelnen Abschnitte des Forschungsprozesses beschrieben werden (Burns & Grove 2001, Mateo & Kirchhoff 1999, Munro 1997, Nieswiadomy 1998, Polit, Beck & Hungler 2001). Vergleichen Sie die Schritte in der Studie, die Sie gerade beurteilen, mit den Kriterien, die für jeden Schritt in diesem Buch oder in anderen Quellen aufgestellt werden (Phase 2, Vergleich). Als Nächstes analysieren Sie die logischen Verbindungen zwischen den Schritten der Studie (Phase 3, Analyse). Die Richtlinien in diesem Abschnitt sollen Ihnen beim Vergleichen und Analysieren jeder Phase des Forschungsprozesses helfen. Es werden die für die Analyse relevanten Fragen bestimmt sowie andere Fragen, für den Vergleich der Schritte in der jeweiligen Studie mit dem Idealfall. Stellen Sie diese Fragen, um herauszufinden, wie konsequent die Schritte des Forschungsprozesses in veröffentlichten Studien implementiert wurden. Geben Sie an, welche Schritte Stärken und welche Schwächen aufweisen. Wenn Sie bei einem Schritt eine Stärke oder Schwäche ausmachen, führen Sie die betreffenden Beispiele aus dem Text an und geben Sie eine nachweisbare Begründung, um Ihre Schlussfolgerungen zu untermauern. Identifizieren Sie außerdem die Stärken der Logik, mit der die einzelnen Schritte der Studie miteinander verbunden sind, oder auch Brüche und Schwächen in den Verbindungen dieser Schritte.

Vergleich und Analyse: Richtlinien zur kritischen Forschungsbewertung
Ihre schriftliche Rezension oder Forschungsbewertung sollte eine ausformulierte Zusammenfassung der Stärken und Schwächen sein, die Sie in der Studie finden. Die folgenden Richtlinien werden Ihnen helfen, die Signifikanz des Problems, die Angemessenheit des theoretischen Bezugsrahmens, die Exaktheit der Methodik sowie die Qualität und die Relevanz der Ergebnisse in publizierten Studien zu überprüfen.
1. Forschungsproblem und -zweck
   a. Wurde das Problem sinnvoll eingegrenzt, ohne dabei trivial zu werden?
   b. Ist das Problem signifikant und für die Pflege relevant?
   c. Wurde der Forschungszweck so formuliert, dass er den Fokus der Studie eingrenzt, ihr Ziel verdeutlicht und die Forschungsvariablen, die Population und das Setting identifiziert?
   d. War diese Studie hinsichtlich des finanziellen Aufwands, der Expertise der Forschenden, der Verfügbarkeit von Teilnehmern, Einrichtungen und Ausstattung sowie ethischer Überlegungen machbar?
2. Literaturüberblick
   a. Ist der Literaturüberblick so zusammengestellt, dass er die schrittweise Entwicklung von Ideen anhand vorheriger Forschungen aufzeigt? *(Analyse)*
   b. Wird eine theoretische Wissensbasis für das Problem und den Zweck entwickelt? *(Analyse)*

    c. Liefert der Literaturüberblick eine Begründung und ist er richtungsweisend für die Studie? *(Analyse)*

    d. Bildet die Zusammenfassung aktuellen empirischen und theoretischen Wissens eine Grundlage für die Studie?

3. Theoretischer Bezugsrahmen der Studie

    a. Wird der Bezugsrahmen deutlich dargestellt?

    b. Wird der Bezugsrahmen mit dem Forschungszweck in Verbindung gebracht? *(Analyse)*

    c. Wäre ein anderer Bezugsrahmen für die Studie geeigneter bzw. logischer gewesen? *(Analyse)*

    d. Steht der Bezugsrahmen im Zusammenhang mit dem Wissenskomplex der Pflege? *(Analyse)*

    e. Falls eine Behauptung aus einer Theorie getestet wird, wird diese theoretische Behauptung klar identifiziert und mit den Studienhypothesen in Verbindung gebracht? *(Analyse)*

4. Forschungszielsetzungen, -fragen bzw. -hypothesen

    a. Werden die Zielsetzungen, Fragen bzw. Hypothesen eindeutig und präzise formuliert?

    b. Werden die Zielsetzungen, Fragen bzw. Hypothesen auf logische Weise mit dem Forschungszweck verbunden? *(Analyse)*

    c. Werden die Zielsetzungen, Fragen bzw. Hypothesen mit den Konzepten und Beziehungen (theoretischen Behauptungen) aus dem theoretischen Bezugsrahmen verbunden? *(Analyse)*

5. Variablen

    a. Reflektieren die Variablen die Konzepte, die im theoretischen Bezugsrahmen identifiziert werden? *(Analyse)*

    b. Werden die Variablen klar definiert (konzeptionell und operational), basierend auf vorherigen Forschungen und/oder Theorien?

    c. Steht die konzeptionelle Definition einer Variablen mit ihrer operationalen Definition im Einklang? *(Analyse)*

6. Design

    a. Wurde das geeignetste Design ausgewählt, um die Studie anzuleiten?

    b. Bietet das Design die Möglichkeit, alle Zielsetzungen, Fragen bzw. Hypothesen zu untersuchen? *(Analyse)*

    c. Worin bestehen mögliche Gefährdungen der Validität des Designs? Wurden diese potenziellen Gefahren von der Forscherin erkannt?

    d. Wurde der Versuch unternommen, die Gefährdungen der Designvalidität (Gültigkeit statistischer Schlussfolgerungen, interne Validität, Konstruktvalidität und externe Validität) zu minimieren?

    e. Wird das Design auf logische Weise mit der Stichprobenmethode und den statistischen Analysen verknüpft? *(Analyse)*

    f. Falls eine Behandlung implementiert wurde, wird diese sowohl konzeptionell als auch operational klar definiert? Ist die Behandlung für die Untersuchung des Studienzwecks und der Studienhypothesen passend? *(Analyse)*

7. Stichprobe, Population und Setting

    a. Wird die Zielpopulation, auf die die Ergebnisse übertragen werden sollen, definiert?

b. Ist die Stichprobenmethode angemessen, um eine Stichprobe zu erheben, die für die Studienpopulation repräsentativ ist?

c. Welches sind die potenziellen Verzerrungen bei der Stichprobenmethode?

d. Ist die Stichprobengröße ausreichend, um einen Typ-II-Fehler zu vermeiden?

e. Falls mehr als eine Gruppe herangezogen wurde, scheinen die Gruppen äquivalent zu sein?

f. Werden die Rechte der Studienteilnehmer gewahrt?

g. Ist das Setting, in dem die Studie durchgeführt wurde, typisch für klinische Settings?

8. Messungen

a. Messen die Instrumente die Studienvariablen auf adäquate Weise? *(Analyse)*

b. Sind die Instrumente ausreichend sensibel, um Unterschiede zwischen Teilnehmern festzustellen?

c. Ist die Reliabilität der Instrumente für die Studie angemessen?

d. Ist die Validität der Instrumente für die Studie angemessen?

e. Benötigen die Instrumente weitere Forschungen, um die Validität und Reliabilität beurteilen zu können?

f. Beantworten Sie folgende Fragen, die für die verwendeten Messmethoden relevant sind:

g. Skalen und Fragebögen

(1) Werden die Instrumente klar beschrieben?

(2) Werden Techniken genannt, wie die Instrumente verteilt, ausgefüllt und ausgewertet werden?

(3) Wird die Reliabilität der Instrumente beschrieben?

(4) Wird die Validität der Instrumente beschrieben?

(5) Untersuchte die Forschende die Reliabilität und die Validität der Instrumente im Hinblick auf die vorliegende Stichprobe?

(6) Falls das Instrument für die Studie entwickelt wurde, wird der Entwicklungsprozess des Instruments beschrieben?

h. Beobachtung

(1) Wird das, was beobachtet werden soll, eindeutig identifiziert und definiert?

(2) Wird die Interrater- und Intrarater-Reliabilität beschrieben?

(3) Werden die Techniken beschrieben, mit denen Beobachtungen aufgezeichnet wurden?

i. Interviews

(1) Sprechen die Interviewfragen Aspekte an, die im Forschungsproblem formuliert wurden? *(Analyse)*

(2) Sind die Interviewfragen für den Forschungszweck, die Zielsetzungen, Fragen bzw. Hypothesen relevant? *(Analyse)*

(3) Tendiert das Design der Fragen dazu, die Antworten der Teilnehmer zu verzerren?

(4) Tendiert die Abfolge der Fragen dazu, die Antworten der Teilnehmer zu verzerren?

    j. Physiologische Maße
- (1) Werden die physiologischen Maße bzw. Instrumente eindeutig beschrieben? Falls angebracht, werden die Markennamen (zum Beispiel *Space Labs* oder *Hewlett-Packard*) der Instrumente angegeben?
- (2) Wird die Treffgenauigkeit, Selektivität, Präzision, Sensibilität und Fehlerquote der physiologischen Instrumente diskutiert?
- (3) Werden die Methoden für die Aufzeichnung der Daten, die aus den physiologischen Messungen gewonnen wurden, eindeutig beschrieben?

9. Datensammlung
- a. Wird der Prozess der Datensammlung eindeutig geschildert?
- b. Wird die Unterweisung der Datensammler ausdrücklich erwähnt, und war sie angemessen?
- c. Verlief der Prozess der Datensammlung konstant?
- d. Sind die Methoden der Datensammlung ethisch vertretbar?
- e. Beziehen sich die Daten, die gesammelt wurden, auf die Forschungszielsetzungen, -fragen bzw. -hypothesen? *(Analyse)*

10. Datenanalysen
- a. Werden die Verfahren der Datenanalyse klar beschrieben?
- b. Berücksichtigen die Datenanalysen jede Forschungszielsetzung, -frage bzw. -hypothese?
- c. Passen die Verfahren der Datenanalyse zur Art der gesammelten Daten?
- d. Werden dic Rcsultate auf verständliche Weise päsentiert?
- e. Werden Tabellen und Abbildungen verwendet, um bestimmte Ergebnisse zusammenzuführen und zu verdeutlichen?
- f. Werden die Analysen angemessen interpretiert?
- g. Falls die Resultate nicht signifikant sind, war die Stichprobengröße ausreichend, um signifikante Unterschiede festzustellen? Wurde eine Power-Analyse durchgeführt, um nicht signifikante Ergebnisse zu überprüfen?

11. Interpretation der Erkenntnisse
- a. Werden die Erkenntnisse im Hinblick auf jede Zielsetzung, Frage oder Hypothese diskutiert? *(Analyse)*
- b. Werden signifikante und nicht signifikante Erkenntnisse erklärt?
- c. Wurden die statistisch signifikanten Erkenntnisse auch auf ihre klinische Signifikanz hin untersucht?
- d. Erscheint die Interpretation der Erkenntnisse verzerrt? Werden die Verzerrungen in der Studie identifiziert?
- e. Gibt es nicht kontrollierte Störvariablen, die die Erkenntnisse beeinflusst haben könnten?
- f. Passen die Schlussfolgerungen zu den Resultaten aus den Analysen?
- g. Basieren die Schlussfolgerungen auf statistisch und klinisch signifikanten Resultaten?
- h. Machte die Forschende wichtige Limitationen der Studie aus?
- i. Weist der Forschungsbericht Widersprüchlichkeiten auf?

12.3.3 Phase 4: Evaluation

In der *Evaluationsphase* einer Forschungsrezension werden Bedeutung und Signifikanz der Studienerkenntnisse untersucht. Die Evaluation fasst die Qualitäten einer Studie, die sich aus den Schlussfolgerungen der ersten drei Phasen der Bewertung (Verständnis, Vergleich, Analyse) ergeben, zusammen. Man kann darüber diskutieren, ob die Evaluation, das oberste Rezensionsniveau, von einer Pflegestudierenden auf dem Bachelor-Level durchgeführt werden kann. Die Rezensionsfähigkeit, die eine Plegestudierende im Laufe ihres Ausbildungsprogramms erwirbt, hängt davon ab, zu welchem Zeitpunkt sie den Forschungskurs belegte, ob im Grund- oder im Hauptstudium, und wie viele Seminarstunden der Forschung gewidmet wurden.* Die Richtlinien für die Evaluationsphase sollen jenen Studierenden dienen, die eine umfassendere Beurteilung der Literatur durchführen möchten, um Ergebnisse für die Anwendung in der Praxis zusammenzufassen.

12.3.3.1 Richtlinien zur Evaluation eines Forschungsberichts

Zur Evaluationsphase gehören das erneute Durchgehen der Erkenntnisse, Schlussfolgerungen, Limitationen, Implikationen für die Pflegepraxis sowie der Vorschläge für weitere Studien, die üblicherweise im Diskussionsteil des Forschungsberichts zu finden sind. Alle Pflegenden sollten in der Lage sein, den Nutzen von Forschungsergebnissen für die Entwicklung von Pflegewissen und für die Anwendung in der Praxis zu beurteilen.

> **Evaluation: Richtlinien zur kritischen Forschungsbewertung**
> Anhand der folgenden Fragen können Sie die Qualität der Studie, die Richtigkeit der Erkenntnisse und den Nutzen dieser Erkenntnisse für die Pflegepraxis überprüfen. Zur Evaluationsphase gehört das Zusammenfassen der Qualitäten einer Studie. Diese Zusammenfassung wird ausformuliert und bildet in der Regel den letzten Abschnitt einer Rezension.
> 1. Inwieweit kann man den Studienergebnissen trauen? Reflektieren die Erkenntnisse auf akkurate Weise die Realität?
> 2. Stehen die Erkenntnisse in Zusammenhang mit dem theoretischen Bezugsrahmen?
> 3. Wird eine Verbindung zwischen den aktuellen Erkenntnissen und den aus vorherigen Studien hergestellt?
> 4. Welchen Beitrag leisten die Erkenntnisse für den aktuellen Wissenskomplex der Pflege?
> 5. Auf welche Populationen lassen sich die Erkenntnisse übertragen?
> 6. Welche Forschungsfragen ergeben sich aus den Erkenntnissen? Erwähnt die Forschende diese Fragen?
> 7. Fasst man die Stärken und Schwächen der Studie zusammen, wie ist die

* Anmerkung der Gutachterin: Diese Angaben beziehen sich auf das US-Ausbildungssystem. Übereinstimmung mit dem deutschen System besteht allerdings in Bezug auf den Zusammenhang zwischen Ausbildungs- bzw. Wissensstand und der Fähigkeit zur Durchführung der verschiedenen Phasen der Bewertung.

Qualität der Studie insgesamt zu bewerten? Hätten einige der Schwächen korrigiert werden können?
8. Lassen sich die Erkenntnisse potenziell in der Pflegepraxis anwenden?

12.4 Die kritische Beurteilung einer quantitativen Studie: Ein Beispiel

Im Folgenden finden Sie ein Beispiel für eine kritische Forschungsbewertung einschließlich der vier Phasen Verständnis, Vergleich, Analyse und Evaluation. Dem Rezensionsbeispiel wird der Forschungsartikel „Sauerstoffaufnahme und kardiovaskuläre Reaktion bei Patienten und gesunden Erwachsenen während des Toilettengangs im Bett und außerhalb des Bettes" (*Oxygen Uptake and Cardiovascular Response in Patients and Normal Adults During In-Bed and Out-of-Bed Toileting*) von Winslow, Lane und Gaffney (1984) vorangestellt.

Die erste kritische Bewertung einer Studie sollte sich auf das Verstehen und die Identifizierung der einzelnen Schritte des Forschungsprozesses konzentrieren. Dieser Vorgang sollte stichpunktartig notiert werden, wobei Überschriften jeweils die einzelnen Schritte des Forschungsprozesses kennzeichnen. Eine tiefergehende kritische Bewertung umfasst dagegen nicht nur die Verständnisphase, sondern auch die Vergleichs-, Analyse- und Evaluationsphasen. Das Rezensionsbeispiel in diesem Kapitel schließt alle vier Phasen ein, wobei die einzelnen Phasen in der Form eines Berichts dargestellt werden. Sie können den Artikel lesen, die Schritte des Forschungsprozesses identifizieren und dann versuchen, die Stärken und Schwächen der Studie einschließlich der logischen Verbindungen zwischen den Studienschritten aufzuzählen. Sie können auf die Fragen in diesem Kapitel zurückgreifen, um eine kritische Bewertung dieser Studie einschließlich der Phasen Verständnis, Vergleich und Analyse zu entwickeln. Anschließend können Sie das Rezensionsbeispiel, das sie im Anschluss an den Forschungsartikel finden, mit Ihrer eigenen Rezension vergleichen. Wenn Sie zunächst Ihre eigene kritische Bewertung durchführen und erst danach die Modellrezension lesen, kann das zur Verbesserung Ihres kritischen Bewertungsvermögens beitragen.

FORSCHUNGSARTIKEL ZUR KRITISCHEN BEURTEILUNG

Sauerstoffaufnahme und kardiovaskuläre Reaktion bei Patienten und gesunden Erwachsenen während des Toilettengangs im Bett und außerhalb des Bettes

Elizabeth Hahn Winslow PhD, RN, Lynda Denton Lane BSN, RN und F. Andrew Gaffney MD.
Patienten mögen es überhaupt nicht, Bettpfanne oder Urinflasche zu benutzen, während sie bettlägerig sind, und oft beharren sie darauf, dass es einfacher

und besser für sie wäre, wenn sie aufstehen und zur Toilette gehen würden. Es stehen nur wenige Daten über die physiologische Beanspruchung des Toilettengangs zur Verfügung. Daher haben wir die Sauerstoffaufnahme (VO_2), die höchste Herzfrequenz (HR_{peak}, peak heart rate), das Produkt aus höchster Herzfrequenz und höchstem Blutdruck (*peak rate-pressure product,* RPP_{peak}), die Einstufung der wahrgenommenen Anstrengung und die Präferenzen bei 42 Frauen, die sowohl Bettpfanne als auch Toilettenstuhl zum Urinieren benutzten, und bei 53 Männern, die sowohl im Bett als auch stehend die Urinflasche verwendeten, gemessen. Zu den Teilnehmern gehörten 26 gesunde Freiwillige, 16 ambulante Herzpatienten, 27 stationäre internistische Patienten und 26 Patienten nach akutem Myokardinfarkt (zwei bis 28 Tage nach dem Infarkt). Zwischen dem Toilettengang im und außerhalb des Bettes wurden keine physiologisch bedeutenden Unterschiede gefunden. Der Toilettengang bewirkte in beiden Fällen einen leichten Anstieg des Energieverbrauchs und der myokardialen Beanspruchung gegenüber dem Ruhezustand, bei folgenden Mittelwerten: VO_2 < 1,6 mal dem Ruhe-VO_2, HR_{peak} < 100 Schläge/min und RPP_{peak} < 11,200. Die Teilnehmer zogen es eindeutig vor, außerhalb des Bettes zur Toilette zu gehen. Der Toilettengang außerhalb des Bettes hat einen minimalen Energieaufwand und minimalen kardialen Stress zur Folge und kann dazu beitragen, durch Bettruhe verursachte orthostatische Beschwerden zu reduzieren. Der Toilettengang im Bett sollte auf Patienten beschränkt werden, bei denen spezifische Kontraindikationen hinsichtlich einer Positionsveränderung bestehen.

Vor über 30 Jahren berichteten Benton und Mitarbeiter[1] darüber, dass die Verwendung der Bettpfanne einen um 50 Prozent höheren Energieaufwand gegenüber dem Ruhezustand bewirkt, als das bei der Verwendung des Toilettenstuhls der Fall ist. Seither spricht das Personal in Kliniken häufig die Empfehlung aus, dass Myokardinfarkt-(MI)-Patienten nach der Einweisung ins Krankenhaus den Toilettenstuhl benutzen sollten.[2-6] Jedoch verändern sich althergebrachte Traditionen nur langsam, insbesondere dann, wenn es nur eine einzige Studie zu diesem Thema gibt. Viele Ärzte warten noch immer einige Tage ab, bevor sie ihren akuten MI-Patienten erlauben, den Toilettenstuhl zu benutzen oder sich zum Urinieren neben das Bett zu stellen. Die Patienten beschweren sich häufig darüber und bestehen darauf, dass es einfacher und besser für sie wäre, wenn sie aufstehen und zur Toilette gehen würden.

Um festzustellen, welche Methode des Toilettengangs für akut kranke internistische Patienten angemessener ist, sollte man sowohl den Gesamtenergieaufwand als auch die ungefähre myokardiale Beanspruchung in Betracht ziehen, wenn Patienten im Bett und außerhalb des Bettes auf die Toilette gehen. Daher maßen wir die Sauerstoffaufnahme (VO_2), die höchste Herzfrequenz (HR_{peak}), das Produkt aus höchster Herzfrequenz und höchstem Blutdruck (*peak rate-pressure product* RPP_{peak}) (systolischer Blutdruck × Herzfrequenz), die Einstufung der wahrgenommenen Anstrengung sowie die Präferenzen, und zwar bei insgesamt 95 ambulanten und stationären Patienten während des Toilettengangs im Bett (Bettpfanne und Urinflasche) und außerhalb des Bettes (Toilettenstuhl und Urinflasche im Stehen). Daten, auf die sich die Empfehlungen für den Toilettengang bei hospitalisierten Patienten stützen können, werden zur Verfügung gestellt.

Material und Methoden

Teilnehmer

Unter den 42 Frauen und 53 Männern zwischen 18 und 79 Jahren, die freiwillig an der Studie teilnahmen, waren 26 gesunde Erwachsene, 16 Patienten mit koronararteriellen Erkrankungen, die an einem beaufsichtigten ambulanten Bewegungsprogramm teilnahmen, 27 stabile internistische Patienten mit verschiedenen kardialen und nicht kardialen Erkrankungen sowie 26 stabile akute MI-Patienten, die ihren MI zwei bis 28 Tage zuvor erlitten hatten (8,81 ± 5 Tage [Mittelwert ± SA]) (☞ Tabelle I) und in stationärer Behandlung waren. Acht Patienten hatten ihren MI fünf Tage oder weniger vor dem Studienbeginn erlitten. Ein akuter MI wurde anhand der Krankengeschichte, der klinischen Symotome, der elektrokardiographischen (EKG) und der Enzymergebnisse sowie einer Myokardszintigraphie bestimmt. 19 (73 %) der Patienten hatten transmurale Infarkte erlitten, sieben (27 %) subendokardiale Infarkte. Alle stationären internistischen und Kardial-Patienten waren vor ihrer Hospitalisierung gehfähig, und keiner von ihnen hatte neurale oder muskuloskelettale Beeinträchtigungen, die das Stehen ohne Hilfe ausschließen. Sechs (37 %) der ambulanten Kardial-Patienten, sieben (26 %) der stationären internistischen Patienten und fünf (19 %) der akuten MI-Patienten bekamen zum Zeitpunkt der Studie Propranolol verabreicht. Die institutionelle Ethikkommission genehmigte das Forschungsprotokoll, und vor Beginn der Studie wurde eine schriftliche Einwilligungserklärung von allen Studienteilnehmern eingeholt.

Methoden

Die Sauerstoffaufnahme während des Ruhezustands und des Toilettengangs wurde mittels einer nicht geschlossenen, indirekten Kalorimetrie bestimmt. Dem Teilnehmer wurde eine Nasenklammer aufgesetzt und ein Mundstück an-

Teilnehmergruppe	Geschlecht	N	Alter (Jahre ± *SA*)	Gewicht (kg ± *SA*)	Größe (cm ± *SA*)
Gesunde Freiwillige	Weiblich	11	38 ± 13	65 ± 8	168 ± 4
	Männlich	15	29 ± 7	77 ± 8	177 ± 4
Ambulante Kardial-Patienten	Weiblich	6	62 ± 4	58 ± 10	157 ± 6
	Männlich	10	58 ± 5	76 ± 8	173 ± 3
Stationäre internistische Patienten	Weiblich	14	57 ± 15	72 ± 16	161 ± 9
	Männlich	13	51 ± 10	84 ± 17	175 ± 7
Akute MI-Patienten	Weiblich	11	63 ± 11	76 ± 18	164 ± 6
	Männlich	15	61 ± 12	84 ± 17	172 ± 9

Tab. I: Teilnehmereigenschaften.

gepasst. Während des gemessenen Zeitraums wurde die ausgeatmete Luft mittels eines Einweg-Respirationsventils (Daniels) und eines 64-Zoll-Plastik- schlauches in einem 30-Liter-Beutel (Ruhe) bzw. einem 150-Liter-Beutel (Toi- lettengang) (Douglas) gesammelt. Ein justierbarer Standardhelm sorgte dafür, dass Mundstück und Ventil in einer bequemen und sicheren Position gehalten wurden, der Douglas-Beutel wurde an einem fahrbaren Infusionsständer ange- bracht. Das ausgeatmete Atemvolumen wurde mittels eines „Collins Chain Compensated Gasometer" (Tissot) gemessen, die Zusammensetzung der Atemluft wurde mittels eines Mengenspektrometers (Perkin-Elmer Medical Gas Analyzer 1100) analysiert. Das Mengenspektrometer wurde elektronisch kalibriert und mit Gasen in bekannter Konzentration abgeglichen. Um VO_2 zu bestimmen, wurden Standardgleichungen verwendet.

Mit der Sammlung der ausgeatmeten Luft wurde unmittelbar vor dem Toi- lettengang begonnen, wenn der Teilnehmer noch auf dem Rücken lag, und sie wurde beendet, sobald der Teilnehmer wieder die Rückenlage eingenommen hatte. Während des Toilettengangs wurde kontinuierlich ein EKG (Ableitung II) aufgezeichnet. Die höchste Herzfrequenz (HR_{peak}) war die höchste beob- achtete Herzfrequenz in einem 15-Sekunden-Intervall. Der Blutdruck wurde mittels eines Manschetten-Sphygmomanometers gemessen, und zwar unmit- telbar vor und nach dem Toilettengang sowie nach jedem Positionswechsel. Bei den acht Herzstation-(*coronary care unit*, CCU)-Patienten wurde der Blut- druck nur vor und nach dem Toilettengang gemessen. Nach jeder Methode des Toilettengangs wählten die Teilnehmer eine Ziffer auf der „Borg-Skala für wahrgenommene Anstrengung" aus.[7] Im Anschluss an beide Methoden füllten die Teilnehmer einen Fragebogen aus, bei dem sie jede Methode hinsichtlich Bequemlichkeit, Wohlbefinden und Einfachheit einstuften.

Protokoll

Sauerstoffaufnahme, HR und RPP wurden während einer dreiminütigen Ru- hephase in Rückenlage und während des Toilettengangs im Bett und außerhalb des Bettes bestimmt. Zwischen den randomisiert aufeinander folgenden Toilet- tenmethoden lag jeweils eine zehnminütige Ruhephase. Die Frauen benutzten die Bettpfanne und den Toilettenstuhl zum Urinieren, die Männer die Urinfla- sche zum Urinieren im Bett und neben dem Bett stehend. Die Teilnehmer täuschten die Blasenentleerung vor, falls sie beim zweiten Toilettenversuch nicht urinieren konnten.

Das Protokoll simulierte normale klinische Bedingungen, daher variierte die Dauer des Toilettengangs. Die Forschende half den Frauen dabei, das Becken anzuheben, um die Bettpfanne unterzuschieben und zu entfernen, und brachte den Toilettenstuhl in die übliche Position am Kopfende des Bettes. Die Teil- nehmer hatten ihre eigenen Methoden, um aus dem Bett heraus- und ins Bett zurückzukommen, sie wurden von der Forschenden nicht dabei unterstützt. Die Forschende verließ den Raum, während die Patienten urinierten, und kam auf ihr Signal zurück. Die Teilnehmer ließen sich zum Urinieren so viel Zeit, wie sie brauchten.

Statistische Analyse

Die Resultate von Sauerstoffaufnahme, HR und RPP wurden für jedes Geschlecht und jede Gruppe durch wiederholte Varianzanalysen (ANOVA) analysiert. Die Bewertungen der wahrgenommenen Anstrengung und die Präferenzwerte wurden mittels Friedmans Zwei-Wege-ANOVA analysiert. Für ausgewählte Variablen, zum Beispiel VO_2, Alter und Dauer des Toilettengangs, wurden Spearman-Korrelationskoeffizienten berechnet.

Resultate

Die Ergebnisse von Sauerstoffaufnahme, HR und RPP während des Ruhezustands und des Toilettengangs werden in Tabelle II sowie in den Abbildungen I, II und III dargestellt. Während der Ruhephase lag VO_2 zwischen 2,15 und 4,52 ml/kg/min, HR zwischen 44 und 104 Schlägen/min und RPP zwischen 5,000 und 14,100. Während des Toilettengangs lag VO_2 zwischen 2,77 und 5,84 ml/kg/min, HR_{peak} zwischen 56 und 132 Schlägen/min und RPP_{peak} zwischen 5,400 und 14,400.

Während des Toilettengangs im Bett hatten 14 Teilnehmer (15 %) eine HR_{peak} von 100 Schlägen/min oder höher, beim Toilettengang außerhalb des Bettes wiesen 19 Teilnehmer (21 %) während des Vorgangs eine HR_{peak} von 100 Schlägen/min oder höher auf, nur fünf Teilnehmer hatten eine HR_{peak} von über 108 Schlägen/min. Die Teilnehmer mit den höchsten HRs, im Ruhezustand hatten die höchsten HRs beim Toilettengang. Die höchsten HRs die unter allen Studienbedingungen beobachtet wurden, waren 104, 120 und 132 Schläge/min während des Ruhezustandes, der Bettpfannenbenutzung und der Toilettenstuhlbenutzung bei einer älteren Frau mit Vorhofflimmern und einer unkontrollierten ventrikulären Reaktion. Bei keinem der Teilnehmer traten Brustschmerzen, Atembeschwerden, Schwindel, Extrasystolen oder sonstige Anzeichen oder Symptome von kardiovaskulären Beschwerden während des Toilettengangs auf.

Statistisch signifikante Unterschiede bei VO_2, HR und RPP zwischen einem Toilettengang im Bett und außerhalb des Bettes wurden bei bestimmten Teilnehmergruppen festgestellt ($p < 0,05$). Diese Unterschiede stellen mittlere Unterschiedswerte von weniger als jeweils 1 ml/kg/min, 8 Schläge/min und 1,300 Einheiten bei VO_2, HR_{peak} und RPP dar.

Die Analyse der vier Teilnehmergruppen ergab keinerlei statistisch signifikanten Unterschiede bei VO_2 im Ruhezustand. Jedoch stellte sich heraus, dass die hospitalisierten Patienten während des Toilettengangs allgemein eine signifikant niedrigere VO_2 hatten als die nicht hospitalisierten Teilnehmer ($p < 0,05$). Herzfrequenz und RPP-Reaktionen während des Ruhezustands und des Toilettengangs unterschieden sich nicht signifikant bei den vier Gruppen mit weiblichen Teilnehmerinnen; signifikante Unterschiede bei der kardiovaskulären Reaktion waren jedoch bei einigen der männlichen Teilnehmergruppen zu finden. Die hospitalisierten Männer wiesen während des Ruhezustands und des Toilettengangs allgemein eine signifikant höhere HR und ein signifikant höheres RPP auf als die nicht hospitalisierten Männer ($p < 0,05$).

Die durchschnittliche Dauer der Bettpfannenbenutzung ($5,8 \pm 1,5$ min) unterschied sich nicht wesentlich von der Dauer der Toilettenstuhlbenutzung

Teilnehmer	Aktivität	Frauen (F)			Männer (M)		
		VO_2 ml/kg/min ± SA	HR (Schläge/min ± SA)	RPP (SBP x hr/100 ± SA)	VO_2 (ml/kg/min ± SA)	HR (Schläge/min ± SA)	RPP (SBP x hr/100 ± SA)
Gesunde Freiwillige (F = 11, M = 15)	Ruhe Im Bett Außerhalb	3,43 ± 0,42 4,84 ± 0,71 4,66 ± 0,63 (N = 11)	66 ± 10 84 ± 10 85 ± 9 (N = 10)	79 ± 15 92 ± 14 91 ± 15 (N = 11)	3,67 ± 0,41 4,78 ± 0,46 4,66 ± 0,52 (N = 15)	60 ± 7 87 ± 10 84 ± 8 (N = 12)	72 ± 12 79 ± 12 91 ± 14* (N = 15)
Ambulante Herzpatienten (F = 6, M = 10)	Ruhe Im Bett Außerhalb	3,20 ± 0,35 4,43 ± 0,57 4,36 ± 0,61 (N = 5)	65 ± 12 81 ± 16 81 ± 17 (N = 6)	89 ± 25 104 ± 30 103 ± 24 (N = 6)	3,56 ± 0,36 4,72 ± 0,59 4,77 ± 0,47 (N = 9)	59 ± 8 77 ± 11 77 ± 12 (N = 10)	75 ± 17 86 ± 20 84 ± 15 (N = 10)
Stationäre internistische Patienten (F = 14, M = 13)	Ruhe Im Bett Außerhalb	3,14 ± 0,43 3,91 ± 0,61 4,25 ± 0,79* (N = 11)	74 ± 14 85 ± 15 88 ± 16 (N = 14)	97 ± 17 111 ± 17 105 ± 19 (N = 14)	3,32 ± 0,37 3,92 ± 0,53 4,24 ± 0,42* (N = 12)	73 ± 8 89 ± 8 96 ± 9* (N = 13)	90 ± 13 99 ± 18 108 ± 21 (N = 13)
Stationäre akute MI-Patienten** (F = 11, M = 15)	Ruhe Im Bett Außerhalb	2,90 ± 0,65 3,52 ± 0,59 3,84 ± 0,55 (N = 7)	77 ± 9 89 ± 9 94 ± 9 (N = 11)	101 ± 26 110 ± 22 109 ± 26 (N = 9)	3,22 ± 0,38 3,78 ± 0,56 4,21 ± 0,42* (N = 11)	72 ± 7 84 ± 12 91 ± 9* (N = 15)	89 ± 13 94 ± 15 102 ± 15 (N = 15)

Tab. II: Durchschnittliche Sauerstoffaufnahme (VO_2), Herzfrequenz (HR) und Frequenz-Druck-Produkt (RPP) während des Ruhezustands und mittlere VO_2, höchste Herzfrequenz (HR_{peak}) und Produkt aus höchster Herzfrequenz und höchstem Blutdruck (RPP_{peak}) während des Toilettengangs im Bett und außerhalb des Bettes.

* Toilettengang im Bett versus Toilettengang außerhalb des Bettes ($p < .05$).
** Die Daten der acht Herzstation-Patienten (4 F und 4 M) sind nicht in den VO_2-Resultaten enthalten, da ein modifiziertes Sammelprotokoll verwendet wurde (☞ Text).
SA = Standardabweichung; SBP = systolischer Blutdruck (*systolic blood pressure*); N = Anzahl der Teilnehmer (*number of subjects*); MI = Myokardinfarkt.

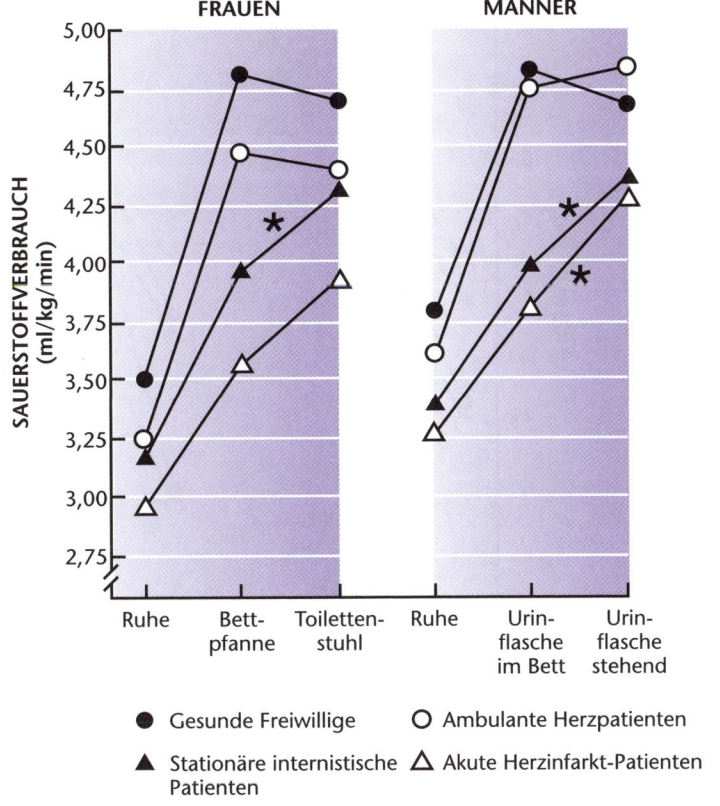

Abb. I: Durchschnittliche Sauerstoffaufnahme während des Ruhezustands, des Toilettengangs im Bett und außerhalb des Bettes bei vier Patientengruppen. MI = Myokardinfarkt.

(6,2 ± 1,4 min); jedoch war die Dauer der Urinflaschenbenutzung im Bett (3,6 + 1,0 min) signifikant kürzer als außerhalb des Bettes (5,2 min + 0,9 min) ($p < 0,05$). Die Analyse ergab keine signifikanten Unterschiede bei der Dauer zwischen den vier männlichen Gruppen, die Gruppe mit den gesunden Frauen wies jedoch eine wesentlich kürzere Dauer als die drei anderen Gruppen mit weiblichen Teilnehmerinnen auf ($p < 0,05$).

Die Bewertungsresultate der wahrgenommenen Anstrengung (*rating of perceived exertion,* RPE) zeigten, dass der Toilettengang im Bett als signifikant anstrengender wahrgenommen wurde als der Toilettengang außerhalb des Bettes ($p < 0,05$). Jedoch betrachteten die meisten Teilnehmer beide Methoden nur als leichte Anstrengung. Die Modus-RPE-Werte waren 9 (sehr leicht) für die Benutzung von Bettpfanne, Toilettenstuhl und Urinflasche im Stehen und 11 (ziemlich leicht) für die Benutzung der Urinflasche im Bett. Die Median-RPE-Werte waren 11 für die Bettpfanne, 10 für den Toilettenstuhl, 11 für die Urinflasche im Bett und 9 für die Urinflasche außerhalb des Bettes. Sowohl Männer

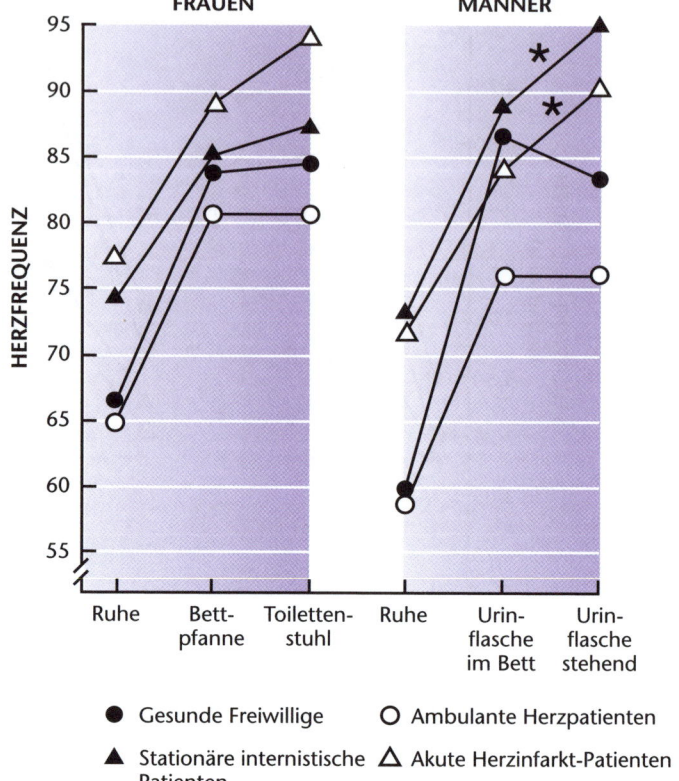

Abb. II: Durchschnittliche Herzfrequenz während des Ruhezustands und durchschnittliche Höchstfrequenz während des Toilettengangs im Bett und außerhalb des Bettes bei vier Teilnehmergruppen.
MI = Myokardinfarkt.

als auch Frauen gaben an, dass der Toilettengang außerhalb des Bettes mit einer signifikant höheren Bequemlichkeit, einem signifikant höherem Wohlbefinden und einer signifikant höheren Einfachheit verbunden war, als der Toilettengang im Bett ($p < 0,0005$).

Diskussion

Der Toilettengang sowohl im Bett als auch außerhalb des Bettes bewirkte im Vergleich zum Ruhezustand einen geringen Anstieg des Energieverbrauchs. Wenn man den Energieverbrauch als Vielfaches der VO_2 des Teilnehmers im Ruhezustand (METs, *multiples of the subject's resting VO$_2$*) ausdrückt, betrug der Energieverbrauch bei Benutzung der Bettpfanne und des Toilettenstuhls jeweils 1,3 bzw. 1,4 METs, bei Benutzung der Urinflasche im Bett und neben dem Bett stehend betrug er jeweils 1,2 bzw. 1,3 METs. Diese Resultate sind mit jenen von Benton und Mitarbeitern[1] vergleichbar, die VO_2 bei 15 Herzpatien-

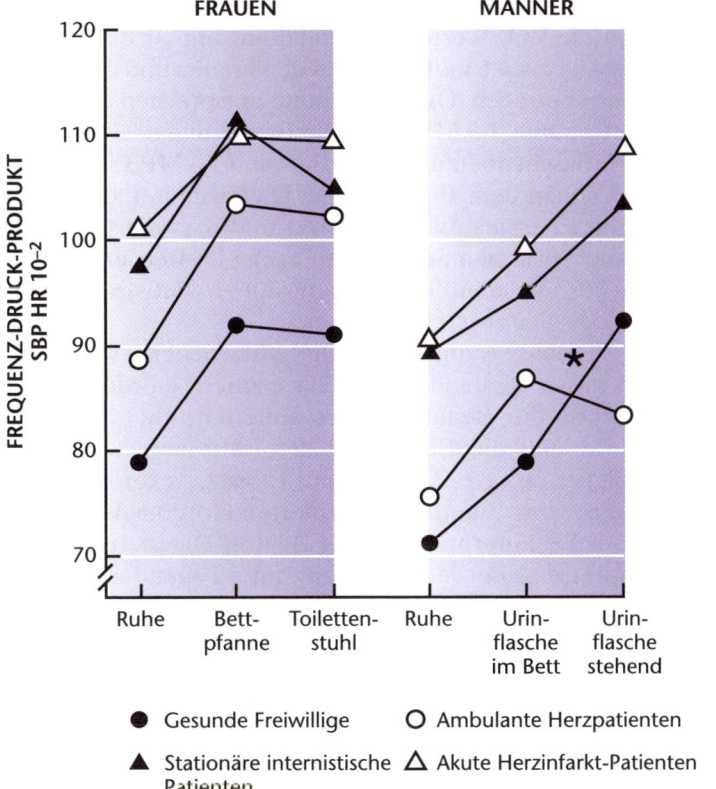

Abb. III: Durchschnittlicher Wert des Produkts aus höchster Herzfrequenz und höchstem Blutdruck während der Ruhephase und durchschnittlicher Höchstwert des Produkts aus höchster Herzfrequenz und höchstem Blutdruck während des Toilettengangs im Bett und außerhalb des Bettes.
HR = Herzfrequenz *(heart rate); MI* = Myokardinfarkt; *SBP* = systolischer Blutdruck *(systolic blood pressure).*

ten und 13 anderen Patienten während einer simulierten Defäkation in die Bettpfanne und in den Toilettenstuhl maßen, und herausfanden, dass die Benutzung der Bettpfanne 1,6 METs und die Benutzung des Toilettenstuhls 1,4 METs beanspruchte. Der höhere Energieaufwand bei Benutzung der Bettpfanne in der Benton-Studie (1,6 METs) im Vergleich zu unserer Studie (1,3 METs) lässt sich durch die Unterschiede im Forschungsprotokoll erklären – die Teilnehmer in der Benton-Studie benutzten die Bettpfanne ohne Hilfe, während unsere Teilnehmer dabei unterstützt wurden.

Die gemessenen VO_2-Werte in Bentons und in unserer Studie sind gegenüber der tatsächlichen VO_2 beim Toilettengang leicht geringer, weil Benton VO_2 sowohl während des Toilettengangs als auch während einer anschließenden Erholungsphase maß, und wir die VO_2 während des gesamten Ablaufs des Toilettengangs, der Pausen zum Blutdruckmessen enthielt, maßen. Hätte man auf die Pausen zum Blutdruckmessen bei den acht Herzpatienten verzichtet, würden die VO_2-Werte beim Toilettengang im Bett und außerhalb des Bettes jeweils 4,3 bzw. 4,6 ml/kg/min bei den Frauen und 4,5 bzw. 4,7 ml/kg/min bei den Männern betragen. Diese Resultate entsprechen 1,4 METs für die Benutzung der Bettpfanne, 1,5 METs für die Benutzung des Toilettenstuhls, 1,3 METs für die Urinflaschenbenutzung im Bett und 1,4 METs für die Benutzung der Urinflasche neben dem Bett stehend. Das bedeutet, dass der Toilettengang einen geringen Energieaufwand bewirkt und dass die Unterschiede beim Energieverbrauch zwischen dem Toilettengang im Bett und außerhalb des Bettes, obgleich bei manchen Teilnehmergruppen statistisch signifikant, klinisch und physiologisch unwichtig erscheinen.

Die Ergebnisse von Benton und Mitarbeitern[1] wurden in mehreren Publikationen falsch verstanden und falsch zitiert. Gordon[8] behauptete irrtümlicherweise, dass die Benutzung des Toilettenstuhls 3,6 kcal/min (also ungefähr 3 METs) und die Benutzung der Bettpfanne 4,6 kcal/min (also ungefähr 4 METs) erforderte. Zohman und Tobias[9], Acker[10], die Herausgeber von *Exercise Equivalents*[11] und andere zitierten Gordons Werte und verbreiteten somit Gordons Fehlinterpretation der Benton-Daten. In *Exercise Equivalents*[11] wird behauptet, dass bei der Benutzung eines Toilettenstuhls gleich viel Energie verbraucht wird wie beim Bodenschrubben (3 METs) und dass der Energieaufwand für die Benutzung der Bettpfanne dem des Teppichklopfens entspricht (4 METs). Die nähere Betrachtung der Benton-Daten macht jedoch deutlich, dass die Benutzung des Toilettenstuhls bzw. der Bettpfanne nur ungefähr den 1,5-fachen Energieverbrauch gegenüber dem Ruhezustand erfordert, und nicht den 3- oder 4-fachen Verbrauch, über den – in falscher Bezugnahme auf die Benton-Studie – berichtet wurde.

Unsere hospitalisierten Patienten wiesen während des Toilettengangs allgemein signifikant niedrigere VO_2-Werte auf als die nicht hospitalisierten Teilnehmer. Es wird auch darüber berichtet, dass hospitalisierte Patienten während des Badens einen signifikant niedrigeren Energieverbrauch aufweisen als das bei gesunden Freiwilligen der Fall ist.[12, 13] Die VO_2 im Ruhezustand, entsprechend dem jeweiligen Körpergewicht, unterschied sich bei den vier Teilnehmergruppen nicht wesentlich. Es wurden Spearman-Korrelationskoeffizienten (r_s) berechnet, um die Beziehung von VO_2 bei der jeweiligen Toilettenmethode mit Alter und Dauer des Toilettengangs zu bestimmen. Bei nicht hospitalisierten Frauen korrelierte VO_2 während der Benutzung der Bettpfanne mit der Dauer des Toilettengangs ($r_s = -0,60$, $p = 0,01$). Bei hospitalisierten Männern korrelierte das Alter mit VO_2 während der Benutzung der Urinflasche im Bett ($r_s = -0,60$, $p = 0,002$) und während der Benutzung der Urinflasche im Stehen ($r_s = -0,41$, $p = 0,05$). Ansonsten wurden keine signifikanten Korrelationen gefunden. Die Bedeutung der wenigen signifikanten Korrelationen ist aufgrund des Mangels an konstanten Trends unklar. Der geringere Energieverbrauch bei den hospitalisierten Patienten lässt sich möglicherweise mit der Schonung der Kräfte erklären, weil sich die hospitalisierten Patienten in unserer Studie sowie in den Badestudien[12,13] langsamer und zugleich vorsichtiger bewegten als die nicht hospitalisierten Teilnehmer. Keine der Studien setzte jedoch parallelisierte Gruppen ein, daher ist es durchaus möglich, dass andere Variablen für die VO_2-Unterschiede verantwortlich sind.

Zusätzlich zu dem quantitativen allgemeinen Energieverbrauch maßen wir während des Toilettengangs HR_{peak} und RPP_{peak}, um die myokardiale Beanspruchung einzuschätzen.[14] Die statistisch signifikanten Unterschiede bei HR_{peak} und RPP_{peak} während des Toilettengangs im Bett und außerhalb des Bettes zeigen bei manchen Teilnehmergruppen einen Anstieg von nur acht Prozent bei HR und 15 Prozent bei RPP. Diese Unterschiede sind verhältnismäßig gering und haben vermutlich keine physiologische Bedeutung. Die höheren Werte bei den hospitalisierten Männern lassen sich auf Unterschiede bei der körperlichen Verfassung, den orthostatischen Bedingungen und dem Vorhandensein von arteriellem Bluthochdruck zurückführen.

Benton und Mitarbeiter[1] zeichneten vor, während und nach jeder Variante des Toilettengangs Blutdruck, HR und ein EKG auf, präsentierten die Daten jedoch nicht, da diese extrem variierten. Singman und Mitarbeiter[15] zeichneten bei 51 Herzpatienten, davon 23 mit akutem MI, Dauer-EKGs während der Defäkation auf. Es wurde sowohl die Bettpfanne ($N = 15$) als auch der Toilettenstuhl ($N = 48$) benutzt. Die EKGs wurden im Hinblick auf Ektopie und auf Veränderungen bei der ST-Strecke bzw. auf eine Erhöhung der Herzfrequenz um 10 Schläge/min oder mehr untersucht. Nur zwei Patienten wiesen außer einer erhöhten Herzfrequenz EKG-Veränderungen auf, wobei die Autoren diese Veränderungen nicht beschreiben. Das Ergebnis, dass die Herzfrequenz eher bei jenen Patienten, die den Toilettenstuhl benutzten, zunahm und weniger bei jenen, die auf die Bettpfanne gingen, ist eine normale Reaktion auf die aufrechte Haltung. Das Fehlen von abnormen EKG-Ergebnissen stützt unsere Annahme, dass die kardiovaskulären Unterschiede bei der Benutzung von Toilettenstuhl auf der einen und Bettpfanne auf der anderen Seite aus physiologischer Sicht nicht signifikant sind.

Akute MI-Patienten, die für neun bis 24 Tage bei strikter Bettruhe behandelt werden, wiesen große orthostatische Beeinträchtigungen bei aufrechter, geneigter oder sitzender Haltung auf. Dagegen wurde die Orthostase bei akuten MI-Patienten, die über einen Zeitraum von sieben bis 18 Tagen hinweg bei eingeschränkter Bettruhe behandelt werden, nicht beeinträchtigt – die Patienten führten aktive Beingymnastik durch, saßen auf dem Bettrand und benutzten vom Tag ihrer Einweisung an den Toilettenstuhl.[16] Anzeichen für orthostatische Beeinträchtigungen zeigten sich bereits nach sechs Stunden Bettruhe[17] und wurden mit fortdauernder Bettruhe größer.[18] Orthostatische Beeinträchtigungen sollten bei akuten MI-Patienten vermieden werden, da die auf Positionsveränderung zurückzuführenden Abweichungen bei Herzfrequenz und Blutdruck potenzielle Ursachen für einen Hirninfarkt und eine Verstärkung des MI darstellen.

Studien von Convertino und Kollegen[19,20] zeigen, dass orthostatischer Stress der wichtigste Faktor für eine eingeschränkte Bewegungstoleranz im Anschluss an die Bettruhe ist, und dass die tägliche Beanspruchung durch 3,5 Stunden Gravitationsbelastung viel dazu beitragen kann, der Verschlechterung der kardiovaskulären Funktion infolge der Bettruhe vorzubeugen. Wenn man dafür sorgt, dass der Patient zum Essen und zum Toilettengang aufsteht, so sollte diese Gravitationsbelastung ausreichen, um orthostatische Beeinträchtigungen infolge von Bettruhe zu minimieren.

Die Resultate unserer Studie zeigen, dass beide Methoden, sowohl der Toilettengang im Bett als auch außerhalb des Bettes, einen minimalen Energieverbrauch und eine minimale kardiovaskuläre Belastung bei gesunden Freiwilligen, ambulanten Herzpatienten, stabilen internistischen Patienten in stationärer Behandlung und stabilen stationären Patienten mit vorangegangenem akuten MI (zwei bis 28 Tage vorher) hervorrufen. Zwischen dem Toilettengang im Bett und außerhalb des Bettes wurden keine klinisch oder physiologisch signifikanten Unterschiede gefunden. Die Teilnehmer bevorzugten es eindeutig, aufzustehen, um auf die Toilette zu gehen. Die Ergebnisse aus anderen Studien zeigen, dass das Verlassen des Bettes für kurze Zeitspannen die orthostatischen Beeinträchtigungen infolge von Bettruhe minimiert[16, 20] und dass eine aufrechte Haltung das myokardiale Sauerstoffbedürfnis sogar verringert[21, 22]. Der Toilettengang im Bett sollte jenen Patienten vorbehalten sein, bei denen spezifische Kontraindikationen gegen Positionsveränderungen bestehen. Ansonsten empfehlen wir für internistische Patienten ohne spezifische Kontraindikationen den Toilettengang außerhalb des Bettes.

Die Autoren danken Cathleen L. Michaels MSN, PN, Ann McCash BSN, RN, Jo Cole MSN, RN, Robert Rude MD, C. Gunnar Blomqvist MD und den Pflegefachkräften des 10. Stocks, der Herzstation und der MILIS-Forschungsabteilung am Parkland Memorial Hospital für die Unterstützung bei der Studie, Kent Dana MA und Nancy Wilson MS vom Health Science Center der University of Texas für die statistische Beratung und Carolyn Donahue für die Vorbereitung des Manuskripts.

Literaturverzeichnis

1. Benton J G, Brown H, Rusk H A: Energy expanded by patients on the bedpan and bedside commode. JAMA 1950; 144: 1443–1447.
2. Gazes P C, Gaddy J E: Bedside management of acute myocardial infarction. Am Heart J 1979; 97: 782–796.
3. Levine S A, Lown B: Armchair treatment of acute coronary thrombosis. JAMA 2952; 148: 1365–1369.
4. Newman L B, Wasserman R R, Borden G: Productive living for those with heart disease: The role of physical medicine and rehabilitation. Arch Phys Med Rehabil 1956; 37: 137–149.
5. Niccoli A, Brammell H L: A program for rehabilitation in coronary heart disease. Nursing Clin North Am 1976; 11: 237–250.
6. Wenger N K: Rehabilitation of the patient with myocardial infarction: Responsibility of the primary care physician. Primary Care 1981; 8: 491–507.
7. Borg G: Perceived exertion: A note on history and methods. Med Sci Sports 1973; 5: 90–93.
8. Gordon E E: Energy costs of activities in health and disease. Arch Intern Med 1958; 101: 702–713.
9. Zohman L R, Tobis J S: Cardiac Rehabilitation. New York, Grund and Stratton, 1970.
10. Acker J: Early ambulation of post-myocardial infarction patients: Early activity after myocardial infarction, in Naughton J P, Hellerstein H K (eds): Exercise testing and exercise training in coronary heart disease. New York, Academic Press, 1973.
11. Exercise Equivalents. Denver Colorado Heart Association.
12. Gordon E E: Energy costs of various physical activities in relation to pulmonary tuberculosis. Arch Phys Med 1952; 33: 201–209.
13. Winslow E H, Gaffrey L: Oxygen consumption and cardiovascular responses in normal adults and acute myocardial infarction patients during basin bath, tub bath, and shower. Nurs Res (submitted for publication).
14. Kilamura K, Jorgensen C R, Gobel F L, Taylor H L, Wang Y: Hemodynamic correlates of myocardial oxygen consumption during upright exercise. J Appl Physiol 1972; 32: 516–522.

15. Singman H, Kinsella E, Goldberg E: Electrocardiographic changes in coronary care unit patients during defecation. Vasc Surg 1975; 9: 54–57.
16. Fareeduddin K, Abelmann W H: Impaired orthostatic tolerance after bed rest in patients with myocardial infarction. N Engl J Med 1969; 280: 345–350.
17. McCally M, Piemme T E, Murray R H: Tilt table responses of human subjects following application of lower body negative pressure. Aerospace Med 1966; 37: 1247–1249.
18. Chobanian A V, Lille R D, Tercyak A, Blevins P: The metabolic and hemodynamic effects of prolonged bed rest in normal subjects. Circulation 1974; 49: 551–559.
19. Convertino V A, Hung J, Goldwater D, DeBusk R F: Cardiovascular responses to exercise in middleaged men after 10 days of bed rest. Circulation 1982; 65: 134–140.
20. Convertione V A, Sandler H, Webb P, Annis J F: Induced venous pooling and cardiorespiratory responses to exercise after bed rest. J Appl Physiol 1982; 52: 1342–1348.
21. Lecerof H: Influence of body position on exercise tolerance, heart rate, blood pressure, and respiration rate in coronary insufficiency. Br Heart J 1971; 33: 78–83.
22. Langou R A, Wolfson S, Olson E G, Cohen L S: Effects of orthostatic postural changes on myocardial oxygen demands. Am J Cardiol 1977; 39: 418–421.

12.4.1 Verständnisphase

Rezensionsbeispiel

1. *Problem*: „Patienten mögen es überhaupt nicht, Bettpfanne oder Urinflasche zu benutzen, während sie bettlägerig sind, und oftmals bestehen sie darauf, dass es einfacher und besser für sie wäre, wenn sie aufstehen und zur Toilette gehen würden. Es stehen nur wenige Daten über die physiologische Beanspruchung des Toilettengangs zur Verfügung" (Winslow et al. 1984, S. 475).*

2. *Zweck:* Die Forschenden maßen „die Sauerstoffaufnahme (VO_2), die höchste Herzfrequenz (HR_{peak}), das Produkt aus höchster Herzfrequenz und höchstem Blutdruck (RPP_{peak}) (systolischer Blutdruck × Herzfrequenz), die Einstufung der wahrgenommenen Anstrengung sowie die Präferenzen, und zwar bei insgesamt 95 ambulanten und stationären Patienten während des Toilettengangs im Bett (Bettpfanne und Urinflasche) und außerhalb des Bettes (Toilettenstuhl und Urinflasche im Stehen)" (S. 476).

3. *Literaturüberblick:* Zu Beginn des Artikels wird ein äußerst kurzer Literaturüberblick präsentiert. Dagegen werden im Diskussionsteil viele Studien zitiert, und die Erkenntnisse aus der aktuellen Studie werden mit jenen aus vorherigen Studien verglichen (☞ Forschungsartikel). In klinischen Fachzeitschriften, wie dem *Journal of Cardiac Rehabilitation* und *Heart & Lung*, werden Studien oftmals erst im Diskussionsteil zitiert, so dass Ergebnisse zusammengeführt werden können, um den aktuellen Wissensstand auf einem Problemgebiet aufzuzeigen. Wenn Sie den Literaturüberblick einer Studie kritisch beurteilen, studieren Sie daher sowohl den Anfang des Artikels als auch den Diskussionsteil.

Die Forschenden zitierten verschiedene Studien, wobei nur wenige die Auswirkungen des Toilettengangs im Bett und außerhalb des Bettes fokussierten (Benton, Brown & Rusk 1950, Singman, Kinsell & Goldberg 1975). Da in diesem Bereich nur wenig geforscht wurde, sind weitere Studien erforder-

---

* Die Seitenangaben beziehen sich auf die Version des Forschungsartikels in diesem Buch.

lich. Die Literaturhinweise sind aus der Zeit von 1950 bis 1982, die meisten wurden in den 1970er Jahren veröffentlicht. Diese Quellen sind als aktuell anzusehen, da die untersuchte Studie im Jahr 1984 veröffentlicht wurde. Die Ergebnisse aus verschiedenen Studien werden zusammengefasst, um kurz darzustellen, was über das Studienproblem bekannt ist und was nicht.

4. *Theoretischer Bezugsrahmen:* Die Forschenden nennen den theoretischen Bezugsrahmen nicht, er muss daher aus dem Literaturüberblick ermittelt werden. Die Hauptkonzepte, Toilettengang, akut erkrankte Erwachsene, gesunde Erwachsene, erwachsene Reha-Patienten und Energieverbrauch, werden im Artikel zwar identifiziert, jedoch nicht definiert. Die Forschenden deuten an, dass Levines „Conversation Model", insbesondere das Prinzip der Energieerhaltung, den theoretischen Bezugsrahmen für diese Studie bildete (Winslow, Januar 1994, in einem persönlichen Gespräch). In Anlehnung an den Literaturüberblick und an persönliche Gespräche mit der leitenden Forscherin entwarfen wir das folgende Begriffsnetz, um die Beziehungen zwischen den Konzepten, die für diese Studie relevant sind, zu identifizieren:

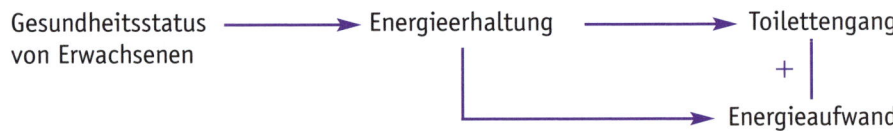

Das Begriffsnetz zeigt, dass bei Erwachsenen der Gesundheitsstatus (akut krank, in Rehabilitation oder gesund) jeweils ihren Umgang mit der Energieerhaltung beeinflusst. Die Energieerhaltung hat Auswirkungen auf ihren Toilettengang und der Energieaufwand während des Toilettengangs. Energieerhaltung beinhaltet den angemessenen Einsatz von Energie, um einem Energieverlust vorzubeugen und das Wohlbefinden und die Unversehrtheit des Individuums zu fördern (Schaefer & Pond 1991). Das bedeutet, dass akut kranke Erwachsene mit verringerten Energiereserven ihre Energie sparsamer einsetzen, als das bei Gesunden der Fall ist. Ein Toilettengang steigert den Energieverbrauch, jedoch bewahren Kranke ihre Energie während des Toilettengangs in stärkerem Maße als gesunde Menschen. Je stärker sie ihre Energie bewahren, desto geringer ist der Energieverbrauch während solcher Aktivitäten wie des Toilettengangs. Kranke sollten die für sie geeignetste Methode wählen, um auf die Toilette zu gehen, damit ein exzessiver Energieverbrauch vermieden werden kann.

Bei den Erwachsenen in der vorliegenden Studie handelt es sich um männliche und weibliche gesunde Freiwillige, ambulante Herzpatienten, internistische Patienten in stationärer Behandlung sowie Patienten mit akutem Myokardinfarkt (MI). Die untersuchten Methoden, auf die Toilette zu gehen, sind die Verwendung von Bettpfanne und Urinflasche im Bett sowie des Toilettenstuhls und der Urinflasche im Stehen außerhalb des Bettes. Der Energieaufwand während des Toilettengangs wurde bei den verschiedenen Personen mittels der Messung von VO_2, HR_{peak}, RPP_{peak}, RPE sowie von den *Präferenzen* der jeweiligen Methode, auf die Toilette zu gehen, untersucht.

5. Die Forschenden nannten keine Zielsetzungen, Fragen oder Hypothesen. Der Studienzweck wurde verwendet, um die Durchführung der Studie anzuleiten.
6. *Variablen:* Die Forschenden identifizierten und definierten die Variablen operational, lieferten jedoch keine konzeptionellen Definitionen. Im Folgenden werden die operationalen Definitionen und eine mögliche konzeptionelle Definition für jede Variable angeführt.

Unabhängige Variablen
Methoden des Toilettengangs
Konzeptionelle Definition. Der Toilettengang im Bett und außerhalb des Bettes ist eine Handlung, die sowohl von kranken als auch von gesunden Erwachsenen ausgeübt wird, die durch den Grad des Energieeinsatzes einer Person beeinflusst wird und die verglichen mit dem Ruhezustand einen höheren Energieaufwand erfordert.
Operationale Definition. Der Toilettengang im Bett ist bei Frauen die Verwendung der Bettpfanne und bei Männern die Verwendung der Urinflasche, um zu urinieren, ohne dabei das Bett zu verlassen. Der Toilettengang außerhalb des Bettes besteht bei Frauen in der Verwendung des Toilettenstuhls und bei Männern in der Benutzung der Urinflasche im Stehen.

Gesundheitsstatus der Teilnehmer
Konzeptionelle Definition. Erwachsene mit unterschiedlichen Gesundheitszuständen (akut krank, in Rehabilitation, oder gesund) setzen ihre Energie während des Toilettengangs auf angemessene Weise ein, um einem Energieverlust vorzubeugen (Schaefer & Pond 1991).
Operationale Definition. Es wurden Teilnehmer mit vier unterschiedlichen Gesundheitszuständen untersucht: gesunde Freiwillige, ambulante Herzpatienten, stationäre internistische Patienten sowie akute MI-Patienten.

Abhängige Variablen
Sauerstoffaufnahme (VO_2)
Konzeptionelle Definition: Die Menge an Sauerstoff, die der Körper während der Ausübung einer Tätigkeit verbraucht und die den Energieaufwand bzw. -verbrauch angibt.
Operationale Definition: Die Sauerstoffaufnahme wurde „mittels einer nicht geschlossenen, indirekten Kalorimetrie bestimmt. (…) Das ausgeatmete Atemvolumen wurde mittels eines „Collins Chain Compensated Gasometer" (Tissot) gemessen, die Zusammensetzung der Atemluft wurde mit einem Mengenspektrometer (Perkin-Elmer Medical Gas Analyzer 1100) analysiert. (…) Um die VO_2 zu bestimmen, wurden Standardgleichungen verwendet" (Winslow et al. 1984, S. 478).

Höchste Herzfrequenz/Maximale Herzfrequenz (HR_{peak})
Konzeptionelle Definition: Die höchste HF, die ein Erwachsener während der Ausübung einer Tätigkeit erreicht, und die den Energieaufwand bzw. -verbrauch angibt.
Operationale Definition: „Die höchste Herzfrequenz (HR_{peak}) war die höchste beobachtete Herzfrequenz in einem 15-Sekunden-Intervall" (Winslow et al. 1984, S. 478).

Produkt aus höchster Herzfrequenz und höchstem Blutdruck (RPP_{peak})
Konzeptionelle Definition: Der myokardiale Energieaufwand, der den Energieverbrauch bei einem Erwachsenen während der Ausübung einer Aktivität angibt.
Operationale Definition: Das Produkt aus systolischem Blutdruck multipliziert
mit der Herzfrequenz. Das Produkt aus höchster Herzfrequenz und höchstem
Blutdruck, das während des Toilettengangs ermittelt wurde, wurde als RPP_{peak}
definiert.

Wahrgenommene Anstrengung
Konzeptionelle Definition: Die Wahrnehmung des persönlichen Energieaufwands durch ein Individuum während der Ausübung einer Aktivität.
Operationale Definition: Die Teilnehmer wählten „eine Ziffer auf der ‚Borg-
Skala für wahrgenommene Anstrengung' aus", um das von ihnen wahrgenommene Anstrengungsniveau während des Toilettengangs anzugeben (Winslow
et al. 1984, S. 478).

Bevorzugte Methode des Toilettengangs
Konzeptionelle Definition: Die Methode, auf die Toilette zu gehen, die ein Individuum bevorzugt.
Operationale Definition: „Im Anschluss an beide Methoden füllten die Teilnehmer einen Fragebogen aus, bei dem sie jede Methode hinsichtlich Bequemlichkeit, Wohlbefinden und Einfachheit einstuften" (Winslow et al. 1984, S. 478).

7. *Merkmalsvariablen:* Die Merkmalsvariablen waren Geschlecht, Alter, Gewicht, Größe, ärztliche Diagnose, Datum und Art des MI sowie aktuelle Medikationen.
8. *Forschungsdesign:* Das Forschungsdesign wird nicht erläutert, scheint aber
   ein quasi-experimentelles Design mit wiederholten Messungen zu sein, bei
   dem jeder Teilnehmer beiden Maßnahmen (Toilettengang im Bett und außerhalb des Bettes) unterzogen wurde. Die Methode, mit der begonnen wurde,
   wurde den Teilnehmern zufällig zugeteilt. Die Gassammlungen für die Bestimmung der VO_2 und die Messung der Herzfrequenz erfolgten unmittelbar vor,
   während und nach jedem Toilettengang. Der Blutdruck für das RPP wurde
   vor und nach jedem Toilettengang gemessen (Pretest und Posttest). Die „Borg-
   Skala für wahrgenommene Anstrengung" und der Fragebogen für die bevorzugte Methode wurden nach jedem Toilettengang ausgefüllt (nur Posttest).
   a. *Studienverfahren:* Das folgende Protokoll wurde verwendet, um die Stu-
      die anzuleiten: „*Protokoll*: Sauerstoffaufnahme, HR und RPP wurden
      während einer dreiminütigen Ruhephase in Rückenlage und während des
      Toilettengangs im Bett und außerhalb des Bettes bestimmt. Zwischen den
      randomisiert aufeinander folgenden Toilettenmethoden lag jeweils eine
      zehnminütige Ruhephase. Die Frauen benutzten die Bettpfanne und den
      Toilettenstuhl zum Urinieren, die Männer die Urinflasche zum Urinieren
      im Bett und neben dem Bett stehend. Die Teilnehmer täuschten die Bla-
      senentleerung vor, falls sie beim zweiten Toilettenversuch nicht urinieren
      konnten (Winslow et al. 1984, S. 478).
      Das Protokoll simulierte normale klinische Bedingungen, daher variierte
      die Dauer des Toilettengangs. Die Forschende half den Frauen dabei, das
      Becken anzuheben, um die Bettpfanne unterzuschieben und zu entfer-

nen, und brachte den Toilettenstuhl in die übliche Position am Kopfende des Bettes. Die Teilnehmer hatten ihre eigenen Methoden, um aus dem Bett heraus- und ins Bett zurückzukommen, sie wurden von der Forschenden nicht dabei unterstützt. Die Forschende verließ den Raum, während die Patienten urinierten, und kam auf ihr Signal zurück. Die Teilnehmer ließen sich zum Urinieren so viel Zeit, wie sie brauchten." (Winslow et al., 1984, S. 478).

b. *Kontroll- bzw. Störvariablen* werden nicht extra identifiziert, die Forschenden strukturierten jedoch die Stichprobenkriterien, Behandlungsprotokolle und den Datensammlungsprozess, um auf diese Weise Störvariablen zu eliminieren. Beispielsweise wurden die medizinischen Diagnosen der Patienten ausführlich dokumentiert, und alle Patienten waren gehfähig und wiesen keine neuralen oder muskuloskelettalen Beeinträchtigungen auf, die sich bei den unterschiedlichen Toilettengängen störend auswirken könnten. Die Behandlungen wurden randomisiert zugeordnet, die Protokolle für die Behandlungen und Messungen waren gut strukturiert und wurden konstant implementiert.

c. Es wurde keine *Pilotstudie* ausgemacht.

9. Beschreibung der Stichprobe

a. *Stichprobenkriterien:* Die Teilnehmer waren erwachsene männliche und weibliche Freiwillige, und entweder gesunde Personen, Patienten mit koronararteriellen Erkrankungen, die an einem beaufsichtigten ambulanten Bewegungsprogramm teilnahmen, stabile internistische Patienten mit verschiedenen kardialen und nicht kardialen Störungen oder stabile Patienten mit akutem MI, der sich mindestens zwei Tage vorher ereignet hatte. „Ein akuter MI wurde anhand der Krankengeschichte, der klinischen Symptome, der elektrokardiographischen (EKG) und der Enzymergebnisse sowie einer Myokardszintigraphie bestimmt. (…) Alle stationären internistischen und Kardial-Patienten waren vor ihrer Hospitalisierung gehfähig, und keiner von ihnen hatte neurale oder muskuloskelettale Beeinträchtigungen, die das Stehen ohne Hilfe ausschließen" (Winslow et al. 1984, S. 477).

b. *Stichprobengröße:* Die Stichprobe bestand aus insgesamt 95 hospitalisierten und nicht hospitalisierten erwachsenen Teilnehmern. Die Autoren geben nicht an, ob eine Power-Analyse zur Bestimmung der Stichprobengröße durchgeführt wurde.

c. *Stichprobeneigenschaften:* „Unter den 42 Frauen und 53 Männern zwischen 18 und 79 Jahren, die freiwillig an der Studie teilnahmen, waren 26 gesunde Erwachsene, 16 Patienten mit koronararteriellen Erkrankungen (…), 27 stabile internistische Patienten mit verschiedenen kardialen und nicht kardialen Erkrankungen sowie 26 stabile akute MI-Patienten, die ihren MI zwei bis 28 Tage zuvor erlitten hatten (8,81 ± 5 Tage [Mittelwert ± *SA*]) (☞ Tabelle I) und in stationärer Behandlung waren. Acht Patienten hatten ihren MI fünf Tage oder weniger vor dem Studienbeginn erlitten. (…) 19 (73 %) der Patienten hatten transmurale Infarkte erlitten, sieben (27 %) subendokardiale Infarkte. (…) Sechs (37 %) der ambulanten Kardial-Patienten, sieben (26 %) der stationären internistischen Patienten und fünf (19 %) der akuten MI-Patienten bekamen zum Zeitpunkt der Studie Propranolol verabreicht" (Winslow et al. 1984, S. 477). Einige der Stichprobeneigenschaften werden auch in einer Tabelle dargestellt (☞ Tabelle I).

d. *Stichprobenausfallquote:* Es wurden keine Ausfälle erwähnt, die Datenanalysen enthalten alle 95 Teilnehmer.

e. *Stichprobenmethode:* Nicht-Wahrscheinlichkeits-Gefälligkeitsstichprobe.

f. *Art der Zustimmung:* „Die institutionelle Ethikkommission genehmigte das Forschungsprotokoll, und vor Beginn der Studie wurde eine schriftliche Einwilligungserklärung von allen Studienteilnehmern eingeholt" (Winslow et al. 1984, S. 477).

10. *Messstrategien:* Die Forschenden maßen fünf Variablen – drei davon (VO_2, HR_{peak} und RPP_{peak}) mit physiologischen Instrumenten, eine (wahrgenommene Anstrengung) mittels einer Eigenberichtsskala und eine (bevorzugte Methode, um auf die Toilette zu gehen) mittels eines Fragebogens.

a. VO_2 wurde mittels einer „nicht geschlossenen, indirekten Kalorimetrie bestimmt. Dem Teilnehmer wurde eine Nasenklammer aufgesetzt und ein Mundstück angepasst. Während des gemessenen Zeitraums wurde die ausgeatmete Luft mittels eines Einweg-Respirationsventils (Daniels) und eines 64-Zoll-Plastikschlauches in einem 30-Liter-Beutel (Ruhe) bzw. einem 150-Liter-Beutel (Toilettengang) (Douglas) gesammelt. (…) Das ausgeatmete Atemvolumen wurde mittels eines ‚Collins Chain Compensated Gasometer' (Tissot) gemessen, die Zusammensetzung der Atemluft wurde mittels eines Mengenspektrometers (Perkin-Elmer Medical Gas Analyzer 1100) analysiert. (…) Um den VO_2-Wert zu bestimmen, wurden Standardgleichungen verwendet" (Winslow et al. 1984, S. 478).
Die Messstrategie ergab Daten auf dem Verhältnis- bzw. Ratio-Messniveau. Um die Präzision und Treffgenauigkeit der Geräte zu demonstrieren, wurde „das Mengen-Spektrometer (…) elektronisch kalibriert und mit Gasen in bekannter Konzentration abgeglichen" (Winslow et al., 1984, S. 478).

b. HR_{peak} wurde mittels eines kontinuierlichen EKGs (Ableitung II) während des Toilettengangs aufgezeichnet. „Die höchste Herzfrequenz (HR_{peak}) war die höchste beobachtete Herzfrequenz in einem 15-Sekunden-Intervall" (Winslow et al. 1984, S. 478). Diese Messstrategie ergab Daten auf dem Verhältnis- bzw. Ratio-Messniveau. Der Markenname des EKG-Geräts sowie die Präzision, Sensibilität, Treffgenauigkeit und Fehlerquote des Geräts wurden nicht angesprochen.

c. RPP_{peak} wurde bestimmt, indem man den systolischen Blutdruck mit der Herzfrequenz multiplizierte und das höchste RPP auswählte. „Der Blutdruck wurde mittels eines Manschetten-Sphygmomanometers gemessen, und zwar unmittelbar vor und nach dem Toilettengang sowie nach jedem Positionswechsel" (Winslow et al. 1984, S. 478). Diese Messstrategie führte zu Daten auf dem Verhältnis- bzw. Ratio-Messniveau. Die Präzision, Sensibilität, Treffgenauigkeit und Fehlerquote des Geräts wurden nicht angesprochen, ebenso wenig wie der Hersteller.

d. *Die wahrgenommene Anstrengung* wurde anhand der ‚Borg-Skala für wahrgenommene Anstrengung' gemessen. Das Niveau der Daten ist unklar, war jedoch wahrscheinlich ordinal, da nicht parametrische Tests für Ordinaldaten (Friedmans Zwei-Wege-Varianzanalyse [ANOVA] und Spearman-Korrelationskoeffizienten) zur Analyse verwendet wurden. Die Validität und Reliabilität der Borg-Skala werden nicht diskutiert, jedoch wird ein entsprechender Artikel zitiert.

e. *Die bevorzugte Methode, um auf die Toilette zu gehen*, wurde anhand eines Fragebogens gemessen, der die Bequemlichkeit, das Wohlbefinden und die Einfachheit jeder Methode untersuchte. Bei den Daten handelte es sich vermutlich um Ordinaldaten, da nicht parametrische Tests zur Analyse der Daten verwendet wurden. Die Entwicklung dieses Fragebogens wurde nicht diskutiert.

11. *Datensammlungsverfahren:* Der Datensammlungsprozess wird im methodischen Teil und im Protokollteil des Artikels (S. 477–478) ausführlich dargestellt. Der Inhalt wurde zum Großteil in den Abschnitten zu Messung und Design dieser Forschungsbewertung präsentiert.

12. *Statistische Analysen:* Die Analysen waren deskriptiv und inferentiell. VO_2-, HR- und RPP-Daten wurden anhand der deskriptiven Statistik analysiert, einschließlich Mittelwert, Bandbreite und Standardabweichung. Diese Resultate werden in einer Tabelle dargestellt (☞ Tabelle II). Außerdem werden Grafiken gezeigt, die es dem Leser gestatten, sich die Unterschiede zwischen den vier Teilnehmergruppen (gesunde Freiwillige, internistische Patienten in stationärer Behandlung, ambulante Herzpatienten und akute MI-Patienten) vor Augen zu führen, und zwar im Bezug auf VO_2 (☞ Abb. I), HR (☞ Abb. II) und RPP (☞ Abb. III) während des Ruhezustands, des Toilettengangs im Bett und außerhalb des Bettes.

Die Analysen mittels schließender (Inferenz-)Statistik wurden in erster Linie dazu durchgeführt, um Unterschiede zwischen den Methoden des Toilettengangs (im Bett und außerhalb des Bettes) bei den vier Teilnehmergruppen zu untersuchen. „Die Resultate von Sauerstoffaufnahme, HR und RPP wurden für jedes Geschlecht und jede Gruppe durch wiederholte Varianzanalysen (ANOVA) analysiert. Die Bewertungen der wahrgenommenen Anstrengung und die Präferenzwerte wurden mittels Friedmans Zwei-Wege-ANOVA analysiert. Für ausgewählte Variablen, zum Beispiel VO_2, Alter und Dauer des Toilettengangs, wurden Spearman-Korrelationskoeffizienten berechnet" (Winslow et al. 1984, S. 479). Die ANOVA-Resultate aus wiederholten Messungen ergaben, dass „zwischen dem Toilettengang im und außerhalb des Bettes keine physiologisch bedeutenden Unterschiede gefunden [wurden]. Der Toilettengang bewirkte in beiden Fällen einen leichten Anstieg des Energieverbrauchs und der myokardialen Beanspruchung gegenüber dem Ruhezustand, bei folgenden Mittelwerten: $VO_2 < 1,6$ mal dem Ruhe-VO_2, $HR_{peak} < 100$ Schläge/min und $RPP_{peak} < 11,200$" (Winslow et al. 1984, S. 476).

13. *Interpretation der Ergebnisse:* Die Ergebnisse der Studie zeigen, dass „beide Methoden, sowohl der Toilettengang im Bett als auch außerhalb des Bettes, einen minimalen Energieverbrauch und eine minimale kardiovaskuläre Belastung bei gesunden Freiwilligen, ambulanten Herzpatienten, stabilen internistischen Patienten in stationärer Behandlung und stabilen stationären Patienten mit vorangegangenem akuten MI (zwei bis 28 Tage

vorher) hervorrufen. Zwischen dem Toilettengang im Bett und außerhalb des Bettes wurden keine klinisch oder physiologisch signifikanten Unterschiede gefunden. Die Teilnehmer bevorzugten es eindeutig, aufzustehen, um auf die Toilette zu gehen" (Winslow et al., 1984, S. 486). Diese Ergebnisse entsprachen den Erwartungen und stimmten mit den Ergebnissen von Benton et al. (1950) und Singman et al. (1975) überein.

Eine unerwartete Erkenntnis war, dass hospitalisierte Patienten signifikant niedrigere VO_2-Werte aufwiesen als nicht hospitalisierte Patienten. Die Forschenden vermuten, dass hospitalisierte Patienten mit verminderten Energieressourcen ihren Energieaufwand während des Toilettengangs reduzieren. Es wurden keine zufälligen Erkenntnisse identifiziert. Da die Studie über keinen klar bezeichneten theoretischen Bezugsrahmen verfügt, werden die Erkenntnisse auch mit keinem theoretischen Bezugsrahmen in Verbindung gebracht.

14. *Limitationen der Studie:* Es werden keine Limitationen identifiziert.
15. *Verallgemeinerung der Ergebnisse:* „Der Toilettengang im Bett sollte jenen Patienten vorbehalten sein, bei denen spezifische Kontraindikationen gegen Positionsveränderungen bestehen. Ansonsten empfehlen wir für internistische Patienten ohne spezifische Kontraindikationen den Toilettengang außerhalb des Bettes" (Winslow et al. 1984, S. 486).
16. *Implikationen für die Pflege:* Pflegende werden angeregt, stabile stationäre internistische Patienten und stabile stationäre Patienten nach akutem MI dazu zu bewegen, außerhalb des Bettes auf die Toilette zu gehen. Diese Methode erfordert einen minimalen Energieaufwand, wird von den Patienten bevorzugt und minimiert die durch Bettruhe verursachten orthostatischen Beeinträchtigungen.
17. *Vorschläge für weitere Forschungen:* Die Forschenden geben keine spezifischen Hinweise für mögliche weitere Forschungen.
18. *Elemente, die in der Studie fehlen:* Der Studie fehlen ein deutlich formulierter theoretischer Bezugsrahmen, Informationen zur Reliabilität und Validität bei einer der Skalen, Informationen zur Präzision, Treffgenauigkeit und Sensibilität von einigen physiologischen Instrumenten, Limitationen sowie Empfehlungen für weitere Forschungen.
19. *Replikation:* Die Studie wird klar genug dargestellt, um wiederholt werden zu können. Wer eine Replikation plant, sollte die Forschenden kontaktieren, um einzelne Aspekte des Datensammlungsprozesses und des Forschungsprotokolls zu klären und um zusätzliche Informationen hinsichtlich einiger Messmethoden zu bekommen.

Vergleichs- und Analysephase
In diesem Abschnitt werden die Stärken und Schwächen der einzelnen Schritte des Forschungsprozesses sowie die logischen Verbindungen zwischen diesen Schritten diskutiert. Die Abschnitte Titel, Abstract, Problem, Zweck, Literaturüberblick, theoretischer Bezugsrahmen, Methodik, Resultate und Diskussion werden kritisch beurteilt.

Titel und Abstract. Der Titel, obgleich ein wenig lang, gibt klar den Fokus der Studie an. Der Abstract enthält das Studienproblem, den Zweck, die Stichprobengröße, die Stichprobeneigenschaften, signifikante Resultate, relevante Erkenntnisse sowie deren Implikationen für die Pflegepraxis. Diese relevanten Informationen werden so präsentiert, dass sie das Interesse des Lesers wecken.

Problem und Zweck. Das Problem wird im Abstract und im ersten Absatz des Artikels klar identifiziert. Die Bestimmung des Energieaufwands von verschiedenen Methoden des Toilettengangs wird richtungsweisend sein für die Versorgung hospitalisierter Patienten. Da der Toilettengang in den Zuständigkeitsbereich von Pflegefachkräften fällt, handelt es sich hier um ein wichtiges Problem, das der Untersuchung bedarf.

Der Zweck wird klar im Abstract und im zweiten Absatz des Artikels formuliert. Er identifiziert die unabhängigen und die abhängigen Variablen, die Population und das Setting. Die Durchführung der Studie war machbar aufgrund 1. der klinischen Erfahrung und der Forschungserfahrung der Forschenden, 2. der finanziellen Unterstützung, 3. der Verfügbarkeit von Teilnehmern, Einrichtungen und Ausstattung, die im methodischen Teil diskutiert werden, 4. der Mitarbeit anderer Personen (die am Ende des Artikels genannt werden) und 5. der ethischen Rücksichtnahme auf die Studienteilnehmer (informierte Zustimmung) (Burns & Grove 2001).

Literaturüberblick. Der Literaturüberblick ist kurz, da auf diesem Gebiet nur wenige Studien durchgeführt wurden. Zusätzliche Forschungen und theoretische Quellen zum Thema hätten genannt werden können, um den aktuellen Wissensstand über das Problem darzustellen. Häufig jedoch geben Fachzeitschriften die Länge eines Forschungsartikels vor, und die Forschenden müssen die Informationen über die Literatur sowie andere Teile ihres Berichts kurz halten, um den Publikationsbedingungen zu entsprechen. Eine abschließende Zusammenfassung dessen, was über das Problem bekannt ist und was nicht, hätte jedoch zur Klarheit des Literaturüberblicks beigetragen.

Theoretischer Bezugsrahmen. Der Studie fehlt ein klar identifizierter theoretischer Bezugsrahmen. Die Konzepte, die für die Studie relevant sind, werden zwar identifiziert, jedoch nicht definiert, und die Beziehungen zwischen den Konzepten hätten geklärt und dokumentiert werden sollen. Die Variablen werden auf der operationalen Ebene eindeutig definiert, sie werden aber weder konzeptionell definiert noch mit den identifizierten Konzepten in Verbindung gebracht. Wenn man die Studienergebnisse explizit in Zusammenhang mit Levines „Conservation Model" gesetzt hätte, könnten sie zur Untermauerung dieses Modells und somit auch zum Verständnis der Energieerhaltung bei gesunden und kranken Erwachsenen beitragen (Schaefer & Pond 1991).

Methoden. Der methodische Teil gehört zu den Stärken der Studie. Die Stichprobengröße war groß (95 Teilnehmer) und enthielt eine Vielzahl von verschiedenen Teilnehmern (gesunde Freiwillige, ambulante Herzpatienten, stationär behandelte internistische Patienten und stationär behandelte akute MI-Patienten). Die Heterogenität der Teilnehmer erhöht die Verallgemeinerbarkeit der Ergebnisse (Burns & Grove 2001). Eine Einschränkung der Studie besteht in der unterschiedlichen Größe der Studiengruppen. Die Gruppe der ambulanten Herzpatienten bestand aus nur 16 Personen, während die anderen Gruppen mit 26 bis 27 Teilnehmern praktisch gleich groß waren. Die Stichprobenmethode, Stichprobenkriterien und Stichprobeneigenschaften werden klar und deutlich dargestellt. Die Studie war ethisch vertretbar, da ihre Durchführung von einer institutionellen Ethikkommission zugelassen und von den Teilnehmern eine Einwilligungserklärung eingeholt worden war.

Die Messmethoden scheinen passend für die Messung von Energieaufwand, myokardialer Belastung, wahrgenommener Anstrengung und bevorzugter Methode, auf die Toilette zu gehen. Die Messung von VO$_2$ wird detailliert dargestellt, Präzision und Treffgenauigkeit der Geräte werden angegeben. Die Geräte (EKG, Blutdruckmanschette und Sphygmomanometer) zur Messung von HR und RPP werden zwar beschrieben, aber Treffgenauigkeit und Präzision der Geräte werden nicht angesprochen (DeKeyser & Pugh 1990). Die Diskussion der „Borg-Skala für wahrgenommene Anstrengung" und des Fragebogens zur Messung der bevorzugten Methode des Toilettengangs ist dürftig; eine Diskussion der Reliabilität und Validität dieser Instrumente wären der Studie zuträglich gewesen.

Das Design wird nicht identifiziert und mögliche Gefährdungen der Design-Validität werden nicht diskutiert. Jedoch beschreibt das Studienprotokoll deutlich die Implementierung der unabhängigen Variablen und die Messung der abhängigen Variablen. Das Protokoll simulierte klinische Bedingungen, was die Möglichkeit einer Verallgemeinerung der Ergebnisse auf Patienten in der klinischen Praxis erhöht. Die Forschenden machten keine Angaben darüber, wer die Daten sammelte. Falls die Daten von mehr als einer Person gesammelt wurden, hätte die Reliabilität bzw. Konstanz des Datensammlungsprozesses angesprochen werden müssen (Burns & Grove 2001).

Resultate. Die statistischen Methoden, die angewandt wurden, um die Daten aus den Messungen der fünf abhängigen Variablen zu analysieren, werden eindeutig identifiziert. Die Analysemethoden (deskriptiv und inferenziell) waren für das Messniveau der Variablen geeignet (Burns & Grove 2001, Munro 1997). Der Zweck der Studie wird im Ergebnisteil deutlich angesprochen. Die Resultate werden im Fließtext sowie als Tabellen und Grafiken präsentiert, um das Verständnis zu erleichtern.

Diskussion. Die erwarteten und unerwarteten Erkenntnisse werden erklärt und ihre statistische und klinische Signifikanz wird angesprochen (Burns & Grove 2001). Sie stimmen mit jenen aus vorherigen Forschungen überein, was dokumentiert wurde. Die Verallgemeinerung der Erkenntnisse und ihre Implikationen für die Pflege werden deutlich ausgeführt. Die Forschenden hätten den Bericht verbessern können, wenn sie die Limitationen der Studie identifiziert und Vorschläge für weitere Studien gemacht hätten.

Evaluationsphase

Diese Studie untersucht ein signifikantes Pflegeproblem und liefert wichtige Erkenntnisse, die in der Pflegepraxis verwendet werden können. Diese Erkenntnisse stimmen mit jenen aus früheren Studien überein (Benton et al. 1950, Singman et al. 1975) und scheinen den Energieaufwand für den Toilettengang bei hospitalisierten und nicht hospitalisierten Patienten präzise zu beschreiben. Der Toilettengang außerhalb des Bettes wird für internistische Patienten ohne spezifische Kontraindikationen empfohlen. Diese Ergebnisse können auf stabile internistische Patienten in stationärer Behandlung und auf stabile Patienten nach akutem MI übertragen werden.

Die folgenden Fragen könnten Anregungen für weitere Forschungen geben:

Welche zusätzlichen abhängigen Variablen könnte man messen, um den Energieaufwand während des Toilettengangs zu bestimmen? Auf welche Weise könnte man diese abhängigen Variablen messen? Welches sind die besten Methoden, auf die Toilette zu gehen, für andere akut oder chronisch kranke Patienten? Wie hoch ist der Energieaufwand für den Toilettengang im Bad? Wie hoch ist der Energieaufwand für den Toilettengang im Bett und außerhalb des Bettes während der Defäkation im Vergleich zum Urinieren? Weitere Forschungen auf diesem Gebiet würden die Evidence-based Practice in Bezug auf den Toilettengang stärken und Pflegende bei der Ausübung einer Evidence-based Practice unterstützen, wenn sie Patienten dabei behilflich sind.

Die Stärken dieser Studie überwiegen bei weitem ihre Schwächen. Die Schwächen im Hinblick auf den theoretischen Bezugsrahmen, das Design, die Messmethoden und die Vorschläge für weitere Forschungen könnten in zukünftigen Studien leicht korrigiert werden. Die Erkenntnisse bekräftigen vorherige Forschungen und liefern überzeugende wissenschaftliche Belege zur Anleitung der Praxis (Hamer & Collinson 1999).

12.5 Einführung in den Prozess der kritischen Beurteilung von qualitativer Forschung

Qualitative Studien erscheinen jetzt häufiger in Pflegefachzeitschriften und liefern relevante Informationen für die Pflegepraxis. Daher sollten Sie sowohl mit der kritischen Beurteilungvon quantitativen Studien als auch von qualitativen Studien Erfahrung haben. Jedoch erfordert die kritische Beurteilung einer qualitativen Studie einen anderen Ansatz und andere Richtlinien, um die Stärken und Schwächen der Studie herauszufinden. Sie müssen die potenziellen Schwächen der qualitativen Forschung kennen und in der Lage sein, sie in publizierten Studien zu identifizieren.

Die wissenschaftliche Bewertung von qualitativen Studien umfasst eine ausgewogene Evaluierung der Stärken und Schwächen einer Studie. Zur Evaluierung von qualitativen Studien haben wir an anderer Stelle fünf Standards vorgeschlagen: 1. deskriptive Anschaulichkeit, 2. methodische Kongruenz, 3. analytische Genauigkeit, 4. theoretischer Zusammenhang und 5. heuristische Relevanz (Burns & Grove 1989, Burns & Grove 2001). In den folgenden Abschnitten werden diese Standards und ihre möglichen Gefährdungen beschrieben.

12.5.1 Standard 1: Deskriptive Anschaulichkeit

Um *deskriptive Anschaulichkeit* zu erzielen, müssen Schauplatz, Teilnehmer (Informanten), die bei der Datensammlung gemachten Erfahrungen sowie der Denkprozess der Forschenden während der Datensammlung so klar und deutlich beschrieben werden, dass dem Leser der Eindruck vermittelt wird, das Ereignis persönlich mitzuerleben. So sind beispielsweise Glaser und Strauss (1965) der Ansicht, dass die soziale Welt, die untersucht wird, „so anschaulich beschrieben werden sollte, dass der Leser die Menschen darin regelrecht sehen und hören kann" (S. 9).

> **Gefährdungen der deskriptiven Anschaulichkeit**
> 1. Essenzielle deskriptive Informationen werden nicht berücksichtigt,
> 2. mangelnde Eindeutigkeit der Beschreibung,
> 3. mangelnde Glaubwürdigkeit der Beschreibung (Beck 1993),
> 4. unangemessen viel Zeit wird benötigt, um mit den Örtlichkeiten vertraut zu werden, was für eine anschauliche Beschreibung unabdingbar ist,
> 5. unzureichende Beobachtungsfähigkeit,
> 6. fehlender Hinweis, dass die Ergebnisse von Seiten der Forschenden mit dem Teilnehmer verifiziert wurden (Beck 1993),
> 7. Unfähigkeit, einen deskriptiven Bericht zu verfassen.

12.5.2 Standard 2: Methodische Kongruenz

Die Evaluierung *methodischer Kongruenz* setzt Kenntnisse über die Philosophie und den methodischen Ansatz voraus, den die Forschende anwandte (☞ Kapitel 11). Qualitativ Forschende sollten die Philosophie und den angewandten methodischen Ansatz identifizieren und Literaturquellen für zusätzliche Informationen nennen (Munhall 2001). Die methodische Qualität besitzt vier Dimensionen: Exaktheit der Dokumentation, Exaktheit des Verfahrens, ethische Exaktheit sowie Nachprüfbarkeit (Beck 1993, Burns 1989, Burns & Grove 2001, Miles & Huberman 1994).

12.5.2.1 Exaktheit der Dokumentation

Exaktheit (rigor) der Dokumentation setzt eine klare, präzise Darstellung der folgenden Studienelemente voraus: Thematik der Studie, Signifikanz der Studie, Studienzweck, Forschungsfragen, Annahmen, Philosophie, Referenzen der Forschenden, Kontext, Rolle der Forschenden, ethische Implikationen, Stichprobenmethode, Teilnehmer, Strategien der Datensammlung, Strategien der Datenanalyse, theoretische Entwicklung, Schlussfolgerungen, Implikationen für die Praxis, Vorschläge für weitere Forschungen und Literaturüberblick. Die Studienelemente oder -schritte werden auf ihre Vollständigkeit und Eindeutigkeit hin untersucht und mögliche Gefährdungen, die die Exaktheit der Dokumentation betreffen, werden identifiziert.

> **Gefährdungen der Exaktheit der Dokumentation:**
> 1. Versäumnis, alle Elemente oder Schritte der Studie darzustellen,
> 2. Versäumnis, die Elemente der Studie präzise bzw. eindeutig darzustellen.

12.5.2.2 Exaktheit des Verfahrens

Eine weitere Dimension methodischer Kongruenz ist die Exaktheit der Forschenden bei der Anwendung der für die Studie ausgewählten Verfahren. Die Forschende sollte möglichst genau alle unternommenen Schritte aufführen, die sicherstellen sollten, dass die Daten akkurat aufgezeichnet wurden und die gewonnenen Daten die Gesamtheit der Daten repräsentieren (Knafl & Howard 1984).

Bei der kritischen Beurteilung einer qualitativen Studie müssen Sie die Beschreibung des Datensammlungsprozesses und der Studienerkenntnisse auf Gefährdungen der Exaktheit des Verfahrens überprüfen.

Gefährdungen der Exaktheit des Verfahrens

1. Die Forschende stellte die falschen Fragen. Diese sollten die konkreten Erfahrungen der Teilnehmer und nicht etwa deren theoretisches Wissen über das Phänomen ermitteln (Kirk & Miller 1986).
2. Es ist durchaus möglich, dass der Teilnehmer (Informant) aus unterschiedlichen Gründen der Forschenden falsche Informationen lieferte. Er könnte beispielsweise ein bestimmtes Motiv dafür gehabt haben, die Forschende zu täuschen, oder es könnte jemand anwesend gewesen sein, vor dem der Informant nicht offen sprechen wollte. Möglicherweise wollte der Informant die Forschende beeindrucken, indem er die Antworten gab, von denen er glaubte, dass sie gewünscht wurden (Dean & Whyte 1958).
3. Der Informant beachtete nicht die Details, nach denen die Forschende fragte, oder er war nicht in der Lage, sich genau an das Ereignis zu erinnern, und ergänzte folglich das, von dem er glaubte, dass es passiert sei (Dean & Whyte 1958).
4. Die Forschende räumte den Daten, die sie von gebildeten, ausdrucksstarken und sozial höher gestellten Teilnehmern erhielt, mehr Gewicht ein als den Daten von weniger gebildeten, weniger ausdrucksfähigen oder sozial niedriger gestellten Teilnehmern („Eliteverzerrung") (Beck 1993, Miles & Huberman 1994).
5. Die Anwesenheit der Forschenden verfälschte die Authentizität des beobachteten Ereignisses (LeCompte & Goetz 1982).
6. Es wurden nicht genügend Daten gesammelt.
7. Es wurde zu wenig Zeit in die Datensammlung investiert.
8. Die Schulung der Datensammler war unzureichend.
9. Die Art des Zugangs zu dem Schauplatz oder den Teilnehmern war unangemessen.
10. Die Auswahl der Teilnehmer war nicht adäquat (Miles & Huberman 1994).

12.5.2.3 Ethische Exaktheit

Ethische Exaktheit setzt voraus, dass die Forschende die ethischen Implikationen im Zusammenhang mit der Studie erkennt und diskutiert. Von den Teilnehmern wird eine informierte Zustimmung eingeholt und dokumentiert. Im Bericht sollte erwähnt werden, dass die Forschende dafür sorgte, dass die Rechte der Teilnehmer während der Studie geschützt wurden. Bei der kritischen Beurteilung der Studie sollten Sie den Datensammlungsprozess untersuchen und dabei potenzielle Gefährdungen der ethischen Exaktheit identifizieren.

Gefährdungen der ethischen Exaktheit
1. Versäumnis, die Teilnehmer über ihre Rechte aufzuklären,
2. Versäumnis, eine informierte Zustimmung der Teilnehmer einzuholen.
3. Versäumnis, den Schutz der Teilnehmerrechte zu gewährleisten.

12.5.2.4 Nachprüfbarkeit

Die vierte Dimension methodischer Kongruenz ist die exakte Entwicklung eines Entscheidungspfades (Miles & Huberman 1994). Guba und Lincoln (1982) bezeichnen diese Dimension als *Nachprüfbarkeit*. Der Forschungsbericht sollte so detailliert sein, dass er einer zweiten Forscherin bei Verwendung der ursprünglichen Daten und des Entscheidungspfades gestattet, zu ähnlichen Schlussfolgerungen zu gelangen wie die erste.

Gefährdungen der Nachprüfbarkeit
1. Die Beschreibung des Datensammlungsprozesses ist unzureichend.
2. Die Aufzeichnungen der Rohdaten reichen nicht aus, um sich ein Urteil zu bilden.
3. Die Forschende versäumte es, Entscheidungsregeln zu entwickeln oder zu identifizieren, anhand derer sie zu den Einschätzungen oder Beurteilungen gelangte.
4. Andere Forscherinnen konnten bei der Anwendung der Entscheidungsregeln auf dieselben Daten nicht zu ähnlichen Schlussfolgerungen gelangen.
5. Die Forschende versäumte es, die Art der Entscheidungen, die Daten, auf die sich ihre Entscheidungen gründeten, sowie die Beweisführung, die ihre Entscheidungen beeinflusste, aufzuzeichnen (Beck 1993, Burns 1989).

12.5.3 Standard 3: Analytische Genauigkeit

In der qualitativen Forschung enthält der analytische Prozess eine Reihe von Umwandlungen, bei denen konkrete Daten über verschiedene Abstraktionsebenen hinweg transformiert werden. Das Ergebnis der Analyse ist eine Theorie, die dem untersuchten Phänomen eine Bedeutung zuschreibt. Der analytische Prozess spielt sich in erster Linie im Kopf der Forschenden ab und wird in den Forschungsberichten häufig nur wenig ausführlich beschrieben. *Analytische Genauigkeit* setzt voraus, dass die Forschende sich dem aufwendigen

Unterfangen der Identifizierung und Aufzeichnung des Entscheidungsprozesses stellt, durch den die Transformationen entstehen.

Gefährdungen der analytischen Genauigkeit
1. Die interpretativen theoretischen Aussagen, die entwickelt wurden, korrespondieren nicht mit den Ergebnissen (Miles & Huberman 1994).
2. Das Zusammenfügen von Kategorien, Themen oder theoretischen Aussagen ergibt kein vollständiges Bild.
3. Die Hypothesen oder theoretischen Behauptungen, die im Verlauf der Studie entwickelt wurden, können anhand der Daten nicht verifiziert werden.
4. Weder die Hypothesen noch die theoretischen Behauptungen, die im Verlauf der Studie entwickelt wurden, werden im Forschungsbericht dargestellt.
5. Die Schlussfolgerungen der Studie basieren nicht auf den gesammelten Daten (Burns 1989).

12.5.4 Standard 4: Theoretischer Zusammenhang

Voraussetzung für den *theoretischen Zusammenhang* ist, dass das theoretische Schema, das aus der Studie entwickelt wurde, eindeutig formuliert und logisch konsistent ist, die Daten reflektiert und mit der Wissensbasis der Pflege kompatibel ist.

Gefährdungen des theoretischen Zusammenhangs
1. Die Klärung der Konzepte ist unzureichend. Die Konzepte werden zum Beispiel nur unzureichend identifiziert und definiert oder durch die Daten nicht bestätigt.
2. Die Beziehungen zwischen den Konzepten werden nicht deutlich formuliert.
3. Die behaupteten Beziehungen zwischen den Konzepten werden durch die Daten nicht bestätigt.
4. Die Theorie, die im Verlauf der Studie entwickelt wurde, ergibt kein sinnvolles Bild von dem untersuchten Phänomen.
5. Aus den Daten wird kein konzeptioneller Bezugsrahmen oder Begriffsnetz abgeleitet.
6. Es wird keine klare Verbindung zwischen den Daten und dem allgemeinen Bezugsrahmen der Pflege gezogen.

12.5.5 Standard 5: Heuristische Relevanz

Die Resultate einer Studie sollten eine *heuristische Relevanz* für den Leser haben, um von Wert zu sein. Dieser Wert spiegelt sich in der Tatsache, dass der Leser das in der Studie beschriebene Phänomen, seine theoretische Signifikanz, seine Anwendbarkeit auf die Pflegepraxis und seinen Einfluss auf zukünftige Forschungen erkennt. Zu den Dimensionen der heuristischen Relevanz gehört das intuitive Erkennen, die Beziehung zum bestehenden Wissenskomplex sowie die Anwendbarkeit.

12.5.5.1 Intuitives Erkennen

Kann ein Leser, wenn er mit der aus den Daten abgeleiteten Theorie konfrontiert wird, dieser auf seiner persönlichen Wissensbasis eine Bedeutung zuschreiben, spricht man von intuitivem Erkennen. Er erfasst sofort das Phänomen und seine Beziehung zu einer theoretischen Perspektive in der Pflege.

Gefährdungen des intuitiven Erkennens
1. Das Phänomen wird schlecht beschrieben.
2. Dem Leser ist das Phänomen nicht vertraut.
3. Die Beschreibung stimmt nicht mit allgemeinen Erfahrungen oder Bedeutungen überein.

12.5.5.2 Beziehung zum bestehenden Wissenskomplex

Die Forschende sollte den bestehenden Wissenskomplex, insbesondere die pflegetheoretische Perspektive, aus der sie das Phänomen angeht, überprüfen und mit den Studienergebnissen vergleichen. Übereinstimmungen zwischen dem aktuellen Wissensstand und den Studienergebnissen bestätigen die Erkenntnisse; bei Abweichungen sollte die Forscherin den Gründen nachgehen. Bei der kritischen Beurteilung einer Studie sollten Sie die Festigkeit der Verbindung, die zwischen den Studienerkenntnissen und dem aktuellen Wissenskomplex besteht, untersuchen.

Gefährdungen der Beziehung zum bestehenden Wissenskomplex
1. Die Forschende versäumte es, den bestehenden Wissenskomplex zu untersuchen.
2. Der untersuchte Prozess steht in keinem Zusammenhang mit Pflege und Gesundheit.

12.5.5.3 Anwendbarkeit

Pflegende sollten die Forschungserkenntnisse in ihre Wissensbasis integrieren und in der Pflegepraxis anwenden können. Zudem sollten die Erkenntnisse zur Theorieentwicklung beitragen. Daher sollten sie den Diskussionsteil des Forschungsberichts auf Gefährdungen der Anwendbarkeit hin untersuchen.

Gefährdungen der Anwendbarkeit
1. Die Erkenntnisse sind für die Pflegepraxis nicht relevant.
2. Die Erkenntnisse sind für den Fachbereich Pflege nicht wichtig; sie tragen z. B. nicht zur Theorieentwicklung bei.

Bei der Bestimmung der Stärken und Schwächen einer qualitativen Studie sollten Sie bei der kritischen Beurteilung die folgenden fünf Standards anwenden: deskriptive Anschaulichkeit, methodische Kongruenz, analytische Genauigkeit, theoretischer Zusammenhang und heuristische Relevanz. Die Zusammenfassung der Stärken zeigt, inwieweit die Forschende diese Standards einhält, eine Zusammenfassung der Schwächen verweist auf die potenziellen Gefahren für die Integrität der Studie.

ZUSAMMENFASSUNG

Eine intellektuelle Forschungsbewertung erfordert die sorgfältige Untersuchung aller Aspekte einer Studie, um deren Stärken, Schwächen, Bedeutung und Signifikanz zu beurteilen. Zur Durchführung einer intellektuellen Forschungsbewertung gehört die Anwendung von grundlegenden Richtlinien, die die Bedeutsamkeit der kritischen Beurteilung der Studie in ihrer Gesamtheit und der eindeutigen, präzisen und objektiven Identifizierung ihrer Stärken und Schwächen betonen. Forschungen werden bewertet, um das Verständnis zu vertiefen, die Praxis zu verbessern und einen Hintergrund für die Durchführung einer Studie zu liefern. Alle Pflegenden, einschließlich Schüler, Studenten, praktizierende Pflegefachkräfte, Pflegemanager, Pflegelehrkräfte und Pflegeforscher, sollten Forschungen kritisch beurteilen.

Die Denkphasen, die im Prozess der Bewertung von quantitativen Studien zu durchlaufen sind, umfassen Verständnis, Vergleich, Analyse und Evaluation. Bei Phase 1, dem Verständnis, geht es darum, die Begriffe und Konzepte in dem Bericht zu verstehen und Art, Signifikanz und Bedeutung der Studie zu begreifen. Phase 2, der Vergleich, setzt Kenntnisse über die einzelnen Schritte des Forschungsprozesses und deren Beschaffenheit voraus. Dabei wird der Idealfall mit dem tatsächlich Vorhandenen verglichen. In Phase 3, der Analyse, findet die kritische Bewertung der logischen Verbindungen, die ein Studienelement mit dem anderen verbinden, statt. Bei Phase 4, der Evaluation, geht es darum, anhand bestimmter Kriterien die Bedeutung und Signifikanz der Studie zu untersuchen. In diesem Kapitel wurde jeder Schritt des Bewertungsprozesses beschrieben und Fragen zur Verfügung gestellt, die die kritische Beurteilung anleiten. Dem folgten ein quantitativer Forschungsbericht sowie dessen beispielhafte kritische Bewertung, die die vier Phasen Verständnis, Vergleich, Analyse und Evaluation umfasst.

Dieses Kapitel bot außerdem eine Einführung in den Prozess der kritischen Beurteilung von qualitativer Forschung. Zu den Standards, die bei einer kritischen Beurteilung von qualitativen Studien zur Anwendung kommen, gehören deskriptive Anschaulichkeit, methodische Kongruenz, analytische Genauigkeit, theoretischer Zusammenhang sowie heuristische Relevanz. Um eine deskriptive Anschaulichkeit zu erreichen, sollten der Schauplatz, die Teilnehmer, die Erfahrung der Datensammlung und der Gedankengang der Forschenden so klar geschildert werden, dass der Leser den Eindruck gewinnt, er würde das Ereignis persönlich erleben. Methodische Kongruenz hat vier Dimensionen: Exaktheit der Dokumentation, Exaktheit des Verfahrens, ethische Exaktheit sowie Nachprüfbarkeit. Analytische Genauigkeit ist entscheidend für die Transformation konkreter Daten über verschiedene Abstraktionsebenen hinweg, um eine Theorie entwickeln zu können. Das Resultat der Analyse ist eine Theorie, die dem untersuchten Phänomen eine Bedeutung zuschreibt. Der theoretische Zusammenhang setzt voraus, dass die aus der Studie entwickelte Theorie klar formuliert und logisch konstant ist, die Daten reflek- →

tiert und mit der Wissensbasis der Pflege kompatibel ist. Zur heuristischen Relevanz zählen intuitives Erkennen, die Beziehung zum bestehenden Wissenskomplex sowie die Anwendbarkeit. Diese Standards sowie ihre potenziellen Gefährdungen wurden in diesem Kapitel dargestellt, um die kritische Beurteilung von qualitativen Studien anzuleiten.

LITERATURVERZEICHNIS

Beck, C.T. (1993). Technical Notes: Qualitative research: The evaluation of its credibility, fittingness, and auditability. Western Journal of Nursing Research, 15(2), 263–266.

Benton, J.G., Brown, H. & Rusk, H.A. (1950). Energy expended by patients on the bedpan and bedside commode. Journal of the American Medical Association, 144(17), 1443–1447.

Brown, S.J. (1999). Knowledge for health care practice: A guide to using research evidence. Philadelphia: Saunders.

Burns, N. (1989). Standards for qualitative research. Nursing Science Quarterly, 2(1), 44–52.

Burns, N. & Grove, S.K. (2001). The practice of nursing research: Conduct, critique, and utilization (4th ed.) Philadelphia: Saunders.

Dean, J.P. & Whyte, W.F. (1958). How do you know if the informant is telling the truth? Human Organization, 17(2), 34–38.

DeKeyser, F.G. & Pugh, L.C. (1990). Assessment of reliability and validity of biochemical measures. Nursing Research, 39(5), 314–317.

Glaser, B. & Strauss, A.L. (1965). Discovery of substantive theory: A basic strategy underlying qualitative research. American Behavioral Scientist, 8(1), 5–12.

Guba, E.G. & Lincoln, Y.S. (1982). Effective evaluation. Washington, DC: Jossey-Bass.

Hamer, S. & Collinson, G. (1999). Achieving evidence-based practice: A handbook for practitioners. Edinburgh: Baillière Tindal.

Kirk, J. & Miller, M.L. (1986). Reliability and validity in qualitative research. Beverly Hills, CA: Sage.

Knafl, K.A. & Howard, M.J. (1984). Interpreting and reporting qualitative research. Research in Nursing & Health, 7(1), 17–24.

LeCompte, M.D. & Goetz, J.P. (1982). Problems of reliability and validity in ethnographic research. Review of Educational Research, 52(1), 31–60.

Mateo, M.A. & Kirchhoff, K.T. (1999). Using and conducting nursing research in the clinical setting (2nd ed.). Philadelphia: Saunders.

Miles, M.B. & Huberman, A.M. (1994). An expanded sourcebook: Qualitative data analysis (2nd ed.). Beverly Hills, CA: Sage.

Miller, M.A. & Babcock, D.E. (1996). Critical thinking applied to nursing. St. Louis: Mosby.

Munhall, P.L. (2001). Nursing research: A qualitative perspective. Sudbury, MA: Jones & Bartlett.

Munro, B.H. (1997). Statistical methods for health care research (3rd ed.). Philadelphia: Lippincott.

Nieswiadomy, R.M. (1998). Foundations of nursing research (3rd ed.). Stamford, CT: Appleton & Lange.

Polit, D.F., Beck, C.T. & Hungler, B.P. (2001). Essentials of nursing research: Methods, appraisal, and utilization (5th ed.). Philadelphia: Lippincott.

Schaefer, K.M. & Pond, J.B. (1991). Levine's Conservation Model: A framework for nursing practice. Philadelphia: Davis.

Singman, H., Kinsella, E. & Goldberg, E. (1975). Electrocardiographic changes in coronary care unit patients during defecation. Vascular Surgery, 9(1), 54–57.

Winslow, E.H., Lane, L.D. & Gaffney, F.A. (1984). Oxygen uptake and cardiovascular response in patients and normal adults during in-bed and out-of-bed toileting. Journal of Cardiac Rehabilitation, 4(8), 348–354.

13 Anwendung von Forschung in der Pflegepraxis mit dem Ziel einer Evidence-based Practice

ZIELE

Die vollständige Lektüre dieses Kapitels sollte Ihnen ermöglichen:
1. den Begriff Forschungsanwendung zu definieren,
2. Möglichkeiten zu prüfen, wie Forschungserkenntnisse in der Pflege vermittelt werden können,
3. die Bedeutung der WICHE- und CURN-Projekte zur Forschungsanwendung zu diskutieren,
4. Hindernisse bei der Anwendung von Forschung in der Pflegepraxis zu identifizieren,
5. Strategien zu diskutieren, die die Anwendung von Forschung in der Pflegepraxis fördern,
6. E. M. Rogers' Theorie der Forschungsanwendung in der Pflege einzusetzen,
7. die Bedeutung einer Evidence-based Practice in der Pflege zu diskutieren,
8. veröffentlichte Forschungsprotokolle, Algorithmen, klinische Pfade und nationale klinische Richtlinien in Ihrer klinischen Praxis anzuwenden.

RELEVANTE BEGRIFFE

Aktueller Beweisstand
Algorithmus
Benchmark
Evidence-based Practice
Evidence-basiertes Gesundheitssystem
Forschungsanwendung
Forschungsbasiertes Protokoll
Innovation
Innovatoren
Integrative Forschungsübersicht
Klinischer Pfad
Kognitives Clustering
Meta-Analyse
Rogers' Theorie der Forschungs-
  anwendung
  Bestätigungsstadium
    Beibehaltung
    Diskontinuität
      Diskontinuität aufgrund von
        Desillusionierung

Ersatz-Diskontinuität
Entscheidungsstadium
  Übernahme
  Ablehnung
    Aktive Ablehnung
    Passive Ablehnung
Implementierungsstadium
  Direkte Anwendung
  Indirekte Effekte
  Neuerfindung
Wissensstadium
Überzeugungsstadium
  Kompatibilität
  Komplexität
  Erkennbarkeit
  Relativer Vorteil
  Erprobbarkeit
Soziales System
Vermittlung von Forschungs-
  ergebnissen

Das bei der Pflegeforschung erwünschte Resultat ist die Anwendung der Erkenntnisse, um die Praxis zu verbessern. Die vorangehenden Kapitel dieses Buches beschreiben die einzelnen Schritte des Forschungsprozesses, identifizieren Richtlinien für die kritische Beurteilung von Studien und bieten Anleitungen für die Zusammenfassung von Forschungserkenntnissen. Lektüre, kritische Beurteilung und Zusammenfassung von Forschungsliteratur sind wesentliche Schritte, um festzustellen, ob die Erkenntnisse reif sind für die Anwendung in der Praxis. Im Verlauf der letzten 20 Jahre wurden viele qualitativ hochwertige Studien durchgeführt und wiederholt, aus denen Forschungserkenntnisse gewonnen wurden, die zur Anwendung in der Praxis zur Verfügung stehen. Der nächste Schritt besteht nun darin, diese Erkenntnisse an Pflegende zu vermitteln, damit sie sie in ihrer Praxis nutzen können. Die Verwendung von forschungsbasierten Interventionen ermöglicht es Pflegenden, Qualitätspflege zu leisten, die Pflegeresultate zu verbessern und die Gesundheitskosten zu senken. Das bedeutet, dass sowohl Patienten als auch Pflegende und Gesundheitsanbieter von den Veränderungen profitieren, die auf Forschung basieren. Das ultimative Ziel der professionellen Pflege ist eine Evidence-based Practice.

Obgleich im Bereich der Pflege ein umfassendes Forschungswissen generiert wurde, wird nur ein geringer Teil dieses Wissens auch tatsächlich in der Praxis angewandt (Bueno 1998, Coyle & Sokop 1990, Michel & Sneed 1995). Zweck dieses Kapitels ist es daher, Ihnen bei der Umsetzung von Forschungserkenntnissen zu helfen, um so Ihre Praxis zu verbessern. Der Begriff Forschungsanwendung sowie die wichtigsten Projekte zur Forschungsanwendung werden vorgestellt. Es werden die Hindernisse beschrieben, die bei der Anwendung von Forschungserkenntnissen oftmals auftauchen, und Strategien präsentiert, mit denen Forschungserkenntnisse zur Verbesserung der Praxis umgesetzt werden können. Zudem wird Ihnen der Prozess, wie Sie Forschungserkenntnisse in Ihrer Praxis anwenden können, vorgestellt. Das Kapitel schließt mit einer Diskussion von Evidence-based Practice (EBP) und bietet ein Modell, um EBP in der Pflege umzusetzen.

13.1 Was ist Forschungsanwendung?

Unter *Forschungsanwendung* versteht man den Prozess der Verbreitung und des Gebrauchs von Wissen, das durch Forschung generiert wurde, um die bestehenden Praktiken im Gesundheitssystem zu beeinflussen und zu verändern. Zu den wichtigsten Elementen von Forschungsanwendung gehören die Verbreitung bzw. Vermittlung von Forschungserkenntnissen an Pflegende, andere Gesundheitsfachleute, politische Entscheidungsträger und Konsumenten von Gesundheitsfürsorge, die Zusammenfassung von Forschungserkenntnissen auf einem ausgewählten Gebiet und die Anwendung von fundiertem Forschungswissen in der Praxis, um so die gewünschten Ergebnisse für Patienten, Pflegende und Gesundheitsanbieter zu erzielen.

13.1.1 Vermitteln von Forschungserkenntnissen

Im Verlauf des Prozesses der Forschungsanwendung vermitteln Forscherinnen ihre Studienerkenntnisse an andere Forscherinnen und praktizierende Pflegende. Die *Vermittlung von Forschungserkenntnissen* umfasst die Erstellung eines Forschungsberichts und die Vermittlung dieses Berichts mittels Präsentationen und Publikationen an eine Zielgruppe, die sich aus Pflegenden, Gesundheitsfachleuten, politischen Entscheidungsträgern und Verbrauchern zusammensetzt. Forschungserkenntnisse können von einer Person direkt an eine andere oder von einer Person an verschiedene andere Personen weitervermittelt werden, oder sie werden von Forscherinnen weitergegeben, die sich der Massenmedien wie Fachzeitschriften, Bücher, Zeitungen, Fernsehen oder Internet bedienen. Einige der Strategien zur Vermittlung von Forschungserkenntnissen an verschiedene Zielgruppen sind in Tabelle 13.1 zu sehen.

13.1.1.1 Zielgruppe: Pflegefachkräfte und andere Gesundheitsfachleute

In der Regel vermitteln Pflegeforscherinnen ihre Studienerkenntnisse zunächst in Form von Präsentationen an Pflegende und andere Gesundheitsfachleute, und zwar bei Konferenzen und Meetings. Forschungskonferenzen werden von einer zunehmenden Zahl von Pflegeorganisationen und -institutionen finanziert. Die *American Nurses Association* und viele ihrer bundesstaatlichen Verbände sponsern jährlich stattfindende Konferenzen auf dem Gebiet der Pflegeforschung. Die Mitglieder von *Sigma Theta Tau: Vermittlung von Forschungserkenntnissen*, der internationalen Ehrengesellschaft für Pflege, sponsern internationale, nationale, regionale und lokale Forschungskonferenzen. Fachorganisationen und -verbände, wie die *Oncology Nurses Society* und die *American Heart Association*, finanzieren ebenfalls Forschungskonferenzen. Vielen praktizierenden Pflegenden und anderen Gesundheitsfachleuten ist es jedoch aus den unterschiedlichsten Gründen nicht möglich, daran teilzunehmen. Um die Verbreitung von Forschungserkenntnissen zu fördern, stellen Veranstalter von Konferenzen daher Video- oder Tonbandaufzeichnungen von Forschungspräsentationen zur Verfügung. Einige Sponsoren veröffentlichen im Konferenzprogramm oder in Fachzeitschriften Abstracts von Studien oder sie ermöglichen den Zugriff auf diese Studien im Internet.

Viele Pflegeforscherinnen präsentieren ihre Studien nicht nur bei Konferenzen, sondern publizieren sie auch in Zeitschriften für Pflegeforschung, praxisorientierten Pflegezeitschriften oder anderen Gesundheitsfachzeitschriften. So untersuchten beispielsweise Blegen, Goode und Reed (1998) die Beziehungen zwischen den vielseitigen Fähigkeiten von Pflegefachkräften und unerwünschten Pflegeresultaten, angefangen bei Fehlern bei der Arzneimittelverabreichung über Patientenstürze, Hautschädigungen, Kritik seitens der Patienten und Angehörigen bis zu Infektionen und Todesfällen. Die Forschenden fanden heraus, dass unerwünschte Pflegeresultate umso seltener auf den Stationen auftreten je vielseitiger eine Pflegefachkraft ist, und sie veröffentlichten diese Ergebnisse in der Fachzeitschrift *Nursing Research*. Diese Studie belegt die Bedeutsamkeit einer Pflege durch Fachkräfte für die Pflegeresultate und sollte

Zielgruppe	Strategien zur Vermittlung von Forschung
Pflegefachkräfte	*Mündliche Präsentationen* Konferenzen zur Pflegeforschung Konferenzen zur klinischen Praxis und Meetings Video- oder Tonbandaufzeichnungen von Konferenzen und Meetings Innerbetriebliche Fortbildungslehrgänge Innerbetriebliche Forschungskomitees Innerbetriebliche Journal-Clubs *Schriftliche Berichte* Forschungspublikationen in Fachzeitschriften Forschungspublikationen in Büchern Monographien von Forschungskonferenzen, klinischen Konferenzen und Meetings Masterarbeiten und Dissertationen Pflegeforschungs-Newsletter Elektronische Datenbanken (Internet)
Andere Gesundheits-anbieter	*Mündliche Präsentationen* Fachkonferenzen und Meetings anderer Disziplinen Interdisziplinäre Team-Meetings *Schriftliche Berichte* Forschungspublikationen in Fachzeitschriften und Büchern Interdisziplinärer Forschungs-Newsletter
Politische Entscheidungs-träger	*Mündliche Präsentationen* Präsentationen über Gesundheitsprobleme für (bundes-)staatliche Gesetzgeber *Schriftliche Berichte* Speziell für Gesetzgeber verfasste Forschungsberichte Speziell für Vergabestellen von Forschungsgeldern verfasste Forschungsberichte Elektronische Datenbanken (Internet) Die klinischen Praxisrichtlinien der *Agency for Healthcare Research and Quality* (AHRQ)
Verbraucher	*Mündliche Präsentationen* Fernsehen und Radio Veranstaltungen auf kommunaler Ebene Fortbildung von Patienten und Familien *Schriftliche Berichte* Zeitungen Nachrichtenmagazine und populäre Zeitschriften Elektronische Datenbanken (Internet)

Tab. 13.1: Zielgruppen und Strategien zur Vermittlung von Forschungserkenntnissen.

an praktizierende Pflegende, Gesundheitsfachleute, politische Entscheidungsträger sowie Verbraucher vermittelt werden.

Oftmals erfahren Pflegefachkräfte von Forschungserkenntnissen auf Konferenzen oder sie lesen darüber in Fachzeitschriften und berichten ihren Arbeitskollegen davon. Am Arbeitsplatz können Forschungserkenntnisse durch E-Mails, Newsletter, innerbetriebliche Fortbildung und interdisziplinäre Team-Meetings verbreitet werden, wodurch das Verständnis des Forschungsprozesses und die Weitergabe von Forschungserkenntnissen gefördert werden können.

Die zwischenmenschliche Kommunikation, bei der ein direkter Austausch stattfindet, hat sich als äußerst effektiv bei der Durchsetzung von Veränderungen in der Pflegepraxis erwiesen. Kommunikation ist dann besonders wirksam, wenn sich Überzeugungen, Werte, Ausbildung, Sozialstatus und Berufe der beiden interagierenden Personen ähneln (Rogers 1995). Nehmen wir beispielsweise an, Sie lesen über die Forschungserkenntnisse von Blegen und Kollegen (1998) bezüglich der Wirkweisen vielseitiger Pflegefähigkeiten auf das Auftreten unerwünschter Pflegeresultate und Sie teilen diese Erkenntnisse ihren engsten Kollegen mit. Sie könnten gemeinsam Pflegemanager, Ärzte und Krankenhausverwalter über diese Erkenntnisse informieren, damit die Vielseitigkeit der Fähigkeiten von Pflegekräften verbessert wird und so positive Resultate für Patienten und Angehörige gefördert werden. Forschungsstudien wie diese sind heute, in Zeiten des ausgeprägten Pflegekräftemangels, extrem wichtig, da sich die Tendenz abzeichnet, weniger Wert auf die Vielseitigkeit der Fähigkeiten von Pflegekräften zu legen.

13.1.1.2 Zielgruppe: politischen Entscheidungsträger und Verbraucher

Zeitungen und Fernsehen tragen entscheidend zur Vermittlung von Forschungserkenntnissen bei (☞ Tabelle 13.1). Forscher wie Blegen und Kollegen (1998) könnten die Verbreitung ihrer Forschungserkenntnisse beträchtlich beschleunigen, wenn sie eine Pressemeldung über ihre Studie schreiben würden. Sie könnten ihre Forschungserkenntnisse beispielsweise in Form eines Artikels in einer Zeitung ihres Heimatstaats (in diesem Fall Texas, und eine Zeitung wäre zum Beispiel *Dallas Morning News*) veröffentlichen. Dieser Artikel würde dann von anderen Nachrichtendiensten aufgegriffen und in Zeitungen quer durch die Vereinigten Staaten veröffentlicht oder in einer regionalen oder nationalen Fernsehsendung präsentiert werden. Die Verbreitung von Forschungserkenntnissen durch die Massenmedien erhöht auf beträchtliche Weise die Anzahl an Pflegenden, anderen Gesundheitsfachleuten, politischen Entscheidungsträgern und Verbrauchern, die von diesen Ergebnissen in Kenntnis gesetzt werden.

Auch die Regierung unterstützt mit Nachdruck die Durchführung von Forschungen, die Vermittlung von Forschungserkenntnissen und die Anwendung der Erkenntnisse in der Patientenpflege. Die Gründung des *National Institute for Nursing Research* (NINR) führte zu einer beträchtlichen Zunahme von Pflegeforschungsprojekten und verbesserte die Vermittlung der gewonnenen Erkenntnisse. Die *Agency for Healthcare Research and Quality* (AHRQ) wurde ins Leben gerufen, um die Qualität, Eignung und Effektivität von Gesundheitsdienstleistern sowie den Zugang zu diesen Diensten zu fördern. Diese Stelle unterstützt Forschungen über Pflegeresultate und trägt dazu bei, die Verbreitung und Anwendung von Forschungserkenntnissen zu erleichtern. Um die Vermittlung von Forschungserkenntnissen zu fördern, richtete die AHRQ eine Arbeitsgruppe ein, die sich um die Verbreitung von Forschungen zu Pflegeresultaten kümmerte. Zu dieser Gruppe gehörten eine Vielzahl von Forschern und Gesundheitsfachleuten, einschließlich Pflegefachkräfte und Ärzte. Ihr Aufgabe war es, einen Plan für die Verbreitung von Forschungserkenntnissen zu entwerfen, der die Zielgruppen und Strategien für die Vermittlung von Forschung identifizieren sollte. Die Zielgruppe bildeten Verbraucher, Gesundheitsfachleute, die Gesundheitsindustrie, politische Entscheidungsträger, Forschende und Journalisten. Zu den Medien, über die Forschungen verbreitet werden sollten, gehörten schriftliches Material, das direkt auf dem Postweg, über Fach- und Gesundheitszeitschriften, die Boulevardpresse und die elektronischen Medien zur Verfügung gestellt wurde, sowie Radio, Fernsehen und Internet (http://www.ahrq.gov/).

13.1.2 Zusammenfassen der Forschungserkenntnisse

Forschungswissen bzw. empirisches Wissen wird mittels verschiedener Studienarten (quantitative, qualitative und Ergebnisforschungen) generiert. Oftmals werden mehrere Studien zu einem bestimmten Thema durchgeführt, deren jeweilige Erkenntnisse für ihre Anwendung in der Praxis zusammengefasst werden sollten. Die Synthese von Erkenntnissen aus wissenschaftlich fundierten Forschungen für einen Überblick über den aktuellen Wissensstand, wird als *kognitives Clustering* bzeichnet. Kognitives Clustering erfolgt durch integrative Forschungsüberblicke und Meta-Analysen von Pflegeforschungen. *Integrative Forschungsüberblicke* werden durchgeführt, um die Erkenntnisse aus voneinander unabhängigen Studien zu identifizieren, zu analysieren und miteinander in Zusammenhang zu stellen, um so den aktuellen Wissensstand, nämlich das, was bekannt und was nicht bekannt ist, zu einem bestimmten Thema festzustellen. Diese Forschungsüberblicke werden in verschiedenen Forschungszeitschriften und klinischen Zeitschriften sowie im *Annual Review of Nursing Research* veröffentlicht. Kapitel 4 bietet Richtlinien zur Zusammenfassung von Forschungserkenntnissen und beschreibt den Ablauf der Erstellung eines integrativen Überblicks über die Forschungsliteratur.

Einige Forscherinnen gehen über die kritische Beurteilung und Synthese von Forschungserkenntnissen hinaus und fassen Studienerkenntnisse anhand von Meta-Analysen zusammen. Unter einer *Meta-Analyse* versteht man den Einsatz statistischer Analysen, bei denen Erkenntnisse aus abgeschlossenen Studien einbezogen und synthetisiert werden, um den Wissensstand auf einem bestimmten Gebiet festzustellen (Massey & Loomis 1988). Dieser Ansatz gestattet die Anwendung wissenschaftlicher Kriterien auf Faktoren wie Stichprobengröße, Signifikanzniveau und die untersuchten Variablen. Anhand von Meta-Analysen können Sie folgende Informationen in Erfahrung bringen (Burns & Grove 2001, Smith & Stullenbarger 1991):
1. die allgemeine Signifikanz kombinierter Daten aus verschiedenen Studien,
2. den Durchschnitt der Wirkungsgröße, die den Grad angibt, zu dem die Nullhypothese falsch ist, bzw. den Grad bestimmt, zu dem das Phänomen in der Population vorhanden ist,
3. die Beziehungen zwischen den untersuchten Variablen.
Meta-Analysen gestatten es, bei der Evaluierung von Forschungserkenntnissen nicht subjektiv, sondern objektiv zu sein. Diese Objektivität ermöglicht es, den Nutzen von Forschungserkenntnissen für die Praxis korrekt zu bestimmen.

Veröffentlichte integrative Forschungsüberblicke und Meta-Analysen von Pflegeforschungen können Ihnen helfen, die Forschungsliteratur auf einem bestimmten Gebiet zusammenzufassen. Diese Literaturzusammenfassungen decken die Veränderungen oder Innovationen auf, die in der Praxis implementiert werden müssen. Eine *Innovation* ist eine Idee oder Pflegemaßnahme, die von einer Pflegefachkraft oder einer Gruppe von Pflegenden, die sie in ihre Praxis übernehmen, als neu angesehen wird (obwohl sie es nicht unbedingt ist). Neue Interventionen sollten klar, präzise und verständlich kommuniziert werden, so dass ihre Anwendung gefördert wird und allen praktizierenden Pflegenden möglich ist.

13.1.3 Anwenden von Forschungswissen in der Praxis

Das angestrebte Ziel der Forschungsanwendung ist die Nutzung von Forschungswissen in der Praxis, um eine qualitativ hochwertige, kosteneffiziente Patientenpflege zu bieten, die die positiven Auswirkungen auf Patienten und Angehörige fördern soll. Forschungswissen ist für eine Verbesserung der Beurteilungs-, Diagnose- und Interventionskompetenz von praktizierenden Pflegenden unverzichtbar. So wurde beispielsweise die Braden-Skala durch Forschungen entwickelt, mit dem Ziel, das Risiko für die Entwicklung von Druckulzera bei Patienten voraussagen zu können. Anhand der Braden-Skala können Sie jene Patienten identifizieren, bei denen ein erhöhtes Risiko für die Entwicklung von Druckulzera besteht, und so Interventionen implementieren, um dieser Entwicklung vorzubeugen (Harrison, Wells, Fisher & Prince 1996). Die Prävention von Druckulzera fördert die positiven Pflegeresultate und reduziert deutlich die Kosten im Gesundheitswesen.

Forschungsanwendung erfolgt innerhalb eines spezifischen sozialen Systems. Ein *soziales System* besteht aus einer Reihe von Individuen, die miteinander in Verbindung stehen und die an der Lösung von Problemen arbeiten, um so ein gemeinsames Ziel zu erreichen (Rogers 1995). Bei der Durchsetzung einer forschungsbasierten Veränderung in der Praxis können Pflegefachkräfte in einer bestimmten Krankenhausabteilung, alle Pflegefachkräfte in einem Krankenhaus oder auch alle Pflegefachkräfte in einem Krankenhausverbund involviert sein. Ein größeres soziales System erfordert eine ausführlichere Kommunikation und Planung, um Forschungswissen für die Veränderung der Praxis nutzen zu können. Eine Veränderung könnte zum Beispiel eine Prüfung durch mehrere Ausschüsse und die Zustimmung verschiedener Verwaltungsstellen erfordern. Man könnte beispielsweise in einer chirurgischen Abteilung damit beginnen, die Vielseitigkeit der Fähigkeiten von Pflegekräften zu verbessern, um so unerwünschten Pflegeresultaten verstärkt vorzubeugen, und diese Entwicklung dann auf andere Stationen des gleichen Krankenhauses und schließlich auf andere Krankenhäuser des Verbunds ausweiten (Blegen et al. 1998).

Ein soziales System verfügt sowohl über eine formelle als auch eine informelle Struktur. Die formelle Struktur hängt mit Autorität und Macht zusammen. Die informelle Struktur bezieht sich darauf, wer mit wem und unter welchen Umständen interagiert. Gesundheitssysteme wie Krankenhäuser und Ambulanzen haben formelle und informelle Führungskräfte, die Veränderungen entweder befürworten (Innovatoren) oder ablehnen. Manche Führungskräfte stehen im Mittelpunkt des interpersonellen Kommunikationssystems und verfügen innerhalb des Systems über außerordentlich viel Macht. Wenn Sie forschungsbasierte Veränderungen in der Pflegepraxis durchführen wollen, sind Sie auf die Unterstützung von innovatorischen Pflegefachkräften und die Zustimmung von jenen angewiesen, die in Ihrer Institution Macht ausüben. Die innovatorischen Pflegefachkräfte könnten sich in einer Arbeitsgruppe organisieren, deren Zweck darin besteht, Veränderungen in der Praxis durchzusetzen. So könnten sie der Notwendigkeit für Veränderungen Ausdruck verleihen und den anderen Pflegenden zugleich ein innovatives Rollenbild vermitteln und ihnen demonstrieren, wie man die Veränderungen jeweils umsetzt. Die Bedeutung von Forschungsanwendung für die Pflegepraxis liegt auf der Hand, jedoch müssen den Pflegenden Hintergrundwissen und Gründe für die Anwendung von Forschungsergebnissen in ihrer Praxis genannt werden.

13.2 Projekte zur Forschungsanwendung in der Pflege

Die begrenzte Nutzung von Forschungserkenntnissen in der Praxis ist seit vielen Jahren ein Problem in der Pflege. Um dieses Problem anzugehen, wurden einige wichtige Projekte zur Forschungsanwendung in der Pflege entwickelt. Zwei dieser Projekte waren das regionale Entwicklungsprogramm für Pflegeforschung der *Western Interstate Commission for Higher Education* (WICHE) und das Projekt *Conduct and Utilization of Research in Nursing* (CURN) zur Durchführung und Anwendung von Forschung in der Pflege. Diese von der Regierung finanzierten Projekte kümmerten sich um den Entwurf und die Implementierung von Strategien, um die Anwendung von Forschung in der Praxis zu fördern. Die Resultate, die aus diesen Projekten hervorgingen, und ihre Implikationen für die Pflege werden im folgenden Abschnitt diskutiert.

13.2.1 Die *Western Interstate Commission for Higher Education* (WICHE)

Das WICHE-Projekt, das Mitte der 70er Jahre ins Leben gerufen wurde, war das erste bedeutende Projekt, das sich der Forschungsanwendung in der Pflege widmete. Dieses Projekt, das über einen Zeitraum von sechs Jahren durchgeführt wurde, wurde von Krueger und Kollegen (Krueger 1978, Krueger, Nelson & Wolanin, 1978) geleitet und von der für Pflege zuständigen Abteilung der *National Institutes of Health* (NIH) finanziert. Die daran Beteiligten wurden in verschiedenen klinischen Einrichtungen und Bildungsinstitutionen rekrutiert. Klinische Pflegefachkräfte und –lehrkräfte wurden gebeten, an einem Workshop teilzunehmen, der sich darauf konzentrierte, ihre Fähigkeiten für die kritische Beurteilung von Forschung zu verbessern. Dabei wählten die Teilnehmer forschungsbasierte Interventionen aus, die sie in der Praxis implementieren wollten. Pflegelehrkräfte und klinische Fachkräfte entwickelten detaillierte Pläne für die Anwendung ausgewählter Forschungserkenntnisse in der Praxis und fungierten als Vermittler, bei der Umsetzung der Anwendungsprojekte in den klinischen Einrichtungen. Bei einem zweiten Workshop berichteten die

Teilnehmer über die Auswirkungen der Anwendung von Forschungserkenntnissen in der Praxis.

Zum WICHE-Projekt gehörten auch Folgeberichte über den weiteren Verlauf der Aktivitäten im Bereich der Forschungsanwendung nach drei bzw. sechs Monaten. Diese Berichte zeigten, dass das Projekt erfolgreich dazu beitrug, die Anwendung von Forschungserkenntnissen in der Praxis zu steigern. Aus diesem Projekt gingen drei Publikationen hervor. Die Autoren waren Axford und Cutchen (1977), die ein präoperatives Schulungsprogramm entwickelten, Dracup und Breu (1978), die einen Betreuungsplan für trauernde (Ehe-)Partner entwarfen und dessen Wirksamkeit testeten, und Wichita (1977), die ein Programm für die Behandlung und Prävention von Konstipation bei Pflegeheimbewohnern ausarbeitete, bei dem der Anteil an Ballaststoffen in der Nahrung erhöht wurde. Eines der Ergebnisse des WICHE-Projekts war die Erkenntnis, dass nur eine begrenzte Anzahl an erstklassigen klinischen Studien durchgeführt worden war und dass die meisten Erkenntnisse sich noch nicht für die Anwendung in der Praxis eigneten.

13.2.2 *Conduct and Utilization of Research in Nursing* (CURN)

Das Projekt *Conduct and Utilization of Research in Nursing* (CURN, Durchführung und Anwendung von Forschung in der Pflege) , förderte die Entwicklung von klinischen Protokollen (Ablaufplänen), um die Anwendung ausgewählter Forschungserkenntnisse in der Praxis anzuleiten. Viele dieser Pläne finden noch heute – wenngleich modifiziert – in der Praxis Verwendung. Das CURN-Projekt wurde von Horsley geleitet und von der Pflegeabteilung der NIH finanziert (Horsley, Crane & Bingle 1978, Horsley, Crane, Crabtree & Wood 1983). Der Zweck dieses Projekts, das über einen Zeitraum von fünf Jahren (1975 bis 1980) lief, bestand darin, die Anwendung von Forschungserkenntnissen in der Praxis zu steigern, und zwar durch die gezielte Vermittlung von Erkenntnissen, die Erleichterung von organisatorischen Veränderungen, die für die Implementierung notwendig sind, sowie die Ermunterung zu kollaborativer Forschung, die in der klinischen Praxis von unmittelbarem Nutzen ist. Dabei wurde Forschungsanwendung als ein Prozess angesehen, der von einer Organisation, nicht etwa von einer einzelnen Pflegeperson implementiert werden sollte. So betrachtet sind für die Forschungsanwendung die Entscheidung seitens einer klinischen Einrichtung, Forschungserkenntnisse zu implementieren, sowie die Entwicklung von Richtlinien und Verfahrensweisen, die den Implementierungsprozess anleiten sollten, erforderlich. Der Prozess der Forschungsanwendung umfasste die folgenden Schritte (Horsley et al. 1983):

1. Identifizierung und Synthese von mehreren Studien zu einem ausgewählten Thema (Forschungsbasis),
2. Aufbereitung des Forschungswissens in Form eines klinischen Protokolls für die Praxis,
3. Umsetzung des klinischen Protokolls in Form von spezifischen Pflegehandlungen (Innovationen), die bei Patienten angewandt werden,
4. klinische Evaluierung der neuen Praxis, um festzustellen, ob sie zum gewünschten Resultat führt.

Im Laufe des Projekts wurden klinische Studien auf ihren wissenschaftlichen Nutzen, ihre Replikation und ihre Relevanz für die Praxis untersucht. Um festzustellen, ob Forschungen für die Praxis relevant sind, wurde ihr klinischer Nutzen bzw. die klinische Signifikanz im Hinblick auf Patientenprobleme, das Ausmaß, in dem die klinische Kontrolle der Pflege oblag, die Machbarkeit, eine Veränderung in einer Einrichtung zu implementieren, sowie das Kosten-Nutzen-Verhältnis untersucht. 1975 wurden die Erkenntnisse aus den folgenden zehn Forschungsgebieten als geeignet angesehen, um in der Praxis implementiert zu werden (CURN Project 1981, 1982):

1. strukturierte präoperative Schulung,
2. Minderung des Durchfalls bei Patienten, die über eine Magensonde ernährt werden,
3. präoperative sensorische Vorbereitung,
4. Prävention von Druckulzera,
5. intravenöser Kanülenwechsel,
6. geschlossene Urindrainagesysteme,
7. Minderung von Beschwerden durch sensorische Vorbereitung,
8. beidseitige Zielsetzung bei der Patientenpflege,
9. keimfreie intermittierende Katheterisierung,
10. Schmerzen: beratende Pflegeinterventionen (CURN Project 1981, 1982).

Die Teilnehmer am CURN-Projekt entwickelten klinische Protokolle, die auf Forschungserkenntnissen aus diesen zehn genannten Gebieten basierten (Haller, Reynolds & Horsley 1979, Horsley et al. 1983). Jedes Protokoll erläuterte ausführlich die Implementierung einer forschungsbasierten Pflegeintervention. Diese Ablaufpläne wurden umgesetzt und in klinischen Studien evaluiert. Abhängig vom Evaluierungsergebnis wurde die Entscheidung getroffen, ob die Intervention abgelehnt, modifiziert oder übernommen werden sollte. Wurde sie übernommen, wurden Strategien entwickelt, um die Anwendung dieser Intervention auf andere geeignete Pflegesituationen auszuweiten (Horsley et al. 1983).

An diesem Projekt waren 17 Krankenhäuser beteiligt. Jedes Krankenhaus wählte eine Pflegeabteilung als Setting für den klinischen Versuch und implementierte eines der Protokolle. Sowohl vor als auch nach der Implementierung der Protokolle wurden Daten gesammelt, um festzustellen, in welchem Maß die Erkenntnisse in der Praxis angewandt wurden. Die Auswirkungen der Protokolle auf die Patientenergebnisse wurden ebenso evaluiert. Wenn sie zu positiven Pflegeresultaten führten, wurden sie auch auf anderen Stationen des jeweiligen Krankenhauses übernommen. Fragebögen zur Nachkontrolle wurden über einen Zeitraum von vier Jahren an die Krankenhäuser gesandt, um auf diese Weise die Langzeitwirkungen der Anwendung der forschungsbasierten Protokolle zu bestimmen. Pelz und Horsley (1981) berichteten, dass die Forschungsanwendung im Vorfeld des Projekts in allen beteiligten Krankenhäusern gering war. Vier Jahre nach Ende des Projekts verwendeten jedoch die meisten dieser Krankenhäuser nach wie vor diese Protokolle. Auf die klinischen Protokolle, die im Laufe des CURN-Projekts entwickelt wurden, können Sie für die Anwendung in Ihrer Praxis zurückgreifen (CURN Project 1981, 1982).

13.3 Hindernisse für die Forschungsanwendung

Die WICHE- und CURN-Projekte waren zwar erfolgreich, aber in ihrer Reichweite begrenzt. Seit den 1970er und 80er Jahren wurden viele weitere Forschungserkenntnisse generiert, daher sollten viel mehr Pflegefachkräfte in Akut- und Grundversorgungskliniken aktuelle Forschungserkenntnisse in ihrer Praxis anwenden. Das geht aus einer Studie von Brett (1987) hervor, in der untersucht wurde, in welchem Ausmaß ausgewählte Erkenntnisse aus der Pflegeforschung von Pflegefachkräften umgesetzt wurden. Eine Erkenntnis betraf die Lagerung von Patienten bei intramuskulären Injektionen. Forschungen zeigten, dass „die Innenrotation des Oberschenkelknochens (Femur) während einer dorsoglutäalen Injektion sowohl in der Bauch- als auch in der Seitenlage zu einer Verminderung der Injektionsbeschwerden führt" (Brett 1987, S. 346). Die Innenrotation des Femurs wird erzielt, indem man den Patienten auffordert, während der Injektion den Fuß zu drehen, so dass die Zehen nach innen zeigen. 44 Prozent der Pflegenden waren diese Forschungserkenntnisse bekannt, 34 Prozent waren überzeugt, dass sie für die Praxis nützlich sind, 29 Prozent wendeten sie manchmal in der Praxis an, nur zehn Prozent machten von diesen Erkenntnissen immer Gebrauch.

Coyle und Sokop (1990) wiederholten Bretts (1987) Studie und fanden heraus, dass von den befragten Pflegekräften 34 Prozent über die Forschungserkenntnisse zur Lagerung während einer Injektion informiert und 21 Prozent davon überzeugt waren, dass diese Erkenntnisse für die Praxis nützlich sind. Jedoch implementierten nur vier Prozent die Intervention manchmal, und 22 Prozent wandten sie immer an. Das bedeutet, dass nur ein geringer Prozentsatz dieser Pflegenden das Forschungswissen über die Lagerung bei intramuskulären Injektionen in der Praxis anwandte, obgleich es bereits seit 15 Jahren zur Verfügung stand (Kruszewski, Lang & Johnson 1979).

Die Forschungserkenntnisse über die Positionierung von Patienten bei Injektionen könnte man ganz leicht in der Praxis implementieren. Die Entscheidung darüber, welche Position ein Patient bei einer Injektion einnehmen soll, kann von einer Pflegefachkraft allein gefällt werden, da es keiner ärztlichen Anordnung bedarf. Auch die Verwaltung müsste dieser Praxisveränderung nicht zustimmen. Zudem würde diese Pflegeintervention weder die Kosten noch den Zeitaufwand für die Pflegeleistung erhöhen, aber sie würde die Beschwerden des Patienten bei der Injektion mindern.

Warum gibt es so viele Pflegende, die von Forschungswissen keinerlei Gebrauch machen, obgleich sie ihre Praxis dadurch verbessern könnten? Die genauen Gründe dafür sind nicht bekannt, aber verschiedene Hindernisse, die der Forschungsanwendung im Wege stehen, konnten ausgemacht werden. Sie hängen mit der Qualität der Forschungserkenntnisse, den Eigenheiten der Pflegenden, die sie in der Praxis anwenden sollen, und den Eigenheiten der Organisationen zusammen, in denen sie angewandt werden sollen. Diese Hindernisse für die Forschungsanwendung werden im folgenden Abschnitt diskutiert und einige mögliche Lösungen genannt.

13.3.1 Hindernisse im Zusammenhang mit Forschungserkenntnissen

Wie bereits beim WICHE-Projekt festgestellt wurde, konzentrierten sich viele der frühen Pflegestudien (jene, die seit den 1930er bis in die 70er Jahre durchgeführt wurden) nicht auf klinische Probleme. Daher stand vor 1980 nur sehr wenig Forschungswissen für die Anwendung in der Praxis zur Verfügung. Um dieses Hemmnis zu überwinden, stellten die Studien vieler Pflegeforscher in den 1980er und 90er Jahren klinische Probleme in den Mittelpunkt; dieser Schwerpunkt wird bis ins 21. Jahrhundert beibehalten. Daher werden die Quantität und Qualität klinischer Studien stetig gesteigert, und es stehen mehr Forschungserkenntnisse für die Anwendung in der Praxis zur Verfügung.

Ein weiteres Hindernis im Zusammenhang mit Forschungserkenntnissen besteht darin, dass viele Pflegestudien nicht wiederholt wurden. Zwei oder drei Studien, die das gleiche Thema fokussieren, liefern noch keine fundierten Forschungserkenntnisse, die sich in einer Vielzahl von Praxissituationen anwenden lassen. Daher müssen Studien in unterschiedlichen Situationen und Umfeldern und mit unterschiedlichen Populationen wiederholt werden, um festzustellen, ob die Erkenntnisse für die Anwendung in der Praxis reif sind. Die verschiedenen Replikationsarten und ihr Beitrag zum Pflegewissen werden in Kapitel 4 diskutiert. Die Pflegeprofession erkennt heute die Bedeutsamkeit von Replikationen für die Generierung und Verbesserung von Pflegewissen und unterstützt die Durchführung solcher Studien. Replikationsstudien werden vom *National Institute of Nursing Research* (NINR) angeregt und es werden Fördergelder für Replikationsforschungsprojekte zur Verfügung gestellt. Im Vergleich zu den 1980er Jahren werden heute mehr Replikationsstudien bei Forschungskonferenzen präsentiert und in Forschungszeitschriften und klinischen Zeitschriften veröffentlicht.

Das Haupthindernis für die Anwendung von Forschungserkenntnissen in der Pflegepraxis besteht vermutlich darin, dass Forschende ihre Ergebnisse häufig in einer Sprache schildern, die für praktizierende Pflegende nur schwer verständlich ist (Bock 1990, Liehr & Houston 1993). Darüber hinaus weisen viele Forschungsberichte nicht darauf hin, wie die Studienerkenntnisse in der Pflegepraxis von Nutzen sein könnten. Mittlerweile wird verstärkt versucht, diese Kommunikationsbarriere zu überwinden. Klinische Zeitschriften veröffentlichen häufiger Studien, die gezielt für praktizierende Pflegende verfasst wurden. Die Zeitschriften *Applied Nursing Research* und *Clinical Nursing Research* wurden konzipiert, um Studien an praktizierende Pflegende zu vermitteln. Um die Anwendung von Forschungserkenntnissen in der Praxis zu steigern, sollten alle Forschenden ihre Erkenntnisse klar und verständlich darlegen und dabei besonders betonen, wie diese Erkenntnisse in der Praxis angewandt werden können.

13.3.2 Hindernisse von Seiten der praktizierenden Pflegekräfte

Ernsthafte Hindernisse für die Forschungsanwendung werden von praktizierenden Pflegenden selbst geschaffen, von denen viele Forschung nicht zu schätzen wissen und keinen Sinn darin sehen oder keine Lust haben, Forschungsberichte zu lesen. Häufig fehlen diesen Pflegefachkräften die notwendigen Kenntnisse, um Forschungsartikel zu lesen und kritisch zu beurteilen und um Forschungserkenntnisse in der Praxis anzuwenden (MacGuire 1990, Walczak, MacGuire, Haisfield & Beezley 1994). Um dem entgegenzuwirken, werden Pflegeschülerinnen und -studierende in den Schritten des Forschungsprozesses, den Fertigkeiten zur kritischen Forschungsbeurteilung und dem Prozess der Anwendung von Forschungserkenntnissen in der Praxis unterrichtet. Bei den Bachelor-Studiengängen* wurde der Schwerpunkt verstärkt auf die Forschung verlagert; Dozenten ermutigen ihre Schülerinnen häufig dazu, Praxisveränderungen in Anlehnung an Forschungserkenntnisse durchzuführen. Lehrmaterial und Vorlesungen beziehen oftmals Wissen aus Forschungen ein.

Bei Konferenzen und durch innerbetriebliche Fortbildungsprogramme werden praktizierenden Pflegefachkräften die Fähigkeiten zur kritischen Beurteilung von Forschungen und zur Anwendung von Forschungserkenntnissen in der Praxis vermittelt. Manche Pflegeeinrichtungen stellen Pflegeforscherinnen ein, um das Wissen der praktizierenden Pflegenden bezüglich der Forschung zu vertiefen und ihnen bei der Anwendung von Forschungserkenntnissen in der Praxis behilflich zu sein. Pflegeforscherinnen führen auch Studien durch, um klinische Probleme anzugehen, und ermutigen praktizierende Pflegekräfte dazu, sich an diesen Studien zu beteiligen. All diese Aktivitäten sollen das Wissen Pflegender über den Forschungsprozess erweitern und die Wichtigkeit der Anwendung von Forschungserkenntnissen für die Durchsetzung von Änderungen in der Praxis unterstreichen.

13.3.3 Hindernisse von Seiten der Institutionen

In jeder Einrichtung gibt es sowohl Kräfte, die Bestehendes fördern und Veränderungen ablehnen, als auch solche, die Neuerungen gegenüber offen sind. Im Allgemeinen legen alteingesessene Institutionen viel Wert auf Traditionen und haben einen autoritären Führungsstil, der Veränderungen ablehnt. In dieser Art von System werden Innovatoren kaum geschätzt, und die Verwaltung unterstützt die institutionelle Einstellung. Solche Einrichtungen verhindern häufig, dass Veränderungen in der Praxis vorgenommen werden, indem sie behaupten, dass die Veränderungen zu zeitaufwendig oder kostenintensiv sind, und Pflegende, die Veränderungsvorschläge vorbringen, werden für ihren Innovationswillen keinesfalls belohnt (Walczak et al. 1994). Eine Gruppe von praktizierenden Pflegekräften als Gruppe könnte es als sinnvoll erachten, eine forschungsbasierte Veränderung vorzunehmen, und dann die Verwaltung davon überzeugen, dass diese Veränderung die Pflegeresultate verbessern würde und für die Institution, wenn überhaupt, nur mit einem geringen Kostenaufwand verbunden wäre. So wollten beispielsweise Janken, Blythe, Campbell und Carter (1999) eine forschungsbasierte Veränderung durchsetzen, um stillende Mütter zu unterstützen. Sie führten ein Projekt zur Forschungsanwendung durch, bei dem es darum ging, „die Unterstützung des Pflegepersonals für frühe Post-partum-Stillpraktiken zu erhöhen: Beginn im Kreißsaal, häufiges Stillen,

---

* Anmerkung der Gutachterin: In Deutschland in gewissem Umfang mit Diplomstudiengängen vergleichbar.

unbegrenzte Stillzeiten und keine Zufütterung" (Janken et al. 1999, S. 22). Am Ende des Projekts wussten Krankenhausverwaltung und Pflegende die Forschung zu schätzen und erkannten, wie wichtig es ist, Forschungen für Veränderungen in der Praxis zu nutzen.

Andere Institutionen wiederum sind stolz darauf, innovativ zu sein, und ermutigen Pflegende aktiv, neue Ideen in die Praxis umzusetzen. Innerhalb dieser Systeme ermöglichen Führungsstil und Kommunikationsmuster eine rasche Verbreitung neuer Ideen und unterstützen Bemühungen, diese zu implementieren. Die notwendigen Ressourcen für die Vermittlung und Anwendung von Forschungserkenntnissen in der Praxis stehen zur Verfügung, und Innovatoren werden in diesem System gefördert.

Auch Einrichtungen, die sich im Umbruch befinden, sind Veränderungen und der Übernahme von Innovationen gegenüber aufgeschlossen, da die Kräfte, die sich Veränderungen bisher widersetzten, geschwächt sind. Derzeit befindet sich das gesamte Gesundheitssystem aufgrund der Veränderungen von Organisationen, Settings, Führungsstilen und Mechanismen zur Ausführung von Gesundheitsleistungen im Umbruch. Wirtschaftliche Einschnitte im Gesundheitssystem sind jetzt drastischer, aber dafür wächst das Potenzial für Veränderungen. Daher sind die Gelegenheiten für Pflegende, Forschungserkenntnisse in der Praxis zu implementieren, sicherlich zahlreicher. Viele Veränderungen sind in der Pflege durchgeführt worden, aber nach wie vor stellen sich den Neuerungen externe Kräfte in den Weg. Die Pflege ist tendenziell traditionsverhaftet und stützt sich auf Autoritäten, jedoch beginnen sich die Werte und Normen der Pflege als soziales System zu verändern, um die Anwendung von Forschung in der Praxis zu unterstützen. Außerdem beginnen Pflegekräfte, die Forschung zur verbesserten Ausführung von Gesundheitsleistungen zu nutzen (Fitzgerald, Hill, Santamaria, Howard & Jadack 1997).

13.4 Strategien zur Anwendung von Forschungserkenntnissen in der Praxis

Die meisten Menschen glauben, dass sich eine gute Idee von selbst verbreitet, durch Mund-zu-Mund-Propaganda rasch bekannt kommt sie ebenso schnell zur Anwendung. Leider ist dies nur selten der Fall, und viele fundierte Pflegeforschungserkenntnisse werden in der Praxis keineswegs auf breiter Ebene angewandt. Forschungsanwendung stellt nicht nur in der Pflege ein Problem dar; viele Disziplinen haben die Erfahrung gemacht, dass es schwierig ist, forschungsbasierte Veränderungen durchzusetzen. Um dieses Problem anzugehen, untersuchte Rogers (1995) die Prozesse der Anwendung von Forschungserkenntnissen in der Gesellschaft und entwickelte eine Theorie der Forschungsanwendung. Der Prozess in *Rogers' Theorie der Forschungsanwendung* umfasst fünf Stadien: 1. Wissen, 2. Überzeugung, 3. Entscheidung, 4. Implementierung und 5. Bestätigung. Im *Wissensstadium* wird die Existenz einer Innovation oder einer neuen Idee für die Anwendung in der Praxis zur Kenntnis genommen, während des *Überzeugungsstadiums* entwickeln Pflegende eine Einstellung zu der Neuerung. Im *Entscheidungsstadium* fällt die Entscheidung, ob die Innovation übernommen oder abgelehnt wird. Die Anwendung der neuen Idee und die Veränderung der Praxis erfolgt im *Implementierungsstadium*, während des *Bestätigungsstadiums* schließlich suchen Pflegende nach einer Bestätigung ihrer Entscheidung, um bei der Übernahme oder Ablehnung einer Praxisveränderung zu bleiben. Abb. 13.1 zeigt ein Modell für Rogers' Innovations-Entscheidungsprozess, der die Anwendung von Forschungserkenntnissen fördern soll. Das Modell bildete die Grundlage für die Implementierung der ersten Projekte zur Anwendung von Pflegeforschung, der WICHE- und CURN-Projekte. Dieses Modell, einschließlich seiner fünf Hauptstadien der Forschungsanwendung stellen wir hier vor, um Sie bei der Anwendung von Forschungserkenntnissen in Ihrer Praxis zu unterstützen.

13.4.1 Wissensstadium

Wissen über Forschungserkenntnisse kann formell vermittelt werden, durch Konferenzpräsentationen, Publikationen in klinischen Fachzeitschriften und Forschungszeitschriften, das Internet und die Nachrichtendienste von Radio und Fernsehen. Außerdem kann innerhalb einer Einrichtung die informelle Vermittlung von einer Pflegeperson an die nächste oder zwischen verschiedenen medizinisch-pflegerischen Berufsgruppen helfen, die Zurkenntnisnahme von Forschungswissen zu steigern. Das Wissensstadium wird von bestimmten Bedingungen, wie beispielsweise bisherige Praktiken, Bewusstsein für Bedürfnisse und Probleme, Innovationsgeist sowie Normen des sozialen Systems, be-

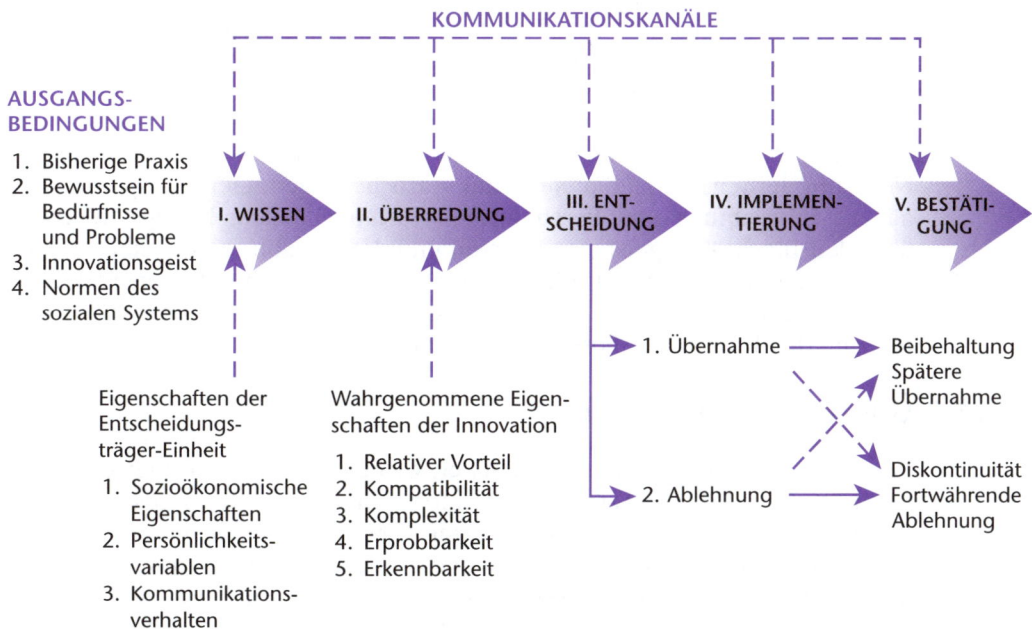

Abb. 13.1: Ein Modell, das die Stadien des Innovations-Entscheidungsprozesses zeigt. Aus: Rogers, E. M. (1995). *Diffusion of Innovation* (4. Auflage). New York: Simon & Schuster. (Nachdruck mit freundlicher Genehmigung von *The Free Press*).

einflusst. Die Unzufriedenheit mit bisherigen Praktiken kann dazu führen, dass Bedürfnisse oder Probleme erkannt werden, die eine Veränderung erfordern. Solch ein Bedürfnis kann Auslöser für die Suche nach einer Neuerung sein, die die Praxis verbessert. Umgekehrt kann die Kenntnis über eine neue Idee das Bedürfnis nach Veränderung der bisherigen Behandlungsroutine wecken. So könnte beispielsweise die Kenntnis einer neuen Behandlungsmethode für Druckulzera die Notwendigkeit einer Veränderung des bisherigen Behandlungsplans erforderlich machen.

Innovationsgeist bezeichnet den Grad, zu dem eine Person oder eine Einrichtung bereit ist, neue Ideen zu übernehmen und Veränderungen in der Praxis zu vollziehen (Rogers 1995). Menschen, die Forschungsberichte lesen und Veränderungen bewirken möchten, werden als Innovatoren bezeichnet. Sie setzen sich aktiv für Veränderungen ein und ermutigen andere dazu, sich Neuem gegenüber zu öffnen, wobei das Ausmaß und die Schnelligkeit, mit der Veränderungen tatsächlich umgesetzt werden, immer auch von den Normen der Einrichtung abhängt. Unter Normen versteht man in diesem Fall die erwarteten Verhaltensmuster innerhalb einer Institution bzw. eines sozialen Systems. Normen können sowohl Hindernisse für Veränderungen sein als auch Veränderungen fördern. Wenn die Normen des sozialen Systems veränderungsorientiert sind, sind auch die Führungskräfte tendenziell innovativ und Neuerungen gegenüber aufgeschlossen. Sind die Normen jedoch nicht offen für Veränderungen, so gilt dies in aller Regel auch für die Führungskräfte. Eine Tatsache, die Veränderungen blockiert.

Während des Wissensstadiums ist es notwendig, die Eigenschaften des Entscheidungsträgers zu prüfen, die für die Übernahme einer forschungsbasierten Veränderung zuständig ist. Ein Entscheidungsträger kann eine einzelnen Person, eine Pflegestation oder die gesamte klinische Institution sein. Die sozioökonomischen Merkmale, Persönlichkeitsvariablen und das Kommunikationsverhalten des Entscheidungsträgers kann die Übernahme einer neuen Idee unterstützen oder sie verhindern (☞ Abb. 13.1). Kann sich die Einrichtung die Neuerung leisten? Wird die Neuerung dazu beitragen, Geld zu sparen? Die nähere Betrachtung von Persönlichkeitsvariablen leistet häufig Aufschluss über den Innovationsgeist einer Person und darüber, ob er oder sie Veränderungen gegenüber offen ist oder sie ablehnt. Das Kommunikationsverhalten, ob offen und ehrlich oder verschlossen und subversiv, hat einen starken Einfluss auf den Prozess der Forschungsanwendung.

13.4.2 Überzeugungsstadium

Während des Überzeugungsstadiums entwickelt eine Person oder eine Einrichtung entweder eine positive oder eine negative Einstellung gegenüber der Innovation bzw. der Veränderung (Rogers 1995). Zu den Eigenschaften einer Neuerung, die die Wahrscheinlichkeit und die Schnelligkeit bestimmen, mit der ihre Übernahme erfolgt, gehören ihr relativer Vorteil, ihre Kompatibilität, ihre Komplexität, ihre Erprobbarkeit sowie ihre Erkennbarkeit (☞ Abb. 13.1). Unter einem *relativen Vorteil* versteht man das Ausmaß, in dem die Innovation gegenüber der aktuellen Praxis als vorteilhafter wahrgenommen wird. *Kompatibilität* ist der Grad, in dem die Innovation als übereinstimmend mit aktuellen

Werten, vergangenen Erfahrungen und der Dringlichkeit bestimmter Bedürfnisse wahrgenommen wird. *Komplexität* bezeichnet das Ausmaß, in dem eine Innovation als schwierig zu verstehen und anzuwenden erachtet wird. Erfordert die Neuerung die Entwicklung neuer Fähigkeiten, so steigert dies deren Komplexität. *Erprobbarkeit* ist das Ausmaß, in dem eine Person oder eine Einrichtung die neue Idee auf eingeschränkte Weise in der Praxis ausprobieren kann, mit der Option, zu den früheren Praktiken zurückzukehren. Mit *Erkennbarkeit* wird das Ausmaß bezeichnet, in dem die Resultate einer Neuerung für andere erkennbar sind. Eine Neuerung mit leicht erkennbaren, positiven Resultaten wird vermutlich rasch in die Praxis übernommen. Innovationen, die einen großen relativen Vorteil haben, mit der Einrichtung kompatibel und wenig komplex, dafür erprobbar und erkennbar sind, werden in der Regel schneller übernommen, als die, auf die diese Kriterien nicht zutreffen.

Im Überzeugungsstadium geschieht die Vermittlung der vorgeschlagenen Veränderung am besten in kleinen Gruppen. Sie werden vermutlich versuchen, andere davon zu überzeugen, dass sie in ihrer Praxis Veränderungen vollziehen sollen, die auf Forschung basieren. Man wird Ihnen viele Fragen über die Veränderung stellen, wie: Haben Sie diese Neuerung bereits in Ihrer Praxis angewandt? Was denken Sie darüber? Welche Konsequenzen ergeben sich aus der Anwendung? Welches sind die Vor- und die Nachteile, wenn ich die Neuerung in meiner Situation anwende? Würden Sie mir dazu raten, sie anzuwenden? Werde ich weiterhin geschätzt und akzeptiert, wenn ich die Neuerung anwende? Eine ausführliche und ehrliche Kommunikationsweise erhöht in der Regel die Wahrscheinlichkeit, dass eine Neuerung übernommen wird.

13.4.3 Entscheidungsstadium

Im Entscheidungsstadium wird die Innovation entweder übernommen oder abgelehnt (☞ ☞Abb. 13.1). Die *Übernahme* einer Neuerung bedeutet die vollständige Akzeptanz und die Implementierung derselben in der Praxis. Die Übernahme kann auf unbestimmte Zeit erfolgen oder sie kann nach einer gewissen Probezeit abgebrochen werden, je nach Bewertung der Wirksamkeit der Neuerung für Patienten und Einrichtung. Die *Ablehnung* einer Innovation kann sowohl aktiv als auch passiv sein. *Aktive Ablehnung* bedeutet, dass die Neuerung geprüft wurde, und man zu der Entscheidung gelangt ist, sie nicht zu übernehmen. Eine *passive Ablehnung* liegt vor, wenn die Neuerung nie ernsthaft in Betracht gezogen wurde. Im Laufe der Zeit kann die Einrichtung entweder bei der Entscheidung bleiben, die Neuerung nicht zu übernehmen, oder sie kann zu einem späteren Zeitpunkt mit der Übernahme beginnen.

13.4.4 Implementierungsstadium

Im Implementierungsstadium beginnt eine Person, eine Station oder eine klinische Einrichtung damit, die Neuerung anzuwenden. Ein detaillierter Implementierungsplan, der Risiken und Nutzen der Neuerung berücksichtigt, erleichtert die Umstellung. Zu den verschiedenen Arten der Implementierung gehören die direkte Anwendung, die Neuerfindung sowie indirekte Auswirkungen.

Die *direkte Anwendung* tritt dann auf, wenn eine Neuerung genau so umgesetzt wird, wie sie entwickelt wurde. Tatsächlich vertreten einige Forscher die Ansicht, dass eine Innovation nur dann als übernommen gelten kann, wenn ihre ursprüngliche Form bewahrt wurde. Wenn zum Beispiel eine Studie zeigt, dass eine bestimmte Innovation ein bestimmtes Ergebnis erzielt, vorausgesetzt, ihre Durchführung erfolgt in speziell definierten Schritten, würde ihre Übernahme voraussetzen, dass die Pflegefachkraft die einzelnen Schritte auf genau die gleiche Weise ausführt, wie es in der Studie beschrieben wurde. Diese Anforderung zeigt die eng gefasste und präzise die Definition einer Innovation, die für jedes wissenschaftliche Unterfangen erforderlich ist. Jedoch lässt sich diese Präzision nicht immer mit den üblichen Verhaltensweisen in der alltäglichen Praxis vereinbaren, und die Forschung hat gezeigt, dass eine ursprüngliche Neuerung nicht grundsätzlich beibehalten wird. Ein *forschungsbasiertes Protokoll* oder Ablaufplan bietet detaillierte Richtlinien zur Implementierung einer Innovation in der Praxis, die mit Forschungsquellen belegt werden. Diese Ablaufpläne fördern die direkte Anwendung einer Intervention in der Pflegepraxis (Haller et al. 1979). So bietet beispielsweise das Protokoll in Abb. 13.2 Anleitungen für die Positionierung eines Patienten während einer intramuskulären (i.m.) Injektion, um die Beschwerden des Patienten zu mindern. Dabei handelt es sich um ein kurzes Protokoll, das sich auf Positionen bei i.m. Injektionen konzentriert. Später in diesem Kapitel finden Sie ein ausführliches

---

1. Waschen Sie die Hände, stellen Sie die notwendigen Materialien bereit und ziehen Sie Handschuhe an.
2. Erklären Sie dem Patienten, dass Sie ihn auf eine bestimmte Weise lagern werden, um injektionsbedingte Beschwerden zu verringern.
3. Sorgen Sie dafür, dass der Patient auf dem Bauch bzw. mit dem Gesicht nach unten liegt.
4. Ermitteln Sie die ventroglutäale (v.g.) Injektionsstelle. (Im Protokoll würde hier ein Foto von der Injektionsstelle gezeigt.)
5. Veranlassen Sie den Patienten dazu, die Zehen nach innen zu drehen („Zehen nach innen"). Die Innenrotation des Femurs führt zur Entspannung des Gesäßmuskels, was die injektionsbedingten Beschwerden mindert.
6. Verabreichen Sie die Injektion und lassen Sie den Patienten anschließend eine bequeme Position einnehmen.
7. Dokumentieren Sie, wie die Injektion verabreicht wurde und wie der Patient reagierte bzw. den Level seines Wohlbefindens (Sie könnten die visuelle Analogskala im Abschnitt 13.4.5 verwenden, um die Beschwerden des Patienten bei der Injektion zu dokumentieren).

Beyea, S.C. & Nicoll, L.H. (1995). *Administration of Medications via the Intramuscular Route: An Integrative Review of the Literature and Research-Based Protocoll for the Procedure. Applied Nursing Research* 8/1, 23–33.
Keen, M.F. (1986). *Comparison of Intramuscular Injection Techniques to Reduce Site Discomfort and Lesions. Nursing Research* 35/4, 207–210.
Kruszewski, A., Lang, S. & Johnson, J. (1979). *Effect of Positioning on Discomfort from Intramuscular Injections in Dorsogluteal Site. Nursing Research* 28/2, 103–105.
Rettig, F.M. & Southby, J.R. (1982). *Using Different Body Positions to Reduce Discomfort from Dorsogluteal Injection.* In: *Nursing Research* 31/4, 219–221.

Abb. 13.2: Ablaufplan für die Lagerung während einer intramuskulären Injektion.

forschungsbasiertes Protokoll, das Sie bei der Auswahl der besten Materialien für die Verabreichung einer i.m. Injektion anleitet sowie über die i.m. Injektionsstellen, die Lagerung des Patienten zur Minderung von Injektionsbeschwerden, die passenden Methoden zur Verabreichung der Injektion, die Förderung der Absorption des Arzneimittels und die Dokumentation der Resultate aufklärt.

Von *Neuerfindung* spricht man dann, wenn Anwender eine Innovation so modifizieren, dass sie ihren eigenen Anforderungen entspricht. Bei dieser Strategie werden die Schritte eines Verfahrens möglicherweise verändert, weggelassen oder mit anderen Pflegehandlungen kombiniert. Auch bei Neuerfindungen wenden Pflegende Forschungserkenntnisse an, um Veränderungen in ihrer Praxis zu vollziehen. Die Anwendung von forschungsbasiertem Wissen kann auch *indirekte Auswirkungen* haben. So könnten zum Beispiel praktizierende Pflegende und Forschende Erkenntnisse diskutieren, sie in klinischen Aufsätzen und Lehrbüchern zitieren, und sie zur Bekräftigung von Argumenten verwenden. Auf diese Weise würde das Wissen in das Denken von einzelnen Pflegefachkräften einfließen und sich mit ihrer Erfahrung, ihrer Ausbildung und ihren aktuellen Werten verbinden. In solchen Fällen wäre es schwieriger, zu bestimmen, dass hier Forschungswissen genutzt wird; daher wird die Anwendung bestimmter Pflegeforschungserkenntnisse möglicherweise unterschätzt.

13.4.5 Bestätigungsstadium

Während des Bestätigungsstadiums evaluieren Pflegende die Wirksamkeit der Praxisveränderung und entscheiden, ob sie damit fortfahren werden oder diese einstellen. Im Beispiel der Intervention, die die Beschwerden der Patienten bei einer i.m. Injektion mindern soll, könnte die Pflegefachkraft die Effektivität der Injektionstechnik evaluieren, indem sie die Patienten fragt, wie stark ihre Beschwerden während der Injektion waren, oder indem sie die Patienten eine visuelle Analogskala ausfüllen lässt. Dabei werden die Patienten gebeten, auf einer 100-mm-Linie (☞ unten) das Beschwerdeniveau einzutragen, das sie während der Injektion verspürten.

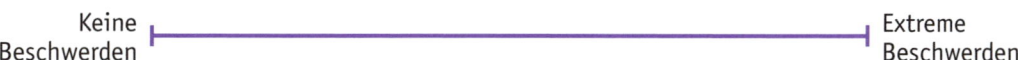

Keine Beschwerden ———————————————————————— Extreme Beschwerden

Nachdem die Intervention einen Monat lang durchgeführt wurde, können Daten, die aus der Schmerzskala erhalten wurden, analysiert und anderen Teammitgliedern mitgeteilt werden. Wenn die Ergebnisse darauf hindeuten, dass die Injektionstechnik lediglich minimale Beschwerden verursacht, wird das Verfahren vermutlich auch weiterhin angewandt (Beibehaltung) und der Ablaufplan dem Praxishandbuch beigefügt werden. Wurde mit der neuen Injektionstechnik (der Innovation oder Intervention) auf einer Station begonnen, könnte sie nun auf allen Stationen in dem Krankenhaus angewandt werden. Falls die Auswertung der Daten jedoch zu dem Schluss führt, dass die Beschwerden bei den meisten Patienten nach wie vor mäßig bis stark sind, würde die Intervention vermutlich eingestellt werden.

Es gibt mindestens zwei Arten von *Diskontinuität*: Ersatzdiskontinuität und Diskontinuität aufgrund von Desillusionierung. Bei der *Ersatzdiskontinuität* wird die Innovation zu Gunsten einer besseren Idee abgelehnt. Das bedeutet, dass Innovationen in Wellen auftreten können, da neue Ideen überholte, unpraktikable Innovationen ersetzen. Der Computer ist ein hervorragendes Beispiel: Anwender können ihre Systeme regelmäßig mit neuen, wirksameren interaktiven Innovationen – sei es Hardware oder Software – aufrüsten. Die *Diskontinuität aufgrund von Desillusionierung* tritt dann ein, wenn eine Idee abgelehnt wird, weil der Anwender mit ihrem Ergebnis unzufrieden ist.

13.5 Beispiel für Forschungsanwendung in der Praxis

Von verschiedenen Projekten der Forschungsanwendungen, von Anwendungshindernissen und Theorie sollten Sie nun Kenntnisse über den Prozess der Forschungsanwendung gewonnen haben. Die nähere Betrachtung dieser Informationen wirft auch Fragen auf: Welche Forschungserkenntnisse sind ausgereift bzw. beim momentanen Forschungstand geeignet für die Anwendung in der klinischen Praxis? Wie können Sie diese Erkenntnisse anwenden, um Ihre Pflegepraxis zu verbessern? Welches sind die wirksamsten Strategien für die Implementierung von Erkenntnissen in der Praxis? Wir vertreten den Standpunkt, dass effektive Strategien für die Anwendung von Forschungserkenntnissen einen facettenreichen Ansatz erfordert, der die Forschungserkenntnisse selbst, die praktizierenden Pflegenden sowie die Einrichtungen berücksichtigt, in denen Pflegende arbeiten. Im folgenden Abschnitt wird ein Beispiel für eine Forschungsanwendung vorgestellt, bei dem Rogers' (1995) Fünf-Stadien-Prozess verwendet wird: 1. Wissen, 2. Überzeugung, 3. Entscheidung, 4. Implementierung, und 5. Bestätigung (☞ Abb. 13.1). Dabei wird Forschungswissen über den Nutzeffekt von Heparin versus Kochsalzlösung für das Spülen von intermittierenden intravenösen Zugängen (*irrigation of intermittent intravenous devices*, IID) für die Anwendung in der Pflegepraxis evaluiert.

13.5.1 Wissensstadium

Das gesamte existierende Pflegewissen sollte auf seinen wissenschaftlichen Nutzen und seine klinische Relevanz hin überprüft werden, und die aktuellen Erkenntnisse als Vorbereitung für die Anwendung in der Praxis zusammengefasst werden (Massey & Loomis 1988, Tanner 1987, Tanner & Lindeman 1989).

13.5.1.1 Evaluierung des wissenschaftlichen Nutzens von Studien

Der wissenschaftliche Nutzen von Pflegestudien wird anhand folgender Kriterien bewertet: 1. Konzeptionalisierung und interne Konstanz bzw. logische Verbindungen einer Studie, 2. methodische Genauigkeit oder Stärken bzw. Qualität des Designs, der Stichprobe, der Instrumente sowie der Datensammlungs- und Analyseprozesse, 3. Verallgemeinerbarkeit der Erkenntnisse oder Repräsentativität der Stichprobe und des Settings, 4. Anzahl der Replikationen der

Studie (Burns & Grove 2001, Tanner & Lindeman 1989). Die einzelnen Schritte der kritischen Beurteilung, die in Kapitel 12 diskutiert wurden, können zur Evaluierung des wissenschaftlichen Nutzens von Studien herangezogen werden. Die Forschung, die die Wirksamkeit von physiologischer Kochsalzlösung versus heparinisierter Kochsalzlösung für die Erhaltung von intravenösen Zugängen (*intermittent intravenous devices*, IIDs) untersuchten, war umfangreich und erstreckte sich über mehrere Jahre (Epperson 1984, Geritz 1992, Shoaf & Oliver 1992). Zudem wurden zwei Meta-Analysen durchgeführt, um die Erkenntnisse aus verschiedenen Studien zu synthetisieren (Goode et al. 1991, Peterson & Kirchhoff 1991). Die Erkenntnis, dass physiologische Kochsalzlösung bei der Erhaltung von IIDs genauso effektiv ist wie heparinisierte Kochsalzlösung, wurde sowohl von den Replikationsstudien als auch von den Meta-Analysen durchgehend bestätigt.

13.5.1.2 Evaluierung der klinischen Relevanz von Studien

Forschungsbasiertes Wissen kann dazu dienen, Praxisprobleme zu lösen, klinische Beurteilungen zu verbessern oder Phänomene in der klinischen Praxis zu messen. Der Rahmen für die Anwendung dieses Wissens kann eine einzelne Pflegestation, ein Krankenhaus oder alle Krankenhäuser eines Verbunds oder einer Stadt sein. So führten beispielsweise Shively, Riegel, Waterhouse, Burns, Templin und Thomason (1997) ein Forschungsanwendungsprojekt auf kommunaler Ebene durch, um den Wechsel von Spülungen mit heparinisierter zu solchen mit physiologischer Kochsalzlösung für IIDs von erwachsenen Patienten in drei Akutpflegeeinrichtungen einer Stadt zu unterstützen. Der Wechsel zu Spülungen mit physiologischer Kochsalzlösung war in allen drei Krankenhäusern erfolgreich und wurde in den folgenden zwei Jahren beibehalten. Forschungserkenntnisse können auch in ambulanten Kliniken und Arztpraxen angewandt werden. Pflegefachkräfte, die eine Praxisveränderung vollziehen möchten, sollten der Einrichtung versichern können, dass der Aufwand an Zeit, Energie und Geld sowie jegliches tatsächliche und potenzielle Risiko durch die Vorteile der Veränderung aufgewogen werden. Die Studie von Shively et al. (1997) dokumentierte, dass in mehreren klinischen Einrichtungen nach wie vor Spülungen mit heparinisierter Kochsalzlösung durchgeführt werden, trotz der forschungsbasierten Unterstützung von Spülungen mit physiologischer Kochsalzlösung für die IIDs von Erwachsenen.

13.5.1.3 Zusammenfassung von Forschungswissen

Die Studien zu einem Thema sollten zusammengefasst werden, um festzustellen, was aktuell bekannt ist und was nicht. In der Regel müssen Sie die Literatur zu einem bestimmten Themengebiet überprüfen und die Erkenntnisse für die Anwendung in der Praxis zusammenfassen (☞ Kapitel 4). Auf manchen Gebieten führten Forschende integrative Übersichten über die Forschungsliteratur oder Meta-Analysen durch, die den Prozess der Zusammenfassung von aktuellem Wissen auf einem Gebiet beträchtlich erleichtern. So machten beispielsweise Goode et al. (1991) eine Meta-Analyse, „um den Nutzeffekt von Heparinspülungen und Spülungen mit Kochsalzlösung auf die Aufrechterhaltung der Durchgängigkeit, der Prävention von Phlebitis und den längeren Erhalt von Heparinblocks oder intravenösen Zugängen (IIDs) einzuschätzen" (S. 324). Die Meta-Analyse wurde mit insgesamt 17 Qualitätsstudien durchgeführt, die in Tabelle 13.2 beschrieben werden. Die Gesamtstichprobengröße der 17 Studien betrug 4153. Die Settings waren eine Reihe von inneren, chirurgischen und Intensivpflege-Stationen. Goode et al. (1991) fassten das aktuelle Wissen folgendermaßen zusammen:

> „Es kann gefolgert werden, dass Kochsalz für die Aufrechterhaltung von Durchgängigkeit, der Prävention von Phlebitis und den längeren Erhalt von intravenösen Blockaden ebenso wirksam ist wie Heparin. Die Qualität der Pflege kann verbessert werden, indem man als Spüllösung Kochsalz verwendet, und so Problemen im Zusammenhang mit Gerinnungshemmung und Arzneimittelunverträglichkeit entgegenwirkt. Darüber hinaus könnten jährlich Einsparungen im Gesundheitswesen in einer Größenordnung von 109 100 000 $ bis 218 200 000 $ erzielt werden" (S. 324).

Die Meta-Analyse liefert eine fundierte wissenschaftliche Grundlage, um Veränderungen in der Praxis durchzuführen. Die klinische Relevanz ist offensichtlich; die Verwendung von Kochsalz zum Spülen von intravenösen Zugängen fördert eine qualitativ hochwertige Pflege und sorgt für eine beträchtliche Kostenreduzierung.

Sollten Sie planen, diese Veränderung in Ihrer Pflegepraxis durchzuführen, müssen Sie die folgenden Bedingungen überprüfen: bisherige Praxis, bekannte Bedürfnisse oder Probleme, Innovationsgeist sowie Normen des sozialen Systems (Rogers 1995). Wird in Ihrer Institution derzeit Heparin anstelle von Kochsalz verwendet, um intravenöse Zugänge zu spülen? Denken die anderen Pflegefachkräfte, dass dies ein Problem darstellt? In diesem Zusammenhang müssen Sie die Problematik der Verwendung von Heparin, die in der Forschungsliteratur aufgezeigt wurde, deutlich machen. Sind die anderen Pflegekräfte innovativ und offen oder eher ablehnend gegenüber Veränderungen eingestellt? Welche Pflegefachkräfte wären am geeignetsten, um Ihnen bei der Durchsetzung der Veränderung zur Seite zu stehen? Sie müssen auch mit Ihrer Vorgesetzten über die Veränderung sprechen. Ist die Verwaltung in Ihrer Einrichtung Veränderungen gegenüber offen oder ablehnend? Was sind die Quellen potenziellen Widerstands gegen die vorgeschlagene Veränderung? Wie könnte dieser Widerstand verringert werden?

13.5.2 Überzeugungsstadium

Während des Überzeugungsstadiums müssen Sie die Verwaltung und andere Pflegende davon überzeugen, ihre bisherige Praxis zu verändern. Dies kann gelingen, indem Sie den relativen Vorteil, die Kompatibilität, die Komplexität, die Nachprüfbarkeit und die Erkennbarkeit des Wechsels von Heparin zu Kochsalz als Spüllösung darlegen (☞ Abb. 13.1). Die relativen Vorteile der Verwendung von Kochsalz sind die verbesserte Pflegequalität und Einsparungen, die in der Forschungsliteratur klar dokumentiert wurden (Geritz 1992, Goode et al. 1991, Shoaf & Oliver 1992). Die Einsparungen für Krankenhäuser unterschiedlicher Größe werden in Tabelle 13.3 zusammengefasst. Die Kompatibilität der Veränderung kann festgestellt werden, indem Sie alle Veränderungen auflisten, die in Ihrer Einrichtung vorgenommen werden müssten. Welche Veränderungen würden sich für die Pflegenden ergeben, wenn sie intravenöse Zugänge mit Kochsalzlösung spülen würden? Welche Veränderungen wären in der Krankenhausapotheke erforderlich, um die Kochsalzlösung bereitzustellen? Ist die Forschung auf diesem Gebiet den Ärzten bekannt? Wären sie bereit, die Verwendung von Kochsalz zum Spülen von intravenösen Zugängen anzuordnen?

Der Wechsel von Heparin zu Kochsalz zum Spülen von peripheren intravenösen Zugängen ist keineswegs komplex. Es wird lediglich die Spüllösung verändert, was bedeutet, dass keine zusätzlichen Fähigkeiten, keine zusätzliche Kompetenz und kein zusätzlicher Zeitaufwand seitens der Pflegefachkraft erforderlich sind, um die Veränderung zu vollziehen. Da die Kochsalzspülung im Unterschied zur Heparinspülung mit jedem anderen Arzneimittel, das über intravenöse Zugänge verabreicht werden könnte, kompatibel ist, werden potenzielle Komplikationen reduziert. Die Veränderung könnte zunächst als klinischer Versuch auf einer einzelnen Station durchgeführt und dann evaluiert werden. Wird die Qualität der Pflege und die Kostensenkung erst einmal für Pflegende, Ärzte und Krankenhausmanager sichtbar, wird die Veränderung wahrscheinlich rasch auf die ganze Institution ausgeweitet werden. Ihre Überzeugungsarbeit würde also höchstwahrscheinlich dazu führen, dass die Heparinspülung durch die Kochsalzspülung ersetzt wird, da die Vorteile beträchtlich sind und keine Nachteile festgestellt wurden. Die Veränderung ist auch mit der bestehenden Pflegepraxis vereinbar und ließe sich relativ leicht versuchsweise implementieren, um so die positiven Auswirkungen auf Patienten, Pflegende und die Einrichtung zu demonstrieren.

13.5.3 Entscheidungsstadium

Die Entscheidung, Kochsalz anstelle von Heparin zum Spülen zu verwenden, setzt die Zustimmung der Institution, der Ärzte und der Pflegenden voraus, die die intravenösen Zugänge bei Patienten versorgen. Erfordert eine Veränderung institutionelle Zustimmung, kann eine Entscheidungsfindung auf verschiedenen Ebenen der Einrichtung erforderlich sein. Dabei führt die Entscheidung auf der einen Ebene möglicherweise zur Kontaktaufnahme mit einer weiteren Führungskraft, die der Veränderung zustimmen muss. Laut den Richtlinien für geplante Innovationen ist es wahrscheinlicher, dass institutionelle Veränderungen erfolgreich sein werden, wenn allen, die von der Veränderung betroffen sind, eine Stimme bei der Entscheidung eingeräumt wird. Wer muss der Veränderung in Ihrer Institution zustimmen? Welche Schritte müssen Sie unternehmen, um die Zustimmung für die Veränderung zu erhalten? Unterstützen Ärzte und Pflegekräfte auf den Stationen diese Veränderung? Wer sind die Führungskräfte in der Institution? Können Sie sie davon überzeugen, die Veränderung zu unterstützen? Es kann hilfreich sein, die anderen Pflegenden dazu zu bewegen, sich zu engagieren und eine öffentliche Haltung einzunehmen, die die Veränderung unterstützt. Eine solche Aktion wird die Wahrscheinlichkeit einer Veränderung erhöhen. Die zuständigen Verwaltungsmitarbeiter und die Ärzte sollten über die Vor- und Nachteile des Wechsels zu Kochsalzlösungen zum Spülen von IIDs informiert werden. Sie sollten den Ärzten und Verwaltungsmitarbeitern deutlich machen, dass sich die Veränderung auf zahlreiche Forschungserkenntnisse gründet. Die meisten Ärzte haben eine positive Einstellung gegenüber forschungsbasiertem Wissen.

Studie	N	Teil-nehmer	Zuordnung	Heparin-dosis	d_g*	d_p**	d_d***
Ashton et al. 1990	16 $\exp_g^1$ 16 kon_g^2 13 $\exp_p$ 14 kon_p	Erwachsene, Intensiv-pflege	randomisiert, doppelblind	10/IE/cl	0,3590	–0,1230	
Barrett et al. 1990	59 exp 50 kon	Erwachsene, Innere/ Chirurgie	nicht randomisiert, doppelblind	10/IE/cl	–0,1068	–0,4718	
Craig & Anderson, 1991	129 exp 145 kon	Erwachsene, Innere/ Chirurgie	randomisiert, doppelblind, über Kreuz	10/IE/cl	0,0095	–0,0586	
Cyganski et al., 1987	225 exp 196 kon	Erwachsene Innere/ Chirurgie	nicht randomisiert	100/IE/cl	0,2510		
Donham & Denning, 1987	8 $\exp_g$ 4 kon_g 7 $\exp_p$ 5 kon_p	Erwachsene, Intensiv-pflege	randomisiert, doppelblind	10/IE/cl	0,0000	0,5480	
Dunn & Lenihan, 1987	61 exp 51 kon	Erwachsene	nicht randomisiert	50/IE/cl	–0,2057	–0,2258	
Epperson, 1984	138 exp 120 kon 138 exp 154 kon	Erwachsene, Innere/ Chirurgie	randomisiert, doppelblind	10/IE/cl 100/IE/cl			–0,1176 –0,1232
Garrelts et al., 1989	131 exp 173 kon	Erwachsene, Innere/ Chirurgie	randomisiert, doppelblind	10/IE/cl	–0,1773	–0,1057	–0,2753
Hamilton et al., 1988	137 exp 170 kon	Erwachsene	randomisiert, doppelblind	100/IE/cl	–0,0850	–0,1819	–0,0604
Holford et al. 1977	39 exp 140 kon	junge Erwachsene Freiwillige	nicht randomisiert, doppelblind	3,3, 10, 16,5, 100, 132/IE/cl	0,6545		
Kasparek et al., 1988	49 exp 50 kon	Erwachsene, Innere	randomisiert, doppelblind	10/IE/cl	0,3670	–0,5430	→

Studie	N	Teil-nehmer	Zuordnung	Heparin-dosis	d_g*	d_p**	d_d***
Lombardi et al., 1988	34 exp 40 kon	Pädiatrie-Patienten (4 Wochen bis 18 Jahre alt)	nicht randomisiert, sequenziell doppelblind	10/IE/cl		−0,2324	0,0000
Miracle et al., 1989	167 exp 441 kon	Erwachsene, Innere/ Chirurgie	nicht randomisiert	100/IE/cl	−0,0042		
Shearer, 1987	87 exp 73 kon	Erwachsene, Innere/ Chirurgie	nicht randomisiert	10/IE/cl	−0,1170	−0,0977	
Spann, 1988	15 exp 19 kon	Erwachsene, Telemetrie-Aussteiger	nicht randomisiert, doppelblind	10/IE/cl	−0,3163	−0,3252	
Taylor et al., 1989	369 exp 356 kon	Erwachsene, Innere/ Chirurgie	nicht randomisiert, Zeitreihe	10/IE/cl	0,0308	0,0288	−0,1472
Tuten & Gueldner, 1991	42 exp 71 kon	Erwachsene, Innere/ Chirurgie	nicht randomisiert	100/IE/cl	0,0000	0,1662	

Tab. 13.2: In die Meta-Analyse einbezogene Studien.

[1] exp_g: experimentelle Gruppe Gerinnung; exp_p: experimentelle Gruppe Phlebitis
[2] kon_g: Kontrollgruppe Gerinnung; kon_p: Kontrollgruppe Phlebitis
* d_g: Wirkungsgröße Gerinnung; ** d_p: Wirkungsgröße Phlebitis; *** d_d: Wirkungsgröße Dauer
Aus: C.J. Goode, M. Titler, B. Rakel, D.S. Ones, C. Kleiber, S. Small & P.K. Triolo (1991). *A Meta-Analysis of Effects of Heparin Flush and Saline Flush: Quality and Cost Implications. Nursing Research* 40/6, S. 325. © 1991, The American Journal of Nursing Company. Verwendung mit freundlicher Genehmigung.

13.5.4 Implementierungsstadium

Die Implementierung einer forschungsbasierten Veränderung kann einfach oder komplex sein, je nach Art der Veränderung. Die Veränderung kann so, wie in der Forschungsliteratur angegeben, umgesetzt werden oder sie kann modifiziert werden, um den speziellen Bedürfnissen der Einrichtung zu entsprechen. In manchen Fällen wird im Anschluss an die Entscheidungsfindung viel Zeit darauf verwendet, die Implementierung zu planen. In anderen Fällen wiederum wird unmittelbar mit der Implementierung begonnen. Für gewöhnlich bedarf es zu Beginn der Einführung einer Veränderung sehr viel Unterstützung. Wie bei jeder neuen Aktivität können unvorhergesehene Ereignisse geschehen, und die Anwenderin (Pflegefachkraft) weiß häufig nicht, wie sie diese interpretieren soll. Der Kontakt zu einer Person, die mit Praxisveränderungen

Studie	Einsparung	Krankenhaus
Craig & Anderson 1991	40 000 $/Jahr	525-Betten-Tertiärversorgungskrankenhaus
Dunn & Lenihan 1987	19 000 $/Jahr	530-Betten-Privatklinik
Goode et al. 1991	38 000 $/Jahr	879-Betten-Tertiärversorgungskrankenhaus
Kasparek et al. 1988	19 000 $/Jahr	350-Betten-Privatklinik
Lombardi et al. 1988	20 000–25 000 $/Jahr	Pädiatrische Station mit 52 Betten
Schustek 1984	20 000 $/Jahr	391-Betten-Privatklinik
Taylor et al. 1989	30 000–40 000 $/Jahr	216-Betten-Privatklinik

Tab. 13.3: Jährliche Kostenersparnis durch die Umstellung auf Kochsalz.
Aus: C.J. Goode, M. Titler, B. Rakel, D.S. Ones, C. Kleiber, S.Small & P.K. Triolo (1991). *A Meta-Analysis of Effects of Heparin Flush and Saline Flush: Quality and Cost Implications. Nursing Research* 40/6, 325. © 1991, The American Journal of Nursing Company. Verwendung mit freundlicher Genehmigung. Alle Rechte vorbehalten.

Erfahrung hat, kann entscheidend sein für die Beibehaltung oder Ablehnung der Innovation.

Beim Wechsel von der Heparin- zur Kochsalzspülung sind auch die Ärzte involviert, die Kochsalz für die Spülung von intravenösen Zugängen verordnen müssen. Sie werden mit den Ärzten sprechen müssen, um deren Unterstützung für die Veränderung zu erhalten. Möglicherweise müssen Sie einige der Ärzte in Schlüsselpositionen davon überzeugen, die Neuerung zu unterstützen; diese werden dann wahrscheinlich auch die anderen Ärzte dafür gewinnen. Die Krankenhausapotheke wird Kochsalz zum Spülen bereitstellen müssen. Auch die Pflegenden sollten über die Veränderung und die Gründe dafür informiert werden. Am besten wäre es, die Neuerung zunächst auf einer Pflegestation einzuführen und den Pflegenden auf dieser Station die Möglichkeit zu geben, das Protokoll zu entwerfen und die Implementierung der Neuerung zu planen. Die Pflegenden könnten einen Ablaufplan entwickeln, der jenem in Abbildung 13.3 ähnelt. Dieses Protokoll dient als Anleitung zur Vorbereitung und zur Durchführung von Spülungen von intravenösen Zugängen und zur Dokumentation Ihrer Ausführungen.

13.5.5 Bestätigungsstadium

Nachdem eine Veränderung in der Praxis implementiert wurde, sollten die Pflegefachkräfte, die die Veränderung durchführten, die Wirsamkeit der Veränderung bestätigen oder dokumentieren. Sie sollten darlegen, ob die Neuerung die Qualität der Pflege verbesserte, Kosten senkte und Zeit sparte. Sind die Resultate der Praxisveränderung positiv, werden Pflegende, Ärzte und Verwaltung die Neuerung in der Regel beibehalten wollen. Pflegefachkräfte su-

1. Besorgen Sie die Kochsalzspülung aus der Krankenhausapotheke.
2. Waschen Sie die Hände, legen Sie die Materialien zum Spülen des intravenösen Zugangs zurecht und ziehen Sie sich Handschuhe an.
3. Reinigen Sie den intravenösen Zugang vor der Injektion der Kochsalzlösung mit Alkohol.
4. Spülen Sie den peripheren intravenösen Zugang alle acht Stunden mit 1 ml physiologischer Kochsalzlösung.
5. Falls einem Patienten auf intravenösem Wege auch Medikamente verabreicht werden, verabreichen Sie zuerst 1 ml Kochsalz, dann das Arzneimittel und anschließend wieder 1 ml Kochsalz.
6. Überprüfen Sie die Einstichstelle und den Zugang auf Komplikationen wie Phlebitis oder den Verlust der Durchgängigkeit. Zu den Symptomen von Phlebitis gehören Erytheme, Berührungsschmerz, Wärme und eine schmerzempfindliche, tastbare Verhärtung. Ein Zeichen für den Verlust der Durchgängigkeit ist das Auftreten eines Widerstands beim Spülen, der die Verabreichung von 1 ml Spülflüssigkeit innerhalb von 30 Sekunden verhindert.
7. Dokumentieren Sie den Zeitpunkt, zu dem der intravenöse Zugang mit Kochsalz gespült wurde, ebenso wie jegliche Komplikation wie Phlebitis oder der Verlust von Durchgängigkeit.

Geritz, M. A. (1992). *Saline versus Heparin in Intermittent Infuser Patency Maintenance. Western Journal of Nursing Research* 14/2, 131–141.
Goode, C. J., Titler, M., Rakel, B., Ones, D. S., Kleiber, C., Small, S. & P. K. Triolo (1991). *A Meta-Analysis of Effects of Heparin Flush and Saline Flush: Quality and Cost Implications. Nursing Research* 40/6, 324–330.
Shoaf, J. & Oliver, S. (1992). *Efficacy of Normal Saline Injection with and without Heparin for Maintaining Intermittent Intravenous Site. Applied Nursing Research* 5/1, 9–12.

Abb. 13.3: Protokoll (Ablaufplan) zum Spülen von intravenösen Zugängen.

chen für gewöhnlich auch das Feedback von Kollegen in ihrem Umfeld. Die Reaktionen ihrer pflegenden Kolleginnen auf die Neuerung in der Pflegepraxis beeinflussen die Fortsetzung der Veränderung. Wenn Kollegen zustimmen, übernehmen Pflegende in der Regel die Veränderung und ermutigen andere, das Gleiche zu tun. Reagieren Kollegen dagegen ablehnend oder geben sie ein negatives Feedback, führen die Pflegenden die Veränderung für gewöhnlich nicht weiter durch.

Sie können die Wirksamkeit der Kochsalzlösung zum Spülen von intravenösen Zugängen bestätigen, indem Sie die Resultate in der Patientenpflege und die Kostenvorteile überprüfen. Die Pflegeresultate können untersucht werden, indem Sie die Anzahl der Komplikationen – wie Verschluss und Phlebitis bei intravenösen Zugängen feststellen, und zwar einen Monat vor und nach der Implementierung der Veränderung. Ein Ergebnis, bei dem sich kein signifikanter Unterschied zeigt, spricht für die Verwendung der Kochsalzspülung. Die Kostenersparnis kann für den Zeitraum von einem Monat berechnet werden, indem man den Kostenunterschied zwischen Heparin- und Kochsalzspülungen bestimmt und mit der Anzahl an Kochsalzspülungen multipliziert, die im Verlauf dieses Monats durchgeführt wurden. Diese Kostenersparnis kann dann mit zwölf multipliziert und mit der Kostenersparnis in Tabelle 13.3 verglichen werden. Können positive Pflegeresultate und Kostenersparnis demonstriert werden, wird die Verwendung von Kochsalzlösung zum Spülen von peripheren intravenösen Zugängen wahrscheinlich fortgeführt und schließlich von allen Pflegenden in der Einrichtung übernommen.

13.6 Eine Evidence-based Practice für die Pflege

Ein Zukunftsziel in den Vereinigten Staaten ist ein evidence-basiertes Gesundheitssystem. Ein *evidence-basiertes Gesundheitssystem* umfasst Ergebnisse aus der wissenschaftlich gestützten Gesundheitsforschung in unterschiedlichen Disziplinen, klinische Expertise der Gesundheitsanbieter, Sichtweisen von Patienten und Angehörigen und Ressourcen, die zur Gewährleistung der Gesundheitsversorgung zur Verfügung stehen (Cullum 1998). Evidence-based Practice (EBP) in Medizin und Pflege ist grundlegend, wenn es darum geht, eine evidence-basierte Gesundheitsversorgung bereitzustellen. Die Notwendigkeit von EBP wird in der Medizin seit Jahren betont, und Forschungsexperten, Kliniker und Theoretiker entwickelten zahlreiche evidence-basierte Richtlinien zur Prävention von Erkrankungen und zur Diagnose und Behandlung von akuten und chronischen Krankheiten (Friedland 1998). Pflegende stehen nun vor der Herausforderung, eine EBP für die Pflege zu entwickeln.

In manchen Literaturquellen werden die Begriffe Forschungsanwendung und EBP synonym verwendet, es handelt sich aber um unterschiedliche Phänomene. Die Forschungsanwendung ist ein Teil von EBP und stellt die vorgeschriebene Tätigkeit der Zusammenfassung und Anwendung von Forschungserkenntnissen dar, um so ein bestimmtes Praxisproblem zu lösen. Bei der Forschungsanwendung wird Forschungsliteratur analysiert, Erkenntnisse werden synthetisiert, und ein forschungsbasiertes Protokoll, ein Algorithmus oder ein klinischer Pfad werden entwickelt und in der Praxis angewandt, um spezifische Ergebnisse zum Vorteil des Patienten und der Einrichtung zu erzielen. EPB ist *„die sorgfältige und praktische Anwendung des besten aktuellen wissenschaftlichen Beweisstands, um Entscheidungen im Gesundheitswesen anzuleiten"* (Omery & Williams 1999, S. 51). Der *beste aktuelle wissenschaftliche Beweisstand* umfasst klinische Praxisrichtlinien, die in der Regel auf nationaler Ebene von erfahrenen Forschern, Klinikern und Theoretikern in ihrem jeweiligen Fachgebiet entwickelt werden. EBP beinhaltet die Interpretation und Implementierung dieser klinischen Richtlinien durch Gesundheitsanbieter, auf der Grundlage ihrer klinischen Kompetenz, der Bedürfnisse und Sichtweisen von Patienten und ihren Familien sowie den Ressourcen des Gesundheitssystems (Brown 1999, Omery & Williams 1999, Stetler, Brunell, Giuliano, Morsi, Prince & Newell-Stokes 1998). EBP in der Pflege würde bedeuten, dass Pflegende klinische Entscheidungen treffen, die ebenso wie die Pflege, die sie leisten, auf dem besten aktuellen wissenschaftlichen Beweisstand basieren, und die Resultate dieser Evidence-based Practice evaluieren. Die klinischen Richtlinien, die in der Pflegepraxis verwendet werden, würden regelmäßig von Pflegenden revidiert und auf den neuesten Stand gebracht werden, sobald neues empirisches Wissen verfügbar wird. EBP ist ein komplexes Phänomen, daher wurde ein Algorithmus entwickelt, um Pflegende auf dem Weg zu einer Evidence-based Practice zu unterstützen.

13.6.1 Algorithmus zur Erleichterung einer Evidence-based Practice in der Pflege

Die Pflege steht erst am Anfang der Entwicklung einer EBP, und in diesem Zusammenhang können wir sehr viel von der Medizin lernen. In Ihrer Rolle als staatlich geprüfte Pflegefachkraft werden Sie klinische Richtlinien anwenden, die von Pflegenden und Ärzten entwickelt wurden. Für dieses Buch entwickelten wir einen Algorithmus bzw. ein Diagramm, um Ihr Verständnis des Implementierungsprozesses einer EBP in der Pflege zu erleichtern (☞ Abb. 13.4). Wir hoffen, dass der Algorithmus Ihnen helfen wird, den besten aktuellen wissenschaftlichen Beweisstand in Ihrer Praxis anzuwenden, mit dem Ziel, eine EBP zu entwickeln.

Wie in diesem Algorithmus gezeigt wird, bringt ein praktisches Problem Pflegende und andere Gesundheitsanbieter dazu, nach dem besten aktuellen wissenschaftlichen Beweisstand zu suchen, um klinische Entscheidungen zu treffen (Goode 2000). Der stärkste bzw. wichtigste wissenschaftliche Beweis zur Anleitung der klinischen Praxis ist eine national anerkannte Praxisrichtlinie oder Standard, der von einer Gruppe von Experten entwickelt wurde, um mit einem bestimmten Problem in der klinischen Praxis umzugehen. Der zweitbeste wissenschaftliche Beweis, den Pflegende bei der Ausübung von Pflege heranziehen könnten, ist ein veröffentlichtes, forschungsbasiertes Protokoll, ein Algorithmus oder ein klinischer Pfad. Diese Art von wissenschaftlichem Beweis zum Management von Pflegeproblemen ist im Vergleich zu nationalen Praxisrichtlinien oder Standards leichter erhältlich. Für manche klinischen Probleme wurden die Forschungserkenntnisse zur Anwendung in der Praxis jedoch nicht in Form von Protokollen oder klinischen Pfaden synthesiert. In diesem Fall müssen Sie eine Literaturrecherche durchführen, die Erkenntnisse synthesieren und entscheiden, ob die wissenschaftlichen Belege für die Anwendung in der Praxis ausgearbeitet bzw. geeignet sind (☞ Kapitel 4). Falls die wissenschaftlichen Belege unzulänglich sind, sollten Sie anderen Pflegenden und Gesundheitsanbietern dieses Thema als ein Forschungsgebiet nahe legen, an dem weitergearbeitet werden sollte. Sind die wissenschaftlichen Belege dagegen adäquat, kann ein Projekt zur Forschungsanwendung implementiert werden. Krankenhäuser entwickeln gelegentlich ihre eigenen klinischen Pfade und Ablaufpläne, um klinische Situationen anzugehen. Diese klinischen Pfade und Protokolle werden häufig in Arbeitsgruppen entwickelt und basieren auf der Synthese von Studien, integrativen Forschungsüberblicken und Meta-Analysen auf einem ausgewählten Gebiet, und werden dann als Grundlage für die aktuelle Praxis in dieser Einrichtung verwendet. Manche dieser Pfade und Protokolle werden veröffentlicht, viele jedoch nicht, was ihre Einflussnahme auf die Pflegepraxis einschränkt.

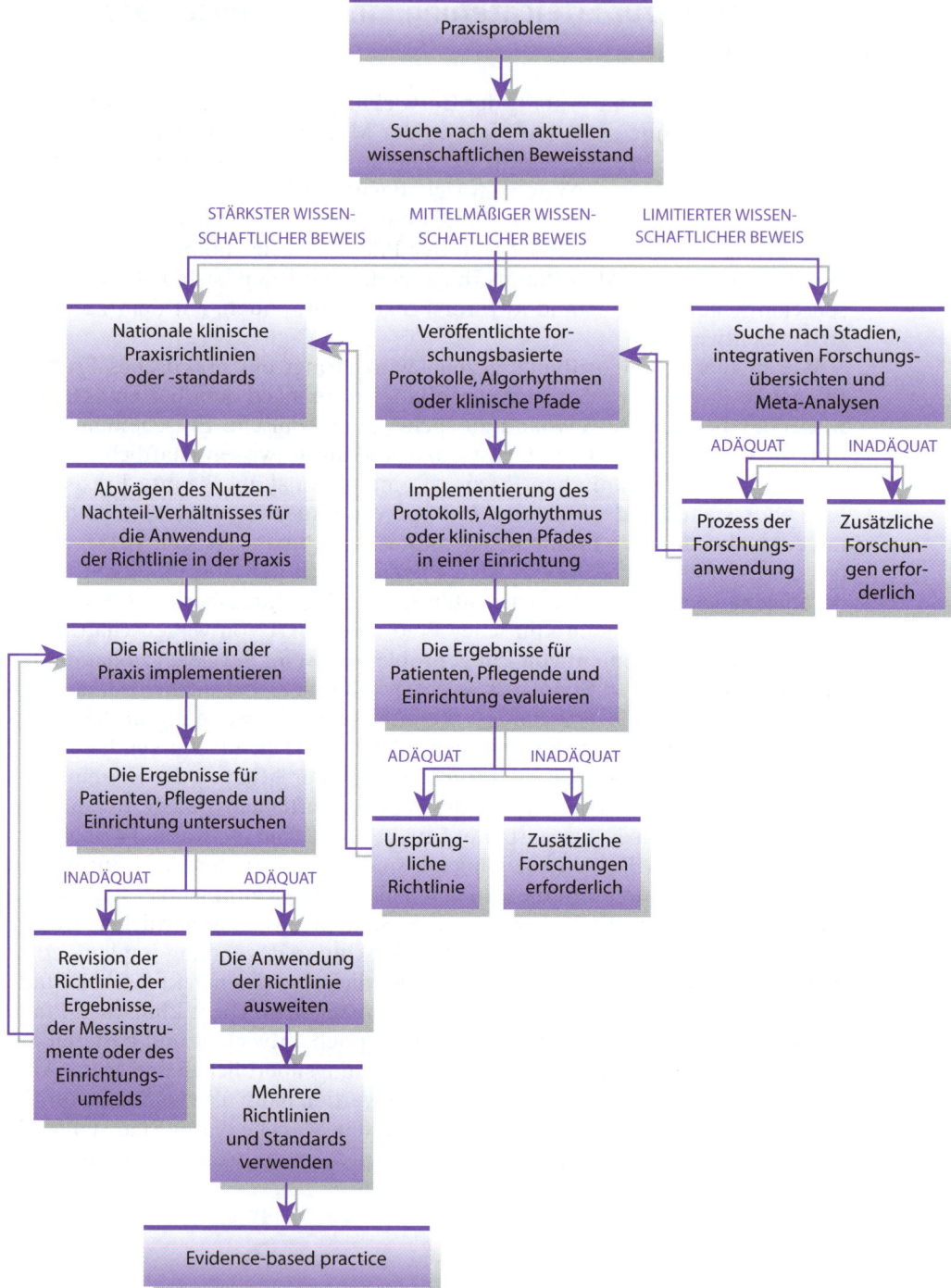

Abb. 13.4: Algorithmus zur Erleichterung einer Evidence-based Practice in der Pflege.

13.6.2 Die Verwendung von veröffentlichten forschungsbasierten Protokollen, Algorithmen oder klinischen Pfaden in der Pflege

Wie aus Abb. 13.3 hervorgeht, wird die Anwendung von Forschungserkenntnissen in der Praxis durch die Veröffentlichung von forschungsbasierten Protokollen, Algorithmen und klinischen Pfaden in Forschungszeitschriften und klinischen Zeitschriften erleichtert. *Forschungsbasierte Protokolle*, *Algorithmen* oder *klinische Pfade* bieten klar entwickelte Schritte zur Implementierung einer Behandlung oder einer Intervention in der Praxis, und diese Schritte werden jeweils mit Forschungserkenntnissen belegt. Diese Protokolle werden meist von Forschenden erstellt, die Studien auf einem Gebiet durchführten, auf dem eine Praxisveränderung notwendig ist. Die Forschenden entwickeln eventuell einen integrativen Überblick über die Forschungsliteratur oder führen eine Meta-Analyse über Studien auf einem bestimmten Interessengebiet durch. Integrative Forschungsüberblicke und Meta-Analysen bieten eine Synthese der Forschungsliteratur und die Grundlage für die Entwicklung von forschungsbasierten Ablaufplänen. Veröffentlichte forschungsbasierte Protokolle, Algorithmen und klinische Pfade geben Pflegenden klare Anleitungen zur Durchführung von Veränderungen in ihrer Praxis an die Hand.

Beyea und Nicoll (1995) führten einen integrativen Überblick über die Forschungsliteratur zur Verabreichung von Arzneimitteln auf intramuskulärem Wege durch und entwarfen dann ein detailliertes forschungsbasiertes Protokoll für dieses Verfahren. Tabelle 13.4 enthält eine Beschreibung der verschiedenen Stellen für eine intramuskuläre (i. m.) Injektion (Beyea & Nicoll 1995). Tabelle 13.5 stellt ein ausführliches forschungsbasiertes Protokoll für die Verabreichung von i. m. Injektionen dar, das zu verwendende Materialien, Injektionsstelle, Position und Injektionstechnik enthält (Beyea & Nicoll 1995). Forschungsquellen belegen jeden Schritt des Protokolls. Es bietet Ihnen eine klare Anleitung für die Verabreichung von i. m. Injektionen bei Ihren Patienten. Sie könnten das Protokoll selbst anwenden und den Anweisungen in Tabelle 13.5 folgen, wenn Sie i. m. Injektionen verabreichen. Es könnte aber auch von einer klinischen Einrichtung übernommen und in den Verfahrens- und Praxishandbüchern veröffentlicht werden, um so allen Pflegenden, die in dieser Einrichtung i. m. Injektionen verabreichen, Richtlinien zur Verfügung zu stellen. Wie aus Abb. 13.4 hervorgeht, sollten die Ergebnisse der Implementierung dieses forschungsbasierten Protokolls innerhalb jeder klinischen Einrichtung und Kooperation, in der der Plan angewandt wird, überprüft werden. Zu den geprüften Ergebnissen könnten Messungen der Beschwerden gehören, die Patienten während einer Injektion haben, die monatlichen Zahl der Komplikationen infolge von i. m. Injektionen sowie die Kosten, die aus diesen Komplikationen entstehen. Auf der Grundlage dieser Ergebnisse kann der Ablaufplan dann entsprechend revidiert und Benchmarks für klinische Einrichtungen gesetzt werden. Unter einer *Benchmark* (Maßstab) versteht man einen festgelegten Standard, den Einrichtungen des Gesundheitswesens in der Patientenpflege erzielen möchten, wie etwa eine Komplikationsrate von einem Prozent bei i. m. Injektionen.

Da die Anzahl an Studien über Pflegeinterventionen stetig zunimmt, bietet sich immer mehr Forschenden und klinischen Experten die Gelegenheit, Forschungswissen in Form eines integrativen Forschungsüberblicks oder einer

Meta-Analyse zusammenzufassen und dieses Wissen dazu zu verwenden, forschungsbasierte Ablaufpläne, Algorithmen oder klinische Pfade für praktizierende Pflegende zu entwickeln. Diese Protokolle, Algorithmen und klinischen Pfade sollen die Anwendung von Forschungserkenntnissen in der Praxis steigern, was wiederum die Qualität der Ergebnisse für Patienten, Angehörige, Pflegende und Gesundheitseinrichtungen verbessert. Zu guter Letzt könnten diese Protokolle, Algorithmen und klinischen Pfade zu nationalen klinischen Richtlinien oder Praxisstandards weiterentwickelt werden.

Stelle	Lokalisierung	Auch beschrieben als ...	Zielmuskel	Anmerkungen
Ventroglutäal (v. g.)	Legen Sie die Handfläche auf den Trochanter maior (großer Rollhügel) und ertasten Sie mit dem Zeigefinger die Spina iliaca anterior superior (vorderer oberer Darmbeinstachel). Gleiten Sie mit dem Mittelfinger entlang der Crista iliaca (Darmbeinkamm) in Richtung Tuberculum iliacum (Darmbeinhöcker). (Rechte Hand auf der linken Hüfte, linke Hand auf der rechten Hüfte.)	ventrolateral-glutäal, anterior-glutäal, Hüfte	M. gluteus medius (mittlerer Gesäßmuskel).	Obgleich Zelman (1961) die v. g. Stelle diskutierte, nannte er sie die „anterior-laterale Stelle". Die Verwendung der unterschiedlichen Begriffe hat hinsichtlich der Lokalisierung der Stelle zu Verwirrung geführt und wahrscheinlich auch dazu beigetragen, dass diese Stelle eher selten benutzt wird.
Dorsoglutäal	Ziehen Sie eine imaginäre Linie zwischen der Spina iliaca superior und dem Trochanter maior. Führen Sie die Injektion im Bereich oberhalb der imaginären Linie durch.	Oberer äußerer Quadrant der Gesäßhälften, Innenseite des oberen äußeren Quadranten der Gesäßhälften, M. gluteus posterior	M. gluteus maximus (großer Gesäßmuskel); kann aus Versehen auch in den M. gluteus medius oder/und den M. gluteus minimus (kleiner Gesäßmuskel) injiziert werden.	Diese Stelle wurde ursprünglich als „Gesäßbacken" bezeichnet. In den 1960er Jahren wurde die Beschreibung der Stelle in „die Außenseite des oberen Quadranten" umgewandelt. Zuvor wurde sie als der „obere äußere Quadrant" bezeichnet. Die →

Stelle	Lokalisierung	Auch be-schrieben als ...	Zielmuskel	Anmerkungen
				Konfusion über die verschiedenen Bezeichnungen besteht nach wie vor.
Deltamuskel	Machen Sie den gesamten Arm- und Schulter-bereich frei. Ver-abreichen Sie die Injektion ca. 5 cm unterhalb des Acromions (Schulterhöhe).	Oberarm, fleischiger Schultermuskel, Außenseite des Arms	M. deltoideus (Deltamuskel)	Wird allgemein als „Arm" bezeichnet; die Identifizie-rung des Delta-muskels muss präzise erfolgen, um eine Nerven- und/oder Muskel-verletzung zu vermeiden.
M. vastus lateralis (äußerer Ober-schenkelmuskel)	Lokalisieren Sie zunächst den M. vastus latera-lis entlang des Oberschenkels. Bei Säuglingen und Kindern liegt die Injektions-stelle unterhalb des Trochanter maior des Femurs (Oberschenkel-knochen) und innerhalb des oberen lateralen Quadranten des Oberschenkels. Bei Erwachsenen liegt die Injek-tionsstelle ca. 10 cm unterhalb des Trochanter maior und 10 cm ober-halb des Knies, lateral im mittle-ren Drittel des M. vastus lateralis.	Eine Handbreit unterhalb des Tro-chanter und eine Handbreit ober-halb des Knies, Oberschenkel, Vorderseite des Beins, anterolateraler Oberschenkel	M. vastus latera-lis (Teil des M. quadriceps femo-ris, der Quadri-zeps-Muskel-gruppe)	In der Vergangen-heit wurde vielen Pflegenden beige-bracht, den M. rectus femoris (gerader Schen-kelmuskel) zu ver-wenden, was je-doch mit Schädi-gungen verbunden ist. Der M. rectus femoris ist Teil der gleichen Mus-kelgruppe wie der M. vastus latera-lis, jedoch befin-det sich der M. rectus femoris an-terior auf der Oberschenkelvor-derseite, der M. vastus lateralis dagegen an der Seite des Ober-schenkels.

Tab. 13.4: Was verbirgt sich hinter der Bezeichnung?
Aus: S.C. Beyea & L.H. Nicoll (1995). *Administration of Medication via the Intramuscular Route: An Integrative Review of the Literature and Research-Based Protocoll for the Procedure. Applied Nursing Research* 8/1, 25. Verwendung mit freundlicher Genehmigung.

Verfahren	Begründung	Literaturquellen
1. Für Erwachsene wählen Sie eine 4 cm lange Kanüle, für Kinder eine 2,5 cm lange Kanüle. Verwenden Sie eine 21- bis 23-Gauge-Nadel.	Die Kanüle muss lang genug sein, um den Muskel zu erreichen. Injektionen in die Unterhaut (subkutane Injektionen) verursachen beim Patienten Schmerzen. Die ventroglutäale (v. g.) Stelle besitzt das ausgeprägteste Unterhautgewebe; bei Erwachsenen ist die Schicht des Fettgewebes weniger als 3,75 cm dick. Die Verwendung einer Nadel mit kleinerem Gauge-Wert vermindert die Schädigung des Gewebes und das subkutane Einbluten.	Hick, Charboneau, Brakke & Goergen 1989, Johnson & Raptou 1965, Michaels & Poole 1970, Shaffer 1929, Talbert, Haslam & Haller 1967
2. Das größte Volumen, das bei einer einzelnen Injektion verabreicht wird, sollte bei Erwachsenen mit gut entwickelten Muskeln, zum Beispiel dem ventroglutäalen Muskel, 4 ml nicht übersteigen. Kinder und Personen mit weniger gut entwickelten Muskeln sollten nicht mehr als 1 bis 2 ml erhalten. Kinder unter zwei Jahren sollten nicht mehr als 1 ml erhalten. Wenn der Delta-muskel als Injektionsstelle verwendet wird, sollte ein Volumen von 0,5 bis 1,0 ml nicht überschritten werden. Die Spritzengröße hängt vom verabreichten Volumen ab, und die Größe der Spritze sollte so genau wie möglich zum verabreichten Volumen passen. Volumina unter 0,5 ml erfordern eine Spritze mit kleinen Skalenwerten und Spezialgraduierung, zum Beispiel eine Tuberkulinspritze.	Größere Injektionsvolumina verursachen größere Schmerzen. Fein graduierte Spritzen wie Tuberkulinspritzen garantieren die exakte Dosierung der Injektionslösung.	Farley, Joyce, Long & Roberts 1986, Losek & Gyuro 1992, Zenk 1982
3. Verwenden Sie eine Filterkanüle zum Aufziehen der Injektionslösung aus einer Glasampulle oder einem Fläschchen. Halten Sie die Ampulle bzw. das Fläschchen nach un-	Es kommt vor, dass in Injektionslösungen, die mit einer normalen Kanüle aufgezogen wurden, Glas- und Gummipartikel gefunden werden. Indem Sie die Ampulle bzw. das	Hahn 1990, Keen 1986, McConnell 1982 →

Verfahren	Begründung	Literaturquellen
ten, und ziehen Sie den letzten Tropfen im Gefäß nicht auf. Nachdem Sie die Injektionslösung in die Spritze aufgezogen haben, wechseln Sie die Nadel, bevor Sie die Injektion durchführen. Falls Sie eine Fertigspritze wie Tubex, oder Carpuject, verwenden und aus einer Ampulle oder einem Fläschchen aufziehen, füllen Sie die Injektionslösung in eine andere Spritze und stellen Sie sicher, dass Sie eine saubere Nadel verwenden, bevor Sie die Injektion durchführen. Verwenden Sie eine fertige Spritze mit Einheitsdosis, verhindern Sie, dass die Injektionslösung vor der Injektion aus der Kanüle austritt. Sollte dies passieren, säubern Sie die Kanüle mit einem sterilen Tupfer.	Fläschchen nach unten halten, können diese Partikel auf den Grund sinken, und das Zurücklassen des letzten Tropfens reduziert das Risiko, Fremdpartikel mit aufzuziehen. Das Wechseln der Nadel verhindert, dass die Injektionslösung beim Einstich mit subkutanem Gewebe in Kontakt kommt, was Schmerzen verursachen kann. Aus dem gleichen Grund sollte die Injektionslösung von der Kanüle abgewischt werden, da sie ebenfalls Schmerzauslöser sein kann, wenn sie mit subkutanem Gewebe in Kontakt kommt.	
4. Verhindern Sie das Aufziehen von Luft.	Eine Luftblase beeinflusst die verabreichte Dosis, und verursacht so eine Überdosierung der Injektionslösung zwischen 5 % und 100 %, je nach verabreichter Dosis.	Chaplin, Shull & Wel 1985, Zenk 1982, 1993
5. Wählen Sie den ventroglutäalen Muskel als Injektionsstelle bei Kindern, die älter als sieben Monate sind, sowie bei Erwachsenen, es sei denn, es besteht eine strikte Kontraindikation. Zu den Kontraindikationen gehören bestehende Gewebeschädigungen und die Verabreichung einer Hepatitis-B-Impfung, die nur in den Deltamuskel verabreicht werden sollte. Bei Säuglingen unter sieben Monaten sollte der M. vastus lateralis als Injektionsstelle für eine Hepatitis-B-Impfung verwendet werden.	Die ventroglutäale Stelle ist frei von Nerven und Blutgefäßen. Es liegen keine Berichte über Komplikationen durch i.m. Injektionen an dieser Stelle vor. Der ventroglutäale Muskel ist bei Säuglingen, Kindern und Erwachsenen gut entwickelt.	Beecroft & Redick 1990, Brandt, Smith, Ashburn & Graves 1972, Centers for Disease Control 1990, Daly, Johnston & Chung 1992, Hochstetter 1954, 1955, 1956 →

Verfahren	Begründung	Literaturquellen
6. Kontrollieren Sie vor jeder Verabreichung einer i.m. Injektion die Einstichstelle auf Anzeichen von Verhärtung, Abszessen oder auf andere Gegenanzeigen für eine Injektion an dieser Stelle.	Injektionen in bereits geschädigte Muskeln oder geschädigtes Gewebe sind kontraindiziert.	Stokes, Beerman & Ingraham 1944
7. Lagern Sie den Patienten so, dass der Muskel entspannt ist. Bauchlage: Veranlassen Sie den Patienten dazu, die Zehen nach innen zu drehen, so dass der Femur nach innen rotiert. Seitenlage: Veranlassen Sie den Patienten dazu, den Oberschenkel um 20 Grad anzuwinkeln. Rückenlage: Veranlassen Sie den Patienten dazu, falls möglich, beide Knie anzuwinkeln; sollte dies nicht möglich sein, beugen Sie das Knie auf der Seite, auf der die Injektion verabreicht werden soll.	Bei einem entspannten Muskel ist die Injektion weniger schmerzhaft.	Keen 1986, Kruszewski, Lang & Johnson 1979, Rettig & Southby 1982
8. Identifizieren Sie die Injektionsstelle, indem Sie die Handfläche auf den Trochanter maior legen, wobei der Zeigefinger die Spina iliaca anterior superior ertastet und der Mittelfinger so abgespreizt wird, dass ein V entsteht. Die Spitze des Dreiecks zwischen Zeige- und Mittelfinger ist die Injektionsstelle. Benutzen Sie die rechte Hand auf der linken v.g. Seite und die linke Hand auf der rechten v.g. Seite.	Die Lokalisierung wird von Hochstetter beschrieben.	Hochstetter 1954, 1955, 1956, Zelman 1961
9. Ziehen Sie die Haut nach unten und führen Sie die Injektion in der Z-track-Technik in einem 90°-Winkel zur Crista iliaca in der Spitze des Vs durch.	Die Z-track-Technik reduziert Beschwerden und das Auftreten von Schädigungen.	Keen 1983, 1986, 1990 →

Verfahren	Begründung	Literaturquellen
10. Desinfizieren Sie die Haut in einem Umkreis von 5 bis 8 cm, und warten Sie, bis der Alkohol getrocknet ist.	Tiefes Gewebe kann mit Hautverunreinigungen, die über die Nadel injiziert werden, infiziert werden. Die Haut ist daher die „erste Verteidigungslinie". Alkohol wirkt irritierend auf das subkutane Gewebe und verursacht Schmerzen.	Berger & Williams 1992, Murphy 1991
11. Führen Sie die Injektionskanüle mit stetigem Druck ein und aspirieren Sie dann mindestens 5 bis 10 Sekunden lang. Injizieren Sie die Injektionslösung langsam, bei einer Geschwindigkeit von ca. 10 sek/ml.	Das Aspirieren über einen Zeitraum von 1 bis 10 Sekunden stellt sicher, dass die Kanülenspitze nicht in einem kleinen, gering durchbluteten Blutgefäß liegt. Eine niedrige, stetige Injektionsrate reduziert Beschwerden und minimiert Gewebeschädigungen.	Stokes, Beerman & Ingraham 1944, Zelman 1961
12. Nach beendeter Injektion warten Sie 10 Sekunden, bevor Sie die Kanüle zurückziehen.	Die Wartezeit von 10 Sekunden ermöglicht zunächst die Sammlung des Arzneimittels im Muskel, das sich dann im Muskel verteilt.	Belanger-Annable 1985, Hahn 1990, 1991, Keen 1990
13. Ziehen Sie die Kanüle sanft und rasch zurück und komprimieren Sie die Injektionsstelle mit einem trockenen Tupfer.	Gewebeschädigungen werden so minimiert. Das Massieren der Injektionsstelle kann zu Gewebeirritationen führen.	Newton, Newton & Fudin 1992
14. Ermuntern Sie den Patienten, die Beine zu bewegen.	Beinbewegungen fördern die Absorption der Injektionslösung.	Stokes, Beerman & Ingraham 1944
15. Wenn möglich, kontrollieren Sie die Injektionsstelle 2 bis 4 Stunden nach der Injektion auf Nebenwirkungen.	Angesichts der Zahl von Komplikationen, über die in der Literatur berichtet wird, ist es wichtig, die Einstichstelle auf Anzeichen von Rötungen, Schwellungen, Schmerzen oder andere iatrogene Effekte, die von der Injektion herrühren könnten, zu kontrollieren.	Beecroft & Redick 1989, 1990

Tab. 13.5: Verfahren für die Verabreichung von i.m. Injektionen.

13.6.3 Die Verwendung klinischer Praxisrichtlinien in der Pflege, die auf nationaler Ebene entwickelt wurden

Regierung, Pflege und Medizin sind sich der Bedeutsamkeit einer evidence-basierten Gesundheitspraxis bewusst. Es wurden nationale Richtlinien und Standards von erfahrenen Klinikern und Forschern erstellt und implementiert, um eine EBP weiterzuentwickeln. Diese nationalen Richtlinien und Standards wurden von staatlichen Einrichtungen und professionellen Organisationen erarbeitet und bei Konferenzen vorgetragen, in Zeitschriften veröffentlicht und im Internet zugänglich gemacht. Die *Agency for Health Care Policy and Research* (AHCPR) des US-Gesundheits- und Sozialministeriums berief Gremien aus Forschenden und Gesundheitsexperten ein, damit diese Forschungen zusammenfassten und klinische Praxisrichtlinien entwickelten. Diese Richtlinien umfassen eine Zusammenfassung der aktuellen Forschungsliteratur, Mechanismen für die Beurteilung klinischer Praxisprobleme, Strategien für den Umgang mit diesen Problemen sowie Methoden zur Evaluierung von den Auswirkungen auf Patienten und ihre Angehörigen. Die Gremien fassten Forschungserkenntnisse zusammen und entwickelten Richtlinien für die Praxis in verschiedenen Bereichen. Viele dieser Richtlinien sind äußerst bedeutend für Ihre tägliche Pflegepraxis. Die bearbeiteten Praxisbereiche umfassen folgende Gebiete: 1. Management von akuten Schmerzen bei Säuglingen, Kindern und Erwachsenen, 2. Voraussage und Prävention von Druckulzera bei Erwachsenen, 3. Identifizierung und Behandlung von Urininkontinenz bei Erwachsenen, 4. Behandlung von Katarakt (grauer Star) bei Erwachsenen, 5. Management von Bewegungseinschränkungen 6. Behandlung von Depressionen in der ambulanten Pflege, 7. Screening, Diagnose und Management der Sichelzellerkrankung bei Neugeborenen und Kleinkindern, 8. Management von Schmerzen im Zusammenhang mit Krebserkrankungen, 9. Behandlung von Beschwerden im unteren Rückenbereich, 10. Behandlung von Druckulzera bei Erwachsenen, 11. Qualitätsdeterminanten bei Mammografien, 12. Behandlung von Mittelohrentzündungen bei Kindern; 13. Screeningverfahren für alzheimerbedingte Demenz und andere Demenzformen und 14. Verfügbarkeit von Herz-Rehabilitationseinrichtungen. Die AHCPR wurde 1999 in *Agency for Healthcare Research and Quality* (AHRQ) umbenannt. Sie bietet auf ihrer Internetseite Zugang zu zahlreichen klinischen Praxisrichtlinien: http://www.ahrq.gov. Zur AHQR gehören EBP-Zentren, die wissenschaftliche Beweise synthesieren, um die Qualität und Wirksamkeit der klinischen Versorgung zu verbessern (http://www.ahrq.gov/clinic/epc/).

Eine weitere Quelle für Praxisrichtlinien ist das *National Guideline Clearinghouse* (NGC), das Sie unter http://www.guideline.gov/ finden. Das NGC bietet mehr als 700 Praxisrichtlinien in zwei Kategorien: 1. Erkrankungen und Symptome, 2. Behandlungen und Interventionen. AHRQ und NGC stellen eine Vielzahl von Richtlinien zur Verfügung, die von Ärzten und Pflegefachkräften verwendet werden, um eine EBP zu implementieren.

Abb. 13.4 zeigt, wie eine qualitativ hochwertige national klinische Praxisrichtlinie für den Einsatz an Ihrem Arbeitsplatz hinsichtlich ihrer Vor- und Nachteile bewertet werden sollte. Falls das Verhältnis zwischen diesen Faktoren nicht adäquat ist: Welche Veränderungen können an der Richtlinie oder

auch in der Einrichtung vorgenommen werden, um die Umsetzung der Richtlinie in Ihrem Praxisumfeld zu erleichtern? Stimmt das Kosten-Nutzen-Verhältnis dagegen, könnten die Pflegekräfte in Ihrer Einrichtung die Richtlinie in
der Praxis implementieren. Die Resultate für Patienten, Familien, Pflegende
und die Gesundheitseinrichtung würden gemessen und evaluiert werden, um
die Auswirkungen auf die Praxis zu bestimmen. Für den Fall, dass die Ergebnisse nicht adäquat waren: Wie könnte man die Richtlinie revidieren? Welche
Ergebnisse müssten evaluiert werden? Welche Instrumente sollten verwendet
werden, um die Ergebnisse zu messen? Welche Veränderungen sollten im
Arbeitsumfeld vorgenommen werden? Man müsste dann die notwendigen
Revisionen vornehmen und die Richtlinie neu implementieren. Sind die Ergebnisse daraufhin passend, kann die Anwendung der Richtlinie von einer einzelnen Einrichtung auf mehrere Einrichtungen in einer Stadt, einem Staat oder
im ganzen Land ausgeweitet werden. Somit würden Sie mit den anderen Pflegenden in diesem speziellen Praxisbereich eine evidence-basierte Patientenpflege leisten, ein wichtiger Schritt auf dem Weg zu einer EBP. Zusätzliche
Richtlinien und Standards könnten daraufhin implementiert werden, so dass
der Großteil der pflegerischen Tätigkeiten evidence-basiert ist und zum
Schluss zu einer EBP führt (Fields 2000).

In Zukunft werden Akkreditierungsstellen für Gesundheitseinrichtungen
verlangen, dass Protokolle für Pflegemaßnahmen durch Forschungen belegt
werden. Die Verfahrenshandbücher, Pflegestandards und Pflegepläne sollten
aktuelle Pflegeforschungen berücksichtigen. Viele progressive Pflegemanager
sind sich der Bedeutung der Forschung bewusst und ermutigen ihr Pflegeteam,
Forschungserkenntnisse in der Praxis anzuwenden. Um jedoch die Pflegepraxis
wirksam durch Forschungswissen zu verbessern, muss Forschungsanwendung
und EBP zur Priorität für alle Pflegenden werden.

ZUSAMMENFASSUNG

Die vorangehenden Kapitel in diesem Buch beschreiben die einzelnen Schritte
des Forschungsprozesses, stellen Richtlinien für die kritische Beurteilung von
Studien vor und bieten Anleitungen zur Zusammenfassung von Forschungsliteratur. Das Lesen, die kritische Beurteilung und das Zusammenfassen von Forschungsliteratur sind wesentliche Schritte, um festzustellen, ob Forschungserkenntnisse für die Anwendung in der Praxis geeignet sind. Viele qualitativ hochwertige klinische Studien wurden in den 1980er und 90er Jahren durchgeführt
und wiederholt, und liefern dadurch heute Forschungserkenntnisse für die Anwendung in der Praxis. Jedoch wird nur ein kleiner Teil dieses Wissens zur Verbesserung der Praxis genutzt. Daher bestand der Zweck dieses letzten Kapitels
darin, Ihnen bei der Anwendung von Forschungserkenntnissen in Ihrer Praxis behilflich zu sein.

Forschungsanwendung – das ist der Prozess der Verbreitung und der Anwendung von Wissen, das durch Forschungen generiert wurde, um Einfluss auf die bestehenden Praktiken des Gesundheitssystems zu nehmen und Veränderungen zu
bewirken. Zu den Hauptelementen der Forschungsanwendung gehört die Zusammenfassung von Wissen, das durch Forschung entstand, die Vermittlung des →

Forschungswissens an Pflegende, andere Gesundheitsfachleute, politische Entscheidungsträger und Verbraucher und das Erzielen der erwünschten Ergebnisse für Patienten, Pflegende und Gesundheitseinrichtungen. Forschung oder empirisches Wissen wird durch Studien von hoher Qualität generiert. Zur Vermittlung von Forschungserkenntnissen gehört das Verfassen eines Forschungsberichts und die Verbreitung dieses Forschungsberichts durch Präsentationen und in Publikationen an die Zielgruppen Pflegende, andere Gesundheitsfachleute, politische Entscheidungsträger und Verbraucher. Zu den gewünschten Ergebnissen der Forschungsanwendung zählt eine qualitativ hochwertige Patientenpflege, eine Steigerung positiver Pflegeresultate und eine Kostensenkung für Gesundheitseinrichtungen.

Zwei wichtige staatlich geförderte Projekte, die mit dem Ziel durchgeführt wurden, die Anwendung von Pflegeforschungserkenntnissen in der Praxis zu fördern, wurden diskutiert: das WICHE- und das CURN-Projekt. Das WICHE-Projekt konzentrierte sich auf die kritische Beurteilung von Forschung und die Anwendung von Forschungserkenntnissen zur Verbesserung der Praxis. Das CURN-Projekt wurde implementiert, um die Anwendung von Forschungserkenntnissen auf folgende Weise zu steigern: Vermittlung der Erkenntnisse, Erleichterung von organisatorischen Modifikationen, die für die Implementierung notwendig sind, und Unterstützung von kollaborativer Forschungen, die sich unmittelbar auf die klinische Praxis übertragen lassen. Im Rahmen dieser Projekte wurden klinische Studien kritisch beurteilt, forschungsbasierte Ablaufpläne aus den Erkenntnissen entwickelt und mit der Implementierung auf Teststationen in Krankenhäusern begonnen.

Viele Forschungserkenntnisse werden in der Praxis nicht angewandt; die Hindernisse, für die Forschungsanwendung wurden in diesem Kapitel diskutiert. Diese Hindernisse hängen mit der Qualität von Forschungserkenntnissen, den Eigenheiten der Pflegenden, die die Erkenntnisse anwenden sollten, sowie den Eigenheiten der Einrichtungen zusammen, in denen Forschung angewandt werden soll. Folgende Hindernisse stehen im Zusammenhang mit der Qualität der Forschungserkenntnisse: Die Studien beschäftigen sich nicht mit relevanten klinischen Problemen, die Studien wurden nicht wiederholt, die Erkenntnisse werden in einer (Fach-)Sprache beschrieben, die die meisten praktizierenden Pflegenden nicht verstehen. Manche Hindernisse hängen mit den Pflegenden selbst zusammen. So wissen beispielsweise viele Pflegende Forschung nicht zu schätzen, sehen keinen Sinn darin, oder haben keine Lust, Forschungsberichte zu lesen. Oder es fehlen ihnen die notwendigen Kenntnisse über den Forschungsprozess, um Forschungserkenntnisse in der Praxis anzuwenden. Häufig sind es auch die Institutionen, die die Forschungsanwendung behindern, weil sie ihren Traditionen verhaftet und Neuerungen gegenüber nicht aufgeschlossen sind.

Rogers' Theorie der Forschungsanwendung wurde vorgestellt, um die Anwendung von Forschungserkenntnissen in Ihrer Praxis zu erleichtern. Rogers schlägt einen Fünf-Stadien-Prozess der Forschungsanwendung vor: 1. Wissen, 2. Überzeugung, 3. Entscheidung, 4. Implementierung und 5. Bestätigung. Im Wissensstadium erfahren Pflegende von einer Innovation bzw. einer neuen Idee für die Praxis. Im Überzeugungsstadium entwickeln Pflegende eine Einstellung gegenüber der Neuerung. Daraufhin wird die Entscheidung gefällt, ob die Neuerung – zu- →

nächst versuchsweise – übernommen oder abgelehnt werden soll. Im Implementierungsstadium geht es darum, die Innovation erstmals in der Praxis anzuwenden. Im letzten Stadium, dem Bestätigungsstadium, suchen Pflegende nach Bestätigung für ihre Entscheidung und setzen die Übernahme bzw. Ablehnung der Neuerung fort. In diesem Kapitel wurde ein Beispiel für Forschungsanwendung gegeben, das Rogers' fünf Stadien berücksichtigte. Das Forschungswissen über den Nutzeffekt von Heparin- versus Kochsalzspülungen bei intravenösen Zugängen wurde für die Anwendung in der Praxis präsentiert.

Ein zukünftiges Ziel für die Vereinigten Staaten ist ein evidence-basiertes Gesundheitssystem. Dies umfasst Gesundheitsforschung in den verschiedensten Disziplinen, die klinische Kompetenz von Gesundheitsanbietern, die Sichtweisen der Patienten und ihrer Familien sowie die Ressourcen, die der Gesundheitsversorgung zur Verfügung stehen. Evidence-based Practice (EBP) ist für die Medizin und die Pflege essenziell, um eine evidence-basierte Versorgung leisten zu können. Eine EBP ist die sorgfältige und praktische Anwendung der besten aktuellen wissenschaftlichen Beweisstands, um Entscheidungen im Gesundheitswesen anzuleiten. Zum besten aktuellen wissenschaftlichen Beweisstand gehören klinische Praxisrichtlinien, die für gewöhnlich auf nationaler Ebene von erfahrenen Forschenden, Klinikern und Theoretikern auf ihrem jeweiligen Fachgebiet entwickelt werden. Zu einer EBP gehört die Interpretation und Implementierung dieser klinischen Richtlinien durch Gesundheitsanbieter, basierend auf den Bedürfnissen und den Sichtweisen von Patienten und Angehörigen und den Ressourcen des Gesundheitssystems. EBP in der Pflege würde bedeuten, dass Pflegende klinische Entscheidungen treffen, die ebenso wie die Pflege, die sie leisten, auf dem besten aktuellen wissenschaftlichen Beweisstand basieren, und die Resultate dieser EBP evaluieren. EBP ist ein komplexes Phänomen, daher wurde hier ein Algorithmus entwickelt, der Pflegenden auf dem Weg dahin behilflich sein soll. Ein forschungsbasiertes Protokoll, ein Algorithmus oder klinischer Pfad bietet klar entwickelte Schritte zur Implementierung einer Behandlung oder Intervention in der Praxis, und diese Schritte werden durch Erkenntnisse aus Studien belegt. Zum Schluss können diese Protokolle, Algorithmen oder klinischen Pfade zu nationalen klinischen Praxisrichtlinien ausgearbeitet werden. Die AHRQ bietet auf ihrer Internetseite Zugang zu zahlreichen klinischen Praxisrichtlinien: http://www.ahrq.gov/. Eine weitere Quelle für Praxisrichtlinien ist das National Guideline Clearinghouse (NGC), das Sie im Internet unter http://www.guideline.gov/ finden. Erst kürzlich hat die Pflege ein akademisches Zentrum für Evidence-based Nursing (*Academic Center for Evidence-Based Nursing*) eingerichtet, das Sie unter http://www.acestar.uthscsa.edu. finden können.

LITERATURVERZEICHNIS

Ashton, J., Gibson, V. & Summers, S. (1990). Effects of heparin versus saline solution on intermittent infusion device irrigations. Heart & Lung, 19(6), 608–612.

Axford, R. & Cutchen, L. (1977). Using nursing research to improve preoperative care. Journal of Nursing Administration, 7(10), 16–20.

Barrett, P.J. & Lester, R. L. (1990). Heparin versus saline flush solutions in a small community hospital. Hospital Pharmacy, 25(2), 115–118.

Beecroft, P.C. & Redick, S.A. (1989). Possible complications of intramuscular injections on the pediatric unit. Pediatric Nursing, 15(4), 333–336, 376.

Beecroft, P.C. & Redick, S.A. (1990). Intramuscular injection practices of pediatric nurses: Site selection. Nurse Educator, 15(4), 23–28.

Belanger-Annable, M.C. (1985). Long acting neuroleptics: Technique for intramuscular injection. The Canadian Nurse, 81(8), 41–44.

Berger, K.J. & Williams, M.B. (1992). Fundamentals of nursing: Collaborating for optimal health. Norwalk, CT: Appleton & Lange.

Beyea, S.C. & Nicoll, L.H. (1995). Administration of medications via the intramuscular route: An integrative review of the literature and research-based protocol for the procedure. Applied Nursing Research, 8(1), 23–33.

Blegen, M.A., Goode, C.J. & Reed, L. (1998). Nurse staffing and patient outcomes. Nursing Research, 47(1), 43–50.

Bock, L.R. (1990). From research to utilization: Bridging the gap. Nursing Management, 21(3), 50–51.

Brandt, P.A., Smith, M.E., Ashburn, S.S. & Graves, J. (1972). IM injections in children. American Journal of Nursing, 72(7), 1402–1406.

Brett, J.L. (1987). Use of nursing practice research findings. Nursing Research, 36(6), 344–349.

Brown, S.J. (1999). Knowledge for health care practice: A guide to using research evidence. Philadelphia: Saunders.

Bueno, M.M. (1998). Promoting nursing research through newsletters. Applied Nursing Research, 11(1), 41–44.

Burns, N. & Grove, S.K. (2001). The practice of nursing research: Conduct, critique, and utilization (4th ed.). Philadelphia: Saunders.

Centers for Disease Control. (1990). Recommendation of the Immunization Practices Advisory Committee. Diphtheria, tetanus, and pertussis: Guidelines for vaccine prophylaxis and other preventive measures. Morbidity and Mortality Weekly Report, 34(27), 405–426.

Chaplin, G., Shull, H. & Welk, P.C. (1985). How safe is the air-bubble technique for IM injections? Nursing 85, 15(9), 59.

Coyle, L.A. & Sokop, A.G. (1990). Innovation adoption behavior among nurses. Nursing Research, 39(3), 176–180.

Craig, F.D. & Anderson, S.R. (1991). A comparison of normal saline versus heparinized normal saline in the maintenance of intermittent infusion devices. Unpublished manuscript submitted for publication.

Cullum, N. (1998). Evidence-based practice. Nursing Management, 5(3), 32–35.

CURN Project. Using research to improve nursing practice. Series of Clinical Protocols: Clean intermittent catheterization (1982), Closed urinary drainage systems (1981), Distress reduction through sensory preparation (1981), Intravenous cannula change (1981), Mutual goal setting in patient care (1982), Pain: Deliberative nursing interventions (1982), Preventing decubitus ulcers (1981), Reducing diarrhea in tube-fed patients (1981), Structured preoperative teaching (1981). New York: Grune & Stratton.

Cyganski, J.M., Donahue, J.M. & Heaton, J.S. (1987). The case for the heparin flush. American Journal of Nursing, 87(6), 796–797.

Daly, J.M., Johnston, W. & Chung, Y. (1992). Injection sites utilized for DPT immunizations in infants. Journal of Community Health Nursing, 9(2), 87–94.

Donham, J. & Denning, V. (1987). Heparin vs. saline in maintaining patency in intermittent infusion devices: Pilot study. The Kansas Nurse, 62(11), 6–7.

Dracup, K.A. & Breu, C.S. (1978). Using nursing research findings to meet the needs of grieving spouses. Nursing Research, 27(4), 212–216.

Dunn, D.L. & Lenihan, S.F. (1987). The case for the saline flush. American Journal of Nursing, 87(6), 798–799.

Epperson, E.L. (1984). Efficacy of 0.9% sodium chloride injection with and without heparin for maintaining indwelling intermittent injection sites. Clinical Pharmacy, 3(6), 626–629.

Farley, F., Joyce, N., Long, B. & Roberts, R. (1986). Will that IM needle reach the muscle? American Journal of Nursing, 86(12), 1327–1328.

Fields, S.D. (2000). Clinical practice guidelines: Finding and appraising useful, relevant recommendations for geriatric care. Geriatrics, 55(1), 59–64.

Fitzgerald, S. T., Hill, M. N., Santamaria, B., Howard, C. & Jadack, R. (1997). Nurses' perceptions of consensus reports containing recommendations for practice. Nursing Outlook, 45(5), 229–235.

Friedland, D. J. (1998). Evidence-based medicine: A framework for clinic practice. Stamford, Connecticut: Appleton & Lange.

Garrelts, J., LaRocca, J., Ast, D., Smith, D. F. & Sweet, D. E. (1989). Comparison of heparin and 0.9 % sodium chloride injection in the maintenance of indwelling intermittent I.V. devices. Clinical Pharmacy, 8(1), 34–39.

Geritz, M. A. (1992). Saline versus heparin in intermittent infuser patency maintenance. Western Journal of Nursing Research, 14(2), 131–141.

Goode, C. J. (2000). What constitutes the "evidence" in evidence-based practice? Applied Nursing Research, 13(4), 222–225.

Goode, C. J., Titler, M., Rakel, B., Ones, D. S., Kleiber, C., Small, S. & Triolo, P. K. (1991). A meta-analysis of effects of heparin flush and saline flush: Quality and cost implications. Nursing Research, 40(6), 324–330.

Hahn, K. (1990). Brush up on your injection technique. Nursing 90, 20(9), 54–58.

Hahn, K. (1991). Extra points on injections (letter). Nursing 91, 21(1), 6.

Haller, K. B., Reynolds, M. A. & Horsley, J. A. (1979). Developing research-based innovation protocols: Process, criteria, and issues. Research in Nursing & Health, 2(1), 45–51.

Hamilton, R. A., Plis, J. M., Clay, C. & Sylvan, L. (1988). Heparin sodium versus 0.9 % sodium chloride injection for maintaining patency of indwelling intermittent infusion devices. Clinical Pharmacy, 7(6), 439–443.

Harrison, M. B., Wells, G., Fisher, A. & Prince, M. (1996). Practice guidelines for the prediction and prevention of pressure ulcers: Evaluating the evidence. Applied Nursing Research, 9(1), 9–17.

Hick, J. F., Charboneau, J. W., Brakke, D. M. & Goergen, B. (1989). Optimum needle length for DPT inoculation of infants. Pediatrics, 84(1), 136–137.

Hochstetter, V. A. V. (1954). Über die intraglutäale Injektion, ihre Komplikationen und deren Verhütung. Schweizerische Medizinische Wochenschrift, 84, 1226–1227.

Hochstetter, V. A. V. (1955). Über Probleme und Technik der intraglutäalen injektion, Teil I. Der Einfluss des Medikamentes und der Individualität des Patienten auf die Entstehung von Spritzenschäden. Schweizerische Medizinische Wochenschrift, 85, 1138–1144.

Hochstetter, V. A. V. (1956). Über Probleme und Technik der intraglutäalen Injektion, Teil II. Der Einfluss der Injektionstechnik auf die Entstehung von Spritzenschäden. Schweizerische Medizinische Wochenschrift, 86, 69–76.

Holford, N. H. G., Vozeh, S., Coates, P., Porvell, J. R., Thiercelin, J. F. & Upton, R. (1977). More on heparin lock. New England Journal of Medicine, 296, 1300–1301.

Horsley, J. A., Crane, J. & Bingle, J. D. (1978). Research utilization as an organizational process. Journal of Nursing Administration, 8(7), 4–6.

Horsley, J. A., Crane, J., Crabtree, M. K. & Wood, D. J. (1983). Using research to improve nursing practice: A guide. New York: Grune & Stratton.

Janken, J. K. Blythe, G., Campbell, P. T. & Carter, R. H. (1999). Changing nursing practice through research utilization: Consistent support for breast-feeding mothers. Applied Nursing Research, 12(1), 22–29.

Johnson, E. W. & Raptou, A. D. (1965). A study of intragluteal injections. Archives of Physical Medicine and Rehabilitation, 46, 167–177.

Kasparek, A., Wenger, J. & Feldt, R. (1988). Comparison of normal versus heparinized saline for flushing of intermittent intravenous infusion devices. Unpublished manuscript. Mercy Medical Center, Cedar Rapids, IA, pp. 1–18.

Keen, M. F. (1983). Adverse effects of frequent intramuscular injections. Research Review, 10(4), 15–16.

Keen, M. F. (1986). Comparison of intramuscular injection techniques to reduce site discomfort and lesions. Nursing Research, 35(4), 207–210.

Keen, M. F. (1990). Get on the right track with Z-track injections. Nursing 90, 20(8), 59.

Krueger, J. C. (1978). Utilization of nursing research: The planning process. Journal of Nursing Administration, 8(1), 6–9.

Krueger, J. C., Nelson, A. H. & Wolanin, M. O. (1978). Nursing research: Development, collaboration, and utilization. Germantown, MD: Aspen.

Kruszewski, A., Lang, S. & Johnson, J. (1979). Effect of positioning on discomfort from intramuscular injections in the dorsogluteal site. Nursing Research, 28(2), 103–105.

Liehr, P. & Houston, S. (1993). Critiquing and using nursing research: Guidelines for the critical care nurse. American Journal of Critical Care, 2(5), 407–412.

Lombardi, T. P., Gunderson, B., Zammett, L. O., Walters, J. K. & Morris, B. A. (1988). Efficacy of 0.9 % sodium chloride injection with or without heparin sodium for maintaining patency of intravenous catheters in children. Children Pharmacy, 7(11), 832–836.

Losek, J. D. & Gyuro, J. (1992). Pediatric intramuscular injections: Do you know the procedure and complications? Pediatric Emergency Care, 8(2), 79–81.

MacGuire, J. M. (1990). Putting nursing research findings into practice: Research utilization as an aspect of the management of change. Journal of Advanced Nursing, 15(5), 614–620.

Massey, J. & Loomis, M. (1988). When should nurses use research findings? Applied Nursing Research, 1(1), 32–40.

Mateo, M. A. & Kirchhoff, K. T. (1999). Using and conducting nursing research in the clinical setting (2nd ed.). Philadelphia: Saunders.

McConnell, E. A. (1982), The subtle art of really good injections. RN, 45(2), 25–35.

Michaels, L. & Poole, R. W. (1970). Injection granuloma of the buttock. Canadian Medical Association Journal, 102, 626–628.

Michel, Y. & Sneed, N. V. (1995). Dissemination and use of research findings in nursing practice. Journal of Professional Nursing, 11(5), 306–311.

Miracle, V., Fangman, B., Kayrouz, P., Kederis, K. & Pursell, L. (1989). Normal saline vs. heparin lock flush solution: One institution's findings. The Kentucky Nurse, 37(4), 1, 6–7.

Murphy, J. I. (1991). Reducing the pain of intramuscular (IM) injections. Advancing Clinical Care, 6(4), 35.

Newton, M., Newton, D. & Fudin, J. (1992). Reviewing the "big three" injection techniques. Nursing 92, 22(2), 34–41.

Omery, A. & Williams, R. P. (1999). An appraisal of research utilization across the United States. Journal of Nursing Administration, 29(12), 50–56.

Pelz, D. & Horsley, J. (1981). Measuring utilization of nursing research. In J. Ciarlo (Ed.), Utilizing evaluation. Beverly Hills, CA: Sage.

Peterson, F. Y. & Kirchhoff, K. T. (1991). Analysis of the research about heparinized versus non-heparinized intravascular lines. Heart & Lung, 20(6), 631–642.

Rettig, F. M. & Southby, J. R. (1982). Using different body positions to reduce discomfort from dorsogluteal injection. Nursing Research, 31(4), 219–221.

Rogers, E. M. (1995). Diffusion of innovations (4th ed.). New York: Free Press.

Schustek, M. (1984). The cost effective approach to PRN device maintenance. Journal of National Intravenous Therapy Associates, 7, 527.

Shaffer, L. W. (1929). The fate in intragluteal injections. Archives of Dermatology and Syphilology, 19, 347–363.

Shearer, J. (1987). Normal saline flush versus dilute heparin flush patency in heparin locks. National Intravenous Therapy Association, 10(6), 425–427.

Shively, M., Riegel, B., Waterhouse, D., Burns, D., Templin, K. & Thomason, T. (1997). Testing a community level research utilization intervention. Applied Nursing Research 10(3), 121–127.

Shoaf, J. & Oliver, S. (1992). Efficacy of normal saline injection with and without heparin for maintaining intermittent intravenous site. Applied Nursing Research, 5(1), 9–12.

Smith, M. C. & Stullenbarger, E. (1991). A prototype for integrative review and meta-analysis of nursing research. Journal of Advanced Nursing, 16(11), 1272–1283.

Spann, J. M. (1988). Efficacy of two flush solutions to maintain catheter patency in heparin locks. Dissertation Abstracts, 28(01)1337125, 1–58.

Stetler, C. B., Brunell, M., Giuliano, K. K., Morsi, D., Prince, L. & Newell-Stokes, V. (1998). Evidence-based practice and the role of nursing leadership. Journal of Nursing Administration, 28(7/8), 45–53.

Stokes, J. H., Beerman, H. & Ingraham, N. R. (1944). Modern clinical syphilology: Diagnosis, treatment, case study (3rd ed.). Philadelphia: Saunders.

Talbert, J. L., Haslam, R. H. A. & Haller, J. A. (1967). Gangrene of the foot following intramuscular injection in the lateral thigh: A case report with recommendations for prevention. Journal of Pediatrics, 70(1), 110–117.

Tanner, C. A. (1987). Evaluating research for use in practice: Guidelines for the clinician. Heart & Lung, 16(4), 424–431.

Tanner, C. A. & Lindeman, C. A. (1989). Using nursing research. Pub. No. 15–2232. New York: National League for Nursing.

Taylor, N., Hutchinson, E., Milliken, W. & Larson, E. (1989). Comparison of normal versus heparinized saline for flushing infusion devices. Journal of Nursing Quality Assurance, 3(4), 49–55.

Tuten, S. H. & Gueldner, S. H. (1991). Efficacy of sodium chloride versus dilute heparin for maintenance of peripheral intermittent intravenous devices. Applied Nursing Research, 4(2), 63–71.

Walczak, J. R., McGuire, D. B., Haisfield, M. E. & Beezley, A. (1994). A survey of research-related activities and perceived barriers to research utilization among professional oncology nurses. Oncology Nursing Forum, 21(4), 710–715.

Wichita, C. (1977). Treating and preventing constipation in nursing home residents. Journal of Gerontological Nursing, 3(6), 35–39.

Zelman, S. (1961). Notes on the techniques of intramuscular injections. The American Journal of Medical Science, 241(5), 47–58.

Zenk, K. E. (1982). Improving the accuracy of mini-volume injections. Infusion, 6(1), 7–12.

Zenk, K. E. (1993). Beware of overdose. Nursing 93, 23(3), 28–29.

Glossar

Abhängige Gruppen *(dependent groups)* Teilnehmer oder Beobachtungen, die für die Sammlung von Daten ausgewählt werden und in irgendeiner Weise mit der Auswahl anderer Teilnehmer oder Beobachtungen in Verbindung stehen. Wenn beispielsweise Alter und Geschlecht der Versuchspersonen in der Kontrollgruppe an das Alter oder Geschlecht der Teilnehmer in der experimentellen Gruppe angepasst werden, handelt es sich um abhängige Gruppen.

Abhängige Variable *(dependent variable)* Die Reaktion, das Verhalten oder das Resultat, das in der Forschung vorhergesagt oder erklärt wird; es wird angenommen, dass Veränderungen der abhängigen Variablen durch die unabhängige Variable *(independent variable)* verursacht werden.

Ablehnung *(rejection)* Entscheidung, eine Innovation nicht anzuwenden; kann aktiv oder passiv sein. ☞ Aktive Ablehnung, passive Ablehnung. Aspekt in E. M. Rogers Theorie.

Abstract *(abstract)* Klare, präzise Zusammenfassung einer Studie, normalerweise beschränkt auf 100 bis 250 Wörter.

Abstrakt *(abstract)* Allgemein: theoretisch, ungegenständlich.

Abstraktes Denken *(abstract thinking)* Denkart, die auf die Entwicklung einer Idee ausgerichtet ist, ohne Anwendung oder Bezugnahme auf einen bestimmten Fall; unabhängig von Zeit und Raum; abstrakte Denkende suchen für gewöhnlich nach Bedeutungen, Mustern, Beziehungen und philosophischen Zusammenhängen.

Achtung von Personen, Prinzip der *(respect for persons, principle of)* Grundsatz, der besagt, dass Personen ein Recht auf Selbstbestimmung und auf die freie Entscheidung, ob sie an einer Studie teilnehmen oder nicht, haben.

Äquivalenz *(equivalence)* Vergleich der Messungen desselben Ereignisses durch zwei oder mehrere Beobachter; wird als Interrater-Reliabilität bezeichnet.

Aktive Ablehnung *(active rejection)* Die Entscheidung, eine untersuchte Neuerung nicht zu übernehmen. Aspekt in E. M. Rogers Theorie.

Algorithmus *(algorithm)* Entscheidungsdiagramm, das eine Reihe von mathematisch definierten Regeln zur Verfügung stellt, um ein bestimmtes Problem in der Praxis zu lösen. Seine Entwicklung basiert für gewöhnlich auf Forschungen und theoretischem Wissen.

Alpha (α) *(level of significance)* Schnittstelle, anhand derer bestimmt wird, ob die untersuchten Stichproben zur selben oder zu verschiedenen Populationen gehören; Alpha oder das Signifikanzniveau wird normalerweise bei 0,05, 0,01 oder 0,001 festgelegt.

Analysestadium *(analysis phase)* Phase der kritischen Bewertung *(critique)*, in der die Leserin die Stärken und Schwächen der logischen Zusammenhänge verschiedener Forschungselemente bestimmt.

Analysieren von Forschungsberichten *(analyzing research reports)* Befähigung zu kritischem Denken, mit dem der Nutzen einer Studie bestimmt wird. Dabei wird der Inhalt eines Forschungsberichts in einzelne Teile gegliedert, um deren Genauigkeit und Vollständigkeit sowie die Einzigartigkeit des Informationsgehalts und die Organisation der Struktur des Forschungsberichtes untersucht.

Analytische Induktion *(analytic induction)* Qualitative Forschungsmethode, die sowohl die aufzählende Induktion beinhaltet, bei der eine Vielzahl an Beispielen gesammelt wird, die das Modell bestätigen, als auch die ausschließende Induktion, bei der die Hypothese im Vergleich mit Alternativen getestet wird.

Analytische Präzision *(analytical preciseness)* Genauigkeit, die erreicht wird, indem konkrete Daten über verschiedene Abstraktionsebenen hinweg transformiert werden, um ein theoretisches Schema zu entwickeln, das das Forschungsphänomen erklärt.

Anfrageschreiben *(query letter)* Brief, der an den Herausgeber einer Zeitschrift gesendet wird, um herauszufinden, ob Interesse an der Veröffentlichung eines Artikels besteht, bzw. Schreiben an eine wissenschaftsfördernde Einrichtung, um herauszufinden, ob eventuell Geldmittel zur Finanzierung einer Studie in Aussicht gestellt werden.

Angewandte (praktische) Forschung *(applied [practical] research)* Wissenschaftliche Untersuchungen, die durchgeführt werden, um Wissen zu produzieren, das direkten Einfluss auf die klinische Praxis nehmen wird.

Annahmen *(assumptions)* Behauptungen, die als selbstverständlich gelten oder für wahr gehalten werden, obgleich sie nicht wissenschaftlich überprüft wurden.

Anonymität *(anonymity)* Bedingungen, unter denen die Identität der Versuchsperson nicht einmal durch die Forschende mit ihren individuellen Reaktionen in Verbindung gebracht werden kann.

Argumentation *(reasoning)* Gedankengang oder Denkprozess, bei dem Ideen entwickelt und geordnet werden, um Schlussfolgerungen zu erzielen; Denkweisen sind zum Beispiel problemorientiertes, praktisches, dialektisches oder logistisches Denken.

Assoziative Beziehung *(associative relationship)* Zusammenhang, in dem Variablen oder Konzepte identifiziert werden, die in der realen Welt gemeinsam auftreten oder existieren; verändert sich eine Variable, so verändert sich gleichfalls die andere. Es können Hypothesen entwickelt werden, um assoziative Beziehungen festzustellen.

Assoziative Hypothese *(associative hypothesis)* Hypothese, die Variablen identifiziert, die in der realen Welt gemeinsam auftreten oder existieren, wobei sich immer dann, wenn sich eine Variable ändert, auch die andere verändert.

Asymmetrische Beziehung *(asymmetrical relationship)* Beziehung, in der Folgendes gilt: Wenn A erscheint oder sich verändert, dann erscheint oder verändert sich B; erscheint oder verändert sich jedoch B, so erscheint oder verändert sich nicht zwangsläufig A (A → B).

Augenscheinvalidität *(face validity)* Bestätigung, dass das Gerät den gewünschten Inhalt misst.

Ausgabegeräte *(output devices)* Geräte zum Anzeigen, Drucken oder Speichern von Informationen, die von einem Computer generiert wurden.

Ausreichende Beziehung *(sufficient relationship)* Beziehung, bei der in dem Augenblick, in dem die erste Variable oder das erste Konzept auftritt, auch die zweite Variable bzw. das zweite Konzept in Erscheinung tritt, unabhängig von der An- bzw. Abwesenheit anderer Faktoren.

Ausreißer *(outliers)* Extreme Werte, die aufgrund inhärenter Schwankungen, Mess- oder Ausführungsfehler oder einer fehlerhaften Identifikation der Variablen, die für die Erklärung der Art des untersuchten Phänomens wichtig sind, auftreten.

Aussagen *(statements)* Behauptungen, die für eine Theorie von Bedeutung sind; Theorien beinhalten Existenz- und Beziehungsaussagen.

Ausschlusskriterien *(exclusion criteria)* Kriterien oder Eigenschaften, die bei der Stichprobenerhebung zum Ausschluss einer Person oder eines Elements aus der Zielpopulation führen können.

Auswertung relevanter Forschungsliteratur *(review of relevant research literature)* Auswertung aktueller Studien, die dazu dient, zu klären, was über ein Problem bekannt ist und was nicht, und zu bestimmen, ob das vorhandene Wissen für eine Anwendung in der Praxis ausreichend ist.

Außenstehender Beobachter *(complete observer)* Forschende, die sich passiv verhält und nicht in direkter sozialer Interaktion mit dem Setting steht.

Autonome Agenten *(autonomous agents)* In Frage kommende Teilnehmer, die über eine beabsichtigte Studie unterrichtet werden und frei entscheiden können, ob sie daran teilnehmen möchten.

Autorität *(authority)* Persönlichkeit mit Sachkenntnis und Macht, die in der Lage ist, die Meinungen und das Verhalten anderer zu beeinflussen.

Befragungsdesign *(survey design)* Design zur Beschreibung von Phänomenen durch die Sammlung von Daten mittels Fragebogen oder Interview.

Begriffdiagramm *(conceptual map)* Strategie, den Bezugsrahmen einer Studie zu veranschaulichen; die Wechselbeziehungen von Konzept und Aussagen werden in Form eines Diagramms dargestellt.

Begutachtete Zeitschrift *(refereed journal)* Zeitschrift, die Begutachter oder Fachrezensenten einsetzt, um zu entscheiden, ob ein Manuskript zur Veröffentlichung angenommen wird.

Behauptung, theoretische *(proposition)* Abstrakte Aussage, die die Beziehung zwischen zwei Konzepten genauer erläutert.

Beibehaltung *(continuance)* Entscheidung, eine Neuerung auch weiterhin einzusetzen und in die tägliche Pflegepraxis zu übernehmen. Stadium in E.M. Rogers Theorie.

Belastung und Schaden *(discomfort and harm)* Phrase zur Umschreibung des Risikograds für eine Versuchsperson, die an einer Studie teilnimmt. Diese Risikoebenen reichen von „keine voraussichtlichen Auswirkungen" über „zeitweise Belastung", „ungewöhnlich starke zeitweise Belastung" und „Risiko dauerhafter Schädigung" bis zu „Gewissheit dauerhafter Schädigung".

Benchmark (Maßstab) *(benchmark)* Festgelegter Standard, den Einrichtungen des Gesundheitswesens in der Patientenpflege erzielen möchten, wie etwa eine Komplikationsrate von einem Prozent bei intramuskulären Injektionen.

Benchmarking *(benchmarking)* Prozess der Ergebnismessung durch eine Einrichtung des Gesundheitswesens, um Vergleiche mit den festgelegten nationalen Richtlinien anzustellen.

Beobachtende Messung *(observational measurement)* Die Anwendung strukturierter und unstrukturierter Beobachtung zur Messung von Forschungsvariablen.

Beobachter als Teilnehmer *(observer-as-participant)* Forschende, der Teilnehmer vor allem beobachtet und interviewt und weniger eine partizipierende Rolle einnimmt.

Beobachteter Wert *(observed score)* Punktzahl oder Wert, der für einen Teilnehmer mittels eines Messinstruments erzielt wurde.

Berater *(consultants)* Personen, die für bestimmte Aufgaben im Rahmen einer Studie eingestellt werden.

Berichterstattung *(debriefing)* Vollständige Offenlegung der Zielsetzung einer Studie und der Ergebnisse zum Abschluss einer Studie.

Bestätigende Analyse *(confirmatory analysis)* Analyse, die durchgeführt wird, um Erwartungen, die bestimmte Daten betreffen und als Hypothesen, Fragen oder Zielsetzungen formuliert wurden, zu bestätigen.

Bestätigungsstadium *(confirmation stage)* Stadium in E.M. Rogers Theorie der Forschungsanwendung, in der Pflegende die Wirksamkeit von Neuerungen in der Praxis beurteilen und entscheiden, ob es sinnvoll ist, diese Neuerungen beizubehalten.

Bester aktueller wissenschaftlicher Beweisstand *(current best evidence)* Umfasst klinische Praxisrichtlinien, die für gewöhnlich auf nationaler Ebene von Wissenschaftlern, Klinikern und Theoretikern in ihrem jeweiligen Fachgebiet entwickelt werden.

Betrügerische Veröffentlichungen *(fraudulent publications)* Publikationen, die nicht das wiedergeben, was tatsächlich stattfand; darauf lässt etwa die Dokumentation oder die Aussage von Mitautoren schließen.

Bewertungsskala *(rating scale)* Skala, die eine geordnete Serie von Kategorien einer Variablen auflistet und bei der davon ausgegangen wird, dass sie auf einem zu Grunde liegenden Kontinuum basiert.

Bezugsbildung *(referencing)* Vergleich der Werte eines Teilnehmers mit einem allgemeinen Standard; wird bei Vergleichen mit Normwerten und Leistungsmaßstäben angewendet.

Bibliographie *(bibliography)* Publikationsliste für einen bestimmten Themenbereich oder ein Spezialgebiet.

Bibliographische Datenbank *(bibliographical database)* Sammlung von Literaturangaben.

Bibliotheksquellen *(library sources)* Forschungsquellen, einschließlich Zeitschriften, Bücher, Monographien, Magisterarbeiten und Dissertationen, Regierungsdokumente und andere Publikationen von Forschungsergebnissen.

Bibliotheksressourcen *(library resources)* Bibliothekspersonal, Fernleihe, Umlaufabteilung (informiert alle relevanten Abteilungen über Neuerwerbungen der Bibliothek), Präsenzbibliothek, audiovisuelle Abteilung, Computerrecherecheabteilung und Fotokopierdienste.

Binnenvarianz *(within-group variance)* Variationsquelle, die die individuellen Werte in einer Gruppe widerspiegelt, die vom Gruppendurchschnitt abweichen.

Bivariate Analyse *(bivariate analysis)* Statistisches Verfahren, bei dem die Summenwerte von der gleichen Variablen in zwei Gruppen oder von zwei Variablen innerhalb einer Gruppe verglichen werden.

Bivariate Korrelation *(bivariate correlation)* Maßstab für den Grad der linearen Beziehung zweier Variablen.

Blocking *(blocking)* Auswahlsystematik bei randomisiertem Block-Design, durch die Teilnehmer mit unterschiedlichen Ebenen von Kontrollvariablen für die Stichprobe ausgewählt werden. Die Anzahl der Teilnehmer wird auf jeder Variablenebene kontrolliert und zufällig auf die einzelnen Gruppen der Studie verteilt.

Borrowing (Entlehnung) *(borrowing)* Aneignung und Gebrauch von Wissen aus anderen Disziplinen, um die Pflegepraxis anzuleiten.

Box-and-whisker Plots (kurz: Box-Plots) *(box-and-whisker plots)* Explorative Methode der Datenanalyse, die eine schnelle Visualisierung einiger wichtiger Eigenschaften der Daten ermöglicht, wie die Verteilung, Symmetrie und Identität von Ausreißerwerten.

Bracketing (Ausklammern) *(bracketing)* Qualitative Forschungstechnik, bei der bereits vorhandenes Wissen über einen neu zu erforschenden Sachverhalt außer Kraft gesetzt oder außer Acht gelassen wird.

Byte *(byte)* Computer-Speicherraum für die Speicherung eines einzelnen Zeichens, zum Beispiel einer Zahl oder eines Buchstaben des Alphabets.

Carryover-Effekt *(carryover effect)* Ergebnis, das beobachtet wird, wenn die Anwendung einer Behandlung die Wirkung nachfolgender Behandlungen beeinflusst.

Change-Agent (Vermittler) *(change agent)* Fachmann außerhalb eines sozialen Systems, der in das System eingreift, um die Übernahme forschungsgestützter Neuerungen zu fördern.

Chi-Quadrat-Test der Unabhängigkeit *(chi-square test of independence)* Wird zur Analyse nominaler Daten angewandt, um die signifikanten Unterschiede zwischen beobachteten Häufigkeiten in den Daten und den erwarteten Häufigkeiten zu bestimmen.

Cluster-Auswahlverfahren *(cluster sampling)* Stichprobenverfahren, bei dem ein Rahmen entwickelt wird, der eine Liste aller Staaten, Städte, Institutionen oder Organisationen (Cluster) umfasst, die möglicherweise in einer Studie verwendet werden können; aus dieser Liste wird eine randomisierte Stichprobe gezogen.

Cochran-Q-Test *(Cochran Q test)* Nicht parametrischer Test, der eine Erweiterung des McNemar-Tests für zwei zusammenhängende Stichproben darstellt.

Computer-Datenbank *(computerized database)* Strukturierte Sammlung von Informationen, die mittels Computer durchsucht, abgerufen, analysiert und für Entscheidungen, Berichte und Forschungen genutzt werden können.

Computergestützte Literatursuche *(computer search)* Verfahren mittels Computer-Datenbanken zur Suche nach Literaturbeiträgen und -quellen, die für ein bestimmtes Thema relevant sind.

Computervirus *(computer virus)* Computerprogramm, das geschrieben wird, um Informationen, die in einem Computer gespeichert sind, zu zerstören.

Cramers V *(Cramer's V)* Statistisches Analyseverfahren für nominale Daten; eine modifizierte Form von Phi für Kontingenztabellen.

Daten *(data)* Informationen, die während einer Studie gesammelt werden.

Datenanalyse *(data analysis)* Verfahren, das dazu dient, Daten zu reduzieren, zu organisieren und ihnen eine Bedeutung zuzuschreiben.

Datenbank *(database)* ☞ Computer-Datenbank.

Daten-Kodierungsbogen *(data coding sheet)* Hilfsmittel zur Organisation und Aufzeichnung von Daten zur raschen Eingabe in den Computer.

Datensättigung *(saturation of data)* Phänomen, das eintritt, wenn die zusätzliche Aufnahme von Teilnehmern keine neuen Informationen liefert oder wenn es zu einer Wiederholung von bereits gesammelten Daten kommt (Redundanz). Die notwendige Stichprobengröße in einer qualitativen Studie ist dann erreicht, wenn eine Datensättigung eintritt.

Datensäuberung *(cleaning data)* Die Überprüfung der Rohdaten auf Fehler in der Datenspeicherung, der Kodierung oder der Eingabe.

Datensammlung *(data collection)* Identifizierung von Teilnehmern sowie die genaue, systematische Sammlung von Informationen (Daten), die für den Forschungszweck oder die spezifischen Zielsetzungen, Fragen oder Hypothesen einer Studie relevant sind.

Datenspeicherung und -abruf *(data storage and retrieval)* Prozess, bei dem große Datenmengen, die für eine Studie gesammelt wurden, gespeichert werden – für gewöhnlich mittels Computer – und später für Untersuchungen und Analysen abgerufen werden.

Datentriangulation *(data triangulation)* Zusammentragen von Daten aus mehreren Quellen in derselben Studie.

Debugging *(debugging)* Das Auffinden und Beheben von Fehlern in Computerprogrammen.

Deduktives Denken *(deductive reasoning)* Argumentation, bei der vom Allgemeinen auf das Besondere geschlossen wird oder von einer allgemeinen Voraussetzung auf eine spezifische Situation.

Deklaration von Helsinki *(Declaration of Helsinki)* Ethischer Kodex, der therapeutische Forschung von nicht therapeutischer Forschung unterscheidet; basiert auf dem Nürnberger Kodex.

Delphi-Technik *(delphi technique)* Methode zur Auswertung von Meinungen einer Expertengruppe, um Prioritäten zu setzen oder Vorhersagen zu treffen.

Demographische Variablen *(demographic variables)* Eigenschaften oder Merkmale von Teilnehmern, die gesammelt werden, um die Stichprobe zu beschreiben.

Design *(design)* Plan für die Durchführung einer Studie; maximiert die Kontrolle über

Faktoren, die die Gültigkeit *(validity)* der Ergebnisse beeinträchtigen könnten.

Design-Validität *(design validity)* Qualität des Studiendesigns und dessen Möglichkeiten, akkurate Ergebnisse hervorzubringen. Zu den Kategorien der Design-Validität gehören die Gültigkeit statistischer Schlussfolgerungen, interne Validität, Konstruktvalidität und externe Validität.

Deskription *(description)* Identifikation der Eigenschaften von Pflegephänomenen; kann auch die Beziehungen zwischen diesen Phänomenen aufzeigen.

Deskriptive Anschaulichkeit *(descriptive vividness)* Beschreibung der Örtlichkeit, der Teilnehmer, der Erfahrungen mit der Datensammlung und der Überlegungen der Forschenden während des qualitativen Forschungsprozesses. Die Informationen werden so deutlich vermittelt, dass sie beim Leser das Gefühl auslösen, das Ereignis persönlich zu erleben.

Deskriptive Forschung *(descriptive research)* Forschungsansatz, der eine genaue Darstellung oder Aufzeichnung von Eigenschaften eines bestimmten Individuums, Ereignisses oder einer Gruppe in einer realen Situation liefert; Forschung, die darauf ausgerichtet ist, neue Bedeutungen zu entdecken, bereits Vorhandenes zu beschreiben, die Häufigkeit zu bestimmen, mit der ein bestimmter Sachverhalt auftritt, und Informationen zu kategorisieren.

Deskriptive Kodes *(descriptive codes)* Begriffe, die zum Organisieren und Klassifizieren von qualitativen Daten benutzt werden.

Deskriptives Design *(descriptive design)* Design, das dazu dient, ein bestimmtes Phänomen und Variablen innerhalb dieses Phänomens zu identifizieren, konzeptionelle und operationale Definitionen von Variablen zu entwickeln und Variablen zu beschreiben.

Deskriptives Korrelationsdesign *(descriptive correlational design)* Forschungsdesign zur Beschreibung von Variablen und zur Untersuchung von Beziehungen, die in einer bestimmten Situation auftreten.

Deskripitive Statistik *(descriptive statistics)* Statistische Analysemethode, die es der Forschenden gestattet, Daten so zu organisieren, dass Bedeutungen zugeschrieben und Einsichten ermöglicht werden; Beispiele sind Häufigkeitsverteilungen und Messungen der zentralen Tendenzen und Streuungsmaße.

Deskriptive zeitdimensionale Designs *(descriptive time dimensional designs)* Designs zur Untersuchung von Sequenzen und Mustern von Veränderungen, Wachstum oder Trends über einen bestimmten Zeitraum hinweg.

Deterministische Beziehungen *(deterministic relationships)* Feststellung dessen, was in einer bestimmten Situation permanent auftritt, wie ein wissenschaftliches Gesetz.

Dezentralisiertes Verbreitungssystem *(decentralized diffusion system)* System in E.M. Rogers Theorie der Forschungsanwendung, das persönliche Kommunikation sowie individuelle Entscheidungen bezüglich des Gebrauchs von forschungsgestützten Neuerungen einbezieht.

Diagramm *(map)* ☞ Begriffsdiagramm *(conceptual map)*.

Dialektisches Denken *(dialectic reasoning)* Denkart bzw. Argumentationsweise, die eine holistische Sichtweise einnimmt, bei der das Ganze über der Summe der einzelnen Bestandteile steht; untersucht entgegengesetzte Faktoren und verleiht ihnen Sinn, indem sie sie zu einer Einheit oder Idee verbindet, die bedeutsamer ist als der einzelne Faktor.

Differenzwerte *(difference scores)* Abweichungswerte, die erzielt werden, indem der Mittelwert von jedem einzelnen Wert abgezogen wird; Streuungsmaß.

Direkte Anwendung *(direct application)* Anwendung einer Neuerung in genau der Weise, wie sie entwickelt wurde. Aspekt von E.M. Rogers Theorie.

Direkte Messungen *(direct measures)* Konkrete Variablen, die objektiv gemessen werden können, mittels einer bestimmten Messtechnik, wie beispielsweise dem Gebrauch einer Waage zur Bestimmung von Gewichten.

Diskontinuität *(discontinuance)* Entscheidung, eine Innovation nicht weiter anzuwenden und ihre Nutzung einzustellen. Zwei Formen der Diskontinuität sind die Desillusionierung und die Ersatz-Diskontinuität (zum Beispiel Ersatz durch eine andere, bessere Innovation). Bestandteil von E. M. Rogers Theorie.

Diskontinuität aufgrund von Desillusionierung *(disenchantment discontinuance)* Entscheidung, die Nutzung von Innovationen einzustellen, da der Anwender mit den Ergebnissen unzufrieden ist. Aspekt von E. M. Rogers Theorie.

Diskriminanzanalyse *(discriminant analysis)* Analyse, die es der Forschenden gestattet, Eigenschaften zu identifizieren, die mit der Gruppenzugehörigkeit zusammenhängen, sowie eine Gruppenzugehörigkeit vorherzusagen.

Dissertation *(dissertation)* Ein ausführliches, für gewöhnlich genuines Forschungsprojekt, das von einer Doktorandin als Teil der Anforderungen für die Erlangung des Doktortitels durchgeführt wird.

Einfache Hypothese *(simple hypothesis)* Hypothese, die von der (assoziativen oder kausalen) Beziehung zwischen zwei Variablen ausgeht.

Einfache lineare Regression *(simple linear regression)* Parametrische Analysemethode, die den Wert einer abhängigen Variablen schätzt, der wiederum auf dem Wert einer unabhängigen Variablen basiert.

Einfache Zufallsstichprobenauswahl *(simple random sampling)* Zufällige Selektion von Elementen aus der Stichprobenrahmenliste für die Einbeziehung in eine Studie.

Eingabegerät *(inputdevice)* Vorrichtung, die es dem Benutzer gestattet, Daten und Anweisungen in den Computer einzugeben.

Eingeschränkte Autonomie *(diminished autonomy)* Zustand von Versuchspersonen, deren Vermögen, aus freien Stücken eine Einwilligungerklärung zu erteilen, aufgrund legaler oder mentaler Unfähigkeit, einer unheilbaren Krankheit oder der Verwahrung in einer Anstalt eingeschränkt ist.

Einheitliche Reliabilität *(unitizing reliability)* Ausmaß, in dem jede Beurteilende (Datensammlerin, Kodiererin, Forscherin) übereinstimmend dieselben Einheiten innerhalb der Daten als kodierfähig identifiziert.

Einschlusskriterien *(inclusion criteria)* Die Kriterien oder Eigenschaften bei der Stichprobenerhebung, die der Teilnehmer oder das Element besitzen muss, um als Teil der Zielpopulation gelten zu können.

Einseitig geprägt *(situated)* Bezieht sich auf die Überzeugung, dass eine Person durch die Sprache, Kultur, Geschichte, Ziele und Werte ihrer Welt einseitig geprägt wird, und dass aufgrund dieser Prägung ihre Fähigkeit, Bedeutungen zuzuschreiben, eingeschränkt ist.

Einwilligungserklärung *(consent form)* Schriftstück, Band- oder Videoaufzeichnung zum Nachweis darüber, dass ein Proband der Teilnahme an einer Studie zustimmt.

Elektronische Post (E-Mail) *(electronic mail)* Computer-Netzwerkdienst, der es dem Benutzer mittels Satellitennetzwerken gestattet, auf schnellem Weg Nachrichten, Dateien, Daten und Forschungsberichte auszutauschen.

Elektronische Zeitschriften *(electronic journals)* Zeitschriften, die im Internet veröffentlicht und zur Verfügung gestellt werden.

Element *(element)* Eine Person (Proband), ein Ereignis, eine Verhaltensweise, oder irgendeine andere Einheit einer Studie.

Emischer Ansatz *(emic approach)* Anthropologischer Forschungsansatz zur Untersuchung von Verhaltensweisen innerhalb einer Kultur.

Empirische Literatur *(empirical literature)* Relevante Studien, die in Zeitschriften und Büchern veröffentlicht werden; auch unveröffentlichte Studien, wie Magisterarbeiten und Dissertationen*.

Empirische Verallgemeinerungen *(empirical generalizations)* Behauptungen, die wiederholt durch Forschungen getestet und nicht widerlegt wurden (wissenschaftliche Theorien enthalten empirische Verallgemeinerungen).

Empirische Welt *(empirical world)* Die Welt, die wir durch unsere Sinne erleben; der konkrete Teil unserer Existenz.

Entscheidungspfad *(decision trail)* ☞ Nachprüfbarkeit *(auditability)*.

Entscheidungsstadium *(decision stage)* Stadium in Rogers Theorie der Forschungsanwendung, in dem Pflegende eine Neuerung oder Praxisänderung entweder übernehmen oder ablehnen.

Entscheidungstheorie *(decision theory)* Theorie, die auf Annahmen beruht, welche wiederum mit der theoretischen Normkurve in Verbindung gebracht werden; sie wird beim Austesten von Unterschieden zwischen Gruppen verwendet, mit der Erwartung, dass alle Gruppen derselben Population angehören. Die Behauptung wird als Nullhypothese formuliert und das Signifikanzniveau (Alpha) wird vor der Datensammlung festgelegt.

Entwicklungsfördermittel, Anträge auf *(developmental grant proposals)* Anträge auf Gelder für die Entwicklung eines neuen (Forschungs-/Ausbildungs- bzw. Bildungs-)Programms in einer Disziplin.

Ereignisaufteilendes Design *(event partitioning design)* Zusammenschluss des Longitudinal- und des Trenddesigns, um die Stichprobengröße zu vergrößern und die Einflussnahme historischer Faktoren auf die Validität von Ergebnissen zu vermeiden.

Ereignisdatenanalyse *(survival analysis)* Eine Reihe von Methoden, die dazu entworfen wurden, um wiederholte Messungen zu analysieren, und zwar von einem bestimmten Zeitpunkt an (zum Beispiel dem Beginn einer Studie, dem Ausbruch einer Krankheit, dem Beginn einer Behandlung) bis zum Eintreten eines bestimmten Merkmals (zum Beispiel Tod, Behandlungsversagen, erneutes Auftreten eines Phänomens).

Ereignis-Zeit-Matrix *(event-time matrix)* Qualitative Analysemethode zum Vergleich von Ereignissen, die an verschiedenen Orten während bestimmter Zeiträume auftraten.

Erfindung *(fabrication)* Prozess des Ausdenkens von Ergebnissen und deren Dokumentation oder Verbreitung.

Ergebnisforschung *(outcome research)* Wichtige wissenschaftliche Methodik, die entwickelt wurde, um die Endergebnisse von Patientenversorgung zu untersuchen. Die Verfahrensweisen, die in der Ergebnisforschung angewandt werden, weichen von traditionellen wissenschaftlichen Unternehmungen ab und beinhalten Aspekte der Evaluationsforschung, der Epidemiologie und theoretische Gesichtspunkte der Ökonomie.

Erkennbarkeit *(observability)* Ausmaß, in dem die Resultate einer Neuerung für andere erkennbar sind. Aspekt aus E.M. Rogers Theorie.

Erkenntnisse *(findings)* Die übertragenen und interpretierten Resultate einer Studie.

Erklärende Effekt-Matrix *(explanatory effects matrix)* Qualitative Analysetechnik, die dazu beitragen kann, Fragen nach den Ursachen eines bestimmten Resultats zu beantworten.

Erklärende Kodes *(explanatory codes)* Kodes, die erst zu einem späten Zeitpunkt des Prozesses der Datensammlung entwickelt werden, nachdem sich theoretische Erkenntnisse aus der qualitativen Studie abzuzeichnen beginnen.

---

* Anmerkung der Gutachterin: In den USA werden Dissertationen im Gegensatz zu Deutschland in der Regel nicht veröffentlicht, sondern können in der Bibliothek der zuständigen Hochschule eingesehen werden.

Erklärte Varianz *(explained variance)* Varianz bei Werten, die sich durch die Beziehung zwischen den beiden Variablen erklärt.

Erklärung *(explanation)* Klärung von Beziehungen zwischen Variablen und die Bestimmung von Gründen, weshalb bestimmte Ereignisse auftreten.

Ermüdungseffekt *(fatigue effect)* Effekt, der auftritt, wenn ein Teilnehmer einer Studie überdrüssig wird oder das Interesse daran verliert.

Erprobbarkeit *(trialability)* Ausmaß, in dem die von einem Individuum oder einer Dienststelle erzielten Ergebnisse es gestatten, eine Idee auf eingeschränkte Weise in der Praxis auszuprobieren, mit der Option, zu vorherigen Praktiken zurückzukehren. Aspekt aus E. M. Rogers Theorie.

Ersatzdiskontinuität *(replacement discontinuance)* Entscheidung, den Gebrauch einer Neuerung einzustellen, um an ihrer Stelle eine bessere Lösung einzusetzen. Aspekt in E. M. Rogers Theorie.

Ersetzbare Beziehung *(substitutable relationship)* Beziehung, bei der das zweite Konzept immer noch auftritt, auch wenn das erste durch ein ähnliches Konzept ersetzt wird.

Ethische Prinzipien *(ethical principals)* Grundsätze des Respekts gegenüber den Menschen, der Wohltätigkeit und der Gerechtigkeit, die für die Durchführung von Forschung relevant sind.

Ethische Untersuchung *(ethical inquiry)* Intellektuelle Analyse von ethischen Problemen im Hinblick auf Verpflichtungen, Rechte, Obliegenheiten, richtig und falsch, Gewissen, Wahl, Absichten und auf die Verantwortung, wünschenswerte und sinnvolle Ergebnisse zu erzielen.

Ethnographische Forschung *(ethnographic research)* Qualitative Forschungsmethodologie zur Untersuchung von Kulturen. Die Forschung umfasst die Sammlung, Beschreibung und Analyse von Daten, um eine Theorie kulturellen Verhaltens zu entwickeln.

Ethno-Pflegeforschung *(ethnonursing research)* Forschungsart, die auf Leiningers Theorie der transkulturellen Pflege zurückgeht; konzentriert sich hauptsächlich auf die Beobachtung und Dokumentation von zwischenmenschlicher Interaktion, um zu bestimmen, inwieweit Bedingungen und Muster des täglichen Lebens die menschliche Pflege, Gesundheit sowie Pflegepraktiken beeinflussen.

Etischer Ansatz *(etic approach)* Anthropologischer Forschungsansatz zur externen Untersuchung von Verhaltensweisen einer Kultur und zur Erforschung von Ähnlichkeiten und Unterschieden zwischen verschiedenen Kulturen.

Evaluationsphase *(evaluation phase)* Schritt der kritischen Beurteilung *(critique)*, bei der die Rezensentin die Bedeutung und die Relevanz einer Studie anhand einer Reihe von Kriterien untersucht, und sie mit früheren Studien vergleicht, die im gleichen Forschungsfeld durchgeführt wurden.

Evidence-based Practice *(evidence-based practice, EBP)* Sorgfältige praktische Anwendung von aktuellen Forschungsbeweisen aus der quantitativen, qualitativen und ergebnisorientierten Forschung zur Anleitung von Entscheidungen im Gesundheitswesen. Evidence-based Practice wird dazu genutzt, das Verständnis der Erfahrungen von Patienten und Angehörigen im Zusammenhang mit Gesundheit und Krankheit zu vertiefen, wirksame Pflegeinterventionen umzusetzen und eine qualitativ hochwertige, kosteneffektive Pflege innerhalb des Gesundheitssystems zur Verfügung zu stellen.

Evidence-basierte Gesundheitsversorgung *(evidence-based health-care system)* Integriert forschungsgestütztes Wissen aus unterschiedlichen Disziplinen der Gesundheitsforschung, wie klinischem Fachwissen der Gesundheitsversorgungsanbieter, der Sichtweise von Patienten und Angehörigen sowie der verfügbaren Ressourcen zur Bereitstellung von Gesundheitsversorgung.

Exakte Replikation *(exact replication)* Präzise Wiederholung der ersten Studie einer Forschenden zur Bestätigung der ursprünglichen Ergebnisse.

Exaktheit *(rigor)* Herausragende Forschungsqualität; wird durch Disziplin, das rigorose Festhalten an Details und strikte Genauigkeit erreicht.

Existenzaussage *(existence statement)* Äußerung, dass ein bestimmtes Konzept oder eine bestimmte Beziehung existiert.

Experiment *(experiment)* Verfahren, bei dem Teilnehmer zufällig in Gruppen eingeteilt, Daten gesammelt und statistische Analysen durchgeführt werden, um eine Prämisse zu „unterstützen".

Experimentalgruppe *(experimental group)* Gruppe von Teilnehmern, denen eine experimentelle Behandlung zuteil wird.

Experimentelles Design *(experimental design)* Forschungsdesign, das die größtmögliche Kontrolle bietet, um Kausalität genauer untersuchen zu können.

Experimentelle Forschung *(experimental research)* Objektive, systematische, kontrollierte Studie zur Erforschung der Wahrscheinlichkeit und Kausalität bei ausgewählten Variablen, mit dem Ziel, Phänomene vorauszusagen und zu kontrollieren.

Explorative Analyse *(exploratory analysis)* Deskriptive Auswertung der Daten, um mit ihnen so vertraut wie möglich zu werden.

Externe Gültigkeit *(external validity)* Ausmaß, in dem die Ergebnisse einer Studie über die in der Studie verwendeten Stichprobe hinaus verallgemeinert werden können.

Externe kritische Beurteilung *(external criticism)* Methode zur Bestimmung der Gültigkeit von Quellenmaterial in der historischen Forschung; dazu gehören Kenntnisse darüber, wo, wann, warum und von wem ein Dokument verfasst wurde.

Externe Speichervorrichtung *(external storage device)* Vorrichtung zur dauerhaften Speicherung von Daten und Programmen außerhalb eines Computers.

Fachbibliothek *(special library)* Bibliothek, die eine Sammlung von Material zu spezifischen Themen oder Fachbereichen besitzt.

Fälschung *(falsification)* Manipulation von Forschungsmaterial, Ausrüstung oder Abläufen oder die Abänderung bzw. Auslassung von Daten oder Resultaten, so dass die Studie in den Forschungsaufzeichnungen nicht korrekt dargestellt wird.

Faktor *(factor)* Eng miteinander in Beziehung stehende Variablen, die zusammengruppiert werden.

Faktorenanalyse *(factor analysis)* Analyse, die die Wechselbeziehungen zwischen einer großen Anzahl von Variablen untersucht und diese Beziehungen entwirrt, um Variablen-Cluster zu bestimmen, die möglichst eng miteinander zusammenhängen. Zwei Formen der Faktorenanalyse sind die exploratorische und die bestätigende Faktorenanalyse.

Faktorielle Varianzanalyse *(factorial analysis of variance)* Analysemethode, die mathematisch gesehen eine spezialisierte Form der multiplen Regression darstellt; es wurden verschiedene Arten von faktorenbezogenen Varianzanalysen (ANOVAs) entwickelt, um Daten aus spezifischen experimentellen Designs zu analysieren.

Fallstudie *(case study)* Ausführliche Analyse und systematische Beschreibung eines Patienten oder einer Gruppe ähnlicher Patienten zur Förderung des Verständnisses von Pflegeinterventionen.

Fallstudiendesign *(case study design)* Eingehende Untersuchung einer einzelnen Forschungseinheit, zum Beispiel eine Person, Familie, Gruppe, Gemeinschaft oder Institution.

Fehler bei physiologischen Messungen *(error in physiological measures)* Fehler, die von Umweltfaktoren, veränderten Funktionsweisen der Ausstattung, einer Instabilität oder fehlerhaften Kalibrierung von Geräten und fehlgedeuteten elektrischen Signalen verursacht werden.

Fehlerzahl *(error score)* Menge der zufälligen Fehler *(random errors)* im Messungsprozess.

Fernleihe *(interlibrary loan department)* Abteilung, die Bücher und Artikel in anderen Bibliotheken ausfindig macht und die Quellen innerhalb eines bestimmten Zeitraums zur Verfügung stellt.

Förderantrag *(grant)* Antrag auf Gewährung von Forschungsgeldern von privaten oder öffentlichen Institutionen.

Fokusgruppen *(focus groups)* Untersuchungsstrategie im Rahmen einer qualitativen Studie, die entwickelt wurde, um die Wahrnehmung von Teilnehmern in zentralen Bereichen zu erfassen, und zwar in geeigneten und nicht bedrohlichen Settings.

Folgerung *(inference)* Verallgemeinernde Übertragung von einem spezifischen Fall auf eine allgemeine Wahrheit, von einem Teil aufs Ganze, vom Konkreten aufs Abstrakte oder vom Bekannten aufs Unbekannte.

Forscher-Teilnehmer-Beziehungen *(researcher-participant relationship)* Beziehungen zwischen der Forschenden und den Personen, die in der qualitativen Forschung studiert werden.

Forschung *(research)* Sorgfältige, systematische Befragungen oder Investigationen, um vorhandenes Wissen zu bestätigen, zu verbessern und neues Wissen zu erzeugen.

Forschungsanwendung *(research utilization)* Prozess der Kommunikation und der Nutzung empirischen oder forschungsgenerierten Wissens, um die bereits existierende Praxis im Gesundheitsfürsorgesystem zu beeinflussen oder zu verändern.

Forschungsbasiertes Protokoll (oder Ablaufplan) *(research-based protocol)* Dokument, das klar ausgeführte Schritte zur Implementierung einer Behandlungsweise oder Innovation in der Praxis aufzeigt, die auf den Ergebnissen von Studien beruhen.

Forschungsbericht *(research report)* Bericht, der die Hauptbestandteile einer Studie zusammenfasst und den Beitrag identifiziert, den diese Studie für das Pflegewissen leisten kann.

Forschungsdesign *(research design)* Entwurf zur Durchführung einer Studie; maximiert die Kontrolle über Faktoren, die die Gültigkeit der Ergebnisse gefährden könnten; dient als Leitfaden für die Planung und Implementierung einer Studie, und zwar so, dass die angestrebten Ziele mit großer Wahrscheinlichkeit erreicht werden können.

Forschungsfrage *(research question)* Präzise Fragestellung, die dazu dient, einer Studie eine bestimmte Richtung zu geben; konzentriert sich auf die Beschreibung von Variablen, die Untersuchung der Beziehungen zwischen Variablen sowie der Bestimmung der Unterschiede zwischen zwei oder mehreren Gruppen.

Forschungsgegenstand *(research topic)* Konzept oder breites Problemfeld, das die Grundlage für die Erzeugung vieler Fragestellungen und Forschungsprobleme bildet.

Forschungshypothese *(research hypothesis)* Alternative Hypothese zur Nullhypothese; behauptet, dass eine Beziehung zwischen zwei oder mehreren Variablen existiert.

Forschungsleiter *(principal investigator)* Person, die die Hauptverantwortung für die Verwaltung von Forschungsgeldern und die Interaktion mit den Geldgebern trägt.

Forschungsproblem *(research problem)* Ein wichtiger Bereich, bei dem es eine Lücke in der Wissensbasis gibt, die für die Pflegepraxis wichtig ist. Durch Forschung wird essenzielles Wissen erzeugt, das das Praxisproblem anspricht. Das ultimative Ziel dabei ist die Bereitstellung einer Evidence-based Practice.

Forschungsprozess *(research process)* Prozess, der das Verständnis einer fachspezifischen Sprache voraussetzt und die strikte Anwendung einer Vielzahl von Forschungsmethoden beinhaltet.

Forschungsresultate *(research outcomes)* Schlussfolgerungen von Erkenntnissen, Verallgemeinerung von Erkenntnissen, Implikationen von Erkenntnissen für die

Pflege und Vorschläge für weitere Studien, die im Diskussionsteil des Forschungsberichts dargestellt werden.

Forschungsvariablen oder -konzepte *(research variables or concepts)* Die Qualitäten, Merkmale oder Eigenschaften, die im Forschungszweck und in den Forschungszielsetzungen bestimmt werden und die in einer Studie beobachtet oder gemessen werden.

Forschungsvorschlag *(research proposal)* Schriftlicher Plan, der die Hauptelemente einer Studie identifiziert, wie Problem, Zweck und theoretischen Bezugsrahmen, und der die Methoden, die bei der Durchführung der Studie angewandt werden sollen, skizziert.

Forschungszielsetzung *(research objective)* Klare, präzise, erklärende Aussage, die dazu dient, eine Studie zu lenken; konzentriert sich auf die Identifikation und Beschreibung von Variablen sowie die Beziehung zwischen Variablen.

Forschungszweck *(research purpose)* Präzise, eindeutige Aussage über das spezifische Ziel der Studie. Der Zweck einer Forschung wird vom Forschungsproblem abgeleitet.

Fragebogen *(questionnaire)* Vorgedrucktes Formular zur eigenständigen Beantwortung, das so entworfen wurde, dass es dem Teilnehmer in schriftlichen oder mündlichen Antworten Informationen entlockt.

Freiheitsgrad *(degree of freedom, df)* Spielraum, innerhalb dessen ein Ergebniswert variieren kann, unter Berücksichtigung anderer existierender Ergebniswerte und der aufgestellten Summe dieser Ergebniswerte (df = N − 1).

Freiwillige Zustimmung *(voluntary consent)* Entscheidung eines zukünftigen Probanden, nach freiem Willen und ohne Zwang oder jeglicher unzulässigen Beeinflussung an einer Forschungsstudie teilzunehmen.

Friedman multifaktorielle Varianzanalyse *(Friedman two-way analysis of variance by ranks)* Nicht parametrischer Test, der bei aufeinander abgestimmten Vergleichsstichproben oder bei mehrfachen Messungen angewandt wird.

Gefälligkeits- oder Gelegenheitsstichprobe *(convenience sampling)* Die Beteiligung von Probanden an einer Studie, weil sie zufälligerweise zur richtigen Zeit am richtigen Ort waren; die Einbeziehung von Probanden in eine Studie, bis die gewünschte Anzahl an Teilnehmern erreicht ist. Wird auch als willkürliche Teilnehmerauswahl bezeichnet.

Gegenstandsbezogene Theorie *(substantive theory)* Theorie, die innerhalb einer Disziplin als nützlich betrachtet wird, um wichtige Phänomene zu erklären.

Gemischte Resultate *(mixed results)* Forschungsresultate, die sowohl signifikante als auch nicht signifikante Ergebnisse beinhalten.

Genehmigungsgesuch *(seeking approval)* Einreichen eines Forschungsantrags bei einer bestimmten (Experten-)Gruppe zur Begutachtung; dem schließt sich häufig auch die mündliche Verteidigung des Antrags an.

Gerade der besten Anpassung *(line of best fit)* Die bestmögliche Reflexion von Werten in einem Streudiagramm.

Gerechtigkeit, Prinzip von *(justice, principle of)* Grundsatz, der besagt, dass menschliche Subjekte fair behandelt werden sollen.

Gesamtgutachten *(complete review)* Art des institutionellen Begutachtungsprozesses bei Studien, deren Risiko höher als minimal ist. Die umfassende Beurteilung einer Studie wird durch eine institutionelle Begutachtungskommission (zum Beispiel Ethikkommission) vorgenommen.

Geschichte *(story)* Zeitlich gebundenes Ereignis, das anderen mündlich mitgeteilt wird.

Geschichtenzuhörer *(storytakers)* Personen, die sich eine Geschichte anhören.

Geschichtenerzählen *(storytelling)* Prozess des Mitteilens von Geschichten.

Geschichtenerzähler *(storytellers)* Personen, die eine Geschichte mitteilen.

Geschichtete Zufallsauswahl *(stratified random sampling)* Methode, die angewandt wird, wenn der Forschenden einige Variablen in einer Population bekannt sind, die wichtig zur Erreichung der Repräsentativität sind; die identifizierten Variablen werden benutzt, um die Stichprobe in Schichten oder Gruppen einzuteilen, die diese als kritisch identifizierten Variablen beinhalten.

Geschichtseffekt *(history effect)* Ereignis, das zunächst nicht mit einer geplanten Studie zusammenhängt, sondern während der Durchführung der Studie auftritt und möglicherweise die Reaktionen von Teilnehmern auf die Behandlung beeinflusst.

Gestalt *(gestalt)* In der Phänomenologie: Zusammenschluss von Wissen über ein bestimmtes Phänomen in einen zusammenhängenden Ideenkomplex; das Clustering und die Herstellung von wechselseitigen Beziehungen erhöhen die Bedeutung der Ideen.

Gesteuerte bzw. zweckorientierte Auswahl *(purposive sampling)* Wertendes oder selektives Stichprobenverfahren, das die bewusste Auswahl der Forschenden von bestimmten Teilnehmern oder Elementen beinhaltet, die in eine Studie einbezogen werden sollen. Diese Stichprobenstrategie wird vor allem in der qualitativen Forschung verwendet.

Gleichzeitige Beziehung *(concurrent relationship)* Beziehung, in der Variablen oder Konzepte gleichzeitig auftreten.

Gleichzeitige Replikation *(concurrent replication)* Gleichzeitige Sammlung von Daten sowohl für die ursprüngliche Studie als auch für die Replikationsstudie; die Replikationsstudie ermöglicht eine Überprüfung der Reliabilität der ursprünglichen Forschungsergebnisse.

Grounded Theory *(grounded theory)* Theorie, die ihre Wurzeln in den qualitativen Daten hat, von denen sie abgeleitet wurde.

Grounded-Theory-Methode *(grounded theory research)* Induktive Forschungsmethode, die auf der symbolischen Interaktionstheorie basiert; dient der Erschließung von Problemen, die in einem sozialen Rahmen auftreten und von den Problemlösungsprozessen, die die beteiligten Personen wählen; umfasst die Formulierung, das Testen und die erneute Formulierung von Behauptungen, bis schließlich eine Theorie entwickelt wird.

Grundlagenforschung (reine Forschung) *(basic [pure] research)* Wissenschaftliche Untersuchungen mit dem Streben nach „Wissen um des Wissens willen" oder für die Freude am Lernen und die Wahrheitsfindung.

Grundlagenuntersuchung *(foundational inquiry)* Forschung zu den Grundlagen einer Wissenschaft, die ihre Struktur sowie die Denkprozesse zur Bewertung bestimmter Phänomene analysiert, die in einer Wissenschaft geläufig sind. Diskussionen im Zusammenhang mit quantitativer und qualitativer Forschung gingen aus Grundlagenuntersuchungen hervor.

Gruppierte Häufigkeitsverteilung *(grouped frequency distribution)* Messung der Häufigkeitsverteilung von fortlaufenden Daten (zum Beispiel Alter), bei der als Hilfsmittel die Daten in Kategorien gruppiert werden.

Häufigkeitsverteilung *(frequency distribution)* Statistisches Verfahren, das alle möglichen Messwerte einer Variablen auflistet.

Halbierungsreliabilität *(split-half reliability)* Methode zur Bestimmung der Homogenität der einzelnen Instrumentenitems, wobei die Items in zwei Hälften geteilt werden und ein Korrelationsverfahren zwischen den beiden Hälften durchgeführt wird.

Handlungsorientierte Forschungsanwendung *(action application of research)* Der Einsatz von Forschungsergebnissen als treibende Kraft für Veränderungen, als Impetus für die Beurteilung von Versorgungsleistungen und als Praxismodell.

Hawthorne-Effekt *(Hawthorne effect)* Psychologische Reaktion, bei der Teilnehmer ihr Verhalten ändern, und zwar nur aufgrund der Tatsache, dass sie Versuchspersonen in einer Studie sind, nicht aufgrund der Behandlung, die ihnen zuteil wird.

Heterogene Stichprobe *(heterogeneous sample)* Ausmaß, in dem Teilnehmer eine Vielzahl verschiedener Eigenschaften aufweisen, wodurch das Risiko der Verzerrung *(bias)* bei Studien verringert wird, die keine randomisierte Stichprobe verwenden.

Heuristische Relevanz *(heuristic relevance)* Standard für die Bewertung einer qualitativen Studie, bei der das intuitive Erkennen, die Beziehung der Studie zum bereits existierenden Wissenskomplex sowie ihre Anwendbarkeit untersucht wird.

Hierarchisches Aussageset *(hierarchical statement set)* Eine spezifische Behauptung *(proposition)* und eine Hypothese oder Forschungsfrage. Wird dem theoretischen Rahmen ein konzeptionelles Modell beigefügt, kann das Set auch eine allgemeine Behauptung beinhalten.

Historische Forschung *(historical research)* Narrative Beschreibung oder Analyse von Ereignissen, die sich in der fernen oder jüngeren Vergangenheit ereignet haben.

Hochkontrolliertes Setting *(highly controlled setting)* Künstlich konstruiertes Umfeld, das ausschließlich für Forschungszwecke entwickelt wurde, zum Beispiel ein Labor, ein Forschungs- oder Versuchszentrum oder eine Forschungseinheit.

Homogenität des Designs *(homogeneity in design)* Ausmaß, in dem sich Untersuchungsobjekte ähneln oder eine Übereinstimmung teilen, zum Beispiel bei der Beschränkung auf nur eine externe Variable, um deren Auswirkung auf die Forschungsergebnisse einzuschränken.

Homogenität von Instrumenten *(homogenity in instruments)* Die Korrelation verschiedener Items eines Instruments (zum Beispiel eines Fragebogens) oder eine Mehrfach-Item-Skala, die mit dem Cronbach-Alpha-Koeffizienten berechnet wurde.

Homoskedastisch *(homoscedastic)* Begriff zur Beschreibung von Daten, die gleichmäßig über- und unterhalb der Regressionsgeraden verteilt sind und somit auf eine lineare Beziehung in einem Streuungsdiagramm (Plot) hinweisen.

Hypothese *(hypothesis)* Formale Aussage über die zu erwartende Beziehung zwischen zwei oder mehr Variablen in einer bestimmten Population.

Implementierungsstadium *(implementation stage)* Stadium in E. M. Rogers Theorie der Forschungsanwendung, in dem eine Person oder eine Dienststelle eine evidence-basierte Neuerung übernimmt. Die Formen der Implementierung umfassen die direkte Umsetzung, die Umsetzung in modifizierter Form sowie die Übernahme indirekter Ergebnisse.

Implikationen *(implications)* Die Bedeutung von Schlussfolgerungen, die aus Forschungen gezogen wurden, für den Wissenskomplex, Theorie und Praxis.

Impliziter Bezugsrahmen *(implicit framework)* Rudimentäre Vorstellungen von einem Grundgerüst für eine Theorie oder Grundzüge einer Theorie, die in einer Einleitung oder in einem Literaturüberblick formuliert werden und in denen die Beziehungen zwischen Variablen diskutiert werden, die in früheren Studien behandelt wurden.

Index *(index)* Bibliotheksressource, die dazu genutzt werden kann, Zeitschriftenartikel oder andere Publikationen, die für ein bestimmtes Thema relevant sind, ausfindig zu machen.

Indirekte Effekte *(indirect effects)* Die Nutzung von Forschungserkenntnissen, nachdem sie in klinischen Abhandlungen und Lehrbüchern erwähnt und herangezogen wurden, um Aussagen zu bekräftigen.

Indirekte Messungen *(indirect measures)* Methoden, die im Zusammenhang mit abstrakten Konzepten angewandt werden, die nicht direkt gemessen werden können; stattdessen werden Indikatoren oder Merkmale der Konzepte verwendet, um die Abstraktion zu veranschaulichen und um diese in Studien zu messen.

Induktives Denken *(inductive reasoning)* Denkart bzw. Argumentation, bei der vom Besonderen auf das Allgemeine geschlossen wird und bei der bestimmte Fälle beobachtet und dann zu einem größeren Ganzen oder einer allgemeinen Aussage zusammengefügt werden.

Inferenzstatistik bzw. schließende Statistik *(inferential statistics)* Statistikverfahren, das eine Folgerung von einer Stichprobenstatistik auf einen Populationsparameter gestattet; wird im Allgemeinen dazu verwendet, Hypothesen der Gleichartigkeit und der Unterschiede von Untergruppen bei den zu untersuchenden Stichproben zu testen.

Informierte Zustimmung *(informed consent)* Einverständnis eines zukünftigen Probanden, freiwillig an einer Studie teilzunehmen, nachdem er oder sie ausreichende Informationen über die Studie erhalten hat.

Inhärente Variabilität *(inherent variability)* Eine Form der Variabilität, bei der einige Zufallsdaten im Randbereich einer Normalverteilung erwartet werden.

Inhaltsanalyse *(content analysis)* Qualitatives Analyseverfahren zur Klassifizierung von Wörtern in einem Text in wenige Kategorien, die aufgrund ihrer theoretischen Bedeutsamkeit ausgewählt wurden.

Inhaltsbezogene Validität bzw. Gültigkeit *(content-related validity)* Ausmaß, in dem die Messmethode alle wesentlichen Bestandteile misst, die für das zu messende Konstrukt von Bedeutung sind.

Innovation *(innovation)* Idee, Praxis oder Objekt, das von einer Person, einer Pflegestation, einer Dienststelle oder einer anderen Entscheidungsträgereinheit als neu betrachtet wird.

Innovationsentscheidungsprozess *(innovation-decision process)* Prozess in E. M. Rogers Theorie, der jene Schritte des Wissens, der Überzeugung, Entscheidung, Implementierung und Bestätigung umfasst, die dazu dienen, Forschungsergebnisse unter den Mitgliedern einer Disziplin zu verbreiten.

Innovatoren *(innovators)* Individuen, die aktiv nach neuen Ideen suchen.

Institutionelle Überprüfung *(institutional review)* Prozess der Überprüfung von Studien in Bezug auf ethische Bedenken durch ein Komitee von gleichrangigen Kollegen (zum Beispiel Ethikkommission).

Instrumentation *(instrumentation)* Teil des Messprozesses, bei dem unter Anwendung spezifischer Regeln Messgeräte oder -instrumente (zum Beispiel Fragebögen) entwickelt werden.

Instrumentenvalidität bzw. -gültigkeit *(instrument validity)* Ausmaß, in dem ein Instrument das abstrakte Konstrukt widerspiegelt, das untersucht wird.

Integrativer Forschungsüberblick *(integrative review of research)* Literaturübersicht, die zur Identifizierung, Analyse und Synthese der Ergebnisse von unabhängigen Studien erstellt wird, um den aktuellen Wissensstand (das, was bekannt, und das, was unbekannt ist) auf einem bestimmten Forschungsgebiet zu bestimmen.

Intellektuelle Forschungsbewertung *(intellectual research critique)* Genaue Untersuchung aller Aspekte einer Studie, um die Stärken, Schwächen, Bedeutung und Signifikanz der Studie im Hinblick auf frühere Forschungserfahrungen und vorhandenes Wissen zu beurteilen.

Interne kritische Beurteilung *(internal criticism)* Methode der kritischen Beurteilung, die die Verlässlichkeit historischer Dokumente überprüft.

Interne Validität bzw. Gültigkeit *(internal validity)* Ausmaß, in dem die Wirkweisen, die im Rahmen einer Studie ermittelt wurden, die Realität widerspiegeln und nicht etwa nur auf die Einwirkung von Störvariablen zurückzuführen sind.

Interpretation von Forschungsergebnissen *(interpretation of research outcomes)* Prozess, bei dem Forschende die Resultate von Datenanalysen durchsehen und Schlussfolgerungen formulieren, Implikationen für die Pflege erwägen, die Signifikanz der Erkenntnisse überprüfen, Erkenntnisse verallgemeinern sowie weitere Studien anregen.

Interpretative Kodes *(interpretive codes)* Organisatorisches System, das zu einem späten Zeitpunkt im Sammlungs- und Analyseprozess qualitativer Daten entwickelt wird, wenn die Forschende Einblick in die vorliegenden Abläufe gewinnt.

Interpretative Reliabilität bzw. Zuverlässigkeit *(interpretive reliability)* Ausmaß, in dem jeder Sachverständige einer Dateneinheit die gleiche Kategorie zuordnet.

Interrater-Reliabilität *(interrater reliability)* Grad der Übereinstimmung von zwei Beobachtern, die unabhängig voneinander Einschätzungen zu Variablen oder Merkmalen, die erforscht werden, geben; wird auch als Äquivalenz bezeichnet.

Intervallschätzung *(interval estimate)* Eine Spannweite von Werten (die von der Forschenden identifiziert werden) auf einer Zahlenreihe, in der auch der Populationsparameter erwartet wird.

Intervallskala-Messung *(interval-scale measurement)* Gebrauch von Intervallskalen bzw. Messmethoden mit einheitlichen numerischen Abständen zwischen den Intervallen auf der Skala; folgt den Regeln von sich gegenseitig ausschließenden Kategorien, erschöpfenden Kategorien und Rangordnungen, wie beispielsweise Temperatur.

Intervention *(intervention)* Behandlung oder unabhängige Variable, die während der Durchführung einer Studie manipuliert wird, um eine Wirkung auf die abhängige Variable oder die Ergebnisvariable zu erzielen.

Interview *(interview)* Strukturierte oder unstrukturierte mündliche Kommunikation zwischen der Forschenden und dem Teilnehmer, in deren Verlauf Informationen für eine Studie erhoben werden.

Introspektion *(introspection)* Prozess der nach innen gerichteten Beobachtung der eigenen Gedanken, wodurch eine gesteigerte Wahrnehmung und ein erhöhtes Verständnis des Flusses und des Zusammenspiels von Gefühlen und Ideen erzielt wird.

Intuieren *(intuiting)* Fokusierung auf Phänomene in der qualitativen Forschung; die gesamte Aufmerksamkeit und Energie werden auf den Gegenstand des Interesses gerichtet.

Intuition *(intuition)* Einsicht oder Verständnis einer Situation oder eines Ereignisses in seiner Gesamtheit, das normalerweise nicht logisch erklärt werden kann.

Intuitives Erkennen *(intuitive recognition)* Theoretisches Schema, das von den Daten einer qualitativen Studie abgeleitet wird und innerhalb der persönlichen Wissensbasis eines Individuums von Bedeutung ist.

Investigatoren-Triangulation *(investigator triangulation)* Phänomen, das auftritt, wenn zwei oder mehrere Forscher mit unterschiedlichem Hintergrund denselben Sachverhalt untersuchen.

Item Fachsprachliche Bezeichnung einer einzelnen Frage innerhalb einer Fragenliste, z. B. einer Likertskala.*

Kanonische Korrelation *(canonical correlation)* Erweiterung einer multiplen Regression mit mehr als einer abhängigen Variablen.

Kausale Hypothese *(causal hypothesis)* Hypothese, die eine Beziehung zwischen zwei Variablen feststellt, bei der davon ausgegangen wird, dass eine Variable (unabhängige Variable) das Auftreten der anderen Variablen (abhängige Variable) verursacht oder bestimmt.

Kausalität *(causality)* Beziehung, die drei Bedingungen beinhaltet: 1. Es muss eine starke Korrelation zwischen der intendier-

---

* Anmerkung des Verlags: Dieser Begriff ist im Original-Glossar nicht aufgeführt.

ten Ursache und der Wirkung bestehen, 2. die vermeintliche Ursache muss der Wirkung zeitlich vorangehen, und 3. die Ursache muss vorhanden sein, wann immer die Wirkung auftritt.

Kendalls Tau *(Kendall's Tau)* Nicht parametrischer Test zur Bestimmung von Korrelationen zwischen ordinalskalierten Variablen.

Klinischer Pfad *(clinical pathway)* Methode, die in der Gesundheitsfürsorge eingesetzt wird und einen umfassenden Plan für die Pflege eines Patienten aufstellt, ausführt und bewertet. Einrichtungen des Gesundheitswesens entwickeln klinische Pfade, um die Implementierung einer qualitativ hochwertigen, kosteneffizienten Pflege zu ermöglichen.

Klinische Signifikanz *(clinical significance)* Bedeutsamkeit von Forschungsergebnissen für die Beantwortung klinischer Fragen oder die Lösung eines klinischen Problems.

Kode *(code)* Symbol oder Abkürzung zur Verschlüsselung von Worten oder Sätzen in qualitativen Daten.

Kodebuch *(codebook)* Verzeichnis, das die Position oder die Spalten jeder Variablen und sonstiger Informationen auflistet, die in einer Computerdatei eingetragen werden.

Kodierung *(coding)* Methode der Einteilung oder Bestimmung von Kategorien bei qualitativen Daten.

Kognitive Anwendung von Forschung *(cognitive application of research)* Prozess, bei dem forschungsgestütztes Wissen dazu benutzt wird, die Denkweise einer Person sowie die Art und Weise, wie sie an bestimmte Situationen herangeht und diese beurteilt, zu beeinflussen.

Kognitives Clustering *(cognitive clustering)* Umfassende wissenschaftliche Synthese aus wissenschaftlich fundierten Forschungen, die in integrativen Forschungsrezensionen und Meta-Analysen erscheinen.

Kohorten *(cohorts)* Stichproben in zeitdimensionalen Studien im Bereich der Epidemiologie.

Koinvestigatoren *(coinvestigators)* Zwei oder mehrere Fachleute, die eine Studie durchführen, wobei sie möglicherweise teilweise oder ganz mit Fördermitteln bezahlt werden.

Kolmogorov-Smirnov-zwei-Stichproben-Test *(Kolmogorov-Smirnov two-sample test)* Nicht parametrischer Test zur Bestimmung, ob zwei unabhängige Stichproben aus derselben Population stammen.

Kommunikation von Forschungsergebnissen *(communication of research findings)* Das Verfassen eines Forschungsberichts und dessen Verbreitung in verschiedenen Personenkreisen bzw. Zielgruppen mittels Vorträgen und Veröffentlichungen.

Komparatives beschreibendes Design *(comparative descriptive design)* Studiendesign zur Beschreibung der Unterschiede von Variablen in zwei oder mehreren Gruppen in einem natürlichen Setting.

Kompatibilität *(compatibility)* Ausmaß, in dem eine Innovation als übereinstimmend mit aktuellen Werten, Erfahrungen in der Vergangenheit und der Dringlichkeit bestimmter Bedürfnisse betrachtet wird. Aspekt in E. M. Rogers Theorie.

Komplexe Hypothese *(complex hypothesis)* Hypothese, die die (assoziative oder kausale) Beziehung zwischen drei oder mehreren Variablen vorhersagt; die Hypothese kann demnach zwei (oder mehr) unabhängige und/oder zwei (oder mehr) abhängige Variablen beinhalten.

Komplexe Literatursuche *(complex search)* Computergestützte Literaturrecherche, bei der zwei oder mehr Begriffe oder Synonyme in einem Suchvorgang miteinander kombiniert werden. Die Begriffe, die für die Recherche ausgewählt werden, können möglicherweise auf den Ergebnissen früherer Recherchen beruhen.

Komplexität *(complexity)* Ausmaß, in dem eine Innovation in Verständnis und Anwendung als schwierig erachtet wird. Aspekt in E. M. Rogers Theorie.

Konkretes Denken *(concrete thinking)* Denkweise, die auf greifbare Dinge oder

Ereignisse, die tatsächlich beobachtet und erlebt wurden, ausgerichtet und darauf beschränkt ist.

Konfidenzintervall *(confidence interval)* Bereich, von dem man annimmt, dass in ihm der Wert eines Parameters auftreten wird.

Konstrukte *(constructs)* Konzepte auf einem sehr hohen Abstraktionsniveau von allgemeiner Bedeutung.

Konstruktvalidität bzw. -gültigkeit *(construct validity)* Maßstab dafür, inwieweit die konzeptionellen und operationalen Definitionen von Variablen miteinander übereinstimmen; bestimmt, ob das Instrument das theoretische Konstrukt, das es messen soll, auch tatsächlich misst.

Kontingenzbeziehung *(contingent relationship)* Beziehung, die nur dann auftritt, wenn eine dritte Variable oder ein drittes Konzept vorhanden ist.

Kontingenztabellen *(contingency tables)* Kreuztabellen, die einen visuellen Vergleich von Summendaten zweier Variablen einer Stichprobe gestatten.

Kontroll- bzw. Störvariablen *(extraneous variables)* Variablen, die in allen Studien auftreten, und die die Messungen von Forschungsvariablen sowie deren Beziehungen untereinander beeinflussen können.

Kontrolle *(control)* Erlass einer Verordnung, um das gewünschte Resultat in der Praxis zu erzielen. In der Forschung: Die Aufstellung von Regeln durch die Forschende, um mögliche Fehler zu minimieren und die Wahrscheinlichkeit, dass die Ergebnisse der Studie die Realität genau widerspiegeln, zu erhöhen.

Kontrollgruppe *(control group)* Die Gruppe von Elementen oder Teilnehmern, die der experimentellen Behandlung in einer Studie mit einer Zufallsstichprobe nicht ausgesetzt ist.

Konzept *(concept)* Begriff, der ein Objekt oder ein Phänomen auf abstrakte Weise beschreibt oder benennt und ihm so eine eigenständige Identität oder Bedeutung verleiht.

Konzeptanalyse *(concept analysis)* Strategie zur Identifizierung von Merkmalsgruppen oder Eigenschaften, die für die konnotative Bedeutung oder konzeptionelle Definition eines theoretischen Begriffs (Konzept) notwendig sind.

Konzeptderivation *(conceptual derivation)* Verfahren, bei dem Konzepte aus Theorien anderer Disziplinen entnommen und definiert werden.

Konzeptionelles Clustering *(conceptual clustering)* Schritt der kritischen Beurteilung *(critique)*, bei dem aktuelles Wissen eines Forschungsgebiets eingehend analysiert, zusammengefasst und in eine theoretische Form gebracht wird, um die Bedeutung von Forschungsergebnissen zu maximieren, Lücken in der Wissensgrundlage aufzudecken, Forschungsfragen zu entwickeln und Wissen für die Praxis zur Verfügung zu stellen.

Konzeptionelle Definition *(conceptual definition)* Definition, die einer Variablen oder einem Konzept eine konnotative (abstrakte, begriffliche, theoretische) Bedeutung verleiht; wird durch Konzeptanalyse, Konzeptderivation oder Konzeptsynthese erreicht.

Konzeptionelles Modell *(conceptual model)* Ein Set hochabstrakter, zusammenhängender Konstrukte, das in groben Zügen wichtige Phänomene erklärt, Annahmen formuliert und eine philosophische Haltung widerspiegelt.

Konzeptsynthese *(conceptual synthesis)* Prozess der Beschreibung und Benennung eines bislang nicht erkannten Konzepts.

Korrelationsanalyse *(correlational analysis)* Statistisches Verfahren, das dazu dient, die Richtung (positiv oder negativ) und das Ausmaß oder die Stärke (+1 bis −1) einer Beziehung zwischen zwei Variablen zu bestimmen.

Korrelationsdesign *(correlational design)* Forschungsdesign zur Untersuchung der Beziehung zwischen oder innerhalb zweier oder mehr Variablen in einer einzelnen Gruppe, die auf unterschiedlichen Ebenen auftreten kann.

Korrelationsforschung *(correlational research)* Systematische Untersuchung der Beziehungen zwischen zwei oder mehr Variablen, um das Wesen von Beziehungen in der Welt zu erklären; untersucht nicht Ursache und Wirkung.

Korrelationskoeffizient *(correlational coefficient)* Statistische Bezeichnung, die den Beziehungsgrad von zwei Variablen anzeigt; die Koeffizienten reichen von +1,00 (perfekte positive Beziehung) über 0,00 (keine Beziehung) bis –1,00 (perfekte negative oder umgekehrte Beziehung).

Korrelationsmatrix *(correlation matrix)* Korrelationsergebnisse für eine Reihe von Variablen, die in Tabellenform dargestellt werden.

Kovarianzanalyse (ANCOVA) *(analysis of covariance)* Statistisches Verfahren, in dem vor der Varianzanalyse eine Regressionsanalyse durchgeführt wird. Dient dazu, die Varianz innerhalb bestimmter Gruppen zu reduzieren, indem die Abweichung aufgrund einer Störvariablen ausgeschlossen wird.

Kriteriumsbezogener Vergleich *(criterion-referenced testing)* Vergleich der Verhaltensweisen eines Teilnehmers mit definierten Zielverhaltensweisen. Erfüllen seine Verhaltensweisen die vorgegebenen Kriterien, wird der Teilnehmer diesbezüglich als fähig beurteilt.

Kritische Analyse von Studien *(critical analysis of studies)* Untersuchung der Stärken, Schwächen, Bedeutung und Wichtigkeit von Studien im Pflegebereich in vier Schritten: Verständnis *(comprehension)*, Vergleich *(comparison)*, Analyse *(analysis)* und Evaluation *(evaluation)*.

Kritische Bewertung *(critique)* Gründliche Untersuchung aller Aspekte einer Studie, um ihre Stärken, Grenzen, Bedeutung und Signifikanz zu beurteilen.

Kultur *(culture)* Lebensweise, die einer bestimmten Gruppe von Menschen eigen ist.

Kulturelle Immersion *(cultural immersion)* Strategie, die in der ethnographischen Forschung eingesetzt wird, um einen vertieften Einblick in Aspekte einer Kultur zu erlangen, wie Sprache, soziokulturelle Normen und Traditionen.

Kurtosis (Wölbung) *(kurtosis)* Ausmaß der Steilheit (platykurtisch, mesokurtisch, oder leptokurtisch) der Verteilungskurve, das von der Streuung oder Varianz der Beobachtungswerte abhängt.

Längsschnittdesigns *(longitudinal designs)* Forschungsdesigns zur Untersuchung von Veränderungen bei denselben Teilnehmern über einen langen Zeitraum.

Lambda *(lambda)* Analysemethode, mit der das Assoziationsmaß zwischen zwei Nominalvariablen gemessen wird.

Lesen von Forschungsberichten *(reading research reports)* Prozess, der dazu dient, etwas über Forschungsstudien zu lernen; die dazu erforderlichen Fähigkeiten umfassen das rasche (Quer-)Lesen oder Überfliegen von Texten sowie das Verständnis und die Inhaltsanalyse des Berichts.

Likert-Skala *(likert scale)* Instrument zur Bestimmung einer Meinung oder Einstellung zu einem bestimmten Thema; enthält eine Anzahl deklarativer Aussagen mit einer Skala nach jeder Aussage.

Limitationen *(limitations)* Theoretische oder methodologische Einschränkungen in einer Studie, die die Möglichkeit einer Verallgemeinerung der Ergebnisse beschränken können.

Lineare Beziehung *(linear relationship)* Beziehung zwischen zwei Variablen oder Konzepten, die ungeachtet der Werte jeder Variablen oder jedes Konzepts konstant bleibt.

Literaturangabe *(citation)* Notwendige Information zur Lokalisierung eines Literaturverweises. In einer Zeitschrift beinhaltet die Literaturangabe den Namen des Autors, das Jahr der Veröffentlichung, den Titel des Aufsatzes, den Namen der Zeitschrift, die Nummer des Bandes und der Ausgabe sowie die Seitenangaben.

Literaturübersicht *(literature review)* Zusammenfassung von aktuellen theoretischen und empirischen Quellen, mit dem Ziel, einen Überblick zu bekommen, was bezüglich eines bestimmten Problems bekannt bzw. nicht bekannt ist.

Logik *(logic)* Eine Wissenschaft, in der gültige Methoden der Beziehungsbildung dazu genutzt werden, das menschliche Verständnis zu fördern; umfasst abstraktes und konkretes Denken sowie logistische, induktive und deduktive Denkarten.

Logistisches Denken *(logistic reasoning)* Denkart, bei der ein Ganzes in einzelne Teile aufgespalten wird, um diese dann eingehend untersuchen zu können, auch auf ihre Beziehungen untereinander.

Machbarbeit einer Studie *(feasibility of a study)* Durchführbarkeit einer Studie; wird bestimmt von der Untersuchung des Zeit- und Geldaufwands, der Sachkenntnis der Forschenden, der Verfügbarkeit von Teilnehmern, Einrichtungen und Ausstattung, der Kooperation anderer Beteiligter sowie den ethischen Aspekten der Studie.

Magisterarbeit *(thesis)* Forschungsprojekt, das von einer Studierenden als Teil der Anforderungen zur Erlangung eines Magistertitels ausgeführt wird.

Mainframe-Computer (Großrechner) *(mainframe computer)* Computer mit der größten Speicherkapazität und der höchsten Geschwindigkeit; wird an Universitäten oder in großen Firmen benutzt.

Manipulation *(manipulation)* Umarrangieren oder Kontrollieren von Abläufen, zum Beispiel bei der Manipulation einer Behandlung.

Mann-Whitney-U-Test *(Mann-Whitney U test)* Test zur Analyse von Ordinaldaten (mit 95 Prozent der Wirkkraft des t-Tests), um Unterschiede zwischen Gruppen von normal verteilten Populationen aufzudecken.

Manuelle Recherche *(manual search)* Durchsuchen von Katalogen, Indexen, Zusammenfassungen (Abstracts) und Bibliographien nach relevanten Quellen.

Maße der zentralen Tendenz *(measures of central tendency)* Statistische Verfahren (Modus, Median und Mittelwert) zur Bestimmung des Zentrums einer Verteilung von Beobachtungswerten.

Matching *(matching)* Auswahl von Teilnehmern für die Kontrollgruppe, die hinsichtlich wichtiger Kontrollvariablen den Teilnehmern in der Untersuchungsgruppe entsprechen.

McNemar-Test *(McNemar test)* Nicht parametrischer Test zur Analyse von Veränderungen, die bei dichotomen Variablen auftreten.

Median (Zentralwert) *(median)* Wert im exakten Zentrum der nicht gruppierten Häufigkeitsverteilung.

Mehrstufige Stichprobe *(multistage sampling)* Randomisierte Selektion über mehrere Stufen hinweg.

Meilensteinstudien *(landmark studies)* Bedeutende Projekte, die Wissen generieren, das eine Disziplin und bisweilen sogar eine Gesellschaft allgemein beeinflussen kann.

Memoieren *(memoing)* Methode, die von Forschenden zur Aufzeichnung von Erkenntnissen oder Ideen benutzt wird; bezieht sich auf Notizen, Transkripte oder Kodes, die während der qualitativen Datenanalyse erstellt werden.

Menschenrechte *(human rights)* Ansprüche und Forderungen, die nach Ansicht eines Einzelnen oder im Einvernehmen einer Gruppe von Individuen gerechtfertigt sind und die in der Forschung geschützt werden.

Mentor *(mentor)* Person, die einer anvertrauten Person Informationen, Ratschläge und emotionale Unterstützung zur Verfügung stellt.

Mentorenschaft *(mentorship)* Intensive Form der Rollenbildung, bei der eine Pflegeexpertin als Lehrerin, Sponsorin, Leit- oder Vorbild und Beraterin für eine Pflegenovizin fungiert.

Messfehler *(measurement error)* Unterschied zwischen dem, was in der Realität tatsächlich existiert und dem, was mit Hilfe eines Forschungsinstruments gemessen wird.

Messniveaus *(levels of measurement)* Organisierte Regelsätze, mit denen Objekten Zahlen zugeordnet werden, so dass eine Messungshierarchie von niedrig bis hoch aufgestellt werden kann. Die Messniveaus sind nominal, ordinal, Intervall und Verhältnis.

Messung *(measurement)* Verfahren, bei dem Objekten, Ereignissen, oder Situationen unter Berücksichtigung bestimmter Regeln Zahlenwerte zugeordnet werden.

Meta-Analyse *(meta-analysis)* Durchführung statistischer Analysen, um Ergebnisse aus abgeschlossenen Studien zusammenzufassen und zu synthesieren; dient zur Bestimmung, was auf einem bestimmten Forschungsgebiet bekannt und was unbekannt ist.

Methodenübergreifende Triangulation *(across-method triangulation)* Die Kombination von Forschungsmethoden oder Vorgehensweisen aus zwei oder mehreren Forschungstraditionen in ein und derselben Studie.

Methodologische Designs *(methodological designs)* Designs, die dazu dienen, Validität und Reliabilität von Instrumenten, die Forschungskonzepte und Variablen messen, zu bestimmen.

Methodologische Kongruenz *(methodological congruence)* Standard zur Bewertung qualitativer Forschung, bei der die Exaktheit *(rigor)* der Dokumentation, des Verfahrens und der Einhaltung der ethischen Grundsätze sowie die Nachprüfbarkeit der Studie untersucht wird.

Methodologische Limitationen *(methodological limitations)* Einschränkungen im Studiendesign, die die Glaubwürdigkeit von Ergebnissen und der Population, auf die diese übertragen werden, mindern.

Methodologische Triangulation *(methodological triangulation)* Die Verwendung von zwei oder mehreren Forschungsmethoden oder Verfahrensweisen in einer Studie (zum Beispiel unterschiedliche Designs, Instrumente und Verfahren der Datensammlung).

Minimalrisiko *(minimal risk)* Das Schadensrisiko für einen Forschungsprobanden, das bei der beabsichtigten Studie vorausgesagt wird und das unter Berücksichtigung von Wahrscheinlichkeit und Ausmaß nicht größer ist als das Risiko, dem man normalerweise im täglichen Leben ausgesetzt ist oder das bei der Ausführung von routinemäßigen körperlichen oder psychologischen Untersuchungen besteht.

Mittelwert *(mean)* Wird errechnet, indem alle Werte zusammengezählt werden und die Summe durch die Anzahl der zusammengezählten Werte geteilt wird.

Modaler Prozentsatz *(modal percentage)* Nominalen Daten angemessener Prozentsatz; verdeutlicht die Beziehung der Anzahl von Datenwerten, die durch den Modus repräsentiert werden, zu der vollständigen Anzahl von Datenwerten.

Modalität *(modality)* Eigenschaft von Verteilungen; symmetrische Verteilungen sind für gewöhnlich unimodal.

Modelltest-Designs *(model testing designs)* Designs zum Testen der Genauigkeit eines hypothetischen kausalen Modells oder eines hypothetischen Begriffsdiagramms.

Modus *(mode)* Numerischer Wert, der mit der größten Häufigkeit in einer Verteilung auftritt, jedoch nicht zwangsläufig die Mitte des Datensets darstellt.

Monographien *(monographs)* Quellen, die normalerweise einmal geschrieben werden, wie Bücher, Konferenzberichte oder Pamphlete, und die gegebenenfalls in einer neuen Ausgabe aktualisiert werden.

Monomethodische Verzerrung *(monomethod bias)* Verzerrung, die auftritt, wenn mehr als eine Messweise einer Variablen in einer Studie verwendet wird, jedoch alle Messarten die gleiche Form der Aufzeichnung verwenden.

Monooperationale Verzerrung *(monooperational bias)* Verzerrung, die auftritt, wenn nur eine Messmethode zur Messung eines Konstrukts oder eines Konzepts verwendet wird.

Multikausalität *(multicausality)* Erkenntnis, dass eine Reihe von miteinander in Beziehung stehenden Variablen eine bestimmte Wirkung verursachen kann.

Multikollinearität *(multicollinearitry)* Phänomen, das auftritt, wenn die unabhängigen Variablen in einer Regressionsgleichung sehr hoch miteinander korrelieren.

Multimethod-Multitrait-Methode *(multimethod-multitrait technique)* Verfahren, bei dem verschiedene Methoden der Datensammlung angewendet werden, zum Beispiel Interview und Beobachtung; für jedes Konzept werden die gleichen Messungsmethoden verwendet.

Multiple Regression *(multiple regression)* Erweiterung einer einfachen linearen Regression; es wird mehr als eine unabhängige Variable analysiert.

Multiple Triangulation *(multiple triangulation)* Anwendung von zwei oder mehr Formen der Triangulation (theoretische, methodische, investigatorische Triangulation sowie Daten- oder Analysetriangulation) in einer Studie.

Multivariate Analysemethoden *(multivariate analysis techniques)* Methoden zur Datenanalyse bei komplexen, multivariaten Forschungsprojekten; sie umfassen multiple Regression, faktorielle Varianzanalyse, Kovarianzanalyse, Faktorenanalyse, Diskriminanzanalyse, kanonische Korrelation, Strukturgleichungsmodell, Zeitreihenanalyse sowie Überlebensanalyse.

Nachprüfbarkeit *(auditability)* Präziser Entwurf eines Entscheidungspfades, der von einer zweiten Forscherin auf die ursprünglichen Daten angewandt werden kann. Dieser Prozess wird durchgeführt, um festzustellen, ob die Schlussfolgerungen der zweiten Forscherin mit denen der ersten übereinstimmen.

Näherungsreplikation *(approximate replication)* Operationale Wiederholung, bei der die ursprüngliche Studie unter ähnlichen Umständen wiederholt wird und die ursprüngliche Methode möglichst genau befolgt wird.

Natürliches (Feld-)Setting *(natural (field) setting)* Setting oder nicht kontrollierte Situation im realen Leben, die erforscht wird.

Negative Beziehung *(negative relationship)* Beziehung, in der sich eine Variable oder ein Konzept verändert (der Wert steigt oder sinkt), während sich die andere Variable oder das andere Konzept auf entgegengesetzte Weise verändert.

Networking *(networking)* Die Entwicklung von Kommunikationskanälen zwischen Menschen mit gemeinsamen Interessen.

Netzwerk- bzw. Schneeballstichprobenauswahl *(network or snowball sampling)* Schneeballmethode, die von sozialen Netzwerken und von der Tatsache Gebrauch macht, dass Freunde zu ähnlichen Eigenschaften neigen; Teilnehmer, die den Stichprobenkriterien entsprechen, werden dazu aufgefordert, beim Ermitteln anderer Teilnehmer mit ähnlichen Charakteristika zu helfen.

Neuerfindung *(reinvention)* Modifizierung einer Neuerung durch ihre Benutzer entsprechend ihrer eigenen Bedürfnisse. Aspekt in E. M. Rogers Theorie.

Nicht äquivalente Kontrollgruppendesigns *(nonequivalent control group designs)* Designs, bei denen die Kontrollgruppe nicht durch Zufallsverfahren ausgewählt wird, zum Beispiel das „One-group posttest-only"-Design, das „Posttest-only with nonequivalent groups"-Design sowie das „One-group pretest-posttest"-Design.

Nicht gruppierte Häufigkeitsverteilung *(ungrouped frequency distribution)* Methode, um alle numerischen Werte, die für eine bestimmte Variable von den untersuchten Teilnehmern gewonnen wurden, zu identifizieren und darzustellen.

Nicht lineare Beziehung *(curvilinear relationship)* Beziehung zwischen zwei Variablen, die entsprechend der relativen Werte der Variablen variiert.

Nicht parametrische Statistik *(nonparametric statistic)* Statistische Analysemethode, die angewendet wird, wenn die Annahmen bzw. Bedingungen der parametrischen Statistik nicht erfüllt werden; wird meist zur Analyse von Nominal- und Ordinaldaten verwendet.

Nicht signifikante Ergebnisse (*nonsignificant results*) Resultate, die entweder negativ sind oder nicht mit der Hypothese der Forschenden übereinstimmen; die Ergebnisse können die Realität exakt widerspiegeln oder durch Schwächen der Studie verursacht werden.

Nicht therapeutische Forschung (*nontherapeutic research*) Forschung, die darauf ausgerichtet ist, Wissen für eine Disziplin zu generieren; die Ergebnisse können zukünftigen Patienten zugute kommen, dienen jedoch vermutlich nicht den Forschungsteilnehmern selbst.

Nicht-Wahrscheinlichkeitsstichprobe (*nonprobability sampling*) Stichprobenerhebung, bei der nicht jedes Element einer Population die Möglichkeit hat, ausgewählt zu werden, zum Beispiel bei der Gefälligkeitsstichprobe, Quotenauswahl, gesteuerten Auswahl und der Schneeballauswahl.

Nominalskala-Messung (*nominal-scale measurement*) Niedrigstes Messniveau, das benutzt wird, wenn Daten in Kategorien eingeordnet werden können, die eindeutig und erschöpfend definiert sind, jedoch nicht miteinander verglichen werden können, zum Beispiel Geschlecht (Mann – Frau), Rasse, Familienstand und Pflegediagnosen.

Normalkurve (*normal curve*) Symmetrische, unimodale, glockenförmige Kurve, die eine theoretische Verteilung aller möglichen Werte darstellt; keine real existierende Verteilung entspricht tatsächlich der Normalkurve.

Normwertbezogen (*norm-referenced*) Begriff zur Beschreibung von Standardwerten, die über Jahre hinweg sorgfältig anhand von umfangreichen, repräsentativen Stichproben entwickelt und unter Verwendung von standardisierten Tests mit beträchtlicher Reliabilität und Validität ausgearbeitet wurden.

Notwendige Beziehung (*necessary relationship*) Beziehung, in der eine Variable oder ein Konzept auftreten muss, damit eine zweite Variable oder ein zweites Konzept auftreten kann.

Nürnberger Kodex (*Nuremberg Code*) Ethischer Verhaltenskodex, der Forschende anleitet, eine Forschung zu betreiben, die auf bestimmten ethischen Grundsätzen basiert.

Nullhypothese (*null (statistical) hypothesis*) Hypothese, die behauptet, dass keine Beziehung zwischen den zu untersuchenden Variablen existiert; die Nullhypothese wird für statistische Tests und zur Interpretation statistischer Ergebnisse herangezogen.

Nutzbarmachen von Forschungserkenntnissen (*utilization of research findings*) Der Gebrauch von Wissen, das durch Forschung erzeugt wurde, um die Pflegepraxis anzuleiten.

Nutzen-Risiko-Verhältnis (*benefit-risk-ratio*) Relation, die von Forschenden und Begutachtenden von Forschungsprojekten in Betracht gezogen wird, wenn es darum geht, den potenziellen Nutzen (positive Resultate) und Risiken (negative Resultate) einer Studie abzuwägen; dient der Förderung einer ethisch fundierten Forschung.

Öffentliche Bibliothek (*public library*) Bibliothek, die den Bedürfnissen des Gemeinwesens gerecht wird, in dem sie situiert ist; verfügt normalerweise nur über wenige Forschungsberichte.

Offener Kontext (*open context*) Zustand, der die Dekonstruktion einer vielschichtigen Sichtweise erfordert, und es so der Forschenden gestattet, die Tiefe und Komplexität eines Phänomens zu erkennen, das in einer qualitativen Forschung untersucht wird.

Operationale Definition (*operational definition*) Beschreibung, wie Variablen oder Konzepte in einer Studie gemessen oder manipuliert werden.

Operationaler Denkprozess *(operational reasoning)* Identifikation und Ausschluss vieler Alternativen und Standpunkte; stellt die Diskussion von Alternativen in den Mittelpunkt.

Ordinalskalamessung *(ordinal-scale measurement)* Messverfahren, das Daten gibt, die sich gemäß einer Rangfolge kategorisieren lassen, wobei die Intervalle zwischen den kategorisierten Daten nicht zwangsläufig gleich sind, wie beispielsweise bei Copinglevels.

Parallelformen, Reliabilität von *(parallel forms reliability)* ☞ Reliabilität bzw. Zuverlässigkeit von wechselnden Erscheinungsformen.

Parameter *(parameter)* Maßzahl oder numerischer Wert einer Population.

Parametrische Statistik *(parametric statistical analyses)* Statistische Methoden, die benutzt werden, wenn drei Voraussetzungen erfüllt sind: 1. Die Stichprobe stammt aus einer Population, für die die Varianz berechnet werden kann, und bei der die Verteilung erwartungsgemäß normal oder fast normal ist, 2. das Messniveau sollte mindestens intervallskaliert und die Werte normal verteilt sein, 3. die Daten sollten durch eine Zufallsstichprobe erhoben sein.

Paraphrasieren (umschreiben) *(paraphrasing)* Klare und präzise Wiedergabe der Ideen eines Autors mit eigenen Worten.

Passive Ablehnung *(passive rejection)* Entscheidung, eine Innovation, die nie ernsthaft in Betracht gezogen wurde, nicht in die Praxis umzusetzen. Aspekt in E.M. Rogers Theorie.

Pearsons Produkt-Moment-Korrelation *(Pearson's product-moment correlation)* Parametrischer Test zur Bestimmung von Beziehungen zwischen Variablen.

Periodika *(periodicals)* Literaturquellen, wie Zeitschriften, die über einen längeren Zeitraum hinweg veröffentlicht und nach Erscheinungsjahr numeriert werden.

Permanenter Vergleich *(constant comparison)* Methodologisches Verfahren in der Grounded Theory, bei der jeder Datenteil mit allen anderen Datenteilen verglichen wird.

Persönliche Erfahrung *(personal experience)* Wissen, das durch das unmittelbare Erleben eines Ereignisses, einer Situation oder eines Umstands erworben wurde, weniger durch seine Beobachtung. Benner (1984) beschreibt fünf Erfahrungsebenen in der Entwicklung von klinischem Wissen und Sachkenntnis: 1. Novizin, 2. Fortgeschrittene Anfängerin, 3. Kompetente Pflegefachkraft, 4. Erfahrene Pflegefachkraft und 5. Pflegeexpertin.

Pflegeforschung *(nursing research)* Wissenschaftlicher Prozess, der vorhandenes Wissen bestätigt und verbessert und neues Wissen erzeugt, das die klinische Pflegepraxis direkt und indirekt beeinflusst.

Pflegeprozess *(nursing process)* Untereinheit des Problemlösungsprozesses. Die Schritte umfassen Einschätzung, Diagnose, Plan, Implementierung, Evaluation und Modifikation.

Phänomen *(phenomenon)* Eine Erscheinung oder ein Umstand, der beobachtet wird, bzw. etwas, das der Beobachter als außergewöhnlich betrachtet, oder auch eine Idee, die sich vor dem geistigen Auge auftut.

Phänomenologische Forschung *(phenomenological research)* Induktive, deskriptive qualitative Methodik, die aus der phänomenologischen Philosophie entwickelt wurde, mit dem Ziel, Erfahrungen so zu beschreiben, wie sie von den Teilnehmern einer Studie erlebt wurden.

Phi-Koeffizient *(phi coefficient)* Analysemethode, mit der Beziehungen in dichotomen Nominaldaten bestimmt werden.

Philosophien *(philosophies)* Rationale, intellektuelle Erforschung von Wahrheit, von Prinzipien des Seins, des Wissens oder des Verhaltens.

Philosophische Analyse *(philosophical analysis)* Anwendung eines Konzepts oder sprachlicher Analysen zur Untersuchung von Bedeutungen und zur Entwicklung von Bedeutungstheorien in einer philosophischen Untersuchung.

Philosophische Haltung *(philosophical stance)* Spezifische philosophische Sichtweise, die von einem Einzelnen oder einer Gruppe von Individuen vertreten wird.

Philosophische Untersuchung *(philosophical inquiry)* Forschung, die sich intellektueller Analysen bedient, um Bedeutungen zu klären, Werte zu offenbaren, ethische Grundsätze zu identifizieren und das Wesen von Wissen zu erforschen. Grundlagenforschung, philosophische und ethische Analysen stellen Formen philosophischer Untersuchungen dar.

Physiologische Messungen *(physiological measurement)* Methoden zur direkten oder indirekten Messung von physiologischen Variablen; zum Beispiel Methoden zum Messen der Herzfrequenz oder des mittleren arteriellen Drucks.

Pilotstudie *(pilot study)* Weniger umfangreiche Version einer beabsichtigten Studie, die dazu dient, die Methodik, wie beispielsweise Behandlung, Instrumente oder Verfahren der Datensammlung, die in der Hauptstudie verwendet werden sollen, zu entwickeln und zu verbessern.

Plagiat *(plagiarism)* Aneignung der Ideen, Verfahren, Ergebnisse oder Worte einer anderen Person, ohne in angemessener Weise auf die Urheberschaft hinzuweisen; dazu gehören auch die heimliche Einblicknahme in Studienentwürfe und Manuskripte und deren anschließende Verwendung unter dem eigenen Namen.

Population (Grundgesamtheit) *(population)* Alle Elemente (Personen, Objekte, Ereignisse, oder Substanzen), die die Einschlusskriterien für eine Studienstichprobe erfüllen; wird auch als Zielpopulation bezeichnet.

Positive Beziehung *(positive relationship)* Beziehung, in der sich eine Variable verändert (ihr Wert steigt oder sinkt) und die zweite Variable sich entsprechend ändert.

Postersession *(poster session)* Visuelle Präsentation einer Studie anhand von Texten, Tabellen und Illustrationen auf einer Wandtafel.

Post-hoc-Analysen *(posthoc analyses)* Statistische Methoden, die in Studien mit mehr als zwei Gruppen angewandt werden, um zu bestimmen, welche Gruppen signifikant unterschiedlich sind. Beispielsweise könnte eine Varianzanalyse (ANOVA) signifikante Unterschiede zwischen drei Gruppen bestimmen, in der Regel sind es aber die Post-hoc-Analysen, die speziell dazu geeignet sind, festzustellen, welche Gruppen verschieden sind.

Power (Stärke) *(power)* Wahrscheinlichkeit, dass ein statistischer Test einen signifikanten Unterschied oder eine signifikante Beziehung entdeckt, die tatsächlich existiert; Power-Analysen werden zur Bestimmung der Stärke einer Studie verwendet.

Power-Analyse *(power analysis)* Methode zur Bestimmung des Risikos eines Typ-II-Fehlers, so dass die Studie modifiziert werden kann, um das Risiko gegebenenfalls einzuschränken.

Prämisse *(premise)* Behauptung oder Aussage über die vorgeschlagene Beziehung zwischen zwei oder mehr Konzepten.

Präzision *(precision)* Genauigkeit, mit der die Populationsparameter in einer Studie geschätzt wurden; wird auch zur Beschreibung des Grades der Konsistenz oder Reproduzierbarkeit von Messungen mit physiologischen Instrumenten verwendet.

Praxiseffekt *(practice effect)* Effekt, der auftritt, wenn Versuchspersonen besser werden, weil sie mit dem experimentellen Protokoll vertrauter sind.

Primärquelle *(primary source)* Literaturquelle, von deren Autor die veröffentlichten Ideen stammen oder der dafür verantwortlich ist.

Privatsphäre *(privacy)* Freiheit einer Person, den Zeitpunkt, das Ausmaß und die allgemeinen Umstände zu bestimmen, unter denen private Informationen anderen Personen mitgeteilt oder vor ihnen geheim gehalten werden.

Problembewusstes Denken *(problematic reasoning)* Denkart, bei der es darum geht, ein Problem zu erkennen, Lösungsmöglichkeiten für ein Problem zu suchen, und das Problem schließlich zu lösen.

Problemlösungsprozess *(problem-solving process)* Systematische Identifizierung eines Problems, Bestimmung von Zielen, die mit dem Problem in Zusammenhang stehen, Bestimmung möglicher Ansätze, um diese Ziele zu erreichen, die Implementierung ausgewählter Ansätze sowie die Evaluation, ob die Ziele erreicht wurden.

Projektionstechniken *(projective techniques)* Methoden zum Messen der Reaktionen von Individuen auf unstrukturierte oder mehrdeutige Situationen, um so Einstellungen, persönliche Eigenschaften und individuelle Motive zu beschreiben (zum Beispiel der Rorschach-Test).

Prozentuale Häufigkeit *(percentage distribution)* Stellt die prozentuale Verteilung und die Anzahl der Nennungen der einzelnen Merkmalsausprägungen einer Variablen bzw. Untergruppe dar.

Prozess *(process)* Zweck, Serie von Handlungen und Ziel.

Prozess-Ergebnis-Matrix *(process-outcome matrix)* Qualitative Analysetechnik, die es der Forschenden gestattet, den Prozess zurückzuverfolgen, der zu voneinander abweichenden Ergebnissen geführt hat.

Punktschätzung *(point estimate)* Einzelne Ziffer, die eine verwandte Ziffer in einer bestimmten Population schätzt.

Q-Diagramme *(Q-plots)* Explorative Methode der Datenanalyse, bei der die Werte oder Daten in einer Verteilung des Quartils dargestellt werden.

Q-Sortiertechnik *(Q-sort)* Datenerhebungsmethode der komparativen Bewertung, bei der eine Versuchsperson Karten mit Aussagen auf bestimmte Stapel verteilt (für gewöhnlich sieben bis zehn Stapel entsprechend der Verteilung einer Normalkurve), die von „am schlechtesten" bis zu „am besten" reichen.

Qualitative Forschung *(qualitative research)* Systematischer, subjektiver Ansatz, der dazu dient, Lebenserfahrungen zu beschreiben und ihnen Bedeutung zu geben.

Quantitative Forschung *(quantitative research)* Formaler, objektiver, systematischer Prozess, der dazu dient, zu beschreiben, Beziehungen zu testen und Ursache-und-Wirkungs-Interaktionen zwischen Variablen zu untersuchen.

Quantitativer Forschungsprozess *(quantitative research process)* Konzeptionalisierung, Planung, Implementierung und Vermittlung der Erkenntnisse eines quantitativen Forschungsprojekts.

Quasi-experimentelle Forschung *(quasi-experimental research)* Form der quantitativen Forschung, die durchgeführt wird, um Beziehungen zu erklären, zu erläutern, warum sich bestimmte Ereignisse ereignen, und um die Kausalität zwischen ausgewählten abhängigen und unabhängigen Variablen zu untersuchen.

Querlesen von Forschungsberichten *(skimming research reports)* Rasches Überprüfen oder Querlesen einer Literaturquelle, um einen allgemeinen Überblick über den Inhalt zu bekommen; gelesen werden Titel, Name des Autors, Abstract bzw. Einleitung, Überschriften, ein oder zwei Sätze unter jeder Überschrift sowie der Erörterungsteil.

Querschnittdesign *(cross-sectional design)* Studiendesign zur gleichzeitigen Untersuchung von Teilnehmergruppen in verschiedenen Entwicklungsstadien, mit dem Ziel, über einen bestimmten Zeitraum hinweg Aufschluss über bestimmte Trends zu erhalten.

Quotenauswahl *(quota sampling)* Erhebungsmethode der Gefälligkeitsstichprobe mit einer zusätzlichen Strategie, die sicherstellt, dass auch jene Teilnehmer einbezogen werden, bei denen davon ausgegangen werden kann, dass sie in einer Gefälligkeitsstichprobe unterrepräsentiert sind, zum Beispiel Frauen, Minderheiten und schlecht ausgebildete Personen.

Randbereiche *(tails)* Extreme Randbereiche einer Normalkurve, in die die signifikanten statistischen Werte fallen.

Ratio- bzw. Verhältnisskala-Messung *(ratio-scale measurement)* Höchstes Messniveau; entspricht allen Regeln anderer Messniveaus: Einander ausschließende Kategorien, erschöpfende Kategorien, Rangordnung, gleicher Abstand zwischen Intervallen, ein Wertkontinuum und eine absolute Null. Die Gewichtsmessung ist ein Beispiel.

Reflexive Überlegung *(reflexive thought)* Prozess, bei dem ein qualitativ Forschender persönlichen Gefühlen und Erfahrungen, die die Studie möglicherweise beeinflussen könnten, nachgeht und diese Erkenntnisse in die Studie integriert.

Regressionsanalyse *(regression analysis)* Statistisches Verfahren zur Voraussage des Wertes einer Variablen, indem bereits bekannte Werte einer oder mehrerer Variablen verwendet werden.

Regressionsgerade *(regression line)* Die Gerade, die am besten die Werte der Rohdaten, die in einem Streuungsdiagramm dargestellt werden, repräsentiert; um die Gerade der besten Anpassung zu finden, wird die Kleinste-Quadrate-Methode angewandt.

Reifungseffekt *(maturation effect)* Ungeplante und unerkannte Veränderungen, die Teilnehmer während einer Studie erfahren; sie werden älter, weiser, stärker, hungriger oder müder, und diese Veränderungen können die Ergebnisse einer Studie beeinflussen.

Relationale Aussage *(relational statement)* Behauptung, dass zwischen zwei oder mehreren Konzepten irgendeine Form der Beziehung besteht.

Relativer Vorteil *(relative advantage)* Ausmaß, in dem eine Neuerung gegenüber der aktuellen Praxis als Verbesserung betrachtet wird. Aspekt in E.M. Rogers Theorie.

Relevante Studien *(relevant studies)* Informationsquellen, die bedeutsam oder äußerst wichtig für die Bereitstellung des notwendigen Tiefenwissens sind, um Veränderungen in der Praxis zu erzielen oder ein ausgesuchtes Problem zu untersuchen.

Reliabilität bzw. Zuverlässigkeit *(reliability)* Ausmaß, in dem ein Instrument zuverlässig ein bestimmtes Konzept misst; drei Formen der Reliabilität sind Stabilität, Äquivalenz und Homogenität.

Reliabilitätsprüfung *(reliability testing)* Messung der Anteile von zufälligen Fehlern bei einer Messmethode.

Replikationsstudien *(replication studies)* Studien, die reproduziert oder wiederholt werden, um festzustellen, ob ähnliche Ergebnisse erzielt werden können.

Repräsentative Stichprobe *(representative sample)* Stichprobe, die der Population (Grundgesamtheit), die sie repräsentieren soll, in möglichst vielen Aspekten gleicht.

Repräsentativität *(representativeness)* Ausmaß, in dem sich Stichprobe, zugängliche Population und Zielpopulation gleichen.

Resultate *(results)* Ergebnisse aus Datenanalysen, die für jede Forschungszielsetzung, jede Forschungsfrage oder -hypothese generiert werden; Resultate können gemischt, nicht signifikant, signifikant und nicht vorausgesagt, signifikant und vorausgesagt oder unerwartet sein.

Richthypothese *(directional hypothesis)* Hypothese, die das spezifische Wesen der Interaktion oder Beziehung von zwei oder mehr Variablen formuliert.

Robust *(robust)* Begriff zur Beschreibung eines Analyseverfahrens, das korrekte Ergebnisse hervorbringen wird, selbst wenn die zu analysierenden Daten einige der Testbedingungen verletzen.

Rogers Theorie der Forschungsanwendung *(Rogers' Theory of research utilization)* Theorie von E.M. Rogers zur Anleitung der Anwendung von Forschungsergebnissen in der Praxis; umfasst die Stadien Wissen, Überzeugung, Entscheidung, Implementierung und Bestätigung.

Rollenbildung *(role modeling)* Vorbildfunktion der Lehrenden: Prozess des Unterrichtens von weniger erfahrenen

Fachkräften durch die Demonstration vorbildlichen Verhaltens.

Roter Brief *(pink sheet)* Schreiben, das einen Antrag auf Forschungsgelder ablehnt, begründet durch die Kritik eines wissenschaftlichen Ausschusses, der den Antrag überprüfte.

Schichtung *(stratification)* Designstrategie zur gleichmäßigen Verteilung von Teilnehmern in einer Stichprobe.

Schiefe *(skewness)* Fehlen von Symmetrie in einer Kurve, die durch die Verteilung von Datenwerten gebildet wird; die Verteilung kann positiv, negativ oder schief sein.

Schlüsselwörter *(keywords)* Hauptkonzepte *(major concepts)* oder Variablen eines Forschungsproblems oder Forschungsthemas, die zur Einleitung einer Literatursuche in einer Datenbank benutzt werden.

Schlussfolgerungen *(conclusions)* Synthese und Klarstellung der Bedeutungen von Forschungsergebnissen.

Schnellprüfung *(expedited review)* Institutioneller Überprüfungsprozess (zum Beispiel durch eine Ethikkommission) für Studien, die zwar gewisse Risiken bergen, die jedoch so gering bzw. nicht größer sind als jene, denen man normalerweise im Alltag oder bei routinemäßigen körperlichen oder psychologischen Untersuchungen begegnet.

Sedimentierte Sichtweise *(sedimented view)* Betrachtung aus der Perspektive eines bestimmten Bezugsrahmens, einer Weltanschauung oder Theorie, die ein Gefühl von Gewissheit, Sicherheit und Kontrolle gewährt.

Sekundäre Literaturquelle *(secondary source)* Quelle, deren Autor den Inhalt von Primärquellen zitiert oder zusammenfasst.

Sekundäres Analysedesign *(secondary analysis design)* Design zur Untersuchung von Daten, die zuvor in einer anderen Studie gesammelt wurden; die Daten werden ein weiteres Mal untersucht, diesmal jedoch unter anderen Gesichtspunkten und mittels anderer statistischer Analysen.

Selektivität eines physiologischen Instruments *(selectivity of a physiological instrument)* Beurteilung der Präzision eines Instruments; die Fähigkeit des Instruments, den untersuchten physiologischen Parameter zu identifizieren und von anderen Parametern zu unterscheiden.

Semantische Differenzialskala *(semantic differential scale)* Zwei gegensätzliche Adjektive mit einer Sieben-Punkte-Skala dazwischen; der Teilnehmer wählt einen Punkt auf der Skala aus, der seine oder ihre Ansicht zu dem untersuchten Konzept am besten beschreibt.

Sensibilität physiologischer Maße *(sensitivity of physiological mearures)* Abweichungsgrad eines Parameters, der präzise gemessen werden kann.

Setting (Schauplatz, Umgebung) *(setting)* Örtlichkeit, wo die Forschungen durchgeführt werden; kann natürlich sein, teilweise kontrolliert oder hochkontrolliert.

Signifikante Ergebnisse *(significant results)* Resultate, die mit den zuvor von der Forschenden identifizierten Ergebnissen übereinstimmen.

Signifikanzniveau *(level of significance)* ☞ Alpha.

Signifikanztest für einseitige Hypothesen *(one-tailed test of significance)* Analyse, die bei gerichteten bzw. einseitigen Hypothesen angewandt wird und bei der davon ausgegangen wird, dass bestimmte extreme statistische Werte nur in einem Randbereich der Kurve auftreten.

Signifikanztest für zweiseitige Hypothesen *(two-tailed test of significance)* Analysemethode, die bei ungerichteten Hypothesen eingesetzt wird, wenn die Forschende davon ausgeht, dass in einem der beiden Randbereiche der Normalkurve ein Extremwert auftreten kann.

Skala *(scale)* Messmethode, die zur selbstständigen Beantwortung geeignet ist. Setzt sich aus verschiedenen Items zusammen, von denen angenommen wird, dass sie das zu untersuchende Konstrukt messen; der Teilnehmer antwortet auf jedes Item auf dem vorgelegten Kontinuum bzw. der vorgelegten Skala.

Soziales System *(social system)* Gruppe von miteinander in Beziehung stehenden Individuen (zum Beispiel die Pflegenden in einer bestimmten Krankenhauseinheit, in einem Krankenhaus oder einem Verbund von Krankenhäusern), die gemeinsam zu Problemlösungen beitragen, um ein gemeinsames Ziel zu erreichen.

Sterblichkeit *(mortality)* Die Anzahl der Teilnehmer, die noch vor Abschluss einer Studie ausscheiden und so die interne Validität der Studie gefährden.

Stabilität *(stability)* Form der Messungszuverlässigkeit, die sich auf die Beständigkeit von Wiederholungsmessungen bezieht; wird für gewöhnlich als Test-Retest-Reliabilität bezeichnet.

Stamm-Blatt-Diagramme *(stem-and-leaf displays)* Form der explorativen Datenanalyse, bei der Werte visuell dargestellt werden, um Einsichten zu erzielen.

Standardabweichung *(standard deviation)* Streuungsmaß, das mittels der Quadratwurzel der Varianz berechnet wird.

Standardisierte Datenwerte *(standardized scores)* Werte, die dazu dienen, die Abweichungen vom Mittelwert (Differenzwerte) auszudrücken, und zwar in Form von Standardabweichungseinheiten, wie Z-Werte, bei denen der Mittelwert null und die Standardabweichung eins ist.

Statistische Gültigkeit von Schlussfolgerungen *(statistical conclusion validity)* Ausmaß, in dem sich die Schlussfolgerungen über Beziehungen und Unterschiede, die aus statistischen Analysen gewonnen wurden, mit der Realität decken.

Statistische Maßzahl *(statistic)* Numerischer Wert, der aus einer Stichprobe gewonnen wird; er wird verwendet, um die Parameter einer Population zu schätzen.

Statistische Regression *(statistical regression)* Bewegung oder Regression extremer Werte gegen den Mittelwert in Studien, die ein Pretest-Posttest-Design verwenden.

Statistische Signifikanz *(statistical significance)* Ausmaß, in dem die Ergebnisse aller Wahrscheinlichkeit nach nicht auf Zufällen beruhen.

Stichprobe *(sample)* Teilmenge der Population (Grundgesamtheit), die für eine Studie ausgewählt wurde.

Stichprobenausfallquote *(sample mortality)* Anzahl der Teilnehmer, die aus einer Studie während ihrer Durchführung ausscheiden (zum Beispiel weil sie sich zurückziehen möchten oder sterben).

Stichprobenauswahl, -erhebung *(sampling)* Prozess der Selektion einer Gruppe von Personen, Ereignissen, Verhaltensweisen oder anderen Elementen, die für die Population, die untersucht wird, repräsentativ sind.

Stichprobeneigenschaften *(sample characteristics)* Demographische Daten, die analysiert werden, um sich ein Bild von einer Stichprobe machen zu können.

Stichprobenfehler *(sampling error)* Unterschied zwischen dem Stichprobenwert, der benutzt wird, um einen Populationsparameter zu schätzen, und dem tatsächlichen, jedoch nicht bekannten Wert des Parameters.

Stichprobengröße *(sample size)* Anzahl der Teilnehmer, Ereignisse, Verhaltensweisen oder Situationen, die in einer Studie untersucht werden.

Stichprobenkriterien *(sampling criteria)* Liste der Eigenschaften, die darüber entscheiden, ob bestimmte Elemente in die Zielpopulation einbezogen oder aus ihr ausgeschlossen werden.

Stichprobenplan *(sampling plan)* Selektionsverfahren, um Teilnehmer für eine Studie auszuwählen.

Stichprobenrahmenliste *(sampling frame)* Liste aller Mitglieder einer Population; die Stichprobenkriterien dienen dazu, die Zugehörigkeit zu dieser Population zu definieren.

Stichprobentechnik *(sampling method)* Strategien, um Stichproben zu erhalten, einschließlich Wahrscheinlichkeits- und Unwahrscheinlichkeitsstichprobentechniken; wird auch als Stichprobenplan bezeichnet.

Stichprobenverteilung *(sampling distribution)* Tabelle der statistischen Werte (zum Beispiel des Mittelwerts) vieler Stichproben, die aus derselben Population gewonnen wurden.

Störvariablen *(confounding variables)* Variablen, die nicht kontrollierbar sind; sie können entweder im Vorfeld der Studie erkannt werden oder auch erst dann, wenn die Studie bereits läuft.

Streubreite *(range)* Einfachstes Verteilungsmaß; wird ermittelt, indem man den niedrigsten Wert vom höchsten Wert subtrahiert.

Streuung *(distribution)* Die Verteilung der Werte in einer Stichprobe; beinhaltet die Häufigkeit und Spannweite von Werten in einem Sample.

Streuungsdiagramm *(scatterplot)* Diagramm oder Abbildung zur Darstellung der Wertverteilung einer Variablen oder zur Darstellung der Beziehung von Werten einer Variablen mit denen einer anderen Variablen. Ein Streuungsplot hat zwei Achsen, die horizontale (X-Achse) und die vertikale (Y-Achse).

Streuungsmaße *(measure of dispersion)* Statistische Verfahren (Streubreite, Differenzwerte, Summe von Quadratzahlen, Varianz und Standardabweichung) zur Untersuchung, inwiefern Werte vom Mittelwert *(mean)* abweichen oder um ihn herum verteilt sind.

Strukturgleichungsmodelle *(structural equation modeling)* Analysemethode, die zum Testen von Theorien dient.

Strukturierte Beobachtung *(structured observation)* Präzise Bestimmung dessen, was beobachtet werden soll, sowie eine klare Erläuterung, wie die Beobachtungen durchgeführt, aufgezeichnet und kodiert werden sollen.

Strukturiertes Interview *(structured interview)* Interview, bei dem Strategien verwendet werden, die der Forschenden eine zunehmende Kontrolle über den Inhalt ge-

währen. Ein Beispiel ist ein Fragebogen mit strukturierten Antworten.

Suchgebiet *(search field)* Gebiet von Forschungsthemen, die auf relevante Quellen untersucht werden.

Symbolischer Interaktionismus *(symbolic interaction theory)* Theorie, die untersucht, wie Menschen die Realität definieren und in welcher Weise ihre Überzeugungen mit ihren Handlungen zusammenhängen.

Symmetrie-Diagramm *(symmetry plot)* Exploratorische Methode der Datenanalyse, die dazu dient, eine Datenschiefe festzustellen.

Symmetrische Beziehung *(symmetrical relationship)* Beziehung, bei der in dem Moment, in dem A auftritt oder sich verändert, auch B auftritt oder sich verändert, und wenn B auftritt oder sich verändert, auch A auftritt oder sich verändert ($A \leftrightarrow B$).

Synthese von Informationsquellen *(synthesis of sources)* Ideen aus verschiedenen Quellen zusammenführen und zueinander in Beziehung setzen, um eine Vorstellung oder ein neues, vollständiges Bild darüber zu bekommen, was auf einem Gebiet bekannt ist und was nicht.

Systematische Erweiterungsreplikation *(systematic extension replication)* Konstruktive Replikation, die unter völlig neuen Bedingungen ausgeführt wird, wobei die Forschenden, die diese ausführen, nicht dem Design oder den Methoden der ursprünglichen Forschenden folgen; stattdessen beginnt das zweite Forschungsteam mit einer ähnlichen Problemaussage, entwirft aber neue Wege (zum Beispiel andere Methoden), um die Ergebnisse der ersten Forschergruppe zu verifizieren.

Systematischer Fehler *(systematic error)* Messfehler, der nicht zufällig, sondern kontinuierlich und immer in der gleichen Richtung auftritt, zum Beispiel eine Waage, die das Gewicht von Teilnehmern fälschlicherweise immer 1 kg schwerer anzeigt, als es tatsächlich ist.

Systematische Stichprobenauswahl *(systematic sampling)* Selektion jedes x-ten Individuums aus einer geordneten Liste aller Mitglieder einer Population, ausgehend von einem zufällig gewählten Ausgangspunkt.

Systematische Variation *(systematic variation)* ☞ systematische Verzerrung.

Systematische Verzerrung *(systematic bias)* Phänomen, das auftritt, wenn die Messwerte der ausgewählten Teilnehmer in irgendeiner Weise von denen der Population abweichen.

Täuschung *(deception)* Bewusste Fehlinformation von Versuchspersonen für Forschungszwecke. Nachdem eine Studie abgeschlossen ist, müssen Versuchspersonen über die wahren Zielsetzungen und Resultate einer Studie aufgeklärt und Fehlinformationen berichtigt werden.

Tagebuch *(diary)* Aufzeichnungen von Ereignissen durch einen Teilnehmer über einen bestimmten Zeitraum hinweg, die von einer Forschenden gesammelt und analysiert werden.

Teilnahmekriterien *(eligibility criteria)* ☞ Stichprobenkriterien.

Teilnehmende Beobachtung *(participant observation)* Besondere Form der Beobachtung, bei der Forschende in ein Umfeld eintauchen, so dass sie hören, sehen und erfahren können, was die Teilnehmer tun; die Teilnehmer sind sich der Doppelrolle (Teilnehmer und Beobachter) des Forschenden bewusst.

Teilnehmer *(subjects)* Personen bzw. Probanden, die an einer Studie teilnehmen (diejenigen, die erforscht werden).

Teilweise kontrolliertes Setting *(partially controlled setting)* Umfeld, das durch die Forschenden auf bestimmte Weise manipuliert oder verändert wird.

Tendenzaussage *(tendency statement)* Deterministische Beziehung, die beschreibt, was immer dann auftritt, wenn sich keine störenden Bedingungen einstellen.

Test-Retest-Reliabilität *(test-retest reliability)* Bestimmung der Stabilität oder Beständigkeit einer Messmethode durch die Korrelation von Werten, die aus wieder-

holten Messungen mit dieser Messmethode stammen.

Theoretischer Bezugsrahmen *(framework)* Abstrakte, logische Bedeutungsstruktur, wie der Teil einer Theorie, die die Entwicklung einer Studie leitet, in der Studie getestet wird oder die Forschende dazu befähigt, die Erkenntnisse dem Wissenskomplex des Pflegebereichs hinzuzufügen.

Theoretische Einschränkungen *(theoretical limitations)* Schwächen einer Studie in Bezug auf den theoretischen Bezugsrahmen, die konzeptionellen oder operationalen Definitionen, die die abstrakte Verallgemeinerung der Ergebnisse beeinträchtigen.

Theoretische Literatur *(theoretical literature)* Konzeptanalysen, Begriffsnetze, Theorien und konzeptionelle Bezugsrahmen, die ein ausgewähltes Forschungsproblem und einen Forschungszweck unterstützen.

Theoretische Triangulation *(theoretical triangulation)* Verwendung von zwei oder mehreren theoretischen Bezugsrahmen oder Perspektiven in derselben Studie; die Hypothesen werden auf der Basis der verschiedenen theoretischen Perspektiven entwickelt und anhand derselben Daten getestet.

Theoretischer Zusammenhang *(theoretical connectedness)* Theoretisches Schema, das aus einer qualitativen Studie entwickelt wird; dies ist klar formuliert, logisch konsequent, reflektiert die Daten und ist mit der Wissensbasis der Pflege kompatibel.

Theorie *(theory)* Einheitliche Zusammenstellung definierter Konzepte, Existenzaussagen und Beziehungsaussagen, die die Sichtweise eines Phänomens darlegen und dazu verwendet werden können, dieses Phänomen zu beschreiben, zu erklären, vorauszusagen und zu kontrollieren.

Therapeutische Forschung *(thearpeutic research)* Forschung, die einem Patienten die Möglichkeit einer experimentellen Behandlung eröffnet, die positive Resultate erzielen könnte.

Traditionen *(traditions)* Wahrheiten oder Überzeugungen, die auf Bräuchen und vergangenen Trends beruhen.

Treffgenauigkeit *(accuracy)* Bezieht sich auf das Maß, in dem ein physiologisches Instrument das Konzept misst, das in der Studie festgelegt wurde. Genauigkeit ist vergleichbar mit Gültigkeit *(validity)*.

Trenddesigns *(trend designs)* Designs, die dazu dienen, Veränderungen in der allgemeinen Population im Zusammenhang mit einem bestimmten Phänomen zu untersuchen.

Triangulierung *(triangulation)* Die Verwendung von zwei oder mehr Theorien, Methoden, Datenquellen, Forschern oder Analysemethoden in ein und derselben Studie.

t-Test *(t-test)* Parametrische Analysemethode zur Bestimmung von signifikanten Unterschieden zwischen den Messwerten zweier Stichproben.

Typ-I-Fehler *(type I error)* Fehler, der auftritt, wenn die Forschende zu dem Schluss kommt, dass die getesteten Stichproben aus verschiedenen Populationen stammen (zwischen den Gruppen besteht ein signifikanter Unterschied), während die Stichproben tatsächlich aus derselben Population stammen (es besteht kein signifikanter Unterschied zwischen den Gruppen); die Nullhypothese wird verworfen, obwohl sie zutrifft.

Typ-II-Fehler *(type II error)* Fehler, der auftritt, wenn die Forschende zu dem Schluss kommt, dass zwischen den untersuchten Stichproben kein signifikanter Unterschied besteht, während tatsächlich ein Unterschied existiert; die Nullhypothese wird als wahr erachtet, obwohl sie nicht zutrifft.

Übernahme *(adoption)* Vollständige Anerkennung und Implementierung einer Neuerung in der Praxis. Aspekt in E. M. Rogers Theorie.

Überprüfbare Hypothese *(testable hypothesis)* Hypothese, die Variablen enthält, die in der realen Welt gemessen oder manipuliert werden können.

Überprüfungsbefreiung *(exempt from review)* Festlegung für Studien, die keine offensichtlichen Risiken für die Forschungsteilnehmer bergen und daher von einem institutionellen Untersuchungsausschuss (zum Beispiel einer Ethikkommission) als überprüfungsbefreit eingestuft werden.

Übertragung auf einen offenen Kontext *(ascendance to an open context)* Die Fähigkeit, Tiefe und Komplexität innerhalb des untersuchten Phänomens zu erkennen; ein umfassenderes Verständnispotenzial, als normalerweise bei einer sedimentierten Sichtweise üblich. Erfordert die Dekonstruktion sedimentierter Sichtweisen und die Rekonstruktion einer anderen Betrachtungsweise.

Überzeugungsstadium *(persuasion stage)* Stadium in E. M. Rogers Theorie der Forschungsanwendung, in dem eine Einzelperson oder eine Dienststelle eine positive oder negative Einstellung gegenüber dem Praxiseinsatz einer Veränderung oder einer Innovation entwickelt.

Umweltvariablen *(environmental variables)* Externe Variablen, die das Setting bilden, in dem eine Studie durchgeführt wird.

Unabhängige (Behandlungs- oder experimentelle) Variable *(independent variable)* Behandlungsweise oder experimentelle Aktivität, die von der Forschenden manipuliert oder verändert wird, so dass sie einen Effekt bei der abhängigen Variablen verursacht.

Unabhängige Gruppen *(independent groups)* Teilnehmergruppen, die so ausgewählt werden, dass die Auswahl eines Teilnehmers nicht mit der eines anderen Teilnehmers zusammenhängt. Wenn Teilnehmer beispielsweise zufällig einer Behandlungsgruppe oder Kontrollgruppe zugeteilt werden, sind die Gruppen unabhängig.

Unerklärte Varianz *(unexplained variance)* Teil der Varianz zwischen oder innerhalb zweier oder mehreren Variablen, der auf andere Dinge bzw. Einflüsse als einer direkten Beziehung zurückzuführen ist.

Unerwartete Entdeckung *(serendipity)* Zufällige Entdeckung eines wichtigen oder nützlichen Aspekts während der Durchführung einer Studie.

Unerwartete Ergebnisse *(unexpected results)* Forschungsergebnisse, die auf Beziehungen zwischen Variablen oder Unterschiede zwischen Gruppen verweisen, die in der Hypothese nicht vermutet worden waren und von dem theoretischen Bezugsrahmen, der verwendet wird, nicht vorausgesagt wurden.

Ungerichtete Hypothese *(nondirectional hypothesis)* Hypothese, die behauptet, dass eine bestimmte Beziehung existiert, jedoch nicht die genaue Beschaffenheit der Beziehung voraussagt.

Unstrukturierte Beobachtungen *(unstructured observations)* Spontane Beobachtung und Aufzeichnung von etwas, das wahrgenommen wird; die Planung ist minimal.

Unstrukturiertes Interview *(unstructured interview)* Interview, das mit einer allgemeinen Frage eingeleitet wird; die Teilnehmer werden für gewöhnlich dazu aufgefordert, einen bestimmten Gesichtspunkt eines Themas näher auszuführen; häufig sind sie es, die den Verlauf des Interviews kontrollieren.

Unterbrochene Zeitreihendesigns *(interrupted time series design)* Designs, die den deskriptiven zeitdimensionalen Designs ähneln, mit dem Unterschied, dass an einem bestimmten Punkt während der Beobachtungen eine Behandlung durchgeführt wird.

Unvollständige Aufklärung *(incomplete disclosure)* Entscheidung, Probanden nicht vollständig über den Zweck einer Studie zu informieren, weil dieses Wissen ihre Verhaltensweisen beeinflussen könnte; Probanden sollten spätestens in dem Moment aufgeklärt werden, in dem eine Studie beendet ist.

Unvorhergesehene signifikante Ergebnisse *(unpredicted significant results)* Ergebnisse, die im Gegensatz zu den erwarteten Resultaten stehen, was auf Schwächen in der Logik der Forschenden sowie in der von ihr getesteten Theorie hindeutet. Sind die Ergebnisse jedoch korrekt, stellen sie eine wichtige Erweiterung des Wissenskomplexes dar.

Validität bzw. Gültigkeit *(validity)* Ausmaß, in dem ein Instrument die abstrakten Konstrukte oder Konzepte, die untersucht werden, korrekt reflektiert.

Variablen *(variables)* Qualitäten, Eigenschaften oder Merkmale von Personen, Dingen oder Situationen, die sich verändern oder variieren und im Rahmen von Forschungen manipuliert oder gemessen werden.

Varianz bzw. Streuung *(variance)* Dabei gilt, je größer die Varianz ist, desto größer ist die Streuung von Werten. Varianz wird als einer der Schritte bei der Bestimmung von Standardabweichungen berechnet.

Varianzanalyse (ANOVA) *(analysis of variance)* Statistischer Test, anhand dessen die Unterschiede zwischen zwei oder mehreren Gruppen untersucht werden, indem die Variabilität zwischen den Gruppen mit derjenigen innerhalb jeder einzelnen Gruppe verglichen wird.

Varianz zwischen Gruppen *(between-group variance)* Eine Ursache für Abweichungen des Gruppenmittelwerts gegenüber dem allgemeinen Mittelwert.

Verallgemeinerung *(generalization)* Übertragung der Bedeutungen von Erkenntnissen einer Stichprobe oder einer Situation, die untersucht wurde, auf größere Populationen oder Situationen.

Verbreitung *(diffusion)* Prozess der Vermittlung von Forschungserkenntnissen (Innovationen) über einen bestimmten Zeitraum hinweg und mittels verschiedener Kanäle an die Mitglieder einer Disziplin.

Verbreitung von Forschungserkenntnissen *(dissemination of research findings)* Bekanntmachung und Vermittlung von Forschungserkenntnissen.

Verdeckte Datensammlung *(covert data collection)* Datensammlung, die ohne das Wissen oder Bewusstsein des Probanden durchgeführt wird.

Verfehlung in der Forschung *(research misconduct)* Erfindung, Verfälschung oder Plagiatismus bei der Planung, Durchführung oder Bewertung von Forschung oder bei der Berichterstattung über Forschungsergebnisse.

Vergleichsgruppe *(comparison group)* Die Gruppe von Probanden, die keine Behandlung erhält, wenn nicht randomisierende Methoden zur Stichprobenselektion angewandt werden.

Vergleichsphase *(comparison phase)* Phase oder Schritt der kritischen Begutachtung *(critique)*, in der der Rezensent den Idealfall jedes Schrittes eines Forschungsprozesses mit den tatsächlich vorgenommenen Schritten vergleicht.

Verkörperung *(embodied)* Die Überzeugung, dass der Mensch ein Selbst innerhalb eines Körpers ist.

Verletzung der Privatsphäre *(invasion of privacy)* Die Weitergabe privater Informationen an Dritte, ohne das Wissen der betreffenden Person oder gegen ihren Willen.

Verständnisphase *(comprehension phase)* Schritt des Rezensionsprozesses *(critique)*, bei dem die Leserin das Verständnis der Begriffe eines Forschungsberichts erlangt, die Komponenten der Studie identifiziert und das Wesen, die Bedeutung und die Relevanz dieser Komponenten versteht.

Verständnis von Forschungsberichten *(comprehending research reports)* Kritischer Denkpozess mit Schwerpunkt auf dem Verständnis der wesentlichen Konzepte und des logischen Ideengangs der Studie, der beim Lesen eines Forschungsberichts angewandt wird.

Versuch und Irrtum *(trial and error)* Ansatz mit unklarem Ausgang, der dann zum Einsatz kommt, wenn andere Wissensquellen nicht zur Verfügung stehen.

Vertrauensbruch *(breach of confidentiality)* Zufällige oder gezielte Handlung, die einer nicht autorisierten Person den Zugang zu originärem, nicht bearbeitetem Forschungsmaterial ermöglicht.

Vertraulichkeit *(confidentiality)* Verwaltung privater Daten in der Forschung, bei der nur die Forschende die Identität der Teilnehmer kennt und sie mit den jeweiligen Reaktionen und Antworten in Verbindung bringen kann.

Verweigerungsrate *(refusal rate)* Der Prozentsatz von Personen, die es ablehnen, an einer Studie teilzunehmen. Die Studie sollte die Begründung dafür, warum die potenziellen Teilnehmer nicht partizipieren wollten, berücksichtigen.

Verzerrung *(bias)* Einflussnahme oder Handlungsweise im Rahmen einer Studie, die die Ergebnisse verfälscht oder durch Tendenzbildung die Objektivität beeinträchtigt.

Visuelle Analogskala *(Visual Analogue Scale, VAS)* Eine 100-mm-Linie, die auf jeder Seite von einem rechten Winkel begrenzt wird und auf der Teilnehmer ihre Antworten zu einer Forschungsvariablen eintragen sollen.

Vollständige Teilnahme *(complete participation)* Situation, in der die Forschende zu einem Mitglied der Gruppe wird und ihre Rolle als Forschende verschweigt.

Volltext-Datenbanken *(full-text databases)* Internet-Ressource, die vollständige Texte und Verzeichnislisten von Zeitschriftenartikeln für ein bestimmtes Themengebiet zur Verfügung stellt.

Vorantrag *(preproposal)* Kurzes Schriftstück (für gewöhnlich vier Seiten zuzüglich Anhang), das dazu dient, die Finanzierungsmöglichkeiten mit Forschungsgeldern für ein Forschungsprojekt auszuloten.

Voraussage *(prediction)* Schätzung der Wahrscheinlichkeit eines bestimmten Ergebnisses in einer gegebenen Situation, die durch Forschung erreicht werden kann.

Voraussagegleichung *(prediction equation)* Ergebnis der Regressionsanalyse.

Voraussagendes Korrelationsdesign *(predictive correlational design)* Design, das entwickelt wurde, um den Wert einer Variablen anhand von Werten vorauszusagen, die für andere Variablen erzielt wurden; ein Ansatz zur Untersuchung von kausalen Beziehungen zwischen Variablen.

Vorläufige Theorie *(tentative theory)* Theorie, die neu vorgeschlagen wurde, erst in sehr geringem Maße der kritischen Bewertung von Wissenschaftlern innerhalb einer Disziplin ausgesetzt war und erst wenig getestet wurde.

Wahrer Wert *(true score)* Wert, der erreicht werden würde, wenn kein Messungsfehler auftreten würde (es gibt jedoch immer irgendeinen Messungsfehler).

Wahrscheinlichkeit *(probability)* Chance, dass ein bestimmtes Ereignis in einer Situation auftreten wird; bezieht sich weniger auf die absolute als auf die relative Kausalität von Ereignissen.

Wahrscheinlichkeitsauswahl *(probability sampling)* Randomisierte Methode der Stichprobenerhebung, bei der jedes Mitglied (Element) der Population mit einer Wahrscheinlichkeit, die größer als null ist, für die Stichprobe ausgewählt wird; dazu gehören zum Beispiel einfache Zufallsauswahl, geschichtete Zufallsauswahl, Cluster-Auswahlverfahren und systematisches Stichprobenverfahren.

Wahrscheinlichkeitsaussage *(probability statement)* Aussage, die die Wahrscheinlichkeit ausdrückt, dass etwas in einer bestimmten Situation auftreten wird; bezieht sich weniger auf die absolute als auf die relative Kausalität von Ereignissen.

Wahrscheinlichkeitstheorie *(probability theory)* Theorie, die statistische Analysen unter dem Gesichtspunkt des Ausmaßes einer Beziehung oder der Wahrscheinlichkeit der präzisen Voraussage eines Ereignisses angeht.

Wald-Wolfowitz'scher Iterationstest *(Wald-Wolfowitz runs test)* Nonparametrische Analysemethode zur Bestimmung von Unterschieden zwischen zwei Populationen.

Wilcoxon-Test für gepaarte Stichproben *(Wilcoxon matched-pairs signed-ranks test)* Nonparametrische Analyse von Veränderungen, die bei Pretest-Posttest-Messungen oder bei Messungen gepaarter Stichproben auftreten.

Willkürliche Teilnehmerauswahl *(accidental sampling)* ☞ Gefälligkeitsstichprobe *(convenience sampling)*.

Wirkungsgröße *(effect size)* Der Grad, zu dem das untersuchte Phänomen in der Population vorhanden ist, oder zu dem die Nullhypothese nicht zutreffend ist.

Wissen *(knowledge)* Informationen, die auf den verschiedensten Wegen erworben werden, von denen erwartet wird, dass sie die Realität akkurat widerspiegeln, und die in den Handlungen einer Person einfließen und diese bestimmen.

Wissenschaft *(science)* Zusammenhängender Wissenskomplex, der aus Forschungsergebnissen, getesteten Theorien, wissenschaftlichen Prinzipien und den Gesetzen einer Disziplin besteht.

Wissenschaftliche Bibliothek *(academic library)* Bibliothek einer höheren Bildungsinstitution; verfügt über zahlreiche Forschungsberichte in Zeitschriften und Büchern.

Wissenschaftliche Gemeinschaft *(scientific community)* Zusammenhängende Gruppe von Wissenschaftlern innerhalb einer Disziplin, die neue Forschungsideen und innovative Methoden der Forschungsdurchführung entwickeln.

Wissenschaftliche Methode *(scientific method)* Alle Verfahren, die Wissenschaftler benutzt haben, derzeit benutzen oder zukünftig benutzen werden, um nach Wissen zu streben; dazu gehören zum Beispiel quantitative Forschung, qualitative Forschung, Ergebnisforschung und Triangulation.

Wissenschaftliche Verfehlung *(scientific misconduct)* Praktiken wie das Erfinden, Fälschen oder Verändern von Daten;

unlautere Manipulation des Forschungs-designs oder der Forschungsmethoden sowie das Erstellen von Plagiaten.

Wissenschaftliche Theorie *(scientific theory)* Theorie, die in Untersuchungen mit validen und reliablen Methoden zur Messung jedes Konzepts und jeder Beziehungsaussage wiederholt getestet wurde.

Wissenskomplex *(body of knowledge)* Informationen, Richtlinien und Theorien, die entsprechend der anerkannten Überzeugungen einer Disziplin zu einem bestimmten Zeitpunkt organisiert wurden.

Wissensstadium *(knowledge stage)* Stadium in E.M. Rogers Theorie der Forschungsnutzung, bei der Pflegekräfte auf eine Innovation oder eine neue Idee für den Praxisgebrauch aufmerksam werden.

Wohltätigkeit, Prinzip von *(principle of beneficence)* Grundsatz, der die Forschende dazu anhält, Gutes zu tun und vor allem niemandem Schaden zuzufügen.

Zeitdimensionale Designs *(time-dimensional designs)* Designs, deren Funktion es ist, Sequenzen und Muster von Veränderung, Wachstum oder bestimmten Trends über einen bestimmten Zeitraum hinweg zu untersuchen.

Zeitreihenanalyse *(time-series analysis)* Methode, die entworfen wurde, um Veränderungen in einer Variablen über einen bestimmten Zeitraum hinweg zu analysieren, und so Muster in den Daten zu entdecken.

Zeitverzögerung *(time lag)* Zeitspanne zwischen der Erzeugung neuen Wissens durch Forschung und der Umsetzung dieses Wissens in die Praxis.

Zelle *(cell)* Schnittpunkt zwischen Reihe *(row)* und Spalte *(column)* in einer Tabelle, an dem ein bestimmter numerischer Wert eingetragen wird.

Zentrale Verarbeitungseinheit *(central processing unit,* CPU*)* Vorrichtung, die Computerabläufe kontrolliert und den internen Speicher, die Kontrolleinheit, die arithmetische sowie die logische Einheit umfasst.

Zentralisiertes Verbreitungssystem *(centralized diffusion system)* System, das eine gruppeninterne Entscheidungsfindung innerhalb einer Organisation beinhaltet; bezieht für gewöhnlich einen außenstehenden Vermittler (Change-Agent) mit ein, um die Anwendung von forschungsgestützten Neuerungen zu fördern.

Zielpopulation *(target population)* Population, die anhand der Auswahlkriterien für eine Stichprobe bestimmt wird.

Zufällige Zuordnung *(random assignment)* Verfahren, das dazu dient, Probanden zufällig auf Behandlungs- oder Kontrollgruppen zu verteilen; die Probanden werden alle mit der gleichen Wahrscheinlichkeit der einen oder anderen Gruppe zugeteilt.

Zufallsauswahl *(random sampling)* Methode, bei der jedes Mitglied (Element) einer Population mit einer Wahrscheinlichkeit, die größer ist als null, für eine Stichprobe ausgewählt wird, wodurch die Repräsentativität der Stichprobe im Hinblick auf die Zielpopulation (Grundgesamtheit) steigt.

Zufallsfehler *(random error)* Fehler, der bewirkt, dass die beobachteten bei Personen völlig willkürlich von ihren tatsächlichen Werten abweichen.

Zufallsvariation *(random variation)* Die zu erwartende Unterschiedlichkeit von Werten, die auftritt, wenn verschiedene Teilnehmer der gleichen Stichprobe untersucht werden.

Zugängliche Population *(accessible population)* Anteil der Zielpopulation, zu der die Forschende tatsächlich Zugang hat.

Zusammenfassende Statistik *(summary statistics)* ☞ deskriptive Statistik.

Zuverlässigkeit wechselnder Erscheinungsformen *(alternate forms reliability)* Vergleich der Entsprechung zweier Versionen des gleichen Fragebogens.

Zwang *(coercion)* Bewusst eingesetzte offene Schadensandrohung oder Zusage einer übertriebenen Entschädigung, um die Teilnahmebereitschaft einer Person zu erhöhen; ein Zwang besteht dann, wenn beispielsweise zukünftigen Probanden eine große Summe Geld für die Teilnahme an einem gefährlichen Forschungsprojekt angeboten wird.

Z-Wert *(Z-score)* Standardisierter Wert der Normalkurve, der der Standardabweichung der Normalkurve entspricht.

Register